高等职业学校“十四五”规划书证融通特色教材
（数字案例版）

外科护理（数字案例版）

主　编　陈晓霞　王　兵　陈婉萍
副主编　陈　丽　李　芳　程红萍
编　者　（以姓氏笔画为序）
王　兵（湖南交通工程学院）
吉秀家（甘肃中医药大学）
刘　波（广东茂名健康职业学院）
李　芳（甘肃中医药大学）
李么琴（肇庆市第一人民医院）
李芳梅（清远市人民医院）
杨晓仙（金华职业技术学院）
陈　丽（赣南卫生健康职业学院）
陈兴强（肇庆医学高等专科学校）
陈晓霞（肇庆医学高等专科学校）
陈婉萍（泉州医学高等专科学校）
金松洋（清远职业技术学院）
程红萍（长治医学院）

华中科技大学出版社
中国·武汉

内 容 简 介

本书是高等职业学校"十四五"规划书证融通特色教材(数字案例版)。

本书共17章，内容包括绪论，水、电解质、酸碱平衡失调病人的护理，外科休克病人的护理，手术室管理和工作，麻醉病人的护理，手术前后病人的护理，外科感染病人的护理，损伤病人的护理，肿瘤病人的护理，神经系统疾病病人的护理，颈部疾病病人的护理，乳房疾病病人的护理，胸部疾病病人的护理，腹部疾病病人的护理，周围血管疾病病人的护理，泌尿生殖系统疾病病人的护理，骨关节疾病病人的护理。

本书可供护理、助产等专业师生使用。

图书在版编目(CIP)数据

外科护理：数字案例版/陈晓霞，王兵，陈婉萍主编. —武汉：华中科技大学出版社，2022.1
ISBN 978-7-5680-7950-1

Ⅰ.①外… Ⅱ.①陈… ②王… ③陈… Ⅲ.①外科学-护理学-高等职业教育-教材 Ⅳ.①R473.6

中国版本图书馆CIP数据核字(2022)第007960号

外科护理(数字案例版) 陈晓霞 王 兵 陈婉萍 主编
Waike Huli(Shuzi Anli Ban)

策划编辑：史燕丽
责任编辑：张 琳
封面设计：原色设计
责任校对：刘 竣
责任监印：周治超
出版发行：华中科技大学出版社(中国·武汉) 电话：(027)81321913
武汉市东湖新技术开发区华工科技园 邮编：430223
录 排：华中科技大学惠友文印中心
印 刷：武汉市籍缘印刷厂
开 本：889mm×1194mm 1/16
印 张：30
字 数：880千字
版 次：2022年1月第1版第1次印刷
定 价：79.90元

高等职业学校“十四五”规划书证融通特色教材(数字案例版)

编委会

网络增值服务使用说明

欢迎使用华中科技大学出版社医学资源网yixue.hustp.com

1.教师使用流程

（1）登录网址：http://yixue.hustp.com（注册时请选择教师用户）

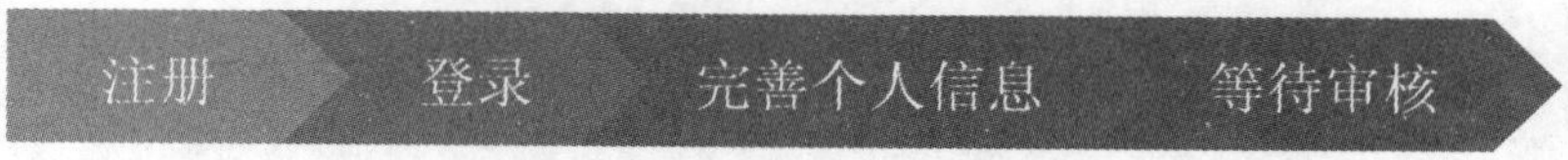

（2）审核通过后，您可以在网站使用以下功能：

2.学员使用流程

建议学员在PC端完成注册、登录、完善个人信息的操作。

（1） PC端学员操作步骤

①登录网址：http://yixue.hustp.com（注册时请选择普通用户）

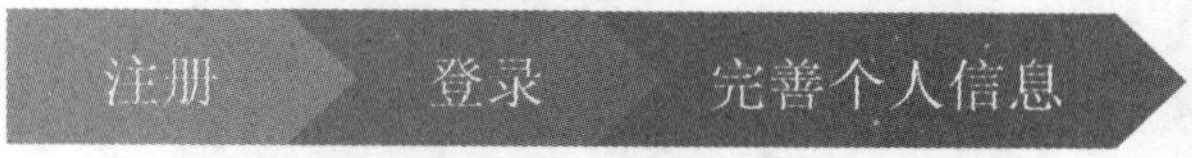

② 查看课程资源

如有学习码，请在个人中心-学习码验证中先验证，再进行操作。

（2） 手机端扫码操作步骤

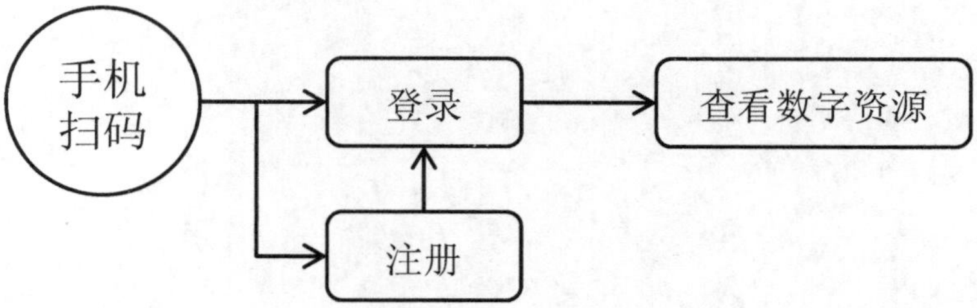

Introduction

总 序

2019 年国务院正式印发《国家职业教育改革实施方案》(下文简称《方案》),对职业教育改革提出了全方位设想。《方案》明确指出,职业教育与普通教育是两种不同教育类型,具有同等重要地位,要将职业教育摆在教育改革创新和经济社会发展中更加突出的位置。职业教育的重要性被提高到了"没有职业教育现代化就没有教育现代化"的历史新高度,作为高等职业教育重要组成部分的高等卫生职业教育,同样受到关注。

高等卫生职业教育既具有职业教育的普遍特性,又具有医学教育的特殊性。其中,护理专业的专科人才培养要求以职业技能的培养为根本,以促进就业和适应产业发展需求为导向,与护士执业资格考试紧密结合,突出职业教育的特色,着力培养高素质复合型技术技能人才,力求满足学科、教学和社会三方面的需求。

为了进一步贯彻落实文件精神,适应护理专业高职教育改革发展的需要,满足"健康中国"对高素质复合型技术技能人才培养的需求,充分发挥教材建设在提高人才培养质量中的基础性作用。经调研后,在全国卫生职业教育教学指导委员会专家和部分高职高专示范院校领导的指导下,华中科技大学出版社组织了全国近 50 所高职高专医药院校的 200 多位老师编写了这套高等职业学校"十四五"规划书证融通特色教材(数字案例版)。

本套教材强调以就业为导向、以能力为本位、以岗位需求为标准的原则。按照人才培养目标,遵循"三基"(基本理论、基本知识、基本技能)、"五性"(思想性、科学性、先进性、启发性、适用性)、"三特定"(特定目标、特定对象、特定限制)的编写原则,充分反映各院校的教学改革成果和研究成果,教材编写体系和内容均有所创新,在编写过程中重点突出以下特点。

(1)紧跟教改,与"1+X"证书制度接轨。紧跟高等卫生职业教育的改革步伐,引领职业教育教材发展趋势,注重体现"学历证书+若干职业技能等级证书"制度,提升学生的就业竞争力。

(2)坚持知行合一、工学结合。教材融传授知识、培养能力、提高技能、提高素质为一体,注重职业教育人才德能并重、知行合一和崇高职业精神的培养。

(3)创新模式,提高效用。教材大量应用问题导入、案例教学、探究教学等编写理念，将“案例”作为基础与临床课程改革的逻辑起点，引导课程内容的优化与传授，适应当下短学制医学生的学习特点，提高教材的趣味性、可读性、简约性。

(4)纸质数字，融合发展。教材对接科技发展趋势和市场需求，将新的教学技术融入教材建设中，开发多媒体教材、数字教材等新媒体教材形式，推进教材的数字化建设。

(5)紧扣大纲，直通护考。紧扣教育部制定的高等卫生职业教育教学大纲和最新护士执业资格考试要求，随章节配套习题，全面覆盖知识点和考点，有效提高护士执业资格考试通过率。

本套教材得到了专家和领导的大力支持与高度关注，我们衷心希望这套教材能在相关课程的教学中发挥积极作用，并得到读者的青睐。我们也相信这套教材在使用过程中，通过教学实践的检验和实际问题的解决，能不断得到改进、完善和提高。

高等职业学校“十四五”规划书证融通特色教材
(数字案例版)编写委员会

前言

Preface

本书以培养护理专业高素质技术技能人才为目标，结合我国护理教育和临床护理实践的现状与发展，以促进人的健康为中心，以现代护理观为指导，以整体护理为方向，以护理程序为框架进行编写。本书中与内科护理、急救护理等课程有重叠的疾病简写或略写，强调外科护理的特点，保证整套教材的完整性，突出基础理论、基本知识和基本技能的学习，培养学生解决外科护理问题的职业能力。全书共分为 17 章，结合临床特点，在内容方面进行了适当的调整，以常见病和多发病为主，适当减少或删除罕见病的介绍，增强了教材的实用性。

本书突出数字案例版教材特点，力求将理论与临床实践相结合，章节前有导学案例，章节后附有目标检测及答案解析。全书文字简明、精练，安排合理，重点突出，做到思想性、科学性、先进性、实用性、创新性相结合，打破了学科界限。本书还将护理专业新理论、新知识、新观点、新方法、新技术及专业相关知识或网络增值内容以链接方式纳入教材中，在纸质教材中相应位置插入二维码，读者通过扫描二维码，随时可以查看相应内容。开阔了学生的知识视野，增加了学生的学习兴趣。丰富的数字资源是本书一大特色，内容包括教材相应内容的 PPT、拓展资源、目标检测答案解析等，教师和学生可以通过移动终端设备随时随地学习，有利于现代教师的信息化教学和学生的学习。

本书编写团队结构合理，既有外科护理教育专家，也有临床外科护理专家，大家共同努力，精诚合作，为本书编写付出了大量心血和智慧。同时在本书编写过程中也得到了各位编者所在单位的鼎力相助，在此一并致以诚挚的谢意！

由于编者水平及能力有限，不足之处在所难免，敬请广大师生批评指正。

编　者

目 录

MULU

第十二章　乳房疾病病人的护理

第十三章　胸部疾病病人的护理

第十四章　腹部疾病病人的护理

第十五章　周围血管疾病病人的护理

第十六章　泌尿、男性生殖系统疾病病人的护理

第一章 绪 论

学习目标

1. 了解外科护理的发展史。
2. 能说出外科护理的任务。
3. 掌握外科护士应具备的职业素质。
4. 学会运用护理程序学习外科护理。
5. 具有爱心、耐心、细心和责任心，具有关心病人和爱护病人的素质。

第一节 外科护理的概念与发展

一、外科护理的概念与任务

（一）外科护理的概念

护理学是以自然科学和社会科学理论为基础的研究维护、促进和恢复人类健康的护理理论、知识、技能及其发展规律的科学，是一门具有独立性和综合性、为人类健康服务的应用性学科。外科护理是护理学的一大分支，它将医学基础理论、外科学基础理论、护理学基础理论与技术三者相互结合并使其成为一门具有很强应用性、实用性的学科。

外科护理学是以外科病人为研究对象，以现代医学模式和现代护理观为指导，根据外科病人的身心健康和社会家庭文化需求，应用现代护理程序，向外科病人提供整体化护理的临床护理学科，它与外科学紧密相关。

（二）外科护理的任务

外科护理的研究任务可从三方面来理解：①多学科交叉，既包括医学基础理论、外科学基础理论、护理学基础理论及技术，又包括护理心理学、护理伦理学和社会学等人文社会科学知识；②个体化整体护理，以外科疾病病人为研究对象，在现代医学模式和护理观的指导下，以人的健康为中心，研究如何根据病人身心、社会和精神文化需求提供整体护理；③多范畴服务，从治疗和护理病人到预防疾病和促进康复，从医院扩展到社区和家庭，包括疾病普查、咨询指导、协助诊断，疾病护理，康复锻炼和预防残障等。

二、外科护理的发展

我国的外科学有着悠久历史。早在旧石器时代我们的祖先就已开始用人工制造的器具——砭

Note

石治疗伤病，这一时期为古代外科的萌芽时期。据甲骨文记载，夏商时代已有外科病症名及单列专科，有疾目、疾耳、疾齿、疾身、疾足的区分，且有疾医、食医、兽医的划分。至商周时代，我国已有对人体解剖知识的描述，此后还有扁鹊、华佗用酒或麻沸散作为麻醉药进行外科手术的记载。自张仲景描述肠痈(阑尾炎)、阴吹(阴道直肠瘘)起，至清末高文晋所著的《外科图说》一书，我国古代人们对外科伤病的认识和治疗水平在不断提高，但期间的发展过程漫长而曲折。古代外科学仅以诊治伤病为主，古代医学专著中几乎未提到"护理"一词。

随着社会生产力和科学技术的进步，医学科学得到快速发展，相关基础学科如人体解剖学、病理解剖学以及实验外科学的建立，为外科学的发展奠定了基础。19 世纪中叶，麻醉、无菌、止血、输血等技术的相继问世，解决了手术疼痛、伤口感染、出血等制约外科学发展的主要问题，创建了现代外科学，才使外科学得以飞跃发展。同时，克里米亚战争爆发，现代护理学创始人南丁格尔在前线医院看护伤病员过程中成功应用清洁、消毒、换药、包扎伤口、改善休养环境等护理手段，注重伤病员的心理调节、营养补充，使伤病员病死率从 42%降至 2.2%，充分证实了护理工作在外科疾病病人治疗过程中的独立地位和意义，由此建立了护理学，并延伸出外科护理。

我国外科护理的发展与外科学的发展相辅相成、密不可分。1958 年首例大面积烧伤病人抢救成功，20 世纪 60 年代初器官移植实施，1963 年世界首例断指再植成功，这些既体现了外科学的发展，也是外科护理发展的结果。

现代外科学在原有基础上拓展了新的领域，如心血管外科、微创技术、机器人等。人工材料与脏器的应用为外科学的发展提供了新条件，救治了许多以往无法治疗或治愈的病人。微创外科技术的快速发展，将传统手术操作的创伤降至最低。手术机器人和机器人护士的应用，为医务人员提供了机械化帮助，提高了手术的操控性、精确性和稳定性，节省了人力资源、降低了感染风险。在现代外科学广度和深度得到快速发展的同时，现代护理观也随之迅猛发展。另外，现代外科学的发展，新的医学模式和现代护理观的确立，使外科护理在一定的理论基础上不断走向更专、更细、更深，并且日益完善。

(陈晓霞)

第二节　学习外科护理的方法与要求

外科护理具有很强的理论性、实践性和操作性，要求学生在掌握医学基本理论知识的基础上，侧重于对外科病人的护理评估，发现病人的健康问题，提出护理诊断，制订护理目标及实施相应的护理措施，以解决病人的问题。为了提高学生临床实践、处理实际问题和与人沟通的能力，使学生在获取外科护理知识的同时，能够具有一定的运用知识和技能进行分析和解决问题的能力，应学好外科护理。学习外科护理时必须具备以下几点。

(1) 要树立稳固的专业思想，明确学习目的，掌握知识，为人类增进健康、预防疾病、恢复健康、减轻痛苦作出贡献。培养良好的医德医风，培养爱心、耐心、细心、责任心。正确处理医疗与护理的关系。保护病人的隐私，关心病人、爱护病人、尊重病人、热情服务每一位病人，力争做一名合格的外科护士。

(2) 要以现代整体护理观念为导向，拓宽学习内容，遵循"以人为本""终身学习""整体护理"的准则。掌握外科护理学的基本理论、基本知识、基本技能，能运用护理程序的方法对病人实施评估及护理。

(3) 理论联系实践，提高操作能力。外科护理课程有课堂系统教学、课间见习及临床实习等方式。严格按照教学大纲的要求掌握课堂所学的理论知识，并将理论联系实际，通过课间见习、病例分析，尤其是临床实习，培养临床分析、解决问题的实际工作能力。

第三节 外科护士应具备的素质

外科护理工作的特点是急诊多、抢救多和工作强度大。外科疾病复杂多变，麻醉和手术又有潜在风险；外科疾病的突发性或病情演变的急、危、重常使病人承受巨大的痛苦和精神压力，必须予以紧急处理。因此，要成为一名称职的外科护士，应具备良好的身心素质、过硬的业务素质、精湛的专科护理技能和出色的人文素质。

（一）良好的身心素质

外科护理工作创伤多、抢救多、工作量大、病人病情急且变化快、突发事件多。这就要求外科护士必须具备健全的体魄、过硬的心理素质和应急能力、开朗的性格及饱满的精神状态，否则就难以高效、及时地参与抢救和护理工作，满足病人的身心护理需要。

（二）过硬的业务素质

扎实的理论基础知识和丰富的临床经验，对病情动态观察具有重要的临床意义，它不仅是护理质量的衡量标准，也体现出护士过硬的业务素质。

1. 扎实的理论基础知识 扎实的理论基础知识是临床工作中观察病情、掌握动态、综合分析的首要条件。大多数病情在变化前都有一定的先兆，若没有良好的理论基础知识，在工作中会力不从心，使病情得不到及时控制从而失去抢救良机。所以护士必须掌握扎实的理论基础知识和具备娴熟的技能及高度的责任心。在工作中及时发现病人病情变化并立刻通知医生，为维护病人的生命而贡献自己的智慧和力量。

2. 丰富的临床经验 丰富的临床经验是保证护理质量不可缺少的重要因素，要成为一名称职的外科护士，必须在临床中善于发现问题和积累经验，这尤其体现在急诊急救过程中，护士必须密切关注病人病情的发生发展，细心观察，考虑并发症发生的可能性并及时处理，以保证手术顺利进行，防止因发生并发症而延误抢救时机。

3. 危重病人的护理能力 可综合反映护士的知识素质，它包括综合分析能力、应变能力、实际操作技能三个方面。

（1）综合分析能力 护士应具备一定的理论知识和实践经验，临床中细心观察病情、掌握动态变化、找准问题，方可采取措施。

（2）应变能力 在危重病人的治疗中，护士常是发现病人的病情变化第一人，而对突发的病情变化，需要护士有一定的应变能力。

（3）实际操作技能 外科手术病人病情变化快，加上各种引流管多，护理较复杂。如行气管切开吸痰同时接人工呼吸机、心电监护、静脉切开输液、留置导尿管、胃肠减压等技术操作，这些都需要护士操作自如，做到稳、准、轻。除了掌握扎实的理论知识外，还需多实践、多练习，对病人应有过硬的操作技术和高度的责任心。

（三）精湛的专科护理技能

随着外科学的精细化发展，外科护理也更加体现专科特色，专科护理技能要求更高，如外科伤口护理、肠造口护理、静脉输液治疗护理、疼痛护理、引流管护理等，这些都要求外科护士具有精湛的专科护理技能，并通过努力钻研，不断学习，使自己成长为相应领域的专科护士，更好地为病人解决相应的护理问题。

(四) 出色的人文素质

外科护士必须身体健康、精力充沛,仪表大方,举止稳重,待人热情真诚,并有良好的个人和集体的卫生习惯。

护理工作是一门艺术,从事这门艺术要有较好的心理准备。因此,在倡导人性化护理服务的今天,作为一名外科护士不仅应具备良好的身心素质、过硬的业务素质、精湛的专科护理技能、出色的人文素质,还应做到"五心",即热心、细心、耐心、专心、关心,"五勤",即脑勤、眼勤、嘴勤、手勤、腿勤,这将加强护患沟通,密切护患关系,更能提高临床护理质量。希望在校学习的每一位"白衣天使"能不断适应时代需求,对自身外在、内在方面进行历练和培养,提高综合素质水平,科学地运用护理程序,把病人作为完整的"社会人"给予生理、心理、社会、文化等全方位的护理,使病人真正得到关爱和服务,不断推动护理事业向前发展,外科护理学的发展期待着涌现出一批愿为促进人类健康服务、具有良好自身素养和专业素养、德才兼备、具有不断开拓创新和勇于探索精神的专科护士。

(陈晓霞)

Note

第二章　水、电解质、酸碱平衡失调病人的护理

本章 PPT

学习目标

1. 知道体液的组成及水、电解质、酸碱平衡维持的方法；熟悉体液平衡的机制并指导病人维持正常体液。

2. 理解缺水的类型；知道缺水病人的临床表现及处理原则；学会护理缺水病人。

3. 理解电解质紊乱的主要类型；熟悉高钾血症、低钾血症的原因和表现；学会高钾血症、低钾血症病人的急救和护理。

4. 理解酸碱紊乱的类型；熟悉酸碱紊乱病人的表现及处理原则；掌握酸碱紊乱病人的护理。

第一节　概　　述

人体内的液体总称为体液。体液平衡是维持机体正常代谢、内环境稳定和各器官生理功能的基本保证，包括水、电解质、酸碱的平衡。体液平衡可因创伤、感染、手术及其他外科疾病等因素而遭到破坏，若平衡失调程度超过人体的代偿能力，可产生严重后果，甚至危及生命。

一、体液组成及分布

体液的主要成分为水和电解质。人体内体液总量及分布与性别、年龄、胖瘦有关，成年男性体液量约占体重的 60%，女性占体重的 55%，婴幼儿可高达 70%～80%。随年龄增长和体内脂肪组织的增多，体液量所占的比例有所下降，14 岁以后，儿童体液量占体重的比例已接近成人。体液可分为细胞内液和细胞外液，男性细胞内液约占体重的 40%，女性细胞内液约占体重的 35%，男性、女性细胞外液均占体重的 20%。细胞外液分为血浆（约占体重的 5%）和组织间液（约占体重的 15%）两部分，具有快速平衡水、电解质的作用，属功能性细胞外液。另有一小部分组织间液仅有缓慢地交换和取得平衡的能力，它们具有各自的功能，但在维持体液平衡方面作用很小，故称为无功能细胞外液，约占体重的 1%～2%。

二、体液平衡及调节

（一）水平衡

正常成人每日水的总体出入量是动态平衡的，即摄入量等于排出量，均为 2000～2500 mL。正常成人每日水分摄入量和排出量如表 2-1-1 所示。

表 2-1-1　正常成人每日水分摄入量和排出量

每日水分摄入量/mL		每日水分排出量/mL	
饮水	1000～1500	尿液	1000～1500
食物含水	700	粪便	150
内生水	300	呼吸蒸发	350
		皮肤蒸发	500
总入量	2000～2500	总出量	2000～2500

(二)电解质平衡

电解质在体液中解离为离子,分布于细胞内外。细胞外液中的主要阳离子为 Na^+,主要阴离子为 Cl^-、HCO_3^- 和蛋白质,细胞内液中的主要阳离子为 K^+ 和 Mg^{2+},主要阴离子为 HPO_4^- 和蛋白质,这些离子参与细胞代谢、酸碱平衡的调节,共同维持细胞内外的渗透压。

细胞外液和细胞内液的渗透压基本相等,正常血浆渗透压为 290～310 mmol/L。渗透压的相对稳定对维持细胞内、外液平衡具有非常重要的意义,在有半透膜存在的前提下,水总是向高渗透压的一侧流动。

(三)体液平衡的调节

水、电解质代谢及渗透压的平衡是由神经-内分泌系统调节的。①体液正常渗透压主要通过下丘脑-神经垂体-抗利尿激素系统来恢复和维持,当体内丧失水分,细胞外液渗透压增高时,可刺激神经垂体释放抗利尿激素增多,促进肾远曲小管和集合管对水的重吸收,使尿量减少;反之,尿量则增多。②正常血容量主要通过肾素-血管紧张素-醛固酮系统来恢复和维持,当血容量下降及细胞外液缺钠时,醛固酮分泌增多,肾保钠、保水、排钾作用增强;反之排尿、排钠量增加。血容量与渗透压相比,前者对机体更为重要,所以当血容量锐减又兼有血浆渗透压降低时,前者对抗利尿激素的促进分泌作用远远强于低渗透压对抗利尿激素分泌的抑制作用,目的是优先保持和恢复血容量,使重要器官的灌注得到保证,以维护生命安全。

三、酸碱平衡及调节

机体正常的生理活动和代谢功能需要一个酸碱度适宜的体液环境。正常人的体液保持着一定的 H^+ 浓度,使血浆 pH 值维持在 7.35～7.45。但是人体在代谢过程中不断产生酸性物质也产生碱性物质,这将使体液中的 H^+ 浓度经常有所变动。为了使血中 H^+ 浓度仅在很小的范围内变动,人体通过体液的缓冲系统、肺的呼吸和肾的排泄完成对酸碱的调节作用。

1. 缓冲系统　缓冲系统是调节酸碱平衡最迅速的途径,血液中的缓冲系统以 HCO_3^-/H_2CO_3 最为重要。HCO_3^- 的正常值平均为 24 mmol/L,H_2CO_3 平均值为 1.2 mmol/L,两者的比值为 20∶1,这个比值保持稳定,血浆 pH 值就能维持于 7.40。

2. 肺　肺的呼吸对酸碱平衡的调节作用主要是通过 CO_2 经肺排出,可使血中 $PaCO_2$ 下降,也即调节了血中的 H_2CO_3。如果机体的呼吸功能失常,本身就可引起酸碱平衡紊乱,也会影响其对酸碱平衡紊乱的代偿能力。

3. 肾　肾是调节酸碱平衡的重要器官,一切非挥发性酸和过剩的碳酸氢盐都通过肾排泄。肾通过调节排出固定酸及保留碱性物质的量来维持正常的血浆 HCO_3^- 浓度,使血浆 pH 值不变。如果肾功能有异常,不仅可影响它对酸碱平衡的正常调节,而且本身也会引起酸碱平衡紊乱。肾调节酸碱平衡的机制可归纳为:①通过 Na^+-H^+ 交换排出 H^+;②通过 HCO_3^- 重吸收保留碱;③通过产生 NH_3

Note

并与之结合成 NH_4^+ 后排出而导致排出 H^+；④排泄有机酸。

（陈婉萍）

第二节　水和钠代谢紊乱病人的护理

导学案例

病人，男，35 岁，反复大量呕吐 3 天，门诊拟以“急性肠梗阻”收入院。病人自诉口渴、尿少，伴恶心，乏力，四肢厥冷。体检：脉搏 110 次/分，血压 80/50 mmHg，口唇干燥，眼窝下陷，皮肤弹性差，血清 Na^+ 135 mmol/L，血清 K^+ 3.8 mmol/L，尿比重 1.013。问题：

1. 病人存在的主要护理问题是什么？
2. 针对上述情况应采取哪些护理措施？

在细胞外液中，水和钠的关系非常密切，一旦发生代谢紊乱，缺水和失钠常同时存在。不同原因引起的水和钠的代谢紊乱，在缺水和失钠的程度上会有所不同，水和钠既可按比例丧失，也可缺水少于缺钠或多于缺钠。这些不同缺失的形式所引起的病理生理变化以及临床表现不同。临床上将水、钠代谢紊乱分为四种类型：等渗性缺水、低渗性缺水、高渗性缺水和水中毒。

一、病因和病理生理

（一）等渗性缺水

等渗性缺水又称急性缺水或混合性缺水，是水和钠成比例丧失，血清钠浓度和细胞外液渗透压维持在正常范围，但细胞外液量（包括循环血量）迅速减少，是外科病人最常见的缺水类型。

常见病因：①消化液的急性丧失，如大量呕吐、腹泻、肠瘘等；②体液大量丧失，如急性肠梗阻、急性腹膜炎、大面积烧伤早期等。这些丧失的体液成分与细胞外液基本相同。

等渗性缺水时细胞外液量减少，刺激肾入球小动脉壁压力感受器及远曲小管致密斑的钠感受器，引起肾素-血管紧张素-醛固酮系统兴奋，醛固酮分泌增加，促进肾远曲小管对 Na^+ 和水的重吸收，从而代偿性地使细胞外液量回升。由于丧失的液体为等渗性，细胞内、外液的渗透压并无明显变化，故细胞内液量一般不发生改变。但若体液失衡持续时间较久且未及时补充适当液体，细胞内液也将逐渐外移而出现细胞内缺水。

（二）低渗性缺水

低渗性缺水又称慢性或继发性缺水，是水和钠同时丢失，但失水少于失钠，血清钠浓度低于 135 mmol/L，细胞外液呈低渗状态。

常见病因：①胃肠道消化液持续性丢失，如长期胃肠减压、反复呕吐或慢性肠瘘、慢性肠梗阻等；②大创面的慢性渗液；③治疗性原因，如使用排钠利尿剂未注意补充适量的钠盐或等渗性缺水治疗时补充水分过多。

细胞外液呈低渗状态，导致抗利尿激素分泌减少，肾小管重吸收水分减少，尿量增加，从而提高细胞外液的渗透压。但这样会使细胞外液总量更为减少，当影响到循环血量时，机体将不再维持体液渗透压，而优先保持和恢复血容量，此时肾素-血管紧张素-醛固酮系统兴奋，醛固酮分泌量增加，促进肾远曲小管对 Na^+ 和水的重吸收，尿量减少。如上述代偿功能无法维持血容量时，将出现休克。

(三) 高渗性缺水

高渗性缺水又称原发性缺水，是水和钠同时丢失，但失水多于失钠，血清钠浓度高于 150 mmol/L，细胞外液呈高渗状态。

常见病因：①水分摄入不足，如吞咽困难、禁食、过分控制病人的入水量、鼻饲高浓度肠内营养液或静脉注射大量高渗液体等；②水分丧失过多，如糖尿病病人因血糖未控制所致的高渗性利尿、大面积烧伤暴露疗法、高热病人大量出汗等。

高渗性缺水时细胞外液渗透压高于细胞内液，水分由细胞内向细胞外转移，导致细胞内、外液量均减少，且以细胞内液减少为主。严重时，脑细胞可因缺水而发生功能障碍。此外，机体对高渗性缺水的代偿机制是高渗状态刺激位于视丘下部的口渴中枢，病人感到口渴而主动饮水，使体内水分增加，以降低细胞外液渗透压。另外，细胞外液的高渗状态可引起抗利尿激素分泌增加，使肾小管对水的重吸收增加，尿量减少，使细胞外液的量和渗透压得以恢复。如缺水加重致循环血量显著减少，又会引起醛固酮分泌增加，加强对钠和水的重吸收，以维持血容量。

(四) 水中毒

水中毒又称稀释性低钠血症，临床较少发生，是机体水分摄入量超过排出量，水潴留体内，引起血浆渗透压下降和循环血量增多。

常见病因：①肾功能不全，排尿能力下降；②各种原因所致的抗利尿激素分泌过多；③机体摄入水分过多或静脉补充水分过多。

因水分摄入过多或排出过少，细胞外液量明显增加，血清钠被稀释而浓度降低，细胞外液的渗透压下降，水分由细胞外向细胞内转移，结果使细胞内、外液量均增加。同时，细胞外液量的增加抑制醛固酮分泌，使肾远曲小管对水和 Na^+ 的重吸收减少，尿中排 Na^+ 增加，血清钠浓度随之降低，细胞外液渗透压降低更明显。

二、临床表现

(一) 等渗性缺水

病人出现恶心、厌食、乏力、少尿等症状，口唇干燥、眼窝凹陷、皮肤弹性降低，但不口渴。若短时间内体液丧失量达到体重的 5%，病人则会出现脉搏细速、肢端湿冷、血压不稳定或下降等血容量不足的表现。当体液继续丧失达体重的 6%～7%时，则有更严重的休克表现。休克的微循环障碍必然导致酸性代谢产物大量产生和积聚，因此常伴有代谢性酸中毒。当病人丧失的体液主要为胃液时，可因 H^+ 的大量丧失而伴发代谢性碱中毒。

(二) 低渗性缺水

细胞外液减少所致的血容量下降是主要特点，临床表现随缺钠程度的不同而不同，一般均无口渴感。根据缺钠程度，低渗性缺水可分为三度。

1. 轻度缺钠　血清钠浓度 130～135 mmol/L，病人自觉疲乏、头晕、软弱无力，尿量增多。

2. 中度缺钠　血清钠浓度 120～129 mmol/L，病人除有上述症状外，还伴有恶心、呕吐、脉搏细速、血压不稳定或下降、脉压变小、浅静脉萎陷、视物模糊、站立性晕倒、尿量减少等表现。

3. 重度缺钠　血清钠浓度<120 mmol/L，病人神志不清、肌痉挛性抽痛、腱反射减弱或消失，常发生休克。

(三) 高渗性缺水

缺水程度不同，症状亦不同。可将高渗性缺水分为三度。

Note

1. 轻度缺水　缺水量占体重的2%～4%，病人除口渴外，无其他临床表现。

2. 中度缺水　缺水量占体重的4%～6%，病人极度口渴、乏力、烦躁不安、口舌干燥、皮肤弹性差、眼窝凹陷、尿量减少。

3. 重度缺水　缺水量大于体重的6%，病人除上述症状外，还出现脑功能障碍的表现，如躁狂、幻觉、谵妄甚至昏迷。

（四）水中毒

按起病急缓，水中毒可分为急性和慢性两类。急性水中毒的发病多急骤，水过多所致的脑细胞肿胀可造成颅内压增高，从而引起一系列神经、精神症状，如头痛、躁动、精神紊乱、谵妄、惊厥甚至昏迷，严重者可发生脑疝。慢性水中毒的症状往往被原发疾病的症状所掩盖，可有软弱无力、恶心、呕吐、嗜睡等现象，体重明显增加，皮肤苍白而湿润。

三、辅助检查

1. 等渗性缺水　红细胞计数、血红蛋白和血细胞比容均明显升高；血清 Na^+ 多在正常范围；尿比重升高。

2. 低渗性缺水　血清钠浓度<135 mmol/L；红细胞计数、血红蛋白、血细胞比容均升高；尿比重<1.010，尿 Na^+、Cl^- 含量明显减少。

3. 高渗性缺水　血清钠浓度>150 mmol/L；红细胞计数、血红蛋白、血细胞比容均轻度升高；尿比重升高。

4. 水中毒　红细胞计数、血红蛋白、血细胞比容、血浆蛋白量及血浆渗透压均降低；红细胞平均容积增加。

四、处理原则

（一）等渗性缺水

积极治疗原发病，防止或减少水和钠的继续丢失并积极补液。可静脉滴注平衡盐溶液或等渗盐水，使血容量得到尽快补充。平衡盐溶液的电解质含量和血浆内电解质含量相仿，用来治疗等渗性缺水比较理想。目前常用的平衡盐溶液有乳酸钠溶液和复方氯化钠溶液。如果单用等渗盐水，因溶液中的 Cl^- 含量高于血清 Cl^- 含量，大量输入后有导致血 Cl^- 过高引起高氯性酸中毒的危险。在纠正缺水后，排钾量会有所增加，故补充水分和钠的同时应注意补钾，以免发生低钾血症。

（二）低渗性缺水

积极治疗原发病。针对低渗性缺水时细胞外液缺钠多于缺水的血容量不足的情况，应静脉输注含盐溶液或高渗盐水，以纠正细胞外液的低渗状态和补充血容量。轻、中度缺钠病人，一般补充5%葡萄糖盐溶液；重度缺钠出现休克者，应先补充血容量，以改善微循环和组织器官的灌注。晶体液和胶体液都可使用，先输晶体液如等渗盐水，后输胶体液如右旋糖酐和血浆等，然后静脉滴注高渗盐水（一般为5%氯化钠溶液），尽快纠正血钠过低，以进一步恢复细胞外液量和渗透压。

（三）高渗性缺水

尽早去除病因，防止体液继续丢失。鼓励病人饮水，不能饮水者静脉滴注5%葡萄糖溶液或低渗的0.45%氯化钠溶液。应该注意，高渗性缺水者实际上也有缺钠，只是因为缺水更多，才使血钠浓度升高。因此在补液过程中，应注意监测血清钠浓度的动态变化，必要时适量补钠。

（四）水中毒

水中毒一经诊断，应立即停止水分摄入。程度较轻者，在机体排出多余水分后，水中毒即可解除。程度严重者，除禁水外，还需用利尿剂以促进水分的排出。一般可用渗透性利尿药，如20%甘露

Note

醇 250 mL 静脉快速滴注(20 min 内滴完),或静脉注射呋塞米(速尿);静脉输注高渗盐水缓解细胞外液的低渗状态和减轻细胞肿胀;肾衰竭所引起的水中毒,可进行透析治疗。

五、护理评估

(一) 健康史

评估病人的年龄、体重、生活习惯、既往史等。了解是否存在引起缺水的各种因素,如呕吐、腹泻、肠梗阻、肠瘘、急性腹膜炎、大面积烧伤、水分摄入不足等。了解有无容易诱发缺水的治疗,如长期胃肠减压、使用利尿剂、补水过多、高渗溶质摄取过多等。

(二) 身体状况

评估病人有无心率加快、脉搏细速、血压不稳或降低、肢端湿冷等血容量不足的表现;评估病人的意识状况、有无乏力表现;评估病人有无口舌干燥、眼窝凹陷、皮肤干燥、松弛等。

(三) 辅助检查

1. 血常规 若红细胞计数、血红蛋白、血细胞比容均增高,提示有血液浓缩现象。

2. 血清电解质 了解血清 K^+、Na^+、Cl^- 等电解质成分及渗透压是否正常。

3. 中心静脉压(CVP) 正常值为 5～12 cmH_2O,低于正常值则提示血容量不足。

4. 尿比重 评估尿比重,尿少而尿比重高提示病人肾脏无严重损害,尿少即为体液不足所致。

(四) 心理-社会状况

评估病人及其家属对疾病及其伴随症状的认知程度、心理承受能力、经济状况、社会支持状况等以及对治疗和护理的配合程度等。

六、常见护理问题/诊断

(1) 体液不足 与体液丢失过多或水、钠摄入量不足有关。

(2) 有受伤的危险 与意识障碍、低血压有关。

(3) 潜在并发症:休克、电解质紊乱、酸碱平衡失调等。

七、护理目标

(1) 病人体液量恢复平衡,缺水的症状和体征得到改善。

(2) 病人对受伤危险的认知程度增加,未发生意外损伤。

(3) 病人未发生并发症或并发症未得到及时发现和处理。

八、护理措施

(一) 控制病因

遵医嘱配合治疗,积极处理原发病,是防治体液失衡的根本措施。

(二) 液体疗法护理

1. 补液总量 原则上按"缺多少、补多少"补给,一般包括生理需要量、已经损失量和继续损失量三部分。

(1) 生理需要量 正常成人每日生理需要量为 2000～2500 mL。

(2) 已经损失量 又称累积损失量,指从发病到就诊已经累计损失的体液量。高渗性、等渗性缺水病人,按缺水程度计算;低渗性缺水病人,可根据缺钠程度计算。例如,一位体重 60 kg 的中度等渗性缺水病人,失水量是 60 kg×5%=3 kg(约 3000 mL);一位体重 60 kg 的中度低渗性缺水病人,失盐量约是 60 kg×0.6 g/kg=36 g(相当于 0.9%氯化钠溶液 4000 mL)。临床上为了避免一次

Note

补液过量，第一日只补给累计损失量的1/2，其余的1/2第二日酌情补给。

(3) 继续损失量　又称额外损失量，是在治疗过程中又继续丢失的体液量，包括外在性失液和内在性失液。外在性失液，如呕吐、肠瘘、胃肠减压等，应准确记录排出量。内在性失液，如腹(胸)腔内积液、胃肠道积液等，需根据病情变化来估计补液量。此外，体温每升高1 ℃，应按3～5 mL/kg体重增补；出汗湿透1套衬衣裤约丢失1000 mL体液；气管切开病人每日从呼吸道蒸发的水分为800～1200 mL。

2. 补液种类　原则上按“缺什么、补什么”补给，但要“宁少勿多”，充分发挥机体的代偿调节作用而达到平衡。

(1) 生理需要量　成人每日需要氯化钠5～9 g，氯化钾3～4 g，葡萄糖100～150 g，故每日可补给5%葡萄糖生理盐水500～1000 mL，5%～10%葡萄糖溶液1500 mL，酌情补给10%氯化钾溶液30～40 mL。

(2) 已经损失量　根据缺水类型选择补充液体种类。等渗性缺水以补充平衡盐溶液为主；低渗性缺水以生理盐水为主，中、重度缺钠者可给予适量高渗盐水；高渗性缺水可先给予5%葡萄糖溶液，待缺水情况基本改善后，再补给适量生理盐水。

(3) 继续损失量　根据实际丧失体液的成分进行补充。如发热、气管切开病人主要补充5%葡萄糖溶液；消化液丢失一般可用复方氯化钠溶液或平衡盐溶液。

3. 补液方法　液体补充以口服最安全，对于无法口服或口服不能满足病人需要而必须静脉输液的，应遵循以下原则。

(1) 先盐后糖　一般先补充无机盐等渗溶液，然后再补充葡萄糖溶液，先盐有利于稳定细胞外液渗透压和恢复细胞外液容量。但是，高渗性缺水病人首先要输入5%葡萄糖溶液，以迅速降低细胞外液高渗状态。

(2) 先晶后胶　一般是先输入一定量的晶体溶液，有利于改善微循环，从而恢复和稳定血容量，达到扩容效果。常首选平衡盐溶液。然后输入适量胶体溶液以维持血浆胶体渗透压，恢复和稳定血容量。

(3) 先快后慢　明显缺水病人，初期输液速度要快，以迅速改善缺水、缺钠状态。待病人一般情况好转后，就应减慢滴注速度，以免加重心肺负担。但是，静脉滴注高渗盐水，或经静脉特殊用药(钾盐、血管活性药物等)都要控制滴注速度，不可过快。

(4) 液种交替　液体量较多时，对盐类、糖类、胶体类等各种液体要交替输入，有利于机体发挥代偿调节作用。如果在较长时间内单纯输入一种液体，可能造成医源性体液失衡。但是，高渗性缺水初期宜持续补充葡萄糖溶液，低渗性缺水初期宜持续补充盐溶液，这是临床治疗的特殊需要。

(5) 尿畅补钾　缺水、缺钠也常伴缺钾，缺水及酸中毒纠正后，钾随尿排出增加，亦会使血清钾进一步下降，故应及时补钾。注意必须在尿量达到40 mL/h方可补钾，否则有发生高钾血症的危险。

4. 疗效观察　补液过程中，必须严密观察补液效果，注意有无不良反应的发生。主要观察的指标如下。

(1) 生命体征　如血压稳定、脉搏减慢、呼吸平稳说明血容量趋于稳定。

(2) 精神状态　如昏迷者转为苏醒，躁动者趋向安静入睡，对刺激有反应是病情好转的征象。

(3) 缺水征象　如口渴、皮肤弹性下降、眼窝内陷等程度有所减轻，说明缺水已有改善。

(4) 辅助检查　包括尿常规、血常规、血清电解质及中心静脉压测定等。通过观察指标的变化趋势，了解血容量是否接近或恢复正常。

(5) 准确记录24 h液体出入量　其中尿量是反映微循环灌注的重要指标，尿量>30 mL/h说明肾灌注良好。

对于水中毒，预防显得更加重要。有许多因素容易引起抗利尿激素的分泌过多，例如疼痛、失血、休克、创伤及大手术等，对于这类病人的输液治疗，应注意避免过量。急性肾功能不全和慢性心功能不全者更应严格限制入水量。

（三）减少受伤的危险

1. 监测血压 定时监测血压，血压偏低或不稳定者，告知其在改变体位时动作要慢，以免因体位性低血压或眩晕而跌倒受伤。

2. 建立安全的活动模式 与病人及其家属共同制定活动的时间、量及形式，病人除在床上主动活动外，也可由他人协助在床上进行被动活动。根据病人肌张力的改善程度，逐步调整活动内容、时间、形式和幅度，以免长期卧床致失用性肌萎缩。

3. 加强安全防护 移去周围环境中的危险物品，减少意外受伤的可能性；定向力差或意识障碍者，应建立安全保护措施，如加床栏、适当约束及加强监护等，以防止意外发生。

（四）并发症的护理

密切观察有无休克、酸碱平衡失调以及低钾血症的表现，一旦发现，及时与医师沟通，予以处理。

（五）健康教育

指导病人在日常生活中应注意均衡饮食，每日保证足够饮水。有高热、呕吐、腹泻等情况时应及早就诊治疗。

九、护理评价

（1）病人体液量是否恢复平衡，有无脱水症状和体征。
（2）病人有无发生意外损伤。
（3）病人有无并发症发生，若发生并发症，能否被及时发现和处理。

（陈婉萍）

第三节 其他电解质代谢异常病人的护理

一、钾代谢异常

钾是机体重要的电解质之一。体内钾总量的98%存在于细胞内，是细胞内最重要的电解质。细胞外液的含钾量仅是总量的2%，但它非常重要。正常血清钾浓度为3.5～5.5 mmol/L。钾有着重要的生理功能，即参与、维持细胞的正常代谢，维持细胞内液的渗透压和酸碱平衡，维持神经肌肉组织的兴奋性，以及维持心肌正常功能等。钾的代谢异常有低钾血症和高钾血症，以前者为多见。

（一）低钾血症

血清钾浓度低于3.5 mmol/L称为低钾血症。

1. 病因 ①钾摄入不足，如长期进食不足或补液病人长期接受不含钾盐的液体或静脉营养液中钾盐补充不足；②钾丧失过多，如应用排钾利尿剂、急性肾衰竭的多尿期、肾小管性酸中毒、盐皮质激素(醛固酮)过多以及呕吐、持续胃肠减压、腹泻、肠瘘等；③钾向组织内转移，如大量输注葡萄糖和胰岛素，或代谢性、呼吸性碱中毒时。

2. 临床表现

（1）肌无力 低钾血症最早的临床表现。先是四肢软弱无力，以后可延及躯干和呼吸肌，一旦呼吸肌受累，可致呼吸困难甚至窒息。还可有软瘫、腱反射减弱或消失等症状和体征。

（2）消化道功能障碍　病人有厌食、恶心、呕吐、腹胀、肠蠕动消失等肠麻痹表现。

（3）心脏功能异常　主要表现为心脏节律异常和传导阻滞。

（4）代谢性碱中毒　血清钾过低时，一方面，K^+ 从细胞内移出，与 Na^+ 和 H^+ 交换增加（每移出3个 K^+，即有2个 Na^+ 和1个 H^+ 移入细胞内），使细胞外液的 H^+ 浓度下降；另一方面，肾远曲小管 Na^+-K^+ 交换减少，Na^+-H^+ 交换增加，使排 H^+ 增多。这两方面的作用即可使病人发生低钾性碱中毒，可出现头晕、躁动、口周及手足麻木、面部及四肢抽动、手足抽搐等表现。此时，尿却呈酸性（反常性酸性尿）。

3. 辅助检查　根据病史和临床表现即可作出低钾血症的诊断。血清钾浓度低于3.5 mmol/L有诊断意义。心电图检查可作为辅助性诊断手段，典型的心电图改变为早期出现T波降低、变平或倒置，随后出现ST段降低、Q-T间期延长和U波。

4. 处理原则

（1）病因治疗　积极控制原发病因，减少或终止钾继续丢失，如术后鼓励病人及早恢复饮食，积极治疗造成呕吐、腹泻的原发病，食用含钾丰富的饮食等。

（2）纠正低钾血症　最安全、最可靠的途径是口服补钾，常用的补钾药物为10%氯化钾。对不能进食的病人采取静脉补钾。细胞内缺钾恢复较慢，纠正低钾血症时不宜操之过急，通常采用分次补钾、边治疗边观察的方法。

5. 护理评估

（1）健康史　了解病人的年龄、性别、精神状态、饮食习惯等；了解有无引起低钾的原因，如禁食、进食量少、呕吐、持续胃肠减压、腹泻、肠瘘等或有无应用排钾利尿剂或有无手术史、创伤史等；了解家族中有无低钾性周期性麻痹病史者。

（2）身体状况　评估有无神经、肌肉兴奋性降低和肌力改变，如四肢软弱无力、呼吸困难等；有无消化道功能障碍、心脏功能异常和代谢性碱中毒。

（3）辅助检查　了解血清钾浓度和心电图改变。

（4）心理-社会状况　评估病人及其家属对疾病的认知程度和心理反应。

6. 常见护理问题

（1）活动无耐力　与低钾血症所致肌无力有关。

（2）有受伤的危险　与软弱无力、意识障碍有关。

（3）潜在并发症：心律失常、高钾血症。

7. 护理目标

（1）病人肌无力改善，活动耐力增加，活动后无不适反应。

（2）病人未出现受伤情况。

（3）病人未发生并发症，或并发症得到及时发现和处理。

8. 护理措施

（1）恢复血清钾浓度　①减少钾丢失，如遵医嘱给予止吐、止泻等治疗。②补钾：口服是最安全的补钾途径，尽量口服补钾，常选用10%氯化钾或枸橼酸钾溶液口服。同时鼓励病人多进食含钾丰富的食物，如肉类、牛奶、香蕉、新鲜蔬菜等。不能口服者采用静脉补钾，静脉补钾有浓度和速度的限制，务必遵循以下原则：a. 尿畅补钾，尿量＞40 mL/h时方可补钾；b. 浓度不宜过高，静脉补钾时氯化钾浓度不超过0.3%（钾浓度40 mmol/L）；c. 速度不宜过快，成人静脉补钾速度不宜超过60滴/分；d. 总量不宜过多，一般每日补氯化钾3～6 g（即每日补钾40～80 mmol）；e. 严禁直接静脉注射氯化钾溶液，以免血清钾浓度突然升高导致心搏骤停。补钾过程中需密切观察病人精神状态、肌张力、腱反射、胃肠道功能等变化，动态监测血清钾浓度。快速补钾或补钾量大时应行心电监护，以保证病人的安全。

（2）减少受伤的危险　参见本章第二节相关内容。

(3) 预防并发症　观察病人的生命体征及意识状况，严密监测心率、心律、心电图及血清钾浓度，若出现心律失常及高钾血症时应及时通知医生，积极配合治疗。

(4) 健康教育　给病人介绍钾的作用及钾摄入方面的有关知识，鼓励病人在病情允许的情况下，尽早恢复正常饮食。对于长时间禁食或进食不足者以及近期有呕吐、腹泻、胃肠道引流者，应注意定期监测血清钾浓度并及时补钾，以防发生低钾血症。有周期性低钾发作史者，应介绍口服补钾方法、剂量，出现四肢无力时及时就诊。

(二) 高钾血症

血清钾浓度高于 5.5 mmol/L 称为高钾血症。

1. 病因　①钾摄入过多，如口服或静脉补钾过多、大量使用含钾药物、大量输入库存血等；②钾排出减少，如急性及慢性肾衰竭、长期使用保钾利尿剂以及盐皮质激素导致分泌不足等；③钾向细胞外转移：如严重挤压伤、大面积烧伤、溶血及代谢性酸中毒等。

2. 临床表现　高钾血症的临床表现无特异性。可有神志模糊、感觉异常和肢体软弱无力等。严重高钾血症者有微循环障碍的表现，如皮肤苍白、湿冷、青紫、低血压等。常有心动过缓或心律不齐。最危险的是高血钾可致心搏骤停。

3. 辅助检查　血清钾浓度大于 5.5 mmol/L 即可确诊。当血清钾浓度大于 7 mmol/L 时，会有心电图的异常变化，早期改变为 T 波高而尖，P 波波幅下降，随后出现 QRS 波增宽。

4. 处理原则　高钾血症有导致心搏骤停的危险，故一经诊断应予以积极治疗。

(1) 病因治疗　积极治疗原发病，去除引起高钾血症的原因。

(2) 禁钾　立即停用一切含钾药物，避免进食含钾多的食物，禁止输入库存血。

(3) 降低血钾浓度　①促使 K^+ 转入细胞内，如输入 5%碳酸氢钠溶液，碱化细胞外液或输入葡萄糖及胰岛素(25%葡萄糖溶液 100～200 mL，每 5 g 葡萄糖加胰岛素 1 U 静脉滴注，可促进糖原合成)；②促使 K^+ 排泄，如呋塞米(速尿)40 mg 静脉注射，阳离子交换树脂口服或保留灌肠，血液透析或腹膜透析。

(4) 对抗心律失常　钙与钾有对抗作用，能缓解 K^+ 对心肌的毒性作用。可用 10%葡萄糖酸钙溶液 20 mL 缓慢静脉注射，必要时可重复使用。

5. 常见护理问题/诊断

(1) 活动无耐力　与高钾血症所致肌无力、软瘫有关。

(2) 有受伤的危险　与软弱无力、意识障碍、感觉异常有关。

(3) 潜在并发症：　心律失常、心搏骤停。

6. 护理措施

(1) 恢复血清钾浓度　①指导病人停用含钾药物，避免进食含钾量高的食物；②遵医嘱用药以降低血清钾浓度；③透析病人做好透析护理。

(2) 减少受伤的危险　参见本章第二节相关内容。

(3) 并发症的预防及急救　①严密监测病人的生命体征、血清钾浓度及心电图改变；②遵医嘱应用对抗心律失常药物；③一旦出现心搏骤停，立即行心肺复苏。

(4) 健康教育　告知肾功能减退及长期使用保钾利尿剂的病人应限制摄入含钾高的食物，不用含钾药物，定期复诊，监测血清钾浓度，以防发生高钾血症。

二、钙代谢异常

机体内钙的绝大部分(99%)储存于骨骼中，细胞外液钙仅为总钙量的 0.1%。血清钙浓度正常值为 2.25～2.75 mmol/L，相当稳定。其中 45%为离子化钙，具有维持神经、肌肉稳定的作用。钙代谢异常分为低钙血症和高钙血症，以前者多见。

（一）低钙血症

血清钙浓度低于 2.25 mmol/L 称为低钙血症。

1. 病因　甲状旁腺功能减退或甲状腺手术误伤甲状旁腺、急性胰腺炎、坏死性筋膜炎、降钙素分泌亢进、血清白蛋白水平下降、维生素 D 缺乏、高磷酸血症、肾衰竭、消化道瘘等。

2. 临床表现　神经、肌肉兴奋性增强，表现为情绪易激动、口周及指(趾)尖麻木及针刺感、手足抽搐、腱反射亢进以及面神经叩击征(Chvostek 征)阳性。

3. 辅助检查　血清钙浓度低于 2 mmol/L 有诊断价值。

4. 处理原则　可用 10%葡萄糖酸钙 10～20 mL 或 5%氯化钙 10 mL 静脉注射，必要时 8～12 h 后重复使用。需要长期治疗的病人可口服钙剂及维生素 D。

5. 护理措施

(1) 监测血清钙浓度，了解血清钙浓度的动态变化，发现异常应及时通知医生。

(2) 遵医嘱补钙，静脉注射钙剂时应避免局部渗漏，速度宜慢，以免引起低血压或心律不齐。需长期口服补钙者指导其正确用药。

(3) 严重低钙血症可累及呼吸肌，注意观察呼吸频率及节律，做好气管切开的准备，防止窒息。

（二）高钙血症

血清钙浓度高于 2.75 mmol/L 称为高钙血症。

1. 病因　多见于甲状旁腺功能亢进，其次为恶性肿瘤骨转移。其他原因还有维生素 D 中毒、肾上腺皮质功能不全、多发性骨髓瘤等。

2. 临床表现　早期表现无特异性，可出现疲乏、食欲减退、恶心呕吐、体重下降等表现。血清钙浓度进一步升高时，可出现头痛、背部和四肢疼痛等表现。血清钙浓度高于 4.5 mmol/L 可发生高钙血症危象，病人可出现严重脱水、高热、心律失常、意识模糊等，易死于心搏骤停、肾衰竭等。

3. 辅助检查　血清钙浓度高于 2.75 mmol/L；血清甲状旁腺素水平明显升高；部分病人尿钙增加；心电图表现为 Q-T 间期缩短及房室传导阻滞。

4. 处理原则　甲状旁腺功能亢进者应接受手术治疗。恶性肿瘤骨转移病人可给予低钙饮食，补充水分以利于钙的排泄。应用乙二胺四乙酸(EDTA)、肾上腺糖皮质激素和硫酸钠等药物降低血清钙浓度。

5. 护理措施　动态监测血清钙浓度变化；遵医嘱补液及用药；指导病人采取低钙饮食，多饮水，多食粗纤维食物以利于排便；便秘严重者，给予导泻或灌肠。

三、镁代谢异常

机体内的镁约 50%存在于骨骼中，其余几乎都在细胞内，细胞外液中仅有 2%。正常血清镁浓度为 0.75～1.25 mmol/L。镁对神经活动的控制、维持神经肌肉兴奋性、细胞代谢等方面均具有重要作用。镁代谢异常包括低镁血症和高镁血症。

（一）低镁血症

血清镁浓度低于 0.75 mmol/L 称为低镁血症。

1. 病因　饥饿、吸收障碍综合征、长期胃肠减压、肠瘘以及长期静脉输液中不含镁等。

2. 临床表现　与低钙血症相似，病人表现为神经系统和肌肉兴奋性增加，如精神紧张、情绪激动、手足抽搐、眼球震颤、腱反射亢进，并伴有血压升高、心动过速，精神错乱和定向障碍等。镁缺乏时血清镁浓度不一定降低，因此，在排除或纠正缺钙之后以上症状仍未改善者，应考虑是否存在镁缺乏。

3. 辅助检查　血清镁浓度低于 0.75 mmol/L，常伴有血清钾和血清钙的缺乏；心电图表现为 Q-T 间期延长和 QRS 波增宽；镁负荷试验具有诊断价值，正常人在静脉输注氯化镁或硫酸镁后，注入量的 90%很快从尿中排出,而镁缺乏者注入量的 40%～80%被保留在体内,尿镁很少。

4. 处理原则 症状轻者口服镁剂,严重者可经肌内注射或静脉输注硫酸镁溶液。完全纠正镁缺乏需要较长时间,因此在解除症状后仍应继续补充镁剂 1～3 周。同时注意适量补充钾和钙。

5. 护理措施

(1) 监测血清镁浓度,了解血清镁浓度的动态变化,发现异常,及时通知医生。

(2) 遵医嘱补镁,肌内注射时应进行深部注射,并经常更换注射部位,以防局部形成硬结而影响疗效。静脉输注时应避免过量、过速,以防急性镁中毒和心搏骤停。

(3) 健康教育:告知病人完全纠正镁缺乏需较长时间,鼓励和安慰病人,帮助病人调整情绪,配合治疗。

(二) 高镁血症

血清镁浓度高于 1.25 mmol/L 称为高镁血症。

1. 病因 主要发生于肾功能不全时,偶可见于应用硫酸镁治疗子痫的过程中。烧伤、广泛性外伤或外科应激反应、严重细胞外液量不足和严重酸中毒等也可出现。

2. 临床表现 病人感疲乏、软弱无力、血压下降、腱反射消失等。血清镁浓度急性升高时,可发生心传导障碍。严重者可出现呼吸抑制、昏迷甚至心搏骤停。

3. 辅助检查 血清镁浓度高于 1.25 mmol/L,常伴有血清钾升高;心电图改变与高钾血症相似,可显示 P-R 间期延长、QRS 波增宽和 T 波增高。

4. 处理原则 立即停用镁剂。缓慢静脉注射 10%葡萄糖酸钙溶液或氯化钙溶液 10～20 mL,以对抗镁对心脏和肌肉的抑制作用。同时积极纠正酸中毒和缺水。必要时行透析治疗。

5. 护理措施

(1) 监测血清镁浓度,了解血清镁浓度的动态变化,发现异常,及时通知医生。

(2) 遵医嘱缓慢静脉推注钙剂。透析病人做好透析的护理。

6. 健康教育 告知肾功能不全者应定期监测血清镁浓度,以免发生高镁血症。

四、磷代谢异常

机体内的磷 85%存在于骨骼中,细胞外液中含量很少。正常血清磷浓度为 0.96～1.62 mmol/L。磷是核酸及磷脂的基本成分,参与高能磷酸键的合成、蛋白质的磷酸化、细胞膜的组成及维持酸碱平衡等。磷代谢异常分为低磷血症和高磷血症。

(一) 低磷血症

血清磷浓度低于 0.96 mmol/L 称为低磷血症。

1. 病因 甲状旁腺功能亢进症、严重烧伤或感染;大量葡萄糖及胰岛素输入使磷进入细胞内;长期肠外营养未补充磷制剂者。

2. 临床表现 缺乏特异性。可有神经肌肉症状,如头晕、厌食、肌无力等。严重者可有抽搐、精神障碍、昏迷,甚至可因呼吸肌无力而导致死亡。

3. 辅助检查 血清磷浓度低于 0.96 mmol/L,常伴血清钙浓度升高。

4. 处理原则 积极治疗原发病。对因甲状旁腺功能亢进症引起者,可考虑行手术治疗。根据低磷血症的严重程度口服或静脉补充磷。

5. 护理措施 了解血清磷浓度的动态变化,发现低于正常值时应及时通知医生并遵医嘱补磷。鼓励病人进食含磷丰富的食物,如紫菜、蛋黄、香菇、牛奶、豆类等。

(二) 高磷血症

血清磷浓度高于 1.62 mmol/L 称为高磷血症。

Note

1. 病因 急性肾衰竭、甲状旁腺功能减退症、服用过量维生素 D、糖尿病酮症酸中毒、挤压伤、接受细胞毒性化学药物治疗等。

2. 临床表现　表现不典型，伴有低钙血症时可出现低钙血症相应临床表现。

3. 辅助检查　血清磷浓度高于 1.62 mmol/L，常伴有血清钙浓度降低。

4. 处理原则　积极处理原发病，减少磷的摄入，利尿以加快磷的排出。同时针对低钙血症进行处理。急性肾衰竭者必要时行透析治疗。

5. 护理措施　限制饮食中磷的摄入。指导病人磷结合剂应与食物同服，不宜空腹服用，注意观察药物的不良反应。透析病人做好透析的护理。

（陈婉萍）

第四节　酸碱平衡失调病人的护理

体液酸碱度适宜是机体组织、细胞进行正常生命活动的重要保证。在物质代谢过程中，机体虽不断摄入及产生酸性和碱性物质，但能依赖体内的缓冲系统和肺及肾的调节，使体液的酸碱度始终维持在正常范围之内。如果酸碱物质超量负荷，或调节功能发生障碍，则平衡状态将被破坏，形成不同形式的酸碱失调。原发性酸碱平衡失调可分为代谢性酸中毒、代谢性碱中毒、呼吸性酸中毒和呼吸性碱中毒四种。反映机体酸碱平衡的三个基本因素有 pH、HCO_3^- 及 $PaCO_2$。其中：HCO_3^- 反映代谢性因素，HCO_3^- 原发性减少或增加，可引起代谢性酸中毒或碱中毒；$PaCO_2$ 反映呼吸性因素，$PaCO_2$ 原发性增加或减少可引起呼吸性酸中毒或碱中毒。有时可同时存在两种以上的原发性酸碱失调，即为混合性酸碱平衡失调。

一、代谢性酸中毒

代谢性酸中毒是因体内酸性物质积聚或产生过多，或 HCO_3^- 丢失过多所致，是外科临床最常见的酸碱平衡失调。

（一）病因

1. 酸性物质过多　酸性物质过多是代谢性酸中毒最主要的原因。如休克、抽搐、心搏骤停引起的组织缺血缺氧，可使丙酮酸及乳酸大量产生，发生乳酸性酸中毒；糖尿病或长期不能进食，病人体内脂肪分解过多，可形成大量酮体，引起酮症酸中毒。

2. 碱性物质丢失过多　见于腹泻、胆瘘、肠瘘或胰瘘等，经粪便、消化液大量丢失 HCO_3^-。

3. 肾功能不全　见于急慢性肾功能不全、肾小管性酸中毒或应用肾毒性药物（如碳酸酐酶抑制剂）而影响 H^+ 的排出或 HCO_3^- 的重吸收。

（二）病理生理

代谢性酸中毒时体内 HCO_3^- 减少，H_2CO_3 相对增加，人体通过肺和肾的调节，使之重新达到平衡。体内 H^+ 浓度升高刺激呼吸中枢产生代偿反应，呼吸加深加快，加速 CO_2 排出、降低动脉血 $PaCO_2$，使 HCO_3^-/H_2CO_3 的值接近或维持于 20∶1，从而维持血液 pH 值在正常范围。同时，肾小管上皮细胞中的碳酸酐酶和谷氨酰胺活性增加，促进 H^+ 和 NH_3 的生成，二者形成 NH_4^+ 后排出，故 H^+ 排出增多。此外，$NaHCO_3$ 重吸收亦增加，但该代偿能力有限。代谢性酸中毒时，细胞外液中过多的 H^+ 进入细胞内，随着 H^+ 的移入，K^+ 移出以维持细胞内外的电平衡，故代谢性酸中毒时常伴有高钾血症。

Note

(三)临床表现

轻度代谢性酸中毒可无症状或常被原发病的症状掩盖,重度代谢性酸中毒症状明显。

1. 呼吸代偿表现 最突出的表现是呼吸加深加快,呼吸频率有时可高达 40~50 次/分。呼出气体带有酮味。

2. 中枢神经系统表现 表现为头晕、疲乏、嗜睡、感觉迟钝或烦躁不安。严重者可出现腱反射减弱或消失、神志不清或昏迷。

3. 心血管系统表现 病人面色潮红、心率加快、血压偏低。代谢性酸中毒可降低心肌收缩力和周围血管对儿茶酚胺的敏感性,病人易发生休克、心律不齐和急性肾功能不全,一旦发生则很难纠正。

(四)辅助检查

1. 动脉血气分析 血液 pH<7.35,血浆 HCO_3^- 降低,$PaCO_2$ 正常。

2. 血清电解质 血清钾浓度升高。

(五)处理原则

(1) 积极处理原发病,消除病因。由于机体具有一定调节酸碱平衡的能力,只要能消除病因再辅以补充液体,则较轻的代谢性酸中毒常可自行纠正,不必应用碱性药物。

(2) 应用碱性药物:血浆 HCO_3^- 浓度低于 15 mmol/L 的酸中毒病人,应在输液的同时用酌量碱剂进行治疗。常用的碱性药物是 5%$NaHCO_3$,首次补给 100~250 mL,在用药后 2~4 h 复查动脉血气分析及血浆电解质浓度,根据测定结果再决定是否需继续输入。边治疗边观察,逐步纠正酸中毒,是治疗的原则。

(3) 维持 Ca^{2+}、K^+ 平衡:使用碱性药物纠正酸中毒后,血中钙离子浓度降低,可出现手足抽搐,应及时静脉注射葡萄糖酸钙溶液以控制症状;过快地纠正酸中毒还能引起大量 K^+ 转移至细胞内,引起低钾血症。

(六)护理评估

1. 健康史 了解是否有腹泻、肠瘘、休克、糖尿病、长期禁食、高热、肾功能不全等病史。

2. 身体状况 评估呼吸有无加深加快、呼气时是否有酮味;有无心率加快、血压降低、心律失常等;有无疲乏、眩晕、嗜睡、感觉迟钝、意识模糊或昏迷等。

3. 辅助检查 了解动脉血气分析结果及血清电解质水平等。

4. 心理-社会状况 评估病人及其家属对疾病的认知程度和心理反应。

(七)常见护理问题

(1) 低效性呼吸型态 与代谢性酸中毒所致的呼吸过深过快有关。

(2) 有受伤的危险 与意识障碍有关。

(3) 潜在并发症:高钾血症、代谢性碱中毒。

(八)护理目标

(1) 病人呼吸频率及节律恢复正常。

(2) 病人未出现受伤情况。

(3) 病人未发生并发症,或并发症得到及时发现和控制。

(九)护理措施

1. 维持正常的气体交换型态

(1) 消除或控制引起代谢性酸中毒的危险因素。

(2) 纠正酸中毒 遵医嘱应用碱性药物,常用 5%碳酸氢钠溶液。静脉滴注 5%碳酸氢钠溶液时

Note

应注意：①一般主张在动脉血气分析监测下根据病人的 HCO_3^- 水平分次补碱，补碱量宜小不宜大，首次剂量为 100～250 mL；②防止药液渗漏，周围静脉输注时若局部出现疼痛、肿胀，应立即更换注射部位，局部用 50%硫酸镁溶液进行湿热敷，以免引起局部软组织坏死；③补充碳酸氢钠溶液后应注意观察缺钙或缺钾症状的发生，并及时予以纠正，发生手足抽搐者，可给 10%葡萄糖酸钙 10～20 mL 缓慢静脉注射；④补碱不宜过速、过量，避免发生医源性碱中毒。

2. 减少受伤的危险　参见本章第二节。

3. 预防并发症　加强对病人生命体征、动脉血气分析、血清电解质等指标的监测，及时发现高钾血症、代谢性碱中毒等并发症，及时通知医生并配合治疗。

二、代谢性碱中毒

代谢性碱中毒是由于体内 H^+ 丢失或 HCO_3^- 增多所致。

（一）病因

1. 酸性物质丢失过多　①酸性胃液丢失过多，如严重呕吐、长期胃肠减压、幽门梗阻、急性胃扩张等，这是外科病人发生代谢性碱中毒最常见的原因；②长期使用呋塞米、依他尼酸等利尿药，可抑制肾近曲小管对 Na^+ 和 Cl^- 的重吸收，引起低氯性碱中毒。

2. 碱性物质摄入过多　如补碱过量、长期服用碱性药物、大量输注含枸橼酸钠的库存血。

3. 低钾血症　低钾血症时，K^+ 从细胞内移至细胞外，每 3 个 K^+ 从细胞内释出，就有 2 个 Na^+ 和 1 个 H^+ 进入细胞内，引起代谢性碱中毒。

（二）病理生理

受血浆 H^+ 浓度下降的影响，呼吸中枢受到抑制，呼吸变浅变慢，CO_2 排出量减少，动脉血 $PaCO_2$ 升高，HCO_3^-/H_2CO_3 值接近或维持于 20∶1，从而维持血液 pH 值于正常范围。同时，肾小管上皮细胞中的碳酸酐酶和谷氨酰胺活性降低，使 H^+ 排泌和 NH_3 生成减少。HCO_3^- 的重吸收减少，经尿排出增多，从而使血 HCO_3^- 减少。

（三）临床表现

一般无明显症状，有时可有呼吸变浅变慢，或精神方面的异常，如嗜睡、精神错乱或谵妄等。严重者可因脑代谢障碍而发生昏迷。可伴有低钾血症和缺水的临床表现。

（四）辅助检查

1. 动脉血气分析　血液 pH＞7.35，血浆 HCO_3^- 增高，$PaCO_2$ 正常。

2. 血清电解质　血清钾、血清氯浓度降低。

（五）处理原则

1. 积极治疗原发病　对丧失胃液所致的代谢性碱中毒，可输注等渗盐水或葡萄糖盐水。

2. 纠正低钾血症　代谢性碱中毒几乎都同时存在低钾血症，故须同时补给氯化钾，但应在病人尿量大于 40 mL/h 后开始。

3. 使用酸性药物　严重代谢性碱中毒者（pH＞7.65，血浆 HCO_3^- 45～50 mmol/L），可使用稀释的盐酸溶液（0.1～0.2 mol/L）尽快中和细胞外液中过多的 HCO_3^-。

（六）护理措施

1. 维持正常的气体交换型态

（1）积极治疗原发病。

（2）纠正碱中毒　对丧失胃液所致的代谢性碱中毒，可输注等渗盐水或葡萄糖盐水。代谢性碱中毒几乎都同时存在低钾血症，故须同时补给氯化钾，补钾有利于纠正低钾性碱中毒，但应在病人尿

Note

量大于 40 mL/h 时开始。病情严重的,遵医嘱使用 0.1～0.2 mol/L 的盐酸溶液溶入生理盐水或 5%葡萄糖溶液经中心静脉导管缓慢静脉滴注。切忌经周围静脉输入,以免渗漏导致软组织坏死。

2. 减少受伤的危险 参见本章第二节。

3. 预防并发症 加强对病人生命体征、动脉血气分析、血清电解质等指标的监测,及时发现低钾血症等并发症,及时通知医生并配合治疗。

三、呼吸性酸中毒

呼吸性酸中毒是指因肺泡通气及换气功能减弱,不能充分排出体内生成的 CO_2,导致血液 $PaCO_2$ 增高,引起高碳酸血症。

(一) 病因

1. 呼吸中枢抑制或呼吸肌麻痹 如全身麻醉过深、镇静药过量、颅脑损伤、高位截瘫等。

2. 呼吸道阻塞或肺部疾病 如喉头痉挛和水肿、支气管异物、急性肺水肿、慢性阻塞性肺疾病、肺不张及肺炎等。

3. 胸部活动障碍 如严重胸部损伤、严重气胸、胸腔积液等。

4. 呼吸机使用不当 略。

(二) 病理生理

机体对呼吸性酸中毒的代偿可通过血液缓冲系统,血液中的 H_2CO_3 与 Na_2HPO_4 结合,形成 $NaHCO_3$ 和 NaH_2PO_4,后者从尿中排出,使 H_2CO_3 减少,HCO_3^- 增多。但这种代偿性作用较弱。还可以通过肾代偿,肾小管上皮细胞中的碳酸酐酶和谷氨酰胺活性增强,促进 H^+ 和 NH_3 的生成,二者形成 NH_4^+ 后排出,故 H^+ 排出增多。此外,$NaHCO_3$ 重吸收亦增加。但这种代偿过程很慢。总之,机体对呼吸性酸中毒的代偿能力有限。

(三) 临床表现

病人可有胸闷、呼吸困难、躁动不安等,因换气不足致缺氧,可有头痛及发绀。随酸中毒加重,可有血压下降、谵妄、昏迷等。脑缺氧可致脑水肿、脑疝,甚至呼吸骤停。

(四) 辅助检查

动脉血气分析显示血液 pH 值降低、$PaCO_2$ 明显增高、HCO_3^- 正常或代偿性增高。

(五) 处理原则

积极治疗原发病,改善通气功能,解除呼吸道梗阻,必要时行气管插管或气管切开并使用呼吸机辅助呼吸。

(六) 护理措施

(1) 积极配合治疗,消除病因。

(2) 改善通气功能 ①鼓励病人深呼吸、有效咳嗽排痰,改善换气;②遵医嘱使用抗生素,防治感染;③痰液黏稠不易咳出者,应给予超声雾化吸入以稀释痰液,必要时给予吸痰;④上述方法不能改善病人呼吸功能时,可给予插管或气管切开术,并使用呼吸机进行机械通气支持治疗,注意护理配合,做好呼吸道管理。

(3) 病情观察 持续监测呼吸频率、深度及呼吸困难的程度,定期监测生命体征、动脉血气分析、血清电解质等。

(4) 防止意外损伤 对意识障碍者,应采取保护措施,避免发生意外损伤。

四、呼吸性碱中毒

Note

呼吸性碱中毒是由于肺泡通气过度,体内生成的 CO_2 排出过多,以致血 $PaCO_2$ 降低,最终引起低碳酸血症。

（一）病因

常见的有癔症、忧虑、疼痛、发热、创伤、中枢神经系统疾病、低氧血症、肝衰竭以及呼吸机辅助通气过度等。

（二）病理生理

$PaCO_2$降低可抑制呼吸中枢，使呼吸变浅变慢、CO_2排出量减少，致使血中H_2CO_3代偿性增高。但该代偿过程需较长时间，可致机体缺氧。肾的代偿作用表现为肾小管上皮细胞分泌H^+减少，以及HCO_3^-的重吸收减少，排出量增多，使血中HCO_3^-降低，HCO_3^-/H_2CO_3值接近正常，尽量维持pH值在正常范围之内。

（三）临床表现

多数病人有呼吸急促的表现，还可出现眩晕、手足和口周麻木及针刺感、肌肉震颤、手足抽搐，常伴心率加快。危重病人发生急性呼吸性碱中毒常提示预后不良，或将发生急性呼吸窘迫综合征。

（四）辅助检查

动脉血气分析显示血液pH值增高、$PaCO_2$降低、HCO_3^-代偿性降低。

（五）处理原则

(1) 积极治疗原发病，如呼吸机使用不当所造成的通气过度，应调整呼吸频率及潮气量，癔症病人适当给予镇静药物等。

(2) 用纸袋罩住口鼻，增加呼吸道死腔，可减少CO_2的呼出量，以提高血$PaCO_2$。

(3) 危重病人或中枢神经系统病变所致的呼吸急促，可用药物阻断其自主呼吸，由呼吸机进行适当的辅助呼吸。

（六）护理措施

(1) 积极配合治疗，消除病因。如呼吸机使用不当所造成的通气过度，应调整呼吸机参数，通过减少呼吸频率和降低潮气量来予以纠正。

(2) 维持正常呼吸型态，指导病人练习屏气，必要时用纸袋罩住口鼻以增加呼吸道死腔，减少CO_2的呼出量，以提高血$PaCO_2$。

(3) 对癔症病人应遵医嘱给予镇静药物；手足抽搐者可给予10%葡萄糖酸钙溶液缓慢静脉注射。

(4) 定期监测病人生命体征、意识状况、动脉血气分析、血清电解质等。

(5) 对意识障碍者采取保护措施，避免发生意外损伤。

（陈婉萍）

目标检测

目标检测
答案解析

1. 以下体液含量占体重比例最多的人群是(　　)。

A. 老人　　B. 中年人　　C. 青年　　D. 儿童　　E. 婴儿

2. 正常成年人24 h出入液量为(　　) mL。

A. 500～1000　　B. 1000～1500　　C. 1500～2000

D. 2000～2500　　E. 2500～3000

3. 外科病人最容易发生的体液失调是(　　)。
A. 等渗性脱水　B. 低渗性脱水　C. 高渗性脱水
D. 急性水中毒　E. 慢性水中毒

4. 高渗性脱水时，应首先补充(　　)。
A. 0.9%氯化钠溶液　B. 5%葡萄糖溶液　C. 平衡盐液
D. 右旋糖酐溶液　E. 11.2%乳酸钠溶液

5. 较早出现周围循环衰竭的是(　　)。
A. 高渗性脱水　B. 水中毒　C. 低渗性脱水
D. 等渗性脱水　E. 低钾血症

6. 高钾血症时，静脉注射葡萄糖酸钙溶液的作用是(　　)。
A. 使血清钾浓度降低　B. 纠正酸中毒
C. 使钾离子移向细胞内　D. 降低神经肌肉应激性
E. 对抗钾离子抑制心肌的作用

7. 关于治疗低钾血症的说法下列哪项是错误的？(　　)
A. 尽可能口服补钾
B. 严重缺钾时直接静脉推注 10%氯化钾溶液
C. 静脉补钾要求尿量大于 40 mL/h
D. 滴速控制在 30～60 滴/分
E. 每日补钾量为 6～8 g

8. 体液酸碱平衡的调节依靠(　　)。
A. 呼吸系统　B. 肺、肾、血液缓冲系统共同作用
C. 泌尿系统　D. 血液缓冲系统
E. 抗利尿激素和醛固酮

9. 代谢性酸中毒病人的呼吸变化是(　　)。
A. 浅而快　B. 浅而慢　C. 深而快　D. 深而慢　E. 不规则

10. 幽门梗阻时可发生下列哪项代谢改变？(　　)
A. 呼吸性碱中毒　B. 呼吸性酸中毒　C. 代谢性碱中毒
D. 代谢性酸中毒　E. 低氯性碱中毒

第三章　外科休克病人的护理

学习目标

1. 了解休克的概念和分类以及休克的病理生理过程。
2. 掌握休克的临床表现和处理原则。
3. 掌握失血性休克、感染性休克病人护理评估和护理措施。

本章 PPT

第一节　概　　述

导学案例

病人，男，20 岁，腹部闭合性损伤 2 h。神志淡漠、口唇发绀。体检：BP 52/40 mmHg，P 150 次/分，R 36 次/分，Hb 68 g/L，腹腔穿刺抽出不凝血。问题：

1. 病人为哪种类型的休克？分析出现休克的原因。
2. 病人存在的主要护理问题是什么？
3. 针对病人应采取哪些护理措施？应从哪些方面进行病情观察？

休克是机体受到强烈致病因素侵袭后，导致的有效循环血容量锐减、组织灌注不足引起的以微循环障碍、细胞代谢紊乱和功能受损为特征的病理生理综合征。休克发病急，进展快，并发症严重，若未能及时发现及治疗，可发展成为不可逆性休克引起死亡。

一、病因及分类

休克的分类方法很多，最常见的是根据病因分类。根据病因将休克分为低血容量性休克、感染性休克、心源性休克、过敏性休克和神经源性休克五类，其中低血容量性休克和感染性休克在外科休克中最常见。其中创伤、失血和失液引起的休克均属于低血容量性休克。

二、病理生理

各类休克的共同病理生理基础是有效循环血量锐减和组织灌注不足及由此导致的微循环、代谢的改变及内脏器官的继发性损害等。

（一）微循环的变化

1. 微循环收缩期 休克早期，由于有效循环血容量锐减导致血压下降，刺激主动脉弓和颈动脉窦压力感受器，引起血管舒缩中枢加压反射，交感-肾上腺轴兴奋导致儿茶酚胺大量释放，同时肾素-血管紧张素-醛固酮系统兴奋，使心跳加快、心排血量增加，并选择性地收缩外周（如骨骼肌、皮肤）和内脏（如肝、脾、胃肠）的小血管，使循环血量重新分布，保证心、脑等重要器官的有效灌注。由于内脏小动脉、小静脉血管平滑肌及毛细血管前括约肌受儿茶酚胺等激素的影响发生强烈收缩，动静脉间短路开放，结果使外周血管阻力和回心血量均有所增加；毛细血管前括约肌收缩和后括约肌相对开放有助于组织液回吸收和血容量得到部分补偿。故此期称为休克代偿期。若能在此时去除病因积极复苏，休克常较容易得到纠正。

2. 微循环扩张期 若休克继续进展，微循环将进一步因动静脉短路和直接通道大量开放，使原有的组织灌注不足更为加重，组织因严重缺血、缺氧而处于无氧代谢状态，产生大量的酸性代谢产物，同时释放舒张血管的组胺、缓激肽等介质。这些物质可直接引起毛细血管前括约肌舒张，而后括约肌因敏感性较低，则仍处于收缩状态，导致微循环内“只进不出”。大量血液滞留在毛细血管网内，使其静水压升高，加上毛细血管通透性增加，使血浆外渗、血液浓缩和血液黏稠度增加，循环血量进一步下降，心、脑等重要脏器灌注不足，休克进入抑制期。

3. 微循环衰竭期 随病情进一步发展，休克进入不可逆性阶段。淤滞在微循环内的黏稠血液在酸性环境中处于高凝状态，红细胞和血小板容易发生聚集并在血管内形成微血栓，甚至引起弥散性血管内凝血。随着各种凝血因子的大量消耗，纤维蛋白溶解系统被激活，可出现全身严重的出血倾向。由于组织缺少血液灌注，细胞处于严重缺氧和缺乏能量的状态，细胞内的溶酶体膜破裂，溶酶体内多种酸性水解酶溢出，引起细胞自溶并损害周围其他细胞。最终引起大片组织、整个器官乃至多个器官功能受损。

（二）代谢变化

1. 代谢性酸中毒 在组织灌注不足和细胞缺氧时，体内葡萄糖的无氧酵解使乳酸产生过多。同时，肝脏灌注量减少，处理乳酸的能力减弱，可导致高乳酸血症及代谢性酸中毒。

2. 能量代谢障碍 创伤和感染使机体处于应激状态，交感神经-肾上腺髓质系统和下丘脑-垂体-肾上腺皮质轴兴奋，使机体儿茶酚胺和肾上腺皮质激素明显升高，从而抑制蛋白质合成、促进蛋白质分解，以便为机体提供能量和合成急性期蛋白质的原料。上述激素水平的变化还可促进糖异生、抑制糖酵解，导致血糖水平升高。在应激状态下，蛋白质作为底物被消耗，当具有特殊功能的酶类蛋白质被消耗时，则不能完成复杂的生理过程，进而导致多器官功能障碍综合征。应激时脂肪分解代谢明显增强，成为危重病人机体获取能量的主要来源。

（三）内脏器官的继发性损害

持续的缺血、缺氧状态，细胞可发生变性、坏死，导致脏器功能障碍甚至衰竭。多系统器官障碍或衰竭，是造成休克病人死亡的主要原因。

1. 肺 休克引起多器官功能障碍综合征时最常累及的器官。低灌注和缺氧可损伤肺毛细血管内皮细胞和肺泡上皮细胞。其中毛细血管内皮细胞损伤可造成血管壁通透性增加导致肺间质水肿；肺泡上皮细胞损伤可影响表面活性物质的生成，使肺泡表面张力升高，继发肺泡萎陷并出现局限性肺不张及氧弥散障碍，通气与血流比例失调。病人表现为进行性呼吸困难、动脉血氧分压进行性下降，称为急性呼吸窘迫综合征。

2. 肾 肾是休克时易受损害的重要器官。休克时因儿茶酚胺、血管升压素和醛固酮分泌增加，可引起肾血管收缩、血流量减少，使肾小球滤过率降低而发生少尿。同时肾内血流重新分布并主要转向髓质，从而导致皮质区的肾小管缺血坏死，引起急性肾衰竭。

3. 脑 因脑灌注压和血流量下降将导致脑缺氧。缺血、CO_2潴留和酸中毒会引起脑细胞肿胀、

Note

血管通透性增高而导致脑水肿和颅内压增高，严重者可发生脑疝。

4. 心　冠状动脉血流减少，导致心肌缺血；心肌微循环内血栓形成，可引起心肌的局灶性坏死和心力衰竭。休克时心肌易受缺血-再灌注损伤，酸中毒和高钾血症也可加重心肌损害。

5. 肝　休克时肝血流量减少，肝细胞因缺血、缺氧而明显受损。肝窦和中央静脉内可有微血栓形成，导致肝小叶中心发生坏死，肝脏的解毒和代谢能力均下降，可发生内毒素血症，严重时出现肝性脑病和肝衰竭。

6. 胃肠道　胃肠道黏膜因持续性的缺血、缺氧而发生糜烂、出血或应激性溃疡。同时胃肠道黏膜的屏障结构和功能受到破坏，肠道内的细菌及毒素发生移位进入血液循环，可引起肠源性感染或毒血症。

三、临床表现

按照发病过程休克可分为休克代偿期和失代偿期，也称休克早期和休克期。

1. 休克代偿期　亦称休克早期，病人表现为精神紧张、烦躁不安、面色苍白、四肢湿冷、脉搏加快、呼吸急促、脉压缩小、尿量减少。若处理及时，休克可较快得到纠正。否则，病情继续发展，很快进入休克失代偿期。

2. 休克失代偿期　亦称休克期，此期病人表情淡漠、反应迟钝，甚至出现意识模糊或昏迷。皮肤黏膜发绀、四肢冰冷、脉搏细速、呼吸浅促、血压进行性下降。严重者脉搏微弱、血压测不出，呼吸微弱或不规则、尿少或无尿。若皮肤、黏膜出现瘀点、瘀斑，或出现鼻腔、牙龈、内脏出血等，提示病情已发展至弥散性血管内凝血阶段。若出现进行性呼吸困难、烦躁、发绀，给予吸氧仍不能改善时，应考虑并发急性呼吸窘迫综合征的可能。

休克的临床表现和程度如表 3-1-1 所示。

表 3-1-1　休克的临床表现和程度

表现		休克代偿期	休克失代偿期	
		轻度	中度	重度
神志		神志清楚，伴有痛苦表情，精神紧张	神志尚清楚，表情淡漠	意识模糊，甚至昏迷
口渴		口渴	很口渴	非常口渴，可能无主诉
皮肤黏膜	色泽	开始苍白	苍白	显著苍白，肢端青紫
	温度	正常或发凉	发冷	厥冷（肢端更明显）
脉搏		100 次/分以下，尚有力	100～120 次/分	速而细弱，或摸不清
血压		收缩压正常或稍升高，舒张压增高，脉压缩小	收缩压为 90～70 mmHg，脉压小	收缩压为 70 mmHg 以下或测不到
体表血管		正常	表浅静脉塌陷，毛细血管充盈迟缓	表浅静脉塌陷，毛细血管充盈非常迟缓
尿量		正常或减少	尿少	尿少或无尿
估计失血量		20%以下（800 mL 以下）	20%～40%（800～1600 mL）	40%以上（1600 mL 以上）

四、辅助检查

（一）实验室检查

1. 血常规　红细胞计数、血红蛋白降低提示失血；血细胞比容增高反映血浆丢失；白细胞计数和中性粒细胞比值升高提示感染。

2. 血生化　检测肝肾功能、血糖、血清电解质等，了解病人是否合并多器官功能障碍综合征及酸碱平衡失调的程度。

3. 动脉血气分析　有助于了解有无酸碱平衡失调。动脉血氧分压（PaO_2）正常值为 80～100 mmHg，动脉血二氧化碳分压（$PaCO_2$）正常值为 36～44 mmHg。休克时因过度换气，$PaCO_2$一般低于正常值或正常。若 $PaCO_2$ 超过 45～50 mmHg，常提示肺泡通气功能障碍。若 PaO_2 低于 60 mmHg，吸入纯氧仍无改善，提示急性呼吸窘迫综合征。

4. 凝血功能　当血小板计数＜80×10^9/L、血浆纤维蛋白原＜1.5 g/L 或呈进行性下降、凝血酶原时间较正常延长 3 s 以上、3P(血浆鱼精蛋白副凝固)试验阳性、血涂片中破碎红细胞超过 2%时，提示弥散性血管内凝血(DIC)。

5. 动脉血乳酸盐　正常值为 1～1.5 mmol/L，反映细胞缺氧程度。休克时间越长，细胞缺氧程度越严重，动脉血乳酸盐浓度也越高，提示病情严重，预后不良。

（二）血流动力学监测

1. 中心静脉压(CVP)　代表右心房或胸腔段腔静脉内的压力变化，可反映全身血容量及右心功能，正常值为 5～12 cmH_2O。CVP＜5 cmH_2O，提示血容量不足；CVP＞15 cmH_2O，提示心功能不全；CVP＞20 cmH_2O，提示存在充血性心力衰竭。通常要求连续测定，动态观察其变化趋势以准确反映右心前负荷的情况。

2. 肺毛细血管楔压(PCWP)　应用 Swan-Ganz 漂浮导管测量，反映肺静脉、左心房和左心室压力，正常值为 6～15 mmHg。低于正常值提示血容量不足(较 CVP 敏感)，高于正常值提示肺循环阻力增加。如发现 PCWP 增高，即使 CVP 正常，也应限制输液量，以免发生肺水肿。

3. 心排血量(CO)和心脏指数(CI)　应用 Swan-Ganz 漂浮导管由热稀释法测得，CO＝心率×每搏心排血量。正常成人 CO 值为 4～6 L/min。单位体表面积的 CO 为 CI，正常值为 2.5～3.5 L/(min·m^2)。休克时 CO 及 CI 多降低，但有些感染性休克时可升高。

（三）影像学检查

X 线、B 超、CT、MRI 等检查有助于了解脏器损伤、感染等情况，及时发现原发病。

（四）诊断性穿刺

疑有腹腔内脏损伤者，可行诊断性腹腔穿刺；疑有异位妊娠破裂出血者，可行后穹隆穿刺。

五、处理原则

治疗休克的关键是尽早去除病因，迅速恢复有效循环血量，纠正微循环障碍，增强心肌功能，恢复正常代谢。

（一）紧急治疗

紧急治疗包括积极处理引起休克的原发病，如创伤制动、包扎、固定及控制大出血、保持呼吸道通畅等。采取头和躯干抬高 20°～30°、下肢抬高 15°～20°的体位，以增加回心血量。清除呼吸道异物或分泌物，使头部后仰，保持气道通畅。早期经鼻导管或面罩给氧，必要时行气管插管或气管切开，予呼吸机辅助呼吸。

（二）补充血容量

补充血容量是纠正休克引起的组织低灌注和缺氧的关键。原则为及时、快速、足量、先晶后胶。故应迅速建立静脉通路，在连续监测动脉血压、尿量和 CVP 的基础上，结合病人的神志、皮肤温度、末梢循环、脉率及毛细血管充盈时间等情况，估算补液量和判断补液效果。

（三）积极处理原发病

应在尽快恢复有效循环血量后，及时针对原发病（如内脏大出血、消化道穿孔、急性梗阻性化脓

Note

性胆管炎等）进行手术处理，才能有效地治疗休克。有时应在积极抗休克的同时实施手术，以免延误抢救时机。

（四）纠正酸碱平衡失调

轻症酸中毒在积极扩容、微循环障碍改善后即可缓解，故不主张早期使用碱性药物。重度休克合并严重的酸中毒且经扩容治疗效果不满意时，需用碱性药物纠正，常用5%碳酸氢钠。由于酸性环境有利于氧与血红蛋白解离，增加组织氧供，有助于休克复苏，所以目前对酸碱平衡的处理多主张宁酸勿碱。

（五）应用血管活性药物

若经补液、纠正酸中毒等措施后仍未能有效改善休克时，可酌情采用血管活性药物。血管活性药物主要包括血管收缩药、血管扩张药及强心药。

1. 血管收缩药　常用的有去甲肾上腺素、多巴胺、间羟胺等。该类药物通过收缩小动脉而有暂时升高血压的作用，但可加重组织缺氧，应慎重选用。

2. 血管扩张药　常用的有酚妥拉明、酚苄明、阿托品、山莨菪碱等。该类药物可以解除小动脉痉挛，关闭动静脉短路，改善微循环，但可使血管容量扩大，血容量相对不足而致血压下降。故只有当血容量已基本补足而病人发绀、四肢厥冷、毛细血管充盈不良等循环状态未见好转时才考虑使用。

3. 强心药　最常用的强心药为强心苷（如毛花苷C）。该类药物可以增强心肌收缩力、减慢心率。

（六）治疗DIC改善微循环

对诊断明确的DIC，早期可使用肝素抗凝，用量为1.0 mg/kg，每6 h 1次。DIC晚期，纤维蛋白溶解系统亢进，则使用抗纤溶药物，如氨甲苯酸、氨基己酸，以及抗血小板黏附和聚集的药物，如阿司匹林、潘生丁和低分子右旋糖酐。

（七）皮质类固醇和其他药物的应用

严重休克及感染性休克病人可使用皮质类固醇。其主要作用如下：①扩张血管，改善微循环；②防止细胞内溶酶体破裂；③增强心肌收缩力，增加心排血量；④增强线粒体功能；⑤促进糖异生，减轻酸中毒。一般主张短期内大剂量，静脉滴注，使用1～2次，以防剂量过大引起机体抗感染能力下降、切口愈合不良或加重应激性溃疡等不良反应。严重休克者，可适当延长用药时间。其他药物如钙通道阻滞药维拉帕米、吗啡类拮抗剂纳洛酮、氧自由基清除剂超氧化物歧化酶（SOD）、前列腺素（PGI2）、三磷腺苷-氯化镁（ATP-$MgCl_2$）等也有助于休克的治疗。

六、护理评估

（一）健康史

了解病人是否存在引起休克的各种原因，如有无大量失血、失液、损伤或感染等。

（二）身体状况

1. 意识和精神状态　意识反映脑组织血液灌流情况，是休克的敏感指标。休克早期病人可出现兴奋、烦躁不安或焦虑、紧张；休克加重时出现表情淡漠、意识模糊、反应迟钝甚至昏迷。

2. 皮肤黏膜色泽及温度　皮肤黏膜色泽和温度反映体表灌流情况。除了少数感染性休克，大多数病人表现为皮肤和口唇黏膜苍白、发绀或呈花斑状，四肢湿冷。补充血容量后如发绀减轻、色泽红润、肢体皮肤温暖、干燥，说明休克好转。

3. 生命体征　①血压：最重要、最基本的监测指标。休克早期，由于循环系统的代偿反应，血压常正常或接近正常，但可有脉压的减小。休克晚期血压呈进行性下降。收缩压＜90 mmHg、脉压＜20 mmHg，提示休克存在。②脉搏：休克早期脉率增快，且出现在血压变化之前，是休克的早期诊断指标。休克加重时脉搏细弱甚至摸不到。临床上常用脉率/收缩压作为休克指数，粗略反映有无休克及其程度。该指数在0.5以下时,说明无休克,达到1.0提示休克,达到2.0提示严重休克。③呼吸:休克早期呼吸常较快,并可有代偿性过度通气情况。休克加重时呼吸急促、变浅、不规则。若呼吸增至30次/分以上或降至8次/分以下,呼吸费力,进行性呼吸困难,严重发绀等,提示病情危重。④体温:多数休克病人体温偏低,但感染性休克病人可有高热。若体温突升至40℃以上或骤降至36℃以下,提示病情危重。

4. 尿量 反映肾血流灌注的情况,也是判断血容量是否补足简单而有效的指标。休克时尿量减少,若尿量<25 mL/h、尿比重增高,提示肾血管收缩或血容量不足;若血压正常而尿量仍少(<17 mL/h)且尿比重低(1.016),提示可能发生急性肾衰竭;若尿量>30 mL/h,说明休克已纠正。

(三)辅助检查

了解各项实验室检查的结果,动态监测血流动力学指标,以助判断病情的严重程度和制定护理计划。疑有腹腔内脏损伤或异位妊娠破裂出血者行诊断性穿刺,查看是否抽得不凝血。

(四)心理-社会状况

评估病人及其家属对疾病的情绪反应、心理承受能力及对治疗和预后的认知情况。

七、常见护理问题、诊断

(1) 体液不足 与大量失血、失液有关。

(2) 组织灌注量改变 与有效循环血量减少、微循环障碍有关。

(3) 气体交换受损 与微循环障碍、缺氧和呼吸型态改变有关。

(4) 体温异常 与感染或组织灌注不良有关。

(5) 有感染的危险 与免疫力降低、侵入性治疗有关。

(6) 有受伤的危险 与烦躁不安、意识模糊有关。

(7) 焦虑或恐惧 与病情严重,担心疾病预后有关。

八、护理目标

(1) 病人体液维持平衡,生命体征平稳、面色红润、四肢温暖、尿量正常。

(2) 病人有效循环血量恢复,组织灌流不足得到改善。

(3) 病人呼吸道通畅,气体交换正常,血气分析结果维持在正常范围内。

(4) 病人体温维持正常。

(5) 病人未发生感染或感染发生后被及时发现并处理。

(6) 病人未发生意外受伤。

(7) 病人焦虑或恐惧状态消除,情绪稳定。

九、护理措施

(一)恢复有效循环血容量

1. 建立静脉通路 迅速建立2条以上静脉输液通路,大量快速补液(除心源性休克外)。周围静脉萎陷或肥胖病人静脉穿刺困难时,应立即进行中心静脉插管,并同时监测中心静脉压。

2. 合理补液

(1) 种类 休克病人一般先快速输入扩容作用快速的晶体液,如平衡盐溶液、生理盐水等,首选平衡盐溶液,以增加回心血量和心搏出量;后输入扩容作用持久的胶体液,如低分子右旋糖酐、血浆、代血浆、全血、人血白蛋白等。

(2) 速度和量 根据病人的临床表现、心肺功能,特别是动脉血压及中心静脉压监测情况合理安排及调整补液的速度和量(表3-1-2)。血压和中心静脉压均低时,提示全身血容量明显不足,需快

Note

速大量补液；血压低而中心静脉压高时，提示血容量相对较多或心功能不全，应减慢输液速度，适当限制补液量，以防发生急性肺水肿或心力衰竭。

表 3-1-2　中心静脉压、血压与补液的关系

中心静脉压	血　压	原　因	处理原则
低	低	血容量严重不足	充分补液
低	正常	血容量不足	适当补液
高	低	心功能不全或血容量相对过多	给强心药，纠正酸中毒，舒张血管
高	正常	容量血管过量收缩	舒张血管
正常	低	心功能不全或血容量不足	补液试验*

* 补液试验：取等渗盐水 250 mL，于 5～10 min 内经静脉滴入。若血压升高而中心静脉压不变，提示血容量不足；若血压不变而中心静脉压升高 3～5 cmH_2O，提示心功能不全。

（3）病情观察　定时监测病人的生命体征、意识、面色、肢端温度及色泽、中心静脉压、尿量及尿比重等指标的变化，以判断补液效果。若病人从烦躁转为平静、淡漠迟钝转为对答如流、口唇红润、肢体温暖、血压升高、脉压变大、中心静脉压正常、尿量＞30 mL/h，提示血容量已基本补足，休克好转。

（4）记录液体出入量　准确记录输入液体的种类、数量、时间、速度等，并详细记录 24 h 液体出入量以作为后续治疗的依据。

（二）改善组织灌注

1. 体位　病人取去枕平卧位或将病人头和躯干抬高 20°～30°、下肢抬高 15°～20°，使膈肌下移，有利于呼吸，同时增加回心血量，改善重要脏器血液供应。

2. 使用抗休克裤　抗休克裤充气后在腹部与腿部加压，使血液回流入心脏，改善组织灌注，同时可以控制腹部和下肢出血。当休克纠正后，由腹部开始缓慢放气，每 15 min 测量血压 1 次，以免放气过快引起低血压。若血压下降超过 5 mmHg，应停止放气并重新注气。

3. 用药护理　遵医嘱应用血管活性药物，使用时从低浓度、慢速度开始，最好用输液泵来控制滴速。应用心电监护仪每 5～10 min 测血压 1 次，血压平稳后每 15～30 min 测 1 次。根据血压及时调整药物的浓度和速度，以防血压骤升或骤降。强心药物用药过程中应注意观察心率、心律及药物的副作用。严防药物外渗引起局部组织坏死，若注射部位出现红肿、疼痛，应立即更换注射部位，患处用 0.25%普鲁卡因封闭。血压平稳后应逐渐降低药物浓度，减慢速度后撤除，以防突然停药引起不良反应。

（三）维持有效气体交换

1. 保持呼吸道通畅　昏迷病人应将头偏向一侧或置入通气导管，以防舌后坠，及时清除呕吐物、气道分泌物。在病情允许的情况下，鼓励病人进行深呼吸训练，协助叩背并进行有效咳嗽、排痰。

2. 吸氧　经鼻导管常规给氧，调节氧浓度为 40%～50%、氧流量为 6～8 L/min。严重呼吸困难者，协助医生进行气管插管或气管切开，尽早使用呼吸机辅助呼吸。

3. 监测呼吸功能　密切观察病人的呼吸频率、节律及深度，动态监测动脉血气分析，了解缺氧程度及呼吸功能。若病人出现进行性呼吸困难、发绀、氧分压＜60 mmHg 且吸氧后无改善，提示出现呼吸衰竭或急性呼吸窘迫综合征，应立即通知医生并协助气管插管行机械通气。

（四）维持正常体温

1. 监测体温　每 4 h 1 次，密切观察其变化。

2. 保暖　采用加盖棉被、毛毯和调节室温等措施进行保暖。禁忌用热水袋、电热毯等进行体表加温，以防烫伤及局部皮肤血管扩张，增加局部组织耗氧量而加重缺氧。

3. 降温 感染性休克病人出现高热时，应采取物理或药物降温。病室应定时通风并调节适宜的温度及湿度，保持床单位的清洁、干燥，及时更换被汗液浸湿的衣被，做好皮肤护理。

4. 库存血的复温 失血性休克病人需快速、大量输血时，若所输血液为库存血，应置于常温下复温后再输入，以免造成体温降低。

(五) 防治感染

严格按照无菌原则进行各项护理操作；遵医嘱合理应用有效抗生素；提供合理的营养支持，增强机体抵抗力；病情许可时，协助病人翻身、拍背，按摩受压部位皮肤以防压疮，并进行有效咳嗽、排痰，必要时遵医嘱给予超声雾化吸入，以稀释病人痰液便于咳出；加强留置导尿管的护理，预防泌尿系统感染；有创面或伤口者，应及时更换敷料，保持创面或伤口清洁干燥。

(六) 预防意外损伤

躁动不安或神志不清的病人，应加床栏以防坠床，必要时可用约束带固定四肢，以防病人自行将输液管道或其他引流管拔出。

(七) 心理护理

由于休克发生突然，病情危重，病人及其家属容易产生焦虑恐惧心理，护士应及时做好安慰解释工作，使病人及其家属情绪稳定，能配合治疗和护理。

(八) 健康教育

(1) 加强自我防护，避免损伤和意外伤害。

(2) 向病人及其家属讲解各项治疗、护理的必要性及疾病的转归过程；讲解意外损伤后的初步处理和自救知识。

(3) 指导病人康复期应加强营养和注意休息。如出现高热或感染应及时就诊。

十、护理评价

(1) 体液维持平衡，生命体征平稳，尿量正常。

(2) 有效循环血量恢复，组织灌流不足得到改善。

(3) 呼吸道通畅，呼吸平稳，血气分析结果维持在正常范围内。

(4) 体温维持正常。

(5) 未发生感染或感染得以预防或感染得到及时控制。

(6) 未发生意外损伤或意外损伤得以预防或得到及时发现和处理。

(7) 情绪稳定，能配合各项治疗护理措施。

(陈婉萍)

第二节　低血容量性休克病人的护理

低血容量性休克主要因各种原因引起短时间内大量出血、体液丢失或体液积聚在第三间隙，使有效循环血量减少。低血容量性休克包括大血管破裂或脏器出血引起的失血性休克和各种损伤或大手术引起血液、体液丢失的创伤性休克。

一、失血性休克

(一) 病因

失血性休克多见于上消化道大出血、异位妊娠破裂出血、动脉瘤破裂出血、腹部损伤引起的实质

Note

性脏器(如肝、脾)破裂出血、门静脉高压症所致的食管、胃底曲张静脉破裂出血等。大量血液丢失,导致有效循环血量不足。通常在迅速失血超过全身总血量的20%时,即可发生休克。

(二) 处理原则

本病的处理原则主要包括补充血容量和止血两个方面。

1. 补充血容量　根据血压和脉率变化估计失血量。失血性休克时,快速建立补液通路非常重要,特别是建立中心静脉输液通路,必要时可建立几条通路同时补液,甚至进行加压输液。首先经静脉快速输注平衡盐溶液和人工胶体液(如第三代的羟乙基淀粉),其中,快速输入人工胶体液更容易恢复血管内容量和维持血流动力学的稳定,同时能维持胶体渗透压,持续时间也较长。输入液体的量应根据病因、尿量和血流动力学进行评估,临床上常以血压结合中心静脉压测定指导补液。

2. 止血　在补充血容量的同时,对有活动性出血的病人,应迅速采取措施控制出血。可先采用非手术止血方法,如使用止血带、三腔二囊管压迫、纤维内镜止血等。对于实质性脏器破裂或大血管破裂等导致的大出血,应在快速补充血容量的同时做好术前准备,实施紧急手术止血。

(三) 护理措施

补液是纠正失血性休克的重要保证。应迅速建立2条以上静脉通路,合理安排补液的种类、量及速度,改善组织灌注。其他护理措施参见本章第一节。

二、创伤性休克

(一) 病因和病理生理

本病多由严重外伤引起,如大面积撕脱伤、严重烧伤、全身多发性骨折、挤压伤或大手术等。创伤性休克病人不仅存在大量血液或血浆的丢失,同时创伤处又有炎性肿胀和体液渗出,受损组织释放的血管活性物质还可导致微血管扩张和通透性增高,使有效循环血量进一步减少。创伤还可刺激神经系统,引起疼痛和神经-内分泌系统反应,影响心血管功能。特殊部位的损伤,如胸部损伤、颅脑外伤等还可直接影响心血管及呼吸功能。

(二) 处理原则

(1) 急救处理　对危及生命的创伤,如开放性或张力性气胸、连枷胸等,应进行必要的紧急处理,骨折处妥善固定并制动,以免加重损伤。

(2) 补充血容量　积极快速补液仍是创伤性休克的首要措施,补液量及种类应根据病人的临床表现、血流动力学指标、创伤情况等综合考虑。

(3) 适当给予镇痛、镇静药。

(4) 手术治疗　一般在血压回升或稳定后进行。

(5) 预防感染　应尽早使用抗生素。

(三) 护理措施

1. 急救护理　优先处理危及生命的问题,注意保持呼吸道通畅,迅速控制明显的外出血,妥善固定受伤肢体,采取休克体位以增加回心血量。需急诊手术者,积极做好术前准备。

2. 心理护理　由于创伤性休克发生突然,病人及其家属缺乏心理准备,大多处于极度恐慌、焦虑的状态。护士应理解并鼓励病人表达情绪,做好安慰及解释工作,使病人及其家属情绪稳定,能配合各项治疗护理措施。

3. 疼痛护理　疼痛剧烈者应及时予以镇痛,呼吸障碍者禁用吗啡,以免呼吸抑制。

4. 其他护理措施　参见本章第一节。

(陈婉萍)

Note

第三节　感染性休克病人的护理

感染性休克是指病原体(如细菌、真菌或病毒等)侵入人体,向血液内释放内毒素,导致循环障碍、组织灌注不良而引起的休克。

一、病因

本病常继发于革兰阴性杆菌为主的感染,如急性腹膜炎、急性化脓性阑尾炎、急性梗阻性化脓性胆管炎、绞窄性肠梗阻及泌尿系统感染等,因该类细菌可释放大量内毒素而导致休克,也称为内毒素性休克。革兰阴性杆菌内毒素与体内的补体、抗体或其他成分结合,刺激交感神经引起血管痉挛,损伤血管内皮细胞,同时促使体内多种炎症介质释放,引起全身性炎症反应综合征(SIRS):①体温超过38 ℃或低于36 ℃;②心率大于90次/分;③呼吸急促(呼吸频率大于20次/分)或过度通气,$PaCO_2$小于32 mmHg;④白细胞计数大于12×10^9/L或小于4×10^9/L,或未成熟白细胞比值大于10%。SIRS进一步发展,最终导致微循环障碍、代谢紊乱及器官功能不全。

二、病理生理和分类

感染性休克按血流动力学改变分为低动力型休克和高动力型休克。

(1)低动力型休克　又称低排高阻型休克,其病理生理特点为外周血管收缩,阻力增高,微循环淤滞,毛细血管通透性增高,渗出增加,造成血容量和心排血量减少。因病人皮肤湿冷,又称冷休克。

(2)高动力型休克　又称高排低阻型休克,其病理生理特点为外周血管扩张,阻力降低,心排血量正常或增高,血流分布异常,动静脉短路开放增多,细胞代谢障碍和能量生成不足。因病人皮肤比较温暖干燥,又称暖休克。

三、临床表现

两种类型的感染性休克,其临床表现不同(表3-3-1)。

表3-3-1　感染性休克的临床表现

临床表现	低动力型(冷休克)	高动力型(暖休克)
神志	烦躁不安或淡漠、嗜睡	清醒
皮肤色泽	苍白、发绀	淡红或潮红
皮肤温度	湿冷	温暖、干燥
毛细血管充盈时间	延长	1～2 s
脉搏	细速	慢而有力
脉压	<30 mmHg	>30 mmHg
尿量	<25 mL/h	>30 mL/h

四、处理原则

休克未纠正前,应着重治疗休克,同时控制感染;在休克纠正后,应着重治疗感染。

1. 补充血容量　首先快速输入平衡盐溶液,配合适当的胶体液、血浆或全血。补液期间密切监测中心静脉压,以调节输液的种类、量及速度。

2. 控制感染　主要措施是应用抗生素和处理原发感染灶,早期、足量、联合应用有效抗生素进行

Note

治疗。病原菌尚未确定的病人，可采取经验给药或选用广谱抗生素，待病原菌明确则按药敏试验结果指导抗生素的选择。抗生素治疗绝不能替代手术治疗，必须尽早处理原发感染病灶，如及时引流脓液或清除感染病灶和坏死组织等，才有助于纠正休克和巩固疗效。

3. 纠正酸碱平衡失调　感染性休克常伴有严重酸中毒，应及时纠正。一般在纠正、补充血容量的同时，经另一静脉通路滴注5%碳酸氢钠200 mL，并根据动脉血气分析结果再进行补充。

4. 应用心血管活性药物　经补充血容量、纠正酸中毒而休克仍未见好转时，应考虑使用血管扩张药物。心功能受损者，可给予强心药物。注意观察用药期间的血压变化。

5. 应用糖皮质激素　一般主张早期、大剂量、短程治疗，使用剂量可达正常剂量的10～20倍，但连续使用时间不宜超过48 h。

6. 其他治疗　包括营养支持、重要脏器功能障碍的处理等。

五、护理措施

1. 正确采集标本　在抗生素使用前采集细菌学标本并及时送检。已知局部感染病灶者，可采集局部分泌物或穿刺抽取脓液进行细菌培养。全身脓毒血症者，在寒战、高热发作时采集血标本检出率更高。

2. 给氧　氧疗是感染性休克病人的重要措施，可减轻酸中毒，改善组织缺氧。

3. 其他护理措施　参见本章第一节概述。

（陈婉萍）

目标检测

目标检测答案解析

1. 各种类型休克基本病理变化是（　　）。
A. 血压下降　　B. 中心静脉压下降　　C. 脉压减小
D. 尿量减少　　E. 有效循环血量锐减

2. 治疗休克最基本的措施是（　　）。
A. 应用血管活性药物　　B. 扩充血容量　　C. 应用抗生素
D. 应用强心药　　E. 纠正酸中毒

3. 为休克病人补充血容量应首选（　　）。
A. 全血　　B. 血浆　　C. 等渗盐水
D. 平衡盐溶液　　E. 5%葡萄糖溶液

4. 关于休克的病情观察，下列哪项不正确？（　　）
A. 精神状态反映脑灌流情况
B. 肢体的温度、色泽反映体表灌流情况
C. 血压、脉压反映血管痉挛程度
D. 成人尿量在15 mL/h以上说明组织血流灌注良好
E. 中心静脉压正常值为5～12 cmH_2O

5. 关于休克护理，下列哪项不妥？（　　）
A. 平卧位　　B. 常规吸氧　　C. 给热水袋，保暖
D. 观察每小时尿量　　E. 每15 min测血压、脉搏1次

6. 休克病人快速输液时，应警惕（　　）。
A. 局部胀痛　　B. 液体渗出血管外　　C. 血液过度稀释
D. 肺水肿及心力衰竭　　E. 血压升高

第四章　手术室管理和工作

本章 PPT

学习目标

1. 了解手术室布局和设置要求。
2. 熟悉常用手术体位及适用范围。
3. 掌握手术前的常规准备。
4. 掌握外科手消毒、穿无菌手术衣及戴手套、脱手套的方法。
5. 熟悉常用的手术器械和物品。

导学案例

病人，男，36 岁，午饭后约 30 min 出现上腹部钝痛，伴恶心、呕吐，后右下腹持续性疼痛难忍，前来就诊。腹部检查：右下腹麦氏点压痛、反跳痛。拟行阑尾切除术。入院体检：体温 38.7 ℃，血压 126/78 mmHg，呼吸 16 次/分，脉搏 84 次/分。拟行手术治疗。问题：

1. 应安排该病人于何种级别手术室进行手术？
2. 术中手术护士和巡回护士的职责主要有哪些？

第一节　手术室布局和人员职责

一、手术室布局与环境

（一）手术室位置要求

手术室应设在医院中较安静、大气含尘浓度较低的地方，避免空气污染严重、噪声大、交通频繁、人流密集的地方。手术室不宜设在顶层和首层，可设在设备层的下一层，应靠近外科手术科室、监护病房、血库、影像诊断科、实验诊断科、病理诊断科、消毒供应中心等，便于手术室工作联系和病人的转运。手术间应尽量避免阳光照射，以朝北为宜，也可采用有色玻璃遮挡，以利于人工照明。手术室的朝向应避开风口，以减少室内尘埃密度和空气污染。建筑布局应具有流行病学特点，符合院内感染防控要求。

（二）手术室内环境要求

（1）手术室的内装修必须有利于清洁，不产生、不吸附尘埃，墙角为弧形，不聚集灰尘，易擦洗。手术室墙面和天花板应采用隔音、坚实、光滑、无空隙、防火、防湿、易清洁的材料。地面采用抗静电塑胶地板，应具有弹性、防滑、抗菌、抗酸碱腐蚀、易清洁、隔音、无空隙、防火等特点，地面不设地漏。手术室的门最好是电动式推拉门，门上设有观察窗。走廊宽度应不少于 2.5 m，便于平车运转及避免来往人员碰撞。内部平面布置和外通道形式应符合洁污分明的原则。

（2）手术间内布置力求简洁，应有必需的仪器、设备。如手术床、无影灯、观片灯、电刀、电动吸引器、麻醉机、监护仪、吸引装置、吸氧装置、固定紫外线灯管（或电子消毒灭菌灯）、器械桌、托盘、操作台、升降圆凳、脚踏凳、敷料桶、电钟、温湿度计等，有条件的可安装传呼系统。物品位置应固定放置，各手术间统一规范。

（3）手术间应有冷暖气调节设备，空调机应设在上层屋顶内，室温保持在 21～25 ℃，相对湿度以 40%～60%为宜。手术间应配备双电源，以防止手术中发生意外停电，手术间内有足够的电插座，插座应有防火花装置，电插座应加盖密封，防止进水，避免电路发生故障影响手术。建立完善的通风过滤除菌装置净化空气，其通风方式有湍流式、层流式、垂直式，可酌情选用。

（4）手术间数量与外科床位数的比例一般为 1∶（20～25），手术间面积根据手术室功能而定，一般手术间为 35～45 m^2，特殊手术间约 60 m^2，主要用于体外循环手术、器官移植手术等，小手术间面积在 20～30 m^2。

（5）手术室还应设有辅助用房，包括洗手间、无菌敷料间、消毒间、供应间、器械室、药品间、更衣间、麻醉间、复苏间、清创室、石膏间、标本间、洗涤间、手术观察台、闭路电视示教室、医护办公室、医护值班室等。

（三）手术室的布局与分区

手术室的建筑布局应当遵循医院感染预防与控制的原则，做到布局合理、分区明确、标识清楚，符合功能流程合理和洁污区域分开的基本原则。手术室应设有工作人员出入通道、病人出入通道，物流做到洁污分开、流向合理。手术室须严格区分为限制区、半限制区和非限制区。

（1）限制区（洁净区、无菌区）包括手术间、洗（刷）手间、手术间内走廊、无菌物品间、药品室和麻醉准备室等。其洁净要求最为严格，应设在最内侧，非手术人员或非在岗人员禁止入内。

（2）半限制区（准洁净区、相对无菌区）包括通向限制区的走廊、手术间外走廊、器械室、敷料室、洗涤室、麻醉恢复室和石膏室等。半限制区设在中间，为过渡性区域。

（3）非限制区（非洁净区、非无菌区）包括办公室、会议室、实验室、标本室、污物室、资料室、电视教学室、值班室、更衣室、更鞋室、医护人员休息室和手术病人家属等候室，一般设在最外侧。

（四）洁净手术室

有条件的综合性医院应采用洁净手术室。洁净手术室是采用空气净化技术对微生物污染采取程度不同的控制，达到控制空间环境中空气洁净度。洁净手术室适于各类手术的要求，提供适宜的温、湿度，创造一个洁净、舒适的手术空间环境。

1. 洁净手术室空气净化标准　空气洁净程度是以含尘微粒的浓度来衡量，浓度高则洁净度低，反之则高。洁净手术室的等级标准见表 4-1-1。

表 4-1-1　洁净手术室分级

等级		沉降（浮游）细菌最大平均浓度	空气洁净度级别
Ⅰ	手术室	手术区 0.2 个/30 min・Φ90 皿（5 个/m^3）	100 级
		周边区 0.4 个/30 min・Φ90 皿（10 个/m^3）	1000 级
	洁净辅助用房	局部百级区 0.2 个/30 min・Φ90 皿（5 个/m^3）	1000 级
		周边区 0.4 个/30 min・Φ90 皿（10 个/m^3）	（局部 1000 级）

续表

等级		沉降(浮游)细菌最大平均浓度	空气洁净度级别
Ⅱ	手术室	手术区 0.7 个/30 min · Φ90 皿(25 个/m^3) 周边区 1.5 个/30 min · Φ90 皿(50 个/m^3)	1000 级 10000 级
	洁净辅助用房	2 个/30 min · Φ90 皿(50 个/m^3)	10000 级
Ⅲ	手术室	手术区 2 个/30 min · Φ90 皿(75 个/m^3) 周边区 4 个/30 min · Φ90 皿(150 个/m^3)	10000 级 100000 级
	洁净辅助用房	4 个/30 min · Φ90 皿(150 个/m^3)	100000 级
Ⅳ	手术室洁净辅助用房	5 个/30 min · Φ90 皿(175 个/m^3)	300000 级

2. 洁净手术室的分级使用　洁净手术室的适用范围见表 4-1-2。

表 4-1-2　洁净手术室的适用范围

洁净手术室	适用范围
特别洁净手术室(Ⅰ级)	关节置换、器官移植、脑外科、心脏外科、眼科等无菌手术
标准洁净手术室(Ⅱ级)	胸外科、整形外科、泌尿外科、肝胆胰外科、骨科及普通外科中的Ⅰ类切口手术
一般洁净手术室(Ⅲ级)	普通外科(非Ⅰ类切口手术)、妇产外科
标准洁净手术室(Ⅳ级)	肛肠外科、污染类手术

二、手术人员职责

(一) 手术医师

手术者,即主刀医师,负责并主持整个手术操作的全过程。不仅按术前计划执行手术方案和操作步骤,还要根据术中情况做出决策。而助手则包括第一助手、第二助手,必要时还有第三助手。主要职责是完成手术野皮肤的消毒和铺巾,协助主刀医师进行止血、结扎、拭血、暴露手术野、拉钩、剪线等操作,维持手术区整洁及无菌。

(二) 麻醉医师

麻醉医师负责手术病人的麻醉、给药、监测及处理;协助巡回护士做好输液和输血工作;观察、记录病人整个手术过程中的病情变化,出现异常及时通知主刀医师,组织抢救处理;术毕协同手术巡回护士等手术室人员将病人送回病房。

(三) 护士

1. 洗手护士　又称器械护士,其工作范围局限于无菌区内,主要职责是负责手术全过程所需器械、物品和敷料的供给,配合医师完成手术。其他工作还包括木前访视和术前准备。

(1) 术前访视　术前一日洗手护士采用书面和口头形式为病人做好心理护理,交代有关注意事项。同时,通过访视了解病人一般情况、过敏史及特殊要求。

(2) 术前准备　根据手术种类选择合适的器械包、敷料包和引流物品。术前 15～20 min 洗手,整理无菌器械台。

Note

(3) 清点、核对物品　分别于术前和术中关闭体腔前后及缝合伤口前，与巡回护士共同准确清点各种器械、敷料、缝针等数目，核对后登记。术中增减的用物须反复核对清楚并及时记录。

(4) 正确传递用物　手术过程中，按手术步骤向医师传递器械、敷料、缝针等手术用物，做到主动、迅速、准确无误。

(5) 保持器械和用物整洁　保持手术台面整洁、干燥；器械用毕及时收回、擦净，做到“快递、快收”。用于不洁部位(如肠腔)的器械要分开放置，以防污染扩散。

(6) 配合抢救　密切注意手术进展，当病人出现大出血、心搏骤停等意外时，应尽快备好抢救用品，积极配合医师和麻醉师进行抢救。

(7) 标本管理　妥善保管术中切下的组织或标本，按要求及时送检。

(8) 包扎和整理　术后协助医师消毒处理切口，包扎切口并固定好各引流物。

(9) 整理用物　按要求分类处理手术器械及各种用物、敷料等。

2. 巡回护士　又称辅助护士，其工作范围是在无菌区外。主要任务是在台下负责手术全过程中器械、布类、物品和敷料的准备和供给，主动配合手术和麻醉，根据手术需要，协助完成输液、输血及手术台上特殊物品、药品的供给。对病人实施整体护理。

(1) 术前准备　术前认真检查手术间内各种药物、物品是否齐全，电源、吸引装置和供氧系统等固定设备是否安全有效。调试好术中需用的特殊仪器。调节好手术间内光线和温度。

(2) 核对病人　核对床号、姓名、性别、年龄、住院号、诊断、手术名称、手术部位、术前用药。检查病人全身皮肤完整性、肢体活动情况及手术区皮肤的准备情况。了解病情，检查术前皮试结果并询问病人有无过敏史。建立静脉通路并输液；核对病人血型、交叉配血试验结果，做好输血准备。注意保暖和保护病人隐私。

(3) 安置体位　协助麻醉医师安置病人体位并注意看护，必要时用约束带。麻醉后，再按照手术要求协助摆放体位，充分暴露手术区，固定牢固，确保病人安全舒适。

(4) 清点、核对物品　分别于术前和术中关闭体腔前后及缝合伤口前，与洗手护士共同清点、核对后登记，术中及时清点并登记添加物品的数量。严格执行核对制度，避免异物遗留病人体内。

(5) 术中配合　密切观察病人病情变化，保持输液、输血通畅，保证病人术中安全，主动配合抢救工作。认真填写手术护理记录单，严格执行术中用药制度，监督手术人员的无菌操作并及时纠正。随时观察手术进展情况，随时调整灯光，及时供应、补充手术台上所需物品。

(6) 术后整理　术后协助医生清洁病人皮肤、包扎伤口、妥善固定引流管，注意保暖。整理病人物品，护送病人回病房，将病人的术中情况及物品与病区护士交班。整理手术间，补充手术间内的各种备用药品及物品，进行日常清扫及空气消毒。

三、手术室管理

(一) 手术室工作制度

(1) 手术室工作人员应具有高度责任心，掌握丰富的专科知识，作风严谨，思维敏捷，反应灵活，有较强的应急能力。

(2) 手术室 24 h 有人值班，值班者应严守岗位，准备随时接受紧急手术，病人进入手术间后需由护理人员陪伴。

(3) 进入手术室的工作人员穿戴手术室专用的衣、裤、鞋、帽，而进入限制区须戴好口罩，手术室衣服不得穿出室外。手术病人入手术室应更换清洁的衣裤，并戴好帽子。

(4) 严格控制手术室内人员数量，凡进入手术室的见习和参观人员，应遵守手术室的参观制度，接受手术室人员的指导，在指定的手术间参观学习，非当班人员不得擅自进入手术室。

(5) 手术室的一切物品、仪器、药品等均应分类、定位，整齐放置，专人保管，定期检查检修，以保

Note

证使用。用后及时补充、归还原处,严格交接班。手术室的一切物品均不得外借。

(6)手术室内必须严格划分非限制区、半限制区、限制区,标志明显,室内随时保持整齐,卫生工具分区使用。

(7)无菌物品与非无菌物品严格分开放置。一切无菌物品必须存放于无菌包或无菌容器内。

(8)手术人员操作时必须严格遵守无菌操作规程,如有违反必须立即纠正并采取补救措施。

(9)手术室内应保持肃静,不得大声喧哗、高声喊叫。工作时严肃认真,不得在手术室内谈论与手术无关的事情,不得在手术间接听电话。

(10)手术过程中严密观察病情,密切注意手术进展情况,准确及时地供应所需物品。

(11)手术过程中,术者与助手应密切配合,如病人发生意外,全体医务人员应积极参加抢救,并立即请上级医师协助处理。

(12)无菌手术与非无菌手术分开进行,不得在同一手术间内同时进行两类手术,有接台手术时先做无菌手术。

(13)手术结束后护送病人至复苏室或病房,向当班护士详细交班并在交接班记录上签名。

(14)做好手术间的料理工作,一切用物均严格按照清洁、消毒、灭菌的程序处理,感染手术及传染病人手术用过的物品需按规定另行处理。

(15)做好手术登记与切口愈合情况统计工作。

(二)手术室查对制度

1. 接病人查对制度

(1)术前一日　根据手术通知单,核对病人科室、床号、姓名、性别、住院号,并安排手术间及手术时间。

(2)手术当日　根据手术时间,值班护士(巡回护士)到病房接病人,与病区责任护士(值班护士)共同核对病人病历、腕带等并查看皮肤情况,双方认可后签名。

(3)护士接病人进入手术间后　应查对病人床号、姓名、性别、年龄、诊断、手术名称及部位(左或右);检查配血报告及术前用药、药物过敏试验结果等。正确无误等待手术。

2. 手术病人查对制度

(1)手术前核对无菌包外3M胶带灭菌标志合格,包内灭菌指示卡合格,手术器械配备齐全。手术人员(手术医师、麻醉师和手术护士)手术前要根据“手术安全核对单”再次核对科别、住院号、床号、姓名、手腕带、性别、年龄、诊断、手术部位、麻醉方法及用药、配血报告等。在麻醉、手术开始实施前,实施“暂停”程序,由手术者、麻醉师、洗手或巡回护士再执行最后核对程序后,方可开始实施麻醉、手术。

(2)洗手护士打开无菌包时,检查包内化学指标卡是否达标,凡体腔或深部组织手术,手术前和术毕缝合前洗手护士和巡回护士都必须严格核对,共同核对手术包内器械、大纱垫、纱布、缝针等数目,并由巡回护士即时在手术护理记录单上记录并签名。术前、术后包内器械及物品数目相符,核对无误后,方可通知手术医师关闭手术切口,严防将异物留于病人体腔内。

(3)手术切除的活检标本,应由洗手护士与手术者核对,建立标本登记制度,专人负责病理标本的送检。

3. 用药查对

(1)按医嘱及时用药。

(2)用药前三查八对　三查是指用药前查、用药中查、用药后查;八对是指核对姓名、床号、药名、剂量、浓度、用法、时间、药品有效期。用药后立即通知麻醉医师并记录于麻醉记录单上。瓶装大液体使用前检查瓶口有无松动,瓶体有无裂纹,液体有无混浊、絮状物等。袋装液体查包装袋有无渗漏。

Note

（3）各种用药后空安瓿暂时保留，经两人核对无误方可丢弃。

4. 送病人查对制度

（1）手术结束后，巡回护士与麻醉医师共同将病人送回病房。

（2）手术室护士向病区护士交接静脉输液或输血情况；查看皮肤及带回物品等双方确认无误后签名。

5. 输血查对制度

（1）输血前必须两人共同查对输血单及病历，包括病人姓名、性别、年龄、科别、住院号、病人血型及交叉配血结果。

（2）核对输血单和血袋号、献血者血型、血量、采血日期；核对无误后，可以使用，血袋保留至手术结束后 24 h。

（3）输血过程中严密观察病人有无输血反应。

（三）手术室消毒隔离制度

（1）进入手术室必须按规定进行换鞋、更衣，并保持清洁，工作中严格遵守操作规范。

（2）每日晨用 500 mg/L 有效氯消毒液擦拭手术间所有物体表面，术前半小时停止清扫及消毒工作。

（3）术前按无菌原则，准备各种手术所需物品。术中严格遵守工作流程及标准，参观人员必须遵守参观制度。术后根据工作流程及要求进行整理、清洗、消毒等各项工作。感染及急诊手术按感染手术处理原则进行各项操作。

（4）各种消毒灭菌物品的更换及保存必须遵照各种规则执行。

（5）各种手术用包必须外有 3M 胶带，内有灭菌指示卡。

（6）每月定期做空气、物品及手的细菌培养；定期监测洁净手术室的洁净度。

（7）手术室污染区、非限制区上、下午各清扫一次，限制区走廊每日拖三次，推车每日清洁、消毒，必要时随时拖擦，具体细则依据“手术室卫生清扫要求，卫生洁具及病人推车管理”。

（8）每周五彻底打扫卫生，手术间用 500 mg/L 有效氯消毒液擦拭室内物体表面、地板、墙壁、门窗等，其他各区域由卫生负责人进行清洁。

（9）手术室所有灭菌物品必须每日检查一次，按日期先后排序依次使用。

（四）手术室参观制度

（1）参观人员进入手术室必须手续齐全，经护士长批准后方可入内。

（2）参观人员必须更换手术室专用衣裤，按照要求着装。

（3）每个手术间参观人员不得超过 2 人。

（4）参观人员只能在指定手术间内参观，不得到其他手术间参观。

（5）参观人员进入手术室后，迅速到指定位置，尽量减少走动。

（6）参观人员需听从手术间护士的管理。

（7）参观完毕按程序换鞋、更衣，并将口罩、鞋帽等放于指定位置，衣服交于门卫。

（8）病人亲属一律不得入内参观，凡院外参观者需经院医务科批准，麻醉科主任及手术室护士长同意，方可参观。

（9）实习同学必须在老师带领下于指定手术间参观，不可互窜手术间。

（10）参观者请勿将贵重物品带入手术室，进入手术间前关闭手机。

（五）手术室交接班制度

（1）人员实行 24 h 值班，值班人员坚守岗位，严格遵照护士长安排和手术通知，对病人进行手术护理工作。

（2）必须按时交接班，接班者提前 15 min 进入科室，在接班者未到之前，交班者不得离开。

Note

(3) 必须在交班前完成本班的各项工作，遇有特殊情况必须做详细交代，与接班者共同做好工作方可离去。交班者必须写好交班报告及各项文字记录单，处理好用过的物品。

(4) 如发现器械、物品交代不清，应立即查问。接班时如发现问题，应由交班者负责，接班后如因交班不清发生差错事故或物品遗失，应由接班者负责。

(5) 晨交班由护士长主持，全体人员应严肃认真地听取夜班交班报告，要求做到交班本上要写清、口头要讲清，如交代不清不得下班。

(6) 交班内容如下。

①定物品，如被子、平车等。

②敷料、药物、仪器等。

③择期手术量及急症手术量，急症手术术中情况。

④一同巡视检查手术房间及辅助房间，是否达到清洁、整齐的要求及各项工作落实情况。

(六) 手术标本管理制度

(1) 凡手术中切下的标本，由洗手护士与手术医师核对后当面交给手术医师。由手术医师在标本袋上贴好病室、床号、病人姓名并填写送检单，切下的标本用甲醛保存，并在病理学检查申请单上签名。洗手护士核对标本无误后在标本登记本上记录并签名。

(2) 24 h 内服务中心护士核对标本与登记本无误后签字并送病理科与病理科人员交接签名。

(3) 手术台上需快速切片者，事先由手术医师根据手术所需填写送检单，随同病人带入手术室，取下组织后立即送检，结果由病理科通知。

(4) 手术过程中需做细菌培养、涂片者应事先开好化验单并记账，标本取下后立即送检。

知识拓展

手术安全核查内容及流程

1. 麻醉实施前　由手术医师主持，麻醉医师、手术室护士三方按手术安全核查表中内容依次核对病人身份(姓名、性别、年龄、病案号)、手术方式、知情同意、手术部位与标示、麻醉安全检查、皮肤是否完整、术野皮肤准备、静脉通路建立、病人过敏史、抗菌药物皮试结果、感染性疾病筛查结果、术前备血情况、假体、体内植入物、影像学资料等其他内容，由核查三方共同核查确认。

2. 手术开始前　由麻醉医师主持，手术医师和手术室护士三方按上述方式，共同核查病人身份(姓名、性别、年龄)、手术方式、手术部位与标示，并确认风险预警等内容。手术物品准备情况的核查由手术室护士执行并向手术医师和麻醉医师报告。

3. 病人离开手术室前　由手术室护士主持，手术医师和麻醉医师三方按上述方式，共同核查病人身份(姓名、性别、年龄)、实际手术方式，清点手术用物，确认手术标本，检查皮肤完整性、动静脉通路、引流管，确认病人去向等内容。

(李么琴)

第二节　手术室物品准备与消毒灭菌

Note

手术过程中使用的所有器械和物品都必须经过严格灭菌处理，以防伤口感染。灭菌的方法很多，最常用的是高压蒸汽灭菌法，多用于耐高温、耐湿的物品。其他方法有环氧乙烷灭菌法、过氧化氢低温等离子灭菌法、低温甲醛蒸汽灭菌法、干热灭菌法等。

一、器械类

手术器械是外科手术操作的必备物品，包括基本器械和特殊器械。①基本器械可分为五类，即切割及解剖器械、夹持及钳制器械、牵拉用器械、探查和扩张器、取拿异物钳。基本器械多由不锈钢制成，术后用多酶溶液浸泡刷洗，去除器械上的血渍、油垢，用流水冲净再消毒、干燥。对有关节、齿槽和缝隙的器械，应尽量张开或拆卸后进行彻底洗刷。有条件的医院可采取超声清洗、压力清洗方法。洗净后的器械干燥后，用水溶性润滑剂保护，分类打包后高压蒸汽灭菌。对朊病毒、气性坏疽及突发原因不明的特殊感染手术器械，在医院感染控制部门指导进行处理后，再按普通器械处理方法处理。②特殊器械包括内镜类、吻合器类、其他精密仪器(如高频电刀、电钻、激光刀等)。可根据制作材料选用不同的灭菌方法，较好的方法是环氧乙烷灭菌法。

常用手术器械如图 4-2-1 所示。

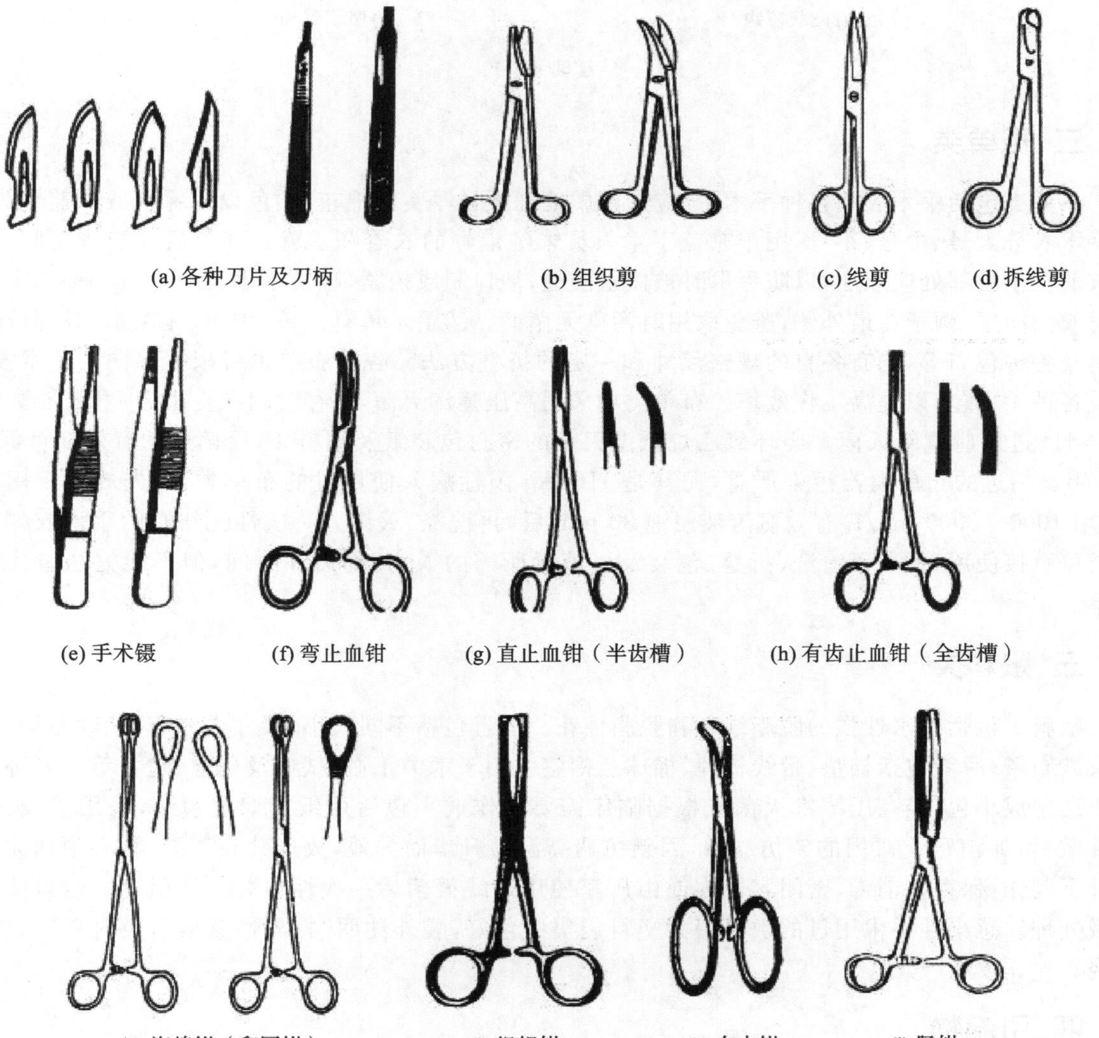

(a) 各种刀片及刀柄　(b) 组织剪　(c) 线剪　(d) 拆线剪

(e) 手术镊　(f) 弯止血钳　(g) 直止血钳（半齿槽）　(h) 有齿止血钳（全齿槽）

(i) 海绵钳（卵圆钳）　(j) 组织钳　(k) 布巾钳　(l) 肠钳

图 4-2-1　常用手术器械

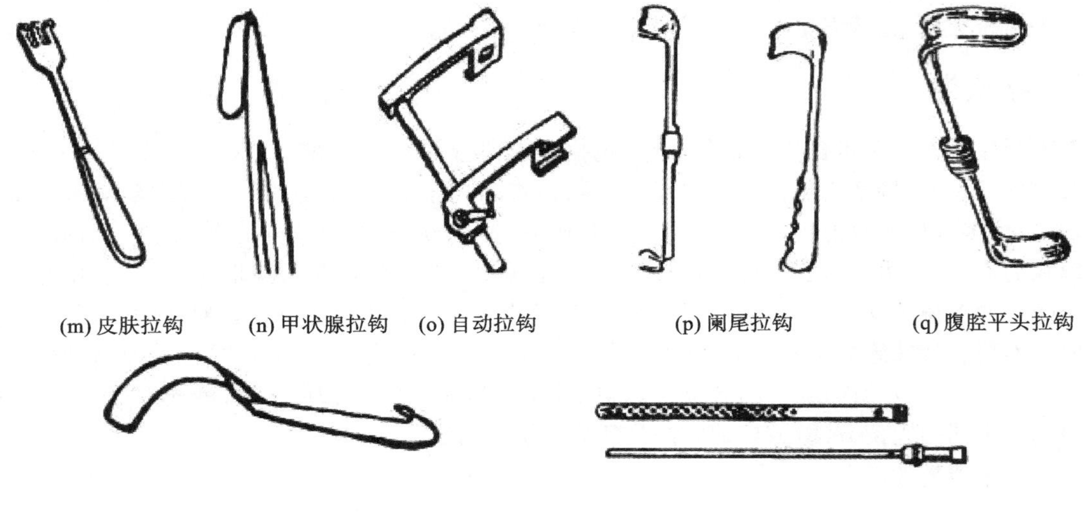

(m) 皮肤拉钩　(n) 甲状腺拉钩　(o) 自动拉钩　(p) 阑尾拉钩　(q) 腹腔平头拉钩

(r) S状拉钩　(s) 吸引器头

续图 4-2-1

二、布单类

布单类包括手术衣和各种手术单，应选用质地细柔且厚实的棉布，颜色以深绿色或深蓝色为宜。①手术衣分大号、中号、小号，用于遮盖手术人员未经消毒的衣着和手臂。穿上后应能遮至膝下；手术衣前襟至腰部处应双层，以防手术时被血水浸透；袖口制成松紧口，便于手套腕部盖于袖口上。折叠时衣面向里，领子在最外侧，避免取用时污染无菌面。②手术单有大单、中单、无菌巾、各部位手术孔单及各种包布等，均有各自的规格尺寸和一定的折叠方法。各种布单也可根据不同的手术需要，包成各种手术包，以提高工作效率。布单类均采用高压蒸汽灭菌，保存时间在夏季为 7 日、冬季为 10～14 日，过期应重新灭菌。经环氧乙烷低温灭菌的密封包装纸及塑料袋，灭菌后的有效期可保持 1～2 年。用过的布单类若污染严重，尤其是 HBsAg 阳性病人使用过的布单类，需先放入专用污物池，用 1000～2000 mg/L 有效氯溶液浸泡 30 min 后，再洗涤、灭菌。一次性无纺布的手术衣帽和布单类可直接使用，免去了清洗、折叠、包装及再消毒所需的人力、物力和时间，但不能完全替代棉质布单。

三、敷料类

敷料类包括吸水性强的脱脂纱布和脱脂棉花。前者包括不同大小、尺寸的纱布垫、纱布块、纱布球及纱布条；后者包括棉垫、带线棉片、棉球及棉签。用于术中止血、拭血及压迫、包扎等。各种敷料制作后包成小包，经高压蒸汽灭菌或根据临床需要制作成小包后用纸塑双层包装，采用射线灭菌。特殊敷料，如消毒止血用的碘仿纱条，因碘仿遇高温易升华而失效，故严禁高压灭菌，必须在无菌的条件下制作，保存在消毒、密闭容器内或由厂家使用射线灭菌后一次性包装。使用过的敷料按医疗垃圾处理。感染性手术用过的敷料用大塑料袋集中包好，袋外注明“特异性感染”，及时送指定地点焚烧。

四、引流物

外科引流是指将人体组织间或体腔中积聚的脓、血或其他液体通过引流物导流至体外的技术。引流物有乳胶片引流条、纱布引流条、烟卷式引流条、引流管等。可根据手术部位、创腔深浅、引流液量和性质等选择合适的引流物。目前使用最多的是橡胶、硅胶和塑料类引流管，如普通引流管、双腔

(或三腔)引流套管、T 形引流管、蕈状引流管等,可按橡胶类物品灭菌或采用高压蒸汽灭菌。

五、缝线和缝针

手术室用的缝线和缝针多在出厂时已分别包装并灭菌,可在术中直接使用。①缝线用于术中缝合各类组织和脏器,促进手术伤口愈合;也用于结扎血管用。缝线的粗细以号码标明,常用有 1～10 号,号码越大线越粗。细线则以 0 标明、0 越多则线越细。缝线分为不可吸收和可吸收两类。②缝针常用的有三角针和圆针两类。前者用于缝合皮肤或韧带等坚韧组织;后者对组织的损伤较小,用于缝合血管、神经、脏器、肌肉等软组织。两类针都有直针和弯针之分,弧度长短、粗细各异,可根据缝合的组织选择适当的种类。

(李么琴)

第三节　手术病人的准备

一、一般准备

手术病人须提前送达手术室,做好术前准备。进手术室后,严格执行手术安全核查,必须再次核对病人身份(姓名、性别、年龄、病案号)、手术方式、麻醉方式、知情同意情况、手术部位与标识、皮肤是否完整、术野皮肤准备、病人过敏史、抗菌药物皮试结果、术前备血情况、假体、体内植入物、影像学资料等,核对无误后方可准备以下工作。

二、手术体位准备

手术体位的安置原则应根据手术需要,选择合适的体位,充分暴露手术野,保护病人隐私。具体要求:①保持身体各肢体处于功能位,防止受牵拉、扭曲、压迫致神经损伤。②保持呼吸道通畅,避免压迫胸部及颈部。③正确约束病人,保护皮肤不长期受压,防止压疮。④肢体固定时要避免影响动脉供血及静脉回流,维持循环功能稳定。⑤维持体位稳定,防止术中移位、坠床。

常见的手术体位如图 4-3-1 所示。

1. 仰卧位　仰卧位适用于头颈部、颜面部、胸腹部、四肢等手术,是将病人头部放于枕上,两臂置于身体两侧或自然伸开,两腿自然伸直的一种体位。根据手术部位及手术方式的不同可摆放各种特殊的仰卧位,包括(颈)后仰卧位、人字分腿仰卧位等。

2. 侧卧位　侧卧位适用于颞部、肺、食管、侧胸壁、髋关节等部位的手术,是将病人向一侧自然侧卧,头部侧向健侧方向,双下肢自然屈曲,前后分开放置。双侧自然向前伸展,病人脊柱处于水平线上,保持生理弯曲的一种手术体位。在此基础上,根据手术部位及手术方式的不同,摆放各种特殊侧卧位。

3. 俯卧位　俯卧位适用于头颈部、背部、脊柱后路、盆腔后路、四肢背侧部位手术,是病人俯卧于床面、面部朝下、保证胸腹部最大范围不受压、双下肢自然屈曲的手术体位。

4. 截石位　适用于会阴部及会阴联合手术,病人仰卧,双腿放置于腿架上,臀部移至床边,最大限度地暴露会阴部,多用于肛肠手术和妇科手术。

三、手术区皮肤消毒

手术区皮肤消毒是杀灭手术切口及其周围组织皮肤上的病原微生物,是有效预防切口感染的措

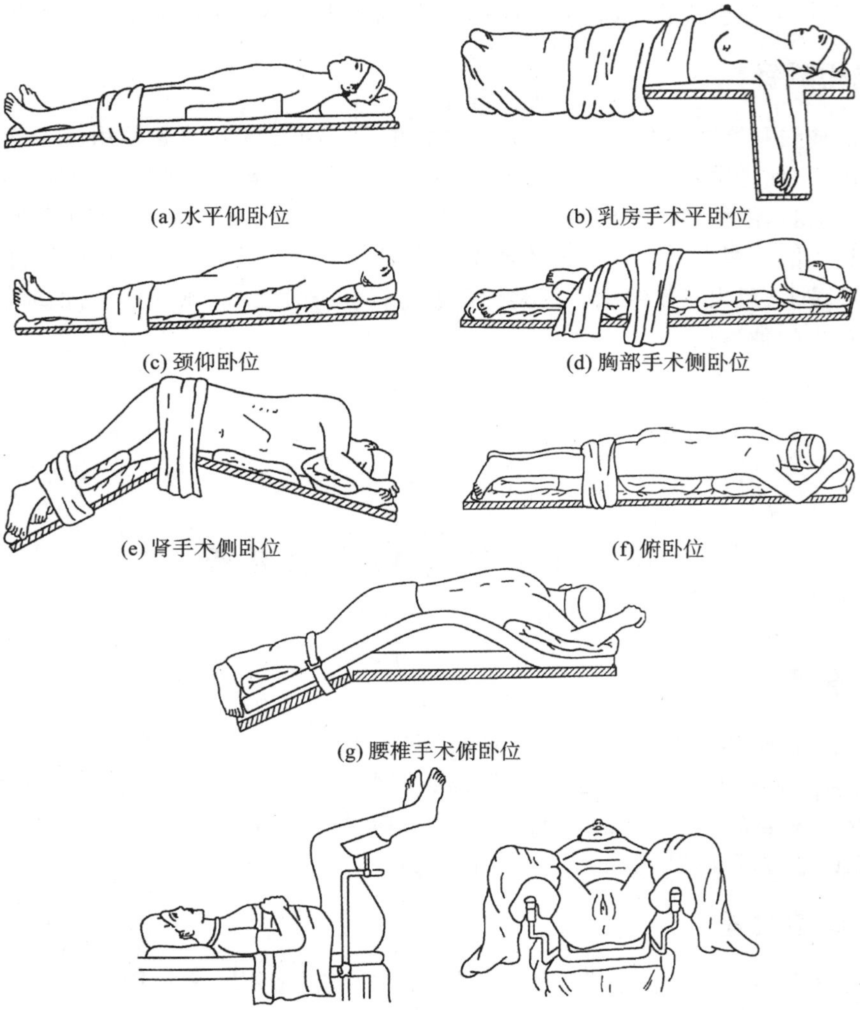

(a) 水平仰卧位　(b) 乳房手术平卧位

(c) 颈仰卧位　(d) 胸部手术侧卧位

(e) 肾手术侧卧位　(f) 俯卧位

(g) 腰椎手术俯卧位

(h) 膀胱截石位

图 4-3-1　常见的手术体位

施之一。在消毒前要评估手术区域皮肤的清洁度、有无破损和感染。如腹部手术特别注意肚脐孔的清洁，若发现皮肤切口处有皮疹、毛囊炎、疖肿等感染灶，应考虑延期手术。

(一) 皮肤消毒方法

一般皮肤消毒可用 0.5%碘伏消毒，以切口为中心向四周消毒手术区皮肤。婴幼儿皮肤、面部皮肤、口鼻腔黏膜、会阴部手术消毒一般采用 0.5%安尔碘。植皮手术的供皮区用 75%酒精消毒 3 次。

(二) 皮肤消毒注意事项

①手术医生必须经外科洗手后方可实施皮肤消毒的操作，消毒时注意手不要触及病人皮肤。②倾倒消毒溶液不可过多或过少，过多浪费，过少达不到消毒效果，以浸没消毒纱布为宜。③消毒必须遵循以切口为中心向四周消毒顺序，消毒范围为手术切口周围 15～20 cm 的区域。但感染切口、会阴及肛门手术消毒顺序则应由手术区外周向感染部或肛门区涂擦。已经接触感染部位的消毒液纱布，不应再返擦清洁处。消毒完后消毒钳及器皿不可放回无菌台。④术中需延长切口时，手术切口周围皮肤应重新消毒。

（李么琴）

第四节　手术人员的准备

一、一般准备

手术人员进入手术室前必须更换手术衣、裤(仅留短的内衣裤)、鞋,戴好口罩、帽子。上呼吸道感染者,原则上不得参加手术,如必须参加手术,则进入手术室时应戴双层口罩。术前修剪指甲,不涂指甲油,取下戒指、手链、手表等饰品。

二、外科手消毒

(一) 免刷手消毒方法

1. 初步洗手　取 3～5 mL 皂液或洗手液涂抹双手及前臂至肘上 1/3 处,彻底揉搓,顺序如下。①掌心相对,手指合拢,洗净掌心和指腹。②手心对手背,手指交叉搓,换手进行重复动作。③掌心相对,手指交叉,洗净指缝与指蹼。④弯曲指关节,双手相扣进行揉搓。⑤握住拇指旋转揉搓,换手进行重复动作。⑥五指并拢,指尖在掌心揉搓。⑦环形揉搓腕部、前臂至肘上 1/3 处,换手进行重复动作。在流动水下冲洗双手、前臂和上臂下 1/3,从手指尖到肘部,沿一个方向冲洗,不要在水中来回移动手臂,肘部最低。洗手 2 遍,重复以上步骤。

2. 擦手　使用擦手巾擦干双手、前臂和上臂下 1/3。方法:擦手巾的正面擦干手掌→手背,抓住擦手巾两对角,翻转内面呈三角状,尖角面朝向手指,由腕部开始,旋转朝上擦至肘上,一只手由内向外轻提一角翻转另一面,同法擦洗对侧。

3. 涂抹外科手消毒液　①取 2 mL 手消毒液于左手掌心。②右手指尖于左手掌内擦洗。③左手掌将剩余的手消毒液均匀涂抹右手的手掌→指蹼→指缝→手背→手臂→肘上 10 cm。④同法擦洗对侧。⑤最后再取 2 mL 手消毒液,按照六步洗手法揉搓双手至手腕部,揉搓至干燥。

4. 保持双手无菌　双手悬空至胸前(上不过肩,下不过脐,左右不过腋中线),保持双手无菌进入手术间。

(二) 刷手消毒方法

1. 初步洗手　用适量皂液或洗手液初洗至肘上 10 cm,冲净皂液(指尖向上冲水,肘关节最低)。

2. 无菌刷刷手　压皂液或洗手液 5 mL 于毛刷毛面,刷洗双手、前臂和上臂下 1/3,时间约 3 min。刷时稍用力,分三节段双手交替进行,顺序为甲缘→甲沟→指蹼,再由拇指桡侧开始,逐渐到指背→尺侧→掌侧,依次刷完双手手指。然后分段交替刷左右手掌、前臂至上臂下 1/3。刷手时要注意勿漏刷指间、腕部尺侧和肘窝部。

3. 冲洗双手　在流动水下冲洗双手、前臂和上臂下 1/3,从手指尖到肘部,沿一个方向冲洗,不要在水中来回移动手臂,指尖向上、肘部最低。

4. 其余步骤　同“免刷手消毒方法”的步骤 2、3、4。

三、穿无菌手术衣

穿无菌手术衣的目的是避免和预防手术过程中医护人员衣物上的细菌污染病人手术切口,同时保障手术人员安全,预防职业暴露。

(一) 传统对开式手术衣穿法

(1) 取手术衣,在较宽敞的地方双手持衣领打开手术衣。双手提住衣领两角,衣袖向前将手术衣抖开,衣内面朝向自己。

(2) 向上轻抛手术衣,顺势将双手插入袖内,两臂平行前伸,不可高举过肩。

(3) 巡回护士在穿衣者背后抓住衣领内面,协助拉袖口,系好领口带。

(4) 穿衣者两手交叉,身体略向前倾,用手指夹住腰带递向后方,由巡回护士接住并系好。

(5) 穿好无菌手术衣后,双手应保持在腰部以上、胸前及视线范围内(图 4-4-1)。

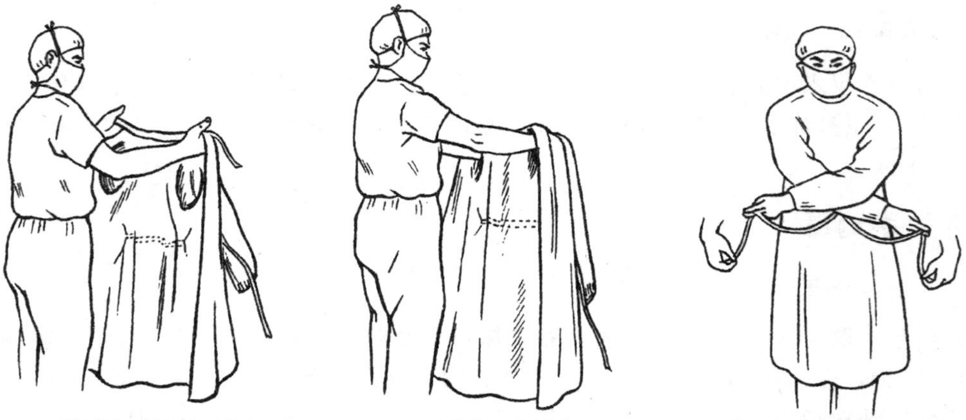

(a) 手提衣领两端抖开全衣　(b) 两手伸入衣袖中　(c) 提起腰带，由他人系带

图 4-4-1　传统对开式手术衣穿法

(二) 全遮盖式手术衣穿法

(1) 取手术衣,在较宽敞的地方双手持衣领打开手术衣。双手提住衣领两角,衣袖向前将手术衣抖开,衣内面朝向自己。

(2) 向上轻抛手术衣,顺势将双手插入袖内,两臂平行前伸。

(3) 巡回护士在穿衣者背后抓住衣领内面,协助拉袖口,系好衣服后带。

(4) 穿衣者戴好无菌手套。

(5) 解开腰间活结,将腰带递给已戴好手套的手术人员或由巡回护士用无菌持物钳夹持腰带绕穿衣者一周后交穿衣者系在腰间(图 4-4-2)。

(三) 注意事项

(1) 穿无菌手术衣必须在相应手术间进行。

(2) 无菌手术衣不可触及非无菌区域,如有质疑立即更换。

(3) 有破损的无菌衣或可疑污染时立即更换。

(4) 巡回护士向后拉衣领时,不可触及手术衣外面。

(5) 穿无菌手术衣人员必须带好无菌手套,方可解开腰间活结或接取腰带,未戴手套的手不可拉衣袖或触及其他部位。

(6) 无菌手术衣的无菌范围为肩以下、腰以上及两侧腋前线之间。

四、戴无菌手套

根据《手术室护理实践指南》要求,戴无菌手套应采用无接触式戴无菌手套方法,有自戴无菌手套方法和协助戴无菌手套方法两种。

(一) 自戴无菌手套方法

(1) 穿无菌手术衣时双手不露出袖口。

(2) 隔衣袖取手套,一只置于同侧的掌侧面,指端朝向前臂,拇指相对,反折边与袖口平齐,隔衣

Note

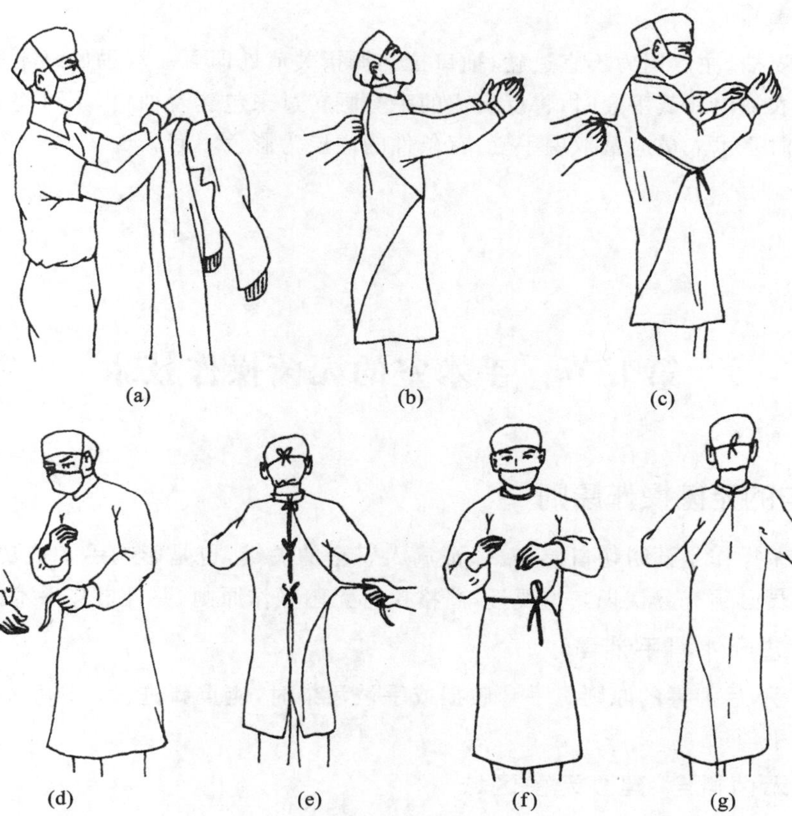

图 4-4-2　全遮盖式手术衣穿法

袖抓住手套边缘并将之翻转包裹住袖口。

(3) 同法戴另一只手套，向近心端拉衣袖，注意用力不宜过猛，袖口拉到拇指关节处即可。整理双手至舒适。

无接触式戴手套如图 4-4-3 所示。

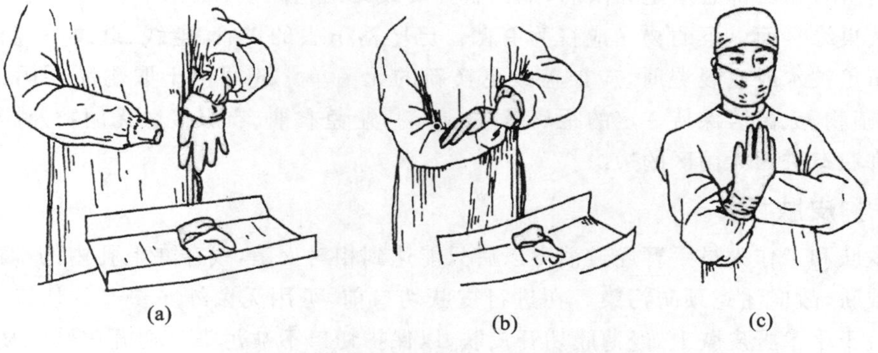

图 4-4-3　无接触式戴手套

(二) 协助戴无菌手套方法

协助者撑开一只手套，拇指对准被戴者，手指自然下垂，协助被戴者将手伸入手套内，并包裹袖口。

(三) 脱手套方法

(1) 用戴手套的手抓取另一只手的手套外面翻转摘除。

(2) 用已摘除手套的手伸入另一只手套内侧面翻转摘除，注意清洁手不被手套外侧面所污染。

（四）注意事项

向近心端拉衣袖，注意用力不宜过猛，袖口拉到拇指关节处即可。双手始终不能露于衣袖外，所有操作双手均在衣袖内。戴手套时，将反折边的手套翻转过来包裹着袖口，不可将腕部裸露。感染、骨科等病人手术时手术人员应戴双层手套，有条件的内层为彩色手套。

（李么琴）

第五节　手术室的无菌操作技术

一、手术中的无菌操作原则

手术中的无菌操作是预防切口感染、保证病人安全的关键，也是影响手术成功的重要因素。所有参加手术的人员必须充分认识其重要性，严格执行无菌操作原则，并且贯穿手术的全过程。

（一）认真进行外科手消毒

应遵循先洗手，后消毒的原则。手套破损或手被污染时，应重新进行外科手消毒。另一台手术前也应进行外科手消毒。

（二）明确无菌概念、建立无菌区域

手术人员一经“洗手”，手臂即不准接触未经消毒的物品。穿无菌手术衣及戴好无菌手套后，背部、腰部以下和肩部以上都应视为有菌区，不能再用手触摸。手术人员应肘部内收，双手靠近身体，既不可高举过肩也不可下垂过腰或交叉于腋下。手术台边缘以下的布单不可接触，无菌桌仅桌缘平面以上属无菌区，手术护士、巡回护士都不应接触无菌桌缘平面以下的桌布。

（三）保持无菌物品的无菌状态

无菌区内所有物品都必须是灭菌的，如稍有怀疑或无菌包破损、潮湿即应立即更换；凡坠落于手术台边或无菌桌缘平面以下的物品应视为有菌。已坠落下去的皮管、电线、缝线不应再向上提拉或再用。无菌布单被水或血浸湿时，应加盖或更换新的无菌单。巡回护士取物品要用无菌持物钳夹取，并应与无菌物、无菌区保持一定的距离(约 30 cm)，避免衣袖、衣服接触无菌物及跨越无菌区，倾倒浴液时只许瓶口进入无菌区的边缘。

（四）保护皮肤切口

病人的皮肤和工作人员手臂经过消毒以后只能达到相对灭菌，残存在毛孔内的细菌对开放的切口有一定的威胁，故应注意预防污染。在进行皮肤切口前，可用无菌纱布垫遮住切口两旁或用无菌聚乙烯薄膜盖于手术野皮肤上，经薄膜切开皮肤，以保护切口不被污染。切开皮肤和皮下脂肪层后，边缘应以大纱布垫或手术巾遮盖并固定，仅显露手术切口 5%。凡与皮肤接触的刀片和器械不应再用。在延长切口或进行缝合前应再用 0.5%碘伏消毒液消毒皮肤一次。

（五）正确传递物品和调换位置

手术时不可在手术人员背后或头顶方向传递器械及手术用品，手术者或助手需要器械时应由洗手护士从器械升降台侧正面方向递给。如因手术需要移动，应面向无菌区，与另一手术人员换位时，应先退后一步，转过身，背对背地转到另一位置上；在经过未穿手术衣人员面前时，应互相让开，以免碰撞污染。

（六）污染手术的隔离技术

进行胃肠道、呼吸道、宫颈等产生污染物的手术时，在切开空腔前应用纱布垫保护周围组织，并随时吸除外流的内容物。被污染的器械和其他物品应放在专用污染盘内，避免与其他器械接触，污染的缝针和持针器应在等渗盐水中刷洗。全部污染步骤完成后，手术人员应使用无菌水冲洗或更换手套，以尽量减少细菌的污染。

（七）减少空气污染、保持空气净化效果

手术时门窗应关闭，尽量减少在手术间内走动。手术过程中应保持肃静，避免不必要的谈话。咳嗽、打喷嚏时应将头转离无菌区，避免飞沫污染。请他人擦汗时，头应转向一侧，不使纱布纤维落入无菌区。口罩若潮湿应更换。有人要参观手术时，每个手术间参观人数不宜超过 2 人，参观者不可过于靠近手术人员或站得过高，也不可在室内频繁走动。

（八）连台手术间的处理

上一台手术结束，手术人员应重新外科洗手、更换无菌手术衣、戴无菌手套；上一台手术物品不可用于下一台手术；两台手术之间间隔时间应超过 30 min；手术间地面及物品应清洁，手术间有血液、分泌物污染时应用消毒液擦拭。

二、无菌器械桌的准备

无菌器械桌用于术中放置器械，由巡回护士和器械护士共同准备。巡回护士将手术包、敷料包放于桌上，用手打开第一层包布，注意只能接触包布的外面，由里向外展开，手臂不可跨越无菌区。用无菌持物钳打开第二层包布，先对侧后近侧。而器械护士穿好无菌手术衣和戴好无菌手套后，用手打开第三层包布。铺在台面上的无菌巾共 6 层，无菌单应下垂至少 30 cm，将器械按使用先后分类，并有序地摆于器械桌上（图 4-5-1）。放置在无菌桌内的物品不能伸至桌缘外。若无菌桌单被水或血浸湿，则失去无菌隔离作用，应加盖干的无菌巾或更换。若为备用无菌桌（连台手术），应使用双层无菌巾盖好，有效期 4 h。

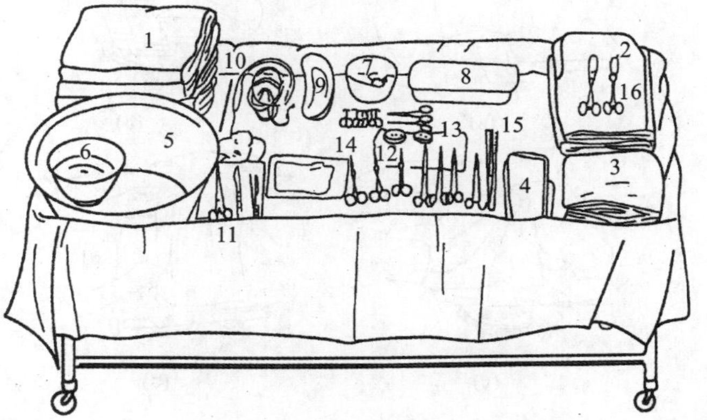

图 4-5-1　无菌桌无菌物品的摆放

三、手术区铺单法

（一）铺盖手术单的目的

铺盖无菌手术单的目的是建立一个无菌区，显露手术切口所必需的皮肤区，遮盖住其他部位，以避免和尽量减少手术中的污染。也可在切口皮肤上加用一次性无菌手术薄膜的方法，切开皮肤后薄膜仍黏附于伤口边缘，可防止皮肤上尚存的细菌在术中进入伤口。尊重病人隐私，避免不必要的暴露。

(二)铺盖手术单的原则

(1) 铺单一般由器械护士和台上手术医生完成。铺单时操作者手臂及无菌手术单不可与有菌物品接触。无菌手术单不能接触工作人员腰以下的无菌衣或其他部位，一经污染必须立即更换。铺大孔单展开时，应把手卷在无菌手术单内，以免手被污染。

(2) 严格遵循铺单顺序和方法。通常第一层手术单是按照从相对清洁到清洁、由远至近的方向铺盖的。先铺四块治疗巾，通常先铺操作者的对面，或铺相对不洁区(如会阴部、下腹部和头部)，最后铺靠近操作者的一侧(如腹部手术，铺盖顺序为下方、对侧、上方、本侧或下方、上方、对侧、本侧)，再在上方、下方各铺一中单，最后铺盖大无菌单。

(3) 按切口位置准确铺单，无菌手术单一般距离切口中心 2～3 cm，无菌单铺盖后不宜移动，如果必须移动，只能由手术区向外移，而不能向内移。

(4) 铺单时，既要避免手术切口暴露太小，又要尽量少使切口周围皮肤显露在外。手术区周围一般应有六层无菌巾遮盖，其外周至少有两层，大单垂至手术台缘下至少 30 cm；小手术仅铺无菌孔巾一块即可。

(5) 铺单范围头端要铺盖过病人头部和麻醉架，两侧及足端应下垂超过手术台边缘 30 cm。

(6) 可以用巾钳或无菌贴膜固定无菌手术单，以免无菌手术单移动后造成污染。

(7) 术中无菌手术单如被水或血浸湿，应加盖另一无菌手术单以隔离无菌区。

(三)铺盖手术单的方法

下面以腹部手术的无菌巾单铺放为例进行介绍(图 4-5-2)。

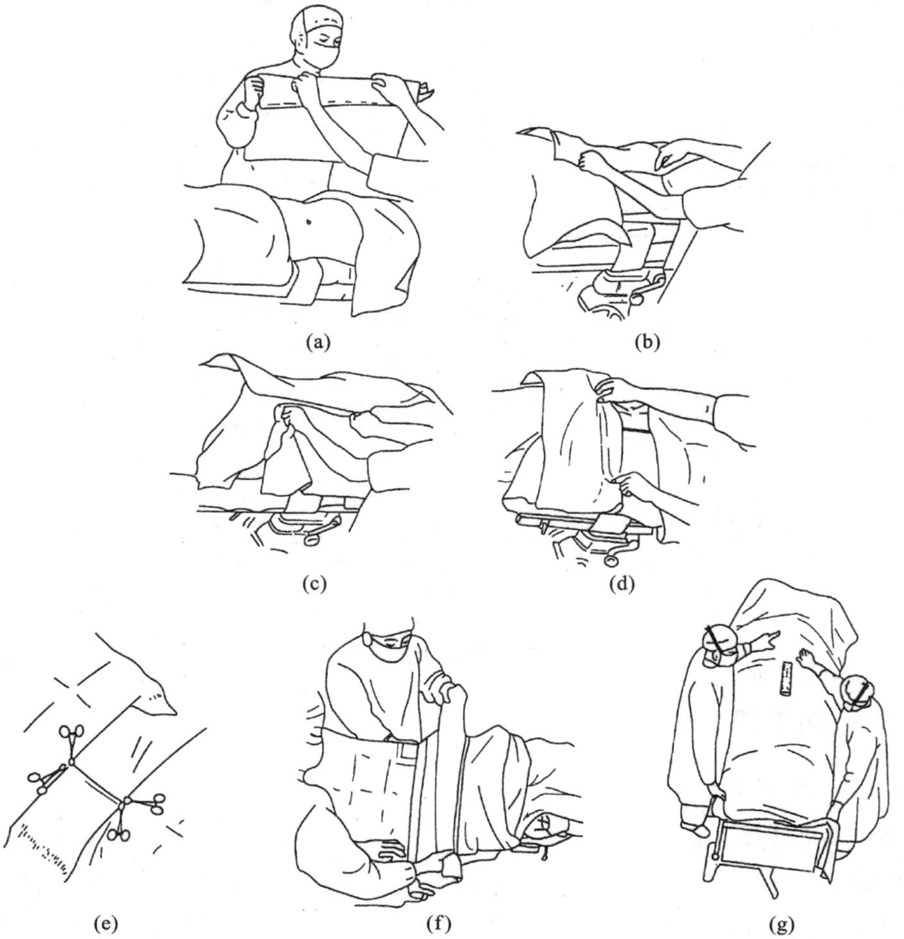

图 4-5-2 腹部手术铺单法

1. 第一步，铺无菌巾

(1) 器械护士把四块无菌巾反折边 1/3，第 1、2、3 块无菌巾的折边 1/3 朝向第一助手，第 4 块无菌巾的折边朝向自己，按顺序传递给第一助手。

(2) 第一助手接过折边的无菌巾，分别铺于切口下方、上方及对侧，最后铺近侧。距离切口线 3 cm 以内，位置要准确，如需少许调整，只能由手术区向外移，而不应向内移动。用巾钳固定手术巾的四个交角处，也可用无菌贴膜固定。

(3) 若铺巾的医师已穿好无菌手术衣，则铺巾顺序改为先下后上，再近侧后对侧。

2. 第二步，铺手术中单　将两块无菌中单分别铺于切口的上方和下方。头侧应盖过麻醉架，足侧盖过手术器械托盘及床尾。铺巾者需注意避免自己的手触及未消毒物品。

3. 第三步，铺手术洞单　将有孔洞的剖腹大单正对切口，短端向头部，长端向足部(一般有红箭头作为方向标志)，由上而下分别展开，展开时手卷在剖腹单里面，以免污染。要求上方盖住麻醉架。下方盖住器械托盘，两侧和足端应超过手术台的边缘 30 cm。

无菌手术单也有一次性制品，质地好，使用简单方便，但价格较高。

(李么琴)

目标检测

目标检测
答案解析

1. 穿无菌衣和戴无菌手套后必须保持无菌的部位是(　　)。
A. 整个胸、腹、背部和双上肢
B. 整个颈肩、胸、腹、背部
C. 腰部以上的前胸、后背和双上肢
D. 腰部以上的前胸和肩部
E. 腰部以上的前胸、侧胸和双上肢

2. 洁净手术室的空气洁净度和生物微粒的监测时间是(　　)。
A. 每日 1 次　B. 每周 1 次　C. 每 2 周 1 次　D. 每月 1 次　E. 每 2 月 1 次

3. 高压灭菌后的物品在夏天一般可保留(　　)。
A. 4 日　B. 1 周　C. 2 周　D. 3 周　E. 1 个月

4. 第一助手接过折边的无菌巾，最后铺的是(　　)。
A. 切口下方　B. 上方　C. 对侧　D. 自身侧　E. 随医生习惯

5. 手术切口四周皮肤消毒范围至少在(　　)。
A. 5～10 cm　B. 10～15 cm　C. 15～20 cm　D. 20～25 cm　E. 25～35 cm

第五章　麻醉病人的护理

本章 PPT

学习目标

1. 了解麻醉、全身麻醉、吸入麻醉、静脉麻醉、局部麻醉、椎管内麻醉、蛛网膜下腔阻滞、硬脊膜外阻滞、吸入全麻、静脉麻醉、复合麻醉的概念。

2. 了解麻醉前常用药物的种类和使用目的。

3. 熟悉局麻药中毒的原因，各种临床表现及急救措施。

4. 掌握各种麻醉的并发症及处理原则。

导学案例

病人，女，42 岁，无意中发现右侧乳房外上方肿块 1 个月就诊。体格检查：右侧乳房局部皮肤凹陷，于外上象限扪及一约 2 cm×2 cm×2 cm 肿块，质地较硬，与周围组织边界不清。初步诊断为“右侧乳腺癌”。拟行手术治疗。问题：

1. 麻醉前需要做哪些准备？

2. 麻醉过程中可能出现哪些并发症，如何预防和处理？

第一节　概　　述

麻醉是指通过麻醉药物或其他方法，暂时性抑制痛觉或痛觉传导，以达到手术能顺利进行的目的所采取的措施。一个好的麻醉不仅要无痛，而且更重要的是要安全，并且可以依据手术的需要使肌肉松弛便于手术的进行，它是保证手术安全、减轻病人痛苦、创造良好手术条件的重要措施之一，也是现代外科治疗不可或缺的重要组成部分。麻醉学已由单纯满足手术病人无痛的、任务单一的外科学分支，发展为包括临床麻醉、疼痛治疗、急救复苏和重症监测治疗等多个领域的临床二级学科。工作范围从单纯的手术室扩展到病房、门诊、急诊等场所。

根据麻醉部位、实施方法和麻醉药物不同，麻醉方法分为全身麻醉（全麻）和局部麻醉（局麻）两大类。前者又分为吸入麻醉、静脉麻醉及复合麻醉；后者又分为表面麻醉、局部浸润、区域阻滞、神经阻滞及椎管内麻醉（包括蛛网膜下腔麻醉及硬膜外腔麻醉）。临床麻醉是麻醉医师最主要的日常工作。麻醉方法的选择取决于病情特点、手术性质和要求以及麻醉方法本身的优缺点，应以麻醉者自

Note

身的基础知识与临床经验，以及设备与监测条件等方面因素来选择。如局部浅表小手术采用局麻，颅内手术采用全麻，颈部手术多采用颈丛神经阻滞，上肢较大范围的手术可用臂丛麻醉，脐以下手术可用蛛网膜下腔麻醉，上腹部手术可用硬膜外腔麻醉，开胸手术使用气管内全麻，血压不稳定、高血压等病人不宜采用蛛网膜下腔麻醉等。麻醉方法选择的总原则是在保证病人安全的前提下满足手术的要求，尽量选择对病人最为有利的麻醉方法和药物。

（李么琴）

第二节　麻醉前病人的护理

为了提高麻醉的安全性，增强病人对麻醉和手术的耐受力，减少麻醉期间和麻醉后的并发症，必须做好麻醉前的护理工作。

一、护理评估

（一）健康史

了解病人以往的麻醉史和手术史、药物过敏史，尤其是近期有无使用强心剂、降压、降糖、镇静催眠、镇痛等药物及其剂量。

（二）身体状况

重点评估病人生命体征，心、肺、肝、肾和脑等重要脏器功能状况，水、电解质和酸碱的平衡情况，穿刺部位或邻近部位皮肤有无感染，脊柱有无畸形，牙齿有无缺损、松动和义齿。

（三）实验室及其他检查

（1）血、尿、粪便常规检查，出/凝血时间检查、血气分析、电解质测定，肝、肾功能检查等，心电图和胸片等。

（2）目前临床上常用美国麻醉医师协会（ASA）的病情分级方法来判断病人对手术和麻醉的耐受力（表 5-2-1）。

表 5-2-1　ASA 病情分级

病情分级	标　准	死亡率/（%）
Ⅰ	体格健康，发育营养良好，各器官功能正常	0.06～0.08
Ⅱ	除外科疾病外，有轻度并存在疾病，功能代偿健全	0.27～0.40
Ⅲ	并存疾病较严重，体力活动受限，但尚能应付日常活动	1.82～4.30
Ⅳ	并存疾病严重，丧失日常活动能力，经常面临生命威胁	7.80～23.0
Ⅴ	无论手术与否，生命难以维持 24 h 的濒死病人	9.40～50.7

注：如系急症手术病人，在每级数字后标“急”或“E”（emergency），表示风险较择期手术增加。

一般认为，Ⅰ、Ⅱ级病人麻醉和手术耐受力良好，风险较小；Ⅲ级病人麻醉和手术耐力减弱，风险较大，麻醉前准备要充分，对麻醉期间可能发生的并发症要采取有效措施，积极预防；Ⅳ级病人麻醉风险极大，即使术前准备充分，围手术期死亡率仍很高；Ⅴ级为濒死病人，麻醉和手术都异常危险，不宜行择期手术。

Note

二、护理诊断/问题

(1) 焦虑或恐惧　与担心麻醉和手术风险有关。

(2) 有呼吸、循环功能异常的危险　与身体机能与麻醉和手术不相适应有关。

(3) 知识缺乏　缺乏有关配合麻醉及手术的知识。

三、护理目标

(1) 病人焦虑、恐惧减轻或消失。

(2) 病人能复述配合麻醉前医疗和护理工作的内容和方法。

(3) 病人营养状态改善，对麻醉及手术的耐受力得到提高。

四、护理措施

1. 心理护理　手术病人无疑都有许多心理反应，麻醉的痛苦与安全、手术成功的可能性、术后并发症等，足可以使病人出现心理障碍。因此，医护人员要对焦虑或恐惧的病人进行适当的解释、安慰，消除其顾虑和紧张情绪，以和蔼可亲的态度向病人介绍麻醉方案及配合方法，以取得病人积极配合。

2. 增强病人对麻醉和手术的耐受力　术前改善病人的全身状况，纠正营养不良、贫血、内环境不稳定等。合并有心脏病者，改善心功能，应将血压控制在 180/100 mmHg 比较安全；有呼吸系统疾病者，停止吸烟至少 2 周，并做深呼吸、有效咳嗽训练，痰液黏稠者给予雾化吸入，应用抗生素控制肺部感染；合并糖尿病者，尽量将空腹血糖控制在 8.3 mmol/L 以下。

3. 饮食护理　择期手术前常规保持胃的排空，以免反流、呕吐导致误吸，甚至窒息或吸入性肺炎。因此，择期手术的成年人应在麻醉前 8～12 h 禁食，麻醉前 4～6 h 禁饮；小儿麻醉前 4～8 h 禁食(奶)，麻醉前 2 h 禁饮。急诊手术的饱腹病人，麻醉前可行气管插管以免呕吐误吸甚至窒息。

4. 麻醉前用药　其目的是消除病人紧张、焦虑及恐惧的情绪，使病人在麻醉前能够情绪稳定，充分合作。同时也可增强全麻药的效果，减少全麻药用量及副作用，对一些不良刺激可产生遗忘作用；提高病人的痛阈，缓和或解除原发病或麻醉前有创操作引起的疼痛；抑制呼吸道腺体的分泌功能，减少唾液分泌，保持口腔内的干燥，以防发生误吸；消除因手术或麻醉引起的不良反应，特别是迷走神经反射，抑制因激动或疼痛引起的交感神经兴奋，以维持血流动力学稳定。常用药物有以下几种。

(1) 镇静药　这类药具有镇静催眠、抗焦虑、抗惊厥及中枢性肌肉松弛的作用，对局麻药的毒性反应有一定的预防和治疗效果。成人常用地西泮 5～10 mg，诱导前 1 h 口服，不宜肌内注射。异丙嗪除镇静作用外还具有抗吐、抗心律失常和抗组胺作用，成人用 12.5～25 mg 肌内注射。

(2) 催眠药　主要为巴比妥类药，具有镇静、催眠、抗惊厥的作用，常用于预防局麻药的毒性反应。常用苯巴比妥钠 1～2 mg/kg 于术前 1 h 肌内注射。

(3) 麻醉性镇痛药　又称为阿片类药物，具有较强的镇痛作用。与全麻药起协同作用，增强麻醉效果，从而减少麻药用量；剧痛病人麻醉前使用可使其安静合作；椎管内麻醉前使用能减轻内脏牵拉反应；局麻前使用可强化麻醉效果。常用吗啡 0.1 mg/kg 或哌替啶 0.6～1.2 mg/kg 于麻醉前 1 h 肌内注射。吗啡有抑制呼吸中枢的作用，故小儿、老年人应慎用，孕妇、新生儿及呼吸功能障碍者禁用。

(4) 抗胆碱药　抑制呼吸道黏液和口腔唾液分泌，解除平滑肌痉挛，有利于呼吸道通畅，还能抑制迷走神经兴奋，避免手术时心动过缓或心搏骤停，是全麻和椎管内麻醉前不可缺少的药物，常用阿托品 0.5 mg 于麻醉前 30 min 肌内注射。由于阿托品能抑制汗腺分泌，提高基础代谢率并影响心血管系统的活动，故甲状腺功能亢进症、高热、心动过速等病人不宜使用，可用东莨菪碱 0.3 mg 肌内注射。

(李么琴)

第三节　局部麻醉病人的护理

局部麻醉简称局麻，是指在病人神志清醒状态下，将局麻药应用于身体局部，使机体某一部分的感觉神经传导功能暂时被阻断，运动神经传导保持完好或同时有程度不等的被阻滞状态。这种阻滞应完全可逆，不产生任何组织损害。局麻的优点在于简便易行、安全、病人清醒、并发症少和对病人生理功能影响小。

一、常用局麻药

常用的局麻药分为酯类（如普鲁卡因和丁卡因等）和酰胺类（如利多卡因和布比卡因等），使用时要注意每种药物的理化性质、麻醉效能、起效时间（表 5-3-1）。

表 5-3-1　常用局麻药比较

项目	麻醉药种类	普鲁卡因	丁卡因	利多卡因	布比卡因	罗哌卡因
理化性质	解离常数（pK_a）	8.9	8.4	7.8	8.1	8.1
	脂溶性	低	高	中等	低	高
	血浆蛋白结合率	58%	76%	64%	95%	94%
麻醉性能	效能	弱	强	中等	强	强
	弥散性能	弱	强	强	中等	中等
	毒性	弱	强	中等	中等	中等
起效时间	表面麻醉	—	慢	中等	—	—
	局部浸润	快	—	快	快	快
	神经阻滞	慢	慢	快	中等	中等
	作用时间	0.75～1 h	2～3 h	1～2 h	5～6 h	4～6 h
	一次限量*	1000 mg	40 mg（表面麻醉） 80 mg（神经阻滞）	100 mg（表面麻醉） 400 mg（神经阻滞）	150 mg	150 mg

* 指成人剂量，使用应根据具体病人、具体部位决定。

（一）酯类

1. 普鲁卡因　常用的局麻药之一，对黏膜的穿透力弱，一般不用于表面麻醉，常局部注射，多用于浸润麻醉、传导麻醉、蛛网膜下腔麻醉和硬膜外麻醉。普鲁卡因在血浆中能被酯酶水解，转变为对氨苯甲酸（PABA）和二乙氨基乙醇，前者能对抗磺胺类药物的抗菌作用，故应避免与磺胺类药物同时使用。普鲁卡因也可用于损伤部位的局部封闭，有时可引起过敏反应，故用药前应做皮肤过敏试验，对本药过敏者可用利多卡因代替。

2. 丁卡因　又称地卡因，作用及毒性均比普鲁卡因强 10 倍，亲脂性高，穿透力强，易进入神经，也易被吸收入血。最常用作表面麻醉、腰麻及硬脊膜外腔麻醉，一般不用于浸润麻醉。此药与神经脂质亲和力较大，在血中被胆碱酯酶水解速度较普鲁卡因慢，故作用较持久，持续时间为 2～3 h。

3. 罗哌卡因 作用强度和药代动力学与布比卡因类似，其阻断痛觉的作用较强而对运动的作用较弱，作用时间短，对心肌的毒性比布比卡因小，有明显的收缩血管作用。适用于硬膜外麻醉、臂丛麻醉和局部浸润麻醉，对子宫和胎盘血流几乎无影响，故适用于产科手术麻醉。

(二) 酰胺类

1. 利多卡因 利多卡因是目前应用最多的局麻药。相同浓度下与普鲁卡因相比，利多卡因具有起效快、作用强而持久、穿透力强及安全范围较大等特点，同时无扩张血管作用及对组织几乎没有刺激性。可用于多种形式的局麻，有全能麻醉药之称，主要用于传导麻醉和硬膜外麻醉。本药也可用于心律失常的治疗，对普鲁卡因过敏者可选用此药。

2. 布比卡因 又称麻卡，是目前常用局麻药中作用维持时间最长的药物，为 5～10 h。其局麻作用较利多卡因强 4～5 倍，安全范围较利多卡因宽，无血管扩张作用。主要用于浸润麻醉，传导麻醉和硬膜外麻醉。

二、常用局部麻醉方法

(一) 表面麻醉

将穿透力强的局麻药施用于黏膜表面，使其透过黏膜而阻滞其浅表的神经末梢以产生黏膜麻醉。用于眼、鼻、口腔、咽喉、气管、尿道等处的浅表手术或内镜检查，方法有点滴、涂敷、喷雾、灌注等。常用药：1%～2%丁卡因，一次限量为 40 mg；2%～4%利多卡因，一次限量为 200 mg。因黏膜供血丰富，药物可被迅速吸收而易中毒，故表面麻醉药的剂量应减至相当于浸润麻醉药最大剂量的 1/4～1/2。

(二) 局部浸润麻醉

将局麻药注射于手术部位的各层组织内，使神经末梢发生传导阻滞，称为局部浸润麻醉。其方法是先在皮肤切口一端皮内注射一皮丘，继续沿切口走行方向做成一连串皮丘，做新皮丘时注射针应在前一皮丘内刺入，故局麻药只有第一针刺入时才有痛感，此即一针技术。然后进行分层注射，即第一针注射范围由皮丘按解剖层次向四周及深部扩大浸润范围。注药时应将较大量麻药在短时间内加压注入，使麻药在组织内产生水压作用，即为张力性浸润，因此麻药能与神经末梢广泛而均匀地接触，使麻醉效果更为增强。每次注药前都要回抽注射器，以免误注入血管内。常用 0.5%～1%普鲁卡因，一次总量不超过 1 g。浸润麻醉的优点是麻醉效果好，对机体的正常功能无影响；缺点是用量较大，麻醉区域较小，在复杂的手术时，因所需药量较大而易产生全身毒性反应。

(三) 区域阻滞

采用局部浸润的方法，由皮丘向四周及深层组织扩大浸润，由点成线、由线成面，由许多面成为一立体阻滞区域，对手术区形成一包围圈，以阻滞神经纤维的向心传导，即为区域阻滞麻醉。该法常用于囊肿切除、肿块活体组织检查等。其优点是能避免穿刺病理组织，不会使手术区的局部解剖因注药而难以辨认。

(四) 神经及神经丛阻滞

将局麻药注射于神经干(丛或节)的周围，以阻滞其神经传导，使该神经支配区产生麻醉作用，称神经阻滞麻醉。此法能以少量的局部麻醉药产生较大的无痛区，效果好而安全，常用的有臂丛神经麻醉、颈丛神经阻滞等。

三、护理评估

(1) 心理状态　观察病人精神紧张、焦虑和恐惧的程度。

(2) 麻醉前准备情况　了解病人局部麻醉药过敏史及皮试结果，是否按照要求禁饮食、是否接受了麻醉前用药。

(3) 了解心、肝、肾功能情况　估计病人对局麻药物的耐受力。

(4) 监测生命体征　监测体温、脉搏、呼吸、血压等。

四、常见护理诊断/问题

(1) 焦虑、恐惧　与面临麻醉及手术风险和手术室环境陌生有关。

(2) 潜在并发症：局麻药毒性反应、过敏反应等。

五、护理目标

(1) 病人焦虑或恐惧程度减轻。

(2) 病人潜在并发症能被及时发现，并得到有效处理。

六、护理措施

(一) 麻醉前护理

1. 饮食　一般小手术可不必禁饮食。手术范围大，可能需要转为其他麻醉者，需按常规禁食和禁饮。

2. 术前用药　常规应用苯巴比妥钠镇静，较大手术可用哌替啶进行强化麻醉，但门诊手术病人不宜用哌替啶，以免引起头晕或回家途中发生意外。

3. 过敏试验　普鲁卡因、丁卡因使用前需做皮肤过敏试验(皮试)，皮试阳性或有过敏史者，可改用利多卡因。

(二) 防止局麻药毒性反应

局麻药短时间内进入血液循环超过机体的耐受极限可引起毒性反应。

1. 原因　①局麻药过量。②单位时间内药物吸收过快，如注射到含血管丰富的部位或误入血管内。③机体对局麻药的耐受性降低，多见于恶病质、严重感染、严重贫血、肝功能不良、维生素缺乏、高热等病人。④药物间的相互作用，如同时使用两种局麻药而不减量(按规定两种同类药物相加剂量应相当于其中一种药的最大剂量)。

2. 症状　主要表现为中枢神经及循环系统的变化。中枢神经的抑制性神经元容易遭受局麻药的抑制，结果使兴奋性神经元的作用相对加强，由此引起中枢兴奋和惊厥。如局麻药浓度再升高，则使兴奋和抑制性神经元都受到抑制，即引起中枢系统的全面抑制，表现为神志淡漠或昏迷、呼吸抑制或停止、循环衰竭等。局麻药中毒时除直接舒张外周血管外，亦抑制心肌的收缩和传导，使心排血量下降，导致低血压、循环衰竭甚至心搏骤停。

3. 治疗　①立即停用局麻药。②支持呼吸和循环功能，如人工呼吸、给氧和使用升压药，心跳停止时应立即复苏。③抗惊厥：静脉注射安定 0.1～0.2 mg/kg 或 2.5%硫喷妥钠 3～5 mL，亦可用速效肌松药。

4. 预防　①限量使用：如普鲁卡因一次用量不得超过 1 g，利多卡因不得超过 0.4 g，丁卡因不得超过 0.1 g。②限制浓度：如浸润麻醉普鲁卡因浓度不超过 1%。③防止局麻药过快进入血液循环，即每次推药前必须回吸无血。④在血液循环丰富部位手术，麻醉药中加入适量的肾上腺素，通常每 100 mL 局麻药中加入 0.1%肾上腺素 0.3 mL。但高血压、心脏病、甲状腺功能亢进症、老年病人及指(趾)端手术者忌加肾上腺素。⑤年老、体弱及对麻醉药耐受力差的病人，用药更要限量和限制浓度。

(三) 防止局麻药过敏反应

有极少数病人在使用局麻药后出现皮肤黏膜水肿、荨麻疹、哮喘、低血压或休克等症状，称为过敏反应,局麻药过敏反应分为即刻反应和迟缓反应两种。酰胺类局麻药较酯类局麻药过敏反应发生率低。麻醉前应询问病人过敏史和家族史,并做过敏试验,用药时可先给予小剂量,若病人无特殊主诉和异常再给予适当量。一旦发生过敏反应立即停药,进行抗过敏处理,对严重病人的抢救应立即静脉注射肾上腺素 0.2~0.5 mg,然后给予糖皮质激素和抗组胺药物。

(四)麻醉后护理

局麻手术对机体影响小,除出现毒性反应或过敏反应外,一般不需要特殊护理,必要时给予静脉输液,术后观察半小时无异常反应即可离去。

(李么琴)

第四节　椎管内麻醉病人的护理

椎管内麻醉是指将局麻药注入椎管的蛛网膜下隙或硬脊膜外腔,从而使部分脊神经传导功能发生可逆阻滞的麻醉方法,椎管内麻醉包括蛛网膜下隙阻滞、硬脊膜外阻滞和腰麻-硬膜外腔联合阻滞。椎管内麻醉时,病人意识清醒,镇痛效果确切,肌松弛良好,但可以引起血压下降、恶心呕吐、呼吸抑制等不良反应,也不能完全消除内脏牵拉反应。

一、蛛网膜下隙阻滞

蛛网膜下隙阻滞是将局麻药注入蛛网膜下隙,阻断部分脊神经传导功能而引起相应支配区域麻醉作用的麻醉方法,又称脊椎麻醉或腰麻。

(一)适应证

腰麻适用于持续 2~3 h 的下腹部、盆腔、下肢和肛门会阴部手术,如阑尾切除术、疝修补术、痔切除术、肛瘘切除术及半月板摘除术等,由于腰麻后神经系统并发症较多,麻醉时间受到限制,临床上不常用,现多被硬脊膜外腔阻滞所取代。

(二)禁忌证

①中枢神经系统疾病,如脑脊髓膜炎、颅内高压症等;②严重休克、贫血、脱水;③穿刺部位或邻近部位皮肤感染;④脊柱畸形、外伤;⑤急性心力衰竭或冠心病发作;⑥精神病病人或小儿等不合作者。

(三)常用局麻药

常用的蛛网膜下隙阻滞局麻药有普鲁卡因、丁卡因和布比卡因,均为纯度较高的白色结晶。用10%葡萄糖溶液溶解,其比重高于脑脊液,称为重比重液;用蒸馏水溶解时其比重低于脑脊液,称为轻比重液。临床上多用前者,因其有利于控制麻醉平面的高度。

(四)方法

病人通常取弯腰侧卧位,成人穿刺点一般选在 L_4~L_5 或 L_3~L_4 椎间隙穿刺。局部常规消毒及麻醉后,戴橡皮手套,用 20~22 号穿刺针沿棘突方向缓慢刺入,经皮肤、皮下组织、棘上韧带、棘间韧带、黄韧带、硬脊膜和蛛网膜而进入蛛网膜下腔(图 5-4-1)。抽出针芯流出脑脊液,即提示穿刺成功,注入局麻药后将穿刺针拔出。腰麻后可致头痛,所以腰麻后应常规采取去枕平卧 4~6 h。

(五)麻醉平面的调节

腰麻的麻醉平面是指麻醉后皮肤痛觉消失的最高界面。影响麻醉平面的因素很多,如局麻药的

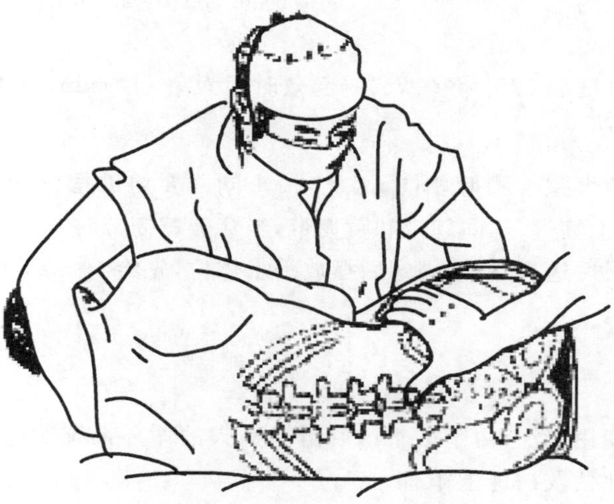

图 5-4-1　腰椎间隙定位

比重、剂量、容积、病人身高、脊柱生理弯曲和腹腔压力等，通常根据手术区对麻醉平面的要求，在腰麻注药后 5～10 min，通过改变病人体位来调节麻醉平面。如取坐位，可得到肛门会阴部麻醉；取侧卧位，可得到单侧腹部及下肢的麻醉；取头高足低仰卧位，可得到双下肢和腹部麻醉；取头低足高仰卧位，则麻醉平面逐渐上升，但最高以不超过 T_6 为宜，否则会严重扰乱病人的循环、呼吸系统，而威胁病人的生命安全。

二、硬脊膜外阻滞

硬脊膜外阻滞又称硬膜外阻滞或硬膜外麻醉，是将局麻药注入硬膜外腔，阻滞脊神经传导功能，使其支配区域的感觉或运动功能丧失的麻醉方法。

（一）适应证

硬膜外阻滞适用于头部以外的任何部位的手术，最常用于横膈以下的各种腹部、腰部及下肢手术。由于穿刺后保留导管可间歇给药，不受手术持续时间的限制，目前在临床上应用较为广泛。

（二）禁忌证

与腰麻相似，硬膜外阻滞对中枢神经系统疾病、休克、穿刺部位或邻近部位皮肤感染、脊柱严重畸形、凝血机制障碍等病人均属禁忌；对老年人及妊娠、贫血、高血压、心脏病、低血容量等病人的使用应非常谨慎，减少用药剂量，加强病人管理。

（三）分类

1. 根据给药方式分类　可分为单次硬膜外阻滞和连续硬膜外阻滞两种，临床常用后者。

2. 根据神经阻滞部位不同分类

（1）高位硬膜外阻滞　于 C_3～T_{12} 之间进行穿刺，阻滞颈部及上胸段脊神经，适用于甲状腺、上肢或胸壁手术，目前已罕用。

（2）中位硬膜外阻滞　穿刺部位在 C_6～T_{12} 之间，常用于腹部手术。

（3）低位硬膜外阻滞　穿刺部位在腰部各棘突间隙，用于下肢及盆腔手术。

（4）骶管阻滞　经骶管裂孔进行穿刺，阻滞骶神经，适用于肛门、会阴部手术。

（四）常用局麻药

1. 利多卡因　常用浓度为 1%～2%，起效时间为 5～8 min，作用维持时间约 1 h，反复用药后易出现快速耐药性。

2. 丁卡因 常用浓度为0.25%～0.33%，起效时间为10～20 min，作用维持时间为1.5～3 h；成人一次最大用量为60 mg。

3. 布比卡因 常用浓度为0.5%～0.75%，起效时间为7～10 min，作用维持时间为2～3 h。

(五) 方法

硬膜外阻滞穿刺体位大致与腰麻相同，因此，护士同样要协助摆好相似的体位。常规消毒、铺巾，穿刺经皮肤、皮下、棘上韧带、棘间韧带和黄韧带，当穿破黄韧带时有一种突破感，阻力消失，回抽无脑脊液，测试负压，无误后送入导管，固定后摆放手术体位，先给予试验量，观察5～10 min，无腰麻现象，即可开始正式给药。

三、护理评估

椎管内麻醉在临床使用广泛，由于椎管内麻醉对病人的循环系统功能影响较大，所以必须做好椎管内麻醉病人的麻醉评估及护理工作。

1. 心理状态 观察病人精神紧张、焦虑和恐惧的程度。

2. 麻醉前准备情况 了解病人是否接受了麻醉前用药，是否按照要求禁饮食，麻醉部位皮肤有无感染、脊柱有无畸形。

3. 麻醉或手术史 了解病人有无麻醉或手术史，注意局麻药过敏史。

4. 生命体征 监测体温、脉搏、呼吸、血压等，尤其注意病人有无心脏病、体液失衡。

四、常见护理诊断/问题

(1) 心排血量减少 与麻醉后部分交感神经阻滞有关。

(2) 低效性呼吸型态 与麻醉平面过高或硬脊膜外腔阻滞麻醉时麻药误入蛛网膜下隙所致。

(3) 排尿异常 与骶神经被阻滞后恢复较晚、腹部和会阴部手术后切口疼痛、病人不习惯卧床排尿有关。

(4) 头痛 与腰穿时脑脊液漏出引起颅内压降低有关。

(5) 椎管内感染 与麻醉时无菌操作不严等因素有关。

五、护理目标

(1) 在麻醉恢复期病人血压平稳，心排血量正常。

(2) 病人呼吸功能得到有效恢复。

(3) 病人能自主排尿。

(4) 病人头痛得到预防或有效减轻。

(5) 及时发现和处理全脊髓麻醉，避免严重后果。

六、护理措施

(一) 体位

腰麻后为预防麻醉后头痛，需常规去枕平卧6～8 h，硬膜外麻醉后不会引起头痛，但因交感神经阻滞，血压多受影响，所以应平卧(可不去枕)4～6 h。

(二) 病情观察

密切监测病人生命体征，防止麻醉后并发症的出现。麻醉后早期每15～30 min测血压、脉搏、呼吸1次，并做好记录，病情稳定后可延长监测的间隔时间。同时还要观察病人的各种引流管的引流量、尿量、颜色、肢体的感觉和运动情况，如有异常应及时报告医生。

（三）腰麻常见并发症的预防和护理

1. 血压下降或心率减慢　血压下降是因为麻醉平面过高导致脊神经阻滞后麻醉区域血管扩张过多，回心血量减少、心排血量减少所致。心率减慢是因为交感神经被阻滞而迷走神经功能相对亢进，易导致心动过缓。预防和处理措施：术前有效控制血压，补足血容量；术中密切观察病人血压和心率变化，注意有无低血压和心动过缓出现，可按医嘱静脉注射麻黄碱收缩血管，提升血压；心动过缓者可以静脉注射阿托品。

2. 呼吸抑制　常见于肋间肌麻痹和呼吸中枢被抑制，病人感胸闷气短、呼吸抑制甚至发绀，全脊髓麻醉可致呼吸停止和心脏停搏。预防和处理措施：密切观察病人的呼吸、心率、血压和面色变化等，注意有无呼吸抑制的表现；如发现病人呼吸功能不全应及时采用面罩吸氧，如发生呼吸停止应立即做气管内插管并进行人工通气；如出现呼吸停止、心脏停搏，应立即行心肺复苏术。

3. 恶心、呕吐　主要原因有麻醉平面过高，引起低血压和呼吸抑制，导致脑缺血缺氧而兴奋呕吐中枢；麻醉和手术牵拉致迷走神经兴奋，使胃肠蠕动增强。预防和处理措施：麻醉前用阿托品降低迷走神经兴奋性；麻醉过程中密切观察病人有无恶心、呕吐；如发生呕吐，应采取针对性的措施，提升血压、吸氧、暂停手术牵拉等。

4. 腰麻后头痛　发生率为3%～30%，常发生于麻醉后2～7日，主要是因为脑脊液漏出导致颅内压降低和颅内血管扩张致血管性疼痛。典型症状为由平卧位转为坐位或直立位时出现剧烈头痛，尤其在咳嗽或突然活动时疼痛加剧，在平卧位时疼痛缓解。预防和处理措施：①麻醉时采用细针穿刺；②提高穿刺技术，避免反复穿刺；③围手术期足量补液并预防脱水；④腰麻术后采取去枕平卧4～6 h；⑤发生头痛者，予以平卧休息，给予镇痛药或安定类药物，或采取针灸或腹带捆绑腹部。严重者可于硬膜外腔注入生理盐水或5%葡萄糖溶液15～30 mL。

5. 尿潴留　较常见，主要是因为支配膀胱的骶丛神经被阻滞后恢复较慢，以及下腹部、肛门会阴部手术后切口疼痛和不习惯卧床排尿等所致。预防和处理措施：①指导病人术前练习卧床排尿；②如无禁忌可协助其下床排尿，以免膀胱过度充盈；③诱导排尿，可予以热敷膀胱区或者针刺足三里、三阴交、阳陵泉等穴位；④如上述措施无效应予以留置导尿管，解除尿潴留。

（四）硬膜外阻滞常见并发症的预防和护理

1. 全脊髓麻醉　全脊髓麻醉是硬膜外阻滞最危险的并发症。因穿刺或导管误入蛛网膜下隙，将全部或大部分局麻药误注入蛛网膜下隙而引起的全脊髓神经阻滞现象。病人可在注药后数分钟内出现呼吸困难、血压下降、意识模糊或意识不清，继而呼吸停止。一旦发生全脊髓麻醉，应立即行面罩加压给氧，并积极配合医生紧急行心肺脑复苏术，同时加快输液速度，按医嘱给予升压药，维持循环功能。

2. 局麻药毒性反应　硬膜外腔内丰富静脉丛对局麻药吸收很快，若穿刺针或导管误入血管，将局麻药直接注入血管，或导管损伤血管，均可加快局麻药的吸收速度而引起不同程度的局麻药毒性反应。其主要表现为嗜睡、眩晕、惊恐不安、定向障碍和寒战等，严重者出现意识不清、抽搐、惊厥、呼吸困难、血压下降、心率缓慢，甚至心搏骤停和呼吸停止而死亡。预防、观察和护理措施：①避免局麻药注入血管内：注药前必须先回抽确定有无血液，防止药物误注入血管内。②控制药物用量：一次用药不超过限量或予以小剂量分次注射。③给予麻醉前用药：如地西泮或巴比妥类等。④药液内加入适量肾上腺素：局麻药内加入肾上腺素能使局部血管收缩，延缓局麻药吸收，既能延长其作用时间，又能减轻局麻药的毒性反应。⑤积极处理毒性反应：立即停止注药，予以吸氧。轻者可给予地西泮0.1 mg/kg静脉注射；出现抽搐或惊厥者，可静脉注射硫喷妥钠1～3 mg/kg；惊厥反复者，可静脉注射琥珀胆碱1 mg/kg后，行气管插管及人工呼吸。出现低血压者，可按医嘱给予升压药及输血、输液等措施维持血压。心率缓慢者，予以缓慢静脉注射阿托品。一旦呼吸、心搏骤停，应立即行心肺脑复苏术。

3. 血压下降 主要是交感神经阻滞使阻力血管和容量血管扩张所致,其特点是血压下降出现较晚,幅度较小。

4. 呼吸抑制 硬膜外阻滞可影响肋间肌和膈肌运动导致呼吸储备功能降低。当阻滞平面低于T_8时,呼吸功能可基本维持正常,但若达到T_2时,则通气功能明显降低。通过降低用药浓度,减轻对运动神经的阻滞,可以减轻局麻药对呼吸的抑制作用。

5. 恶心、呕吐

(1) 麻醉平面过高,引起低血压和呼吸抑制,导致脑缺血缺氧而兴奋呕吐中枢。

(2) 迷走神经功能亢进,使胃肠蠕动增强。

(3) 手术牵拉腹腔内脏,反射性引起恶心呕吐。

(4) 病人对术中辅助用药较敏感,其预防和护理措施包括:①麻醉前应用阿托品,以降低迷走神经兴奋性。②麻醉过程中密切观察病人有无恶心、呕吐反应。③若发生呕吐,应积极寻找原因,并采取针对性治疗措施,如提升血压、吸氧、暂停腹腔内脏的牵拉等,也可按照医嘱予以氟哌利多或昂丹司琼等药物进行预防和治疗。

6. 神经损伤

(1) 原因 ①穿刺直接损伤了神经;②导管质硬而损伤脊神经根或脊髓;③局麻药有神经毒性。

(2) 护理措施 ①选择质地较柔软的导管,避免损伤脊神经根或脊髓;②加强观察穿刺或置管过程中病人的感觉和运动功能变化,若出现电击样异样感觉并向肢体发射,说明已触及神经,应进行对症治疗,数周或数月后可自愈。

7. 硬膜外血肿 其发生率为2%～6%,多因硬膜外穿刺和置管时损伤血管而致硬膜外出血,血肿压迫脊髓可致截瘫;多见于凝血功能障碍或应用抗凝药物者。病人表现为麻醉作用持久不退,或消退后再次出现肌无力、截瘫等。观察和处理措施:①完善术前准备:术前纠正凝血功能障碍,对有凝血功能障碍或应用抗凝药物者,禁用硬膜外阻滞。②加强观察病人有无进行性肌力异常或截瘫表现。③一旦发现血肿压迫征兆,及时报告医生并做好手术准备,争取在血肿形成后4 h内进行椎板切开减压术,清除血肿、解除压迫,若超过24 h则难以恢复。

8. 硬膜外脓肿 多因无菌操作不严格或穿刺针经过感染组织,将细菌带入硬膜外腔引起感染而逐渐形成脓肿。病人表现为脊髓和神经根受刺激和压迫的症状,如放射性疼痛、肌无力和截瘫,并伴感染征象。预防、观察和护理措施:①预防感染:严格执行无菌操作,避免从感染部位穿刺。②加强观察:观察病人体温、脉搏、肌力及白细胞计数等变化,注意有无全身感染征象及肌无力或截瘫表现。③积极处理:一旦明确为硬膜外脓肿,应按医嘱应用大量抗生素,并积极做好手术准备,尽早行椎板切开引流术。

(李么琴)

第五节 全身麻醉病人的护理

全身麻醉(全麻)是指麻醉药经呼吸道吸入、静脉或肌内注射进入体内,暂时抑制中枢神经系统功能而产生麻醉作用的方法,临床表现为意识消失、全身痛觉消失、反射抑制和骨骼肌松弛。全麻对中枢神经系统抑制的程度与血液内药物浓度有关,并且可以控制和调节。这种抑制是完全可逆的,当药物被代谢或从体内排出时,病人的意识及各种反射逐渐恢复。

全麻是目前临床麻醉最常用的方法,因麻醉药物对中枢神经的控制可控、可逆,也无时间限制,病人清醒后不留任何后遗症,且较局麻和神经阻滞麻醉更舒适和安全,故适用于身体各部位手术。

Note

按麻醉药进入体内的途径不同分为吸入麻醉和静脉麻醉。吸入麻醉是将气体或挥发性液体麻醉药物经呼吸道吸入而起到全身麻醉作用的方法；静脉麻醉是一种将麻醉药物注入静脉，通过血液循环作用于中枢神经系统而产生全身麻醉作用的麻醉方法。

目前已基本不用单一的静脉全麻，对于复杂或较长时间的手术，临床上常将静脉麻醉药、镇痛药及肌松药联合使用，称为复合全身麻醉。根据给药途径的不同，复合麻醉大致分为全静脉麻醉和静吸复合麻醉两种。全静脉麻醉是指静脉诱导后，采用多种短效静脉麻醉药复合应用，以间断或连续静脉注射法维持麻醉；静吸复合麻醉则是在全静脉麻醉基础上，于麻醉变浅时，予以间断吸入挥发性麻醉药，以维持麻醉稳定，减少吸入麻醉药的用量，有利于病人麻醉后迅速苏醒。

一、吸入麻醉

将气体或挥发性液体麻醉药经呼吸道吸入产生全麻作用的方法称为吸入麻醉。此法一般用于全麻的维持，也可用于麻醉诱导。

（一）常用的吸入麻醉药

1. 氧化亚氮（笑气，N_2O）　无刺激、无毒性气体，有较好的镇痛作用，麻醉性能较弱，临床常与其他全麻药物复合应用于麻醉维持。吸入浓度为50%～70%，麻醉时必须维持吸入浓度在30%以上的氧气。因肌松弛作用弱，易发生缺氧，故停止吸入氧化亚氮后，应吸纯氧5～10 min；因有向闭合空腔内积聚的特点，故肠梗阻病人不宜使用。

2. 恩氟烷（安氟醚）　无色透明挥发性液体，诱导和苏醒快，麻醉性能较强，可用于麻醉诱导和维持，吸入浓度为0.5%～2%。可降低眼压，对眼内手术有利，但对呼吸的抑制作用较强；深麻醉时可出现面部及肌肉痉挛性抽搐，故有癫痫病史者慎用。

3. 异氟烷（异氟醚）　异氟烷是恩氟烷的异构体，诱导迅速，苏醒快而平稳，肌肉松弛作用好，对肝肾毒性作用小，对循环系统抑制轻微。麻醉性能强，可用于麻醉诱导和维持。临床上常在静脉诱导后，吸入异氟烷维持麻醉，吸入浓度为0.5%～2%。此药不升高颅内压，适合颅脑手术的麻醉。

4. 七氟烷（七氟醚）　麻醉性能较强，可用于麻醉诱导和维持，维持麻醉吸入浓度为1.5%～2.5%。此药对中枢神经系统、呼吸系统均有抑制作用。麻醉后苏醒迅速，苏醒过程平稳。对脑血管有舒张作用，可引起颅内压升高。对心肌有轻度抑制作用，可降低外周血管阻力。

5. 地氟烷（地氟醚）　麻醉性能较弱，对心肌、呼吸有轻度抑制作用，对大脑皮层电活动有轻度抑制作用，能降低脑的代谢率；可用于麻醉诱导和维持，且麻醉诱导和苏醒都非常迅速；吸入浓度为3%～10%。

（二）吸入麻醉方法

1. 开放滴药吸入麻醉　将麻醉药直接滴在金属丝麻醉罩的纱布上，病人呼吸时吸入挥发的气体而进入麻醉状态，但由于对环境的污染，目前使用较少。

2. 面罩吸入麻醉　将麻醉面罩扣于病人口鼻部，开启麻醉药蒸发器并逐渐增加吸入浓度，待病人意识丧失，在静脉注射肌松药后行气管插管。

3. 密闭式气管内吸入麻醉　以上两种方法使病人处于麻醉诱导期，经气管导管通过口腔或鼻腔插入气管内，连接密闭式麻醉机引入药液产生麻醉作用。此法可保持呼吸道通畅，进行控制呼吸或辅助呼吸，适用于各种大手术，尤其是胸部手术。

（三）全身麻醉深度的判断

全身麻醉的深度一般是指全身麻醉药抑制伤害性刺激下中枢、循环、呼吸系统功能及应激反应的程度。目前，乙醚麻醉分期仍可作为临床麻醉中判断和掌握麻醉深度的参考。临床上常将麻醉深度分为浅麻醉期、手术麻醉期和深麻醉期（表5-5-1）。

表 5-5-1　通用临床麻醉深度的判断标准

麻醉分期	呼吸	循环	眼征	其他
浅麻醉期	不规律，呛咳，气道阻力高，喉痉挛	血压升高，心率增快	瞬目反射(－)，眼睑反射(＋)，眼球运动(＋)，流泪	吞咽反应(＋)，出汗(＋)，分泌物多，刺激时体动
手术麻醉期	规律，气道阻力小	血压稍低但稳定，手术刺激无改变	眼睑反射(－)，眼球固定中央	刺激时无体动，黏膜分泌物消失
深麻醉期	膈肌呼吸，频率增快	血压下降	对光反射(－)，瞳孔散大	

二、静脉麻醉

静脉麻醉是指经静脉注入麻醉药，通过血液循环作用于中枢神经系统而产生全麻的方法。其优点是诱导快，对呼吸道无刺激，操作简便，病人较舒适，无环境污染等。缺点是单独使用难以满足麻醉需要，麻醉深度不易调节，易产生快速耐药，长时间用药后可产生体内蓄积和苏醒延迟。

(一) 常用静脉麻醉药

1. 硫喷妥钠　超短效巴比妥类静脉全麻药。常用剂量为 4～6 mg/kg，用药后 15～30 s 使病人入睡，麻醉作用时间为 15～20 min。因无镇痛作用，一般不单独作为麻醉药使用，临床上常用于全麻诱导或短小手术的麻醉、控制惊厥、小儿基础麻醉等。由于此药对中枢神经系统有强烈而短暂的抑制作用，对呼吸和循环系统有明显的抑制作用，易诱发喉痉挛及支气管痉挛，所以哮喘、心肺功能障碍、严重低血压病人禁用此药。

2. 氯胺酮　氯胺酮是一种分离性强镇痛静脉麻醉药，注射后表现为意识与感觉分离，体表镇痛作用强，而对脑干网状结构影响较轻，这种选择性的抑制与兴奋作用被称为分离麻醉。常用剂量为 1～2 mg/kg，静脉注射后 30～60 s 起效，维持时间 15～20 min。应用此药后病人苏醒较慢，苏醒时常有兴奋和幻觉现象。氯胺酮可用于全麻诱导，静脉麻醉维持，以及小儿基础麻醉。由于氯胺酮可升高颅内压、眼压和肺动脉压，所以癫痫、颅内高压、缺血性心脏病及眼内压升高的病人应慎用。

3. γ-羟丁酸钠(简称 γ-OH)　γ-羟丁酸钠是 γ-氨基丁酸的中间代谢产物，其毒性低，无镇痛作用，但镇静催眠作用强。主要抑制大脑皮质、海马回和边缘系统，产生类似自然睡眠的麻醉状态。常用作麻醉诱导及维持，对心、肺、肝、肾功能影响均小，多用于小儿、老年人及体弱者。尤其适用于危重、休克及颅内手术病人的复合麻醉。

4. 咪唑安定　具有较强的镇静、催眠、抗焦虑、抗惊厥及降低肌张力的作用。其镇静催眠作用为地西泮的 1.5～2 倍，但呼吸和循环抑制较地西泮重，常用剂量为 0.2～0.3 mg/kg，静脉注射。起效快，半衰期短。临床上常作为麻醉前用药、麻醉辅助用药及全麻诱导。

5. 异丙酚(丙泊酚)　异丙酚是一种新型的快速、短效静脉麻醉药，具有催眠、镇静、轻微镇痛作用，起效快，维持时间仅为 3～10 min，停药后苏醒快而完全，无兴奋现象。临床上主要应用于全麻的诱导和维持、门诊小手术和检查的麻醉。其缺点是可导致注射部位疼痛，对心血管和呼吸的抑制作用明显，还可导致严重低血压或呼吸暂停，故老年人和术前循环功能不全者慎重或剂量减半。

6. 麻醉性镇痛药

(1) 吗啡　麻醉性镇痛药，具有良好的镇痛作用，也可以与催眠药和肌松药配伍进行全身静脉麻醉。副作用为恶心、呕吐、瘙痒等。

(2) 哌替啶　具有镇痛、安眠和解除平滑肌痉挛的作用，镇痛强度较吗啡弱。

(3) 芬太尼　人工合成的镇痛药，作用强度较前两者弱，常用于心血管手术者的麻醉。

（二）静脉麻醉方法

1. 静脉诱导法　根据病情选择适当的静脉麻醉药和剂量，从静脉缓慢注入，待病人意识丧失后注入肌松药，可使全身肌肉松弛，呼吸由变浅到完全停止后采用麻醉面罩进行人工呼吸，然后进行气管插管，立即与麻醉机连接并行人工或机械通气。

2. 静脉麻醉药的维持　在完成麻醉诱导后，采用单次、分次或连续注入的方法，经静脉给药以维持稳定的麻醉状态。目前，单一的静脉全麻仅用于短小手术，对复杂或较长时间的手术，临床上常将静脉麻醉药、镇痛药及肌松药联合使用，即为复合全身麻醉。

三、复合麻醉

复合麻醉又称平衡麻醉，常以多种药或方法合理组成，借以发挥优势，取长补短，最大限度地减少对病人生理功能的不利影响，充分满足麻醉和手术需要，是目前临床应用最广的一种方法。复合麻醉由安静或意识抑制、镇痛和抑制反射、肌肉松弛三部分组成。总之要根据统一的用药原则并结合病情、手术特点合理组合，在不同的麻醉阶段灵活运用。

四、护理评估

全麻前和全麻中的护理评估内容包括以下几点。

（一）健康史

1. 主要评估病人的既往健康状况与全麻的相关因素　病人的年龄、性别、营养状况，近期有无呼吸道及肺部感染，有无气管插管的影响因素。

2. 重点评估病人的内容　①个人史（烟酒等特殊嗜好和药物成瘾史）；②既往史（有无心血管、中枢神经系统疾病病史；高血压、糖尿病、甲状腺功能亢进症等病情是否得到控制）；③既往手术史、麻醉史，以及术中、术后情况；④家族史，包括家庭成员的用药过敏史和其他疾病史。

（二）身体状况

1. 局部情况　呼吸道有无畸形，有无安装义齿，口腔有无疾病，牙齿有无破损、松动。

2. 全身情况　生命体征、营养状况、精神状态、皮肤黏膜有无出血、水肿等。

（三）辅助检查

血、尿、大便常规，心电图，X 线检查，血生化检查结果。

五、常见护理诊断/问题

（1）焦虑和恐惧　与担心麻醉意外和手术风险有关。

（2）有窒息的危险　与舌后坠、痰液堵塞、误吸等呼吸道阻塞有关。

（3）低效性呼吸型态　与呼吸短促、呼吸微弱、发绀、呼吸道阻塞或麻醉过深等有关。

（4）心排血量减少　与全麻药不良作用、失血、失液或原有心血管疾病等因素有关。

（5）体温过高或过低　与术中内脏暴露过久、大量输液输血、中枢性体温调节失常等有关。

（6）潜在并发症：呼吸道梗阻、呕吐与窒息、肺炎、肺不张、误吸、高血压、低血压、心律失常。

（7）有受伤的危险　与全麻苏醒期躁动不安及幻觉有关。

六、护理目标

（1）病人焦虑、恐惧情绪减轻或消失。

（2）病人了解并能复述有关麻醉须知方面的知识。

（3）病人无并发症发生或发生的并发症被及时发现和处理。

(4) 病人未发生意外伤害。

(5) 病人疼痛缓解或减轻,舒适感增加。

七、护理措施

(一) 缓解焦虑和恐惧

予以适当的心理护理,向病人及其家属介绍麻醉师情况、麻醉方法、术中可能出现的意外、急救准备情况,术中可能出现的不适感及麻醉后常见并发症的原因、临床表现和预防护理措施及配合方法等,并针对其顾虑和问题做耐心解释。

(二) 告知病人有关麻醉须知和配合方面的知识

(1) 告知和签署麻醉同意书。

(2) 麻醉前用药:一般在术前 30 min 给病人使用麻醉前用药,其目的如下。①镇静和催眠:消除病人紧张、焦虑及恐惧心理,使之在手术前晚有较好的睡眠和休息,保持情绪稳定,配合手术顺利进行。②镇痛:缓解和消除原发病或麻醉操作引起的疼痛不适,使病人在麻醉操作过程中能充分合作;同时也可提高痛阈,减少麻醉药物的用量。③抑制腺体分泌,可减少涎液和呼吸道分泌物,保持术中呼吸道通畅。④抑制不良反射,消除因麻醉药物、麻醉操作或手术引起的不良神经反射,以维持血液循环的稳定。

(三) 并发症的观察、预防和处理

1. 恶心、呕吐 向病人及其家属解释麻醉、手术后出现恶心和呕吐的原因,嘱病人放松情绪、深呼吸,以减轻紧张感。保持胃肠减压通畅,及时吸除胃内潴留物,必要时按医嘱给予甲氧氯普胺 10 mg 经静脉或肌内注射,多能缓解。

2. 窒息 全身麻醉时,病人意识消失、吞咽和咳嗽反射丧失、贲门松弛,若胃内容物较多且未及时吸除时易发生胃内容物反流、呕吐或误吸而引起窒息。为防止病人窒息应做到以下几点。①完善术前胃肠道准备:成人择期手术常规禁食 12 h、禁饮 4 h;小儿择期手术前常规禁食 4~8 h、禁水 2~3 h,以保证胃排空,避免术中发生胃内容物反流、呕吐或误吸。②术后体位:麻醉未清醒时取平卧位,头偏向一侧;麻醉清醒后,若无禁忌可取斜坡卧位。③清理口腔:病人发生呕吐时,立即清理口腔等处的呕吐物,以免口腔内残存物造成误吸。

3. 麻醉药过敏 使用普鲁卡因、丁卡因和利多卡因有可能引起变态反应,故使用前应对部分麻醉药品常规做皮肤过敏试验,一旦发生麻醉药过敏,应配合医生做抗过敏处理。

4. 麻醉意外 准备好麻醉物品和急救物品,以保证一旦病人出现麻醉意外时抢救。

5. 上呼吸道梗阻 常为舌后坠、口腔分泌物或异物、喉头水肿等引起的机械性梗阻,主要表现为呼吸困难。护理时应注意:①密切观察病人有无舌后坠、口腔内分泌物积聚、发绀或呼吸困难征象。②舌后坠者,应托起其下颌,将其头后仰,置入口咽或鼻咽通气管。③清除咽喉部分泌物和异物,解除梗阻。④轻度喉头水肿者,可按医嘱经静脉注射皮质激素或雾化吸入肾上腺素;重症者,应配合医生立即行气管切开并护理。

6. 下呼吸道梗阻 常见原因为气管导管扭折,导管斜面过长致其紧贴于气管壁、分泌物或呕吐物误吸后阻塞气管及支气管。可表现为呼吸困难、潮气量降低、气道阻力增大、缺氧发绀、心率增快和血压降低。护理时应注意:①及时清除呼吸道分泌物和吸入物;②注意观察病人有无呼吸困难、发绀;③经常听诊肺部,注意有无肺部啰音、潮气量降低、气道阻力增大、心率增快和血压降低等下呼吸道梗阻的症状。

7. 低氧血症 当病人吸入空气时,其血氧饱和度(SpO_2)不超过 90%、动脉血氧分压(PaO_2)不超过 60 mmHg 或吸入纯氧时 $PaO_2 < 90$ mmHg 即为低氧血症。病人表现为呼吸急促、发绀、烦躁不安、心动过速、心律失常和血压升高等。常见原因如下:麻醉机故障、氧气供应不足;气管导管插入一

Note

侧支气管或脱出气管外；呼吸道梗阻；吸入性麻醉药所致弥散性缺氧；误吸、肺不张、肺水肿等。应及时处理和护理。若病人出现低氧血症，应予以有效吸氧，必要时行机械通气治疗和护理。

8. 低血压　麻醉药引起的血管扩张、术中脏器牵拉所致的迷走神经反射、大血管破裂引起的大失血以及术中长时间血容量补充不足或不及时等。预防：施行全麻前后应给予一定量的容量负荷，并采用联合诱导、复合麻醉，避免大剂量、长时间使用单一麻醉药。

9. 高血压　全麻中最常见的并发症，多与麻醉浅、镇痛药用量不足、麻醉手术操作刺激引起的强烈应激反应有关。由于多数病人为相对循环血量不足，故诱导期应在快速补液扩容的基础上逐渐加深麻醉。

10. 心律失常和心搏骤停　为全麻中最严重的并发症。密切监测病人心律变化，注意病人有无心动过速、心率增快、心动过缓、心搏骤停及房性期前收缩等心律失常表现。一旦发现异常，应及时报告医生，并配合救治，因麻醉过浅引起的窦性心动过速可通过适当加深麻醉进行缓解。由低血容量、贫血及缺氧引起的心率增快，应针对病因，按医嘱补充血容量、输血和吸氧等。对心、肺并发症引起的频发房性期前收缩病人，应按医嘱予以洋地黄、毛花苷丙（西地兰）治疗。对因手术牵拉内脏或心源性反射引起的心动过缓、心搏骤停者应停止手术，静脉注射阿托品，并迅速施行心肺复苏术。

11. 坠积性肺炎　预防、观察和护理措施包括如下几点。①保持呼吸道通畅：预防呕吐物反流及误吸所致的呼吸道梗阻。②稀释痰液：补充血容量，定时予以雾化吸入疗法，以稀释痰液，降低病人排痰难度。③促进排痰：定时翻身、拍背，指导并鼓励病人正确咳嗽、咳痰；若病人自主咳嗽困难，可刺激其喉部促进被动咳嗽、咳痰；对痰液过多且黏稠、不易咳出者，可经口、鼻吸痰。④加强观察：密切观察病人生命体征及肺部体征等变化，定期监测血常规，注意有无坠积性肺炎发生。⑤积极处理：及时合理应用抗生素控制感染，同时予以吸氧、全身支持治疗并加强胸部理疗等。

（四）防止意外伤害

病人在苏醒过程中常可出现躁动不安或幻觉等，容易发生意外伤害；应注意适当防护，必要时加以约束，防止病人发生坠床、碰撞及不自觉地拔出输液管或引流管等意外伤害。

（五）缓解疼痛

麻醉后切口疼痛是机体对疾病和手术创伤的一种保护性反应，病人往往会经历一种不愉快的情感体验，并产生一系列生理和心理反应。传统观念认为疼痛是一种术后不可避免的经历，疼痛可影响病人休息、睡眠、早期活动和饮食状况等，造成创口愈合延迟、康复过程减慢等。术后镇痛的目的在于减轻病人手术后的痛苦，预防术后并发症。术后镇痛的方法包括以下几种。

1. 传统方法　遵医嘱在病人需要时给予镇痛药物。其缺点是不灵活、有依赖性、不及时，结果是镇痛不够。

2. 病人自控镇痛（PCA）

（1）PCA 的分类　①病人自控静脉镇痛（PCIA）：以阿片类药物为主。②病人自控硬膜外镇痛（PCEA）：以局麻药为主。③皮下 PCA（PCSA）：药物注入皮下。④神经干旁阻滞镇痛：以局麻药为主。

（2）PCA 的护理措施　①观察并记录镇痛效果：观察并记录应用镇痛药物后的效果，为有效调整镇痛方案和镇痛效果提供依据。②提供相关知识：告知病人及其家属镇痛药物的使用时间及剂量要求、镇痛泵的使用及自我管理方法，教会其正确使用并保护镇痛装置；告知病人翻身、活动时避免管道折叠、扭曲；妥善固定，防止脱管。③异常情况的观察和处理：若镇痛效果不佳或病人需要做镇痛药剂量的调整，应及时与麻醉师联系；若发生脱管、断管等异常情况，应立即停用镇痛泵。④并发症的观察、处理和护理：阿片类药物，尤其吗啡有抑制呼吸的作用，使用时应加强对生命体征的监测，尤其是对呼吸的频率和深度以及 SpO_2 监测，警惕病人呼吸频率变慢。PCA 是一种经医护人员根据病人疼痛程度和身体情况，预先设置镇痛药物的剂量，再交由病人“自我管理”的一种疼痛处理技术。

与传统的肌内注射镇痛药物相比,PCA 有明显的优点:①在镇痛治疗期间,镇痛药物的血药峰浓度较低,血药浓度波动小,呼吸抑制发生率低,可减少镇痛治疗时过度镇静的副作用;②镇痛效果好;③PCA 能克服镇痛药物的药代动力学和药效动力学的个体差异,做到按需给药;④减少病人疼痛时等待医护人员处理的时间;⑤降低术后并发症的发生率;⑥提高病人及其家属对医疗品质的满意率;⑦减轻医护人员的工作负担。

(六)麻醉恢复期病人的监护和管理

手术结束后,除意识障碍病人需要带气管插管回病房外,一般应待病人意识恢复、拔除导管后送回病房,此部分工作可在手术室或在麻醉复苏室完成。某些术后情况危重者则需直接送入重症室(ICU)监护。

1. 生命体征的监测

(1)呼吸系统　①观察病人呼吸次数、节律及胸腹部呼吸活动幅度,以了解病人的呼吸功能;②肺部听诊,判断气管导管是否移位,有无肺不张及分泌物积聚等;③监测脉搏、血氧饱和度,以了解组织氧供情况;④定时监测血气分析变化。

(2)循环系统　①根据血压、中心静脉压、肺动脉压判断循环血量、心功能和 SpO_2 的改变;②脉搏、心率,包括强弱及有无受呼吸的影响;③心电图监护,鉴别心律失常和诊断心肌缺血;④末梢循环,压甲床—苍白—放松—再灌注红润,1 s 内正常,延长则提示末梢不良。

(3)中枢神经系统　包括意识、瞳孔大小、对光反射、疼痛的感知和体温变化。

2. 气管内插管的拔管条件

(1)意识及肌力恢复,根据指令可睁眼、开口、舌外伸、握手等,上肢可抬高 10 s 以上。

(2)自主呼吸恢复良好,无呼吸困难的表现:①$PaCO_2 < 45$ mmHg;②$PaO_2 > 60$ mmHg(吸空气时),$PaO_2 > 300$ mmHg(吸纯氧时)。

(3)咽喉反射恢复。

(4)鼻腔、口腔及气管内无分泌物。

3. 病人返回普通病房的条件

(1)神经系统　①意识恢复;②肌力恢复;③可根据指令睁眼、开口、握手。

(2)呼吸系统　①已拔除气管内插管;②通气量足够;③呼吸频率正常;④无呼吸道梗阻(如舌后坠、分泌物等);⑤肺听诊无异常;⑥根据指令可以深呼吸、咳嗽。

(3)循环系统　①血压、心率正常、稳定;②心电图示,无心肌缺血、心律失常表现。

(4)其他　①无明显血容量不足的表现;②血气分析结果正常,体温在正常范围内。

4. 苏醒过程的管理和病人的转送　在转运前应补足血容量,轻柔、缓慢地搬动病人。转送过程中应确保静脉、动脉、气管等各种管道的妥善固定,防止脱出。有呕吐可能者应将其头偏向一侧。

(1)全麻未醒状态下的转送　应在人工辅助呼吸状态下转送。

(2)一般病人的转送　可在呼吸空气状态下转送。

(3)心脏及大手术、危重病人　应在吸入纯氧及循环、呼吸等生命体征监测下转送。

八、术后镇痛管理

(一)术后镇痛的意义

术后疼痛是麻醉清醒后常见的症状,可引起机体一系列的病理生理改变,是术后并发症死亡率增加的重要原因,对循环、呼吸、消化、凝血、神经内分泌及免疫系统均可产生消极影响。而术后镇痛能够减轻这种不利的影响,促使病人早期活动,减少下肢血栓的形成和肺栓塞的发生,有利于胃肠功能的早期恢复,早期康复。

Note

(二) 术后镇痛基本原则

(1) 根据手术的部位和性质，主动预防性地用药，防治术后疼痛。

(2) 联合应用不同种类的镇痛药物，尽量减少麻醉性镇痛药物的使用。

(3) 镇痛效果个体差异大，镇痛用药应从最小有效剂量开始，做到用药个体化。

(4) 使用镇痛药前，应观察和检查手术部位情况，明确疼痛原因，避免因疼痛治疗掩盖术后并发症的观察。

(三) 术后镇痛的方法

1. 口服给药　门诊手术或住院病人体表手术一般以口服给药为宜，常用非甾体抗炎药，如曲马多和阿片类镇痛药等。

2. 肌内注射或静脉注射　肌内注射或静脉注射麻醉性镇痛药(如哌替啶或吗啡等)是传统的术后镇痛方法，起效较快。但给药后血药浓度过高，易导致呼吸抑制，危及病人安全；如果给药后血药浓度达不到有效镇痛浓度，则镇痛不全。

3. 局部镇痛　手术结束时将局麻药浸润注射到手术切口周围，可使切口疼痛减轻或消失数小时。常用药物为 0.5%～1%罗哌卡因。关节手术后，可在关节腔内或周围使用小剂量的舒芬太尼。

4. 神经阻滞镇痛

(1) 肋间神经阻滞　胸腹部手术后可通过阻滞支配切口区和切口上下各一根肋间神经，以达到术后止痛的目的。

(2) 椎旁阻滞　头部以下手术，均可用椎旁阻滞解除术后疼痛。穿刺技术要求高，可并发蛛网膜下腔阻滞，目前临床使用较少。

(3) 臂丛神经阻滞　主要用于上肢手术后镇痛，可采用单次或连续法给予局麻药，效果可靠。常用药物是利多卡因加罗哌卡因。

5. 病人自控镇痛(PCA)　病人佩戴输液控制装置，当意识到疼痛时通过控制器将一次镇痛药注入体内，从而达到止痛目的。PCA 是现在疼痛治疗的较好方法，是术后疼痛治疗的重要手段。

6. 椎管内镇痛　椎管内注射镇痛药用于术后镇痛的作用机理，可能是药物进入脑脊液与脊髓后角阿片受体结合，通过激动阿片受体产生镇痛作用。常用药物有吗啡、芬太尼、哌替啶、舒芬太尼等。硬膜外单次或连续使用局麻药均能达到有效的术后镇痛，硬膜外注射局麻药用于术后镇痛的理想目标是阻滞感觉神经而不阻滞运动神经，不影响病人的活动，常用药物有布比卡因和罗哌卡因。

(四) 术后镇痛的并发症及护理

1. 呼吸抑制　阿片类药物抑制脑干神经元对二氧化碳的敏感性，引起剂量依赖性的呼吸抑制。老年人、肥胖者、手术前存在心肺疾病的病人，呼吸抑制的危险性增加。呼吸抑制持续存在时，可静脉输注纳洛酮以拮抗镇痛药的作用。

2. 镇痛不全　先检查镇痛泵的连接是否正确，通路有无堵塞、漏液，再询问病人有无按压镇痛泵加药器、按压的力度够不够，亲自为病人按压，同时检查进药情况。

3. 恶心、呕吐　术后产生恶心、呕吐的原因很多，如麻醉、手术、术后用药、镇痛用药、病人体质及病友的影响等。应查明恶心、呕吐的原因，对因对症处理，从精神方面安慰鼓励病人，同时应用止吐药。

4. 嗜睡　如果术后镇痛选用麻醉性镇痛药，则病人会有轻度的嗜睡，老年人及体弱病人嗜睡的程度可能更重一些。只要不影响神志及呼吸，可不必处理，但应多加观察。

5. 尿潴留　局麻药、阿片类药物都有可能引起尿潴留。鼓励病人按平常习惯姿势试行排尿等诱导方法，不成功者根据疼痛程度，可考虑夹闭镇痛泵或插导尿管。

6. 皮肤瘙痒　阿片类药物的副作用，程度轻者可不处理，重者可试用抗过敏药，效果不佳的只有夹闭镇痛泵。

7. 下肢麻木 偶见于硬膜外镇痛的病人,不伴肢体乏力。在排除了手术中局麻药的残留作用或神经损伤的可能后,可以不处理,在镇痛药物用完后症状可自行消失。

(李幺琴)

目标检测
答案解析

目标检测

1. 成人麻醉前禁食的最适宜时间为(　　)。
A. 术前 4～6 h　B. 术前 6～8 h　C. 术前 2～4 h
D. 术前 8～12 h　E. 术前 12～24 h
2. 硬膜外麻醉最严重的并发症是(　　)。
A. 血压下降　B. 血管扩张　C. 尿潴留　D. 全脊髓麻醉　E. 呼吸变慢
3. 病人腰椎穿刺术后 6～8 h 内应采取的体位是(　　)。
A. 仰卧位　B. 中凹卧位　C. 去枕仰卧位　D. 屈膝仰卧位　E. 高枕仰卧位
4. 病人全麻手术后,完全清醒的标志是(　　)。
A. 自主呼吸恢复　B. 呻吟、翻身　C. 能睁眼
D. 眼球转动　E. 能准确回答问题
5. 全麻术后未清醒,突然出现鼾声,可能因为(　　)。
A. 呼吸道被痰堵塞　B. 舌后坠　C. 喉痉挛
D. 即将醒来　E. 麻醉过深

Note

第六章　手术前后病人护理

本章 PPT

学习目标

1. 学会手术前评估病人。
2. 知道手术病人术前常规准备，麻醉并发症。
3. 掌握病人术后不适及并发症的护理。

导学案例

病人，男，68岁，因进行性吞咽困难一年入院。病人自觉进食后有哽噎感，伴胸骨后烧灼痛。活组织检查证实为食管鳞癌。积极完善术前准备，在全麻下行食管癌切除术。手术顺利，术毕送回病房。问题：

1. 护士在手术前应重点评估病人哪些方面的内容？
2. 病人手术后需要提供哪些护理措施？

第一节　概　述

手术是治疗外科疾病的重要手段，然而，手术创伤、麻醉及疾病本身的刺激可通过一系列神经-内分泌反应，引起人体生理功能的紊乱和不同程度的心理压力，从而削弱机体的防御能力和对手术的耐受力，直接影响手术预后，故围手术期护理极为重要。

一、围手术期的概念

围手术期包括三个阶段，即手术前期、手术期及手术后期，每一个阶段都有各自不同的护理内容。①手术前期：从病人决定接受手术到将病人送至手术台。②手术期：从病人被送上手术台到病人手术后被送入恢复室（观察室）或外科病房。③手术后期：从病人被送到恢复室或外科病房至病人出院或继续追踪。

围手术期护理旨在加强术前至术后整个诊治期间病人的身心护理，通过全面评估，充分做好术前准备，采取有效措施维护机体功能，提高手术的安全性，减少术后并发症，促进病人康复。

Note

二、手术分类

(一) 根据疾病种类、时限性及性质不同分类

1. 急症手术 病情危急,需在短时间内迅速手术,抢救病人的生命,如脾破裂、胃十二指肠溃疡穿孔等。这类手术需在最短时间内进行必要的准备后迅速实施手术。

2. 择期手术 手术实施的迟早不影响治疗效果,根据病人身体情况、工作安排、医疗条件等因素,选择最合适时间安排手术,如疝修补术等。这类手术前可做充分的准备。

3. 限期手术 手术时间选择有一定的限度,不宜过久而延迟手术时机,如各种恶性肿瘤的根治术等。这类手术应在较短时间内完成术前准备,尽早手术。手术前应根据手术病人病情轻重缓急积极做好各项术前准备,以确保手术顺利进行。

(二) 根据手术的污染情况分类

1. 无菌手术 不受细菌污染的手术,手术的全过程是在无菌条件下进行的,如甲状腺手术、乳房手术、疝修补术、非开放性骨折手术、心脏手术等。

2. 污染手术 在手术过程中的一定阶段有可能受到细菌污染的手术。如胃肠道及阑尾部位的手术。

3. 有菌手术 手术部位已有感染者,如脓肿切开引流术、开放性骨折等。手术前应对手术充分评估,根据手术感染风险合理安排手术,无菌手术与有菌手术分室进行,如遇特殊情况先做无菌手术,后做有菌手术。

(李芳梅)

第二节 手术前病人的护理

完善的术前准备是手术成功的重要条件。手术前护理的重点是在全面评估的基础上,做好必需的术前准备,纠正病人存在及潜在的生理、心理问题,加强健康指导,提高病人对手术和麻醉的耐受能力,使手术的危险性降至最低限度。

一、护理评估

(一) 健康史

了解病人一般情况、既往健康状况,尤其注意与现患疾病相关的病史和药物应用情况及过敏史、手术史、家族史、遗传病史和女性病人生育史等。既往有无高血压、糖尿病及心脏疾病等,初步判断其手术耐受性。

1. 年龄 新生儿和婴幼儿对手术的耐受力较差、危险大,手术时容易并发误吸、呼吸道不通畅、药物及液体过量等。老年人器官功能衰退、代谢调节和组织愈合能力差,常伴有心血管疾病等,易发生代谢紊乱、休克和切口愈合不良;男性老年病人常因前列腺肥大而易致术后尿潴留和尿路感染等。

2. 药物治疗史 了解有无服用与手术或术后恢复有关的药物。

(1) 抗凝剂 易致手术中出血。

(2) 抗菌药 与麻醉药一起使用,会造成如增加肾脏负担、影响肌松药作用等不利影响。

(3) 镇静、安定类药物 易诱发低血压而致休克。

(4) 利尿药 大量应用致体内钾丢失或失平衡。

Note

(5) 甾体类化合物(类固醇)　可影响围手术期应激反应或引起消化道出血等。

(二) 身体评估

通过仔细询问病人主诉和全面体格检查,评估生命体征和主要体征;了解各主要内脏器官功能情况,有无心、肺、肝及肾等器官功能不全,有无营养不良、肥胖,有无水、电解质失衡等高危因素,评估手术的安全性。

1. 各系统状况和高危因素

(1) 心血管系统　①脉搏速率、节律和强度;②血压;③皮肤色泽、温度及有无水肿;④体表血管有无异常,如有无颈静脉怒张和四肢浅静脉曲张。了解有无增加手术危险性的因素,如高血压、冠心病、贫血或低血容量。

(2) 呼吸系统　①胸廓形状;②呼吸频率、深度和呼吸型态(胸式、腹式呼吸);③呼吸运动是否对称;④有无呼吸困难、咳嗽、咳痰、胸痛、哮喘或发绀等;⑤有无上呼吸道感染。了解有无增加手术危险性的因素,如肺炎、肺结核、支气管扩张、哮喘及慢性梗阻性肺疾病、肺气肿或吸烟等。

(3) 泌尿系统　①排尿情况,有无排尿困难、遗尿、尿频或尿失禁等;②尿液情况,尿液浊度、颜色、尿量及尿比重等。了解有无增加手术危险性的因素,如肾功能不全、前列腺肥大或急性肾炎等。

(4) 神经系统　病人是否有头晕、头痛、眩晕、耳鸣、瞳孔不对等或步态不稳等。了解有无增加手术危险性的因素,如颅内压增高或意识障碍等。

(5) 血液系统　病人是否经常有牙龈出血、皮下紫癜或外伤后出血不止等。了解有无增加手术危险性的因素,如有出血倾向的疾病等。

(6) 其他　了解有无其他增加手术危险性的因素:①肝脏疾病,如肝硬化、腹腔积液等;②内分泌系统疾病,如甲状腺功能亢进症、糖尿病或肾上腺皮质功能不全;③营养不良或水、电解质紊乱等。

2. 辅助检查　了解各项实验室检查结果,如血、尿、大便三大常规和血生化检查结果,了解 X 线、B 超、CT 及 MRI 等影像学检查结果,以及心电图、内镜检查报告和其他特殊检查的结果,以助判断病情、预后及完善术前检查。

3. 评估病人对手术的耐受能力

(1) 耐受良好　病人全身情况较好,无重要内脏器官功能损害,外科疾病对全身影响较小,手术的安全性较大,术前只需一般性准备。

(2) 耐受不良　病人全身情况不良,重要内脏器官功能损害较严重,疾病影响程度广泛,手术损害大或急症手术者,手术的安全性小,术前必须充分准备,手术危险性很大者,应尽量选用手术范围小的术式或分二期手术。

(三) 心理-社会评估

手术对于病人而言,既能解除病痛,又是创伤的经历,易产生不良的心理反应,如感到害怕和焦虑、恐惧、抑郁或情绪激动等,此可削弱病人对手术和麻醉的耐受力,影响创伤的愈合和手术效果。评估外科病人的常见心理反应,识别并判断其所处的心理状态,有利于及时提供有效的心理护理。心理状态改变的具体表现:①睡眠型态紊乱,如失眠;②语言和行为改变,如沉默寡言、易激动、无耐心、易怒或哭泣;③尿频、食欲下降、疲劳和虚弱感,自我修饰程度下降;④呼吸、脉搏加快,手心出汗,血压升高等。进一步了解引起心理状态改变的相关因素:①担心疾病严重甚至危及生命;②担心疾病预后及后续影响;③对手术、麻醉及治疗过程的担忧以及相关知识的未知、不确定;④担心住院对家庭照顾、子女和老人等带来不便;⑤对住院费用的担忧。除了对病人进行上述评估之外,还要进一步评估其家庭经济状况、家庭成员及其单位同事对其住院的反应、态度,以利于发挥社会支持系统的作用。

二、常见护理问题/诊断

(1) 焦虑和恐惧　与罹患疾病、接受麻醉和手术、担心预后及住院费用高等有关。

Note

(2) 知识缺乏　缺乏与手术、麻醉相关的知识及术前准备知识。

(3) 营养失调:低于机体需要量　与患病后摄入不足、丢失过多或机体分解代谢增强等有关。

(4) 体液不足　与疾病所致体液丢失、液体量摄入不足或体液在体内分布转移等有关。

(5) 睡眠型态紊乱　与疾病导致的不适、环境改变和担忧等有关。

(6) 有感染的危险　与机体抵抗力低下、营养不良、糖尿病或肥胖等有关。

三、护理目标

(1) 病人情绪平稳、心理状态稳定,能配合各项检查和治疗。

(2) 病人对疾病和治疗的认识提高,能说出与所患疾病相关的因素、知识和相关治疗的配合要点。

(3) 病人营养状态得到维持,无明显体重下降,营养素摄入充分。

(4) 病人体液得到维持,无水、电解质失衡或酸碱平衡紊乱的表现,各主要器官灌注良好,能发挥正常生理功能,机体处于接受手术的最佳状态。

(5) 病人每晚能安静入睡,保证每天有 8 h 左右睡眠时间。

(6) 病人未发生感染或发生感染时能得到及时发现和有效控制。

四、护理措施

(一) 心理准备

针对产生焦虑、恐惧及情绪不稳等心理反应的原因,予以正确引导,及时纠正异常的心理变化。

1. 入院宣教　热情主动的入院接待可使病人尽快适应病人角色。和蔼亲切的态度、周到礼貌的语言可使病人感受到关心和尊重,产生信任,有利于其充分表达情感,减轻负性情绪的影响,从而正视现实,以积极的心态接受手术。具体内容包括:①介绍病区环境及管床医生和护士;②介绍病人结识同类手术康复者,使病人通过康复者的现身说法了解成功的经验;③以认真细致的工作态度、娴熟的技术赢得病人的信任;④多与病人沟通,了解引起焦虑、恐惧的原因,尽量满足其合理要求;⑤帮助其安排好住院后生活及适当的休息、娱乐,分散注意力,减轻害怕和孤独感;⑥指导病人运用合适的放松方法,如深呼吸、散步、听音乐及放松疗法等。

2. 术前宣教　根据病人的年龄和文化程度等特点,结合其病情,利用图片资料、宣传手册、录音、录像或小讲课等多种形式进行术前宣教,不仅有利于纠正病人对自身疾病的错误认识,提高其健康意识,而且能使病人对自身将经历的一系列治疗过程有所了解,减少恐慌,主动配合护理措施的实施,提高参与护理活动的自觉性。术前宣教可与麻醉师及手术室护理人员术前访视病人相结合,内容包括:①介绍手术室环境、主要仪器及其用途;②讲解麻醉方式、麻醉后可能发生的反应及注意事项;③解释术前处理的程序、意义,手术治疗的目的和主要过程、可能的不适等;④介绍术后可能留置的各类引流管及其目的和意义;⑤介绍术前和术后的常规护理。

(二) 一般准备与护理

1. 试验准备　对拟接受大、中手术者,术前应做好血型和交叉配合试验,备好一定数量的全血、血细胞或血浆。术前准备期间应同时加强病情观察和生命体征监测,及时发现异常并积极处理。

2. 呼吸系统准备　有吸烟习惯者,术前 2 周停止吸烟,防止呼吸道分泌物过多,影响呼吸道通畅。鼓励病人术前掌握并练习深呼吸运动、有效咳嗽和排痰等方法,即在排痰前,先轻轻咳几次,使痰松动,再深吸一口气后,用力咳嗽,使痰液顺利排出。指导胸部手术者进行腹式呼吸的训练,腹部手术者进行胸式呼吸的训练。已有呼吸道感染等疾病者,给予有效的治疗。

3. 心血管系统的准备　心血管疾病可直接影响病人对手术的耐受力,故对伴有心血管疾病者应经内科治疗控制原发病,加强对心脏功能的监护。血压在 160/100 mmHg 以下者不必做特殊准备;

Note

血压过高的病人术前应选用合适的降压药物使血压平稳在一定水平，但并不要求降至正常后才做手术。心力衰竭病人应在病情控制3～4周后再考虑手术。急性心肌梗死病人发病后6个月内不宜施行择期手术，6个月以上无心绞痛发作者可在严格监护下手术。

4. 胃肠道准备　成人择期手术前禁食8～12 h，禁饮4 h，以防麻醉或术中呕吐引起窒息或吸入性肺炎。胃肠道手术病人术前1～2日进食流质食物；非肠道手术病人术前一般不限制饮食种类。一般性手术的病人，督促其术前晚排便，必要时使用开塞露或用0.1%～0.2%肥皂水灌肠等促使残留粪便的排出，以防麻醉后肛门括约肌松弛，粪便排出，增加污染的机会。肠道手术病人术前3日开始做好充分的肠道准备后，方可手术。

5. 改善和维持肝、肾功能　手术创伤和麻醉都将加重肝、肾的负荷。术前做好各项肝、肾功能检查，了解肝、肾功能损害程度，损害程度越重，手术耐受力越差。患有活动性肝炎的病人或肝功能严重受损并表现为营养不良、腹腔积液或黄疸的病人，除急症外一般不宜手术。重度肾功能损害者需在有效的透析治疗后才能接受手术。因此，对此类病人需对症处理，减少肝、肾负荷，最大程度改善肝、肾功能，提高病人对手术的耐受能力。

6. 纠正异常的出/凝血功能　术前常规检查出/凝血时间、凝血酶原时间、血小板计数，必要时检测有关凝血因子。应特别注意患有严重肝硬化、脾功能亢进、血友病和原发性血小板减少性紫癜等病人的出/凝血功能，可根据实际情况输给新鲜血液或浓缩血小板，同时，可根据医嘱补给维生素C、维生素K或卡巴克洛(安络血)等药物，以改善病人的出/凝血功能。

7. 饮食和休息　术前准备期间根据病人的手术种类、方式、部位和范围，加强饮食指导，鼓励其多摄入营养素丰富、易消化的食物。督促病人活动与休息相结合，减少明显的体力消耗。

8. 术前适应性训练　多数病人不习惯于床上排尿和排便，术前即应指导病人练习在床上使用便盆。男性病人学会在床上使用尿壶。教会病人自行调整卧位和床上翻身的方法，以适应术后体位的变化。有的手术病人还应指导其练习术中体位，如甲状腺手术者，术前给予肩部垫枕、头后仰的体位训练，以适应术中颈过伸的姿势。

9. 皮肤准备　皮肤准备是预防切口感染的重要环节。术前一日督促病人剪短指甲、理发、沐浴及更衣，必要时协助其完成。重点做好手术区皮肤准备，剃除或剪去毛发、清除皮肤的污垢，腹部手术及腹腔镜手术时尤应注意脐部的清洁，可用松节油或75%酒精等清洁脐部污垢。备皮时注意遮挡和保暖，动作轻巧，防止损伤表皮增加感染的可能性。如切口周围毛发不影响手术操作，可不用剃除，反之应全部剃除。备皮时间以术前2 h为宜，皮肤准备的时间若超过24 h，应重新准备。

皮肤准备即将手术区的毛发、污垢去除，一般不剃眉毛，小儿也不剃毛。备皮范围原则是超出切口四周至少15 cm的区域。

(1) 备皮步骤　向病人说明备皮的意义及方法，解除顾虑，取得合作；一般在治疗室进行，如在病房需避开探视时间，并用屏风遮挡；备好用物，如备皮刀、肥皂液(或滑石粉)、软毛刷、治疗巾、棉签、松节油、纱布等；在病人身下垫治疗巾，用软毛刷在备皮区涂刷肥皂液，一手用纱布绷紧皮肤，另一手用备皮刀剃去毛发，注意要剃净并防止损伤，然后用温水和毛巾将肥皂液洗去，最后清洗皮肤。检查无误即告结束。

(2) 备皮范围(图6-2-1)

①颅脑手术：术前2 h剃净头发及项部毛发，不剃眉毛。

②颈部手术：自唇下至乳头水平线，两侧斜方肌前缘。

③乳癌根治术：自锁骨上至脐水平，患侧至腋后线，对侧至锁骨中线或腋前线，包括患侧上臂、肩和腋窝，剃腋毛。

④胸部手术：自锁骨上、肩上至脐水平，包括患侧上臂和腋下，胸背均超过中线5 cm。

⑤上腹部手术：自乳头连线至耻骨联合，两侧至腋后线。

⑥下腹部手术：自剑突至大腿上1/3前内侧及会阴部，两侧至腋后线，剃除阴毛。

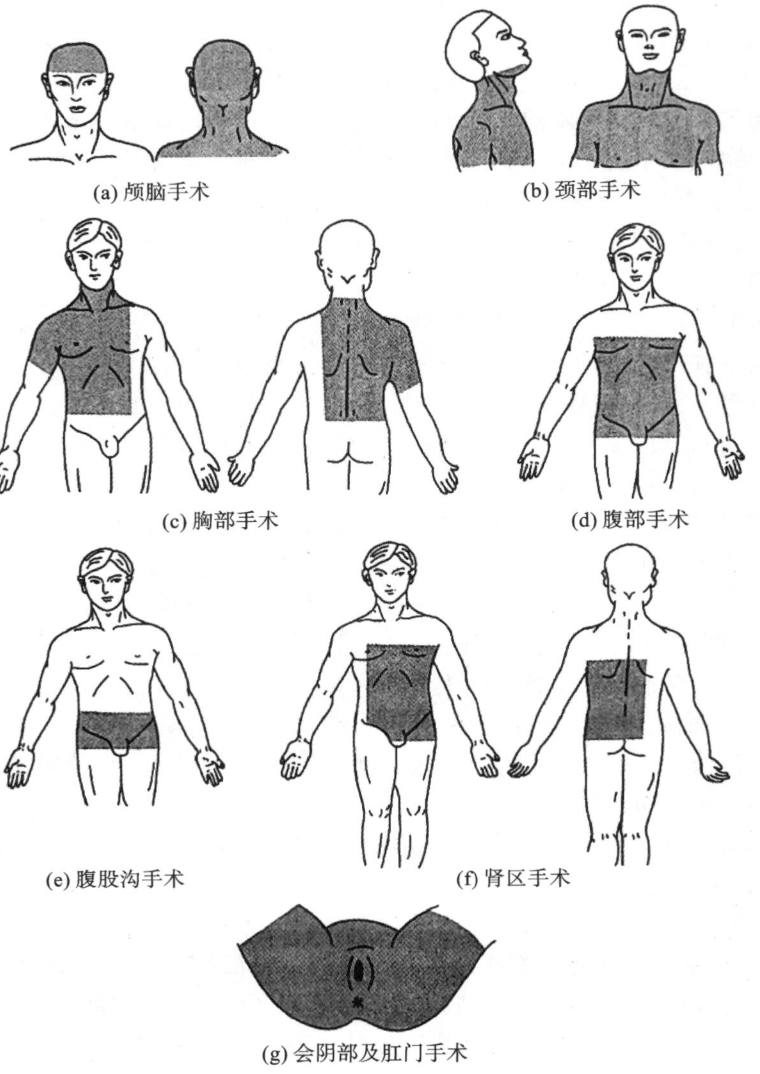

图 6-2-1　常用各部位手术备皮范围

⑦腹股沟手术：自脐水平线至大腿上 1/3，两侧至腋后线，包括会阴部，剃除阴毛。

⑧肾区手术：自乳头水平至耻骨联合，前后均过正中线。

⑨会阴部及肛门手术：自髂前上棘水平线至大腿上 1/3 的内、前、后侧，包括会阴区及臀部。

⑩四肢手术：以切口为中心，上下各 20 cm 以上，一般超过远、近端关节或整个肢体。

(3) 特殊部位备皮

①骨科手术：术前 3 日开始备皮，第 1、2 日先用肥皂水洗净，75%酒精消毒，无菌巾包裹，第 3 日剃毛清洗消毒包裹，术日晨再次消毒后用无菌巾包裹。

②颅脑手术：术前 3 日剃头，每日洗头 1 次(急诊例外)，术前 2 h 再次剃净头发。洗头后戴清洁帽子。

③面部手术：不剃眉毛。

④阴囊阴茎手术：术前每日用温水浸泡，肥皂水洗净局部，术前 1 日剃毛。

10. 手术日晨的护理　即进入手术室前的准备和护理。①认真检查、确定各项准备工作的落实情况。②若发现病人有不明原因的体温升高，或女性病人月经来潮等情况，应延迟手术日期。③进入手术室前，指导病人排尽尿液；估计手术时间将持续 4 h 以上及接受下腹部或盆腔内手术者应予以留置导尿管并妥善固定。④胃肠道及上腹部手术者应放置胃管。⑤嘱病人拭去指甲油、口红等化妆品；取下活动义齿、发夹、眼镜、手表、首饰和其他贵重物品。⑥遵医嘱给予术前药物。⑦备好手术需要的病历、X线检查片及药品等，将之随同病人带入手术室。⑧与手术室接诊人员仔细核对病人、手术部位及名称等，做好交接。

准备麻醉床：根据手术类型准备麻醉床，备好床旁用物，如胃肠减压装置、输液架、吸氧装置及心电监护仪等，以便接收手术后回病室的病人。

（三）改善或纠正营养不良

营养不良的病人耐受失血和休克的能力、创伤修复和切口愈合的能力及防御能力均下降，易并发感染等并发症，术前应尽可能予以纠正。血浆清蛋白测定值在30～35 g/L的病人应尽可能通过饮食补充能量和蛋白质，若低于30 g/L，则可在短期内通过输入血浆或人体清蛋白制剂等纠正低蛋白血症。不能进食或经口摄入不足的营养不良病人，可给予肠内、外营养支持以有效改善病人的营养状况，提高对手术的耐受力。

（四）维持体液平衡和内环境稳定

因大量呕吐或失血，导致水、电解质和酸碱平衡失调或休克者应予以及时纠正。可根据病情，通过口服或静脉途径合理输液和补充电解质。

（五）促进病人睡眠

(1) 对因疾病导致的不适和疼痛，应及时予以对症处理，包括：①指导病人采取合适的体位；②根据医嘱给予镇痛药物；③通过音乐、交谈等减轻病人的不适感；④给予心理护理，解除病人的担忧。

(2) 创造安静舒适的环境，促进病人的休息和睡眠。

(3) 睡眠型态明显紊乱者给予镇静药物。

（六）并发症的预防和护理

1. 合理应用抗菌药　处理已存在的感染灶，避免与其他感染者接触。抗菌药的预防性使用一般适用于以下几种情况：①涉及感染病灶或切口接近感染区域的手术；②肠道手术；③预计操作时间长、创面大的手术；④开放性创伤，创面已污染，清创时间长或清创不彻底者；⑤涉及大血管的手术；⑥植入人工制品的手术；⑦器官移植术。

2. 减轻胃肠道水肿　幽门梗阻病人术前2～3日用温盐水洗胃，以减轻胃黏膜水肿。

3. 控制血糖　糖尿病或高血糖病人易发生感染性并发症，术前应积极控制血糖水平及其相关的并发症（如心血管和肾病变）。可通过饮食控制和药物治疗使血糖水平控制在正常或轻度升高状态，尿糖为＋～＋＋。若病人使用了精蛋白锌胰岛素（长效胰岛素）或口服降血糖药物，术前均应改用胰岛素皮下注射，每4～6 h一次，使血糖和尿糖控制于上述水平。为避免发生酮症酸中毒，应尽量缩短术前禁食时间，静脉输液时胰岛素与葡萄糖的比例按1单位5 g给予。

4. 改善肺功能　由于与术后肺部并发症相关的死亡率仅次于心血管系统，居第二位，故伴有肺功能障碍的病人术前即应注意改善肺功能。伴有急性呼吸系统感染的病人，若为择期手术应推迟，待感染控制后再施行手术；若属急症手术，则需应用抗菌药并避免吸入麻醉。对有肺病史或拟行肺叶切除术、食管或纵隔手术的病人，术前应做血气分析和肺功能检查，评估肺功能；对存在的问题可通过解痉、祛痰、控制感染及体位引流等措施改善呼吸功能。

（七）健康教育

(1) 告知病人与疾病相关的知识，使之理解手术的必要性。

(2) 告知麻醉、手术的相关知识，使之掌握术前准备的具体内容。

(3) 术前加强营养，注意休息和适当活动，提高抗感染能力。

(4) 戒烟，早晚刷牙、饭后漱口，保持口腔卫生；注意保暖，预防上呼吸道感染。

Note

(5) 指导病人做术前各种训练,包括呼吸功能锻炼、床上活动、床上使用便盆等。

(李芳梅)

第三节　手术后病人的护理

病人从手术完毕回到病室直至康复出院这一阶段的护理,称为手术后护理。手术创伤导致病人防御能力下降,术后禁食、切口疼痛和应激反应等加重了病人的生理、心理负担,不仅影响创伤愈合和康复过程,而且可导致多种并发症的发生。手术后护理的重点是根据病人的手术情况和病情变化等,确定护理问题,采取切实有效的术后监护,预见性地实施护理措施,尽可能减轻病人的痛苦和不适,防治并发症,促进病人康复。

一、护理评估

(一) 手术类型和麻醉方式

了解手术和麻醉情况,手术进程及术中出血、输血和补液情况,判断手术创伤大小及对机体的影响。

(二) 身体状况

1. 生命体征　评估病人回到病室时的神志、血压、脉搏、呼吸、血压。

2. 切口状况　了解切口部位及敷料包扎情况。

3. 引流管　了解所置引流管的种类、数量、引流部位和作用,引流是否通畅,引流液的颜色、量和性状等。

4. 术后不适　了解有无切口疼痛、恶心、呕吐、腹胀、呃逆、尿潴留等术后不适,观察和评估不适的种类和程度。

5. 肢体功能　了解感知觉恢复情况和四肢活动度、皮肤的温度和色泽。

6. 并发症评估　有无术后出血、术后感染、切口裂开、深静脉血栓形成等并发症的发生及其相关因素。

(三) 辅助检查

了解术后血常规、生化检查结果,尤其注意血清电解质水平的变化。

(四) 心理-社会状况

随着手术后原发病和病痛的解除,麻醉及手术过后病人在一定程度上有暂时的解脱,但又显得非常疲乏和软弱,故需询问术后病人及其家属对手术的认识和看法,了解病人术后的心理感受,有无紧张、焦虑不安、恐惧、悲观、猜疑或敏感等心理反应。进一步评估有无引起术后心理变化的原因:①失去部分肢体或身体外观改变,如截肢、乳房切除或结肠造口等;②术后出现的各种不适,如切口疼痛、尿潴留或呃逆等;③留置各种导管所致的不适;④术后身体恢复缓慢及发生并发症;⑤担心不良的病理检查结果、预后差或危及生命;⑥担忧住院费用和继续治疗。

(五) 判断预后

了解术后病人的治疗原则和治疗措施的落实情况。评估其机体修复情况,包括切口愈合、肠功能恢复,精神和体力恢复程度,休息和睡眠状况、食欲及饮食种类等。根据手术情况、术后病理检查结果和病人术后康复情况,判断其预后。

二、常见护理问题

(1) 低效性呼吸型态　与术后卧床、活动量少、切口疼痛、呼吸运动受限和使用镇静药等有关。

(2) 有体液不足的危险　与手术创伤、术后禁食和摄入不足有关。

(3) 舒适的改变：疼痛、腹胀、尿潴留　与手术后卧床、留置各类导管和创伤性反应有关。

(4) 营养失调：低于机体需要量　与术后禁食、创伤后机体代谢率增高和分解代谢旺盛有关。

(5) 活动无耐力　与手术创伤所致乏力、倦怠有关。

(6) 知识缺乏：缺乏术后康复、锻炼和保健知识。

(7) 焦虑与恐惧　与术后不适、预后差及住院费用等有关。

(8) 潜在并发症：术后出血、切口感染、切口裂开、肺炎、肺不张、泌尿系统感染或深静脉血栓形成等。

三、护理目标

(1) 病人术后生命体征平稳，病情稳定，呼吸功能改善。

(2) 病人体液平衡得以维持，未发生水、电解质和酸碱平衡紊乱，循环系统功能稳定。

(3) 术后不适程度减轻，得到较好休息。

(4) 病人术后营养状况得以维持或改善。

(5) 病人活动耐力增加，逐步增加活动量。

(6) 病人能复述有关术后康复知识。

(7) 病人情绪稳定，能主动配合术后治疗和护理。

(8) 病人术后并发症得到预防，或能及时发现和治疗，术后恢复顺利。

四、护理措施

(一) 一般护理

1. 迎接和安置术后回室的病人　与麻醉师和手术室护士做好床边交接。搬动病人时动作轻稳，注意保护头部及各引流管和输液管道。正确连接各引流装置，调节负压，检查静脉输液是否通畅。注意保暖，但避免贴身放置热水袋取暖，以免烫伤。遵医嘱给予吸氧。

2. 体位　根据麻醉方式、术式安置病人的卧位形式。

(1) 全身麻醉　尚未清醒的病人应平卧，头偏向一侧，使口腔分泌物或呕吐物易于流出，避免误吸入气管；全身麻醉清醒后根据需要调整卧位。

(2) 蛛网膜下隙麻醉　病人应去枕平卧 6～8 h，防止脑脊液外渗致头痛。

(3) 硬膜外麻醉　病人一般取平卧位 6 h，随后可根据手术部位及病人状况调整体位。

(4) 休克　病人取中凹卧位，下肢抬高 15°～20°，头部和躯干抬高 20°～30°。

(5) 颅脑手术　术后无休克或昏迷的病人可取 15°～30°头高脚低斜坡卧位。

(6) 颈、胸手术　术后病人多采用高半坐卧位，便于呼吸和有效引流。

(7) 腹部手术　术后多采用低半坐位卧位或斜坡卧位，以减少腹壁张力，利于引流。

(8) 脊柱或臀部手术后病人可取俯卧或仰卧位。

(二) 病情观察

1. 生命体征观察　中、小型手术病人，手术当日每小时测量脉搏、呼吸、血压，监测 6～8 h 或至生命体征平稳。大手术或可能发生出血者，必须密切观察，每 15～30 min 监测生命体征，至病情稳定后改为 1～2 h 测一次，并做好观察和记录。有条件者可使用床边心电监护仪连续监测。

2. 尿液观察　观察尿液的颜色和量，必要时记录 24 h 液体出入量。

3. 加强巡视和观察 注意呼吸的频率和深度、有无呼吸道梗阻，有无切口、胸腹腔及胃肠道出血和休克的早期表现，若病人出现脉搏变快、弱，脉压变小，血压下降，呼吸急促，每小时尿量小于 50 mL，应及时报告医生并协同处理。

4. 静脉补液和药物治疗 由于手术野的不显性液体丢失、手术创伤以及术后禁食等原因，术后多需给予病人静脉输液直至恢复饮食。根据手术大小、病人器官功能状态、疾病严重程度和病情变化，调整输液成分、量和输注速度，以补充水、电解质和营养物质，必要时根据医嘱输全血或血浆等，维持有效循环血量。

（三）术后不适的护理

1. 切口疼痛 麻醉作用消失后，病人往往因切口疼痛而感觉不舒适。切口疼痛在术后 24 h 内最剧烈，2～3 日后逐渐减轻。剧烈疼痛可影响各器官的正常生理功能和休息，故需关心病人，观察病人疼痛的时间、部位、性质和规律，并给予相应的处理和护理。

（1）评估和了解疼痛的程度 ①口述疼痛分级评分法：将疼痛分成无痛、轻微疼痛、中等疼痛和剧烈疼痛，每级 1 分。②数字疼痛评分法：用 0—10 这 11 个点的数字描述疼痛强度。0 表示无痛，10 表示无法忍受的最剧烈疼痛。③视觉模拟疼痛评分法（VAS）：采用 1 条 10 cm 长的直线或标尺，两端分别为 0 和 10，0 代表无痛，10 代表最剧烈的疼痛，让病人根据其感受到的疼痛程度，在直线上标出相应位置，再量出起点至记号点的距离（以 cm 表示），加以评分，分值越高，表示疼痛程度越重。

（2）提供有效缓解术后疼痛的措施 手术后，可遵医嘱给予病人口服镇静、止痛类药物，必要时肌内注射哌替啶等，可有效控制切口疼痛。大手术后 1～2 日内，可持续使用病人自控镇痛泵进行止痛。病人自控镇痛（PCA）是指病人感觉疼痛时，主动通过计算机控制的微量泵按压按钮向体内注射医生事先设定的药物剂量进行镇痛。给药途径以静脉、硬膜外最为常用。常用药物为吗啡、芬太尼、曲马朵或合用非甾体抗炎药等。将病人安置于舒适体位，有利于减轻疼痛，指导病人在咳嗽、翻身时用手保护切口部位，减少对切口的张力性刺激。鼓励病人表达疼痛的感受，并提供简单的解释。指导病人运用正确的非药物方法减轻疼痛，如按摩、放松或听音乐等。配合心理疏导分散病人注意力，减轻对疼痛的敏感性。

2. 发热 术后病人最常见的症状。由于手术创伤的反应，术后病人的体温可略升高，变化幅度在 0.5～1 ℃，一般不超过 38 ℃（称为外科手术热或吸收热），一般可在术后 1～2 日恢复正常。术后 24 h 内的体温过高（39 ℃以上），常为代谢性或内分泌异常、低血压、肺不张和输血反应等。术后 3～6 日的发热或体温降至正常后再度发热，则要警惕继发感染的可能。对于发热病人，除了使用退热药物或物理降温对症处理外，更应结合病史进行血常规、尿常规、X 线、B 超、创口分泌液涂片和培养、血培养等检查，以寻找原因进行针对性治疗。

3. 恶心、呕吐 术后早期的恶心、呕吐常常是麻醉反应所致，待麻醉作用消失后，可自然停止。病人呕吐时，将其头偏向一侧，并及时清除呕吐物。若腹部手术后反复呕吐有可能是急性胃扩张或肠梗阻。若持续性呕吐，应查明原因，进行相应处理。部分病人需给予镇静、止吐药物以减轻症状。

4. 腹胀 术后早期腹胀常是胃肠道蠕动受抑制，肠腔内积气无法排出所致。随着胃肠功能恢复、肛门排气后症状可缓解。若手术后数日仍无肛门排气、腹胀明显或伴有肠梗阻症状，应做进一步检查和处理。除采用持续胃肠减压、肛管排气或高渗溶液低压灌肠等综合措施外，还要注意是否存在腹膜炎或其他原因所致的肠麻痹，或肠粘连等所致机械性肠梗阻，经非手术治疗不能改善者，需做好再次手术的准备。

5. 呃逆 术后呃逆可能是神经中枢或膈肌直接受刺激引起。术后早期发生者，可压迫眶上缘，抽吸胃内积气、积液，给予镇静或解痉药物等措施。上腹部术后病人若出现顽固性呃逆，要警惕膈下积液或感染的可能，超声检查可明确病因。

Note

6. 尿潴留 术后尿潴留较常见，尤其是老年病人。原因有全身麻醉后排尿反射受抑制、切口疼痛引起后尿道括约肌反射性痉挛以及病人不习惯于床上使用便器等。术后 6～8 h 尚未排尿或虽排尿但尿量少、次数频繁者，应在耻骨上区叩诊检查，发现明显浊音区、明确有尿潴留时，先稳定病人情绪，采用下腹部热敷、轻柔按摩膀胱区及听流水声等多种方法诱导排尿，若无禁忌，可协助病人坐位排尿或立起排尿。上述措施无效时应考虑在严格无菌技术下导尿，一次放尿液不超过 1000 mL。尿潴留时间过长，导尿时尿量超过 500 mL 者，应留置导尿管 1～2 日。

（四）引流管护理

1. 妥善固定，保持引流通畅　根据不同的需要，术中可能在切口、体腔和空腔内脏器官内放置各种类型的引流物。留置多根引流管者，应区分各引流管的引流部位和作用，做好标记并妥善固定。经常检查管道有无堵塞或扭曲，保持引流通畅。换药时，协助医生将暴露在体外的管道稳妥固定，以防滑入体腔或脱出。每天观察并记录引流液的量和性状，根据引流量和病情决定拔除时间。

2. 熟悉不同引流管的拔管指征　一般切口胶片引流在术后 1～2 日拔除，烟卷引流一般在术后 3 日拔除。作为预防性引流渗血用的腹腔引流物若引流液甚少，可于术后 1～2 日拔除；如作为预防性引流渗漏用，则需保留至所预防的并发症可能发生的时间后再拔除，一般为术后 5～7 日。胃肠减压管在肠功能恢复，肛门排气后拔除，其他引流管则视具体情况而定。

（五）手术伤口护理

观察手术切口，了解手术切口愈合过程的相关知识，便于做好切口观察和记录。定时观察切口有无出血和渗液，切口及周围皮肤有无发红，观察切口愈合情况，以及时发现切口感染、切口裂开等异常。保持切口敷料清洁干燥，并注意观察术后切口包扎是否限制了胸、腹部呼吸运动或肢端血液循环。烦躁、昏迷病人及不合作患儿，可适当使用约束带，防止敷料脱落。

1. 外科手术切口分类　根据外科手术切口微生物污染情况，外科手术切口分为清洁切口、清洁-污染切口、污染切口、感染切口。

（1）清洁切口（Ⅰ类切口）　手术未进入感染炎症区，未进入呼吸道、消化道、泌尿生殖道及口咽部位，如甲状腺大部分切除术等。

（2）清洁-污染切口（Ⅱ类切口）　手术未进入呼吸道、消化道、泌尿生殖道及口咽部位，但不伴有明显污染，如胃大部分切除术等；Ⅱ类切口还包括皮肤不容易彻底消毒的部位、6 h 内的伤口经过清创术缝合、新缝合的切口再度切开者。

（3）污染切口（Ⅲ类切口）　邻近感染区或组织直接暴露于污染或感染物的切口，如阑尾穿孔后的阑尾切除术等。

（4）感染切口　有失活组织的陈旧创伤手术；已有临床感染或脏器穿孔的手术。

2. 切口愈合等级

（1）甲级愈合　用“甲”字表示，指愈合良好，无不良反应。

（2）乙级愈合　用“乙”字表示，指愈合处有炎症反应，如红肿、硬结、血肿、积液等，但未化脓。

（3）丙级愈合　用“丙”字表示，指切口已化脓。

按上述分类、分级方法记录切口的愈合，如Ⅰ/甲（清洁切口甲级愈合）或Ⅱ/乙等。当切口处理不当时，Ⅰ类切口亦可能成为“丙”级愈合，相反，Ⅲ类切口处理恰当，也可能得到甲级愈合。

3. 缝线拆除时间　切口愈合时间可因切口部位、局部血液供应情况、病人年龄及全身营养状况不同而异，因而缝线拆除时间也各异。一般而言，头、面及颈部切口在术后 4～5 日拆线，下腹部和会阴部切口为术后 6～7 日拆线，胸部、上腹部、背部和臀部术后 7～9 日拆线，四肢术后 10～12 日拆线，减张缝线于术后 14 日拆除，年老体弱、营养不良或糖尿病病人需适当延迟拆线时间，青少年可适当缩短拆线时间。

（六）饮食与活动护理

1. 营养和饮食护理　术后饮食的恢复视手术种类和病人的具体情况而定。腹部手术尤其是胃

Note

肠道手术后一般需禁食 24～48 h,待肠道功能恢复、肛门排气后,开始进少量流质饮食,逐步递增至全量流质饮食,至第 5～6 天进食半流质饮食,第 7～9 天可过渡到软食,术后 10～12 天开始普食。非腹部手术后,局部麻醉者,若无任何不适,术后即可按需进食;蛛网膜下隙麻醉和硬膜外麻醉者术后 6 h 可根据需要适当进食;全身麻醉者应待完全清醒、无恶心呕吐后方可进食,先给予流质饮食,以后视情况改为半流质饮食或普食。在保证一定能量的基础上可选择高蛋白和富含维生素 C 的食物,以刺激消化液分泌和肠蠕动。当病人不能进食或进食不足时,应由静脉供给充足的水、电解质和营养素,必要时早期提供肠内和肠外营养支持,以免严重的负氮平衡影响机体修复。禁食期间,协助病人做好口腔护理,保持口腔卫生。

2. 休息和活动 保持病室安静,减少对病人的干扰,保证其安静休息。原则上,病情稳定后鼓励病人早期床上活动,争取在短期内起床活动,除非有治疗方面的禁忌。早期活动有助于增加肺活量、改善全身血液循环、预防深静脉血栓形成、促进肠功能恢复和减少尿潴留的发生。指导病人床上活动,做深呼吸运动、四肢主动和被动活动、自行翻身和坐起、足趾和关节的伸屈运动等。对痰多者帮助叩击背部,指导其做有效咳嗽,以利痰液排出。术后第 1 日鼓励病人每小时至少深呼吸 10 次,以促进肺扩张和换气;此后,鼓励病人每 2 h 做数次深呼吸。向病人解释早期下床活动的重要性,督促其根据耐受程度逐步增加活动量。大部分病人术后 24～48 h 内可试行下床活动。腹腔镜手术病人的创伤较小,术后可尽量早下床活动,活动时固定好各种导管,并给予协助。

(七) 心理护理

(1) 鼓励病人表达并稳定其情绪。加强对术后病人的巡视,进行耐心细致的沟通交流,引导病人说出自身感受,帮助其分析引起焦虑等心理反应的原因,明确病人所处的心理状态,给予适当的解释和安慰。

(2) 帮助提供缓解术后不适的措施。提供适时的帮助、解除病人的病痛和不适往往是解决其心理问题的有效措施。经常询问病人,重视其主诉,及时采取措施解除切口疼痛、尿潴留等不适,并通过加强皮肤护理和口腔护理缓解留置导管引起的不舒适。

(3) 指导病人进行术后康复活动。关心病人术后的康复过程,指导病人进行早期活动和功能锻炼,加强饮食指导,教会病人自理,稳定病人情绪。

(4) 健康教育。指导病人正确面对疾病和预后,告知有关继续治疗和随访等方面的知识,提高病人对疾病的认识,从而逐步接受术后躯体的变化,调整好心态,配合治疗和护理。

(八) 术后并发症护理

1. 出血 术后出血的可能原因有术中止血不完善或创面渗血、原先痉挛的小动脉断端舒张、结扎线脱落或凝血机制障碍等。术后需注意识别术后出血的临床表现。当覆盖切口的敷料被血液渗湿、疑有手术切口出血时,应打开敷料检查切口以明确出血情况和原因。了解各引流管内引流液的性状、量和色泽,有助于判断体腔内出血。未放置引流管者,可通过密切的临床观察,评估有无低血容量性休克的早期表现,如烦躁、脉率持续增快、脉压减小和尿量少等。处理:少量出血时,一般经更换切口敷料、加压包扎或全身使用止血剂即可止血;出血量大时,应加快输液,同时可输血或血浆,扩充血容量,并做好再次手术止血的术前准备。

2. 感染 以细菌感染最为常见,常见感染部位有切口、肺部、胸腹腔和泌尿系统。

(1) 肺炎和肺不张等呼吸系统感染 发生肺部并发症的可能原因包括年老、胸腹部大手术、长期吸烟、已存在急慢性呼吸道感染、术后呼吸运动受限、呼吸道分泌物积聚及排出不畅等。

①临床表现:肺不张病人有术后早期发热、呼吸和心率增快的表现。颈部气管可能向患侧偏移。胸部体检有局限性湿啰音和呼吸音减弱等;胸部 X 线检查呈现典型的肺不张征象。继发感染时,体温明显升高,白细胞和中性粒细胞数增加。

②处理:鼓励术后卧床病人做深呼吸运动,帮助其多翻身、拍背,促进气道内分泌物排出,尽快解

除气道阻塞。教会病人保护切口和进行有效咳嗽、咳痰的方法：用双手按住病人季肋部或切口两侧，限制胸部或腹部活动的幅度以保护切口，在深吸气后用力咳痰，并做间断深呼吸。痰液黏稠不易咳出者每日摄入充足的水分(2～3 L)；将抗菌药或糜蛋白酶经超声雾化吸入稀释痰液，每日 2～3 次；同时经静脉应用敏感的抗菌药治疗。

③预防：术前锻炼深呼吸，术后避免限制呼吸运动的固定或绑扎，鼓励病人多活动。吸烟者于术前 2 周停止吸烟，以减少呼吸道分泌物。可利用体位引流或药物促使排痰，保持呼吸道通畅。合理使用抗菌药有效控制已存在的呼吸道感染。防止全身麻醉的病人的呕吐物或口腔分泌物吸入肺内。

(2) 泌尿系统感染　诱发感染的最基本原因是尿潴留，感染常起自膀胱炎，上行感染可引起肾盂肾炎。长期留置导尿管或反复多次导尿亦可引起尿路感染。

①临床表现：急性膀胱炎的主要表现为尿频、尿急、尿痛，有时尚有排尿困难。一般无全身症状，尿液检查有较多红细胞和脓细胞。急性肾盂肾炎多见于女性，主要表现为畏寒发热、肾区疼痛、白细胞计数增高、中段尿镜检见大量白细胞和细菌。

②处理：根据尿培养和药物敏感试验结果选用有效抗菌药控制感染。多饮水或静脉补液，维持充分的尿量(每日超过 1500 mL)，保持排尿通畅。

③预防：指导病人术后自主排尿，防止尿潴留发生。出现尿潴留应及时处理，若残余尿超过 500 mL 时，应严格按照无菌操作原则留置导尿管进行持续引流。

(3) 切口感染　引起切口感染的可能原因有创口内留有无效腔、血肿、异物或局部组织血供不良，合并有贫血、糖尿病、营养不良或肥胖等。

①临床表现：常发生于术后 3～5 日，病人自述切口疼痛加重或减轻后又加重，局部出现红、肿、压痛或有波动感；伴体温升高、脉率加快及白细胞计数增高等全身表现。

②处理：感染早期予以局部热敷或理疗，使用有效的抗菌药，促使炎症消散吸收。明显感染或脓肿形成时，应拆除局部缝线，用血管钳撑开并充分敞开切口，清理切口后，放置凡士林油纱条(布)以引流分泌物，定期更换敷料，争取二期愈合。必要时取分泌物做细菌培养和药物敏感试验。

③预防：严格执行无菌技术，手术操作细致，防止残留无效腔、血肿或异物等。术后加强营养支持，增强病人抗感染的能力，合理使用抗菌药。

3. 切口裂开　可能原因有营养不良、组织愈合能力低下、切口张力大、缝合不当、切口感染及腹内压突然增高，如剧烈咳嗽、呕吐或严重腹胀等。

(1) 临床表现　常发生于术后 1 周左右或拆除皮肤缝线后 24 h 内。切口裂开分为全层裂开和部分裂开两种。往往发生在病人突然腹部用力或有切口的关节伸屈幅度较大时，通常自觉切口疼痛和突然松开，随即有淡红色液体自切口溢出，浸湿敷料。腹部切口全层裂开者可见有内脏脱出。

(2) 处理　立即嘱病人取平卧位休息，安慰和稳定其情绪，避免惊慌，告之勿咳嗽和勿进食进饮。用无菌生理盐水纱布覆盖切口，并用腹带轻轻包扎。若有内脏脱出，切勿盲目回纳，以免造成腹腔内感染。应通知医生，将病人送手术室重新缝合和处理。

(3) 预防　年老体弱、营养状况差、估计切口愈合不良的病人，术前加强营养支持；腹部手术者，手术时加用全层腹壁减张缝线，术后用腹带适当加压包扎伤口，减轻局部张力，延迟拆线时间。如有慢性腹内压增高的因素存在应及时处理和消除。手术切口位于肢体或关节活动部位者，拆线后应避免大幅度动作。

4. 深静脉血栓形成或血栓性静脉炎　深静脉血栓形成多见于下肢深静脉。可能原因：术后卧床过久、活动少而引起下肢血流缓慢；血细胞凝集性增高，处于高凝状态；手术、外伤、反复穿刺置管或输注高渗性液体、刺激性药物等导致的血管壁和血管内膜损伤。

(1) 临床表现　前者常发生于术后长期卧床、活动减少的老年病人或肥胖者。开始时病人自感腓肠肌疼痛和紧束，继之下肢出现凹陷性水肿，沿静脉走行有触痛，可扪及索状变硬的静脉。后者常表现为浅静脉发红、变硬、明显触痛，常伴有体温升高。

Note

(2) 处理　仅为血栓性静脉炎者，立即停止经患肢静脉输液，抬高患肢、制动，局部 50%硫酸镁湿敷。深静脉血栓形成者，遵医嘱静脉输入低分子右旋糖酐和复方丹参溶液，以降低血液黏滞度，改善微循环。局部严禁按摩，以防血栓脱落引起栓塞，同时监测凝血功能。发病 3 日以内者，溶栓治疗可用尿激酶每次 8 万单位，溶于低分子右旋糖酐液 500 mL 中静脉滴注，每日 2 次，连续应用 1 周。

(3) 预防　术后病人应早期下床活动，卧床期间多做双下肢的屈伸活动，促进静脉回流。血液处于高凝状态的病人，可预防性口服小剂量阿司匹林或复方丹参片。

(九) 健康教育

(1) 恢复期病人合理摄入均衡饮食，注意休息，劳逸结合。活动量从小到大，一般出院后 2～4 周仅从事一般性工作和活动。

(2) 术后继续药物治疗者，应遵医嘱按时、按量服用。

(3) 切口局部拆线后可用无菌纱布覆盖 1～2 日，以保护局部皮肤。若带有开放性伤口出院者，应将门诊换药时间、次数向病人及其家属交代清楚。

(4) 一般手术病人于术后 1～3 个月门诊随访一次，以评估和了解康复过程及切口愈合情况。

(李芳梅)

目标检测

目标检测答案解析

1. 按手术时限分，乳腺癌根治术属于(　　)。

A. 择期手术　B. 限期手术　C. 急症手术　D. 诊断性手术　E. 姑息性手术

2. 以下属于治疗性手术的是(　　)。

A. 淋巴结活检术　B. 胃大部切除术

C. 食管癌的胃造口术　D. 重睑手术

E. 直肠癌的结肠造口术

3. 非胃肠道手术病人术前禁食的时间是(　　)。

A. 6 h　B. 8 h　C. 10 h　D. 8～12 h　E. 14 h

4. 无呼吸系统疾病的择期手术病人的术前呼吸道准备措施主要是(　　)。

A. 进行体位引流　B. 应用抗生素

C. 应用支气管扩张剂　D. 口服地塞米松

E. 戒烟

5. 备皮范围原则上应超出切口四周的距离为(　　)。

A. 5 cm　B. 8 cm　C. 10 cm　D. 15 cm　E. 20 cm

6. 要求胃肠道手术病人术前禁食的主要目的是(　　)。

A. 避免影响手术视野　B. 预防术后腹胀

C. 预防麻醉中呕吐造成窒息　D. 促进术后肠蠕动恢复

E. 防止发生吻合口瘘

7. 骨科手术术前备皮需要的时间为(　　)。

A. 4 h　B. 8 h　C. 1 日　D. 3 日　E. 5 日

8. 急性化脓性阑尾炎病人的术前准备不包括(　　)。

A. 禁食、禁水　B. 备皮　C. 药物过敏试验

D. 血、尿、大便常规　E. 灌肠

9. 病房温度、湿度应保持在(　　)。

A. 18～20 ℃，50%～60%　B. 22～24 ℃，50%～60%

Note

C. 18～20 ℃，56%～60%　　D. 16～20 ℃，40%～60%

E. 20～26 ℃，40%～60%

10. 手术后病人出现腹胀的最主要原因是(　　)。

A. 细菌代谢产生气体　　B. 血液内的气体弥散到肠腔内

C. 胃肠功能受到抑制　　D. 组织代谢产生气体

E. 术后咽下大量空气

11. 手术后病人出现恶心、呕吐最常见的原因是(　　)。

A. 伤口疼痛　　B. 腹胀　　C. 肠蠕动增强　　D. 麻醉反应　　E. 肠炎

12. 病人，女，50 岁，结肠癌根治术后 6 h，从腹腔引流管引出血性液体，平均每小时超过 200 mL，持续 4 h，无减少趋势，应采取的措施是(　　)。

A. 给予止血药物　　B. 输血　　C. 大量输液体

D. 夹闭腹腔引流管　　E. 手术止血

13. 以下关于手术病人术后饮食恢复的描述，不正确的是(　　)。

A. 局麻及小手术病人术后饮食不受限制

B. 全身麻醉胃肠道手术病人在肛门排气后进食

C. 全身麻醉的非胃肠道手术病人术后 6 h 后可以进食

D. 不能进食时要从静脉补充营养

E. 所有病人术后的饮水不受限制

14. 以下有关术后内出血的护理措施，不正确的是(　　)。

A. 严密观察病人生命体征　　B. 稳定病人情绪　　C. 给病人输血、输液

D. 鼓励病人下床活动　　E. 做好再次手术准备

15. 有关术后出血，下列描述不妥的是(　　)。

A. 出血是术后常见并发症

B. 术后大量输库存血易导致凝血功能下降

D. 内出血比外出血的后果更可怕

D. 可通过对敷料、引流液以及病人全身情况进行综合判断

E. 一旦术后出血，均应再次手术

16. 病人，女，24 岁，术后 24 h 突然出现面色苍白、心慌、气短、血压下降，护士观察到伤口引流管流出大量鲜红色血性液体，应考虑病人可能出现(　　)。

A. 内出血　　B. 切口感染　　C. 切口血肿　　D. 急性腹膜炎　　E. 切口裂开

17. 判断伤口感染的条件不包括(　　)。

A. 手术 3 日后病人体温升高　　B. 病人伤口疼痛

C. 敷料有渗血　　D. 伤口局部有红、肿、热、痛

E. 白细胞计数升高

18. 病人，男，45 岁，术后护士在进行体温监测时发现该病人体温升至 38 ℃，2 日后恢复正常，护士考虑其最可能的原因是(　　)。

A. 切口感染　　B. 肺部感染　　C. 泌尿系统感染

D. 血栓性静脉炎　　E. 手术热

19. 病人，女，75 岁，腹部手术后第 7 日，剧烈咳嗽后突然出现切口全层裂开，目前的处理方法是(　　)。

A. 腹带加压包扎　　B. 重新手术缝合　　C. 应用抗生素

D. 平卧休息　　E. 雾化吸入促进痰液排出

Note

第七章　外科感染病人的护理

学习目标

1. 了解外科感染的类型、病因及病理。
2. 熟悉外科感染的临床表现和处理原则。
3. 掌握外科感染病人的护理。

导学案例

病人，男，25 岁，1 周前右足底不慎被铁钉刺伤，自行在家简单包扎止血，未予正规治疗。现感全身乏力、头晕、头痛、咀嚼无力、肌肉疼痛，背部、胸部肌肉较僵硬，病人全身肌肉强直性收缩、阵发性痉挛，呼吸急促，呼吸道分泌物多。体检示：体温 38.6 ℃，血压 122/80 mmHg，脉搏 92 次/分，呼吸 20 次/分，神志清楚，苦笑面容，颈项强直。右足底有一伤口，直径约 0.5 cm，局部红肿，挤压时有脓液流出。辅助检查示：白细胞计数 15×10^9/L，中性粒细胞比值 82%。问题：

1. 病人的诊断是什么？
2. 目前病人最主要的护理问题是什么？应采取哪些护理措施？

第一节　概　　述

感染是指病原体入侵机体引起的局部或全身炎症反应。外科感染是指需要外科治疗的感染，包括创伤、手术、烧伤及介入性诊疗操作等并发的感染。外科感染一般有以下特点：①常为多种细菌引起的混合感染；②大部分感染病人有明显而突出的局部症状和体征，严重时可有全身表现；③感染常集中于局部，发展后可导致化脓、坏死等，常需清创、引流、切开、换药等外科处理。

一、分类

外科感染的分类方法很多，临床上常从致病菌种类和病变性质、病程等方面进行分类。

（一）按致病菌种类和病变性质分类

1. 非特异性感染　又称化脓性感染或一般性感染，占外科感染的大多数，如疖、痈、丹毒、急性淋

Note

巴结炎、急性乳腺炎、急性阑尾炎和急性腹膜炎等。常见的致病菌有金黄色葡萄球菌、乙型溶血性链球菌、大肠埃希菌(大肠杆菌)、变形杆菌、铜绿假单胞菌和拟杆菌等。此类感染具有共同的病理变化、临床表现和防治原则。

2. 特异性感染　特异性感染是指由特异性致病菌如结核分枝杆菌、破伤风梭菌、产气荚膜梭菌、炭疽杆菌、白色念珠菌等引起的感染。此类感染的致病菌可分别引起比较独特的病理变化过程,在临床表现和防治原则上各有特点。

(二) 按病程分类

外科感染根据病程长短可分为急性、亚急性和慢性感染。病程在3周以内为急性感染;病程持续超过2个月为慢性感染;病程介于急性与慢性感染之间为亚急性感染。

(三) 其他分类

1. 按病原菌的入侵时间分类　分为原发性感染和继发性感染。由伤口直接污染造成的感染为原发性感染;在伤口愈合过程中发生的感染为继发性感染。

2. 按病原菌的来源分类　分为外源性感染和内源性感染。病原菌由体表或外环境侵入体内造成的感染称外源性感染;由存在于体内(如肠道、胆道、肺或阑尾等)的病原菌造成的感染称内源性感染,亦称自身感染。

3. 按感染发生的条件分类　可分为机会感染、二重感染和医院内感染等。

二、病因

外科感染的发生与病原菌的数量和毒力有关,局部或全身免疫力的下降亦是引发感染的条件。

(一) 病原菌的致病因素

1. 黏附因子　病原菌产生的黏附因子有利于其附着于组织细胞并入侵。有些病原菌有荚膜或微荚膜,能抗拒吞噬细胞的吞噬或杀菌作用。

2. 病菌毒素　病原菌释放的胞外酶、外毒素、内毒素等可侵蚀组织和细胞,可导致感染扩散、组织结构破坏、细胞功能损害和代谢障碍等,这是引起临床症状和体征的重要因素。

3. 病菌数量　侵入人体组织的病原菌数量越多,增殖速度越快,导致感染的概率就越高。

(二) 机体的易感因素

1. 局部因素　①皮肤黏膜破损,如开放性创伤、烧伤、胃肠穿孔、手术、穿刺等使屏障破坏,病原菌易于入侵。②留置于血管或体腔内的导管处理不当,为病原菌入侵开放了通道。③管腔阻塞,使内容物淤积,细菌繁殖侵袭组织,如乳腺导管阻塞和乳汁淤积后发生的急性乳腺炎、尿路梗阻等。④异物与坏死组织的存在,可抑制吞噬细胞功能,如内固定器材、假体植入、外伤性异物等。⑤局部组织血供障碍,降低了组织防御和修复能力,如血栓闭塞性脉管炎、下肢静脉曲张、压疮等。

2. 全身因素　①严重创伤或休克、糖尿病、尿毒症、肝功能障碍等。②长期使用肾上腺皮质激素、免疫抑制剂、抗肿瘤的化学药物和放射治疗。③严重营养不良、贫血、低蛋白血症、白血病或白细胞过少等。④先天性或获得性免疫缺陷综合征。

三、病理生理

(一) 炎症反应

致病菌侵入组织并繁殖,产生多种酶与毒素,并激活凝血、补体、激肽系统以及血小板和巨噬细胞等,产生大量炎症介质,引起血管扩张与通透性增加;白细胞和吞噬细胞进入感染部位发挥吞噬作用,单核-巨噬细胞通过释放促炎症细胞因子协助炎症及吞噬过程。炎症反应使入侵的微生物局限化并最终被清除,同时局部出现红、肿、热、痛等炎症的特征性表现。部分炎症介质、细胞因子和病菌毒素等还可进入血流循环,引起全身反应。

(二) 感染的转归

感染的病程演变受致病菌、人体抵抗力及治疗措施等诸多因素影响。

1. 炎症消退 当机体抵抗力较强、治疗及时和有效时,吞噬细胞和免疫成分能较快地抑止病原菌,清除组织细胞崩解产物与死菌,使炎症消退。

2. 炎症局限 当机体抵抗力占优势时,炎症局限、吸收或形成脓肿。小脓肿可自行吸收,较大脓肿可在破溃或经手术切开排脓后,感染部位肉芽组织生长,形成瘢痕而痊愈。

3. 转为慢性感染 当机体抵抗力与致病菌毒力处于相持状态时,致病菌大部分被杀灭,但病灶内仍有致病菌存在,组织炎症持续存在,感染转为慢性。一旦机体抵抗力下降,致病菌再次繁殖,导致感染急性发作。

4. 炎症扩散 当致病菌数量多、毒力强和(或)机体抵抗力较差时,感染扩散,甚至引起全身性感染,如菌血症、脓毒症等,严重的可危及生命。

四、临床表现

(一) 局部表现

急性感染局部有红、肿、热、痛和功能障碍的典型表现。体表或表浅的化脓性感染均有明显的局部疼痛和触痛,皮肤肿胀、发红、温度升高,还可出现肿块或硬结。脓肿形成后,触之有波动感。如病变位置深则局部症状不明显。慢性感染也有局部肿胀或硬结,但疼痛多不明显。

(二) 全身表现

病人的全身表现因感染轻重等因素而不同。感染轻者可无全身表现,感染重者常有发热、呼吸心跳加快、头痛乏力、全身不适、食欲减退等表现。严重感染者可出现代谢紊乱、营养不良、贫血,甚至并发感染性休克等。

(三) 器官系统功能障碍

感染侵及某一器官时,该器官可发生功能异常或障碍。严重感染导致脓毒症时,因有大量毒素、炎症介质、细胞因子等进入血液循环,可引起肺、肝、肾、脑、心等器官的功能障碍。

(四) 特异性表现

特异性感染病人可因致病菌不同而出现各自特殊的症状和体征。如破伤风病人可表现为肌肉强直性痉挛,气性坏疽和其他产气菌感染局部可出现皮下捻发音等。

五、辅助检查

(一) 实验室检查

白细胞计数、中性粒细胞比值升高,当白细胞计数大于 12×10^9/L 或小于 4×10^9/L 或出现未成熟的白细胞时,常提示感染严重;病程较长的重症病人可有红细胞计数和血红蛋白减少;血、尿、痰、分泌物、渗出物、脓液或穿刺液进行细菌培养,可明确致病菌种类。

(二) 影像学检查

B 超检查用于探测肝、胆、胰、肾、阑尾、乳腺等的病变及胸腔、腹腔、关节腔内有无积液;X 线检查适用于检测胸腹部或骨关节病变,如肺部感染、胸腹腔积液或积脓等;CT 和 MRI 检查有助于诊断实质性脏器的病变,如肝脓肿等。

六、处理原则

处理原则以局部治疗与全身治疗并重。消除感染因素和毒性物质(如脓液、坏死组织),积极控

Note

制感染，促进和提高人体抗感染和组织修复能力。

（一）局部治疗

1. 保护感染部位　局部制动，避免受压，抬高患处，必要时可用夹板或石膏夹板固定，以免感染扩散。

2. 物理疗法　炎症早期可以用局部热敷、超短波、红外线照射等物理疗法，以改善局部血液循环，促进炎症局限、吸收或消退。

3. 局部用药　浅表的急性感染在未形成脓肿阶段可选用鱼石脂软膏、金黄散等外敷；组织肿胀明显者可予50%硫酸镁溶液湿热敷，以改善局部血液循环，促进炎症局限或消退；已感染伤口、创面则需换药处理。

4. 手术治疗　脓肿形成后应及时切开引流使脓液排出，深部脓肿可在超声、CT引导下穿刺引流。脏器感染或已发展为全身性感染时应积极处理感染病灶或切除感染器官。

（二）全身治疗

1. 抗生素治疗　小范围或较轻的局部感染，可不用或仅口服抗生素；较重或有扩散趋势的感染，需全身用药。早期可根据感染部位、临床表现及脓液性状估计致病菌的种类，常规用药。获得细菌培养和药物敏感试验结果后，选用敏感抗生素。

2. 支持治疗　充分休息与睡眠；加强营养支持；及时补液，维持体液平衡；对不能进食、明显摄入不足或高分解代谢者，可提供肠内或肠外营养支持；严重感染者可输注血浆、白蛋白、丙种球蛋白或少量多次输血等，提高机体免疫防御能力。

3. 对症治疗　全身中毒症状严重者，可考虑短期使用糖皮质激素，以改善一般状况，减轻中毒症状；出现感染性休克者，应给予抗休克治疗；高热病人给予物理或药物降温，体温过低时应注意保暖；疼痛剧烈者，适当给予镇痛药物；抽搐者给予镇静解痉药物；合并糖尿病者，给予降糖药物控制血糖。

（陈婉萍）

第二节　浅部组织的化脓性感染病人的护理

浅部软组织的化脓性感染是指发生于皮肤、皮下组织、淋巴管、淋巴结、肌间隙及其周围疏松结缔组织等处的由化脓性致病菌引起的各种感染。

一、疖

疖是指单个毛囊及其周围组织的急性化脓性感染，好发于毛囊及皮脂腺丰富的部位，如头面部、颈项、背部、腋窝及腹股沟等处。致病菌大多为金黄色葡萄球菌或表皮葡萄球菌。多个疖同时或反复发生在身体各部位，称为疖病。

（一）病因与病理

疖与局部皮肤不洁、擦伤、毛囊与皮脂腺分泌物排泄不畅或机体抵抗力降低有关。金黄色葡萄球菌多能产生血浆凝固酶，可使感染部位的纤维蛋白原转变为纤维蛋白，从而限制了细菌的扩散，炎症多为局限性且有脓栓形成。

（二）临床表现

初始局部皮肤出现红、肿、痛的小硬结，数日后肿痛范围扩大，小硬结中央组织坏死、软化，出现黄白色的脓栓，触之稍有波动感，继而脓栓脱落、破溃，待脓液流尽后炎症逐渐消退愈合。疖一般无明显的全身症状。位于鼻、上唇及周围“危险三角区”的面疖如被挤压或处理不当，致病菌可沿内眦静脉和眼静脉向颅内扩散时，可引起化脓性海绵状静脉窦炎，出现颜面部进行性肿胀，伴寒战、高热、头痛、呕吐、昏迷甚至死亡。

（三）处理原则

1. 局部治疗 早期红肿阶段可用热敷、超短波、红外线照射等理疗，亦可外涂鱼石脂软膏或金黄散。出现脓头时，可用碘酊点涂局部，也可用针尖或小刀头将脓栓剔出，但禁忌挤压。出脓后敷以呋喃西林湿纱条或化腐生肌的中药膏。

2. 全身治疗 全身症状明显、面部疖或并发急性淋巴管炎和淋巴结炎者，应给予抗生素治疗。

（四）护理措施

1. 控制感染 保持疖周围皮肤清洁，避免挤压“危险三角区”的疖，防止感染扩散；观察病人体温变化，注意有无寒战、高热、头痛、头晕、意识障碍等症状；遵医嘱及时合理使用抗生素，协助行细菌培养和药物敏感试验。

2. 提高机体抵抗力 注意休息，加强营养，鼓励进食高热量、高蛋白、丰富维生素的饮食，提高机体抵抗力。

3. 维持正常体温 高热病人给予物理或药物降温，鼓励病人多饮水。

4. 健康教育 注意个人卫生，保持皮肤清洁；炎热环境中要勤洗澡，及时更换衣服；免疫力差的老年人、婴幼儿及糖尿病病人应加强防护。

二、痈

痈是指相邻近的多个毛囊及周围组织的急性化脓性感染，也可由多个相邻疖融合而成。痈好发于颈部、背部等皮肤厚韧的部位，也可见于上唇、腹壁的软组织。致病菌主要为金黄色葡萄球菌。常见于中、老年人，尤其是糖尿病及免疫力低下的病人。

（一）病因与病理

痈的发生与皮肤不洁、擦伤、机体抵抗力低下有关。感染常从毛囊底部开始，并向阻力较小的皮下组织蔓延，再沿深筋膜浅层向外周扩散，进入毛囊群而形成多个脓头。痈的炎症范围比疖大，病变累及深层皮下结缔组织，使其表面皮肤发生血运障碍甚至坏死。痈自行破溃较慢，全身反应较重，甚至发展为脓毒症。

（二）临床表现

初起表现为局部小片皮肤暗红、硬肿、热痛，其中可有多个脓点。随着病情进展，局部皮肤硬肿范围扩大，局部疼痛加剧。继而病变部位脓点增大增多，中心处破溃流脓、组织坏死脱落，使疮口呈蜂窝状如同“火山口”。病灶周围可出现浸润性水肿，区域淋巴结肿大，局部皮肤因组织坏死可呈现紫褐色。病人多伴有寒战、高热、食欲不振、乏力等全身症状。严重者可致全身化脓性感染而危及生命。唇痈容易引起颅内化脓性海绵状静脉窦炎。

（三）处理原则

1. 局部治疗 早期可用50%硫酸镁或75%酒精湿敷，或用鱼石脂软膏、金黄散外敷，或采用热敷、超短波照射、红外线照射等理疗促进炎症消退，减轻疼痛。已有溃破者需及时切开引流，可采用“＋”或“＋＋”形切口，清除坏死组织，脓腔内填塞生理盐水或凡士林纱条。术后每天更换敷料一次，注意创面抗感染，待炎症控制后可用生肌散促进肉芽组织生长。

2. 全身治疗 及时使用抗生素，可选用青霉素类或头孢菌素类抗生素，以后根据细菌培养和药物敏感试验结果选药。糖尿病者应给予胰岛素或降血糖类药物。

（四）护理措施

1. 控制疼痛 疼痛严重者，遵医嘱给予镇痛药。

2. 其他护理措施 参见“疖”的护理。

三、急性蜂窝织炎

急性蜂窝织炎是指皮下、筋膜下、肌间隙或深部疏松结缔组织的急性弥漫性化脓性感染。常见致病菌为溶血性链球菌，其次为金黄色葡萄球菌，少数由厌氧菌和大肠埃希菌引起。

（一）病因与病理

本病常因皮肤、黏膜损伤或皮下疏松结缔组织受感染引起。由于溶血性链球菌感染后可释放溶血素、透明质酸酶和链激酶等，炎症不易局限，与周围正常组织界限不清、扩散迅速，常累及附近淋巴结. 可致明显的毒血症。

（二）临床表现

本病通常分表浅和深部。表浅者初起时局部红、肿、热、痛，继之炎症迅速沿皮下向四周扩散，肿痛加剧，并出现大小不同的水疱。局部皮肤发红，指压后稍褪色，红肿边缘界限不清。深部感染者，表皮的症状多不明显，可有局部水肿和深部压痛，常有寒战、高热、头痛、乏力等全身症状。

由于致病菌的种类与毒性、病人状况和感染部位不同，可有以下几种特殊类型。

1. 产气性皮下蜂窝织炎 致病菌以厌氧菌为主。多发生在下腹与会阴部，常在皮肤受损伤且污染较重的情况下发生。病变主要局限于皮下结缔组织，不侵及肌层。早期表现类似一般性蜂窝织炎，但病变进展快，局部可触及皮下捻发感，破溃后脓液恶臭，全身症状严重。

2. 新生儿皮下坏疽 亦称新生儿蜂窝织炎。致病菌主要为金黄色葡萄球菌。多发生在背部、臀部等经常受压的部位。初起时皮肤发红，触之稍硬，随后病变范围扩大，中心部分变暗变软，皮肤与皮下组织分离，触诊时有皮下波动感。皮肤坏死时肤色呈灰褐色或黑色，可破溃流脓。患儿出现高热、拒奶、哭闹不安或嗜睡、昏迷等全身感染症状。

3. 口底、颌下蜂窝织炎 多见于小儿，感染多起源于口腔或面部，除红、肿、热、痛等局部症状和高热、乏力、精神萎靡等全身症状外，还可发生喉头水肿和气管受压，引起呼吸困难，甚至窒息。

（三）处理原则

1. 局部治疗 早期急性蜂窝织炎，可用50%硫酸镁溶液湿敷，或以金黄散、鱼石脂膏外敷等。若形成脓肿应及时切开引流；口底及颌下急性蜂窝织炎应及早切开减压，以防喉头水肿而压迫气管；其他各种类型皮下蜂窝织炎，可在病变处做多个小切口减压；产气性皮下蜂窝织炎，伤口可用3%过氧化氢溶液冲洗和湿敷。

2. 全身治疗 注意休息，加强营养，必要时给予解热镇痛药物。可用青霉素类或头孢菌素类抗生素，合并厌氧菌感染者加用甲硝唑。

（四）护理措施

1. 预防窒息 特殊部位，如口底、颌下、颈部等的蜂窝织炎可影响病人呼吸，应注意观察病人有无呼吸费力、呼吸困难、窒息等症状，及时发现并处理；警惕突发喉头痉挛，做好气管插管等急救准备。

2. 健康教育 重视皮肤日常清洁卫生，防止损伤；受伤后及早医治。婴儿和老年人抗感染能力较弱，应重视生活护理。

3. 其他护理措施 参见“疖”和“痈”的护理。

四、急性淋巴管炎及急性淋巴结炎

急性淋巴管炎和急性淋巴结炎是指致病菌经破损的皮肤、黏膜或其他感染病灶侵入淋巴系统，

Note

导致淋巴管与淋巴结的急性炎症。致病菌主要有乙型溶血性链球菌、金黄色葡萄球菌等。皮下淋巴管分深、浅两层,浅层急性淋巴管炎发生在皮下结缔组织层内沿淋巴管蔓延,很少发生局部组织坏死或化脓,而深层淋巴管炎病变隐匿、体表无变化。浅层急性淋巴结炎好发于颌下、颈部、肘内侧、腋窝、腹股沟或腘窝,可化脓形成脓肿。

(一)病因与病理

致病菌可来源于口咽部炎症、足癣、皮肤损伤以及各种皮肤、皮下化脓性感染灶。淋巴管炎可引起管内淋巴回流障碍,并使感染向周围组织扩散。淋巴结炎为急性化脓性感染,病情加重可向周围组织扩散,其毒性代谢产物可引起全身性炎症反应。若大量组织细胞崩解液化,可集聚成为脓肿。

(二)临床表现

1. 急性淋巴管炎 分为网状淋巴管炎和管状淋巴管炎。

(1)网状淋巴管炎 又称丹毒,起病急,开始即可有畏寒、发热、头痛、全身不适等症状。病变多见于下肢,表现为皮肤出现鲜红色片状红疹,微隆起,中间颜色稍淡,周围较深,边界清楚,有的可起水疱,局部有烧灼样疼痛,附近淋巴结常肿大、有触痛,感染加重可导致全身性脓毒症。此外,丹毒可复发,下肢丹毒反复发作可引起淋巴水肿、肢体肿胀、局部皮肤粗厚,甚至发展成“象皮肿”。

(2)管状淋巴管炎 分为浅、深两种,皮下浅层急性淋巴管炎伤口近侧表皮下可见一条或多条红线,质硬有压痛,中医称“红丝疔”;皮下深层淋巴管炎不出现红线,可有条形压痛区。两种淋巴管炎都可引起畏寒、发热、头痛、乏力、全身不适、食欲减退等全身症状。

2. 急性淋巴结炎 轻者局部淋巴结肿大、触痛,与周围组织分界清楚,多能自愈。重者多个肿大淋巴结可融合形成肿块,疼痛加重,表面皮肤发红发热,并伴有全身症状。淋巴结炎可因坏死形成局部脓肿而有波动感,少数可破溃流脓。

(三)处理原则

应着重治疗原发感染病灶。应用抗生素、休息和抬高患肢,均有利于早期愈合。急性淋巴结炎形成脓肿时,应做切开引流。

(四)护理措施

注意保持个人卫生和皮肤清洁;积极协助预防和治疗原发病灶,如扁桃体炎、龋齿、手足癣及各种皮肤化脓性感染等。其他护理措施参见本节“疖”和“痈”的护理。

(陈婉萍)

第三节 手部急性化脓性感染病人的护理

手部急性化脓性感染包括甲沟炎、脓性指头炎、腱鞘炎、滑囊炎和掌深间隙感染。通常是微小擦伤、刺伤和切伤等手部外伤后细菌感染所致,主要致病菌是金黄色葡萄球菌。严重的手部急性化脓性感染会影响手部功能,甚至致残,因此及时处理手部损伤对于预防感染非常重要。

一、甲沟炎和脓性指头炎

(一)病因与病理

甲沟炎是甲沟及其周围组织的化脓性感染,多因手指的轻微外伤,如刺伤、挫伤、剪指甲过深等引起。脓性指头炎是手指末节掌面皮下的化脓性感染,多因甲沟炎加重或指尖、手指末节皮肤受伤后引起。致病菌多为金黄色葡萄球菌。

（二）临床表现

1. 甲沟炎　常先发生在一侧甲沟皮下，开始时，局部出现红、肿、痛，炎症可自行或经过治疗后消退，也可迅速化脓。发生化脓后甲沟皮下出现白色脓点，有波动感，但不易破溃，可以蔓延至甲根或对侧甲沟，形成半环形脓肿。若未及时切开排脓，感染向深层蔓延可形成指头炎或指甲下脓肿（图 7-3-1），此时可见甲下有黄白色脓液，甲与甲床分离。若处理不当，可发展为慢性甲沟炎或指骨骨髓炎。甲沟炎多无全身症状。

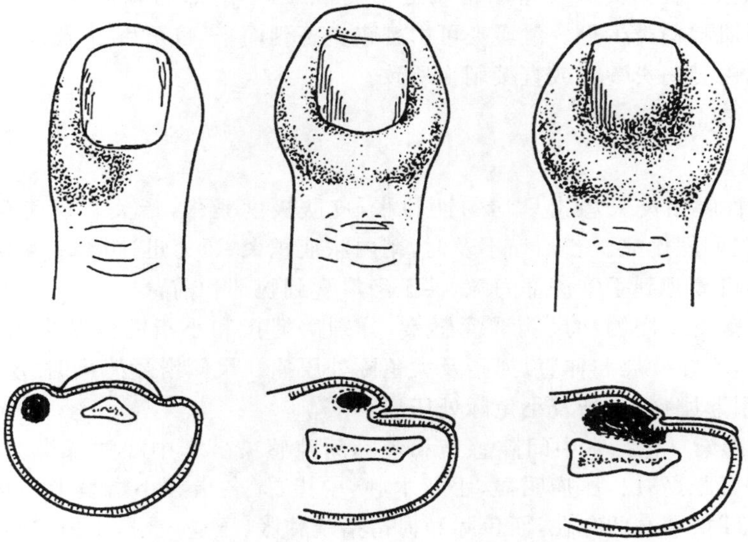

图 7-3-1　指甲下脓肿

2. 脓性指头炎　早期表现为指头发红、轻度肿胀、针刺样疼痛，继而肿胀加重、疼痛剧烈。当肿胀压迫指动脉时，疼痛转为搏动性跳痛。可伴有发热、全身不适、白细胞计数增高等。感染进一步加重时，可因神经末梢受压麻痹而疼痛缓解，皮肤颜色由红转白。若治疗不及时，常可引起指骨缺血性坏死，形成慢性骨髓炎，伤口经久不愈。

（三）处理原则

1. 局部治疗　早期局部理疗，外敷鱼石脂软膏、金黄散等。甲沟脓肿形成者应沿甲沟旁纵行切开引流。如甲床下积脓，应将指甲拔除，或将脓腔上的指甲剪去，以利于脓液充分引流。脓性指头炎应悬吊前臂平置患手，避免下垂以减轻疼痛。一旦出现患指跳痛、肿胀明显，应及时切开引流，以免发生末节指骨缺血坏死和慢性指骨骨髓炎。

2. 全身治疗　感染加重或伴有全身症状者，给予青霉素、磺胺药等抗生素，注意休息，对症处理。

（四）护理措施

1. 维持正常体温　①严密监测体温、脉搏变化，高热时给予物理或药物降温；②协助治疗，局部给予热敷、理疗、外敷药物等，促进炎症消退，行脓肿切开引流者，保持脓腔引流通畅，及时更换敷料；③保证休息和睡眠，多饮水，加强营养，提高病人的抗感染能力；④遵医嘱及时合理使用抗生素。

2. 缓解疼痛　患指制动并抬高，以促进静脉和淋巴回流，减轻局部充血、水肿，缓解疼痛。创面换药时，动作轻柔、避免加重疼痛；必要时换药前适当应用镇痛药以减轻疼痛。

3. 病情观察　密切观察伤口渗出物和引流物的颜色、性状及量的变化；患手局部有无肿胀、疼痛和肤色改变；有无感染扩散的征象。

4. 健康教育　①功能锻炼：炎症消退或切开引流 1 周左右，指导病人进行按摩、理疗和手功能锻炼，以防止肌肉萎缩、肌腱粘连、关节僵硬等手功能的失用性改变，促进手功能尽早恢复。②日常防护：保持手部清洁，加强劳动保护，预防手损伤。③损伤处理：重视手部任何微小的损伤，伤后应用碘伏消毒，无菌纱布包扎，以防发生感染；手部感染应及时就诊。

二、急性化脓性腱鞘炎、滑囊炎和手掌深部间隙感染

（一）病因与病理

急性化脓性腱鞘炎、滑囊炎和手掌深部间隙感染均为手掌深部化脓性感染，致病菌多为金黄色葡萄球菌。急性化脓性腱鞘炎主要指屈指肌腱鞘炎，常因手掌部的刺伤或邻近组织的感染蔓延所致。手背部的伸指肌腱鞘炎少见。滑囊炎可由腱鞘炎蔓延而来，也可因手掌面刺伤引起。急性手掌深部间隙感染可以由腱鞘炎蔓延或直接刺伤所致。

（二）临床表现

1. 局部表现

（1）急性化脓性腱鞘炎　患指呈均匀性肿胀，皮肤极度紧张，指关节仅能轻微弯曲，腱鞘有压痛，被动伸直可引起剧烈疼痛。若治疗不及时，鞘内脓液积聚、压力迅速增高，可致肌腱缺血坏死，患指功能丧失。感染可蔓延到手掌深部间隙，甚至经滑囊到腕部和前臂。

（2）化脓性滑囊炎　桡侧和尺侧滑囊感染，分别由拇指和小指的腱鞘炎引起。桡侧滑囊感染时，拇指肿胀、微屈，不能外展和伸直，拇指及大鱼际处压痛。尺侧滑囊感染时，小指和无名指呈半屈曲状，被动伸直可引起剧痛，小指及小鱼际处压痛。

（3）掌深间隙感染　包括掌中间隙感染和鱼际间隙感染。掌中间隙感染时，掌心凹陷消失，呈肿胀、隆起状，皮肤紧张、发白，压痛明显，手背水肿，中指、无名指和小指呈半屈状，被动伸指可引起剧痛；鱼际间隙感染时，掌心凹存在，而鱼际和拇指指蹼肿胀、压痛，食指半屈，拇指外展略屈，活动受限不能对掌。

2. 全身表现

病情发展迅速，24 h后症状即很明显，病人有发热、头痛、食欲不振、脉搏增快、呼吸急促、全身不适、白细胞计数升高等急性炎症表现。掌深间隙感染还可继发肘内或腋窝淋巴结肿痛。

（三）处理原则

早期局部理疗，外敷鱼石脂软膏、金黄散等，平置或抬高患侧手指和手臂以减轻疼痛。经药物治疗后无好转或局部肿痛明显时，应及时切开引流减压，并积极应用抗生素。

（四）护理措施

1. 病情观察　密切观察患手局部肿胀、疼痛和肤色是否改变；注意有无感染扩散的征象，防止发生肌腱坏死等并发症。

2. 健康教育　炎症消退后指导手部功能锻炼或理疗，防止发生肌腱粘连、关节僵硬等手功能失用性改变，促进手功能尽早恢复。平常保持手部清洁，加强劳动保护，防止手外伤。

3. 其他护理措施　参见本节“甲沟炎和脓性指头炎”的护理。

（陈婉萍）

第四节　全身性感染病人的护理

Note

全身性感染是指致病菌侵入人体血液循环，并在体内生长繁殖或产生毒素而引起的严重的全身

性感染中毒症状，主要包括脓毒症和菌血症。脓毒症是指因感染引起的全身性炎症反应，体温、循环、呼吸、神志有明显的改变。细菌侵入血液循环，血培养检出病原菌，称为菌血症。

一、病因

导致全身性感染的原因包括致病菌数量多、毒力强和(或)机体免疫力低下。它常继发于严重创伤后的感染和各种化脓性感染，如大面积烧伤创面感染、开放性骨折合并感染、急性弥漫性腹膜炎、急性梗阻性化脓性胆管炎、绞窄性肠梗阻等。

常见致病菌包括：①革兰阴性杆菌，如大肠埃希菌、铜绿假单胞菌、变形杆菌等；②革兰阳性球菌，如金黄色葡萄球菌、溶血性链球菌、肠球菌等；③厌氧菌，如拟杆菌，梭状杆菌、厌氧葡萄球菌和厌氧链球菌等；④真菌，如白色念珠菌、曲霉菌、毛霉菌、新型隐球菌等。

导致脓毒症的危险因素：①机体抵抗力低下者，如老年人、婴幼儿及营养不良、合并糖尿病、尿毒症、长期或大量使用糖皮质激素或抗癌药者；②长期中心静脉置管引起的静脉导管感染；③危重病人肠黏膜屏障功能受损或衰竭时，肠内病原菌和内毒素经肠道移位而导致的肠源性感染；④局部病灶处理不当，脓肿未及时引流，清创不彻底，伤口存有异物、死腔、引流不畅等；⑤使用广谱抗生素改变了原有共生菌状态，非致病菌或条件致病菌得以大量繁殖，转为致病菌引发感染。

二、临床表现

不同病原菌引发的全身性感染有不同的临床特点，其共性表现如下：①骤起寒战，继之高热，体温可高达 40～41 ℃，老年人及衰弱病人可出现体温不升(低于 36 ℃)；②头痛、头晕、恶心、呕吐、腹胀、腹泻、面色苍白或潮红、出冷汗、神志淡漠、谵妄甚至昏迷；③心率加快、脉搏细速，呼吸急促或困难；④肝脾可肿大，严重者出现黄疸或皮下出血瘀斑等。

如病情进一步发展，病人出现意识模糊、体温不升、面色苍白或发绀、四肢冰凉、血压降低、白细胞计数增高，常提示为革兰阴性菌引起的感染性休克。感染如未能控制，可发展为多器官功能不全乃至衰竭。

三、辅助检查

(一) 实验室检查

①血常规：白细胞计数明显升高，常达$(20\sim30)\times10^9/L$以上，中性粒细胞核左移、幼稚型粒细胞增多，出现中毒颗粒。多数病人有贫血征象，且进行性加重。②血生化：可有不同程度的酸中毒、代谢失衡和肝、肾功能受损征象。③细菌培养：病人寒战、发热时采血进行细菌培养，同时做药物敏感试验，培养出致病菌是确诊的重要依据。对脓液、胸腹积液和脑脊液进行细菌培养，如获得与血培养相同的细菌时，则可确定诊断。

(二) 影像学检查

X 线、B 超、CT 等检查有助于对原发感染灶的情况作出判断。

四、处理原则

采用综合治疗措施，重点是处理原发感染灶。

(一) 处理原发感染灶

及时彻底清除坏死组织和异物、消灭死腔、充分引流脓肿。原发感染灶不甚明确者，应全面检查，尤其注意一些潜在的感染源和感染途径。若疑有静脉导管感染，应尽快拔除导管并做细菌或真菌培养。

(二) 控制感染

在未获得细菌培养结果前,可先根据原发感染灶的性质,尽早、足量、联合应用抗生素,以后再根据细菌培养及药物敏感试验结果予以调整。真菌性脓毒症者,应停用广谱抗生素,改用必需的窄谱抗生素,并全身使用抗真菌药物。

(三) 全身支持疗法

补充血容量,纠正低蛋白血症,输注新鲜血;控制高热,纠正水、电解质紊乱和酸碱平衡失调;治疗原有的全身性疾病,如糖尿病等。

五、护理措施

(一) 控制感染,维持正常体温

①协助医生积极处理原发感染灶并做好相应的护理;②遵医嘱及时、有效、联合、足量使用抗生素,注意观察药物疗效及不良反应。寒战、高热发作时,正确采集血标本做细菌培养和药物敏感试验,以指导用药;③观察体温、脉搏变化,高热病人给予物理或药物降温,及时补充液体和电解质;④加强静脉留置导管的护理,严格执行无菌操作,每日常规消毒静脉留置导管入口部位,及时更换敷料,以免并发导管性感染。

(二) 营养支持

给予高热量、高蛋白、富含维生素、易消化饮食,鼓励病人多饮水。进食不足者,应静脉输液,纠正水、电解质和酸碱平衡失调,遵医嘱给予肠内或肠外营养支持,必要时输白蛋白、血浆等。对严重感染者,可多次少量输注新鲜血液、免疫球蛋白等。

(三) 病情观察

密切观察病人的神志,监测生命体征变化和 24 h 液体出入量等,以便及时发现病情变化。

(四) 健康教育

(1) 注意劳动保护,避免损伤。对已有损伤者,要积极采取措施防止感染。

(2) 注意饮食卫生,避免肠源性感染。

(3) 有感染病灶存在时应及时就医,防止感染进一步发展。

(4) 加强营养、体育锻炼,提高机体抵抗力。

(陈婉萍)

第五节　特异性感染病人的护理

一、破伤风

破伤风是指破伤风梭菌侵入人体伤口后,在缺氧环境下生长繁殖、产生毒素所引起的一种以全身肌肉持续性收缩和阵发性痉挛为特征的急性特异性感染。可发生在各种创伤后,也可发生在不洁条件下分娩的产妇和新生儿。

(一) 病因与病理

致病菌为破伤风梭菌,是革兰阳性厌氧芽孢杆菌,广泛存在于自然界的泥土和人畜粪便中。破伤风梭菌不能侵入正常皮肤和黏膜，但可侵入一切开放性伤口，如烧伤、火器伤、刀刺伤，甚至细小的木刺或铁钉刺伤等，均可能引起破伤风。尤其是伤口窄而深、局部缺血、异物存留、组织坏死、填塞过紧、引流不畅或同时混有其他需氧菌感染等导致的伤口缺氧，当机体抵抗力低下时，更利于破伤风的发生。

破伤风梭菌污染伤口后，迅速生长繁殖并产生大量外毒素，主要有痉挛毒素和溶血毒素。痉挛毒素与神经组织有特殊亲和力，可经血液循环和淋巴系统作用于脊髓前角细胞和脑干运动神经核，抑制突触释放抑制性传递介质，引起随意肌的紧张和痉挛；同时可阻断脊髓对交感神经的抑制，导致交感神经过度兴奋，引起血压升高、心率加快、体温升高、大汗等症状。溶血毒素可引起局部组织坏死和心肌损害。

（二）临床表现

1. 潜伏期　一般为 7～8 日，可短至 24 h 或长达数月、数年。潜伏期越短，预后越差。新生儿破伤风常在断脐带后 7 日左右发病，俗称“七日风”。

2. 前驱期　表现为全身乏力、头晕、头痛、咀嚼无力、张口不便、烦躁不安、打呵欠，局部肌肉发紧、酸痛、反射亢进等。一般持续 12～24 h。

3. 发作期　典型表现为肌肉持续性收缩和阵发性痉挛。通常最先累及的肌群是咀嚼肌，病人表现为咀嚼不便、张口困难，随后牙关紧闭。病情进一步进展，依次累及面部表情肌、颈项肌、背腹肌、四肢肌群，病人可出现苦笑面容、颈项强直、角弓反张、屈膝、弯肘、半握拳等痉挛状态。累及呼吸肌和膈肌时表现为呼吸困难，甚至呼吸停止。在肌肉紧张性收缩的基础上，任何轻微的刺激，如光线、声音、接触、饮水等，均可诱发全身肌群强烈的阵发性痉挛。发作时，病人口吐白沫、大汗淋漓、呼吸急促、口唇发绀、流涎、牙关紧闭、磨牙、头颈频频后仰，手足抽搐不止。每次发作持续数秒或数分钟不等，间隙期长短不一，发作频繁者，常提示病情严重。发作时神志清楚，表情痛苦。强烈肌痉挛可致肌肉断裂，甚至骨折。膀胱括约肌痉挛可引起尿潴留。持续的呼吸肌和膈肌痉挛，可造成呼吸骤停，窒息。肌痉挛及大量出汗可导致水、电解质及酸碱平衡失调，严重者可发生心力衰竭。病人死亡主要原因为窒息、心力衰竭或肺部并发症。

病程一般为 3～4 周，如积极治疗、不发生特殊并发症，发作的程度可逐步减轻，缓解期平均约 1 周，但肌紧张与反射亢进可持续一段时间。

（三）辅助检查

实验室检查很难诊断破伤风。合并化脓菌感染者可有白细胞计数和中性粒细胞比值增高。

（四）处理原则

采取积极的综合治疗措施，包括消除毒素来源、中和游离毒素、控制和解除痉挛、保持呼吸道通畅和防治并发症等。

1. 消除毒素来源　有伤口者，应进行彻底清创，清除伤口的异物、坏死组织或脓液，敞开伤口充分引流，并用 3%过氧化氢溶液冲洗。

2. 中和游离毒素　早期使用破伤风抗毒素（TAT），常规用量 2 万～5 万单位，可肌内注射或加入 5%葡萄糖溶液 500～1000 mL 中缓慢静脉滴注，剂量不宜过大。用药前应做皮内过敏试验，以免引起过敏反应或血清病。破伤风免疫球蛋白（TIG）早期应用有效，用法为 3000～6000 U 肌内注射，一般只用 1 次。

3. 控制和解除痉挛　这是治疗的重要环节，目的是使病人镇静，降低其对外界刺激的敏感性，控制或减轻痉挛。可根据病情交替使用镇静、解痉药物，如 10%水合氯醛 20～40 mL，口服或灌肠；苯巴比妥钠 0.1～0.2 g，肌内注射；地西泮 10～20 mg 肌内注射或静脉滴注，一般每日一次。病情较重者，可用冬眠 1 号合剂（由氯丙嗪、异丙嗪各 50 mg，哌替啶 100 mg 加入 5%葡萄糖溶液 250 mL 配成）静脉缓慢滴入，但低血容量时忌用。痉挛发作频繁不易控制者，可静脉缓慢注射硫喷妥钠，每次

0.25～0.5 g,但要警惕发生喉头痉挛和呼吸抑制,用于已做气管切开手术者比较安全。

4. 防治并发症 这是降低破伤风病人病死率的重要措施。重症病人应尽早进行气管切开、吸痰,必要时行呼吸机辅助呼吸,做好呼吸道管理,保持呼吸道通畅,避免发生窒息、肺不张、肺部感染等。已发生肺部感染者,根据菌种选用抗生素。应安排专人护理,防止意外,如防止舌咬伤,或发作时掉下床造成骨折等。

(五) 护理评估

1. 健康史 了解病人有无开放性损伤史,尤其注意了解伤口的污染程度、深度、开口大小等;了解有无产后感染或新生儿脐带消毒不严等病史;了解破伤风预防接种史等。

2. 身体状况 ①评估病人的前驱症状、肌肉收缩和痉挛症状发作的持续时间、间隔时间、严重程度等。②观察病人有无呼吸困难、窒息或肺部感染等并发症。③若为新生儿,注意其脐带残端有无红肿等感染征象。

3. 辅助检查 了解血常规检查是否显示有化脓性细菌感染。

4. 心理-社会状况 评估病人有无焦虑、恐惧,了解病人及其家属对疾病的认识程度和心理承受能力。

(六) 常见护理问题

(1) 有窒息的危险 与呼吸肌持续性痉挛及不能有效清理呼吸道有关。

(2) 有受伤的危险 与强烈的肌痉挛有关。

(3) 有体液不足的危险 与肌痉挛反复发作消耗大、大量出汗有关。

(4) 潜在并发症:肺不张、肺部感染、酸中毒、尿潴留、心力衰竭等。

(七) 护理目标

(1) 病人呼吸道通畅,无窒息发生。

(2) 病人未发生坠床、舌咬伤及骨折等意外伤害。

(3) 病人体液维持平衡,生命体征及尿量正常。

(4) 病人潜在并发症得到预防,或得到及时发现和处理。

(八) 护理措施

1. 一般护理

(1) 病室环境要求 将病人安置于单人隔离病室,温度湿度适宜,保持安静,遮光。避免各类干扰,减少探视,医护人员要做到走路轻、说话轻、操作轻。治疗、护理等各项操作尽量集中,可在使用镇静药 30 min 内进行,以免干扰病人而引起抽搐。

(2) 严格消毒隔离 破伤风梭菌具有传染性,应严格执行接触隔离制度。接触病人时应穿隔离衣、戴帽子、口罩、手套等,身体有伤口者不能参与护理。所有器械、敷料专用,使用后予以灭菌处理,用后的敷料需焚烧,防止交叉感染。

(3) 维持体液平衡 遵医嘱补液,保持静脉输液通路通畅,在每次抽搐发作后检查静脉通路,防止因抽搐致静脉通路堵塞、脱落而影响治疗。

(4) 加强营养 协助病人进食高能量、高蛋白、高维生素饮食,进食应少量多次,以免引起呛咳、误吸;病情严重不能经口进食者,予以鼻饲或静脉输液,必要时予以全肠外营养,以维持人体正常需要。

2. 对症护理

(1) 保持呼吸道通畅 备气管切开及氧气吸入装置,急救药品和物品准备齐全。病人如频繁抽搐、药物不易控制,无法咳痰或有窒息危险,应尽早行气管切开,以便改善通气,及时清除呼吸道分泌物,必要时进行人工辅助呼吸。气管切开病人应注意做好呼吸道管理。

（2）控制抽搐　遵医嘱给予镇静、解痉药物并观察疗效。用药期间做好各项监测和记录，随时调整镇静药用量。

（3）防止意外损伤　加强安全措施，使用带护栏的病床，必要时加用约束带固定病人，防止痉挛发作时病人坠床和自我伤害；关节部位放置软垫保护，防止肌腱断裂或骨折；抽搐时应用牙垫，防止舌咬伤。

3. 病情观察　密切观察病人生命体征变化。病人抽搐发作时，观察、记录抽搐的次数、时间、症状。注意病人意识、尿量的变化，加强心肺功能的监护，注意预防和及时发现并发症。严重病人需专人护理。

4. 治疗护理　协助医生进行伤口清创，彻底清除伤口的异物、坏死组织或脓液，敞开伤口充分引流，并用3%过氧化氢溶液冲洗。遵医嘱及时准确使用破伤风抗毒素、破伤风免疫球蛋白、镇静解痉药物、抗生素、降温药等，并观察记录用药后的效果。

5. 健康教育　加强破伤风知识宣传，使公众了解破伤风发病的原因和预防知识，如加强自我保护意识，避免受伤，避免不洁接产等。儿童应定期注射破伤风类毒素或百白破三联疫苗，以获得主动免疫。未接受主动免疫的病人，应尽早（伤后12 h内）皮下注射破伤风抗毒素。

二、气性坏疽

气性坏疽是由梭状芽孢杆菌所引起的一种以肌坏死或肌炎为特征的急性特异性感染。此类感染发展迅速，预后差。

（一）病因与病理

致病菌为革兰阳性的厌氧梭状芽孢杆菌，引起本病的主要有产气荚膜杆菌、水肿杆菌、腐败杆菌和溶组织杆菌等，常为多种致病菌的混合感染。梭状芽孢杆菌广泛存在于人畜粪便和泥土中，故伤后污染此菌的机会较多，但发生感染者不多。人体是否致病取决于机体抵抗力和伤口的缺氧环境。在人体抵抗力低下，同时存在开放性骨折伴血管损伤、挤压伤伴深部肌肉损伤、长时间使用止血带、石膏包扎过紧、肛门或会阴部的严重创伤等易继发气性坏疽。

这类细菌可产生多种对人体有害的外毒素和酶。有些酶是通过脱氮、脱氨、发酵作用产生大量不溶性气体，如硫化氢、氮等，积聚在组织间；有的酶能溶解组织蛋白，使组织细胞坏死、渗出，产生恶性水肿。因水、气夹杂，组织急剧膨胀，局部张力迅速增高，从而压迫微血管，进一步加重组织的缺血、缺氧和失活，更有利于细菌生长繁殖，形成恶性循环。此外，这类细菌还可产生卵磷脂酶、透明质酸酶等，使细菌易于穿透组织间隙而加速扩散。病变一旦开始，可沿肌束或肌群向上下扩展，肌肉转为砖红色，外观如熟肉，失去弹性。如侵犯皮下组织，气肿、水肿与组织坏死可迅速沿筋膜扩散。

（二）临床表现

气性坏疽的临床特点是病情发展迅速，病人全身情况可在12～24 h内全面迅速恶化。潜伏期一般为1～4日，最短8～10 h。

1. 局部表现　早期病人自觉伤肢沉重和疼痛，持续加重。随病情发展，伤处出现"胀裂样"剧痛，一般镇痛药不能缓解。局部肿胀明显，呈进行性加重，压痛剧烈。伤口周围皮肤肿胀、苍白、发亮，很快变为紫红色，进而变为紫黑色，并出现大小不等的水疱。轻压伤口周围可有捻发感，常有气泡从伤口逸出，并有稀薄、恶臭的浆液样血性分泌物流出。

2. 全身表现　病人出现头晕、头痛、表情淡漠或烦躁不安、高热、脉速、呼吸急促和进行性贫血。晚期病人可出现感染性休克、外周循环障碍和多器官功能衰竭等。

（三）辅助检查

1. 实验室检查　①伤口渗出物涂片检查：可检出粗大的革兰阳性梭菌，同时行渗出物细菌培养。②血常规检查：红细胞计数、血红蛋白降低，白细胞计数升高。

Note

2. 影像学检查 X线检查可见伤口肌群间有气体。

(四) 处理原则

一经诊断,需立即开始积极治疗,以挽救病人的生命,减少组织的坏死,降低截肢率。

1. 彻底清创 深部病变往往超过表面显示的范围,故病变区应进行广泛、多处切开,清创范围应达正常肌组织,切口敞开、不予缝合。当整个肢体已广泛感染、病变不能控制时,应果断进行截肢,以挽救生命,残端不予缝合。术中、术后采用氧化剂冲洗和湿敷伤口,经常更换敷料,必要时再次清创。

2. 使用抗生素 首选青霉素,大剂量静脉滴注,每日1000万~2000万单位。大环内酯类(如琥乙红霉素、麦迪霉素)和硝唑类(如甲硝唑、替硝唑)也有一定疗效。

3. 高压氧治疗 提高组织间的含氧量,造成不适合厌氧菌生长繁殖的环境,可提高治愈率,减轻伤残率。

4. 全身支持治疗 包括输血,纠正水、电解质紊乱,营养支持和对症处理等。

(五) 护理措施

1. 疼痛护理 疼痛剧烈者,遵医嘱给予麻醉镇痛药或使用自控镇痛泵。截肢后出现幻觉疼痛者,应给予耐心解释,解除病人忧虑和恐惧。

2. 控制感染,维持正常体温 动态观察和记录体温、脉搏等变化,高热者给予物理或药物降温,遵医嘱及时、准确、合理使用抗生素。

3. 伤口护理 观察伤口周围皮肤的色泽、局部肿胀程度和伤口分泌物性质。对开放或截肢后敞开的伤口,使用3%过氧化氢溶液冲洗、温敷,及时更换伤口敷料。

4. 病情观察 高热、烦躁、昏迷病人,应密切观察生命体征变化,发现病人有感染性休克表现时,及时通知医生,按休克护理。

5. 防止交叉感染 消毒隔离严格按照接触隔离的制度执行,具体参见本章“破伤风”的护理。

6. 心理护理 向需要截肢的病人及其家属解释手术的必要性和重要性,帮助其正确理解并接受截肢术。耐心倾听病人诉说,安慰并鼓励病人正确看待肢体残障,加强社会支持,增强其逐渐适应自身形体和日常生活变化的信心。

7. 健康教育 ①加强预防气性坏疽的知识普及和宣教,加强劳动保护,避免损伤;②伤后及时到医院正确处理伤口;③指导截肢病人正确使用假肢和适当训练,教会病人自我护理的技巧,使其逐渐达到生活自理。

(陈婉萍)

目标检测

目标检测
答案解析

1. 关于外科感染的特点,下列哪项是错误的?( )

A. 常与创伤有关
B. 局部症状多较突出
C. 都是化脓性感染
D. 大部分为多种细菌引起的混合感染
E. 常以手术治疗为主

2. 下列有关感染的问题,哪项是错误的?( )

A. 疖是单个毛囊及其所属皮脂腺的急性化脓性感染
B. 痈是多个散在的不相关联的疖病
C. 丹毒是皮内网状淋巴管的炎性病变
D. 急性蜂窝织炎是皮下结缔组织感染

Note

E. 脓肿是急性感染后局部脓液积聚

3. 口底、颌下和颈部的急性蜂窝织炎病人最危险的情况是发生了(　　)。

A. 菌血症　B. 败血症　C. 吞咽困难

D. 喉头水肿　E. 海绵状静脉窦炎

4. 脓性指头炎出现搏动性跳痛时首先应采取的措施是(　　)。

A. 理疗　B. 切开引流　C. 应用抗生素

D. 热盐水浸泡　E. 外敷鱼石脂软膏

5. 破伤风最早出现的症状是(　　)。

A. 角弓反张　B. 张口不便　C. 苦笑面容　D. 牙关紧闭　E. 四肢抽搐

6. 破伤风治疗最重要的环节是(　　)。

A. 注射破伤风抗毒素　B. 镇静、解痉　C. 局部伤口处理

D. 全身支持疗法　E. 病室安静,减少刺激

7. 预防气性坏疽的最重要措施是(　　)。

A. 污染伤口的彻底清创　B. 注射气性坏疽抗毒血清　C. 高压氧治疗

D. 输入新鲜血　E. 大量应用抗生素

Note

第八章　损伤病人的护理

本章 PPT

学习目标

1. 知道创伤的分类、修复过程及临床表现。
2. 了解影响创伤愈合的因素。
3. 学会评估烧伤病人的烧伤面积、烧伤深度和严重程度。
4. 学会创伤、烧伤现场的抢救措施和处理原则。
5. 能够对烧伤病人实施整体护理。

导学案例

病人，男，48 岁，锅炉工，不慎被烧伤，急诊入院。体格检查：体温 37 ℃，脉搏 102 次/分，呼吸 22 次/分，血压 100/60 mmHg，体重 60 kg。病人烦躁不安，呻吟，表情痛苦，胸腹部、双大腿、双小腿Ⅱ度烧伤，右足部及后背部约有 2 手掌面积大小的Ⅲ度烧伤。问题：

1. 作为现场目击者，应采取哪些救护措施？
2. 目前病人存在哪些护理诊断/问题？
3. 病人烫伤面积多少？伤后第一个 24 h 补液总量是多少？

第一节　创伤病人的护理

各种致伤因素作用于人体所造成的组织结构完整性破坏和功能障碍及其所引起的局部和全身反应，称为损伤。引起损伤的主要因素如下：①机械性因素，如锐器切割、钝器撞击、重物挤压、火器等，这是损伤最为常见的病因，由机械性致伤因素所造成的损伤称为创伤；②物理性因素，如高温、寒冷、电流、放射线、激光、声波等；③化学性因素，如强酸、强碱、毒气等；④生物性因素，如毒蛇、犬、猫、昆虫等咬、抓、螫伤。

一、分类

（一）按伤后皮肤完整性是否受损分类

受伤部位皮肤、黏膜保持完整，无开放性伤口称闭合性创伤，如挫伤、扭伤、挤压伤、爆震伤、关节脱位和半脱位、闭合性骨折及闭合性内脏伤等。受伤部位皮肤、黏膜完整性遭到破坏，深部组织伤口与外界相通称开放性损伤，如擦伤、刺伤、切割伤、撕裂伤、砍伤、火器伤等。

（二）按受伤部位分类

按受伤部位分类可分为颅脑伤、颌面部伤、颈部伤、胸（背）部伤、腹（腰）部伤、骨盆伤、脊柱脊髓伤和四肢伤等。

（三）按伤情轻重分类

①轻度伤：主要伤及局部软组织，无生命危险，只需局部处理或小手术治疗。②中度伤：主要是广泛软组织损伤、四肢长骨骨折、肢体挤压伤及一般腹腔脏器损伤等，需手术治疗，但一般无生命危险。③重度伤：主要指危及生命或治愈后留有严重残疾者。

二、病理生理

在致伤因素的作用下，机体迅速产生各种局部和全身性防御性反应，目的是维持机体内环境的稳定。

（一）局部反应

局部反应主要表现为创伤性炎症反应，其基本病理过程与一般急性炎症反应相同。局部反应的轻重与致伤因素的种类、作用时间、组织损害程度和性质，以及污染程度和是否有异物存留等有关。创伤后组织破坏释放各种炎症介质，引起毛细血管壁通透性增高，血浆成分外渗；白细胞等趋化因子迅速聚集于伤处吞噬和清除病原微生物或异物，并出现疼痛、发热等炎症表现。一般3～5日后趋于消退。

（二）全身反应

全身反应即全身性应激反应，是致伤因素作用于机体后引起的一系列神经内分泌活动增强并由此而引发的各种功能和代谢改变的过程，是一种非特异性应激反应。

1. 神经-内分泌系统反应　在疼痛、精神紧张、有效血容量不足等因素综合作用下，下丘脑-垂体-肾上腺皮质轴和交感神经-肾上腺髓质轴分泌大量儿茶酚胺、肾上腺皮质激素、抗利尿激素、生长激素和胰高血糖素；同时，肾素-血管紧张素-醛固酮系统也被激活。上述三个系统相互协调，共同调节全身各器官功能和代谢，启动机体代偿能力，对抗致伤因素的损害作用，保护机体重要脏器。

2. 体温变化　机体创伤后释放大量的炎症介质，如肿瘤坏死因子、白细胞介素等作用于下丘脑体温调节中枢可引起机体发热。

3. 代谢变化　创伤后由于神经-内分泌系统的作用，机体分解代谢增强，出现基础代谢率增高，能量消耗增加，糖、蛋白质、脂肪分解加速，水、电解质代谢紊乱。

4. 免疫反应　创伤后，中性粒细胞、单核-巨噬细胞的吞噬和杀菌能力减弱，淋巴细胞数量减少、功能降低，免疫球蛋白含量降低，补体系统过度耗竭等因素综合作用导致机体免疫防御能力下降，对感染的易感性增加。

（三）组织修复

组织修复的基本方式是由伤后增生的细胞和细胞间质再生增殖、充填、连接或替代损伤后的缺损组织。理想的修复是组织缺损完全由原来性质的细胞来修复，恢复原有的结构和功能，称为完全修复。但由于人体各种组织细胞固有的再生增殖能力不同，使各种组织创伤后修复情况差别较大，大多数组织损伤后不能由原来性质的细胞修复，而是由其他性质的细胞（多为成纤维细胞）增生替代完成的。

1. 创伤修复过程　一般分为三个既相互区分又相互联系的阶段。

（1）局部炎症反应阶段　伤后立即发生，常持续3～5日。主要是血管和细胞反应、免疫应答、血液凝固和纤维蛋白溶解，目的在于清除损伤或坏死组织，为组织再生和修复奠定基础。

（2）组织增生和肉芽形成阶段　局部炎症开始不久，即可有新生细胞出现。成纤维细胞、内皮细胞等增殖、分化、迁移，分别合成、分泌胶原和形成新生毛细血管，并共同构成肉芽组织，充填伤口，形成瘢痕愈合。

(3) 组织塑形阶段　主要是胶原纤维交联增加、强度增加；多余的胶原纤维被胶原蛋白酶降解；过度丰富的毛细血管网消退，伤口黏蛋白和水分减少，最终达到受伤部位外观和功能的改善。

2. 创伤愈合的类型

(1) 一期愈合　组织修复以原来的细胞为主，仅含少量纤维组织，局部无感染、血肿或坏死组织，伤口边缘整齐、严密、呈线状，组织结构和功能修复良好。多见于创伤程度轻、范围小、无感染的伤口或创面。

(2) 二期愈合　以纤维组织修复为主，修复较慢，瘢痕明显，愈合后对局部结构和功能有不同程度的影响。多见于损伤程度重、范围大、坏死组织多及伴有感染的伤口。

3. 影响创伤愈合的因素

(1) 局部因素　伤口感染是最常见的影响因素。其他如创伤范围大、坏死组织多、异物存留，局部血液循环障碍、伤口引流不畅、伤口位于关节处、局部制动不足、包扎或缝合过紧等也不利于伤口愈合。

(2) 全身因素　主要有高龄、营养不良、大量使用细胞增生抑制剂(如皮质激素等)，合并有糖尿病、结核、肿瘤等慢性疾病及出现全身严重并发症(如多器官功能不全)等也常影响伤口愈合。

三、临床表现

(一) 局部表现

1. 疼痛　疼痛的程度与创伤程度、部位、性质、范围、炎症反应强弱及个人耐受力等有关。疼痛于活动时加剧，制动后减轻，常在受伤 2～3 日后逐渐缓解。

2. 肿胀　肿胀为局部出血及液体渗出所致，常伴有皮肤青紫、瘀斑、血肿，伤后 2～3 日达到高峰。严重肿胀可致局部或远端肢体血供障碍，出现肢端苍白、皮温降低等。

3. 功能障碍　功能障碍为局部组织结构破坏、疼痛、肿胀或神经系统损伤等原因所致。

4. 伤口和出血　开放性创伤特有的征象。因创伤原因不同，其伤口特点不同，如擦伤的伤口多较浅，刺伤的伤口小而深，切割伤的伤口较整齐，撕裂伤的伤口多不规则。受伤程度和部位不同，其出血量不同。若有小动脉破裂，可出现喷射性出血。

(二) 全身表现

1. 发热　中、重度创伤病人常有发热，体温一般不超过 38.5 ℃，并发感染时可有高热，颅脑损伤所致的中枢性高热，体温可高达 40 ℃。

2. 生命体征改变　创伤后释放的炎症介质、疼痛、精神紧张和血容量减少等因素均可引起脉搏和心率增快，血压增高或下降，呼吸加深、加快等变化。

3. 其他　因失血、失液，病人可有口渴、尿少、疲倦、失眠等，妇女可出现月经异常。

4. 并发症　创伤后可出现多种并发症。常见的有感染和休克。开放性创伤和闭合性创伤均可并发各种感染。伤后还可能发生破伤风、气性坏疽等特异性感染。严重创伤、失血、并发严重感染等，可以引起有效循环血量锐减、微循环障碍而发生休克。重度创伤并发感染、休克后，可发生急性肾衰竭、急性呼吸窘迫综合征，甚至发生多器官功能障碍综合征。

四、辅助检查

1. 实验室检查　血常规检查可判断失血、血液浓缩或感染等情况。尿常规检查可提示泌尿系统损伤和糖尿病。血清电解质和血气分析可分析有无水、电解质和酸碱平衡失调。疑有肾脏损伤者，可进行肾功能检查。疑有胰腺损伤者，应做血、尿淀粉酶测定等。

Note

2. 影像学检查　X 线检查可了解有无骨折、脱位、胸腹腔有无积液和积气、伤处异物情况等。超声、CT 和 MRI 有助于实质性器官损伤及脊髓、颅底、骨盆底部等处损伤的诊断。选择性血管造影可帮助确定血管损伤和某些隐蔽的器官损伤。

3. 诊断性穿刺和导管检查 胸腔穿刺可明确血胸或气胸；腹腔穿刺或灌洗可明确内脏破裂、出血；心包穿刺可证实心包积液或积血；放置导尿管或膀胱灌洗可诊断尿道或膀胱的损伤；留置中心静脉导管可监测中心静脉压，辅助判断血容量和心功能。

五、处理原则

（一）现场急救

妥善的现场救护是挽救各种类型创伤病人生命的重要保证，为进一步救治奠定基础。急救措施包括复苏、通气、止血、包扎、固定等，优先解决危及生命的紧急问题，并将病人迅速安全运送至医院。

（二）进一步救治

伤员经现场急救被送到医院后，应立即对病情进行再次评估、判断和分类，采取针对性的措施进行救治。一般软组织闭合性创伤多不需特殊处理，可自行恢复；对开放性创伤应及早清创缝合，全身使用有效抗生素预防感染，并常规注射破伤风抗毒素，如伤口已有明显感染征象，应积极控制感染，加强换药，促其尽早愈合；合并深部器官损伤者需及时进行处理；损伤较重的病人要应用支持疗法积极抗休克、保护器官功能、加强营养支持、预防继发性感染等。

六、护理评估

（一）健康史

了解病人的年龄、性别、职业、饮食及睡眠情况等。详细询问受伤史，了解病人的受伤原因、时间、地点、部位，受伤当时和伤后的情况，受伤后曾接受过何种急救和治疗。了解病人既往健康状况，有无药物过敏史等。

（二）身体状况

了解病人受伤部位，检查受伤处有无伤口、出血；有无血肿、异物、青紫、瘀斑、肿胀、疼痛及功能障碍；有无合并伤及其他脏器损伤等。观察伤者意识、生命体征、尿量等变化，有无休克及其他并发症发生。

（三）辅助检查

了解实验室检查、影像学检查及穿刺和导管检查等结果有无异常。

（四）心理-社会状况

评估病人及其家属的心理承受能力以及心理变化，有无紧张、恐惧或焦虑等。同时了解病人对创伤的认知程度及对治疗的信心。

七、常见护理问题/诊断

（1）体液不足　与伤后失血、失液有关。

（2）疼痛　与创伤、局部炎症反应或伤口感染有关。

（3）组织完整性受损　与组织器官受损、结构破坏等有关。

（4）潜在并发症：休克、感染、挤压综合征等。

八、护理目标

（1）病人有效循环血量恢复，生命体征平稳。

（2）病人疼痛得到缓解或消失。

Note

(3) 病人的伤口得到妥善处理,受损组织逐渐修复。

(4) 病人无并发症发生,或并发症得到及时发现和处理。

九、护理措施

(一) 急救护理

1. 抢救生命 优先处理危及生命的紧急情况,如心搏骤停、窒息、大出血、开放性或张力性气胸、休克、腹腔内脏脱出等。急救措施主要包括如下几点。①心肺复苏:一经确诊为心跳、呼吸骤停,应立即采取胸外心脏按压及人工呼吸。②保持呼吸道通畅:立即解开病人衣领,清理口鼻腔、置通气导管、给氧等。③止血:采用手指压迫、加压包扎、扎止血带等迅速控制伤口大出血。④纠正呼吸紊乱:如封闭胸部开放性伤口、胸腔穿刺排气等。⑤恢复循环血量:有条件时,现场开放静脉通路,快速补液。⑥监测生命体征:现场救护中,应时刻注意生命体征、意识的变化。

2. 包扎 目的是保护伤口、减少污染、压迫止血、固定骨折和减轻疼痛。一般用无菌敷料或清洁布料包扎,如有腹腔内脏脱出,应先用敷料或干净器具保护后再包扎,勿轻易还纳,以防污染。

3. 固定 肢体骨折或脱位可使用夹板或代用品,也可利用健肢或躯干进行固定,以减轻疼痛、防止再损伤,方便搬运。较重的软组织损伤也应局部固定制动。

4. 安全转运病人 经急救处理,待伤情稳定、出血控制、呼吸好转、伤口包扎、骨折固定后,迅速、安全、平稳地转送病人到医院。正确的搬运可减少伤员痛苦,避免继发损伤。疑有脊柱损伤者应3人以平托法或滚动法将病人轻放、平卧于硬板床上,防止脊髓损伤;昏迷病人应将头偏向一侧,或采取半卧位、侧卧位,以保持呼吸道通畅。

(二) 维持有效循环血量

迅速建立2～3条静脉输液通路,给予输液、输血或应用血管活性药物等,以尽快恢复有效循环血量并维持循环的稳定性。

(三) 病情观察

(1) 密切监测病人意识、呼吸、血压、脉搏、中心静脉压和尿量等,并做好记录。

(2) 闭合性创伤病人,应重点注意生命体征是否平稳,血压有无波动;开放性创伤病人,应重点观察伤口有无出血、渗出、感染征象,伤口引流是否通畅等。

(3) 胸部损伤者呼吸急促时,应警惕是否发生气胸等;腹部损伤者出现腹部胀痛时,应警惕是否发生腹内脏器破裂或出血;肢体损伤严重者,应注意肢体末梢循环。

(四) 缓解疼痛

肢体受伤时可用绷带、夹板、石膏、支架等维持有效固定和制动姿势,避免因活动而加重疼痛。疼痛严重者遵医嘱使用镇静、镇痛药物。

(五) 妥善护理创面

1. 闭合性创伤 软组织损伤应抬高或平放受伤肢体;12 h内予以局部冷敷和加压包扎,以减少局部组织的出血和肿胀;伤后12 h起改用热敷、理疗、药物外敷等,以促进血肿和炎症的吸收。注意观察皮下出血及血肿的变化情况。伤情稳定后鼓励病人早期活动,指导病人进行功能锻炼。

2. 开放性创伤 根据伤口情况选择不同的处理方法。

(1) 清洁伤口　消毒后可以直接缝合。

(2) 污染伤口　有细菌污染而尚未造成感染的伤口。开放性创伤早期应采用清创术,对伤口进行清洗、扩创、缝合等处理,目的是将污染伤口变为清洁伤口,为组织愈合创造良好条件。清创时间越早越好,伤后6～8 h是最佳时间,此时清创一般可达到一期缝合。若伤口污染较重或超过8 h后才处理,伤口清创后应放置引流条并行延期缝合。清创术后伤肢抬高制动,注意观察伤口有无出血、感染征象,引

Note

流是否通畅，肢端循环情况；定时更换伤口敷料。遵医嘱应用破伤风抗毒素及抗生素。

(3) 感染伤口　开放性伤口污染严重或较长时间未得到处理，已发生感染，此时要先引流再换药，其目的是清除伤口的分泌物、坏死组织和脓液，保持引流通畅，控制感染，改善肉芽组织状态，减少瘢痕形成。

(六) 心理护理

创伤往往突发，不仅对病人造成身体上的伤害，同时也对其心理造成一定的创伤，尤其是一些严重创伤影响病人的外观和功能，病人会出现焦虑和恐惧心理，应根据病人生活自理能力情况，结合病情为病人提供专业照顾和生活护理，与病人沟通，多做心理疏导，减轻其焦虑和恐惧等不良心理，帮助病人树立信心，积极配合治疗。

(七) 健康教育

(1) 普及安全知识，加强安全防护意识，避免受伤。一旦受伤，无论是开放性或闭合性创伤，都要及时到医院就诊，接受正确的处理，以免延误抢救。

(2) 向病人讲解创伤的病理、伤口修复的影响因素、各项治疗措施的必要性。

(3) 指导病人加强营养，以积极的心态配合治疗，促进组织和脏器功能的恢复。

(4) 伤后恢复期加强功能锻炼，促进机体功能恢复，防止肌肉萎缩和关节僵硬等并发症的发生。

（陈婉萍）

第二节　烧伤病人的护理

烧伤是由热力（火焰、热水、蒸气及高温金属）、电流、放射线及某些化学物质作用于人体所引起的局部或全身损害，其中以热力烧伤最为常见。本节主要介绍热力烧伤的相关内容。

一、病理生理和临床分期

根据烧伤病理生理特点，一般将烧伤临床发展过程分为 4 期，各期之间相互交错，分期的目的是突出各阶段临床处理的重点。

(一) 体液渗出期

组织烧伤后立即发生的反应是体液渗出。体液渗出的速度，一般以伤后 6～12 h 内最快，持续 24～48 h，以后渐趋稳定并开始回吸收。较小面积的浅度烧伤，体液渗出主要表现为局部组织水肿，一般对有效循环血量无明显影响。当烧伤面积较大，尤其是抢救不及时或不当，人体不足以代偿迅速发生的体液丧失时，则循环血量明显下降。由于体液的大量渗出和血管活性物质的释放，容易发生低血容量性休克，临床上又称为休克期。

(二) 急性感染期

感染是对烧伤病人的另一严重威胁，其继发于休克或在休克的同时发生。从烧伤渗出液回吸收开始，感染的危险即已存在并将持续至创面完全愈合。烧伤后早期皮肤生理屏障被破坏，导致病菌在创面的坏死组织和渗出液中大量繁殖；严重烧伤后的应激反应及休克的打击，全身免疫功能低下，对病原菌的易感性增加，通常在休克的同时即可并发局部和全身性感染。深度烧伤形成的凝固性坏死及焦痂，在伤后 2～3 周可进入广泛组织溶解阶段，此期细菌极易通过创面侵入机体引起感染，此阶段为烧伤并发全身性感染的高峰期。烧伤感染可来自创面、肠道、呼吸道或静脉导管等。

(三) 创面修复期

烧伤后创面修复过程在伤后不久即开始。创面的修复与烧伤的深度、面积及感染的程度密切相关。浅度烧伤多能自行修复,无瘢痕形成;深Ⅱ度烧伤靠残存的上皮岛融合修复,如无感染,一般3～4周逐渐修复,并留有瘢痕;Ⅲ度烧伤由于无残存上皮或上皮被毁,所以不经皮肤移植多难自愈或需时较长,或愈合后瘢痕较多,易发生挛缩,影响功能和外观。

(四) 康复期

深度烧伤创面愈合后形成的瘢痕,严重者影响外观和功能,需要进行特殊治疗和整形;某些器官功能损害及心理异常也需要一个恢复过程;深Ⅱ度和Ⅲ度创面愈合后,常有瘙痒或疼痛,反复出现水疱,甚至破溃,并发感染,形成"残余创面",这种现象的终止往往需要较长时间;严重大面积深度烧伤愈合后,由于大部分汗腺被毁,机体散热调节体温能力下降,在夏季,这类病人多感全身不适,一般需要2～3年的调整适应过程。

二、伤情判断和临床表现

判断伤情最基本的要素是烧伤面积和深度,同时还应考虑全身情况,如休克、吸入性损伤或复合伤。

(一) 烧伤面积的估算

烧伤面积是指皮肤烧伤区域占全身体表面积的百分数。我国统一采用的烧伤面积计算方法有两种。

1. 中国新九分法　适用于较大面积烧伤的评估。它将体表面积划分为11个9%的等份,另加会阴区的1%,构成100%的体表面积。估算面积时,女性和儿童有所差别。一般成年女性的臀部和双足各占6%;12岁以下儿童头部面积较大,双下肢面积相对较小,测算方法应结合性别和年龄进行计算(图8-2-1,表8-2-1)。

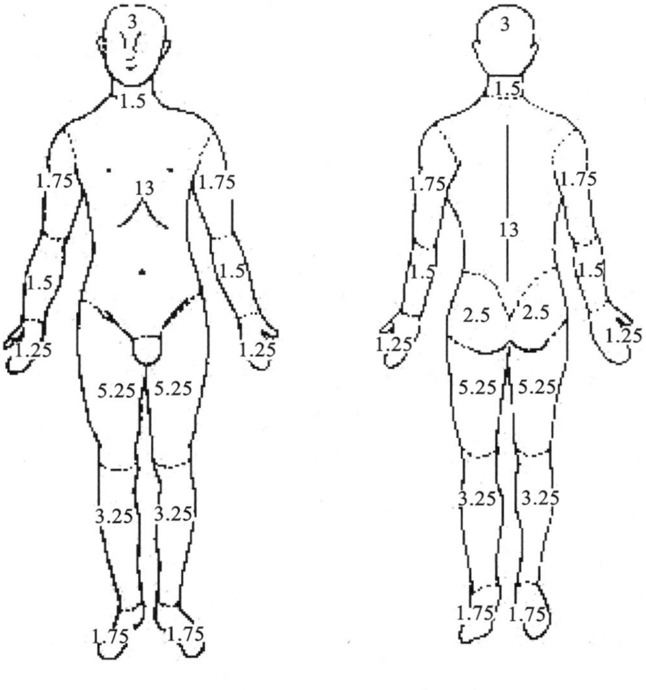

图8-2-1　成人体表各部位表面积的估计(%)

表 8-2-1　中国新九分法

部位		占成人体表面积/(%)		占儿童体表面积/(%)
	头部	3		
头颈	面部	3	9×1	9+(12−年龄)
	颈部	3		
	双手	5		
双上肢	双前臂	6	9×2	9×2
	双上臂	7		
	躯干前	13		
躯干	躯干后	13	9×3	9×3
	会阴	1		
	双臀	5*		
双下肢	双大腿	21	9×5+1	9×5+1−(12−年龄)
	双小腿	13		
	双足	7*		

*成年女性的双臀和双足各占6%。

2. 手掌法　不论性别、年龄，以病人自己五指并拢后的手掌面积约为体表总面积的1%，此法常用于小面积烧伤估计和辅助新九分法评估烧伤面积(图 8-2-2)。

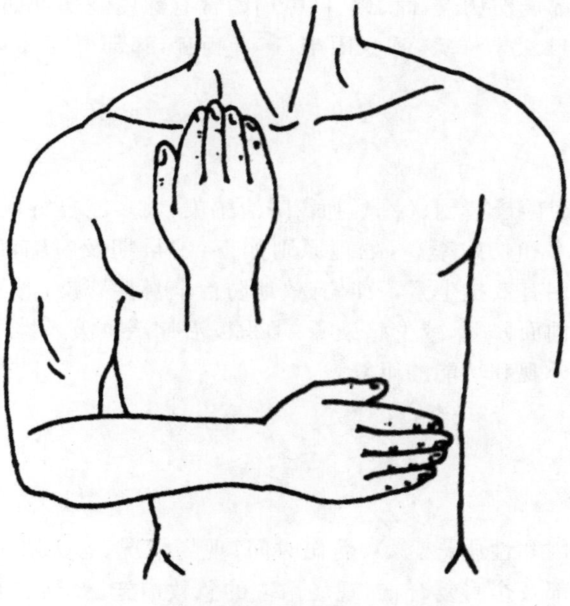

图 8-2-2　手掌法

(二) 烧伤深度的判定

一般采用三度四分法，即将烧伤深度分为Ⅰ度、浅Ⅱ度、深Ⅱ度、Ⅲ度。一般将Ⅰ度和浅Ⅱ度烧伤称浅度烧伤，深Ⅱ度和Ⅲ度烧伤称深度烧伤。

1. Ⅰ度烧伤　又称红斑烧伤，仅伤及表皮浅层，生发层健在，再生能力强。表面红斑状、干燥、有烧灼感。3～7日脱屑痊愈，短期内有色素沉着，不留瘢痕。

2. 浅Ⅱ度烧伤 伤及表皮的生发层和真皮乳头层。局部红肿明显，有大小不一的水疱形成，疱壁较薄，内含淡黄色澄清液体，水疱皮如剥脱，创面红润、潮湿，疼痛剧烈。如无感染，创面可于1～2周愈合，一般不留瘢痕，但可有色素沉着。

3. 深Ⅱ度烧伤 伤及真皮层，可有小水疱，疱壁较厚。去疱皮后，创面微湿、红白相间，痛觉较迟钝。如无感染，3～4周愈合，常有瘢痕增生。

4. Ⅲ度烧伤 又称焦痂型烧伤。全层皮肤烧伤，可深达肌肉、骨骼甚至内脏器官等。痛感消失，创面无水疱，呈蜡白或焦黄色甚至炭化成焦痂，可见粗大栓塞的树枝状血管网(真皮下血管丛栓塞)。愈合后多形成瘢痕，且常造成畸形。

(三) 烧伤严重程度分度

按烧伤的总面积和烧伤的深度将烧伤程度分为4类，作为设计治疗方案的参考(通常情况下，烧伤总面积的计算不包括Ⅰ度烧伤)。

1. 轻度烧伤 Ⅱ度烧伤面积在10%。

2. 中度烧伤 Ⅱ度烧伤面积11%～30%，或Ⅲ度烧伤面积不足10%。

3. 重度烧伤 烧伤总面积31%～50%，或Ⅲ度烧伤面积11%～20%，或Ⅱ度、Ⅲ度烧伤面积虽未达到上述百分比，但已发生休克、吸入性损伤或有较重复合伤等。

4. 特重烧伤 烧伤总面积在50%以上，或Ⅲ度烧伤面积在20%以上，或存在较重的吸入性损伤、复合伤等。

(四) 吸入性损伤

吸入性损伤又称“呼吸道烧伤”，是指吸入火焰、蒸汽或化学性烟尘、气体等所引起的呼吸系统损伤。吸入性损伤的致伤因素为热力或燃烧时烟雾中的化学物质(如一氧化碳、氰化物)引起局部腐蚀或全身中毒。多见于头面部烧伤病人，面、颈、口鼻周围常有深度烧伤创面，鼻毛烧毁，口鼻有黑色分泌物；有呼吸道刺激症状，咳炭末样痰，呼吸困难，声音嘶哑，肺部可闻及哮鸣音；病人多死于吸入性窒息。

三、处理原则

小面积浅度烧伤应及时给予清创、保护创面、防治感染，大多能自行愈合。大面积深度烧伤的全身反应重、并发症多、死亡率和伤残率高，处理原则如下：①早期及时输液，积极纠正低血容量性休克，维持呼吸道通畅；②使用有效抗生素，及时有效地防治全身性感染；③尽早切除深度烧伤组织，用自、异体皮移植覆盖，促进创面修复，减少感染源；④积极治疗严重吸入性损伤，采取有效措施防治脏器功能障碍；⑤重视心理、外观和功能的康复。

四、护理评估

(一) 健康史

重点了解病人烧伤原因和性质(热源)、受伤时间、现场情况、有无吸入性损伤；评估有无合并危及生命的损伤，如头颈、胸部及全身复合伤，现场采取的急救措施、效果如何，途中运送情况。

(二) 身体状况

评估生命体征是否平稳，有无口渴、面色苍白或发绀、皮肤湿冷、尿量减少、烦躁不安或意识障碍等血容量不足的表现；评估烧伤面积、深度和程度；有无声音嘶哑、咳炭末样痰、呼吸困难、哮鸣音等吸入性烧伤的迹象；有无寒战、高热或体温不升，中性粒细胞比值升高等全身感染的征象。

(三) 辅助检查

Note

了解血细胞比容、尿比重、血生化检查及电解质水平、血气分析、血培养、影像学检查有无异常发现。监测心、肺、肾、肝等重要器官功能。

（四）心理-社会状况

了解病人对伤情、治疗配合及康复知识的掌握程度；了解病人对治疗和植皮手术可能出现的并发症及对毁容和残肢的心理承受状况以及出院后对功能康复训练方法的掌握情况；判断病人及其家属对预后的认知程度；对治疗所需费用的承受能力等问题。评估病人预后、适应工作和生活自理能力。

五、常见护理问题/诊断

（1）有窒息的危险　与头面部、呼吸道或胸部等部位烧伤有关。

（2）体液不足　与烧伤创面渗出液过多、血容量减少有关。

（3）皮肤完整性受损　与烧伤导致组织破坏有关。

（4）有感染的危险　与皮肤完整性受损有关。

（5）悲伤　与烧伤后毁容、肢残及躯体活动障碍有关。

六、护理目标

（1）病人呼吸道通畅，呼吸平稳。

（2）病人生命体征平稳，平稳度过休克期。

（3）病人烧伤创面逐渐愈合。

（4）病人未发生感染。

（5）病人情绪稳定，能配合治疗及护理，敢于面对伤后的自我形象。

七、护理措施

（一）现场救护

现场救护原则在于使病人尽快消除致伤原因，脱离现场和进行必要的急救；轻症者进行妥善的创面处理，重症者做好转运前的准备并及时转送。

1. 迅速脱离热源　如火焰烧伤应尽快脱离火场，脱去燃烧衣物，就地翻滚或跳入水池灭火。互救者可就近用非易燃物品（如棉被、毛毯等）覆盖，以隔绝灭火。忌奔跑呼叫或用双手扑打火焰。热液浸渍的衣裤，应用冷水冲淋后剪开取下。小面积烧伤立即用清水连续冲洗或浸泡，既可减轻疼痛，又可防止余热继续损伤组织。

2. 保持呼吸道通畅　火焰烧伤后呼吸道受热力、烟雾等损伤，可引起呼吸困难、呼吸窘迫，应特别注意保持呼吸道通畅，必要时放置通气管、行气管插管或切开。如合并一氧化碳中毒，应移至通风处，有条件者应吸入氧气。

3. 预防休克　轻度烧伤者可口服淡盐水或烧伤饮料（100 mL 液体中含食盐 0.3 g、碳酸氢钠 0.15 g、糖适量），但不能饮白开水。中度以上烧伤需转运者，须迅速建立 2～3 条静脉通路，途中需持续输液。

4. 保护创面　暴露的体表和创面应立即用无菌敷料或干净布类简单包扎后送医院处理，避免受压，防止创面再损伤和污染。避免用有色药物涂抹，以免影响对烧伤深度的判断。

5. 其他救治　安慰和鼓励病人，保持情绪稳定。疼痛剧烈者可酌情使用镇静、镇痛药物。合并吸入性损伤或颅脑损伤者忌用吗啡。

6. 妥善转运　在现场急救后，轻症病人即可转送。烧伤面积较大者，如不能在伤后 1～2 小时内送到附近医院，应在原地积极抗休克治疗，待休克控制后再转送。转运途中应建立静脉输液通路，保持呼吸道通畅。

(二) 液体疗法的护理

烧伤后 48 h 内,因创面大量渗出而致体液不足,可引起低血容量性休克。液体疗法是防治烧伤休克最重要的措施。病人入院后,应立即寻找一较粗且易于固定的静脉行穿刺或切开,以保持静脉输液通道的通畅,这对严重烧伤病人的早期救治十分重要。

1. 补液总量 根据烧伤早期体液渗出的规律估计补液总量。国内通常按病人的烧伤面积和体重计算补液量。伤后第一个 24 h 补液量:每 1%烧伤面积(Ⅱ度～Ⅲ度)每千克体重应补液 1.5 mL(儿童 1.8 mL,婴儿 2 mL),另加每日生理需要量 2000 mL(儿童 60～80 mL/kg,婴儿 100 mL/kg)。第一个 24 h 补液量 = 体重(kg)× 烧伤面积 × 1.5 mL(儿童 1.8 mL,婴儿 2 mL)+2000 mL(儿童 60～80 mL/kg,婴儿 100 mL/kg)。伤后第二个 24 h 补液量为第一个 24 h 的一半,再加生理需要量 2000 mL。第三个 24 h 补液量根据病情变化决定。

2. 补液种类 晶体液首选平衡盐溶液,其次可选用等渗盐水等。胶体液首选血浆,以补充渗出丢失的血浆蛋白,也可用血浆代用品,但总用量不宜超过 1000 mL,Ⅲ度烧伤病人可适量输全血。生理需要量一般用 5%～10%葡萄糖溶液。广泛深度烧伤者,常伴有较严重的酸中毒和血红蛋白尿,可适当补充碳酸氢钠溶液。

3. 补液安排 晶体液和胶体液的比例一般为 2∶1,特重度烧伤为 1∶1,即每 1%烧伤面积每千克体重补充电解质溶液和胶体溶液各 0.75 mL。因为烧伤后第一个 8 h 内渗液最快,故应在首个 8 h 内输入晶体液、胶体液总量的 1/2,其余分别在第二、第三个 8 h 内输入。生理需要量应在 24 h 内均匀输入。补液原则一般是先晶后胶、先盐后糖、先快后慢、晶胶液体交替输入,尤其注意不能集中在一段时间内输入单一种类液体。

4. 液体疗法有效指标 ①成人每小时尿量为 30～50 mL,小儿每千克体重每小时尿量不低于 1 mL;②病人安静,无烦躁不安;③无明显口渴;④脉搏、心跳有力,脉率在 120 次/分以下,小儿脉率在 140 次/分以下;⑤收缩压维持在 90 mmHg、脉压在 20 mmHg 以上,中心静脉压为 5～12 mmH_2O;⑥呼吸平稳。

(三) 创面护理

创面处理原则是保护创面、减轻损害和疼痛、防治感染、促进创面愈合。根据烧伤部位、创面大小、深度、分泌物和医疗条件等情况,早期清创后可采用包扎疗法和暴露疗法。

1. 初期清创 在控制休克之后尽早清创,即清洗、消毒、清理创面。Ⅰ度烧伤创面无须特殊处理,能自行消退。小面积浅Ⅱ度烧伤清创后,如水疱皮完整,应予保存,只需抽去水疱液,消毒包扎,水疱皮可充当生物敷料,保护创面、减轻疼痛,且有利于创面愈合。如水疱皮已撕脱,可用无菌油性敷料包扎。

2. 包扎疗法 包扎可以保护创面、减少污染和及时引流创面渗液。适用于面积小或四肢的浅Ⅱ度烧伤。创面清创后先用油性纱布覆盖,再用多层吸水性强的干纱布包裹,包扎厚度为 2～3 cm,包扎范围应超过创面边缘 5 cm。包扎松紧适宜,压力均匀,注意观察肢体末梢血液循环情况。抬高肢体并保持各关节功能位,为避免发生粘连或畸形,指(趾)之间要分开包扎。保持敷料清洁和干燥,除非敷料浸湿、有异味或有其他感染征象,不必经常换药,以免损伤新生上皮。若敷料浸湿或创面已感染,应立即更换敷料,清除脓性分泌物,保持创面清洁及抗感染治疗,必要时可改用暴露疗法。

3. 暴露疗法 适用于Ⅲ度烧伤、特殊部位(头面部、颈部或会阴部)及特殊感染(如铜绿假单胞菌、真菌)的创面、大面积创面。将病人暴露在清洁、温暖、干燥的空气中,使创面的渗液及坏死组织干燥成痂,以暂时保护创面。暴露疗法护理要点如下:①保持病室清洁,空气流通,室内温度维持在 28～32 ℃,湿度适宜,每日空气消毒 2 次。床单、被套等均经高压蒸汽灭菌处理,其他室内物品每日用消毒液擦拭消毒,便器用消毒液浸泡;②保持创面干燥,渗出期应定时用消毒敷料吸去创面过多的分泌物,表面涂以抗菌药物,以减少细菌繁殖,避免形成厚痂。若发现痂下有感染,应立即去痂引流,清除坏死组织；③定时翻身或使用翻身床，交替暴露受压创面，避免创面长时间受压而影响愈合；④极度烦躁或意识障碍者，应适当约束肢体，防止抓伤。

4. 去痂、植皮护理　深度烧伤创面愈合慢或难以愈合，且瘢痕增生可造成畸形并引起功能障碍，应早期积极手术治疗，包括切痂、削痂和植皮，做好植皮手术前后的护理。植皮最理想的应属自体皮肤，供皮区术前做好皮肤准备。术后注意观察和处理渗血、渗液及感染情况；植皮区部分应适当固定制动，若需移动植皮肢体，应以手掌托起，切忌拉动；保持敷料清洁干燥，使用抗生素预防感染。

（四）防治感染

1. 改善机体防御功能　积极纠正休克，加强营养，补充高蛋白、高热量以及多种维生素，提高免疫力。大面积烧伤者，可遵医嘱适时输入血浆、全血或人体血清蛋白，以增强抵抗力。

2. 正确处理创面　这是防治全身性感染的关键措施。深度烧伤创面是主要感染源，应早期切痂、削痂、植皮。做好创面细菌培养和药物敏感试验，合理选用抗生素。中、重度烧伤需注射破伤风抗毒素预防破伤风。

3. 做好消毒隔离工作　病房用具应专用；工作人员出入病室要更换隔离衣、口罩、鞋、帽；接触病人前后要洗手，做好病房的终末消毒工作；采取保护性隔离措施，防止交叉感染。

（五）心理护理

以真诚的态度加强与病人的沟通与交流，耐心解释病情，说明各项治疗的必要性和安全性。帮助病人面对烧伤的事实，鼓励其树立信心，配合治疗。鼓励病人参与力所能及的自理活动，增强其自信心与独立能力，减轻心理压力，放松精神，促进康复。

（六）健康教育

（1）提供防火、灭火和烧伤急救等安全教育知识。

（2）与病人及其家属共同制订早期康复计划，指导病人进行正确的功能锻炼。

（3）指导病人保护皮肤，避免对瘢痕性创面的机械性刺激，如红外线过多照射、搔抓和局部摩擦等。

（4）鼓励病人参与一定的家庭和社会活动，提高自理性，恢复自信心，提高生活质量。

（陈婉萍）

第三节　冻伤病人的护理

冻伤或称冷伤是机体遭受低温侵袭所引起的局部或全身性损伤，可分为两类。①非冻结性冻伤：由 0～10 ℃的低温加以潮湿条件造成，包括冻疮、战壕足、水浸足（手）等。②冻结性冻伤：由冰点以下的低温（一般在－5 ℃）所造成，分为局部冻伤（冷伤）和全身冻伤（冻僵）。

一、病理生理

（一）非冻结性冻伤

非冻结性冻伤最常见的是冻疮，在我国常发生在冬季与早春，长江流域因湿度较高，冻疮比寒冷的北方多见。好发部位是肢体末端、耳、面部等处，主要是因冷刺激使血管长时间处于收缩或痉挛状态，继而发生血管持续扩张、血流淤滞，血细胞和体液外渗，局部渗血、淤血、水肿等。严重者可出现水疱，皮肤坏死。

(二)冻结性冻伤

人体局部接触冰点以下低温时,发生强烈的血管收缩反应,严重者可在细胞内外液形成冰晶。组织内冰晶不仅可使细胞外液渗透压增高,致细胞脱水、蛋白变性、酶活性降低甚至坏死,还可机械性破坏组织细胞结构,冻融后发生坏死及炎症反应。全身受低温侵袭时,外周血管发生强烈收缩和寒战反应,体温由表及里降低,使心血管、脑和其他器官均受害。如不及时抢救,可直接致死。

二、临床表现

(一)非冻结性冻伤

冻疮初起时,主要表现为紫红色斑、变凉、肿胀,可出现结节。局部有灼热、痒感或胀痛,在温暖环境中更明显。随病情进展,可出现水疱、糜烂或溃疡,如无继发感染可自愈,但易复发。

(二)冻结性冻伤

1. 局部冻伤 先有局部皮肤苍白发凉、针刺样痛,继而出现麻木、知觉丧失,肿胀一般不明显。复温解冻后,局部变化开始明显,按其损伤的不同程度分为三度。

(1)Ⅰ度冻伤(红斑性冻伤) 伤及表皮层。局部红肿、充血,自觉热、痒、刺痛。症状多在数日后消失,愈合后表皮脱落,不留瘢痕。

(2)Ⅱ度冻伤(水疱性冻伤) 伤及真皮层。局部明显充血、水肿,伴有水疱形成,疱液呈血清样。局部疼痛较明显,但感觉迟钝,对针刺、冷、热感觉消失。1~2 日后疱内液体吸收,形成痂皮。如无感染,2~3 周后脱痂痊愈,一般少有瘢痕。

(3)Ⅲ度冻伤(坏死性冻伤) 伤及皮肤全层,严重者可深达皮下组织、肌肉、骨骼,甚至整个肢体坏死。复温后,皮肤逐渐变为黑褐色,感觉消失,创面周围红、肿、痛并有水疱形成。严重Ⅲ度冻伤创面表面呈死灰色、无水疱;坏死组织与健康组织的分界较明显,常呈干性坏疽,若并发感染则为湿性坏疽。治愈后多留有功能障碍或伤残。

2. 全身冻伤 首先表现为冷应激反应,如心跳、呼吸加快,血压升高,外周血管收缩、寒战等,随着核心温度的下降,逐渐出现寒战停止、意识模糊或丧失、脉搏呼吸减缓、心律失常,最终因多器官功能衰竭而死亡。

三、处理原则

(一)现场急救

迅速脱离低温环境和冰冻物体,进行全身和局部复温,以减少组织冻结的时间。用 40~42 ℃恒温温水浸泡肢体或浸浴全身,水量要足够,要求在 15~30 min 内使体温迅速升高至接近正常。浸泡时可轻轻按摩未损伤的部分,帮助改善血液循环。如无复温条件,可将伤肢放在救护者怀中复温,切忌用火烤、雪搓或拍打。对心跳、呼吸骤停者要施行胸外心脏按压和人工呼吸。

(二)局部冻伤的治疗

局部创面处理根据冻伤深度的情况而异:Ⅰ度冻伤创面保持清洁干燥;Ⅱ度冻伤创面经复温、消毒后,创面干燥者可加软干纱布包扎,有较大水疱者,可将疱内液体吸出后,用干纱布包扎,或涂冻伤膏后暴露;Ⅲ度冻伤多用暴露疗法,保持创面清洁干燥,待坏死组织边界清楚时予以切除。若出现感染则应充分引流。坏死组织脱落或切除后的创面应及早植皮,对并发湿性坏疽者常需截肢。

(三)全身冻伤的治疗

复温后首先要防治休克和维护呼吸功能。防治休克主要是补液、选用血管活性药物、除颤等。维护呼吸功能应保持呼吸道通畅、给氧和使用呼吸兴奋剂、防治肺部感染等。为防治脑水肿和肾功能不全,可适当应用利尿药。其他处理如纠正水、电解质及酸碱平衡失调,营养支持等。

四、护理措施

（一）复温护理

尽快使伤员脱离寒冷环境，去除潮湿的衣服、鞋袜，尽早进行全身和局部复温。轻度冻伤者一般置于室温下，加盖被服保暖；冻伤较重者，可置于 30 ℃左右的暖室中。能进食者可给予热饮料，如热牛奶、热豆浆、热菜汤等，但不可饮酒，以免增加散热。

（二）妥善处理创面

复温后的创面开始起水疱或血疱，不能剪破疱皮，对于已分离的污染疱皮应剪除，用无菌纱布将创面的渗出液、分泌物等吸净。创面清洁后行半暴露疗法或外加敷料包扎，并抬高患肢。

（三）减轻疼痛

在复温过程中或复温后，冻伤肢体会出现剧烈疼痛，可遵医嘱口服或肌内注射镇痛药等。

（四）并发症的护理

密切观察病情，监测生命体征，保持呼吸道通畅、吸氧，维持水、电解质、酸碱平衡，遵医嘱给予低分子右旋糖酐等改善局部血液循环，给予维生素 C、白蛋白等减少水肿、促进损伤细胞修复，给予抗生素、注射破伤风抗毒素防治感染，及时了解各脏器功能的情况，预防和处理并发症。

（五）心理护理

对病人态度和蔼，耐心倾听重度冻伤病人对预后的担忧等不良感受，给予真诚的安慰和劝导，取得病人的信任；耐心解释病情，以消除顾虑；利用社会支持系统的力量，鼓励病人树立战胜疾病的信心。

（六）健康教育

宣传冻伤的预防知识，在寒冷环境中要注意防寒、防湿。参加体育锻炼提高抗寒能力，进食高热量饮食增强抗寒能力。消除冻伤的诱发因素，如疾病、创伤、饥饿、疲劳、脱水、吸烟、服装鞋袜过紧、长期体位不变等。

（陈婉萍）

第四节　咬伤病人的护理

自然界中的动物，如蛇、狗、毒蜘蛛、蜂、蜈蚣、蚂蟥等，常常利用其齿、爪、刺、角等对人类进行袭击，造成咬伤、蜇（刺）伤，严重者可致残或致死。本节主要讨论最常见的犬咬伤和毒蛇咬伤。

一、犬咬伤

随着生活水平的不断提高，养宠物的人越来越多，犬咬伤发生率也相应增加。咬伤人的犬若已感染狂犬病毒，则被咬伤者可发生狂犬病（又名恐水症）。狂犬病是由狂犬病毒引起的一种人畜共患的中枢神经系统急性传染病，多见于犬、狼、猫等食肉动物咬伤。狂犬病目前尚无有效的治疗方法，一旦发病，死亡率近乎 100%，因此预防狂犬病的发生尤其重要。

（一）病因与病理

狂犬病毒主要存在于病畜的脑组织及脊髓中，其涎腺和涎液中也含有大量病毒，并随涎液向体外排出。故被病犬咬、抓后,病毒可经唾液-伤口途径进入人体导致感染。狂犬病毒对神经组织具有强大的亲和力,在伤口入侵处及其附近的组织细胞内可停留1～2周,并生长繁殖,若未被迅速灭活,病毒会沿周围组织传入神经上行到达中枢神经系统,引发狂犬病。

(二)临床表现

感染病毒后是否发病与潜伏期的长短、咬伤部位、入侵病毒的数量、毒力及机体抵抗力有关。潜伏期可以10日到数月,一般为30～60日。咬伤越深、部位越接近头面部,其潜伏期越短、发病率越高。发病初期时伤口周围麻木、疼痛,逐渐扩散到整个肢体;继之出现发热、烦躁、易兴奋、乏力、吞咽困难、恐水以及咽喉痉挛,伴流涎、多汗、心率快;最后出现肌瘫痪、昏迷、循环衰竭而死亡。

(三)处理原则

1.局部处理 咬伤后迅速彻底清洗伤口极为重要。浅小伤口可常规消毒处理。深大伤口需立即清创,清除异物与坏死组织,以生理盐水或稀释的碘伏消毒液冲洗伤口,再用3%过氧化氢溶液充分清洗,伤口应开放引流,不予缝合或包扎。

2.全身治疗 常规使用破伤风抗毒素,必要时使用抗生素防止伤口感染,规范接种狂犬病疫苗。需要提醒的是,狂犬病疫苗并非只打一针,而是要通过1个月左右才能完成免疫,一定要严格按照时间规律接种,不可中断。目前有“5针法”和“4针法”两类疫苗。5针法,即在暴露当天、暴露后第3、7、14和28天各接种1剂,共接种5剂。“4针法”即“2-1-1”程序:暴露当天接种2剂(左右上臂三角肌各接种1剂),暴露后第7天和第21天各接种1剂,共接种4剂。严重咬伤如头、面、颈、上肢等,经彻底清创后,在伤口底部及其四周注射抗狂犬病免疫血清或狂犬病免疫球蛋白,同时按上述方法全程免疫接种狂犬病疫苗。

(四)护理措施

(1)预防和控制痉挛 保持室内安静,避免光、声、风的刺激;避免水的刺激,输液时注意遮挡液体部分;专人护理,各种检查、治疗及护理尽量集中进行,或在应用镇静药后进行。一旦发生痉挛,立即遵医嘱使用镇静药物等。狂躁型病人必要时适当约束肢体,以防受伤。

(2)保持呼吸道通畅 及时清除口腔及呼吸道分泌物,必要时行气管插管或切开,保持呼吸道通畅。

(3)发作期病人因多汗、流涎和不能饮水,常呈缺水状态,需静脉输液,维持水、电解质及酸碱平衡。可采用鼻饲饮食,在痉挛发作间歇或应用镇静药后缓慢注入。

(4)预防感染 遵医嘱应用抗生素并观察用药效果。加强伤口护理,保持伤口清洁和引流通畅。严格执行接触性隔离制度,接触病人应穿隔离衣、戴口罩和手套。病人的分泌物及排泄物须严格隔离。

(5)健康教育 ①宣传狂犬病的预防措施,加强对犬的管理;②教育儿童不要接近、抚摸或挑逗猫、犬等动物,以防发生意外;③被犬或其他动物咬伤后,应尽早处理伤口及注射狂犬病疫苗。

二、毒蛇咬伤

蛇咬伤以南方多见。蛇分为无毒蛇和毒蛇两大类,我国大约有50余种毒蛇,剧毒蛇有10余种。无毒蛇咬伤时,只在局部皮肤留下一排或两排细小齿痕,局部稍痛,可起水疱,无全身反应。毒蛇咬伤后伤口局部有一对较大而深的齿痕,蛇毒注入体内,引起严重的全身中毒症状,甚至危及生命。本节仅介绍毒蛇咬伤。

(一)病因与病理

蛇毒含有多种毒性蛋白质、多肽以及酶类。按性质及其对机体的作用蛇毒可分为三类。①神经毒素:主要作用于神经系统,对中枢神经和神经肌肉节点有选择性,可引起肌肉麻痹和呼吸麻痹,如

Note

金环蛇、银环蛇蛇毒。②血液毒素：主要影响血液及循环系统，对血细胞、血管内皮细胞及组织有破坏作用，可引起出血、溶血、休克或心力衰竭等，如竹叶青、五步蛇蛇毒。③混合毒素：兼有神经毒素和血液毒素的作用，如蝮蛇、眼镜蛇蛇毒。

（二）临床表现

1. 局部表现　毒蛇咬伤后，一般局部留有齿痕、伴有疼痛和肿胀。肿胀蔓延迅速，淋巴结肿大，皮肤出现血疱、瘀斑甚至局部组织坏死。

2. 全身表现　全身虚弱、口周感觉异常、肌肉震颤，或发热恶寒、烦躁不安、头晕目眩、言语不清、恶心呕吐、吞咽困难、肢体软瘫、腱反射消失、呼吸抑制，最后导致循环呼吸衰竭。部分病人伤后可因广泛的毛细血管渗漏引起肺水肿、低血压、心律失常；皮肤黏膜及伤口出血，血尿、尿少，出现肾功能不全和多器官衰竭。

（三）处理原则

急救是关键，要争分夺秒地进行，使毒液迅速排出，阻止毒液吸收和扩散。

1. 急救处理　毒蛇咬伤后切忌奔跑，伤肢制动、放置低位，立即用布带或止血带等在伤肢的近心端伤口上方绑扎，以阻断淋巴、静脉回流为度。每 15～30 min 要松开 1～2 min，以免影响血液循环造成组织坏死。然后用手挤压伤口周围，将毒液排出。入院后用 0.05%高锰酸钾溶液或 3%过氧化氢溶液反复冲洗伤口，清除残留的毒牙及污物。伤口较深者，可切开或以三棱针扎刺伤口周围皮肤（若伤口流血不止，则不宜切开），再以拔罐法或吸乳器等抽吸，促使部分毒液流出。伤口周围可用胰蛋白酶做局部环形封闭，破坏蛇毒。

2. 解毒药物

（1）解蛇毒中成药　常用南通蛇药、上海蛇药或广州蛇药等，可口服亦可局部敷贴。一些新鲜草药，如半边莲、七叶一枝花、白花蛇舌草等也有解蛇毒作用。

（2）抗蛇毒血清　有单价和多价两种，应尽早使用。对已明确毒蛇种类的咬伤首选针对性强的单价血清，如不能确定毒蛇的种类，则可选用多价抗蛇毒血清。用前需进行过敏试验，阳性者采用脱敏注射法。

3. 其他治疗　①常规使用破伤风抗毒素和抗生素防治感染；②快速、大量静脉输液，或用呋塞米、甘露醇等脱水利尿药，加快蛇毒排出，减轻中毒症状；③积极抗休克、改善出血倾向，同时注意保护各种脏器功能；④出现呼吸困难者，必要时行气管切开或用呼吸机辅助呼吸。

（四）护理措施

1. 现场急救护理

（1）稳定病人情绪　做好病情解释，嘱病人安静休息。伤后将伤肢制动后放低抬送医院，严禁病人走路或跑步，以免加速毒液扩散，诱发全身中毒。

（2）减少蛇毒吸收　立即用布带或止血带等在伤肢的近心端伤口上方绑扎，以阻断淋巴、静脉回流为度。每 15～30 min 要松开 1～2 min，以免发生肢体循环障碍。

（3）伤口排毒　用大量清水或肥皂水冲洗伤口及其周围皮肤，向肢体远端方向挤压伤口，挤出毒液。若口腔黏膜完整，无破损、炎症或溃疡等则可用吸吮法吸出毒液。

（4）局部降温　将伤肢浸入 4～7 ℃冷水中 3～4 h，后改用冰袋冷敷，持续 24～36 h，以减轻疼痛，减慢毒素吸收，降低毒素中酶的活性。

（5）转运病人　转运途中应保持伤口与心脏部位持平，不宜抬高伤肢。

2. 病情观察　密切监测生命体征、神志、尿量变化，随时注意发生中毒性休克，心、肺、肾衰竭，内脏出血等情况，发现问题应及时报告医生处理。

3. 伤口护理　将伤肢置于低垂位并制动，保持创面清洁和伤口引流通畅。注意观察伤口渗血、渗液情况，有无继续坏死或脓性分泌物等。经彻底清创后，伤口可用 1∶5000 高锰酸钾或高渗盐水溶液湿敷,有利于引流毒液和消肿。

4. 全身治疗护理 迅速建立静脉通路,遵医嘱尽早使用抗蛇毒血清、利尿药、快速大量输液等以中和毒素、促进毒素排出。若病人出现血红蛋白尿,遵医嘱给予5%碳酸氢钠静脉输入,以碱化尿液。补液时注意观察心肺功能,以防快速、大量输液导致肺水肿。使用抗蛇毒血清时,密切观察病人有无畏寒、发热、胸闷、气促、腹痛不适、皮疹等过敏症状。给予高热量、高蛋白、高维生素、易消化饮食,鼓励病人多饮水,忌饮酒、浓茶、咖啡等刺激性饮料,以免促进血液循环而加快毒素吸收。对于不能进食者可给予营养支持并做好相应的护理。

5. 心理护理 安慰病人,告知毒蛇咬伤的治疗方法及治疗效果,帮助病人树立战胜疾病的信心,以减轻恐惧,保持情绪稳定,积极配合治疗和护理。

6. 健康教育 ①宣传毒蛇咬伤的有关知识,强化自我防范意识。步行时尽可能避开丛林茂密、人烟稀少的地段。在野外作业时,做好自我防护,如戴帽子、穿长衣长裤、穿雨靴、戴橡胶手套等;②告知人们被毒蛇咬伤后切忌慌乱奔跑,学会就地绑扎、冲洗、排毒等急救方法。

(陈婉萍)

目标检测

目标检测
答案解析

1. 下列不是开放性损伤的是(　　)。

A. 擦伤　B. 撕脱伤　C. 刺伤　D. 割伤　E. 爆震伤

2. 在车祸现场,应先抢救的伤员类型是(　　)。

A. 脑挫伤　B. 张力性气胸　C. 脊柱骨折　D. 肠穿孔　E. 肩关节脱位

3. 烧伤休克期常发生在(　　)。

A. 8 h 以内　B. 8～12 h 以内　C. 12～14 h 以内
D. 24～48 h 以内　E. 48～72 h 以内

4. 病人,女,30 岁,不慎被开水烫伤左上肢,病人诉伤口疼痛,烧伤部位水疱破裂后,基底潮湿,均匀发红,其烧伤深度是(　　)。

A. Ⅰ度　B. 浅Ⅱ度　C. 深Ⅱ度　D. Ⅲ度　E. 深Ⅱ度和Ⅲ度

5. 大面积烧伤病人的急救,下面哪项是错误的?(　　)

A. 去除致伤因素,迅速灭火,离开热源
B. 保护创面,防止污染
C. 预防休克,应用止痛药物
D. 预防休克,大量饮水
E. 保持呼吸道通畅,必要时行气管切开

6. 25 岁青年男性,体重 60 kg,双上肢及躯干Ⅱ度烧伤,该病人第一个 24 h 需要补液的总量约为(　　)。

A. 4000 mL　B. 5000 mL　C. 6000 mL　D. 7000 mL　E. 8000 mL

7. 头、面、颈及会阴部严重烧伤,创面的处理应采用(　　)。

A. 包扎疗法　B. 热敷　C. 暴露疗法　D. 浸泡疗法　E. 药物湿敷

第九章　肿瘤病人的护理

学习目标

1. 了解肿瘤的病因、分类、处理原则、恶性肿瘤的病理生理过程及恶性肿瘤的分期。
2. 熟悉恶性肿瘤病人的临床表现及三级预防措施。
3. 掌握肿瘤病人护理评估和护理措施。

本章 PPT

导学案例

病人，女，45 岁。因右侧乳腺疼痛入院检查。体检发现右侧乳房下侧有一 1.8 cm×0.9 cm大小的肿物，边界不清，有轻度触痛。B 超检查提示：右侧乳腺实质性肿块伴微小钙化(BI-RADS:5 类)。于 2018 年 12 月 24 日行乳腺病损微创旋切术，病理检查结果：乳腺导管浸润性癌。2018 年 12 月 25 日行右侧乳腺单纯切除术＋前哨淋巴结活检术，术程顺利，术后恢复良好。淋巴结病理检查及切除乳腺组织未见癌细胞，免疫组化：$CerbB_{23}$＋。后续治疗方案：化疗 8 个疗程，靶向药物赫赛汀治疗 1 年，内分泌治疗。问题：

1. 恶性肿瘤病人的临床表现和处理原则分别是什么？
2. 如何为病人实施整体护理？

第一节　概　　述

肿瘤是机体正常细胞在各种始动与促进因素长期作用下，所产生的增生与异常分化所形成的新生物。新生物形成后，不因病因消除而停止增生，不受生理调节，并且破坏正常组织与器官。

根据肿瘤的形态学及肿瘤的生物学行为，肿瘤可分为良性肿瘤、恶性肿瘤、介于良恶性肿瘤之间的交界性肿瘤三类。

1. 良性肿瘤　一般称为“瘤”，无浸润和转移能力。良性肿瘤通常有包膜，边界清楚，呈膨胀性生长，生长速度缓慢，颜色和质地与相应的正常组织相似。瘤细胞分化成熟，组织和细胞形态变异较小，少有核分裂象。彻底切除后少有复发，对机体危害小。

2. 恶性肿瘤　来自上皮组织者称为“癌”；来自间叶组织者称为“肉瘤”；胚胎性肿瘤常称母细胞瘤，如神经母细胞瘤、肾母细胞瘤等。少数恶性肿瘤仍沿用传统名称“瘤”或“病”，如恶性细胞瘤、白血病等。恶性肿瘤具有浸润和转移能力，通常无包膜，边界不清，向周围组织浸润生长，生长速度快。瘤细胞分化不成熟，有不同程度的异型性，对机体危害大；病人常因肿瘤复发、转移而死亡。

3. 交界性肿瘤 少数肿瘤形态上属良性，但常浸润性生长，切除后易复发，甚至出现转移，在生物学行为上介于良性与恶性之间，故称交界性或临界性肿瘤，如包膜不完整的纤维瘤、黏膜乳头状瘤等。有的肿瘤虽是良性的，但可表现为恶性后果，如颅内良性肿瘤伴颅内高压、肾上腺髓质肿瘤伴恶性高血压、胰岛素瘤伴低血糖。

临床上还将肿瘤分为实体瘤和非实体瘤。实体瘤多形成明确的肿块，主要采用以外科为主的综合治疗；非实体瘤多为血液系统恶性肿瘤，常无明确肿块，主要以化学治疗为主。

(陈晓霞)

第二节 恶性肿瘤病人的护理

恶性肿瘤是机体在不同致瘤因素长期综合作用下，某一正常组织细胞发生异常分化和无限增生的结果。恶性肿瘤一旦形成，具有向周围组织乃至全身侵袭和转移的特性。恶性肿瘤对人类的威胁日益突出，已成为目前最常见的死亡原因。恶性肿瘤现已成为男性的第 2 位死因，女性的第 3 位死因。

一、病因

肿瘤的病因迄今尚未完全明确。目前认为肿瘤是环境与宿主内外因素交互作用的结果。据估计约 80%以上的恶性肿瘤与环境因素有关。同时机体的内在因素在肿瘤的发生、发展中也起着重要的作用，如遗传、内分泌与免疫机制等。

（一）环境因素

1. 化学因素

(1) 烷化剂 如有机农药、硫芥等可致肺癌以及造血器官肿瘤等。

(2) 亚硝胺类 与食管癌、胃癌和肝癌的发生有关。

(3) 氨基偶氮类 为染料类，易诱发膀胱癌、肝癌。

(4) 多环芳香烃类化合物 如煤焦油、沥青等与皮肤癌、肺癌有关。

2. 物理因素

(1) 电离辐射 X 线防护不当可致皮肤癌、白血病等；吸入放射污染粉尘可致骨肉瘤和甲状腺肿瘤等，也属医源性致癌原因之一。

(2) 紫外线 可引起皮肤癌。

(3) 其他 石棉纤维与肺癌有关，滑石粉与胃癌有关等。

3. 生物因素 主要为病毒，如 EB 病毒与鼻咽癌、伯基特淋巴瘤有关，单纯疱疹病毒、乳头瘤病毒与宫颈癌有关，乙型肝炎病毒与肝癌有关，C 型 RNA 病毒与白血病、霍奇金病有关。少数寄生虫病和细菌也可引起肿瘤，如华支睾吸虫与肝癌有关，日本血吸虫与大肠癌有关；幽门螺杆菌与胃癌有关。

（二）机体因素

1. 遗传因素 遗传与人类肿瘤的关系虽无直接证据，但肿瘤有遗传倾向性，即遗传易感性，如食管癌、肝癌、胃癌、乳腺癌或鼻咽癌有家族聚集现象。

2. 内分泌因素　某些激素与肿瘤发生有关，较明确的如雌激素和催乳素与乳腺癌有关，雌激素与子宫内膜癌有关，生长激素可以刺激癌的发展。

3. 免疫因素　具有先天或获得性免疫缺陷者易发生恶性肿瘤，如艾滋病病人易患恶性肿瘤，器官移植后长期使用免疫抑制剂者肿瘤的发生率比正常人群高 50～100 倍。

4. 心理-社会因素　人的性格、情绪、工作压力及环境变化等，可通过影响人体内分泌、免疫功能等而诱发肿瘤。

二、病理生理

（一）恶性肿瘤的发生发展过程

恶性肿瘤的发生发展过程包括癌前期、原位癌及浸润癌三个阶段。从病理形态上看，癌前期表现为上皮增生明显，伴有不典型增生；原位癌通常指癌变细胞局限于上皮层、未突破基底膜的早期癌；浸润癌指原位癌突破基底膜向周围组织浸润、发展，破坏周围组织的正常结构。

（二）生长速度

恶性肿瘤生长快、发展迅速、病程较短。良性肿瘤生长缓慢，恶变时亦可逐渐增大，合并出血、感染时短期内增大明显。

（三）细胞的分化

肿瘤细胞的分化程度不同，其恶性程度和预后亦不同。恶性肿瘤细胞可分为高分化、中分化和低分化（或未分化）三类，或称Ⅰ、Ⅱ、Ⅲ级。高分化（Ⅰ级）细胞形态接近正常，恶性程度低；低分化或未分化（Ⅲ级）细胞核分裂较多，高度恶性，预后不良；中分化（Ⅱ级）的恶性程度介于两者之间。

（四）转移方式

恶性肿瘤的转移方式主要有四种。

1. 直接蔓延　肿瘤细胞向与原发灶相连续的组织扩散生长，如直肠癌、宫颈癌侵及骨盆壁。

2. 淋巴转移　多数先转移至邻近区域淋巴结，也可出现“跳跃式”转移。皮肤真皮层淋巴管的转移可出现皮肤水肿，如乳腺癌可呈橘皮样改变。皮肤淋巴管转移还可使局部呈卫星结节。

3. 血行转移　肿瘤细胞侵入血管，随血流转移至远处，如腹内肿瘤可经门静脉系统转移到肝；四肢肉瘤可经体循环静脉系统转移到肺。

4. 种植性转移　肿瘤细胞脱落后在体腔或空腔脏器内的转移，最多见的是胃癌种植到盆腔。

（五）肿瘤分期

恶性肿瘤的临床分期有助于合理制订治疗方案，正确评价疗效，判断预后。国际抗癌联盟提出了 TNM 分期法，是目前被广泛采用的分期法。T 指原发肿瘤，N 为淋巴结，M 为远处转移。根据肿块大小、浸润深度在字母后标以 0 至 4 的数字，表示肿瘤发展程度。1 代表小，4 代表大，0 代表无；有远处转移为 M_1，无为 M_0。根据 TNM 的不同组合，诊断为Ⅰ期、Ⅱ期、Ⅲ期、Ⅳ期。

三、临床表现

肿瘤的临床表现取决于肿瘤性质、发生组织、所在部位及发展程度。恶性肿瘤早期多无明显症状，待病人有特征性症状时常属晚期。不同类型肿瘤表现不一，但有其共同特点。

（一）局部表现

1. 肿块　位于体表或浅在，这是肿瘤的首要症状，也可见肿块处在扩张的或增大增粗的静脉中。因肿瘤性质不同而致硬度、移动度及边界均可不同。位于深部或内脏的肿块不易触及但可出现脏器受压或空腔器官梗阻等症状。恶性肿瘤可出现相应的转移灶，如肿大的淋巴结等表现。

2. 疼痛　肿块的膨胀性生长、破溃或感染等使末梢神经或神经干受到刺激或压迫，出现局部刺

Note

痛、跳痛、烧灼痛、隐痛或放射痛，常难以忍受，尤以夜间明显。空腔脏器肿瘤可致脏器痉挛而产生绞痛。

3. 溃疡 体表或胃肠的肿瘤若生长迅速，可因血液供应不足继发坏死，或因继发感染而发生溃烂，可有恶臭及血性分泌物。

4. 出血 体表及与体外相通的肿瘤，发生破溃和血管破裂可致出血。肿瘤在上消化道者可有呕血或黑便；在下消化道者可有血便或黏液血便；子宫颈癌可有血性白带或阴道出血；肺癌可发生咯血或血痰；肝癌破裂可致腹腔内出血。

5. 梗阻 空腔器官或邻近器官的肿瘤，可致空腔器官堵塞或导致邻近器官梗阻，出现不同的临床表现，如胃癌致幽门梗阻，肠肿瘤可致肠梗阻，支气管癌可致肺不张。

6. 转移症状 可出现区域淋巴结肿大、相应部位静脉曲张、肢体水肿。若发生骨转移可有疼痛、硬结甚至病理性骨折等表现。

（二）全身表现

早期多无明显的全身症状，或只有非特异性表现，如消瘦、乏力、低热、贫血等；到晚期，病人出现全身衰竭，呈现恶病质。不同部位肿瘤，恶病质出现迟早不一，消化道肿瘤病人出现较早。有些部位的肿瘤可表现为相应器官的功能亢进或低下，继发全身性改变，如甲状旁腺腺瘤可引起骨质改变。

四、辅助检查

（一）实验室检查

1. 常规检查 包括血、尿及大便常规检查，其异常的检查结果并非恶性肿瘤的特异性标志，但常可提供有价值的线索。如白血病者血象明显改变；泌尿系统肿瘤可见血尿；胃肠道肿瘤病人可伴贫血及大便隐血；恶性肿瘤病人常可伴血沉加快等。

2. 血清学检查 用生化方法可测定人体内肿瘤细胞产生的肿瘤标记物，可以是酶、糖蛋白、激素、胚胎性抗原或肿瘤代谢产物。大多数肿瘤标记物在恶性肿瘤和正常组织之间并无质的差异，仅为量的差异，故特异性较差，但可作为辅助诊断，对疗效判定和预后有一定的价值。常用的血清酶学检查有乳酸脱氢酶（LDH）、碱性磷酸酶（AKP）、酸性磷酸酶（ACP）。

3. 免疫学检查 常用的肿瘤免疫学标记物如甲胎蛋白（AFP）对肝癌、人绒毛膜促性腺激素（HCG）对滋养层肿瘤、前列腺特异性抗原（PSA）对前列腺癌的诊断均有较高的特异性及敏感性，但也存在一定的假阳性。此外，近年来质谱技术在蛋白质组学中的应用也为筛选新的肿瘤标记物提供了新途径。

4. 基因或基因产物检查 核酸中碱基排列具有极严格的特异序列，基因诊断即利用此特征，根据样品中有无特定序列以确定是否存在肿瘤或癌变的特定基因，从而作出诊断。基因检测敏感而特异，常早于临床症状出现之前。

（二）影像学检查

X线、超声波、造影、核素、X线计算机断层扫描（CT）、磁共振成像（MRI）和正电子发射断层成像（PET）等各种检查方法可明确有无肿块、肿块部位、阴影形态、大小等性状，有助于肿瘤的诊断及其性质的判断。

（三）内镜检查

应用腔镜和内镜技术直接观察空腔器官、胸腔、腹腔、纵隔等部位的病变，同时可取细胞或组织进行病理学检查诊断，并能对小的病变如息肉进行治疗；还可向输尿管、胆总管或胰管插入导管做X线造影检查。常用的有食管镜、胃镜、纤维肠镜、直肠镜、乙状结肠镜、气管镜、腹腔镜、纵隔镜、膀胱镜、阴道镜、子宫镜等。

Note

（四）病理学检查

病理学检查包括临床细胞学检查和病理组织学检查两部分，是目前确定肿瘤的直接而可靠的依据。

1. 临床细胞学检查　取材方便、易被接受、应用广泛。

（1）体液自然脱落细胞　肿瘤细胞易于脱落，可取胸腔积液、腹腔积液、尿液沉渣、痰液等做涂片镜检。

（2）黏膜细胞　食管拉网、胃黏膜洗脱液、宫颈刮片及内镜下肿瘤表面刷脱细胞。

（3）细针吸取或B超引导穿刺吸取涂片。

2. 病理组织学检查　取材方法由肿瘤所在部位、大小、性质等决定。穿刺活检通常用于皮下软组织或某些内脏的实性肿块。对于深部或体表较大而完整的肿瘤，可在超声或CT引导下穿刺活检，或于手术中切取组织行快速(冷冻)切片诊断。体表或腔道黏膜的表浅肿瘤，尤其是外生性或溃疡性肿瘤，多采用钳取活检。病理组织学检查理论上有可能使恶性肿瘤扩散，因此应在术前短期内或术中施行。

五、处理原则

处理原则多采用综合治疗方法，包括手术治疗、化学治疗（化疗）、放射治疗（放疗）三种主要手段；近年来生物治疗、中医中药及内分泌治疗的应用也增多，可结合肿瘤性质、发展程度和全身状态而选择。恶性实体瘤Ⅰ期以手术治疗为主；Ⅱ期以局部治疗为主，原发肿瘤切除或放疗，包括可能存在的转移灶的治疗，辅以有效的全身化疗；Ⅲ期采取手术前、术中以及术后放疗或化疗的综合治疗；Ⅳ期以全身治疗为主，辅以局部对症治疗。

（一）手术治疗

目前手术切除肿瘤对大多数早期和较早期实体肿瘤来说，仍然是最有效的治疗方法。根据手术应用目的分为以下不同种类。

1. 预防性手术　用于治疗癌前病变，防止其发生恶变或发展为进展期癌。如家族性结肠息肉病、黏膜白斑病、隐睾症等。

2. 诊断性手术　经不同方式，如切除活检或剖腹探查术获取肿瘤组织标本并经病理学检查明确诊断后再进行相应的治疗。

3. 根治性手术　切除全部肿瘤组织及肿瘤可能累及的周围组织和区域淋巴结。广义的根治性手术包括肿瘤切除术、广泛切除术、根治术及扩大根治术等。

4. 姑息性手术　属于解除或减轻症状的手术，适用于恶性肿瘤已超越根治性手术切除的范围，无法彻底清除体内全部病灶，目的是缓解症状、减轻痛苦、改善生活质量、延长生存期、减少和防止并发症。如晚期胃癌病人行姑息性胃大部切除术，解除胃出血。

5. 减瘤手术　对于体积较大、单纯手术无法根治的恶性肿瘤，行大部切除，术后采用化疗、放疗、生物治疗等以控制残余的肿瘤细胞。但减瘤手术仅适用于原发病灶大部切除后，残余肿瘤能用其他治疗方法有效控制者，如卵巢癌、Burkitt淋巴瘤、睾丸癌等。经减瘤手术后，体内瘤负荷减小。有利于采用化疗或放疗杀伤残余的肿瘤细胞。减瘤手术后结合化疗等控制残余癌的方法与根治性手术后辅以针对体内可能存在的微小转移灶所使用的辅助化疗有本质的区别。

6. 复发或转移灶手术　复发肿瘤应根据具体情况及手术、化疗、放疗对其疗效而定，凡能手术者应考虑再行手术。如乳腺癌术后局部复发可再行局部切除术。转移肿瘤的手术切除适合于原发灶已能得到较好的控制，而转移病灶可切除者。软组织肉瘤术后复发多再行扩大切除乃至关节离断术、截肢术。

7. 重建和康复手术　对恶性肿瘤病人来说，生活质量至关重要，外科手术在病人术后的重建和康复方面起着独特而重要的作用。乳腺癌改良根治术后经腹直肌皮瓣转移乳房重建，头颈部肿瘤术后局部组织缺损的修复等均能提高肿瘤根治术后病人的生活质量。

8. 肿瘤外科的原则 实施肿瘤外科手术除遵循外科学一般原则外，还应遵循肿瘤外科的基本原则。其基本思想是防止术中肿瘤细胞的脱落种植和血行转移。

(1) 不切割原则 手术中不直接切割癌肿组织，而由四周向中央解剖，一切操作均应在远离癌肿的正常组织中进行。

(2) 整块切除原则 将原发病灶和所属区域淋巴结进行连续性的整块切除而不应将其分别切除。

(3) 无瘤技术原则 目的是防止手术过程中肿瘤的种植和转移。主要内容是手术中的任何操作均不接触肿瘤本身，包括局部的转移病灶。

(二) 化学治疗

化学治疗简称化疗，是中晚期肿瘤病人综合治疗中的重要手段。某些肿瘤可因长期化疗缓解或使肿瘤缩小，如颗粒细胞白血病、部分霍奇金病、肾母细胞瘤、乳腺癌等。目前可单独通过化疗治愈的有恶性滋养细胞瘤、睾丸精原细胞瘤、Burkitt 淋巴瘤和急性淋巴细胞白血病、小细胞肺癌等。另外，一些肿瘤在手术或放疗后应用化疗可进一步提高疗效，如鼻咽癌、宫颈癌、胃肠道癌等。化疗药物种类很多，应根据肿瘤特性、病理类型选用敏感的药物并制订联合化疗方案。

1. 药物分类

(1) 传统分类 根据药物的来源、化学结构及作用机制分为 7 类。①细胞毒素类药物:烷化剂类，其氮芥基团作用于 DNA、RNA、酶和蛋白质，导致细胞死亡，如氮芥、环磷酰胺、白消安、卡莫司汀(卡氮芥)等。②抗代谢类药物:此类药物对核酸代谢物与酶结合反应有相互竞争作用，影响与阻断了核酸的合成，如氨甲蝶呤、氟尿嘧啶、阿糖胞苷、硫嘌呤等。③抗生素类:抗肿瘤作用的抗生素，如阿霉素、丝裂霉素、放线菌素 D、多柔比星、博来霉素等。④生物碱类:主要干扰细胞内纺锤体的形成，使细胞停留在有丝分裂中期，常用的有长春新碱、羟喜树碱、紫杉醇、依托泊苷(VP-16)等。⑤激素和抗激素类:改变内环境进而影响肿瘤生长，有的能增强机体对肿瘤侵害的抵抗力，常用的有他莫昔芬(三苯氧胺)、己烯雌酚、黄体酮、甲状腺素、泼尼松等。⑥分子靶向药物:在化学特性上可以是单克隆抗体和小分子化合物，其作用靶点可以是细胞受体、信号传导和抗血管生成等。单抗类常用的有曲妥珠单抗、利妥昔单抗、西妥昔单抗和贝伐单抗等；小分子化合物常用的有伊马替尼、吉非替尼等。⑦其他:如丙卡巴肼、甲基苄肼、羟基脲、铂类等。

(2) 根据药物对细胞增殖周期的作用不同分类 ①细胞周期非特异药物:对增殖或非增殖细胞均有作用，如氮芥类和抗生素类。②细胞周期特异性药物:作用于细胞增殖的全部或大部分周期时相，如氟尿嘧啶等抗代谢类药物。③细胞周期时相特异性药物:选择性作用于某一时相，如阿糖胞苷、羟基脲抑制 S 期，长春新碱对 M 期有抑制作用。

2. 给药方式 ①全身性用药:一般通过静脉、口服、肌内注射给药。大多数化疗药物在抑制或杀伤肿瘤细胞的同时，对机体正常组织，特别是代谢增殖旺盛的器官组织或细胞有不同程度的损害，并在出现疗效的同时，常伴有不同程度的毒性反应。②局部用药:为了提高药物在肿瘤局部的浓度，有些药物可通过肿瘤内注射、腔内注射、动脉内注入或者局部灌注等途径提供。③介入治疗:近年来应用较多的一种特殊化疗途径，可通过动脉插管行局部动脉化疗灌注栓塞，也可经皮动脉插管配合皮下切口植入导管药盒系统进行长期灌注、栓塞化疗，提高肿瘤局部的药物浓度并阻断肿瘤的营养、血液供应，减少全身毒性反应。可采用同时给药或序贯给药的方式，以提高疗效，减少毒副作用。

(三) 放射治疗

放射治疗简称放疗，治疗过程对肿瘤和正常组织器官产生同样的破坏作用，是一种无选择性的损伤性治疗。放疗是利用放射线的电离辐射作用，破坏或杀灭肿瘤细胞，从而达到治疗目的的一种方法，是治疗恶性肿瘤的主要手段之一，目前约70%的肿瘤病人在病程的不同时期因不同的目的需要接受放疗。放射线可采用光子类的X线、γ射线及粒子类辐射。放疗技术包括远距离治疗（外照射）、近距离治疗（腔内放射治疗）、立体定向放射治疗（X射线或γ刀）和适形放射治疗等。立体定向放射治疗（X或γ刀）属于外照射的特殊技术，它与适形放射治疗都是新的放疗技术。

知识拓展

适形放射治疗能使照射高剂量分布区的三维形态与病变性状一致，最大限度地将剂量集中到病灶内，而使其周围正常组织器官少受或免受不必要的照射。适形放射治疗有助于减轻放疗反应，增加病变区的剂量，不仅能提高疗效，也扩展了放疗的适应证。例如，常规放疗较少应用于腹部肿瘤的治疗，主要是由于胃肠道及肝等对反射线敏感，限制了肿瘤剂量的提高，适形放射治疗则克服了这一困难。它是肿瘤放疗技术发展的一个方向。

各种肿瘤对放射线的敏感性可分为以下三类。①高度敏感：分化程度低、代谢旺盛的癌细胞对放射线高度敏感，如淋巴造血系统肿瘤、性腺肿瘤、多发性骨髓瘤等。②中度敏感：放疗可作为此类肿瘤综合治疗的一部分，如鼻咽癌、乳腺癌、食管癌、肺癌、卵巢癌等。③低度敏感：如放疗对胃肠道腺癌、胆囊癌、肾上腺癌、软组织及骨肉瘤等价值不大。

放疗禁忌证：①外周血白细胞计数低于3.0×10^9/L，血小板计数低于50×10^9/L，血红蛋白低于90 g/L者；②晚期肿瘤，伴严重贫血、恶病质者；③有心、肺、肾、肝等功能严重不全者；④合并各种传染病，如活动性肝炎、活动性肺结核者；⑤接受放疗的组织器官已有放射性损伤者；⑥对放射线中度敏感的肿瘤已有广泛远处转移或经足量放疗后近期内复发者。

（四）生物治疗

生物治疗是应用生物学技术改善个体对肿瘤的应答反应及直接效应的治疗方法，包括免疫治疗与基因治疗两类。

肿瘤的免疫治疗

（五）中医中药治疗

应用中医扶正法、化瘀散结、清热解毒、通经活络、化痰祛湿以及以毒攻毒等原理，以中药补益气血、调理脏腑，配合手术及放、化疗，促进肿瘤病人的康复。

（六）内分泌治疗

某些肿瘤的发生和发展与体内激素水平密切相关，可进行内分泌治疗，如增添激素或内分泌去势治疗等。

六、预防

恶性肿瘤是由环境、营养、饮食、遗传、病毒感染及生活方式等多种因素综合作用引起的，所以目前尚无可利用的单一预防措施。国际抗癌联盟认为1/3恶性肿瘤是可以预防的，1/3恶性肿瘤若能早期诊断是可以治愈的，1/3恶性肿瘤可以减轻痛苦，延长寿命。并据此提出了恶性肿瘤的三级预防概念。

1. 一级预防　病因预防，是指消除或减少可能致癌的因素，防止癌症的发生。约80%以上的恶性肿瘤与环境因素有关，因此改善生活习惯、注意保护环境十分重要。

2. 二级预防　早期发现、早期诊断、早期治疗，以提高生存率，降低死亡率，主要手段是对高发区以及高危人群进行定期检查。

3. 三级预防　治疗后的康复，包括各种姑息治疗和对症治疗，以求达到提高生存质量、减轻痛苦、延长生命的目的。

Note

七、护理评估

(一) 治疗前评估

1. 健康史 包括饮食史、既往史、家族史、婚育史、个人史和其他与疾病相关的因素。

(1) 一般情况 包括年龄、性别、民族、婚姻和职业,女性病人月经史、生育史、哺乳史。

(2) 病因和诱因 有无不良的饮食习惯或与职业因素有关的接触与暴露史;有无长期吸烟、饮酒;家族中有无肿瘤病人;有无经历重大精神刺激、剧烈情绪波动或抑郁。

(3) 既往史 询问有无其他部位肿瘤病史或手术治疗史,有无其他系统伴随疾病。有无用(服)药史、过敏史。

2. 身体状况

(1) 局部 肿块的部位、大小、外形、血管分布、软硬度、界限及活动度;有无疼痛,疼痛的性质与程度;有无坏死、溃疡、出血及空腔器官肿瘤导致的梗阻等继发症状。

(2) 全身 易发生肿瘤转移的部位,如颈部、锁骨上、腹股沟区有无肿大淋巴结;有无肿瘤引起的相应器官功能改变和全身性表现;有无消瘦、乏力、体重下降、低热、贫血等恶病质症状。

3. 辅助检查 包括定性、定位诊断性检查及有关内脏器官功能的检查。了解病人相关实验室检查结果,B超、X线、CT和MRI检查有无占位,是否行放射性核素扫描及其结果,评估病人内脏器官功能损害程度,心、肺、肾等重要内脏器官功能,营养状况和病人对手术及各种治疗的耐受情况。

4. 心理-社会状况

(1) 认知程度 评估病人对肿瘤常见症状、拟采取的手术方式、手术过程、手术可能导致的并发症、化疗、放疗、介入治疗、肿瘤预后及康复知识的认知及配合程度。

(2) 心理反应 评估病人的心理状况,包括对疾病诊断的心理承受能力,对治疗效果、预后等的心理反应。

(3) 经济和社会支持状况 家属对本病及其治疗方法、预后的认知程度及心理承受能力;评估家庭对病人手术、化疗、放疗的经济承受能力;家属与病人的关系和态度;病人的社会支持系统等。

(二) 治疗后评估

1. 术后评估 了解手术方式、麻醉方式、肿瘤的临床分期及预后,术后康复及心理变化等情况。

2. 化疗后评估 评估和判断病人是否出现化疗药物的毒副作用,常见的毒副作用如下:①静脉炎、静脉栓塞或药物外渗引起皮肤软组织损伤;②恶心、呕吐、腹泻、口腔溃疡等;③骨髓抑制,白细胞、血小板减少;④肝、肾功能损害及神经系统毒性;⑤免疫功能降低;⑥其他,如脱发、色素沉着、过敏反应等。

3. 放疗后评估 评估有无放疗毒副作用出现,包括骨髓抑制(白细胞、血小板减少)、皮肤黏膜改变和胃肠道反应等。

八、常见护理问题/诊断

(1) 焦虑与恐惧 与担忧疾病预后和手术、化疗、放疗及经济状况改变有关。

(2) 急性疼痛 与肿瘤生长侵及神经、肿瘤压迫及手术创伤有关。

(3) 营养失调:低于机体需要量 与肿瘤所致高分解代谢状态及摄入减少、吸收障碍及化疗、放疗所致食欲下降、恶心、呕吐等胃肠道症状有关。

(4) 潜在并发症:感染、出血、皮肤和黏膜受损、静脉炎、静脉栓塞及脏器功能障碍。

九、护理目标

(1) 病人的焦虑、恐惧程度减轻。

(2) 病人疼痛得到有效控制。

(3) 病人营养状况得到维持或改善。

(4) 病人未发生并发症或发生时被及时发现和有效处理。

十、护理措施

(一) 术前护理

1. 心理护理　病人对疾病的认知程度不同，会产生不同的心理反应。根据病人不同的心理反应有针对性地进行心理疏导，消除或减轻病人焦虑和恐惧等负性情绪的影响，增强其战胜疾病的信心。肿瘤病人心理变化可分为以下五个时期。

(1) 震惊否认期　病人不言不语，眼神呆滞，知觉淡漠甚至晕厥，继之极力否认，怀疑诊断的可靠性，甚至辗转多家医院就诊、咨询；此为病人产生的保护性心理反应。对此期病人，应鼓励家属给予其情感上的支持和生活上的关心，使之有安全感。之后，因人而异地逐渐使病人了解病情真相。

(2) 愤怒期　当病人接受疾病现实时，随之会产生恐慌、哭泣，继而愤怒、烦躁、不满，常迁怒于亲属和医务人员，甚至百般挑剔、无理取闹，直至出现冲动性行为。对处于愤怒期病人，应通过交谈和沟通，尽量诱导病人表达自身的感受和想法，纠正其感知错误，请其他病友介绍成功治疗的经验，教育和引导病人正视现实。

(3) 磋商期　病人开始步入"讨价还价"阶段，心存幻想，遍访名医，寻求偏方，祈求延长生命。此时，幻想虽可产生负面影响，但在某种程度上可支持病人，使其重新树立与疾病抗争的信念。此期病人易接受他人的劝慰，有良好的遵医行为。因此，应维护病人的自尊，尊重其隐私，兼顾身心需要，提供心理护理。

(4) 抑郁期　当治疗效果不理想、病情恶化、肿瘤复发、疼痛难忍时，病人往往感到绝望无助，对治疗失去信心。表现为悲伤抑郁、沉默寡言、黯然泣下、不听劝告、不遵医嘱，甚至有自杀倾向。对抑郁期病人，应给予更多关爱和抚慰，诱导其发泄不满，鼓励家人陪伴于身旁，满足其各种需求。

(5) 接受期　病人经过激烈的内心挣扎，接受事实，心境变得平和，不再自暴自弃，并积极配合治疗和护理。晚期病人常处于消极被动的应付状态，不再关注自我的角色，专注于自身症状和体征，处于平静、无望的心理状态。加强与进入接受期病人交流，尊重其意愿，满足其需求，尽可能提高其生活质量。

肿瘤病人在治疗过程中，心理反应复杂而强烈，情绪多变。且肿瘤手术范围较大，易影响某些部位的正常功能。有的放矢地进行心理护理，了解病人心理和情感的变化，深入浅出地解释，耐心细致地介绍手术的重要性、必要性和手术方式等。对需进行化疗或放疗的病人，耐心解释所需实施的化疗、放疗方案及常见的毒副作用及应对措施，使病人有效配合，取得最佳的治疗效果。

2. 纠正营养不良　术前对病人的体质、进食情况和全身营养状况进行全面了解。因疾病消耗所致营养不良者，予以纠正，提高对手术的耐受性。鼓励病人增加蛋白质、糖类和维生素的摄入；对口服摄入不足者，通过肠内、肠外营养支持改善营养状况。

3. 缓解疼痛　术前疼痛一般是因为肿瘤浸润神经或压迫邻近内脏器官所致。为病人创造安静舒适的环境，鼓励其适当参与娱乐活动以分散注意力，观察疼痛的部位、性质、持续时间，还应与病人共同探索控制疼痛的不同途径，同时鼓励家属参与实施止痛计划。

(二) 术后护理

参考第六章第三节"手术后病人的护理"。

(三) 化疗病人的护理

1. 营养支持　对化疗病人应给予正确的饮食指导，保证营养供给。鼓励病人摄入高蛋白、低脂肪、易消化的清淡食物，多饮水，多吃水果，少量多餐。忌辛辣、油腻等刺激性食物，忌烟酒。遵医嘱应用止吐剂。严重呕吐、腹泻者，予静脉补液，防止缺水，必要时给予肠内、肠外营养支持。保持口腔清洁，增进食欲。

2. 保护皮肤黏膜 治疗时除了要重视病人对疼痛的主诉外，还要鉴别疼痛的原因，若怀疑药物外渗立即停止输液，并针对外渗药液的性质给予相应的处理。指导病人保持皮肤清洁、干燥。

3. 并发症的观察与护理

(1) 静脉炎、静脉栓塞 遵医嘱选择合适的给药途径和方法，最常见的为静脉给药。根据药物性质选用适宜的溶媒稀释；合理安排给药顺序，掌握正确的给药方法；有计划地由远端开始选择静脉并注意保护，妥善固定针头以防滑脱、药液外漏。对刺激性强、作用时间长的药物，若病人的外周血管条件差，可行深静脉置管化疗。

(2) 脏器功能障碍 了解化疗方案，熟悉化疗药物剂量、给药方法及毒副作用、作用途径，做到按时、准确用药。化疗药物现配现用。推注过程中注意控制速度，并严密观察病人的反应。化疗过程中密切观察病人病情变化、监测肝肾功能、了解病人不适、准确记录液体出入量，鼓励多饮水，采用水化疗法、碱化尿液等，以减少或减轻化疗所致的毒副作用。

(3) 感染 每周查1次血常规，白细胞计数低于 $3.5\times10^9/L$ 者应遵医嘱停药或减量。血小板计数低于 $80\times10^9/L$、白细胞计数低于 $1.0\times10^9/L$ 时，做好保护性隔离，预防交叉感染；给予必要的支持治疗，如输成分血，必要时遵医嘱使用升血细胞类药。加强病室空气消毒，减少探视；预防医源性感染；对大剂量强化化疗者实施严密的保护性隔离或置于层流室。

(4) 出血 观察病人血常规变化，骨髓严重抑制者，注意有无皮肤瘀斑、齿龈出血、血尿、血便等全身出血倾向；监测血小板计数，低于 $50\times10^9/L$ 时避免外出，低于 $20\times10^9/L$ 时绝对卧床休息，限制活动。协助做好生活护理，注意安全、避免受伤，尽量避免肌内注射及用硬毛牙刷刷牙。

4. 休息与活动 注意休息，协助病人逐渐增加日常活动；保持病室整洁，创造舒适的休养环境，减少不良刺激。

5. 其他 协助脱发病人选购合适的发套，避免因化疗导致的脱发而引起负性情绪。

(四) 放疗病人的护理

1. 防止皮肤、黏膜损伤 病人放疗期间应注意：①保持清洁干燥，局部用软毛巾吸干，照射野皮肤忌摩擦、理化刺激，忌搔抓；②穿着柔软的棉质衣服；③局部皮肤出现红斑瘙痒时禁止搔抓，禁用酒精、碘酒等涂擦；④照射野皮肤脱皮时，禁止撕脱，应让其自然脱落；⑤外出时戴帽，避免阳光直接暴晒，减少阳光对照射野皮肤的刺激。

2. 预防感染 ①监测病人有无感染症状和体征，每周查一次血常规；②严格执行无菌操作，防止交叉感染；③外出时注意保暖，防止感冒诱发肺部感染；④鼓励病人多进食，增加营养，提高免疫力；⑤指导并督促病人注意个人卫生，如口腔清洁等。

3. 照射器官功能障碍的护理 肿瘤所在器官或照射野内的正常组织受射线影响可发生一系列反应，如膀胱照射后可出现血尿，胃肠道受损后出血、溃疡和形成放射性肠炎等。放疗期间加强对照射器官功能状态的观察，对症护理，有严重不良反应时及时报告医生，暂停放疗。

(五) 健康教育

1. 保持心情舒畅 肿瘤病人应保持良好的心态，避免情绪刺激和波动。

2. 动员社会支持系统的力量 鼓励病人亲属给予病人更多的关心和照顾，增强病人自尊感和被爱感。

3. 饮食指导 术后、放疗、化疗及康复期病人应维持营养，饮食宜清淡、易消化。摄入高热量、高蛋白、富含膳食纤维的各类营养素，多食新鲜水果。

4. 运动与功能锻炼 适量、适时的运动可调整机体内在功能，增强抗病能力，减少各类并发症。因术后器官、肢体残缺而引起生活不便的病人，应早期协助和鼓励其进行功能锻炼，如截肢术后的义

Note

肢锻炼等，使其具备基本的自理能力和必要的劳动能力。

5. 继续治疗　肿瘤治疗以手术为主，辅以放疗、化疗等综合手段。鼓励病人积极配合治疗，克服化疗带来的身体不适，坚持接受化疗。根据病人及其家属的认知水平，有针对性地提供化疗、放疗等方面的信息资料，提高其对各种治疗反应的识别和自我照顾能力。督促病人按时用药和接受各项后续治疗，以缓解临床症状、减少并发症、降低复发率。

6. 加强随访　肿瘤病人应终生随访，在手术治疗后最初 3 年内至少每 3 个月随访 1 次，继之每半年复查 1 次，5 年后每年复查 1 次。各类肿瘤的恶性程度不一，通常用 3 年、5 年、10 年的生存率表示其病种的治疗效果。

（陈晓霞）

第三节　良性肿瘤病人的护理

良性肿瘤可在全身不同器官和组织发病，因肿瘤的来源和发生部位不同，其病理生理变化和临床表现也不同。临床上分为各脏器良性肿瘤和体表良性肿瘤；前者因所在器官不同而有不同的临床特点和处理原则，此处仅简述体表常见良性肿瘤。

体表肿瘤指来源于皮肤、皮肤附件、皮下组织等浅表软组织的肿瘤。体表肿瘤需与非真性肿瘤的瘤样肿块相鉴别。

1. 皮肤乳头状瘤　表皮乳头样结构的上皮增生导致的肿瘤，同时向表皮下呈乳头状延伸，有蒂，表面常角化，伴溃疡，单发或多发，好发于躯干、四肢及会阴，易恶变为皮肤癌。首选治疗方法是手术切除。

2. 黑痣　为良性色素斑块，分为皮内痣、交界痣和混合痣三种。皮内痣位于皮下和真皮层内，可高出皮肤，表面光滑，可有汗毛（称毛痣），没有活跃的痣细胞，较稳定，很少恶变；交界痣位于表皮真皮交界处，呈扁平状，色素较深，多位于手、足，有活跃的痣细胞，易在局部刺激或外伤后发生恶变，称为黑色素瘤；混合痣为皮内痣与交界痣同时存在，痣细胞位于表皮基底细胞层和真皮层，当色素加深、变大，或有痛痒、疼痛时，可能为恶变，应及时进行完整切除。切忌进行不完全切除或化学烧灼。

3. 纤维瘤　位于皮肤及皮下的纤维组织肿瘤。呈结节状，单发，瘤体不大，质地硬，边界清，活动度大，生长缓慢，极少恶变。可手术切除。

4. 脂肪瘤　为脂肪样组织的瘤状物。女性多见，好发于四肢、躯干。多数单发，也可多发。质地软、边界清，呈分叶状，可有假囊性感，无痛、生长缓慢。位于深部者可恶变，应及时切除。多发者瘤体常较小，呈对称性，有家族史，可伴疼痛。

5. 神经纤维瘤　来源于神经鞘膜的纤维组织及鞘细胞。常位于四肢屈侧较大的神经干上，多发、对称，大多无症状，也可伴明显疼痛或感觉过敏。手术切除时应注意避免伤及神经干。

6. 血管瘤　多为先天性，生长缓慢，按结构可分为三类。

（1）毛细血管瘤　好发于颜面、肩、头皮和颈部，女性多见。出生时或生后早期见皮肤红点或小红斑，逐渐增大、红色加深并可隆起。若增大速度快于婴儿发育，则为真性肿瘤。瘤体边界清，压之稍褪色，压力解除可恢复为红色。多数为错构瘤，1 年内可停止生长或消退。早期瘤体较小时，手术切除或液氮冷冻治疗效果均良好。

（2）海绵状血管瘤　由小静脉和脂肪组织构成。多位于皮下组织、肌内，少数在骨或内脏。皮肤色泽正常或呈青紫色。肿块质地软、边界不太清，可有钙化结节和触痛，应及早手术切除，以免增大而影响局部组织功能。

(3) 蔓状血管瘤　由较粗的迂曲血管构成,范围较大。大多来自静脉,也可来自动脉或动静脉瘘。除发生于皮下和肌组织外,还常侵入骨组织。外观常见蜿蜒的血管,有明显的压缩性和膨胀性,或可闻及血管杂音或触及硬结。应争取手术切除。术前做血管造影检查,了解病变范围,充分做好手术准备,包括术中控制出血及输血等。

7. 囊性肿瘤及囊肿

(1) 皮样囊肿　为囊性畸胎瘤。浅表者好发于眉梢或颅骨骨缝处,呈圆珠状,质地硬,可与颅内交通呈哑铃状。

(2) 皮脂囊肿　非真性肿瘤,为皮脂腺排泄受阻所形成的囊肿,以头面部及背部多见。囊内为油脂样"豆渣物",易继发感染而伴奇臭,控制感染后手术切除治疗。

(3) 表皮样囊肿　由外伤所致表皮移位于皮下而生成的囊肿,常见于臀、肘等易受外伤或磨损部位。手术切除治疗。

(4) 腱鞘或滑液囊肿　非真性肿瘤,由浅表滑囊经慢性劳损而发生黏液样变。常位于手腕、足背肌腱或关节附近,屈曲关节时有坚硬感。可加压挤破或抽出囊液,但易复发,手术治疗较为彻底。

(陈晓霞)

目标检测

目标检测答案解析

1. 恶性肿瘤的病理特点不包括(　　)。

A. 生长速度快　B. 浸润性生长　C. 常发生转移　D. 边界不清　E. 瘤细胞分化成熟

2. 确诊肿瘤最可靠的检查方法是(　　)。

A. B超　B. CT　C. 磁共振成像(MRI)　D. 病理学检查　E. 免疫学检查

3. 恶性肿瘤 TNM 分期中的 N 是表示(　　)。

A. 预后情况　B. 淋巴结转移　C. 恶性程度　D. 原发肿瘤　E. 远处转移

4. 早期发现、早期诊断、早期治疗,以提高生存率,降低死亡率,对高发区以及高危人群进行定期检查。这种方法属于(　　)。

A. 一级预防　B. 二级预防　C. 三级预防　D. 化学治疗　E. 放射治疗

5. 病人刘某,诊断为肝癌,入院后表现出愤怒、烦躁、不满,常迁怒于亲属和医务人员,甚至百般挑剔、无理取闹,此病人的心理反应期属于(　　)。

A. 震惊否认期　B. 愤怒期　C. 磋商期　D. 抑郁期　E. 接受期

Note

第十章　神经系统疾病病人的护理

学习目标

1. 了解颅内压增高及脑疝的概念。
2. 熟悉颅内压增高的病因、病理生理改变。
3. 熟悉颅内压增高及脑疝的临床表现、处理原则、护理要点。
4. 掌握颅内压增高及脑疝病人的护理措施。

导学案例

病人，女，40 岁，头痛 1 个月，用力时加重，多见于清晨及晚间，常伴呕吐。经 CT 检查诊断为颅内占位性病变，为行手术治疗入院。入院后第 2 天，因便秘、用力排便，突然出现剧烈头痛、呕吐，右侧肢体瘫痪，随即意识丧失。体检：血压 160/88 mmHg，呼吸 14 次/分，脉搏 56 次/分，左侧瞳孔散大，对光反应消失。问题：

1. 病人的临床诊断是什么？诊断依据是什么？
2. 病人应采取何种治疗措施？
3. 病人的护理措施包括哪些？

第一节　颅内压增高及脑疝病人的护理

本节 PPT

一、概述

颅内压(ICP)是指颅腔内容物对颅腔壁所产生的压力。颅腔内容物包括脑组织、脑脊液和血液，三者与颅腔容积相适应，保持颅内压的稳定。由于颅内脑脊液介于颅腔壁和脑组织之间，故脑脊液的静水压代表颅内压，可通过侧卧时腰椎穿刺或直接穿刺脑室来测定。成人颅内压的正常值为 70～200 mmH_2O，儿童颅内压的正常值为 50～100 mmH_2O。

正常颅内压可随血压和呼吸有细微的波动，收缩期颅内压力略增高，舒张期稍下降；呼气时颅内压略增高，吸气时稍下降。当颅内压增高时，颅腔内容物对颅内压的调节作用是不同的，脑组织短时间很难被压缩，脑血流是保持脑灌注的前提条件，所以颅内压的调节主要依靠脑脊液量的增减来实

Note

现。当颅内压增高时，部分脑脊液被挤入脊髓的蛛网膜下腔，同时脑室分泌的脑脊液也较前减少而吸收增加，从而使颅内脑脊液的量减少来保持颅内压的平衡；当颅内压降低时，脑脊液的分泌增加而吸收减少，使颅内脑脊液的量增加来维持颅内压的稳定。但由于脑脊液总量占颅腔容积的10%，故脑脊液对颅内压的调节是有限的，当颅内压增高到一定程度时，脑脊液的代偿调节能力逐渐消失，最终导致严重的颅内压增高。

二、颅内压增高

颅内压增高是由颅脑疾病导致颅腔内容物体积增加或颅腔容积缩小，超过颅腔可代偿的容量，导致颅内压持续高于200 mmH_2O，病人出现头痛、呕吐和视神经乳头水肿为主要表现的综合征。颅内压增高是颅脑损伤、脑肿瘤、脑出血和脑积水等颅脑疾病共有的综合征，持续的颅内压增高可导致脑疝，从而危及病人的生命。

(一) 病因

1. 颅腔内容物的体积或量增加

(1) 脑组织体积增加　如脑组织损伤、炎症、缺血缺氧、中毒等导致脑水肿。

(2) 脑脊液过多　如脑脊液分泌过多、吸收障碍或脑脊液循环受阻导致脑积水。

(3) 脑血流量增加　如颅内动静脉畸形、高碳酸血症等。

(4) 颅内占位性病变　如颅内肿瘤、颅内血肿、脑脓肿和脑寄生虫病等。

2. 颅内空间或颅腔容积减少

(1) 先天性畸形　如狭颅症、颅底凹陷症等使颅腔容积减少。

(2) 颅骨凹陷性骨折　使颅腔空间相对缩小。

(二) 分类

1. 按病因分类　可分为弥漫性颅内压增高及局灶性颅内压增高两类。

(1) 弥漫性颅内压增高　由颅腔容积狭小或脑实质体积增大而引起，其特点是颅腔内各部位及各分腔之间压力均匀升高，不存在明显压力差，故脑组织无明显移位。临床上多见于弥漫性脑膜炎、弥漫性脑水肿、交通性脑积水等疾病。弥漫性颅内压增高的病人很少引起脑疝，压力解除后神经功能恢复较快。

(2) 局灶性颅内压增高　由颅内局限性病变引起(如颅内血肿、肿瘤等)，压力首先在病变部位增高，使附近的脑组织受到挤压而移位，并把压力传向远处，造成颅内各腔隙间的压力差，这种压力差导致脑室、脑干及中线结构移位。病人对这种颅内压增高的耐受力较差，压力解除后神经功能的恢复较慢且不完全。

2. 按病变发展的快慢分类　可分为急性颅内压增高、亚急性颅内压增高、慢性颅内压增高三类。

(1) 急性颅内压增高　病情发展快，颅内压增高所引起的症状和体征严重，生命体征变化剧烈。多见于急性颅脑损伤所引起的颅内血肿、高血压性脑出血等。

(2) 亚急性颅内压增高　病情发展较快，但没有急性颅内压增高紧急，颅内压增高的反应较轻或不明显。多见于发展较快的颅内恶性肿瘤、转移瘤及各种颅内炎症等。

(3) 慢性颅内压增高　病情发展较慢，可长期无颅内压增高的症状和体征，病情发展时好时坏。多见于生长缓慢的颅内良性肿瘤、慢性硬脑膜下血肿等。

(三) 病理生理

颅内压增高可引起一系列中枢神经系统功能紊乱和病理变化，主要包括以下六个方面。

1. 脑脊液量减少　在颅内压增高早期，为保持一定的脑血流量以维持脑组织正常功能，以减少脑脊液流量为主，通过以下途径完成：①颅内脑室和蛛网膜下腔的脑脊液被挤入椎管；②脑脊液吸收加快；③脑室分泌的脑脊液减少。

2. 脑血流量减少　正常成人每分钟约有 1200 mL 血液进入颅内，可通过脑血管自行调节。脑血流量=脑灌注压/脑血管阻力，脑灌注压=平均动脉压－颅内压，正常的脑灌注压为 70～90 mmHg，脑血管阻力为 1.2～2.5 mmHg。当颅内压增高时，脑灌注压下降，机体通过脑血管扩张来降低脑血管阻力，维持脑血流量稳定。但当颅内压急剧增高，脑灌注压低于 40 mmHg 时，脑血管的自动调节功能丧失，脑血流量急剧下降，导致脑组织缺血。当颅内压增高接近平均动脉压时，脑血流量几乎为零，病人就会处于严重的脑缺血缺氧状态，最终会导致脑死亡。

3. 库欣反应　又称全身血管加压反应。当颅内压急剧增高，脑组织处于严重缺血缺氧状态时，为保持必需的脑血流量，机体通过自主神经系统的反射作用，使全身周围血管收缩、血压升高、心搏出量增加，以提高脑灌注压，同时呼吸减慢加深，以提高血氧饱和度。这种以升高动脉压并伴心率减慢、心搏出量增加和呼吸深慢的三联反应，即库欣反应。

知识拓展

库欣反应的来历

库欣于 1900 年曾用等渗盐水灌入狗的蛛网膜下腔以造成颅内压增高，当颅内压增高接近动脉舒张压时，出现血压升高、脉搏减慢、脉压增大，继之出现潮式呼吸、血压下降、脉搏细弱，最终呼吸、心跳停止导致死亡。因为这一实验结果与临床上急性颅脑损伤所见情况十分相似，所以颅内压急剧增高时，病人出现生命体征变化(全身血管加压反应)即称为库欣反应。

4. 脑疝　颅内压增高的严重后果，也是颅内压增高病人死亡的主要原因。

5. 胃肠功能紊乱及消化道出血　这与颅内压增高引起下丘脑自主神经中枢缺血而导致功能紊乱有关。病人主要表现为呕吐，胃及十二指肠溃疡、出血、穿孔等。

6. 神经源性肺水肿　这与颅内压增高引起下丘脑、延髓受压导致 α-肾上腺素能神经活性增强，血压反应性增高，左心室负荷过重，左心房及肺静脉压增高，肺毛细血管压力增大所引起。病人主要表现为呼吸急促，痰鸣，并有大量泡沫状血性痰液。

（四）临床表现

颅内压增高病人主要表现为头痛、呕吐、视神经乳头水肿，合称为颅内压增高的“三主征”。

1. 头痛　颅内压增高最常见的症状，以清晨和晚间多见，多位于前额及颞部，以胀痛和撕裂痛多见。头痛的部位和性质与颅内原发病变的部位和性质有一定关系。头痛程度可随颅内压增高而进行性加重，当病人咳嗽、打喷嚏、用力、弯腰低头时头痛加重。

2. 呕吐　常出现于剧烈头痛时，呈喷射状，可伴有恶心，与进食无关。呕吐后头痛会有所缓解。

3. 视神经乳头水肿　颅内压增高的重要客观体征之一。表现为视神经乳头充血、隆起，边缘模糊，中央凹陷变浅或消失，视网膜静脉怒张、迂曲，严重时视乳头周围可见火焰状出血。长期、慢性颅内压增高可引起视神经萎缩而导致失明。

4. 意识障碍及生命体征变化　慢性颅内压增高的病人常表现为神志淡漠，反应迟钝；急性颅内压增高者常有明显的进行性意识障碍甚至昏迷。病人可伴有典型的生命体征变化，出现库欣反应，即血压升高、脉搏缓慢有力、呼吸深而慢。严重者可因呼吸循环衰竭而死亡。

5. 其他症状和体征　颅内压增高病人还可出现复视、头晕、猝倒等。婴幼儿颅内压增高时可见头皮静脉怒张、前囟门饱满隆起、头颅增大及颅缝增宽。

（五）辅助检查

1. 影像学检查

(1) 头颅 X 线摄片　慢性颅内压增高病人可见脑回压迹增多、加深，蛛网膜颗粒压迹增大、加深,蝶鞍扩大,颅骨的局部破坏或增生等;小儿可见颅缝分离。

(2) CT 及 MRI　CT 是诊断颅内占位性病变的首选辅助检查方法,可见脑沟变浅,脑室、脑池缩小或脑结构变形等,可显示病变的位置、大小和形态。在 CT 不能确诊的情况下,可进一步行 MRI 检查,已利于明确诊断。

(3) 脑血管造影或数字减影脑血管造影　主要用于疑有脑血管畸形或动脉瘤者。

2. 腰椎穿刺　可测定颅内压力,同时取脑脊液进行检查。如有明显颅内压增高者易引发脑疝,应禁忌腰椎穿刺。

3. 颅内压监测　持续的颅内压监测可指导药物治疗和手术时机的选择。

4. 眼科检查　可通过眼底检查、光学断层扫描等方法来检查视神经乳头的大小、色泽,边缘是否清晰等。

(六) 处理原则

1. 非手术治疗　适用于颅内压增高原因不明或一时不能解除病因者。

(1) 脱水治疗　常用高渗性脱水剂和利尿性脱水剂使脑组织间的水分通过渗透作用进入血液循环再由肾脏排出,达到减轻脑水肿和降低颅内压的目的。常用药物包括 20%甘露醇、20%尿素转化糖或尿素山梨醇溶液、呋塞米等。

(2) 激素治疗　应用肾上腺皮质激素可稳定血-脑脊液屏障,预防和缓解脑水肿,降低颅内压。常用药物包括地塞米松、氢化可的松等。

(3) 辅助过度换气　可增加血液中的氧分压,排出 CO_2,使脑血管收缩以减少脑血流量,从而降低颅内压。

(4) 亚低温冬眠疗法　应用药物和物理降温方法来降低脑的新陈代谢率,减少脑组织的耗氧量,防止脑水肿的发生与发展。

(5) 防治感染　应用广谱抗生素来预防和控制感染。

(6) 巴比妥治疗　大剂量异戊巴比妥或苯巴比妥可降低脑的代谢率,减少脑组织的耗氧量及增加脑对缺氧的耐受力,使颅内压降低。

(7) 对症处理　头痛者遵医嘱应用镇痛药,但禁用吗啡、哌替啶等,以免抑制呼吸;抽搐者给予抗癫痫治疗;躁动者给予镇静药。

2. 手术治疗　手术去除病因是最根本和最有效的治疗方法。有颅内占位性病变者应尽早手术切除;有脑积水者行脑脊液分流术;若难以确诊或虽确诊但无法切除者,可行侧脑室体外引流术或病变侧颞肌下减压术等来降低颅内压。

(七) 护理评估

1. 术前评估

1) 健康史

(1) 一般情况　包括病人的年龄、性别、职业等。尤其要注意年龄,婴幼儿的颅缝未闭合或融合尚未牢固、老年人脑萎缩都会影响颅腔的代偿能力,从而延缓病情的进展。

(2) 引起颅内压增高的原因　了解病人有无脑外伤、颅内感染、脑肿瘤及高血压、脑动脉硬化病史,是否合并其他系统疾病等。

(3) 导致颅内压急骤升高的相关因素　有无呼吸道梗阻、便秘、剧烈咳嗽、癫痫等。

2) 身体状况

(1) 局部状况　头痛的部位、性质、程度、持续时间及变化,有无诱因及加重因素。

(2) 全身状况　是否因呕吐影响进食,有无水、电解质紊乱及营养不良;有无视力障碍、偏瘫或意识障碍等。

(3) 辅助检查　CT 或 MRI 等检查是否证实颅脑损伤或颅内占位性病变等。

3）心理-社会状况　了解病人有无因头痛、呕吐等不适所导致烦躁不安、焦虑等心理反应。了解病人及其家属对疾病的认知程度和心理反应。

2. 术后评估

（1）术中情况　了解病人的手术、麻醉方式与效果，术中出血、补液及输血情况。

（2）身体状况　注意观察病人的生命体征、意识、瞳孔及神经系统症状和体征，判断颅内压变化情况。观察伤口及引流情况，判断有无并发症发生。

（3）心理-社会状况　了解病人及其家属对手术的认知程度及术后康复训练的掌握情况。

（八）常见护理问题/诊断

（1）有脑组织灌注无效的危险　与颅内压增高有关。

（2）疼痛　与颅内压增高有关。

（3）有体液不足的危险　与呕吐及应用脱水剂有关。

（4）潜在并发症：脑疝。

（九）护理目标

（1）病人脑组织灌注正常，未因颅内压力增高造成脑组织进一步损害。

（2）病人头痛有所减轻，舒适感增强。

（3）病人体液恢复平衡，生命体征平稳，无脱水症状和体征。

（4）病人未出现脑疝或出现脑疝征象时被及时发现和处理。

（十）护理措施

1. 一般护理

（1）体位　抬高床头 15°～30°，以利于颅内静脉回流，减轻脑水肿。

（2）给氧　持续或间断给氧，也可辅助过度换气降低 $PaCO_2$，使脑血管收缩，减少脑血流量，降低颅内压。

（3）饮食与补液　神志清醒者给予普通饮食，但需适当限盐。不能进食者，成人每日补液量控制在 1500～2000 mL，其中等渗盐水不超过 500 mL。保持每日尿量不少于 600 mL。同时还需控制输液速度，防止短时间内输入大量液体加重脑水肿。

（4）生活护理　满足病人的日常生活所需，适当保护病人，避免意外损伤。

2. 病情观察

（1）意识状态　意识可反映大脑皮质和脑干的功能状态，而意识障碍的程度、持续时间和演变过程是分析病情进展的重要指标。目前临床上对意识障碍程度的分级常用的方法有两种。①传统方法：分为清醒、模糊、浅昏迷、昏迷和深昏迷 5 级（表 10-1-1）。②格拉斯哥昏迷评分法（GCS）：评定睁眼反应、语言反应及运动反应，最高分 15 分表示意识清醒，8 分以下为昏迷，最低 3 分，分值越低，意识障碍越严重（表 10-1-2）。

表 10-1-1　意识障碍程度的分级

意识状态	语言刺激反应	痛刺激反应	生理反应	大小便自理	配合检查
清醒	灵敏	灵敏	正常	能	能
模糊	迟钝	不灵敏	正常	有时不能	尚能
浅昏迷	无	迟钝	正常	不能	不能
昏迷	无	无防御	减弱	不能	不能
深昏迷	无	无	无	不能	不能

Note

表 10-1-2 格拉斯哥昏迷评分法

睁眼反应	计分	语言反应	计分	运动反应	计分
自动睁眼	4	回答正确	5	按吩咐动作	6
呼唤睁眼	3	回答错误	4	刺痛能定位	5
痛时睁眼	2	吐词不清	3	刺痛时回缩	4
不能睁眼	1	有音无语	2	刺痛时屈曲	3
		不能发音	1	刺痛时过伸	2
				无动作	1

(2) 生命体征　密切观察病人呼吸、脉搏、血压的变化。若血压上升、脉搏缓慢有力、呼吸深而慢,则是颅内压增高所致的代偿性改变。

(3) 瞳孔变化　正常瞳孔等大、等圆,在自然光线下直径 3～4 mm,直接、间接对光反应灵敏。严重颅内压增高继发脑疝时可发生异常变化。

(4) 颅内压监护　将导管或微型压力传感器探头安置于颅腔内,另一端与颅内压监护仪连接,将颅内压压力变化转变为电信号,显示于示波屏或数字仪上,并用记录器连续描记压力曲线,从而动态反映颅内压变化。监护期间保持病人呼吸道通畅,躁动时适当使用镇静药,避免外来因素干扰监护。防止管道阻塞、扭曲、打折及传感器脱出。监护过程要严格执行无菌操作,以预防感染,监护时间不宜超过 1 周。

3. 防止颅内压骤升的护理

(1) 卧床休息　保持病房安静,清醒病人不要突然坐起。

(2) 稳定情绪　避免病人情绪激动,以免血压骤升而导致颅内压增高。

(3) 保持呼吸道通畅　呼吸道梗阻时,病人用力呼吸致胸腔内压力增高以及 $PaCO_2$ 增高致脑血管扩张,脑血容量增多,都会加重颅内高压。因此要做好呼吸道护理,及时清除呼吸道分泌物;舌根后坠者可托起下颌或放置口咽通气管;意识不清的病人及咳痰困难者,配合医生尽早行气管切开术。

(4) 避免剧烈咳嗽和便秘　剧烈咳嗽和用力排便均可使颅内压骤然升高。故应预防和及时治疗呼吸道感染,避免咳嗽;还要鼓励病人多吃蔬菜和水果,防止发生便秘;对已发生便秘者可用开塞露、缓泻剂或低压小量灌肠通便,禁忌高压灌肠。

(5) 控制癫痫发作　癫痫发作可加重脑缺氧及脑水肿,遵医嘱定时定量给予有效的抗癫痫药物,一旦发作及时给予抗癫痫及降低颅内压等处理,用药期间密切观察病人的意识及生命体征变化。

4. 对症护理

(1) 疼痛护理　头痛剧烈者遵医嘱应用高渗性脱水剂,适当使用止痛药,但禁用吗啡、哌替啶等,以免引起呼吸抑制;并避免咳嗽、打喷嚏、弯腰、低头等使头痛加重的因素。

(2) 呕吐护理　及时清理呕吐物,防止误吸,观察并记录呕吐物的量及性状。

(3) 高热护理　高热可使机体代谢率增高,加重脑缺氧,故应及时采取有效的物理或药物降温措施。

(4) 躁动护理　躁动可使病人颅内压增高,应积极寻找并解除引起躁动的原因,适当使用镇静药,避免强制性约束,以免病人挣扎而使颅内压进一步增高,必要时加床栏,防止坠床等意外伤害的发生。

5. 药物治疗的护理

(1) 脱水治疗　最常用的高渗性脱水剂是 20％甘露醇,成人每次 250 mL,15～30 min 内滴完,每日 2～4 次。脱水治疗期间记录 24 h 液体出入量,注意有无电解质紊乱。停药前应逐渐减量或延长给药间隔,防止颅内压反跳现象。

Note

(2) 激素治疗　常用地塞米松 5～10 mg 静脉或肌内注射，每日 2～3 次；或氢化可的松 100 mg 静脉注射，每日 1～2 次。治疗期间应注意观察有无因使用激素而诱发的应激性溃疡和感染等并发症。

(3) 巴比妥治疗　此类药物用药剂量过大可引起严重的呼吸抑制，在用药期间要做好血药浓度、意识、呼吸等指标的监测。

6. 亚低温冬眠疗法的护理

(1) 目的　应用药物和物理方法降低病人体温，以降低脑耗氧量和新陈代谢率，减少脑血流量，增加脑对缺血缺氧的耐受力，防止脑水肿的发生。

(2) 环境和物品准备　将病人安置于单人病房，室内光线宜暗，室温 18～20 ℃。室内备冰袋或冰毯、冬眠药物、吸痰装置、急救药物及器械和护理记录单等。

甘露醇的不良反应及使用注意事项

(3) 降温方法　遵医嘱先给予冬眠药物，如冬眠Ⅰ号合剂(氯丙嗪、异丙嗪及哌替啶)或冬眠Ⅱ号合剂(哌替啶、异丙嗪、氢化麦角碱)，待自主神经被充分阻滞，病人御寒反应消失，进入昏睡状态时，再加用物理降温措施。物理降温方法可采用头部戴冰帽或在颈动脉、腋动脉、肱动脉、股动脉等主干动脉表浅部放置冰袋。降温速度以每小时下降 1 ℃为宜，体温降至肛温 32～34 ℃、腋温 31～33 ℃较为理想。冬眠药物最好经静脉滴注，便于调节给药速度、控制冬眠深度。

(4) 病情观察　做好生命体征、意识及瞳孔等的观察和记录，并与治疗后进行观察对比。在冬眠低温治疗期间，若脉搏超过 100 次/分，收缩压低于 100 mmHg，呼吸次数变慢或不规则时，及时通知医生停止冬眠疗法。

(5) 饮食　冬眠期间机体代谢率降低，对能量及水分的需求减少，胃肠蠕动减弱。每日液体入量不宜超过 1500 mL；鼻饲液或肠内营养液温度应与当时体温相同；观察有无胃潴留、腹胀、便秘等，防止食物反流和误吸。

(6) 预防并发症　①肺部并发症：冬眠病人因肌肉松弛，易出现舌后坠，吞咽、咳嗽反射减弱，应保持呼吸道通畅；定时为病人翻身、拍背，以防止肺部并发症的发生。②低血压：冬眠药物可使周围血管阻力降低而引起低血压。搬动病人或为其翻身时，动作要缓慢、轻稳，以防体位性低血压的发生。③冻伤：冰袋外面可加用布套并定时更换部位，观察放置冰袋处的皮肤及肢体末端血循环情况，定时按摩局部，以防冻伤。④其他：加强病人的皮肤护理，防止压疮发生；亚低温冬眠治疗期间还要做好眼保护，防止角膜炎的发生。

(7) 缓慢复温　冬眠低温治疗时间一般为 2～3 日，停用冬眠低温治疗时先停物理降温，再逐步减少药物剂量直至停用。复温不可过快以免引起颅内压反跳。

7. 脑室引流的护理

(1) 妥善固定引流管　在严格无菌操作下连接引流袋，并妥善固定，使引流管开口高于侧脑室平面 10～15 cm，以维持正常的颅内压。需要搬动病人时，应将引流管暂时夹闭，防止脑脊液反流引起逆行感染。

(2) 控制引流速度和量　术后早期若引流过快、过多，可使颅内压骤然降低，导致意外发生。故早期应适当抬高引流袋的位置，以减慢流速，每日引流量以不超过 500 mL 为宜，待颅内压力平衡后再降低引流袋。

(3) 保持引流通畅　引流管不可受压、扭曲、折叠；应适当限制病人头部活动范围，活动及翻身时避免牵拉引流管。若引流管内不断有脑脊液流出、管内的液面随病人呼吸、脉搏等上下波动表明引流管通畅；若引流管无脑脊液流出，应查明原因。

(4) 观察并记录引流情况　正常脑脊液无色透明，无沉淀。术后 1～2 日脑脊液可略呈血性，以后转为橙黄色。若脑脊液中有大量血液，颜色会逐渐加深，常提示脑室内出血，需紧急手术止血；若脑脊液混浊呈毛玻璃状或有絮状物，提示有颅内感染。

(5) 严格执行无菌操作　保持整个装置无菌状态，每日更换引流袋时先夹住引流管，防止脑脊液逆流入颅内感染。

(6) 拔管　脑室引流放置时间不宜超过 1 周,以免时间过长发生颅内感染。拔管前行头颅 CT 检查,并试行抬高引流袋或夹闭引流管 24 h,以了解脑脊液循环是否通畅。若病人出现头痛、呕吐等颅内压增高症状,立即放低引流袋或开放夹闭的引流管。若未出现上述症状说明病人脑脊液循环通畅,即可拔管。拔管时应先夹闭引流管,以免管内液体逆流入脑室引起感染。拔管后加压包扎,若切口处有脑脊液漏出,应及时处理,以免引起颅内感染。

8. 心理护理　鼓励病人及其家属说出其焦虑、恐惧等心理感受,用爱心、责任心来照顾病人,帮助其接受疾病带来的改变,介绍疾病相关知识和治疗方法,指导其学习康复知识和技能。

9. 健康教育

(1) 饮食指导　嘱病人多进食高蛋白、富含膳食纤维的食物,多饮水,防止便秘。

(2) 生活指导　指导颅内压增高病人应避免剧烈咳嗽、便秘、提重物等,防止颅内压骤然升高而诱发脑疝。

(3) 康复指导　对有神经系统后遗症的病人,要调动他们的心理和躯体的潜在代偿能力,鼓励其积极参与功能训练,以改善其生活自理能力。

(4) 复诊指导　若病人经常头痛,并进行性加重,伴有呕吐,经一般治疗无效,应及时到医院检查以明确诊断。

三、脑疝

脑疝是颅内压增高的严重并发症,是指颅内占位性病变导致颅内压增高到一定程度时,颅内各分腔之间的压力不平衡,脑组织从高压区向低压区移位,部分脑组织被挤入颅内的小脑幕裂孔、枕骨大孔、大脑镰下间隙等生理孔隙中,导致脑组织、血管及颅神经等重要结构受压和移位,出现严重的临床症状和体征。

颅腔被小脑幕分成幕上腔和幕下腔。幕上腔容纳左右大脑半球。幕下腔容纳小脑、脑桥和延髓。中脑在小脑幕切迹裂孔中通过,其外侧面与大脑颞叶的钩回、海马回相邻。发自大脑脚内侧的动眼神经越过小脑幕切迹走行在海绵窦的外侧壁,直至眶上裂。颅腔与脊髓腔相连处的出口称为枕骨大孔,延髓下端通过此孔与脊髓相连。小脑蚓锥体下部两侧的小脑扁桃体位于延髓下端的背面,其下缘与枕骨大孔后缘相对。

(一) 病因

颅内占位性病变发展至一定程度均可导致颅内各分腔压力不均而引起脑疝。常见原因包括:①颅内血肿,如硬膜外血肿、硬膜下血肿及脑内血肿;②颅内脓肿;③颅内肿瘤;④颅内寄生虫病及各种肉芽肿性病变;⑤医源性因素,如对颅内压增高的病人进行腰椎穿刺,放出脑脊液过多过快,可使颅内各分腔间的压力差增大,可促使脑疝形成。

(二) 分类

根据移位的脑组织及其通过的硬脑膜间隙和孔道,可将脑疝分为以下常见的三类。

1. 小脑幕切迹疝　又称颞叶沟回疝,是位于小脑幕切迹缘的颞叶海马回、钩回通过小脑幕切迹被推移至幕下。

2. 枕骨大孔疝　又称小脑扁桃体疝,是小脑扁桃体及延髓经枕骨大孔被推挤向椎管内的变化。

3. 大脑镰下疝　又称扣带回疝,是一侧半球的扣带回经镰下孔被挤入对侧分腔。

(三) 病理生理

当发生脑疝时,移位的脑组织在小脑幕切迹或枕骨大孔处挤压脑干,脑干受压移位后导致其实质内血管受到牵拉,严重时基底动脉进入脑干的中央支可被拉断而致脑干内部出血,出血常为斑片状,有时出血可沿神经纤维走行方向达内囊水平。因同侧的大脑脚受到挤压而造成病变对侧偏瘫,同侧动眼神经受到挤压可产生动眼神经麻痹症状。移位的钩回、海马回可将大脑后动脉挤压于小脑幕切迹缘上导致枕叶皮层缺血坏死。小脑幕切迹裂孔及枕骨大孔被移位的脑组织堵塞，从而使脑脊液循环通路受阻，进一步加重了颅内压增高，形成恶性循环，使病情迅速恶化。

(四) 临床表现

不同类型的脑疝临床表现各不相同，临床上以小脑幕切迹疝和枕骨大孔疝多见。

1. 小脑幕切迹疝

(1) 颅内压增高症状　表现为剧烈头痛并进行性加重，伴躁动不安，频繁呕吐。

(2) 瞳孔改变　脑疝早期由于患侧动眼神经受刺激导致患侧瞳孔缩小，对光反射迟钝；随病情进展，患侧动眼神经麻痹，患侧瞳孔逐渐散大，直接和间接对光反应消失，并伴上睑下垂及眼球外斜。若脑疝进行性恶化，对侧动眼神经因脑干移位受到推挤，或因脑干缺血致动眼神经核功能丧失，可出现双侧瞳孔散大固定，对光反应消失。

(3) 进行性意识障碍　由于脑干内网状上行激动系统受累，病人随脑疝的进展可出现嗜睡、浅昏迷、深昏迷。

(4) 运动障碍　钩回直接压迫大脑脚，锥体束受累后，表现为病变对侧肢体的肌力减弱或麻痹，病理征阳性。脑疝进展时双侧肢体自主活动消失，严重时可出现去大脑强直发作。

(5) 生命体征紊乱　由于脑干受压，脑干内生命中枢功能出现紊乱或衰竭，表现为心律减慢或不规则，血压忽高忽低，呼吸不规则，体温高达 41 ℃或不升，甚至因呼吸及循环衰竭而死亡。

2. 枕骨大孔疝

由于脑脊液循环通路被堵塞，导致颅内压增高。病人常有剧烈头痛、频繁呕吐、颈项强直或强迫头位，生命体征紊乱出现较早，意识障碍出现较晚。若脑干缺氧，病人的瞳孔可忽大忽小。早期可因延髓呼吸中枢的严重受损，病人可突发呼吸骤停而死亡。

(五) 辅助检查

1. X 线检查　颅骨 X 线平片检查要注意观察松果体钙化斑有无侧移位、压低或抬高征象。

2. CT 检查　为诊断颅内占位性病变的首选检查，小脑幕切迹疝时可见基底池、环池、四叠体池变形或消失。大脑镰下疝可见中线明显不对称和移位。

3. MRI 检查　脑疝时可见脑池变形或消失。

(六) 处理原则

(1) 及时发现脑疝是关键。病人一旦出现脑疝的典型症状，立即给予高渗性脱水药物以降低颅内压，确认后尽快手术去除病因。

(2) 若难以确认或虽确诊但病变无法切除者，可通过脑脊液分流术、侧脑室外引流术或病变侧颞肌下、枕肌下减压术等姑息性手术来降低颅内压。

知识拓展

脑疝的姑息性手术

脑疝的姑息性手术常用的有三种。①侧脑室体外引流术：经额、眶、枕部快速钻颅或锥颅，穿刺侧脑室并安置引流管行脑脊液体外引流术，以迅速降低颅内压，缓解病情。特别适用于严重脑积水病人，这是临床上常用的颅脑手术前的辅助性抢救措施之一。②脑脊液分流术：脑积水的病人也可施行侧脑室-腹腔分流术。侧脑室-心房分流术现已较少用。导水管梗阻或狭窄者可选用神经内镜下第Ⅲ脑室底造瘘术。③减压术：小脑幕切迹疝可采用颞肌下减压术；枕骨大孔疝可采用枕肌下减压术。重度颅脑损伤致严重脑水肿而颅内压增高时，可采用去骨瓣减压术，但目前已较少使用。以上方法称为外减压术。在开颅手术中可能会遇到脑组织肿胀膨出，此时可将部分非功能区脑叶切除，以达到减压的目的，称为内减压术。

Note

(七)护理评估

参见本节颅内压增高病人的护理评估内容。

(八)常见护理问题/诊断

(1)有脑组织灌注无效的危险　与颅内压增高、脑疝有关。

(2)潜在并发症:呼吸、心搏骤停。

(九)护理措施

脑疝一旦确诊后,应立即采取紧急降低颅内压的措施,为手术争取时间。主要急救护理措施包括如下几点。

(1)纠正脑组织灌注不足　快速静脉输注20%甘露醇、呋塞米等脱水药物以迅速降低颅内压,并观察脱水的效果。

(2)维持呼吸功能　保持呼吸道通畅,给氧,对呼吸功能障碍者,立即气管插管行人工辅助呼吸。

(3)观察病情变化　密切观察意识、生命体征、瞳孔变化和肢体活动情况等。

(4)术前准备　迅速做好术前相关检查及术前准备。

(李芳)

目标检测

目标检测答案解析

1. 颅内压增高的三主征是(　　)。

A. 头痛、呕吐、眩晕　B. 头痛、昏迷、偏瘫　C. 头痛、呕吐、视神经乳头水肿　D. 高热、呕吐、视神经乳头水肿　E. 高热、头痛、呕吐

2. 诊断颅内占位性病变时,最有意义的辅助检查是(　　)。

A. 脑血管造影　B. 脑电图　C. 脑室造影　D. CT　E. X线

3. 颅内压增高病人床头抬高15°~30°,主要目的是(　　)。

A. 有利于改善心脏功能　B. 有利于改善呼吸　C. 有利于颅内静脉回流　D. 有利于鼻饲　E. 防止呕吐物误入呼吸道

4. 急性颅内压增高病人典型的生命体征表现是(　　)。

A. 脉快、呼吸急促　B. 脉快、血压降低　C. 脉快、血压高　D. 脉慢、呼吸慢、血压高　E. 脉慢、血压低

5. 病人,男,50岁,颅内压增高,医嘱给予输注20%甘露醇250 mL,输注时间不超过(　　)。

A. 10 min　B. 30 min　C. 50 min　D. 60 min　E. 70 min

6. 颅内压增高病人呕吐的特点是(　　)。

A. 常呈喷射状　B. 多出现在剧烈头痛后　C. 常与饮食有关　D. 呕吐后头痛不能缓解　E. 多发生在早晨

7. 枕骨大孔疝区别于小脑幕切迹疝的临床表现是(　　)。

A. 头痛剧烈　B. 呕吐频繁　C. 呼吸骤停出现早　D. 意识障碍　E. 血压升高,脉缓有力

8. 脑室引流的时间一般不超过(　　)。

Note

A. 1～2 日　B. 5～7 日　C. 7～9 日　D. 3～4 日　E. 5～6 日

9. 颅内压增高的严重后果(　　)。

A. 脑疝　B. 脑卒中　C. 脑血肿　D. 脑干缺氧　E. 脑水肿

10. 可能导致颅内压增高病人出现脑疝的检查是(　　)。

A. CT　B. MRI　C. 头颅 X 线摄片

D. 腰椎穿刺　E. 脑血管造影

11. 颅脑手术后放置脑室引流管，一般每日引流量不宜超过(　　)。

A. 600 mL　B. 500 mL　C. 400 mL　D. 300 mL　E. 200 mL

12. 病人，女，20 岁，头部外伤后出现头痛、呕吐，入院诊断为小脑幕切迹疝，首选的护理措施是(　　)。

A. 吸氧　B. 做好术前准备　C. 限制液体入量

D. 冬眠低温治疗　E. 立即快速输注脱水药物

13. 防治脑水肿，效果最好的脱水剂是(　　)。

A. 50%葡萄糖溶液　B. 20%甘露醇溶液　C. 25%山梨醇溶液

D. 25%硫酸镁　E. 呋塞米

14. 重度意识障碍格拉斯哥昏迷分级是(　　)。

A. 15 分　B. 13～15 分　C. 9～12 分　D. 3～8 分　E. 8 分

15. 冬眠低温治疗的药物不包括(　　)。

A. 氯丙嗪　B. 异丙嗪　C. 哌替啶　D. 氢化麦角碱　E. 吗啡

第二节　颅脑损伤病人的护理

学习目标

1. 了解颅脑损伤的种类、脑震荡的概念。
2. 了解颅骨骨折及脑损伤的发病机制。
3. 熟悉头皮损伤、颅骨骨折、脑震荡、颅内血肿的临床表现、处理原则。
4. 掌握颅脑损伤病人的护理措施。

本节 PPT

导学案例

病人，男，33 岁，被从楼上掉下的花盆砸伤头顶部，当即昏迷，头顶部伤口出血，急送医院。入院检查：昏迷不醒，头部伤口流血，烦躁不安，大小便未解。右侧瞳孔散大，对光反应迟钝。测血压 150/90 mmHg，心率 63 次/分，呼吸 16 次/分，深而慢，X 线提示颅骨粉碎性骨折，CT 见颅内有约 6 cm×3 cm 大小呈双凸镜形密度增高区。问题：

1. 病人的临床诊断是什么？诊断依据是什么？
2. 病人的典型临床表现是什么？
3. 病人的护理要点是什么？

Note

颅脑损伤是常见的外科急症，其发生率在全身各部位损伤中占第2位，仅次于四肢损伤，常与身体其他部位的损伤复合存在，其病死率和致残率均居首位。颅脑损伤多为交通及工矿事故、高处坠落、跌倒、锐器或钝器打击头部等原因所致。颅脑损伤可分为头皮损伤、颅骨损伤和脑损伤，三者可单独或合并存在。

一、解剖概要

（一）头皮

头皮由浅入深分为5层。

1. 皮肤层 厚且致密，内含大量皮脂腺、汗腺和毛囊，具有丰富的血管，损伤时易导致出血。

2. 皮下组织层 由致密的结缔组织和脂肪组织构成，有血管、神经穿行。

3. 帽状腱膜层 质地坚韧且富有张力，前连额肌，后连枕肌，两侧与颞浅筋膜融合，此层与皮肤连接紧密，与骨膜连接疏松。

4. 帽状腱膜下层 帽状腱膜与骨膜之间的疏松结缔组织，范围较广，前至眶上缘，后达上项线，内有许多导血管与颅内静脉窦相通，是颅内感染和静脉窦栓塞途径之一。

5. 骨膜层 由致密结缔组织构成，骨膜在颅缝处贴附紧密，其余部位贴附疏松，故骨膜下血肿易被局限。头皮血供丰富，由颈内、外动脉的分支供血，各分支间有广泛吻合支，故头皮抗感染能力及愈合能力均较强。

（二）颅骨

颅骨分为颅盖和颅底两部分，均有左右对称的骨质增厚部分，构成颅腔的坚强支架。

1. 颅盖骨 由前向后由额骨、顶骨和枕骨构成。骨质坚实，由内骨板、外骨板和板障构成。外板较厚，抗张力能力强，内板较薄，抗张力能力较弱。内、外骨板表面均有骨膜覆盖，内骨膜也是硬脑膜外层；在颅骨的穹隆部，内骨膜与颅骨板结合不紧密，故颅顶部骨折时易形成硬脑膜外血肿。

2. 颅底骨 由额骨、筛骨、蝶骨、颞骨和枕骨构成。骨面凹凸不平，厚薄不一，有两侧对称、大小不等的骨孔和裂隙，脑神经和血管由此出入颅腔。颅底被蝶骨嵴和岩骨嵴分为颅前窝、颅中窝和颅后窝，由前到后依次呈阶梯状排列。颅骨的气窦，如额窦、筛窦、蝶窦等均贴近颅底，颅底部的硬脑膜与颅骨贴附紧密。颅底骨折越过气窦时，相邻硬脑膜常被撕裂，形成脑脊液漏，容易导致颅内感染。

二、头皮损伤

头皮损伤是颅脑损伤中最常见的损伤，包括头皮血肿、头皮裂伤和头皮撕脱伤。

（一）病因

1. 头皮血肿 多为钝器伤所致，按血肿出现于头皮的不同层次，分为皮下血肿、帽状腱膜下血肿和骨膜下血肿。皮下血肿常见于产伤或撞击伤；帽状腱膜下血肿见于头部受到斜向暴力，使头皮发生剧烈滑动，撕裂该层间的血管所致；骨膜下血肿常由于颅骨骨折或产伤所致。

2. 头皮裂伤 常见的开放性损伤，多为锐器或钝器打击所致。

3. 头皮撕脱伤 最严重的头皮损伤，多因发辫被卷入转动的机器，使头皮帽状腱膜下或连同骨膜一并撕脱。

（二）临床表现

1. 头皮血肿

（1）皮下血肿 血肿体积小、张力高、压痛明显。

（2）帽状腱膜下血肿 因该处组织疏松，出血易扩散，严重者血肿可蔓延至全头部，有明显波动。

（3）骨膜下血肿　血肿多局限于某一颅骨范围内，以骨缝为界，张力较高，可有波动感。

2. 头皮裂伤　出血较多，不易自行停止，严重者可发生失血性休克。

3. 头皮撕脱伤　常因剧烈疼痛和大量出血而发生休克，较少合并颅骨骨折和脑损伤。

（三）辅助检查

头颅 X 线摄片可了解有无合并颅骨骨折。

（四）处理原则

1. 头皮血肿　较小的头皮血肿无须特殊处理，可自行吸收。早期给予冷敷以减少出血和疼痛，24～48 h 后可热敷促进血肿的吸收。若头皮血肿较大，应在严格皮肤准备和消毒下，分次穿刺抽吸后再加压包扎。

2. 头皮裂伤　局部压迫止血，争取 24 h 内清创缝合。常规应用抗生素和破伤风抗毒素。同时要注意观察有无合并颅骨和脑损伤。

3. 头皮撕脱伤　局部加压止血、防治休克，尽可能在伤后 6～8 h 内清创和抗感染治疗，必要时进行植皮术。急救过程中，可用无菌敷料或干净布包裹撕脱头皮，避免污染，隔水放置于有冰块的容器内，随病人一起送至医院，争取清创后再植。若病人骨膜已撕脱不能再植者，需要清洁创面，在颅骨外板上多处钻孔深达板障，待骨孔内肉芽组织生成后再行植皮术。

知识拓展

头皮撕脱伤的处理原则

头皮撕脱伤应根据伤后时间、撕脱是否完全、撕脱头皮的条件、颅骨是否裸露、创面有无感染等情况采用不同的方法处理。①若皮瓣部分脱离且血供尚好，则清创后原位缝合。②若皮瓣已完全脱落，但完整无明显污染，血管断端整齐，且伤后未超过 6 h，则清创后头皮血管显微吻合，再全层缝合头皮。③如撕脱的皮瓣挫伤或污染不能再利用，而骨膜未撕脱，可取自体中厚皮片作游离植皮或作转移皮瓣；若骨膜已破坏，颅骨外露，可先进行局部筋膜转移后再植皮。④若撕脱时间长，创面感染或经上述处理失败者，可先行创面清洁和更换敷料，待肉芽组织生长后再植皮。如颅骨裸露，还需做多处颅骨钻孔至板障层，待钻孔处长出肉芽组织后再植皮。

（五）护理评估

1. 健康史

（1）一般情况　包括病人的年龄、性别、职业、文化程度等。

（2）受伤史及既往史　了解病人受伤经过、受伤时间、受伤原因、既往疾病史等。

2. 身体状况　评估病人头皮损伤的部位、出血情况及生命体征的变化等，判断头皮损伤的严重程度，检查有无失血性休克及是否合并颅骨骨折及脑损伤。

3. 心理-社会状况　了解病人及其家属有无因头部出血、头皮血肿等不适所引起的焦虑、紧张心理。了解病人及其家属对疾病的认知程度和心理反应。

（六）常见护理问题

（1）急性疼痛　与头皮损伤有关。

（2）有感染的危险　与头皮血肿过大或头皮完整性受损有关。

（3）焦虑/恐惧　与头皮损伤及出血有关。

（4）潜在并发症：失血性休克。

(七)护理措施

1. 病情观察 密切监测病人的生命体征、瞳孔及神志变化。注意观察有无失血性休克的表现，是否合并颅骨骨折及脑损伤。

2. 缓解疼痛 早期冷敷以减少出血和疼痛，24～48 h 后改用热敷，以促进血肿吸收。必要时给予止痛药物。

3. 预防感染 遵医嘱应用抗生素和破伤风抗毒素，观察有无局部及全身感染症状。穿刺抽吸血肿应注意无菌操作。

4. 伤口护理 注意创面有无渗血和感染，定期更换敷料，保持敷料的干燥和清洁。

5. 心理护理 给予病人精神和心理上的支持，消除其紧张、恐惧的心理。

6. 健康教育

(1) 嘱病人注意休息，避免过度劳累。

(2) 嘱病人多进食高蛋白、富含膳食纤维的食物，限制烟酒及辛辣刺激性食物。

(3) 嘱病人遵医嘱继续服用抗生素、止血药、止痛药物。

(4) 病人如原有症状加重，头痛剧烈、频繁呕吐、伤口感染等应及时就诊。

三、颅骨骨折

颅骨骨折指颅骨受暴力作用致颅骨结构的改变。颅骨骨折的严重性并不在于骨折本身，而在于骨折所引起脑组织、脑膜、血管和神经损伤，可合并脑脊液漏、颅内血肿和颅内感染。

(一)病因

颅骨骨折是由直接暴力或间接暴力作用于颅骨所致，其致伤因素主要取决于外力、受伤面积大小、颅骨结构等方面。

(二)分类

颅骨骨折按骨折部位分为颅盖骨折和颅底骨折，按骨折形态分为线性骨折和凹陷性骨折，按骨折是否与外界相通分为开放性骨折和闭合性骨折。

(三)发生机制

颅腔近似球体，颅骨有一定弹性，也有一定的抗压缩和抗牵张能力。当颅骨受到强大外力打击时，不仅着力点局部可出现下陷变形，整个颅腔也可发生变形。若暴力强度较大、受力面积较小，使受力点呈锥形内陷，内板首先受到较大牵张力而发生折裂。此时若外力作用终止，则外板可弹回原位并保持完整，仅造成内板骨折，骨折片可穿破硬脑膜造成局限性脑挫裂伤。如果外力继续作用，则外板也将随之折裂，形成凹陷性骨折或粉碎性骨折。当外力引起颅骨整体变形较严重，受力面积又较大时，可不发生凹陷性骨折，而在较为薄弱的颞骨鳞部或颅底发生线性骨折，局部骨折线常沿外力作用的方向和颅骨脆弱部分延伸。

(四)临床表现

1. 颅盖骨折

(1) 线性骨折　发生率最高，主要表现为局部压痛、肿胀，常伴有局部骨膜下血肿和硬脑膜下血肿。

(2) 凹陷性骨折　好发于额、顶部，多为全层凹陷，局部可扪及局限性下陷区，部分病人仅有内板凹陷。若凹陷性骨折位于脑重要功能区，可出现偏瘫、失语、癫痫等神经系统定位体征。若下陷范围较大或骨折碎片损伤脑组织可导致脑出血或脑水肿，可出现颅内压增高的症状。

2. 颅底骨折 常为线性骨折，多因颅盖骨折延伸到颅底，或由强烈的间接暴力作用于颅底所致。颅底部的硬脑膜与颅骨贴附紧密，故颅底骨折时易撕裂硬脑膜，产生脑脊液外漏而成为开放性骨折。

依骨折的部位可分为颅前窝、颅中窝和颅后窝，主要临床表现为皮下或黏膜下瘀斑、脑脊液外漏和脑神经损伤三个方面。

颅底骨折的临床表现如表 10-2-1 所示。

表 10-2-1　颅底骨折的临床表现

骨折部位	脑脊液外漏	瘀斑部位	可能累及的脑神经
颅前窝	鼻漏	眶周、球结膜下（熊猫眼征）	嗅神经、视神经
颅中窝	鼻漏、耳漏	乳突区	面神经、听神经
颅后窝	无	乳突部、咽后壁	Ⅸ～Ⅻ对脑神经

（五）辅助检查

1. X 线检查　颅盖骨折主要依靠头颅 X 线摄片确诊，凹陷性骨折者 X 线摄片可显示骨折片陷入颅内的深度。

2. CT 检查　可了解骨折情况，同时也可发现有无合并脑损伤。

（六）处理原则

1. 颅盖骨折

（1）线性骨折　单纯线性骨折一般无须特殊处理，只需卧床休息，可给予止痛或镇静处理。

（2）凹陷性骨折　凹陷性骨折下陷较轻者无须处理，但凹陷性骨折出现以下情况需要手术：①凹陷直径大于 5 cm，深度大于 1 cm；②合并脑损伤或大面积骨折片陷入颅腔导致颅内压增高有脑疝可能者；③骨折片压迫脑重要部位引起神经功能障碍者；④开放性粉碎性凹陷性骨折者。手术方式为修复或摘除陷入颅内的骨折碎片。

2. 颅底骨折　本身无须特殊处理，重点是观察有无脑损伤和颅内感染。出现脑脊液漏时，应及时使用 TAT 及抗生素预防感染。大部分脑脊液漏在伤后 1～2 周自愈，若 4 周以上脑脊液漏仍未愈合，需要做硬脑膜修补术。若骨折片压迫视神经，应尽早手术减压治疗。

（七）护理评估

1. 健康史　一般情况：包括病人的年龄、性别、职业、文化程度、家庭状况等。了解病人受伤经过、受伤原因、暴力大小及方向、受伤后有无意识障碍及癫痫发作等。

2. 身体状况　评估病人颅骨骨折部位、类型、有无凹陷性骨折以及伴随症状，尤其要观察有无脑脊液漏及漏出液的量、性质、发生部位，有无合并脑损伤及损伤程度。

3. 心理-社会状况　了解病人有无头部外伤而出现焦虑、紧张、恐惧等心理反应，以及对颅骨骨折能否恢复正常的担心程度。同时也要了解病人及其家属对疾病的认知程度和心理反应。

（八）常见护理问题

（1）有感染的危险　与脑脊液外漏有关。

（2）焦虑或恐惧　与颅骨骨折及担心治疗效果有关。

（3）潜在并发症：颅内出血、颅内感染、颅内压增高、颅内低压综合征。

（九）护理措施

1. 病情观察　密切观察病人的生命体征、意识、瞳孔变化，尤其注意病人有无脑脊液漏、颅内压增高症状以及肢体偏瘫、失语等情况，及时发现并给予对症处理。

2. 预防颅内感染

（1）体位护理　病人取半坐卧位，头偏向患侧，借重力作用使脑组织移至颅底，促使脑膜形成粘连而封闭漏口，待脑脊液漏停止 3～5 日后可改平卧位。如果脑脊液外漏多，应取平卧位，头稍抬高，以防颅内压过低。

(2) 局部清洁　每日 2 次清洁、消毒外耳道、鼻腔，避免棉球过湿导致液体逆流入颅内。在外耳道、鼻腔松松地放置干棉球，随湿随换，记录 24 h 浸湿的棉球数，可估计脑脊液外漏量。

(3) 预防脑脊液逆流　脑脊液漏者，禁忌在鼻腔和耳道进行堵塞、冲洗、滴药，禁忌做腰椎穿刺。脑脊液鼻漏者，严禁从鼻腔吸痰或放置鼻胃管。同时还要注意有无颅内感染迹象，如头痛、发热等。

(4) 避免颅内压骤然升降　嘱病人避免用力咳嗽、排便、擤鼻涕或打喷嚏等，以免颅内压骤然升降导致气颅或脑脊液逆流发生颅内感染。

(5) 用药护理　遵医嘱应用抗生素和破伤风抗毒素。

3. 并发症的观察与处理

(1) 脑脊液漏　病人鼻腔、耳道流出淡红色液体，可疑为脑脊液漏。但需要鉴别血性脑脊液与血性渗液。可将红色液体滴于白色滤纸上，若血迹外周有月晕样淡红色浸渍圈，则为脑脊液漏；或行红细胞计数并与周围血的红细胞比较，以明确诊断。另外，还可根据脑脊液中含糖而鼻腔分泌物中不含糖的原理，用尿糖试纸测定或葡萄糖定量检测以鉴别是否存在脑脊液漏。有时颅底骨折伤及颞骨岩部，且骨膜及脑膜均已破裂但鼓膜尚完整时，脑脊液可经耳咽管流至咽部进而被病人咽下，故应观察并询问病人是否经常有腥味液体流至咽部，也可发现脑脊液漏。

(2) 颅内继发性损伤　颅骨骨折病人可合并脑挫伤、颅内出血、继发性脑水肿、颅内压增高等。应严密观察病人的意识、生命体征、瞳孔及肢体活动等情况，以及时发现颅内压增高及脑疝的早期迹象。

(3) 颅内低压综合征　若脑脊液外漏多，可使颅内压过低而导致颅内血管扩张，出现剧烈头痛、眩晕、呕吐、厌食、反应迟钝、脉搏细弱、血压偏低等颅内压过低表现，可遵医嘱补充大量水分以缓解症状。

4. 心理护理　向病人介绍疾病相关知识、治疗方法及注意事项，取得病人配合，消除或减轻病人紧张心理。

5. 健康教育

(1) 饮食指导　病人卧位进食时头应偏向患侧，食物不宜过稀，也不宜过硬、过稠，指导病人正确吞咽以防止误吸。

(2) 疾病指导　颅骨缺损者应避免局部碰撞，以免损伤脑组织，嘱咐病人在伤后半年左右做颅骨成形术。

(3) 就诊指导　若病人出现剧烈头痛、频繁呕吐、发热、意识障碍等应及时来医院就诊。

四、脑损伤

脑损伤是指脑膜、脑组织、脑血管及脑神经在受到外力作用时所发生的损伤。

(一) 病因与分类

1. 根据脑损伤发生的时间和机制分类　分为原发性脑损伤和继发性脑损伤两类。原发性脑损伤是指暴力作用于头部后立即发生的脑损伤，主要包括脑震荡、脑挫裂伤、原发性脑干损伤。继发性脑损伤是指头部受伤一定时间后出现的脑损伤，主要包括脑水肿和颅内出血。

2. 根据受伤后脑组织是否与外界相通　分为闭合性脑损伤和开放性脑损伤两类。闭合性脑损伤是指硬脑膜完整的脑损伤，多为头部接触钝性物体或间接暴力所致；开放性脑损伤是指硬脑膜破裂、脑组织与外界相通，多由锐器或火器直接造成，常伴有头皮裂伤和颅骨骨折。

(二) 发病机制

脑损伤的发生机制较为复杂，可概括为由以下两种作用力造成。①接触力：外力与头部直接碰撞，由于冲击、凹陷性骨折或颅骨的急速内凹和弹回，导致局部脑损伤，这种损伤多发生在着力部位。②惯性力：来源于受伤瞬间头部的减速或加速运动，使脑在颅腔内急速移位，与颅腔壁相撞，与颅底摩擦以及受大脑镰、小脑幕的牵扯，导致多处或弥散性脑损伤。

受伤时头部若为固定不动状态，则仅受接触力影响。运动中的头部突然受阻于固定物体，除有接触力作用外，还受减速引起的惯性力作用。大而钝的物体向静止的头部撞击时，既受接触力作用，还受到头部加速运动而产生的惯性力影响。小而锐的物体击中头部时，其接触力可能足以造成颅骨骨折和脑损伤，但因其能量已消耗尽，不足以再引起头部的加速运动。

脑与颅骨之间的相对运动造成的脑损伤，既可发生在着力部位，称为冲击伤；也可发生在着力部位的对侧，称为对冲伤。如人体坠落时，运动着的头颅撞击于地面，受伤瞬间头部产生减速运动，脑组织因惯性力作用撞击在受力侧的颅腔内壁上造成冲击伤，同时受力对侧的脑组织因负压吸附而产生对冲伤。由于颅前窝与颅中窝凹凸不平，各种不同部位和方式的头部外伤，均易在额、颞叶前部及其底面发生惯性力的脑损伤。

（三）脑震荡

脑震荡是指头部受到撞击时，立即发生一过性脑功能障碍，无肉眼可见的神经病理改变，但在显微镜下可见神经组织结构紊乱。脑震荡是最常见的轻度原发性脑损伤。

1. 临床表现

（1）短暂的意识障碍　病人在伤后立即出现短暂的意识障碍，可为神志不清或完全昏迷，持续数秒或数分钟，一般不超过 30 min。同时可伴有皮肤苍白、出汗、血压下降、心动徐缓、呼吸浅慢、肌张力降低、各生理反射迟钝或消失等表现。

（2）逆行性遗忘　清醒后大多不能回忆受伤当时及伤前近期的情况，而对往事记忆清楚。

（3）其他　常有头痛、头昏、恶心、呕吐、情绪不稳、记忆力减退等症状，可持续数日或数周。神经系统检查无阳性体征。

2. 辅助检查　脑脊液检查无红细胞，CT 检查颅内亦无异常发现。

3. 处理原则　脑震荡一般无须特殊处理，可卧床休息 1～2 周即可完全恢复，可适当给予镇痛、镇静药物，禁用吗啡和哌替啶。

4. 常见护理问题

（1）焦虑　与缺乏脑震荡相关知识、担心疾病预后有关。

（2）急性疼痛　与脑震荡有关。

5. 护理措施

（1）缓解疼痛　疼痛明显者遵医嘱适当给予镇静、镇痛药物。

（2）心理护理　讲解疾病相关知识，缓解病人紧张情绪。少数症状迁延者，加强心理疏导，帮助其正确认识疾病，树立战胜疾病的信心。

（3）病情观察　少数病人可能合并存在颅内血肿，故应密切观察其生命体征、意识状态及神经系统体征。

（4）健康教育　嘱病人保证充足的睡眠，适当进行体育锻炼，避免过度用脑和过度劳累。同时还要解除思想上对所谓“后遗症”的紧张和忧虑，保持心情愉快。加强营养，多食健脑食品。

（四）脑挫裂伤

脑挫裂伤是常见的原发性脑损伤，既可发生于着力部位，也可在对冲部位。脑挫裂伤包括脑挫伤和脑裂伤。其中脑挫伤是指脑组织遭受破坏较轻，软脑膜完整。脑裂伤指软脑膜、血管和脑组织同时有破裂，还伴有外伤性蛛网膜下腔出血。由于两者常同时存在，合称为脑挫裂伤。

1. 病理生理

脑挫裂伤是指主要发生于大脑皮层的损伤，可单发，也可多发，好发于额极、颞极及其基底。脑挫裂伤轻者仅见软脑膜下有散在的点状或片状出血灶。重者有软脑膜撕裂，脑皮质和深部的白质广泛挫碎、破裂、坏死，局部出血，甚至形成血肿。脑挫裂伤继发性改变脑水肿和血肿的形成具有重要的临床意义。早期的脑水肿多属血管源性水肿,一般伤后3～7日内发展到高峰,在此期间易发生颅内压增高甚至脑疝。伤情较轻者,脑水肿可逐渐消退,病灶区可形成瘢痕、囊肿或与硬脑膜粘连,有发生外伤性癫痫的可能;若蛛网膜与软脑膜粘连可影响脑脊液循环,形成外伤性脑积水;广泛的脑挫裂伤在数周后可形成外伤性脑萎缩。

2. 临床表现

(1) 意识障碍　脑挫裂伤最突出的临床表现。病人受伤后立即出现昏迷,其程度和持续时间与脑挫裂伤的程度、范围直接相关。绝大多数病人超过半小时,严重者长期持续昏迷。

(2) 头痛、恶心、呕吐　脑挫裂伤最常见的临床症状。与颅内压增高、自主神经功能紊乱或外伤性蛛网膜下腔出血等有关。后者还伴有剧烈头痛、频繁呕吐、颈项强直等脑膜刺激征,脑脊液检查有红细胞。

(3) 生命体征变化　轻度或中度脑挫裂伤病人的脉搏、血压、呼吸多无明显改变。严重脑挫裂伤由于脑水肿和颅内血肿可引起颅内压增高,出现呼吸深而慢、血压升高、脉搏缓慢等,严重者可出现呼吸、循环的衰竭。

(4) 局灶症状和体征　脑皮质功能区受损时,伤后立即出现与脑挫裂伤部位相应的神经功能障碍症状或体征,如语言中枢损伤出现失语,运动区损伤出现锥体束征、肢体抽搐、偏瘫等。若发生在额、颞叶前端"哑区"的损伤,可无局灶症状和体征。

(5) 原发性脑干损伤　脑挫裂伤中最严重的特殊类型,常与弥散性脑损伤并存。主要表现为受伤当时立即出现昏迷,昏迷程度较深,持续时间较长,其昏迷原因与脑干网状结构受损、上行激活系统功能障碍有关。伤后早期还出现严重的生命体征紊乱,表现为呼吸节律紊乱、心率及血压波动明显;双侧瞳孔时大时小,对光反应无常,眼球位置歪斜或同向凝视;出现病理反射,肌张力增高,中枢性瘫痪等锥体束征及去大脑强直。严重者累及延髓,可出现严重的呼吸循环功能紊乱。

3. 辅助检查

(1) 影像学检查　头部CT扫描可清楚地显示脑挫裂伤的部位、范围及其程度,是目前最常用的检查手段。脑挫裂伤的典型CT表现为局部组织内有高低密度混杂影,点片状高密度影为出血灶,低密度影为水肿区。CT扫描还可了解脑室受压及中线结构移位等。MRI检查有助于明确诊断。

(2) 腰椎穿刺检查　腰椎穿刺可检查脑脊液含大量红细胞,同时还可测定颅内压或引流血性脑脊液,以减轻症状。颅内压明显增高病人禁忌腰椎穿刺。

4. 处理原则

(1) 非手术治疗　轻度脑挫裂伤病人以非手术治疗为主。其目的是防治脑水肿,减轻脑损伤后的病理生理反应,预防并发症。主要措施包括保持呼吸道通畅;加强营养支持;处理高热、躁动、癫痫等症状;促进脑功能恢复等。

(2) 手术治疗　重度脑挫裂伤病人或经非手术治疗无效出现脑疝迹象时,应及时手术去除颅内压增高的病因,以解除脑受压。常用手术方法包括脑挫裂伤灶清除、额极或颞极切除、去骨瓣减压术或颞肌下减压术。

5. 护理评估

1) 健康史

(1) 一般情况　病人的年龄、性别、职业等。

(2) 受伤史　详细了解受伤时间、受伤原因及受伤时情况;病人受伤后有无意识昏迷,其程度及持续时间,有无逆行性遗忘;受伤当时有无口鼻、外耳道出血或脑脊液漏发生;有无头痛、恶心、呕吐、呼吸困难等情况;有无肢体瘫痪等情况;了解现场急救和转送过程。

(3) 既往史　了解病人既往健康状况。

2) 身体状况

(1) 局部状况　评估病人头部有无破损、出血,呼吸道是否通畅。

(2) 全身状况　检查病人生命体征、意识状态、瞳孔及神经系统体征的变化，了解病人有无颅内压增高和脑疝症状。了解病人营养状况，如体重、氮平衡、血浆蛋白、血糖、血电解质等，以及时调整营养素的种类和量。

(3) 辅助检查　了解CT、MRI及脑脊液的检查结果，以判断脑损伤的类型及严重程度。

3) 心理-社会状况　了解病人及其家属对脑挫裂伤的心理反应及认知程度；了解家属对病人的支持能力和程度，有无情绪紧张，是否为病人的预后或经济负担而担忧。

6. 常见护理问题/诊断

(1) 意识障碍　与脑损伤和颅内压增高有关。

(2) 清理呼吸道无效　与脑损伤后意识障碍有关。

(3) 营养失调：低于机体需要量　与脑损伤后高代谢、呕吐、高热等有关。

(4) 有废用综合征的危险　与脑损伤后意识和肢体功能障碍及长期卧床有关。

(5) 焦虑/恐惧　与担心病情及预后有关。

(6) 潜在并发症：压疮、感染、颅内压增高、脑疝、蛛网膜下腔出血、癫痫发作、消化道出血等。

7. 护理目标

(1) 病人意识障碍无加重或意识逐渐恢复。

(2) 病人呼吸道保持通畅，呼吸平稳，未发生误吸。

(3) 病人营养状态维持良好。

(4) 病人未出现废用综合征的危险。

(5) 病人情绪稳定，焦虑减轻或缓解。

(6) 病人未发生并发症，或并发症得到及时发现和处理。

8. 护理措施

1) 现场急救护理　脑挫裂伤病人常有不同程度的意识障碍，易导致呼吸道梗阻，现场应给予病人合适体位，及时清理呼吸道分泌物。妥善处理头部伤口，及时补充血容量，防止休克。记录病人的受伤经过、急救措施及使用的药物等。

2) 保持呼吸道通畅

(1) 体位　意识清醒者取斜坡卧位，以利于颅内静脉回流。昏迷或吞咽功能障碍者取侧卧位或侧俯卧位，以免呕吐物、分泌物误吸。

(2) 及时清除呼吸道分泌物　脑挫裂伤病人常有不同程度的意识障碍，丧失正常的咳嗽反射和吞咽功能，不能有效排除呼吸道分泌物。因此，应及时清除口腔和咽部血块或呕吐物，定时吸痰。

(3) 开放气道　深昏迷者，抬起下颌或放置口咽通气道；短期不能清醒者，必要时行气管插管或气管切开；呼吸减弱并潮气量不足且不能维持正常血氧者，应及早使用呼吸机辅助呼吸。

(4) 加强呼吸道管理　保持室内适宜的温度和湿度，湿化气道，避免呼吸道分泌物黏稠而不利于排痰。

3) 营养支持　能进食的病人给予高热量、高蛋白、高维生素易消化的饮食。昏迷病人或需禁食者早期给予全胃肠外营养，必要时给予血浆、白蛋白等，并定期评估病人的营养状况，以便及时调整营养素的供给量和配方。待昏迷病人的肠蠕动恢复后，若无消化道出血可尽早行肠内营养支持。

4) 病情观察

(1) 意识状态　可反映大脑皮质和脑干的功能状态，是最重要的病情观察指标。意识障碍的程度可反映脑挫裂伤的轻重；意识障碍出现的迟早和有无继续加重也可作为区别原发性和继发性脑损伤的重要依据。目前最常用的是格拉斯哥昏迷分级法，用量化的方法来反映意识障碍的程度。

(2) 生命体征　脑挫裂伤病人伤后可出现持续的生命体征紊乱，为避免病人躁动影响结果的准确性，测量顺序为先测呼吸，再测脉搏，最后测血压。①体温：伤后早期，由于组织创伤反应，可出现中等程度发热；若损伤累及间脑或脑干，可导致体温调节紊乱，出现体温不升或中枢性高热；伤后即发生高热,多为视丘下部或脑干损伤所致;伤后数日体温升高,常提示有感染性并发症。②脉搏、呼吸、血压:应注意观察呼吸节律和深度、脉搏快慢和强弱以及血压和脉压变化。若伤后出现血压上升、脉搏缓慢有力、呼吸深慢(两慢一高),提示颅内压增高,警惕颅内血肿或脑疝发生;枕骨大孔疝病人可突然发生呼吸心跳停止;闭合性脑损伤出现休克征象时,应检查有无内脏出血。

(3) 瞳孔变化　可因动眼神经、视神经及脑干部位的损伤引起。要注意观察两侧睑裂大小是否相等,有无上睑下垂,注意对比两侧瞳孔的形状、大小及对光反应。若伤后一侧瞳孔进行性散大、对侧肢体瘫痪、意识障碍,提示脑组织受压或脑疝;双侧瞳孔散大、对光反应消失、眼球固定伴深昏迷或去皮质强直,多为原发性脑干损伤或临终表现;双侧瞳孔大小形状多变、对光反应消失,伴眼球分离或异位,常是中脑损伤的表现;眼球不能外展且有复视者,多为展神经受损;眼球震颤常见于小脑或脑干损伤。同时还要排除药物的影响,如吗啡、哌替啶使瞳孔缩小;阿托品、麻黄碱可使瞳孔散大。

(4) 神经系统体征　应注意对比检查双侧肢体的感觉、肌力、肌张力及病理反射。若受伤后立即出现一侧上下肢体运动障碍且相对稳定,多由于对侧大脑皮质运动区损伤所致。若伤后一段时间才出现一侧肢体运动障碍且进行性加重,多由于小脑幕切迹疝压迫中脑及其锥体束受损所引起。

5) 对症护理

(1) 降低体温　发热的原因包括呼吸道及泌尿道等部位的感染引起;还有脑干及下丘脑损伤引起的中枢性高热。高热可使机体的代谢增高,加重了脑组织缺氧。应及时采取有效的物理降温和药物降温,对于中枢性高热可使用亚低温冬眠疗法。

(2) 躁动护理　积极寻找并解除引起躁动的原因,慎用镇静药。避免强制性约束,以免病人过分挣扎而使颅内压进一步增高,可加床栏保护,以防坠床等意外事件发生,必要时由专人护理。

6) 用药护理

(1) 降低颅内压的药物　临床上常用药物包括高渗性脱水剂(20%甘露醇)、利尿性脱水剂(呋塞米)、肾上腺皮质激素(地塞米松)等,在使用过程中要注意给药的间隔及使用注意事项,并观察用药后的疗效。

(2) 促进脑功能恢复的药物　包括神经节苷脂、胞磷胆碱、乙酰谷酰胺等药物,此类药物应缓慢静脉滴注,使用中注意观察药物不良反应。

(3) 镇痛药物　头痛严重者给予镇痛药物,但禁用吗啡、哌替啶等药物,以免引起呼吸抑制。

7) 并发症的观察和护理　脑挫裂伤病人大多都是昏迷的,昏迷病人因意识不清、长期卧床可造成多种并发症,故应加强昏迷病人的观察和护理,防止并发症的发生。

(1) 压疮　应保持皮肤的清洁干燥,根据病人情况定时翻身,尤其要注意骶尾部、足跟、耳廓等骨隆突部位,也要注意敷料覆盖位置的皮肤。

(2) 泌尿系统感染　昏迷病人常有排尿功能紊乱需要留置导尿,长期留置导尿管容易引起泌尿系统感染。故导尿过程中要注意严格执行无菌操作,还需要加强会阴部的护理,每天定时消毒尿道口,定期更换导尿管。需要长期导尿者可行耻骨上膀胱造瘘术,以减少泌尿系统感染的机会。

(3) 肺部感染　加强呼吸道管理,保持室内适宜的温度和湿度,定时给病人翻身、拍背和雾化吸入,及时清除呼吸道分泌物,保持呼吸道通畅。及时清理呕吐物,防止误吸引起窒息和肺部感染。

(4) 废用综合征　脑挫裂伤病人因意识不清或肢体活动障碍,可发生肌肉萎缩和关节僵硬。故应保持肢体的功能位,防止足下垂。每天进行四肢及关节的被动活动和肌肉的按摩,以防止肢体挛缩和畸形。

(5) 暴露性角膜炎　眼睑不能闭合或闭合不全者,可给予眼药膏涂抹角膜,无需观察瞳孔者可用湿纱布遮盖眼睑,必要时可行眼睑缝合术。

(6) 癫痫发作　多发生在术后2～4日脑水肿高峰期,因术后脑组织缺氧和皮层运动区受激惹所导致。脑水肿消退、脑循环改善后可自愈。术前可给予抗癫痫药物苯巴比妥钠预防,癫痫发作时,遵医嘱定时、定量给予抗癫痫药物地西泮进行治疗,并注意保护病人。

Note

(7) 蛛网膜下腔出血 因脑挫裂伤所引起，病人常有头痛、发热、颈项强直等表现，可遵医嘱给予解热镇痛等对症处理。待病情稳定后，排除颅内压增高及脑疝，为解除头痛可行腰椎穿刺，放出血性脑脊液。

(8) 消化道出血 下丘脑或脑干损伤引起的应激性溃疡，以及大剂量使用肾上腺皮质激素均可导致消化道出血。应遵医嘱停用激素药物，给予补充血容量、止血、抑酸等处理。并及时清理呕吐物，避免因消化道出血而发生误吸。

(9) 颅内压增高、脑疝 参见第十章第一节相关内容。

8) 心理护理 护士应向病人或家属讲解脑挫裂伤的相关知识，缓解其紧张或恐惧心理。并帮助病人正确认识疾病，积极配合治疗和护理。脑挫裂伤病人的神经功能恢复较慢，要鼓励病人坚持功能锻炼，树立康复的信心。

9) 健康教育

(1) 康复指导 脑损伤后遗留的语言、运动及智力障碍在伤后1～2年有部分恢复的可能，当病人病情稳定后就可以开始康复锻炼，应与病人及其家属一起制订康复计划和目标，并尽早进行功能锻炼，尽可能地改善病人的生活自理能力和社会适应能力。

(2) 用药指导 外伤性癫痫病人应定时服用抗癫痫药物，待症状完全控制后还要坚持服药1～2年，然后在医生的指导下逐步减量直至停药，切勿突然中断服药。癫痫病人不能单独外出、登高、游泳等，以防发生意外。

(3) 心理指导 鼓励和指导病人尽早生活自理，对疾病恢复过程中出现的头痛、耳鸣、记忆力减退等症状，给予适当的解释和安慰，鼓励病人树立正确的人生观，克服悲观消极情绪，树立战胜疾病的信心。

(4) 饮食指导 能进食的病人给予高热量、高蛋白、高维生素易消化的饮食。昏迷病人需要长期鼻饲饮食，若病人出院后还需要继续鼻饲者，要教会家属鼻饲饮食的方法及注意事项。

(5) 就诊指导 病人一旦出现头痛、恶心、呕吐、定向力障碍等症状，应及时来医院就诊。

(五) 颅内血肿

颅内血肿是颅脑损伤中最常见、最严重、可逆性的继发性病变。颅内血肿直接压迫脑组织，可引起局部脑功能障碍及颅内压增高，甚至导致脑疝发生。早期发现并及时处理可在很大程度上可改善预后。

1. 分类

(1) 按血肿所在部位分类 分为硬脑膜外血肿、硬脑膜下血肿及脑内血肿。

(2) 按出现颅内高压或早期脑疝症状所需时间分类 分为急性型(3日内出现症状)、亚急性型(3日至3周出现症状)、慢性型(3周以上出现症状)。

2. 病因与病理 不同部位的颅内血肿，其病因有所不同。

(1) 硬脑膜外血肿 其发生率约占外伤性颅内血肿的30%，出血积聚在颅骨和硬脑膜之间。硬脑膜外血肿的形成与颅骨损伤有密切关系，可因骨折或颅骨的短暂变形撕破硬脑膜中动脉或静脉窦，或骨折的板障出血而引起。由于颅盖部的硬脑膜与颅骨附着较松，易于分离，而颅底部硬脑膜附着紧密，故硬膜外血肿多见于颅盖骨折，以颞部多见，多属于急性型颅内血肿。

(2) 硬脑膜下血肿 其发生率约占外伤性颅内血肿的40%，出血积聚在硬脑膜下腔，是颅内血肿中最为常见的类型。急性和亚急性硬脑膜下血肿多见于额部及颞部，常继发于对冲性脑挫裂伤，出血原因来自挫裂的脑实质血管。慢性硬脑膜下血肿好发于老年人，其出血来源及发病机制尚不完全清楚，病人多数有轻微外伤史，可伴有脑萎缩、脑出血性疾病。

(3) 脑内血肿 出血积聚在脑实质内。浅部血肿多因脑挫裂伤致脑实质内血管破裂引起，常与硬脑膜下血肿同时存在，多伴有颅骨凹陷性骨折；深部血肿因脑受力变形或剪力作用使脑深部血管

Note

撕裂导致,脑表面可无明显挫裂伤。

3. 临床表现

1) 硬脑膜外血肿

(1) 意识障碍　既可由原发性脑损伤直接导致,也可由颅内血肿形成导致颅内压增高和脑疝而引起。意识障碍有三种类型。①典型的意识障碍表现是有“中间清醒期”,即在原发性脑损伤的意识障碍之后,经过中间清醒期,因颅内血肿形成而使颅内压增高使病人再度出现昏迷,并进行性加重。②若原发性脑损伤较严重或血肿形成较迅速,可不出现中间清醒期,伤后持续昏迷并进行性加重。③若原发性脑损伤较轻,伤后可无原发性昏迷,只在血肿形成后才出现昏迷。

(2) 颅内压增高及脑疝表现　一般成人幕上血肿大于 20 mL,幕下血肿大于 10 mL,即可引起颅内压增高症状,主要表现为头痛、恶心、剧烈呕吐、视神经乳头水肿等,可伴有血压升高、呼吸和心率减慢等。幕上血肿者大多先经历小脑幕切迹疝,然后合并枕骨大孔疝,因此严重的呼吸循环障碍常发生在意识障碍和瞳孔改变之后。幕下血肿者可直接发生枕骨大孔疝,较早发生呼吸骤停。

(3) 锥体束征　伤后立即出现一侧肢体肌力减退,如无进行性加重表现,可能是脑挫裂伤的局灶体征。若稍晚出现或伤后早期出现且进行性加重,则可能是颅内血肿引起脑疝或血肿压迫脑运动区所导致。

2) 硬脑膜下血肿

(1) 急性或亚急性硬脑膜下血肿　如脑挫裂伤严重或血肿形成速度较快,则脑挫裂伤的昏迷和血肿所致脑疝的昏迷相重叠,表现为意识障碍进行性加重,无中间清醒期或意识好转表现,颅内压增高和脑疝症状多在 1～3 日内进行性加重。

(2) 慢性硬脑膜下血肿　由于致伤外力小,出血缓慢,病程较长,病人表现如下。①慢性颅内压增高症状:头痛、呕吐和视神经乳头水肿等。②血肿压迫所致局灶症状和体征:偏瘫、失语和局限性癫痫等。③脑萎缩、脑供血不足症状:智力障碍、记忆力减退和精神失常等。

3) 脑内血肿　常与硬脑膜下血肿同时存在,主要表现进行性加重的意识障碍,若脑内血肿累及重要脑功能区,可出现偏瘫、失语、癫痫等症状。

4. 辅助检查　CT 检查可助于明确诊断。

1) 硬脑膜外血肿　CT 可见颅骨内板与硬脑膜之间有双凸镜形或弓形高密度影,常伴颅骨骨折和颅内积气。

2) 硬脑膜下血肿

(1) 急性或亚急性硬脑膜下血肿　CT 可见颅骨内板与脑组织表面之间有高密度、等密度或混合密度的新月形或半月形影,多伴有脑挫裂伤和脑受压。

(2) 慢性硬脑膜下血肿　CT 可见脑表面新月形、半月形或双凸镜形低密度影。

3) 脑内血肿　表现为脑挫裂伤灶附近或脑深部白质内有圆形或不规则高密度血肿影,同时可见血肿周围有低密度水肿区。

5. 处理原则

(1) 非手术治疗　若颅内血肿较小,病人无意识障碍和颅内压增高症状,或症状已明显好转者,可在严密观察病情下,采用脱水降颅压等非手术治疗。治疗期间一旦出现颅内压进行性升高、局灶性脑损害、脑疝早期症状,应紧急手术。

(2) 手术治疗　急性硬脑膜外血肿一经确诊应立即手术治疗,可采用骨瓣或骨床开颅,清除血肿,彻底止血。目前常用的手术方式有 CT 定位钻孔加尿激酶溶解血肿碎吸引流术,必要时行开颅血肿清除术加去骨瓣减压术。慢性硬脑膜下血肿若已经形成完整包膜且有明显症状者,可采用颅骨钻孔引流术,术后放置引流管继续引流。

6. 常见护理诊断

(1) 意识障碍　与颅内血肿、颅内压增高有关。

(2) 清理呼吸道无效　与脑损伤后意识障碍有关。

(3) 营养失调:低于机体需要量　与脑损伤后高代谢、呕吐、高热等有关。

(4) 潜在并发症:颅内压增高、脑疝、术后血肿复发。

7. 护理措施　颅内血肿为继发性脑损伤,护理中除了脑挫裂伤的相关护理措施之外,还需要注意以下两点。

(1) 病情观察　术前护理中要严密观察病人意识状态、生命体征、瞳孔等的变化,及时发现颅内压增高迹象。一旦发现,应积极采取降低颅内压的措施,同时做好术前准备。术后注意观察病情变化,判断颅内血肿清除效果并及时发现术后血肿复发迹象。

(2) 引流管的护理　慢性硬脑膜下血肿术后常规留置引流管,其护理要点包括如下几点。①病人取平卧位或头低脚高患侧卧位,以利于引流。②引流袋应低于创腔 30 cm,保持引流管通畅。③更换引流袋要注意无菌操作,预防逆行感染。④注意观察并记录引流液的性质和量。⑤术后 3 日左右行 CT 检查,证实血肿消失后可拔管。

(六) 开放性脑损伤

开放性脑损伤指头颅损伤后脑组织与外界相通。按致伤原因可分为非火器性或火器性开放性脑损伤,两种开放性脑损伤都伴有头皮裂伤、颅骨骨折、硬脑膜破裂和脑脊液漏,可发生失血性休克和颅内感染。

1. 病因与病理

(1) 非火器性开放性脑损伤　致伤物包括如下两类。①锐器:如刀、斧、钉、针等,锐器前端锋利,容易切过或穿透头皮、颅骨和脑膜进入脑组织,伤道较整齐、光滑,创伤局限于着力点部位,对周围影响小。②钝器:如棍棒、石块等击打头部,除着力点的开放性脑损伤外,还有因惯性力所致的对冲性脑挫裂伤和血肿存在。

(2) 火器性开放性脑损伤　致伤物以枪弹和弹片多见。致伤物由颅骨或颜面射入,停留在颅腔内称为非贯通伤(盲管伤);致伤物贯通颅腔,有入口和出口,入口脑组织内有许多碎骨片,出口骨缺损较大,称为贯通伤;致伤物与颅骨和脑呈切线性擦过,脑内无致伤物,称为切线伤。

2. 临床表现

(1) 头部伤口　非火器性开放性脑损伤,伤口常掺杂有大量异物如头发、泥沙、玻璃碎片和碎骨片等,有脑脊液和脑组织从伤口溢出,或脑组织由硬脑膜和颅骨缺损处向外膨出。火器性开放性脑损伤可见弹片或弹头所形成的伤道。

(2) 脑损伤症状　病人可出现意识障碍、生命体征改变。伤及脑皮质功能区或其邻近部位时,可出现瘫痪、感觉障碍、失语、偏盲等。外伤性癫痫发生率较高。

(3) 颅内压增高与脑疝　大部分开放性脑损伤的病人可合并凹陷性颅骨骨折,骨折片相嵌重叠和硬脑膜裂口较小时,可出现明显颅内压增高及脑疝的症状。

(4) 失血性休克　头部伤口大量出血者,可出现休克征象。

3. 辅助检查

(1) X 线摄片　可以了解颅骨骨折的类型、范围,以及颅内有无碎骨片、异物及其分布情况。

(2) CT 检查　可以确定脑损伤的部位和范围,以及是否有继发颅内血肿和脑水肿,对存留的骨折片和异物也可做出精确定位。

(3) 腰椎穿刺　可了解颅内有无感染征象。

4. 处理原则

(1) 现场急救　积极抢救病人生命,主要措施如下。①保持呼吸道通畅。②保持循环稳定,积极防治休克。③妥善保护伤口或膨出脑组织。

(2) 彻底清除异物　开放性脑损伤的病人应争取在伤后 6～8 h 内施行清创术,彻底清除异物,

Note

严密缝合硬脑膜。如有困难,可取自体帽状腱膜或颞肌筋膜修补。

(3) 积极预防感染　使用抗生素及破伤风抗毒素预防感染。

5. 常见护理诊断

(1) 意识障碍　与脑损伤及颅内压增高有关。

(2) 潜在并发症:颅内压增高、脑疝、颅内感染、失血性休克。

6. 护理措施

1) 急救护理

(1) 紧急救治　首先争分夺秒地抢救心搏呼吸骤停、开放性气胸、大出血等危及病人生命的伤情。无外出血表现而有休克征象者,应查明有无头部以外部位损伤,如合并内脏破裂等,应及时补充血容量。

(2) 保持呼吸道通畅　根据病人病情给予合适的体位,及时清除口腔、鼻腔分泌物。保持室内适宜的温度和湿度,湿化气道,及时吸痰。若呼吸道阻塞,必要时行气管插管,以保持呼吸道通畅。

(3) 妥善处理伤口　有脑组织从伤口膨出时,外露的脑组织周围用消毒纱布保护,再用纱布架空包扎,避免脑组织受压。对插入颅腔的致伤物不可贸然晃动或拔出,以免引起颅内大出血。

(4) 病情观察　密切观察病情变化,及时发现和处理并发症。如病人意识障碍进行性加重,出现剧烈呕吐、瞳孔散大,应警惕脑疝可能。

(5) 预防感染　遵医嘱使用抗生素及破伤风抗毒素预防感染。

2) 手术前后护理

(1) 术前护理　①积极止血及补充血容量:若损伤部位出血量大易造成失血性休克,应有效控制出血,快速补充血容量。②病情观察:严密观察病人意识状态、生命体征、瞳孔、神经系统体征等,结合其他临床表现评估病人的病情进展情况。③完善术前准备:除按脑挫裂伤病人护理外,还应做好紧急手术准备。

(2) 术后护理　①术后送 ICU 病房严密监护。②保持呼吸道通畅。③遵医嘱给予降低颅内压的措施。④做好伤口护理和引流管的护理,注意有无颅内再出血和感染迹象。

3) 健康教育

(1) 饮食指导　鼓励清醒病人进食高热量、高蛋白、富含纤维素、富含维生素的饮食。昏迷病人早期给予全胃肠外营养,待病情稳定可给予鼻饲饮食。

(2) 康复指导　神经功能缺损者应继续坚持功能锻炼,进行辅助治疗(高压氧、针灸、理疗、按摩等)。避免搔抓伤口,可用络合碘消毒伤口周围,待伤口痊愈后方可洗头。颅骨缺损者注意保护骨窗局部,外出戴防护帽,尽量少去公共场所。

(3) 复诊指导　出院后 3～6 个月来门诊复查,如出现原有症状加重、头痛、呕吐、抽搐、不明原因发热、手术部位感染等应及时就诊。一般术后半年可行颅骨修补。

(李芳)

目标检测
答案解析

目标检测

1. 急性硬脑膜外血肿病人意识障碍的典型表现是(　　)。

A. 短暂昏迷　　B. 中间清醒期　　C. 无昏迷
D. 昏迷程度时重时轻　　E. 昏迷程度进行性加重

2. 诊断颅底骨折最可靠的临床表现是(　　)。

A. 意识障碍　　B. 头皮出血　　C. 脑脊液漏

D. 颅底骨质凹陷　　E. 生命体征紊乱

3. 以下不符合脑震荡的表现是(　　)。

A. 昏迷时间持续 30 min 以上　　B. 有逆行性遗忘

C. 清醒后可出现头痛、恶心症状　　D. 神经系统检查无阳性体征

E. 脑脊液检查无红细胞

4. 最严重的头皮损伤是(　　)。

A. 头皮裂伤　　B. 皮下血肿　　C. 帽状腱膜下血肿

D. 头皮撕脱伤　　E. 骨膜下血肿

5. 观察颅脑损伤病人生命体征的顺序是(　　)。

A. 脉搏、呼吸、血压　　B. 呼吸、脉搏、血压　　C. 脉搏、血压、呼吸

D. 呼吸、血压、脉搏　　E. 血压、呼吸、脉搏

6. 有关颅前窝骨折描述正确是(　　)。

A. 脑脊液鼻漏，熊猫眼　　B. 脑脊液耳漏，熊猫眼　　C. 面神经损伤

D. 乳突区瘀斑　　E. 无脑脊液漏

7. 有关脑挫裂伤描述错误的是(　　)。

A. 昏迷时间在半小时以上　　B. 局灶症状明显

C. 有脑膜刺激征　　D. 脑脊液检查无红细胞

E. 头痛、恶心、呕吐

8. 病人，女，40 岁，骑车时被汽车撞伤，当即昏迷，20 min 后清醒，对发生事件描述不清。诉头痛，头晕、恶心、欲吐。体检：神志清醒，双侧瞳孔等大，对光反射灵敏，四肢肌张力正常，病理征阴性，腰穿压力不高，CT 未见异常。诊断为脑震荡。该病人的病情观察项目中最重要的是(　　)。

A. 肌张力　　B. 肢体活动　　C. 生命体征　　D. 神志　　E. 瞳孔

9. 病人，男，50 岁，头部被铁器打伤，急诊入院，查体意识不清，面色青紫，有痰鸣音，CT 显示颅内血肿，此时最关键的护理要点是(　　)。

A. 术前准备　　B. 观察病情　　C. 保持呼吸道通畅

D. 药物治疗　　E. 测量生命体征

10. 病人，女，35 岁，因头晕从 2 m 高处坠落，双臂着地，伤后意识清醒，鼻孔有脑脊液漏出，有关脑脊液护理错误的是(　　)。

A. 半坐卧位　　B. 每日清洁鼻腔　　C. 定时冲洗鼻腔

D. 鼻腔松松地放置棉球　　E. 禁止鼻腔滴药

第三节　脑血管性疾病病人的护理

本节 PPT

学习目标

1. 了解颅内动脉瘤、颅内动静脉畸形及脑卒中的概念。
2. 了解颅内动脉瘤及脑卒中的病因、病理生理。
3. 熟悉脑卒中的临床表现和处理原则。
4. 掌握脑血管性疾病病人的护理措施。

导学案例

病人,男,70岁,既往有高血压病病史25年,糖尿病病史10年,平时喜欢抽烟及喝酒。因于家人争吵后出现鼾睡、呼之不醒,急诊入院。查体病人神志不清,瞳孔缩小,双眼凝视患侧,一侧肢体偏瘫,血压140/88 mmHg,呼吸20次/分,脉搏90次/分。问题:

1. 病人可能的临床诊断是什么?
2. 若要明确诊断还需做哪些辅助检查?
3. 病人存在哪些主要的护理问题?
4. 病人的主要护理措施包括哪些?

脑血管性疾病是指由各种脑部血管病变引起的脑功能障碍的一组疾病的总称。其发病率和死亡率都很高,与心血管疾病、恶性肿瘤共同构成严重威胁人类健康的三大疾病。

一、颅内动脉瘤

颅内动脉瘤是颅内动脉壁的囊性膨出,多因动脉壁局部薄弱和血流冲击而形成,极易破裂出血,是蛛网膜下腔出血最常见的原因。本病以40～60岁人群多见,在脑血管意外的发病率中仅次于脑血栓和高血压脑出血。

(一)病因与病理

颅内动脉瘤的病因尚不十分清楚。动脉壁先天性缺陷学说认为,颅内Willis环的动脉分叉处的动脉壁先天性平滑肌缺乏。动脉壁后天性退变学说认为,颅内动脉粥样硬化和高血压,使动脉内弹力板发生破坏,动脉壁逐渐膨出形成囊性动脉瘤。此外,体内感染灶脱落的栓子侵蚀脑动脉壁可形成感染性动脉瘤,头部外伤也可使致动脉瘤的形成。颅内动脉瘤一般呈球状或浆果状,外观紫红色,动脉瘤壁极薄,尤其瘤顶部是最薄的,98%的动脉瘤出血位于瘤顶部。破裂的动脉瘤周围,被血肿包裹,瘤顶破口处与周围组织粘连。根据位置不同颅内动脉瘤可分为如下两种。①颈内动脉系统动脉瘤:约占颅内动脉瘤的90%。②椎基底动脉系统动脉瘤:约占颅内动脉瘤的10%。

(二)临床表现

1. 动脉瘤破裂出血症状 中、小动脉瘤未破裂出血,临床可无任何症状。若由于劳累、情绪激动、用力排便等诱因动脉瘤一旦破裂出血,主要表现为严重的蛛网膜下腔出血,病人可表现为剧烈头痛、呕吐、意识障碍及脑膜刺激症状等,严重者可因急性颅内压增高而引发枕骨大孔疝,导致呼吸骤停。

2. 局灶症状 取决于动脉瘤部位、毗邻解剖结构及动脉瘤大小。小的动脉瘤可无症状。较大的动脉瘤可压迫邻近结构出现相应的局灶症状,如动眼神经麻痹,表现为病侧眼睑下垂、瞳孔散大、眼球内收和上、下视不能,直接和间接对光反射消失。大脑中动脉瘤出血形成血肿压迫,病人可出现偏瘫或失语。巨型动脉瘤压迫视路,病人有视力、视野障碍。

3. 脑血管痉挛 蛛网膜下腔出血可诱发脑血管痉挛,多发生在出血后3～15日,局部血管痉挛只发生在动脉瘤附近,病人症状不明显,广泛脑血管痉挛可致脑梗死,病人出现意识障碍、偏瘫、失语等。

(三)辅助检查

1. 数字减影血管造影(DSA) 确诊颅内动脉瘤的检查方法,可判断动脉瘤的位置、数目、形态、有无血管痉挛。

2. 头部 CT 及 MRI　出血急性期头部 CT 可确诊动脉瘤破裂出血，阳性率很高，根据出血部位初步判断破裂动脉瘤位置。MRI 扫描优于 CT，磁共振血管造影可用于颅内动脉瘤的筛选，可提示动脉瘤部位。

（四）处理原则

1. 非手术治疗　目的是防止出血或再出血，控制脑血管痉挛。主要措施包括适当镇静，卧床休息，维持正常血压。脑血管痉挛时可试用钙离子拮抗剂改善微循环。除肾功能障碍者外，预防动脉瘤破口处再次出血可采用抗纤维蛋白溶解剂氨基己酸。

2. 手术治疗　开颅动脉瘤颈夹闭术可彻底消除动脉瘤，保持动脉瘤的载瘤动脉通畅。高龄、病情危重或不接受手术者，可采用血管内介入治疗。术后均应复查脑血管造影，证实动脉瘤是否消失。

（五）常见护理诊断/问题

（1）意识障碍　与颅内动脉瘤所致颅内出血有关。

（2）知识缺乏　缺乏颅内动脉瘤破裂的相关知识。

（3）潜在并发症：颅内动脉瘤破裂出血、脑血管痉挛、脑梗死。

（六）护理措施

1. 术前护理

（1）预防出血或再次出血　①卧床休息：抬高床头 15°～30°以利于颅内静脉回流，减少不必要的活动。保持病房安静，稳定病人情绪，保证充足睡眠，预防再出血。②控制颅内压：颅内压波动可诱发再出血。应维持颅内压在 100 mmH_2O 左右，避免颅内压增高的诱因。③控制血压：动脉瘤破裂可因血压波动引起，应避免引发血压骤升骤降的因素。由于动脉瘤出血后多伴有动脉痉挛，如血压下降过多可能引起脑供血不足，通常使血压下降 10%即可。密切观察病情，注意血压的变化，避免血压偏低造成脑缺血。

（2）术前准备　除按术前常规准备外，介入栓塞治疗者还应双侧腹股沟区备皮。动脉瘤位于 Willis 环前部的病人，应在术前进行颈动脉压迫试验及练习，以建立侧支循环。实施颈动脉压迫试验压迫 5 min，可用特制的颈动脉压迫试验装置或手指按压患侧颈总动脉，直到同侧颞浅动脉搏动消失。

2. 术后护理

（1）体位　待意识清醒后抬高床头 15°～30°，以利于颅内静脉回流。避免压迫手术伤口，介入栓塞治疗后穿刺点加压包扎，病人卧床休息 24 h，术侧髋关节制动 6 h。搬动病人或为其翻身时，使头颈部成一直线，防止头颈部过度扭曲或震动。

（2）病情观察　密切监测生命体征，其中血压的监测尤为重要。注意观察病人的意识、神经功能状态、肢体活动、伤口及引流情况等，并注意观察有无颅内压增高或再出血的迹象。

（3）一般护理　①给氧，保持呼吸道通畅。②术后当日禁食，次日给予流质或半流质饮食，昏迷病人经鼻饲管提供营养。③保持大便通畅，必要时给予缓泻剂。④加强皮肤护理，防止压疮的发生。

（4）并发症的护理　①脑血管痉挛：因动脉瘤栓塞治疗或手术刺激脑血管而引起，病人主要表现为头痛、短暂的意识障碍、偏瘫、失语等。应早期发现及时处理，可给予尼莫地平改善微循环并注意药物不良反应。②脑梗死：因术后血栓形成或血栓栓塞引起，病人主要表现为一侧肢体无力、偏瘫、意识障碍等，可遵医嘱给予扩血管、扩容、溶栓治疗。

3. 健康教育

（1）生活指导　注意休息，避免情绪激动和剧烈运动。合理饮食，多食蔬菜、水果，保持大便通畅。

（2）用药指导　遵医嘱按时、按量服用降压药物、抗癫痫药物，不可随意减量或停药。

（3）复诊指导　动脉瘤栓塞术后要定期复查脑血管造影。若出现动脉瘤破裂出血表现，如头痛、呕吐、意识障碍等，应及时就诊。

知识拓展

数字减影血管造影的临床应用

数字减影血管造影（DSA）是20世纪80年代初发明的一项医学影像新技术。这项技术是在通常的血管造影过程中应用数字计算机，取人体同一部位两帧不同时刻的数字图像进行处理，去除相同部分，得到只有造影剂显影的血管图像。DSA被广泛应用于脑血管病检查，是确诊动脉瘤、动静脉畸形的最佳手段，不但能提供病变的确切部位，而且可了解病变的范围及严重程度，为手术提供较可靠的客观依据。对于缺血性脑血管疾病也有较高的诊断价值。DSA可清楚地显示动脉管腔狭窄、闭塞、侧支循环建立情况等。由于DSA是有创性检查，不应作为脑血管病首选或常规的检查方法，需要掌握好禁忌证和适应证，并做好术前准备工作。

二、颅内动静脉畸形

颅内动静脉畸形是一团发育异常的病态脑血管，由一支或几支发育异常供血动脉、引流静脉形成的病理脑血管团，其体积随人体发育而生长。颅内动静脉畸形是先天性中枢神经系统血管发育异常所致畸形中最常见的一种类型，可发生于脑的任何部位，多在40岁以前发病，男性稍多于女性。

（一）临床表现

1. 出血　最常见的首发症状。多因畸形血管破裂引起脑内、脑室内和蛛网膜下腔出血。病人在进行体力活动或有情绪波动时发病，可出现剧烈头痛、呕吐、意识障碍等症状；少量出血时症状可不明显。

2. 抽搐　额、颞部颅内动静脉畸形的青年病人多以抽搐为首发症状。可在颅内出血时发生，也可单独出现。与脑缺血、病变周围胶质增生及出血后的含铁血黄素刺激大脑皮质有关。若长期癫痫发作，脑组织缺氧不断加重，可导致病人智力减退。

3. 头痛　一半病人有头痛史，为局部或全头痛，间断性或迁移性。可能与供血动脉、引流静脉及静脉窦扩张有关，或与小量出血、脑积水及颅内压增高有关。

4. 神经功能缺损及其他症状　颅内动静脉畸形周围脑组织缺血萎缩、血肿压迫或合并脑积水所致，病人出现进行性神经功能缺损，表现为运动、感觉、视野及语言功能障碍。

（二）辅助检查

1. 头部CT检查　经加强CT扫描的颅内动静脉畸形可表现为混杂密度区，大脑半球中线结构无移位。在急性出血期CT可以确定出血的部位及程度。

2. 数字减影血管造影　确诊本病的必需手段，可了解畸形血管团大小、范围、供血动脉、引流静脉以及血流速度。

（三）处理原则

手术治疗是最根本的治疗方法，可以去除病灶出血危险，恢复正常脑的血液供应。对位于脑深部重要功能区的颅内动静脉畸形，不适宜手术切除。直径小于3 cm或手术后残存的颅内动静脉畸形可采用立体定向放射治疗或血管内治疗，使畸形血管形成血栓而闭塞。各种治疗后都应复查脑血管造影，了解畸形血管是否消失。

（四）常见护理诊断/问题

（1）有受伤的危险　与癫痫发作有关。

（2）知识缺乏　缺乏颅内动静脉畸形破裂的相关知识。

（3）潜在并发症：颅内出血、颅内压增高、脑疝、癫痫发作。

（五）护理措施

1. 一般护理　保持病房安静，卧床休息；避免各种不良刺激，保持情绪稳定；避免暴饮暴食和酗酒，生活规律。

2. 病情观察　密切观察病人的生命体征，尤其是血压及颅内压变化情况，以预防颅内出血。

3. 用药护理　病人有高血压或癫痫发作时，遵医嘱使用降压药物或抗癫痫药物。尤其癫痫大发作时要保持呼吸道通畅，防止舌咬伤等意外发生。

4. 介入栓塞治疗护理　病人介入栓塞治疗术后卧床休息 24 h，术侧髋关节制动 6 h，观察足背动脉搏动、肢体温度、伤口敷料有无渗血等情况。

三、脑卒中

脑卒中是各种原因引起的脑血管疾病急性发作，造成脑的供应动脉狭窄或闭塞及非外伤性的脑实质性出血，包括缺血性脑卒中及出血性脑卒中，前者发病率高于后者。部分脑卒中病人需要外科治疗。

（一）病因

1. 缺血性脑卒中　发病率占脑卒中的 60%～70%，多见于 40 岁以上者。主要原因是在动脉粥样硬化基础上发生脑血管痉挛或血栓形成，导致脑的供血动脉狭窄或闭塞。诱因是使血流缓慢和血压下降的因素，故病人常在睡眠中发病。

2. 出血性脑卒中　多发生于 50 岁以上的高血压动脉硬化病人，男性多于女性，是高血压病死亡的主要原因。诱因是剧烈活动或情绪激动使血压突然升高，诱发粟粒状微动脉瘤破裂导致出血。

（二）病理生理

1. 缺血性脑卒中　脑动脉闭塞后，该动脉供血区的脑组织可发生缺血性坏死，同时出现相应的神经功能障碍及意识改变。闭塞部位以颅内的颈内动脉和大脑中动脉为多见，基底动脉和椎动脉次之。

2. 出血性脑卒中　出血多位于基底节壳部，可向内扩延至内囊部。随着出血量的增加可形成血肿，压迫脑组织，造成颅内压增高甚至脑疝。血肿也可沿其周围神经纤维束扩散，导致神经功能障碍，早期清除血肿后这种功能障碍可恢复。脑干内出血或血肿如破入相邻脑室，则后果严重。

（三）临床表现

1. 缺血性脑卒中　根据脑动脉狭窄和闭塞后，神经功能障碍的轻重以及症状持续时间的长短分为三种类型。

（1）短暂性脑缺血发作　神经功能障碍的持续时间不超过 24 h，颈内动脉缺血表现为突发的单侧肢体无力、感觉麻木、一过性黑蒙及失语等；椎动脉缺血则表现为以眩晕、耳鸣、听力障碍、复视、步态不稳及猝倒等。症状时续时断，可反复发作，自行缓解，大多不留后遗症，脑内无明显梗死灶。

（2）可逆缺血性神经功能缺陷　发病与短暂性脑缺血发作相似，但神经功能障碍持续时间超过 24 h，可达数日或数十日，最后可逐渐完全恢复。

（3）完全性脑卒中　症状较上述两种类型严重，常伴意识障碍，脑部有明显的梗死灶，神经功能障碍长期不能恢复。

2. 出血性脑卒中　突然出现意识障碍和偏瘫，重症者可出现昏迷、完全性瘫痪、去皮质强直、生命体征紊乱。出血性脑卒中可分为以下三级。

（1）Ⅰ级　轻型病人意识尚清或浅昏迷，轻度偏瘫。

Note

(2) Ⅱ级　中型病人意识完全昏迷,完全性偏瘫,两侧瞳孔等大或仅轻度不等。

(3) Ⅲ级　重型病人意识深昏迷,完全性偏瘫及去大脑强直,双侧瞳孔散大,生命体征明显紊乱。

(四)辅助检查

1. 缺血性脑卒中　脑血管造影可发现病变的部位、性质、范围及程度;急性脑卒中后 24～48 h,头部 CT 可显示缺血病灶;MRI 比 CT 敏感;磁共振血管造影(MRA)可显示不同部位脑动脉狭窄、闭塞或扭曲;颈动脉超声检查和经颅多普勒超声探测,有助于诊断颈内动脉起始段和颅内动脉狭窄、闭塞。

2. 出血性脑卒中　急性脑出血首选 CT 检查,CT 可准确定位急性脑出血,表现为高密度影区。

(五)处理原则

1. 缺血性脑卒中　一般先行非手术治疗,包括卧床休息、扩血管、抗凝、血液稀释疗法及扩容治疗等。脑动脉完全闭塞者,应在 24 h 内行颈动脉内膜切除术、颅外-颅内动脉吻合术等手术治疗,以改善病变区的血供情况。

2. 出血性脑卒中　经绝对卧床休息、控制血压、止血、脱水、降颅压等非手术治疗后,病情仍继续加重时应考虑开颅血肿清除术,或锥颅穿刺血肿抽吸加尿激酶溶解碎吸引流术等手术治疗。出血破入脑室及内侧型颅内血肿病人,手术效果欠佳,若病情过重如深昏迷、双侧瞳孔散大或年龄过大、伴重要脏器功能不全者,不宜手术治疗。

知识拓展

颈动脉内膜切除术

颈动脉内膜切除术(CEA),采用手术切开颈内动脉壁,直接取出动脉管腔内的动脉硬化斑块,重塑颈内动脉,预防脑卒中发作,适用于颅外段颈内动脉严重狭窄(狭窄超过50%),狭窄部位在下颌骨角以下,手术可及者。

(六)护理评估

1. 术前评估

(1) 健康史　①一般情况:评估病人的年龄、性别和职业。本次发病的原因、特点和经过。②既往史:评估病人有无高血压、颅内动静脉畸形、颅内动脉瘤、动脉粥样硬化、创伤等病史。③家族史:评估有无高血压、脑血管性疾病家族史。

(2) 身体状况　①局部状况:评估病人有无进行性颅内压增高及脑疝症状,有无神经系统功能障碍,是否影响病人自理能力,有无发生意外伤害的危险。②全身状况:评估病人的生命体征、意识状态、瞳孔、肌力及肌张力、感觉功能、深浅反射及病理反射等,是否有水、电解质及酸碱平衡失调,包括营养状况及重要脏器功能。③辅助检查:了解脑血管造影、CT、MRI 等检查的结果。

(3) 心理-社会状况　了解病人及其家属有无焦虑、恐惧不安等情绪。评估病人及其家属对手术治疗有无思想准备,对手术治疗方法、目的和预后有无充分了解。

2. 术后评估　评估手术方式、麻醉方式及术中情况;了解引流管放置的位置、目的及引流情况;观察有无并发症的迹象。

(七)常见护理问题

(1) 躯体移动障碍　与脑组织缺血或脑出血有关。

(2) 急性疼痛　与开颅手术、血性脑脊液对脑膜的刺激以及颅内压增高有关。

(3) 潜在并发症:颅内出血、中枢性高热、感染、颅内压增高及脑疝、脑脊液漏、癫痫发作等。

(八) 护理目标

(1) 病人肢体活动能力逐渐恢复。

(2) 病人自述疼痛减轻,舒适感增强。

(3) 病人未发生并发症,或并发症得到及时发现与处理。

(九) 护理措施

1. 术前护理　手术治疗前除常规护理外,还应遵医嘱采取控制血压、减轻脑水肿、降低颅内压、促进脑功能恢复的措施;在溶栓、抗凝治疗期间,注意观察药物效果及不良反应。

2. 术后护理

1) 一般护理

(1) 饮食　鼓励病人进食,有吞咽障碍者应鼻饲流质;防止进食时误吸,导致窒息或肺部感染;面瘫病人进食时食物易残留于麻痹侧口颊部,需要及时清理。

(2) 防止意外损伤　肢体无力或偏瘫者,应加强生活护理,防止坠床、跌倒等意外损伤的发生。

(3) 促进沟通　对语言、视力、听力障碍者采取不同的有效沟通方法,及时了解病人需求,并给予满足。

(4) 促进肢体功能恢复　病人卧床期间,定时翻身,保持肢体处于功能位,并在病情稳定后及早进行肢体被动或主动的康复功能训练。

2) 病情观察　密切观察病人生命体征、意识、瞳孔变化、肢体活动、神经功能状态等,及时判断病人有无病情加重及颅内压增高的迹象。

3) 缓解疼痛　病人术后若出现头痛,应了解头痛的原因、性质和程度,并给予对症处理。

(1) 切口疼痛　多发生于术后 24 h 内,给予一般镇痛药物可缓解,但禁用吗啡或哌替啶。

(2) 颅内压增高所引起的头痛　多发生在术后 2～4 日脑水肿高峰期,常为搏动性头痛,严重时有烦躁不安、呕吐,伴有意识、生命体征改变、进行性瘫痪等。可给予脱水剂、激素等药物治疗来缓解头痛。

(3) 术后血性脑脊液刺激脑膜引起的头痛　应早期行腰椎穿刺引流出血性脑脊液,既可以减轻脑膜刺激症状,还可降低颅内压,缓解头痛。但明显颅内压增高者禁忌使用。

4) 并发症的护理

(1) 颅内出血　术后最危险的并发症,多发生在术后 24～48 h。主要原因是术中止血不彻底或电凝止血痂脱落;也可因病人呼吸道不通畅、躁动不安、用力挣扎等引起颅内压骤然增高而导致出血。病人表现为意识清楚后又逐渐嗜睡、反应迟钝甚至昏迷。不同部位的出血临床表现也各异,如大脑半球手术后出血常有幕上血肿表现,或出现颞叶钩回疝征象;颅后窝手术后出血具有幕下血肿特点,常有呼吸抑制甚至枕骨大孔疝表现;脑室内出血可有高热、抽搐、昏迷及生命体征紊乱。故术后应严密观察,避免颅内压增高的因素。一旦发现病人有颅内出血征象,应及时报告医生,并做好再次手术止血的准备。

(2) 中枢性高热　因下丘脑、脑干及上颈髓病变和损害可使体温调节中枢功能紊乱而引起。临床以高热多见,偶有体温过低者。中枢性高热多出现于术后 12～48 h,病人体温可达 40 ℃以上,常伴有意识障碍、瞳孔缩小、脉搏快速、呼吸急促等自主神经功能紊乱症状。一般物理降温效果差,应及时采用亚低温冬眠治疗。

(3) 术后感染　常见的术后感染有切口感染、肺部感染及脑膜脑炎。严重的切口感染可波及骨膜,甚至发生颅骨骨髓炎和脑膜脑炎。肺部感染可因高热及呼吸功能障碍加重脑水肿;脑膜脑炎常继发于开放性颅脑损伤后,或因切口感染伴脑脊液外漏而致颅内感染。主要表现为术后 3～4 日外科热消退之后再次出现高热,或术后体温持续升高,伴头痛、呕吐、意识障碍,甚至出现谵妄和抽搐,脑膜刺激征阳性。腰椎穿刺可见脑脊液混浊、脓性、白细胞计数升高。预防脑卒中手术后感染的主要措施包括常规使用抗生素、严格执行无菌操作、加强营养及基础护理。

(4) 颅内压增高、脑疝　病人术后均有脑水肿反应,应适当控制输液量和输液速度;遵医嘱按时使用脱水剂和激素;观察生命体征、意识状态、瞳孔及肢体活动状况等;监测颅内压变化;及时处理咳嗽、便秘、躁动等使颅内压增高的因素,从而避免诱发脑疝。

(5) 脑脊液漏　注意观察切口敷料及引流情况。一旦发现有脑脊液漏,及时通知医生妥善处理。病人取半卧位、抬高头部以减少漏液;为防止颅内感染,使用无菌绷带包扎头部,枕部垫无菌治疗巾并经常更换,定时观察有无浸湿,并在敷料上标记浸湿范围,以估计脑脊液漏出量。

(6) 癫痫发作　多发生在术后2～4日脑水肿高峰期,因术后脑组织缺氧及皮层运动区受激惹所致。在脑水肿消退、脑循环改善后,癫痫常可自愈。主要措施包括对拟做皮层运动区及其附近区域手术者,术前常规给予抗癫痫药物以预防。癫痫发作时,应及时给予抗癫痫药物控制;病人卧床休息,给氧,保证睡眠,避免情绪激动;注意保护病人,避免意外受伤。

3. 健康教育

(1) 加强功能锻炼　康复训练应在病人病情稳定后及早开始,包括肢体的被动及主动运动、语言能力及记忆力;教会病人自我护理方法,如翻身、起坐、穿衣、行走及上下轮椅等,尽早、最大限度地恢复其生活自理及工作能力,早日回归社会。

(2) 避免再出血　出血性脑卒中病人要避免导致再出血的诱发因素。高血压病人应特别注意气候变化,规律服药,避免情绪波动及精神紧张,将血压控制在适当水平,切忌血压忽高忽低。一旦发现异常应及时就诊。

(李芳)

目标检测

目标检测答案解析

1. 颅内动脉瘤多见于(　　)。

A. 40～60岁的中老年人　　B. 60～70岁的老年人

C. 10～20岁的青年人　　D. 20～30岁的中青年人

E. 5～10岁的儿童

2. 颅内动静脉畸形最常见的临床表现是(　　)。

A. 癫痫　　B. 头痛　　C. 运动障碍　　D. 脑疝　　E. 出血

3. 高血压性脑出血最好发的部位是(　　)。

A. 脑干　　B. 基底节壳部　　C. 脑室　　D. 脑桥　　E. 小脑

4. 出血性脑卒中最常见的原因是(　　)。

A. 头部外伤　　B. 动静脉畸形

C. 高血压脑动脉硬化　　D. 颅内动脉瘤

E. 脑脓肿破裂

5. 蛛网膜下腔出血的典型表现是(　　)。

A. 剧烈头痛、呕吐、脑膜刺激症状　　B. 头痛、昏迷

C. 颈项强直、偏瘫　　D. 双侧瞳孔缩小,对光反应迟钝

E. 神志清楚,口角歪斜

6. 颅内动脉瘤破裂出血是造成(　　)。

A. 硬脑膜外血肿的首因　　B. 颅内出血的首因

C. 硬脑膜下出血的首因　　D. 蛛网膜下腔出血的首因

E. 皮下出血的首因

7. 关于短暂性脑缺血发作，描述错误的是(　　)。

A. 突然发病　　B. 可有猝倒　　C. 持续时间短暂　　D. 可有眩晕　　E. 常有后遗症

8. 病人，男，高血压病病史 10 年，与同事争吵后突然剧烈头痛、呕吐，查血压 190/95 mmHg，该病人最容易发生(　　)。

A. 颅内血肿　　B. 脑出血　　C. 癫痫　　D. 颅内感染　　E. 脑缺氧

9. 病人，男，以“脑出血”收住入院。查体：呼吸深慢，左侧肢体不能动，对疼痛刺激无反应，小便失禁，下列护理应采取的措施是(　　)。

A. 保持安静，暂避免搬运　　B. 保持呼吸道通畅

C. 立即建立静脉通路　　D. 吗啡镇静

E. 病情稳定后可给予鼻饲

第四节　颅内和椎管内肿瘤病人的护理

本节 PPT

学习目标

1. 了解颅内肿瘤及椎管内肿瘤的病因、病理生理。
2. 熟悉颅内肿瘤及椎管内肿瘤的临床表现和处理原则。
3. 掌握颅内和椎管内肿瘤病人的护理措施。

导学案例

病人，女，60 岁，因间断性头痛、头晕 5 年，加重伴恶心、呕吐 7 日，抽搐发作 1 次入院，病人 5 年前无明显诱因出现前额部钝痛，发热或咳嗽时疼痛加重，7 日前因生气后头痛加重，并抽搐一次，发作时意识丧失，小便失禁，眼球上翻，持续 3 min 后自行缓解。入院后体格检查未发现异常，头颅 CT 显示右额部有占位性病变，考虑为“神经胶质瘤”。问题：

1. 护士应从哪些方面评估病人？
2. 病人存在哪些主要的护理问题？
3. 病人的主要护理措施包括哪些？

一、颅内肿瘤

颅内肿瘤又称脑瘤，是神经外科常见的肿瘤之一，可分为原发性颅内肿瘤和继发性颅内肿瘤两大类。原发性颅内肿瘤发生于脑组织、脑膜、脑神经、垂体、血管及残余胚胎组织等；继发性颅内肿瘤是身体其他部位恶性肿瘤转移到颅内的肿瘤。可发生于任何年龄，以 20～50 岁多见，男性略高于女性。儿童和青少年颅内肿瘤病人以后颅窝和中线部位的肿瘤多见，如髓母细胞瘤、颅咽管瘤等。成年颅内肿瘤病人多为胶质细胞瘤，其次为脑膜瘤、垂体瘤和听神经瘤等。老年颅内肿瘤病人多为胶质细胞瘤和脑转移瘤。

Note

（一）病因与病理

颅内肿瘤的发病原因与身体其他部位的肿瘤一样，目前尚不完全清楚。研究表明，细胞染色体上存在着癌基因以及各种后天诱因，均可导致颅内肿瘤的发生。诱发颅内肿瘤的后天因素包括电磁辐射、神经系统致癌物、过敏性疾病和病毒感染等。头部外伤与脑膜瘤形成有关联。胚胎发育中一些细胞或组织残留在颅内，分化生长成肿瘤，如颅咽管瘤、脊索瘤和畸胎瘤等。

颅内肿瘤发病部位以大脑半球最多，其次为蝶鞍、鞍区周围、小脑脑桥角、小脑、脑室及脑干。一般不向颅外转移，但既可在颅内直接向邻近正常脑组织浸润扩散，也可随脑脊液的循环通道转移。脑瘤的预后与病理类型、病期及生长部位关系密切。

（二）分类

1.原发性颅内肿瘤

1）神经上皮组织肿瘤　来源于神经上皮胶质细胞和神经元细胞，又称胶质瘤，是颅内最常见的恶性肿瘤，占颅内肿瘤的40%～50%。

(1) 星形细胞瘤　胶质瘤中最常见的类型，占胶质瘤的21.2%～51.6%，恶性程度较低，生长缓慢。肿瘤呈实质性者与周围组织分界不清，多位于大脑半球，常不能彻底切除，术后易复发，需辅以放射治疗及化学治疗；囊性肿瘤具有分界较清楚的囊壁和结节，如能完全切除则可根治。

(2) 胶质母细胞瘤　约占胶质瘤的20%，为胶质瘤中恶性程度最高的肿瘤，多位于大脑半球，肿瘤呈浸润性生长，病程进展快。病人主要表现为颅内高压症状和神经功能障碍。对放射治疗、化学治疗均不敏感，生存时间短。

(3) 少枝胶质细胞瘤　占胶质瘤的3%～12%，多位于两大脑半球白质内，肿瘤生长较慢，与正常脑组织分界较清楚。50%～80%以癫痫为首发症状，易误诊为原发性癫痫。可手术切除，但术后易复发，需术后放射治疗及化学治疗。

(4) 室管膜瘤　好发于儿童和青年，占胶质瘤的5%～6%，肿瘤与周围脑组织分界尚清楚，有种植性转移倾向，病人多伴有颅内压增高、眩晕、共济失调。术后需放射治疗和化学治疗。

(5) 髓母细胞瘤　好发于2～10岁儿童，肿瘤多位于后颅窝中线部位，因阻塞第四脑室及导水管下端可导致脑积水，病人主要表现为恶心呕吐、行走困难、头围增大、颅缝裂开。对放射治疗敏感。

2）脑膜瘤　占颅内原发肿瘤的14.4%～19.0%，良性居多，生长缓慢，病程长，呈膨胀性生长，多位于大脑半球矢状窦旁、大脑凸面、蝶骨嵴和鞍结节等。病人多以头痛、癫痫为首发症状，根据肿瘤的位置不同，还可出现视野、视力、嗅觉、听觉障碍和肢体运动障碍等。脑膜瘤有完整的包膜，压迫嵌入脑实质内。脑膜瘤对放射治疗及化学治疗效果不明显，可采取手术彻底切除以预防复发。

3）垂体腺瘤　为来源于垂体前叶的良性肿瘤，约占颅内肿瘤的10%，好发年龄为青壮年，对病人生长、发育、劳动能力、生育功能有严重损害。根据腺瘤内分泌功能分类，垂体腺瘤主要有以下几种。①泌乳素腺瘤(PRL瘤)：主要表现为女性停经、泌乳、不育等，男性性欲减退、阳痿、毛发稀少等。②生长激素腺瘤(GH腺瘤)：在青春期前发病者表现为巨人症，成年后发病表现为肢端肥大症。③促肾上腺皮质激素腺瘤(ACTH腺瘤)：主要表现为皮质醇增多症，可引起全身脂肪、蛋白质代谢和电解质紊乱。④其他类型：如促甲状腺瘤(TSH腺瘤)、混合性激素分泌瘤等。手术摘除是首选的治疗方法，生长激素腺瘤对放射线较敏感，溴隐亭治疗泌乳素腺瘤效果较好。

4）颅咽管瘤　为胚胎期颅咽管的残余组织发生的良性先天性肿瘤，多位于鞍上区，占颅内肿瘤的2.5%～4%，多见于儿童及青少年，发病高峰年龄在5～10岁。主要表现为视力障碍、视野缺损、尿崩症、侏儒症、肥胖及发育迟缓等。成年男性有性功能障碍，女性有月经不调。首选手术治疗，对于不能达到全切除的颅咽管瘤，术后需给予放射治疗。

5）听神经瘤　发生于第Ⅷ脑神经前庭支上的良性肿瘤，占颅内肿瘤的8%～10%。位于桥脑小脑角内，可出现患侧高频耳鸣、神经性耳聋、前庭功能障碍、同侧三叉神经、面神经受累及小脑功能受损症状。治疗以手术切除为主，肿瘤小于 3.0 cm 者可行立体放射治疗。

2. 转移性肿瘤　多来源于肺、乳腺、甲状腺、消化道等部位的恶性肿瘤，多位于幕上脑组织内，男性多于女性。部分病人以颅内转移灶为首发症状，诊断为转移瘤后才在其他部位找出原发病灶。确定为脑转移瘤后要寻找原发病灶。伴颅内压增高单发转移瘤应尽早手术，术后辅以放射治疗和化学治疗。

（三）临床表现

颅内肿瘤的临床表现取决于病变部位及肿瘤的组织生物学特性，主要表现为颅内压增高、局灶性症状与体征两部分。

1. 颅内压增高　约 90% 以上的病人可出现颅内压增高的症状和体征，主要由于肿瘤占位效应、瘤周脑水肿和脑脊液循环受阻出现脑积水所引起。

（1）头痛　颅后窝肿瘤可导致病人枕、颈部疼痛并向眼眶放射，头痛程度随病情进展逐渐加重。幼儿因颅缝未闭或颅缝分离可无明显头痛，老年人因脑萎缩，头痛症状可能出现的较晚。

（2）呕吐　呈喷射状，多伴有恶心，肿瘤压迫呕吐中枢或迷走神经受到刺激后导致呕吐出现早且严重。

（3）视神经乳头水肿　是颅内压增高的客观体征，早期无视力减退或仅为一过性视力下降，随着视神经乳头水肿持续时间延长可发展为视神经乳头萎缩、视野向心性缩小，甚至失明。

（4）其他症状　复视、头晕、猝倒、意识障碍及生命体征紊乱等。

2. 局灶性症状与体征　局灶性症状是颅内肿瘤引起的局部神经功能紊乱。可因不同部位的颅内肿瘤对脑组织的直接刺激、压迫和破坏不同而临床表现各异。如癫痫发作、意识障碍、进行性运动障碍或感觉障碍、精神障碍、视力或视野障碍、语言障碍及共济运动失调等。

（四）辅助检查

1. 颅骨 X 线检查　可见肿瘤区颅骨增生变厚或骨质破坏，病灶周围严重的脑水肿。

2. 头部 CT 或 MRI 检查　该检查是诊断颅内肿瘤的首选方法，不仅能明确诊断，而且能确定肿瘤的位置、大小及肿瘤周围组织情况。若发现垂体腺瘤，还需做血清内分泌激素测定以确诊。

3. 脑电图及脑电地形图检查　对于大脑半球凸面肿瘤或病灶具有较高的定位价值，但对于中线、半球深部和幕下的肿瘤诊断困难。

4. 正电子发射断层扫描(PET)　可早期发现肿瘤，判断颅内肿瘤的恶性程度，动态监测肿瘤的恶变和复发。

（五）处理原则

1. 非手术治疗

（1）降低颅内压　为缓解症状，争取手术治疗时间，可采取脱水治疗、激素治疗、脑脊液外引流以及防止颅内压增高的综合治疗措施。

（2）放射治疗　适用于肿瘤位于脑部重要功能区或部位深不宜手术者，或全身情况差、不能耐受手术者及对放射治疗较敏感者的颅内肿瘤。包括常规放射、立体定向放射及放射性核素内放射治疗等。

（3）化学治疗　逐渐成为重要的综合治疗手段之一，但在化学治疗过程中需防颅内压增高、肿瘤坏死出血及骨髓造血功能抑制等不良反应。目前，常用的化疗药物有替莫唑胺、卡氮芥等。

（4）其他治疗　如免疫治疗、基因治疗及中医药治疗等。

2. 手术治疗　手术是治疗颅内肿瘤最直接、最有效的方法。手术方式包括肿瘤切除术、内减压术、外减压术和脑脊液分流术等。

Note

知识拓展

立体定向放射外科的临床应用

立体定向放射外科是现代神经外科学的一个重要分支，最早由瑞典著名神经外科专家Leksell于1951年提出，这种方法主要是通过高能射线定向照射，达到外科手术损毁或去除病灶组织的目的。目前所采用的设备主要有γ-刀、X-刀、粒子束射线和射波刀。与传统神经外科相比，立体定向放射具有以下优点：治疗无创伤、切口、出血，也没有感染等手术常见的并发症，治疗时间短。

(六) 护理评估

1. 术前评估

(1) 健康史

①一般情况：评估病人的年龄、性别、职业、营养状况、康复功能状况、生活自理状况等情况。了解本次发病的特点和经过。

②既往史：评估既往有无肺癌及乳腺癌等其他部位肿瘤、过敏性疾病、头部外伤、电磁辐射、接触神经系统致癌物和病毒感染等病史。

③家族史：评估家族中有无颅内肿瘤病史。

(2) 身体状况

①局部状况：有无进行性颅内压增高及脑疝症状，有无神经系统定位症状和体征，如精神症状、癫痫发作、运动障碍、感觉障碍、失语、视野改变、视觉障碍、各种脑神经功能障碍等。

②全身状况：评估病人的生命体征、意识状况、瞳孔、肌力及肌张力、运动感觉功能等。评估病人的自理能力，有无复视、头晕、猝倒等症状。

③辅助检查：了解头颅X线、CT、MRI、PET等检查结果。

(3) 心理-社会状况　了解病人及其家属对颅内肿瘤的认识和期望值，对治疗方法、目的和预后的认知程度，家属对病人的关心及支持程度，家庭对手术的经济承受能力。

2. 术后评估　评估病人手术方式、麻醉方式及术中情况；了解引流管放置位置是否正确，引流管是否通畅，引流的量、颜色与性状等；观察有无并发症迹象；评估病人的术后心理-社会状况。

(七) 常见护理问题

(1) 脑组织灌注异常　与颅内压增高有关。

(2) 自理缺陷　与肿瘤压迫导致肢体瘫痪及开颅手术有关。

(3) 有受伤的危险　与意识障碍及共济失调等有关。

(4) 焦虑/恐惧　与疾病引起的不适及担心预后有关。

(5) 潜在并发症：颅内出血、颅内压增高及脑疝、颅内积液和假性囊肿、中枢性高热、脑脊液漏、癫痫发作、尿崩症等。

(八) 护理措施

1. 术前护理

(1) 一般护理　①卧床休息，抬高床头15°～30°，以利于颅内静脉回流，降低颅内压。②改善全身营养状况，给予营养丰富、易消化食物，对于不能进食或有呛咳者，应鼻饲流质，必要时输液补充营养。③避免剧烈咳嗽、用力排便，防止颅内压增高。便秘时可使用缓泻剂，禁止灌肠。

(2) 病情观察　严密观察病人生命体征变化、意识状态改变、有无进行性颅内压增高及脑疝症状，有无神经系统定位症状和体征等。

Note

(3) 安全护理　肢体无力或偏瘫者防止跌倒或坠床；对于存在意识障碍、躁动、癫痫发作等症状者，应采取相应措施来预防意外伤害的发生。对于语言、视觉、听觉障碍及面瘫者，采取不同的沟通方法，及时了解病人需求，并给予满足。

(4) 心理护理　了解病人的心理状态，适当进行心理疏导。向病人及其家属讲解疾病相关知识及预后情况，消除病人的焦虑情绪，使其能积极配合治疗和护理。

(5) 术前准备　协助医生做好各项检查，并做好术前相关准备，经口鼻蝶窦入路手术的病人术前还需剃胡须及剪鼻毛。

2. 术后护理

(1) 体位　幕上开颅术后病人应取健侧卧位，幕下开颅术后早期宜取去枕侧卧或侧俯卧位，避免切口受压。经口鼻蝶窦入路术后取半卧位，以利于伤口引流。体积较大的肿瘤切除后，因颅腔留有较大空隙，24～48 h 内手术区应保持高位，以免突然翻动时脑和脑干移位，引起大脑上静脉撕裂、硬脑膜下出血或脑干功能衰竭。搬动病人或为其翻身时，应有人扶持头部，使头颈部在一条直线上，防止头颈部过度扭曲或震动。

(2) 饮食护理　术后第 2 日起可酌情给予流食，以后逐渐过渡到普食。颅后窝手术或听神经瘤手术后，因舌咽、迷走神经功能障碍而发生吞咽困难、饮水呛咳者，严禁经口进食，采用鼻饲供给营养，待吞咽功能恢复后逐渐练习进食，并逐渐过渡到普食。

(3) 口腔护理　经口鼻蝶窦入路手术者，术后还应加强口腔护理。

(4) 并发症的观察和护理

①颅内出血：颅内出血是颅脑手术后最危险的并发症，多发生于术后 24～48 h 内，病人表现为意识清醒后又逐渐嗜睡甚至昏迷。术后应密切观察病人的意识状态，一旦发现有颅内出血征象，应及时报告医生，并做好再次手术止血的准备。

②颅内压增高：主要原因是周围脑组织损伤、肿瘤切除后局部血流改变、术中牵拉所致脑水肿。术后密切观察病人的生命体征、颅内压、意识、瞳孔及肢体功能的变化，若有颅内压增高征象可遵医嘱立即给予脱水及激素治疗等，以降低颅内压。

③颅内积液或假性囊肿：颅内肿瘤术后，在残留的创腔内放置引流物称为创腔引流。目的是将手术残腔内的血性液体和气体引流出来，使残腔逐步闭合，减少局部积液或形成假性囊肿。护理时应注意以下几点：a. 妥善放置引流瓶：术后早期，创腔引流瓶（袋）置于头旁枕上或枕边，高度与头部创腔保持一致，以保证创腔内一定的液体压力，避免脑组织移位。另外，创腔内暂时积聚的液体可稀释渗血、防止渗血形成血肿。当创腔内压力增高时，血性液体仍可自行流出。术后 48 h 内，不可随意放低引流瓶（袋），以免腔内液体被引流出致脑组织迅速移位，撕破大脑上静脉，引起颅内血肿。若术后早期引流量多，应适当抬高引流瓶（袋）。48 h 后，可将引流瓶（袋）略放低，以较快引流出腔内液体，减少局部残腔。b. 拔管：引流管放置 3～4 日，一旦血性脑脊液转清，即可拔出引流管，以免形成脑脊液漏。

④脑脊液漏：注意观察鼻、耳等处有无脑脊液漏。经鼻蝶窦入路术后多见脑脊液鼻漏，应保持鼻腔清洁，严禁堵塞鼻腔，避免鼻腔冲洗，禁止鼻腔滴药及鼻腔吸痰。若出现脑脊液漏，及时通知医生，并做好相应护理。

⑤尿崩症：主要发生于鞍上手术后，如垂体腺瘤、颅咽管瘤等手术涉及下丘脑影响血管升压素分泌所致。病人可出现多尿、多饮、口渴，每日尿量大于 4000 mL，尿比重低于 1.005。遵医嘱可给予神经垂体素治疗，并准确记录出、入水量，根据尿量的增减和血清电解质的水平调节用药剂量。尿量增多时须注意补钾，每 1000 mL 尿量补充 1 g 氯化钾。

⑥其他并发症：如癫痫发作、术后感染、中枢性高热等并发症的护理参见本章第三节脑卒中病人术后并发症护理内容。

(5) 康复训练　术后早期开展康复训练，可减轻病人功能障碍的程度，提高病人的生活质量。

Note

在生命体征稳定 48 h 后，在医护人员的指导下病人可逐步进行功能训练，内容包括防止关节挛缩的训练、吞咽功能训练及膀胱功能训练等。

3. 健康教育

(1) 生活指导　鼓励病人保持积极、乐观的心态，避免情绪激动。

(2) 饮食指导　给予高热量、高蛋白、富含纤维素、低脂肪、低胆固醇饮食，少食动物脂肪、腌制品；限制烟酒、浓茶、咖啡、辛辣等刺激性食物。

(3) 康复指导　可针对病人不同类型的神经功能缺损或肢体活动障碍者进行相应的辅助治疗，以恢复病人的自理能力，早日回归社会。如：①肢体瘫痪：保持功能位，防止足下垂，瘫痪肢体各关节被动屈伸运动，练习行走，防止肌萎缩。②听力障碍：尽量不单独外出，以免发生意外，必要时可配备助听器，或随身携带纸笔。③视力障碍：注意防止烫伤、摔伤等。④步态不稳：继续进行平衡功能训练，外出需有人陪同，以防摔倒。⑤面瘫、声音嘶哑：要注意口腔卫生，避免病人食用过硬、不易咬碎或易致误吸的食物，不要用吸管进食或饮水，以免误入气管引起呛咳和窒息。⑥眼睑闭合不全者：遵医嘱使用抗生素眼药水，外出时需戴墨镜或眼罩保护，以防阳光和异物伤害，夜间睡觉时可用湿纱布覆盖眼睛或涂眼膏，以免眼睛干燥。

(4) 用药指导　遵医嘱按时、按量服药，不可突然停药、改药及增减药量，尤其是抗癫痫、抗感染、脱水剂、激素治疗，以免加重病情。

(5) 就诊指导　若有症状如头痛、恶心、呕吐、抽搐、不明原因持续高热、肢体乏力、麻木、视力下降等异常情况应及时就诊。手术 3～6 个月后门诊常规复查 CT 或 MRI。

二、椎管内肿瘤

椎管内肿瘤又称脊髓肿瘤，是指发生在脊髓本身及椎管内与脊髓邻近的组织(脊神经根、硬脊膜、脂肪组织、血管、先天性残留组织等)的原发性肿瘤或继发性肿瘤的总称。椎管内肿瘤约占原发性中枢神经系统肿瘤的 15%，可发生于任何年龄，以 20～50 岁多见，除脊膜瘤外，椎管内肿瘤男性发病率略高于女性。肿瘤可发生于椎管的颈髓至马尾的任何节段，以胸段者最多，颈、腰段次之。

(一) 分类

根据肿瘤与硬脊膜及脊髓的关系，椎管内肿瘤可分为硬脊膜外肿瘤、髓外硬脊膜下肿瘤、髓内肿瘤三大类，其中髓外硬脊膜下肿瘤最常见，约占椎管内肿瘤 51%，多为良性。

(二) 临床表现

随着肿瘤体积的增大，脊髓和神经根受到肿瘤的进行性压迫和损害，病程可分为根性痛期、脊髓半侧损害期、不全截瘫期和截瘫期四个期。

1. 神经根性痛　早期最常见症状，主要表现为神经根痛，疼痛部位与肿瘤所在平面的神经分布一致，咳嗽、打喷嚏和用力排便时加重，部分病人可出现夜间痛和平卧痛。

2. 感觉障碍　感觉纤维受压时则表现为感觉减退和感觉错乱，被破坏后则感觉丧失。髓外肿瘤从一侧挤压脊髓移位，形成脊髓半侧损害综合征，表现为肿瘤平面以下同侧肢体瘫痪和深感觉消失，对侧痛温觉缺失。髓内肿瘤沿脊髓前、后中线生长对称压迫脊髓，一般不出现脊髓半侧损害综合征。

3. 肢体运动障碍及反射异常　肿瘤压迫神经前根或脊髓前角，可出现支配区肌群下位运动神经元瘫痪。肿瘤压迫脊髓，使肿瘤平面以下的锥体束向下传导受阻，表现为上位运动神经元瘫痪。

4. 自主神经功能障碍　最常见膀胱和直肠功能障碍。肿瘤平面以下躯体少汗或无汗，腰骶节段的肿瘤使膀胱反射中枢受损产生尿潴留，但当膀胱过度充盈后尿失禁。骶节以上脊髓受压时产生便秘，骶节以下脊髓受压时肛门括约肌松弛，发生稀粪不能控制流出。

5. 其他　髓外硬脊膜下肿瘤出血导致脊髓蛛网膜下隙出血。高颈段或腰骶段以下肿瘤，阻碍脑脊液的循环和吸收，导致颅内压增高。

Note

（三）辅助检查

1. 腰椎穿刺　取脑脊液标本做生化检查。若脑脊液检查结果蛋白质含量增加，在 5 g/L 以上，但白细胞数正常，称为蛋白细胞分离现象，是诊断椎管内肿瘤的重要依据之一。

2. 脊柱 X 线平片　可见椎管管腔直径增加，椎弓根变窄，根间距增大，椎间孔扩张等。

3. 脊髓造影　可以确定肿瘤平面与脊髓和硬脊膜的关系。

4. CT 扫描检查　可见脊髓增粗、移位、变形，蛛网膜下腔变窄等。

5. 脊髓磁共振检查　这是最具有诊断价值的辅助检查方法，既能从不同方向立体观察病变，对病变进行精确定位，还能观察到病变与脊髓、神经及椎骨的关系。

（四）处理原则

椎管内肿瘤的有效治疗方法是手术切除。良性椎管内肿瘤经手术全切后一般预后良好；恶性椎管内肿瘤可经手术切除大部分并进行充分减压后辅以放射治疗，可使病情得到一定程度地缓解。

（五）护理评估

1. 术前评估

1）健康史

（1）一般情况　评估病人的年龄、性别、职业、饮食及睡眠状况、大小便是否正常、生活能否自理等。

（2）既往史　评估病人既往有无癫痫发作及脊髓部位的病变，是否有颅脑外伤史和病毒感染史。

（3）家族史　评估家族中有无椎管内肿瘤病史。

2）身体状况

（1）局部状况　评估病人有无感觉功能、运动功能及自主神经功能障碍；是否有反射异常等。

（2）全身状况　评估病人的生命体征、意识状态、瞳孔、肌力及肌张力、运动感觉功能等。

（3）辅助检查　了解腰椎穿刺、脊髓造影、脊髓 X 线、CT、MRI 等检查结果。

3）心理-社会状况　了解病人及其家属对椎管内肿瘤的认识程度，对治疗方法、目的和预后的认知程度，家属对病人的关心及支持程度，家庭对手术的经济承受能力。

2. 术后评估　评估病人手术方式、麻醉方式及术中情况；了解引流管放置位置是否正确，引流管是否通畅等；评估病人的术后心理-社会状况。

（六）常见护理问题

（1）急性疼痛　与肿瘤压迫脊髓及神经有关。

（2）低效型呼吸型态　与脊髓损伤造成呼吸肌麻痹有关。

（3）焦虑　与担心疾病预后有关。

（4）潜在并发症：截瘫。

（七）护理措施

1. 缓解疼痛　了解并避免加重病人疼痛的因素，如指导病人采取适当体位，减少神经根刺激，以减轻疼痛。遵医嘱适当应用镇痛药。

2. 病情观察　注意病人的肢体感觉、运动及括约肌功能状况。对于肢体功能障碍者应注意满足其日常生活需求。

3. 症状护理

（1）呼吸困难　密切注意呼吸状况，若出现呼吸费力、呼吸节律不齐等表现则提示高位颈髓肿瘤使膈肌麻痹所导致。应给予病人氧气吸入，必要时给予气管切开，并连接呼吸机。

（2）截瘫护理　病人表现为脊髓损伤平面以下感觉及运动功能障碍。护理时要注意预防压疮的发生，保持大小便的通畅，指导病人尽早进行功能锻炼，最大限度地恢复部分生活自理能力。

4. 心理护理 护士主动关心病人，耐心倾听病人的主观感受、协助病人进行日常生活活动。向病人及其家属介绍疾病的发生、发展及预后情况，尤其是手术过程及术后康复锻炼的相关知识，鼓励病人以乐观的心态积极配合治疗和护理。

（李芳）

目标检测

目标检测答案解析

1. 椎管内肿瘤最常见的发生部位是（ ）。

A. 颈段 B. 胸段 C. 腰段 D. 颈胸段交界处 E. 胸腰段交界处

2. 颅内肿瘤发病最多的部位是（ ）。

A. 大脑半球 B. 中脑 C. 小脑 D. 脑桥 E. 延髓

3. 颅内肿瘤中恶性程度最高的是（ ）。

A. 脑膜瘤 B. 听神经瘤 C. 颅咽管瘤 D. 髓母细胞瘤 E. 多形性胶质母细胞瘤

4. 病人，女，半月前检查肺部有肿瘤，三日前出现头痛、呕吐、右侧肢体活动受限。有助于早期发现肿瘤转移至脑的辅助检查是（ ）。

A. CT B. MRI C. PET D. 脑室造影 E. 脑血管造影

5. 病人，女，诊断为垂体腺瘤，开颅手术最危险的并发症是（ ）。

A. 颅内感染 B. 颅内出血 C. 中枢性高热 D. 尿崩症 E. 癫痫发作

6. 椎管内肿瘤的临床表现不包括（ ）。

A. 神经根痛 B. 夜间痛 C. 平卧痛 D. 感觉障碍 E. 共济运动失调

7. 下列有关截瘫病人的护理描述错误的是（ ）。

A. 保持大小便的通畅 B. 预防压疮的发生 C. 尽早进行功能锻炼 D. 热水袋保暖 E. 最大限度地恢复生活自理能力

Note

第十一章　颈部疾病病人的护理

第一节　单纯性甲状腺肿病人的护理

本章 PPT

学习目标

1. 熟悉单纯性甲状腺肿病人的病因。
2. 掌握单纯性甲状腺肿临床特征、护理诊断。
3. 熟悉单纯性甲状腺肿的治疗原则和健康指导。
3. 掌握单纯性甲状腺肿病人的护理措施。

一、概述

单纯性甲状腺肿(simple goiter)是指由于多种原因引起的非炎症性或非肿瘤性甲状腺肿大，一般不伴有甲状腺功能异常表现。本病呈地方性分布，称为地方性甲状腺肿；也可呈散发性分布，称散发性甲状腺肿。女性发病率高，为男性的 3～5 倍。

二、病因及发病机制

(一) 碘缺乏

碘缺乏是地方性甲状腺肿的主要原因，故又称碘缺乏性甲状腺肿，见于山区和远离海洋的地区。碘是合成甲状腺激素(TH)的重要原料，如果饮食、饮水中碘含量缺乏，不能满足机体对碘的需要，则可导致甲状腺激素的合成不足。

(二) 甲状腺激素合成或分泌障碍

其是散发性甲状腺肿的发病原因，有外源性因素和内源性因素之分，较为复杂。外源性因素包括致甲状腺肿物质、药物和摄碘过多。内源性因素有先天性甲状腺激素合成障碍。

(三) 甲状腺激素需要量增加

在青春发育期、妊娠期和哺乳期，因机体对甲状腺激素的需要量增加，可致机体相对性缺碘而出现生理性甲状腺肿大。

三、临床表现

(一) 甲状腺肿大

甲状腺呈轻度或中度肿大，表面平滑，质软，无压痛，多无其他症状。但病程长者，甲状腺内结节

Note

可自主性分泌甲状腺激素，而表现出甲状腺功能亢进症的症状。

(二) 压迫症状

甲状腺重度肿大时可压迫邻近器官而产生相应症状，例如：压迫气管可引起咳嗽、呼吸困难；压迫食管可引起吞咽困难；压迫喉返神经可引起声音嘶哑；胸骨后甲状腺肿压迫上腔静脉可出现面部青紫、水肿、颈部与胸部浅静脉扩张。

四、辅助检查

(一) 血液检查

血清甲状腺素(T_4)、三碘甲腺原氨酸(T_3)正常或偏低，TSH 正常或偏高。

(二) 甲状腺摄^{131}I 率及 T_3抑制试验

摄^{131}I 率升高但无高峰前移。口服一定量 T_3后再做摄^{131}I 率测定，摄^{131}I 率可被 T_3所抑制，即 T_3抑制试验阳性。

(三) 甲状腺扫描

可见弥漫性甲状腺肿，呈均匀分布。

五、处理原则

根据病因不同，治疗措施也各异。

(一) 补充碘剂

缺乏碘所致者，应补充碘剂，WHO 推荐的成年人每日碘摄入量为 150 μg。在地方性甲状腺肿流行地区可采用碘化食盐防治。成年人，特别是结节性甲状腺肿病人，应避免大剂量碘治疗，以免诱发碘源性甲亢。

(二) 甲状腺激素治疗

甲状腺肿大明显的病人，可给予少量甲状腺激素，以抑制腺垂体 TSH 分泌，缓解甲状腺的增生和肿大。

(三) 手术治疗

有压迫症状、药物治疗无改善或疑有甲状腺内结节癌变时，应进行手术治疗。术后需要长期使用甲状腺激素替代治疗。

六、常见护理问题/诊断

(1) 自我形象紊乱　与甲状腺肿大致颈部外形改变有关。
(2) 知识缺乏　缺乏防治单纯性甲状腺肿的相关知识。

七、护理目标

(1) 病人能学会修饰的方法以保持良好的形象。
(2) 病人能掌握有关单纯性甲状腺肿的相关防治知识，配合治疗和护理。

八、护理措施

(一) 一般护理

嘱病人注意劳逸结合，适当休息。指导病人多食海带、紫菜等海产品及含碘丰富的食物，避免过多食用花生、萝卜等抑制甲状腺激素合成的食物。

（二）病情观察

观察病人甲状腺肿大的程度、质地，有无结节及压痛，颈部增粗的进展情况及有无局部压迫表现。

（三）用药护理

指导病人遵医嘱准确服药，不可随意增多或减少。观察甲状腺激素治疗的效果和不良反应，病人出现心动过速、怕热多汗、多食易饥、腹泻等甲状腺功能亢进症表现时，应及时通知医生并进行相应的处理。碘剂补充应适量，尤其是结节性甲状腺肿病人，应避免大剂量碘治疗，以免引发不良后果。

（四）心理护理

护士应鼓励病人诉说自身感受，向病人解释单纯性甲状腺肿的病因和防治知识，使病人认识到经补碘等治疗后，或停用致甲状腺肿物质后，甲状腺肿可逐渐缩小或消失，树立治愈疾病的信心；帮助病人进行恰当的修饰打扮，改善其自我形象，消除自卑感；积极与病人家属沟通，使家属能给予病人良好的心理支持。

（五）健康教育

1. 饮食指导　指导病人多进食含碘丰富的食物，如海带、紫菜等，并适当使用碘盐；避免大量食用可阻碍甲状腺激素合成的食物，如卷心菜、花生、菠菜、萝卜等。

2. 用药指导　指导病人遵医嘱服药，定期复诊。需长期使用甲状腺激素剂的病人，应告知其要坚持长期服药，停药可致复发。指导病人观察药物疗效及不良反应，告知病人甲状腺功能亢进症的表现有哪些，一旦出现，及早就诊。避免摄入阻碍甲状腺激素合成的药物，如硫氰酸盐、保泰松、碳酸锂等。

3. 预防指导　我国是碘缺乏病较严重的国家，在地方性甲状腺肿流行地区，要开展宣传教育工作，指导人群补充碘盐，这是预防缺碘性地方性甲状腺肿最有效的措施。对处于青春发育期、妊娠期、哺乳期人群，应适当增加碘的摄入量。

（金松洋）

第二节　甲状腺功能亢进症病人的护理

学习目标

1. 能说出甲状腺功能亢进症的病因及病理生理过程。
2. 能描述甲状腺功能亢进症的临床表现和治疗原则。
3. 能运用甲状腺功能亢进症护理知识对甲状腺功能亢进症病人实施整体护理。

导学案例

病人，女，46 岁，于 3 年前开始无明显诱因出现双侧颈前区肿大，伴怕热、多汗、心悸、乏力、胸闷，多食易饥，每餐进食量比原来增多一倍，每天进食 4～5 餐，无多尿，并出现失眠、性情急躁、双手发抖等不适，1 个月前到当地卫生院就诊，考虑为“甲亢”，予西药口服（具体

不详)后好转,现再次到我院门诊就诊,遂拟“甲状腺功能亢进症”收入我科准备行手术治疗。问题:

1. 该病人护理评估的重点内容有哪些?

2. 针对该病人的护理问题,护士应该如何做好围术期护理?

一、概述

甲状腺功能亢进症(hyperthyroidism)简称甲亢,是指由多种原因导致甲状腺激素(TH)分泌过多而引起的临床综合征。甲亢的分类有甲状腺性、垂体性、伴瘤性、卵巢性、医源性和暂时性等。其中以 Graves 病(简称 GD)最常见,占甲亢病人的 80%~85%,下面予以重点阐述。

Graves 病(GD),又称毒性弥漫性甲状腺肿,是一种伴甲状腺激素(TH)分泌过多的器官特异性自身免疫病。普通人群的患病率约为 1%,女性显著高发,男女比例为 1∶(4~6)。各年龄组均可发病,以 20~40 岁为多。临床特征性表现主要为甲状腺毒症、弥漫性甲状腺肿和(或)突眼。

二、病因及发病机制

目前公认本病的发生与自身免疫有关,属器官特异性自身免疫病。

(一) 免疫因素

GD 的发病与甲状腺自身抗体关系密切。病人体内 T 淋巴细胞、B 淋巴细胞功能异常,可合成多种针对甲状腺自身组织的抗体。其中最明显的体液免疫特征,是病人血清中存在针对甲状腺细胞膜上促甲状腺激素(TSH)受体的特异性抗体,即 TSH 受体抗体(TRAb)。TRAb 可与 TSH 受体结合,产生类似 TSH 的生物学效应,如甲状腺细胞增生、甲状腺激素合成及分泌增加等。此外,T 淋巴细胞的功能异常,可能与浸润性突眼的发病有关。

(二) 遗传因素

Graves 病有明显的遗传倾向,并与一定的人类白细胞抗原(HLA)类型有关,病人家族中发生自身免疫性疾病者常多见。

(三) 环境因素

精神刺激、细菌感染、性激素、应激和锂剂等因素可能对本病的发生发展产生重要影响。

三、临床表现

多数病人起病缓慢,少数在精神创伤或感染等应激因素刺激后急性起病。主要临床表现是甲状腺毒症、甲状腺肿大和突眼症。

(一) 甲状腺毒症(TH 过多综合征)

1. 高代谢综合征 由于 T_3、T_4 分泌过多,导致交感神经兴奋性增高和新陈代谢加速,病人怕热多汗、皮肤温暖湿润。由于蛋白分解增加致体重明显下降。

2. 精神、神经系统 神经过敏、多言好动、焦躁易怒、失眠不安、注意力不集中、记忆力减退。伸舌和双手向前平伸时有细震颤、腱反射亢进。

3. 心血管系统 心悸气短、心动过速,在静息或睡眠时心率仍增快是本病心血管系统的特征性表现。心尖部第一心音亢进。收缩压增高,舒张压降低致脉压增大,可出现周围血管征。合并甲亢性心脏病时可出现心律失常、心脏增大,甚至心力衰竭。最常见的心律失常是心房颤动,偶见房室传导阻滞。甲亢性心脏病是甲亢最严重的并发症。

Note

4. 消化系统 多食易饥、稀便、排便次数增加,重者可有肝大及肝功能异常,偶有黄疸。

5. 肌肉骨骼系统　主要是甲亢性周期性瘫痪，多见于青年男性，主要累及下肢。部分病人有肌无力、肌萎缩，行动困难，称慢性甲亢性肌病。亦可致骨质疏松、增生性骨膜下骨炎，后者肢端膨大似杵状指样，称 Graves 肢端病。

6. 其他　女性病人常有月经减少或闭经，男性病人常有阳痿。外周血淋巴细胞比例增加，单核细胞增加，白细胞总数减少。可伴发血小板减少性紫癜、轻度贫血。

（二）甲状腺肿大

多数病人有程度不等的弥漫性、对称性甲状腺肿大，质地不等、无压痛，肿大的甲状腺随吞咽动作上下移动；甲状腺上下极可触及震颤和闻及血管杂音。

（三）突眼征

部分病人有眼征，其中以突眼较为特异。按病变程度可分为单纯性突眼和浸润性突眼。

四、辅助检查

（一）基础代谢率测定

基础代谢率（BMR）正常参考值为－10％～＋15％。用基础代谢率测定器测定较为可靠，但临床上则更多使用简易测量法：在禁食 12 h、睡眠 8 h 以上，清晨病人醒来后，不做任何活动，在安静、空腹时测定脉率和血压，按公式"基础代谢率（％）＝脉率＋脉压－111"计算。轻度甲亢为＋20％～＋30％，中度为＋30％～＋60％，重度在＋60％以上。该方法不适用于心律失常的病人。由于基础代谢率测定结果受多种因素影响，因此，部分医院已不把它作为常规测定项目。

（二）血清甲状腺激素测定

病人血清中 T_3、T_4浓度均升高，但两者可以不同步。测定项目有血清总甲状腺素（T T_4）和总三碘甲腺原氨酸（T T_3）、血清游离甲状腺素（FT_4）和游离三碘甲腺原氨酸（FT_3）。由于 FT_3、FT_4不受血甲状腺激素结合球蛋白（TBG）的影响，能直接反映甲状腺功能状态，因此是血清中具有生物活性的甲状腺激素，为临床诊断甲亢的首选指标。

（三）促甲状腺激素测定

促甲状腺激素（TSH）测定是反映甲状腺功能的最敏感指标，甲亢时 T_3、T_4升高，反馈抑制 TSH 分泌，致 TSH 明显降低。

（四）促甲状腺激素释放激素（TRH）兴奋试验

GD 时血 T_3、T_4增高，反馈抑制 TSH，TSH 不被 TRH 兴奋。当静脉注射 TRH 后，TSH 不升高，则支持甲亢的诊断。

（五）甲状腺摄^{131}I 率及 T_3抑制试验

甲亢时摄^{131}I 率增高且高峰前移，T_3抑制试验阴性。甲亢者不受抑制，T_3抑制试验可用于甲亢与单纯性甲状腺肿的鉴别。

（六）甲状腺自身抗体测定

病人血清中 TSH 受体抗体（TRAb）呈阳性，有早期诊断意义。

（七）甲状腺的影像学检查

超声、放射性核素扫描、CT、MRI 等有助于诊断，可根据需要选用。

五、处理原则

Graves 病的治疗包括抗甲状腺药物治疗、放射性^{131}I 治疗及手术治疗三种，其中抗甲状腺药物治疗是甲亢的基础治疗。

(一) 抗甲状腺药物治疗

常用药物有硫脲类和咪唑类。其中,硫脲类包括丙硫氧嘧啶和甲硫氧嘧啶;咪唑类包括甲巯咪唑和卡比马唑。作用机制是抑制甲状腺过氧化酶,阻断甲状腺激素的合成。丙硫氧嘧啶和甲巯咪唑较为常用。丙硫氧嘧啶还可抑制 T_4 转化为 T_3。

(二) 其他药物治疗

1. 复方碘口服溶液 可抑制已合成的甲状腺激素释放入血。仅用于术前准备和甲状腺危象时。

2. β 受体阻滞剂 可阻断 β 受体和减少活性激素 T_3 的生成,能起到改善心悸、紧张和震颤等症状的作用。

3. 甲状腺素片 作用是稳定下丘脑-垂体-甲状腺轴的功能,避免 T_3、T_4 减少后对 TSH 的反馈抑制减弱。常用于治疗过程中甲状腺毒症缓解,而突眼加重或甲状腺肿变大时。用甲状腺素片时,抗甲状腺药物需酌情减量。

(三) 放射性 ^{131}I 治疗

机制是 ^{131}I 被甲状腺摄取后释放出 β 射线,破坏甲状腺腺泡上皮,减少甲状腺激素的合成与释放。妊娠哺乳妇女、肝肾功能差或活动性肺结核等病人禁用。应注意放射性 ^{131}I 治疗可致永久性甲状腺功能减退、放射性甲状腺炎、甲状腺危象或浸润性突眼加重等并发症。

(四) 手术治疗

手术治疗适用于甲状腺肿大显著,或高度怀疑甲状腺恶性肿瘤的,或甲状腺肿大有压迫气管引起呼吸困难者。

六、常见护理问题

(1) 焦虑 与本病容易引起病人情绪激动及病程长等改变有关。

(2) 营养失调:低于机体需要量 与代谢率增高、消化吸收障碍有关。

(3) 活动无耐力 与蛋白质分解增加、甲亢性心脏病等因素有关。

(4) 自我形象紊乱 与突眼和甲状腺肿大致身体外形改变有关。

(5) 有组织完整性受损的危险 与浸润性突眼有关。

(6) 潜在并发症:甲状腺危象。

七、护理目标

(1) 病人能正确认识疾病,主动有效地控制焦虑紧张情绪。

(2) 病人能摄取足够的营养,满足机体需要,体重增加。

(3) 病人活动量逐步增加,活动时无明显不适感。

(4) 病人能学会修饰的方法,保持良好的形象。

(5) 病人能采用正确的保护眼睛的方法,不发生角膜损伤。

(6) 病人能有效地控制诱因,不发生甲状腺危象。

八、护理措施

(一) 一般护理

1. 环境和休息 病人应安置于安静、凉爽的环境中,室温 20 ℃左右,避免强光和噪声的刺激。轻症病人可照常工作和学习,但不宜紧张和劳累;病情严重者应严格卧床休息。

2. 饮食护理 ①营养丰富:为满足机体代谢亢进的需要,给予高热量、高蛋白、高维生素及丰富矿物质的饮食,增加奶类、蛋类、瘦肉类等优质蛋白以纠正体内的负氮平衡。②多饮水:每日饮水

Note

2000～3000 mL，以补充出汗、腹泻、呼吸加快等所丢失的水分，但心脏病病人例外，以防水肿和心力衰竭。③避免刺激性食物：避免进食辛辣食物，戒烟戒酒，禁饮对中枢神经系统有兴奋作用的浓茶、咖啡等刺激性饮料。④避免进食高纤维食物：减少食物中纤维素的含量，以免导致肠蠕动加快、加重而引起腹泻。⑤避免进食含碘丰富的食物：注意少吃海带、紫菜等含碘丰富食物，以免甲状腺激素合成增多而加重病情。

（二）病情观察

1. 生命体征　尤其是脉率和脉压变化。准确测量基础代谢率，动态观察甲亢的治疗效果和病情变化。

2. 甲状腺危象　注意有无甲状腺危象的迹象，如原有症状加重、体温升高、心率加快、大汗淋漓、腹泻、严重乏力等，应立即与医生联系并协助处理。

（三）眼部护理

由于高度突眼，球结膜暴露，易受外界刺激引起充血、水肿，继而感染，因而必须采取保护措施。戴眼镜，保持湿润。

（四）用药护理

抗甲状腺药物、放射性 ^{131}I 治疗护理。

（五）甲状腺危象的抢救配合

(1) 积极去除诱因。

(2) 抑制甲状腺激素合成　首选丙硫氧嘧啶，首次剂量 600 mg，口服或胃管注入。

(3) 抑制甲状腺激素释放　服丙硫氧嘧啶 1 h 后用复方碘口服溶液 5 滴，每 8 h 一次或碘化钠静滴。

(4) 抑制外周组织 T_3 转换为 T_4　丙硫氧嘧啶、碘剂、β 受体阻滞剂和糖皮质激素均可抑制外周组织 T_4 转换为 T_3，可根据病情使用。

(5) 降低血浆甲状腺激素浓度　上述治疗效果不满意时，可选用血液透析、腹膜透析或血浆置换等措施降低血浆 TH 浓度。

(6) 对症处理　①降温，高热时可作药物或物理降温，必要时使用异丙嗪进行人工冬眠。禁用阿司匹林，因该药可与甲状腺球蛋白结合而释放游离甲状腺激素，使病情加重。②补充足量液体。③持续低流量给氧。④积极治疗感染、肺水肿等并发症。

（六）心理护理

1. 正确评估　观察病人的精神情绪状态，有无激动易怒、敏感多疑现象。

2. 共情病人　能体验到病人的内心世界，关心理解病人。与病人交流时态度和蔼，避免刺激性语言。鼓励病人表达出内心的感受，减少其情绪不安。告诉病人突眼、甲状腺肿大等身体外形变化，在疾病得到控制后会改善；与病人共同探讨修饰的方法，保持良好的形象，以减轻病人焦虑，树立治疗信心。

3. 有效支持　了解病人的家庭与工作环境、人际关系状况等，向病人的家属、同事和同室病友做好解释沟通，使他们理解病人紧张易怒的行为是疾病所致，会因有效治疗而改善，不必与病人计较。控制各种可能对病人造成不良刺激的信息，帮助病人建立愉快的生活氛围。设计简单的团体活动，鼓励病人参与，以免社交障碍而产生焦虑。指导和帮助病人正确处理生活突发事件；病人焦虑严重时，可遵医嘱适当给予镇静药物如地西泮等。

（七）健康教育

1. 生活指导　指导病人合理地安排工作和休息，保持身心愉快，避免过度劳累和精神刺激。鼓励家属与病人建立良好家庭关系，使病人得到良好的心理支持。

2. 疾病宣教 告知病人有关甲亢的疾病知识、眼睛的保护方法和饮食的选择,使病人学会自我护理。病人上衣领宜宽松,避免压迫甲状腺,严禁用手挤压甲状腺以免甲状腺激素分泌过多,加重病情。

3. 用药指导 嘱病人应坚持长期服药,并按时按量,不可随意减量和停药,定期复诊。服用抗甲状腺药物者每周查血常规一次,每1～2个月做甲状腺功能测定一次,每日清晨卧床时自测脉搏,定期测量体重,脉搏减慢、体重增加是治疗有效的标志。若出现高热、恶心、呕吐、腹泻、突眼加重等症状时,要警惕甲状腺危象发生的可能,应及时就诊。告知妊娠期甲亢病人应遵医嘱服用抗甲状腺药,力争在对母亲及胎儿无影响的条件下,使甲状腺功能恢复正常,禁用^{131}I治疗,慎用普萘洛尔。产后如需继续服药,则不宜哺乳。

(金松洋)

第三节 甲状腺癌病人的护理

学习目标

1. 能说出甲状腺癌的分类、辅助检查及处理原则。
2. 能描述甲状腺癌的临床表现。
3. 能运用护理程序对甲状腺癌病人实施整体护理

导学案例

病人,男,25岁,因"声嘶1周"入院,8年前发现颈部左侧包块,未予治疗。查体:颈部正中可扪及5 cm×4 cm大小、质硬、肿块。可随吞咽上下活动。辅助检查:纤维喉镜示声带左侧麻痹。颈部B超显示甲状腺左侧叶呈多发钙化结节影。颈部CT提示甲状腺左侧叶有高密度影。问题:

1. 病人护理评估的重点内容有哪些?
2. 针对病人的护理问题,护士应该如何做好围术期护理?

一、概述

甲状腺癌是最常见的甲状腺恶性肿瘤,约占全身恶性肿瘤的1%,是目前发病率增长最快的恶性肿瘤之一。除髓样癌外,大多数甲状腺癌起源于滤泡上皮细胞。

二、病理生理

(一)乳头状癌

乳头状癌约占成人甲状腺癌的70%和儿童甲状腺癌的全部。多见于21～40岁的中青年女性,低度恶性,生长缓慢,较早出现颈部淋巴结转移,预后较好。

（二）滤泡状癌

滤泡状癌约占15%。多见于50岁左右妇女，中度恶性，发展较快，有侵犯血管倾向，经血运转移至肺、肝、骨及中枢神经系统，预后不如乳头状癌。

（三）未分化癌

未分化癌占5%～10%。多见于70岁左右的老年人，高度恶性，发展迅速，约50%早期病变有颈部淋巴结转移，或侵犯喉返神经、气管或食管，常经血运向肺、骨等远处转移，预后较差。

（四）髓样癌

髓样癌仅占7%，常有家族史。来源于滤泡旁细胞（C细胞），可分泌大量降钙素。恶性程度中等，可经淋巴结转移和血运转移，预后不如乳头状癌及滤泡状癌，但较未分化癌预后好。

其中，乳头状癌和滤泡状癌均属于分化型甲状腺肿瘤。

三、临床表现

（一）甲状腺肿大或结节

乳头状癌和滤泡状癌初期多无明显症状，前者有时可因颈部淋巴结肿大而就诊。淋巴结肿大最常见于颈深上、中、下淋巴结，体表可触及。随着病程进展，肿块逐渐增大、质硬、可随吞咽上下移动，吞咽时肿块移动度变小。髓样癌除有颈部肿块表现外，因其能产生激素样物质（5-羟色胺和降钙素等），还可导致病人出现腹泻、心悸、面色潮红、多汗和血钙降低等类癌综合征。

（二）压迫症状

随着病情进展，肿块迅速增大，压迫周围组织，可产生一系列症状。晚期癌肿增大压迫气管，使气管移位，可产生不同程度呼吸困难；癌肿侵犯气管可导致呼吸困难和咯血；癌肿压迫或浸润食管，可引起吞咽困难；癌肿侵犯喉返神经可出现声音嘶哑；交感神经受压则可出现Horner综合征；颈丛浅支受侵犯时，病人可有耳、枕、肩等处疼痛。

（三）远处转移症状

乳头状癌颈部淋巴结转移灶发生率高、出现早、范围广、发展慢，可有囊性变。滤泡状癌易发生远处转移，以血行转移为主，常转移至肺和骨。颈部淋巴结转移在未分化癌发生较早，可出现颈部淋巴结肿大，有少部分病人甲状腺肿块不明显，而因转移灶就医时，应考虑甲状腺癌的可能；远处转移多见于扁骨（颅骨、椎骨、胸骨、盆骨等）和肺。

四、辅助检查

（一）影像学检查

1. 超声检查　分化型甲状腺癌的首选诊断方法。可区分结节的良性和恶性，结节若为实体性并呈不规则反射，则恶性可能大。

2. X线检查　胸部及骨骼片可了解有无肺、纵隔及骨转移；颈部摄片可了解有无气管受压、移位及肿瘤内钙化灶。若甲状腺部位出现细小的絮状钙化影，可能为癌。

3. CT/MRI　适用于有压迫症状的肿物、巨大结节或胸骨后甲状腺结节者，能清楚界定病变范围及淋巴结转移灶。

（二）实验室检查

1. 细针穿刺细胞学检查　适用于直径超过1 cm的所有甲状腺结节，是术前诊断甲状腺癌高灵敏度和特异性较高的方法，此诊断的正确率可高达80%以上。

2. 血清降钙素测定　有助于诊断髓样癌。

(三) 放射性核素扫描

直径大于1 cm且伴有血清TSH降低的甲状腺结节,应行甲状腺核素显像,以判断结节是否有自主摄取功能。

五、处理原则

手术切除是各型甲状腺癌(除未分化癌外)的基本治疗方法。根据病人情况再辅以放射性核素治疗、内分泌及放疗等疗法。

六、常见护理问题

(1) 清理呼吸道无效　与咽喉部及气管受刺激、分泌物增多及切口疼痛有关。

(2) 恐惧　与颈部肿块性质不明、担心手术及预后有关。

(3) 潜在并发症:呼吸困难和窒息、喉返神经损伤、喉上神经损伤、手足抽搐等。

七、护理目标

(1) 病人有效清除呼吸道分泌物,保持呼吸道通畅。

(2) 病人主诉恐惧减轻,舒适感增加,积极配合治疗。

(3) 病人术后未发生并发症,或并发症得到及时发现和处理。

八、护理措施

(一) 术前护理

1. 心理护理　向病人及其家属有针对性地讲解相关知识,说明手术的必要性、手术方法、术后恢复过程和预后情况。

2. 术前适应性训练　术前指导并督促病人练习头颈过伸位,以适应术中体位变化。

3. 术前准备　术前充分休息、睡眠,术前晚给予镇静安眠类药物。

(二) 术后护理

1. 体位和引流　术后取平卧位,全麻清醒血压平稳后,取半坐卧位。在变换体位、活动、咳嗽时用手固定颈部,保持头颈位于舒适位。妥善固定引流管或引流片,保持通畅。

2. 饮食与营养　术后清醒病人,可给予少量温水或凉水。若无呛咳、误咽等不适,可逐步给予便于吞咽的微温流质饮食,以免食物过热引起手术部位血管扩张,加重切口渗血。再逐步过渡到半流质和软食。甲状腺手术对胃肠道功能影响很小,只是在吞咽时感觉疼痛不适,应鼓励病人少量多餐,加强营养,促进康复。必要时遵医嘱静脉补充营养和水及电解质。

3. 保持呼吸道通畅　注意避免引流管阻塞导致颈部出血形成血肿压迫气管而引起呼吸不畅。鼓励和协助病人进行深呼吸和有效咳嗽,必要时进行超声雾化吸入,使痰液稀释易于排出。因切口疼痛而不敢或不愿意咳嗽排痰者,遵医嘱适当给予镇痛药。

4. 并发症的护理　密切监测呼吸、体温、脉搏和血压的变化,观察病人发音和吞咽情况,及早发现术后并发症,并通知医生,配合抢救。

1) 呼吸困难和窒息　是最危急的并发症,多发生于术后48 h内。

(1) 原因　①出血及血肿压迫气管:多因手术时止血(特别是腺体断面止血)不完善,偶尔为血管结扎线滑脱所引起;②喉头水肿:主要是手术创伤所致,也可因气管插管引起;③气管塌陷:是气管壁长期受肿大甲状腺压迫,发生软化,切除甲状腺体的大部分后软化的气管壁失去支撑的结果;④声带麻痹:由双侧喉返神经损伤导致。

(2) 表现　病人出现呼吸频率增快,呼吸费力,出现三凹征,甚至窒息死亡。

(3) 护理　①血肿压迫所致呼吸困难，若出现颈部疼痛、肿胀，甚至颈部皮肤出现瘀斑者，应立即返回手术室，在无菌条件下拆开伤口。如病人呼吸困难严重，已不允许搬动，则应在床边拆开缝线，消除血肿，严密止血，必要时行气管切开。②轻度喉头水肿者无须治疗，中度者应嘱其不说话，可采用皮质激素进行雾化吸入，静脉滴注氢化可的松 300 mg/d；严重者应紧急进行环甲膜穿刺或气管切开。气管软化者一般不宜行气管切开。

2) 喉返神经损伤　发生率约为 0.5%。

(1) 原因　多数为手术直接损伤，如神经被切断、扎住、挤压或牵拉等，少数为术后血肿压迫或瘢痕组织牵拉所致。

(2) 表现　一侧喉返神经损伤可由健侧向患侧过度内收而代偿，但不能恢复原音色；双侧喉返神经损伤可导致失声或严重的呼吸困难，甚至窒息。

(3) 护理　①钳夹、牵拉或血肿压迫所致损伤多为暂时性，经理疗等及时处理后，一般在 3～6 个月内可逐渐恢复。②严重呼吸困难时立即气管切开。

3) 喉上神经损伤

(1) 原因　多为处理甲状腺上极时损伤喉上神经内支(感觉)或外支(运动)所致。

(2) 表现　若损伤外支，可使环甲肌瘫痪，引起声带松弛、声调降低、无力；损伤内支，则使咽喉黏膜感觉丧失，病人进食特别是饮水时，因感受丧失易引起喉部的反射性咳嗽，易导致误咽或呛咳。

(3) 护理　一般经理疗后可自行恢复。

4) 甲状旁腺功能减退

(1) 原因　多为手术时甲状旁腺被误切、挫伤或其血液供应受累，导致甲状旁腺功能低下、血钙浓度下降、神经肌肉应激性显著提高，引起手足抽搐。

(2) 表现　多数病人临床表现不典型，起初仅有面部、唇部或手足部的针刺感、麻木感或强直感，症状轻且短暂，经 2～3 周，未损伤的甲状旁腺增生、代偿后症状可消失。严重者可出现面肌和手足伴有疼痛的持续性痉挛，每日多次发作，每次持续 10～20 min 或更长，甚至可发生喉头痉挛，引起窒息而死亡。

(3) 护理　①预防的关键在于切除甲状腺时注意保留腺体背面的甲状旁腺。②一旦发生应适当限制肉类、乳品和蛋类等食品，因其含磷较高，影响钙的吸收。③严重低血钙、手足抽搐时，立即遵医嘱予以 10%葡萄糖酸钙或氯化钙 10 mL 缓慢静脉推注，可重复使用；症状轻者可口服及静脉注射钙剂，并同时服用维生素 D_2 或维生素 D_3，5 万～10 万 U/d，并定期监测血清钙浓度，以调节钙剂的用量。

(三) 健康教育

1. 功能锻炼　卧床期间鼓励病人床上活动，促进血液循环和切口愈合。头颈部在制动一段时间后，可开始逐步练习活动，促进颈部功能恢复。颈部淋巴结清扫术者，斜方肌存在不同程度受损，故切口愈合后还应开始肩关节的功能锻炼，随时注意保持患侧高于健侧，以防肩下垂。功能锻炼应至少持续至出院后 3 个月。

2. 心理调适　不同病理类型的甲状腺癌预后有明显差异，指导病人调整心态，积极配合后续治疗。

3. 后续治疗　指导甲状腺全/次全切除者遵医嘱坚持服用甲状腺素制剂，预防肿瘤复发。术后遵医嘱按时行放射治疗等。

4. 定期复诊　教会病人自行检查颈部，若发现结节、肿块等异常及时就诊。出院后定期复诊，检查颈部、肺部及甲状腺功能等。

(金松洋)

目标检测

目标检测
答案解析

1. 成人基础代谢率为 45%,其甲状腺功能为(　　)。

A. 正常范围　　B. 轻度甲状腺功能亢进症
C. 中度甲状腺功能亢进症　　D. 重度甲状腺功能亢进症
E. 功能低下

2. 单纯性甲状腺肿病人出现 Horner 综合征是由于肿块压迫了(　　)。

A. 食管和气管　　B. 喉上神经　　C. 颈部大静脉
D. 喉返神经　　E. 颈交感神经丛

3. 甲状腺大部切除手术后 24 h 内,最危急的并发症是(　　)。

A. 甲状腺危象　　B. 手足抽搐　　C. 声音嘶哑
D. 呼吸困难和窒息　　E. 误咽、呛咳

4. 甲状腺功能亢进症病人行甲状腺大部切除术后发生甲状腺危象的主要原因是(　　)。

A. 术前准备不充分　　B. 术中出血过多　　C. 甲状腺切除过少
D. 术后未服碘剂　　E. 精神过度紧张

5. 基础代谢率的计算公式是(　　)。

A. 收缩压+舒张压－111　　B. 收缩压－舒张压－111
C. 脉率+脉压+111　　D. 脉率+脉压－111
E. 脉率－脉压－111

6. 甲状腺功能亢进症术前应用硫氧嘧啶类药物的作用是(　　)。

A. 阻止甲状腺激素的合成　　B. 抑制甲状腺激素的释放
C. 有利于术后康复　　D. 减少甲状腺血运
E. 使甲状腺变小、变硬

7. 以下有关甲状腺功能亢进症术前准备不妥的是(　　)。

A. 用抗甲状腺药物控制病情　　B. 应用阿托品减少呼吸道分泌
C. 做喉镜检查了解声带功能　　D. 用复方碘剂使腺体变小、变硬
E. 使用镇静催眠药物

8. 甲状腺癌最常见的组织学类型是(　　)。

A. 乳头状腺癌　　B. 滤泡状腺癌　　C. 未分化癌
D. 髓样癌　　E. 混合癌

9. 甲状腺大部切除术后 3 日,病人出现手足抽搐,以下护理措施不正确的是(　　)。

A. 发作时静脉注射钙剂　　B. 每周测定血钙或尿钙
C. 口服葡萄糖酸钙　　D. 鼓励进食瘦肉、蛋类、乳品
E. 适量应用镇静、解痉药

10. 病人,女,23 岁,甲状腺功能亢进症,医嘱给予丙硫氧嘧啶口服,护士应告诉病人用药后需要及时报告的情况是(　　)。

A. 咽痛,发热　　B. 痛经,月经量过多　　C. 便秘,腹胀
D. 尿量增多　　E. 皮肤瘙痒

Note

第十二章　乳房疾病病人的护理

本章 PPT

学习目标

1. 了解急性乳腺炎、乳腺癌、乳腺囊性增生病、乳腺纤维腺瘤和乳管内乳头状瘤的病因。

2. 熟悉急性乳腺炎、乳腺癌、乳腺囊性增生病、乳腺纤维腺瘤和乳管内乳头状瘤的临床表现、辅助检查、处理原则。

3. 掌握急性乳腺炎、乳腺癌、乳腺囊性增生病、乳腺纤维腺瘤和乳管内乳头状瘤的护理措施。

第一节　急性乳腺炎病人的护理

急性乳腺炎是乳腺的急性化脓性感染，多见于产后哺乳期妇女，尤以初产妇多见，往往发生在产后 3～4 周。多为金黄色葡萄球菌感染所致，少数为链球菌感染。

一、病因

本病病因除病人产后抵抗力下降外，还与下列因素有关。

（一）乳汁淤积

乳汁淤积是急性乳腺炎的主要原因，乳头发育不良（过小或凹陷）、乳汁过多或婴儿吸乳过少、乳管不通畅，都可影响乳汁排出。

（二）细菌入侵

一是乳头破损或皲裂使细菌沿淋巴管入侵，这是感染的主要途径；二是婴儿患口腔炎或口含乳头睡眠，细菌也可直接入侵乳管。

二、临床表现

病人患侧乳房胀痛，局部红、肿、发热、压痛。继之出现高热、寒战，脉率加快，常有患侧淋巴结肿大、压痛。患侧乳房可同时存在数个炎性病灶而先后形成多个脓肿，乳房脓肿可以是单房或多房性。脓肿可自行向外溃破，深部脓肿也可向深部穿至乳房与胸肌间的疏松组织中，形成乳房后脓肿（图 12-1-1）。感染严重者，可并发脓毒血症。

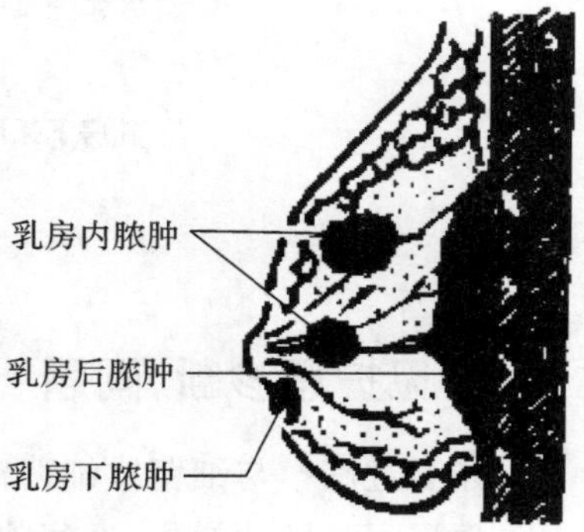

图 12-1-1　乳房脓肿

Note

三、辅助检查

(一)血常规

血白细胞计数及中性粒细胞比值均升高。

(二)B超

可发现脓腔数目、大小、形态不一,甚至可发现乳房深部脓肿。常伴有腋窝淋巴结肿大。

(三)诊断性穿刺

在超声定位下或乳房肿块压痛最明显的区域穿刺抽出脓液,若抽出脓液可确定脓肿形成,脓液应做细菌培养和药物敏感试验。

四、处理原则

控制感染,排空乳汁。脓肿形成前主要是以抗生素治疗为主,脓肿形成后则需及时行脓肿切开引流。

(一)非手术治疗

1. 局部处理 局部外敷金黄散等清热解毒类中药或鱼石脂软膏可促进炎症消退。皮肤水肿明显者可用25%硫酸镁湿热敷。

2. 应用抗生素 首选青霉素治疗,或用耐青霉素酶的苯唑西林钠,或头孢一代抗生素,坚持服用10~14日。如皮肤发红和乳房硬块在数日至1周内减退,需根据细菌培养和药敏试验结果选用抗生素。

3. 终止乳汁分泌 若感染严重或脓肿引流后并发乳瘘,应单侧停止喂养或终止哺乳。终止哺乳者可服用炒麦芽、溴隐亭或己烯雌酚等促进回乳。

4. 中药治疗 可服用蒲公英、野菊花等清热解毒类中药。

(二)手术治疗

脓肿形成后,及时在超声引导下穿刺抽吸脓液,必要时可切开引流。乳腺的每一个腺叶都有其单独的乳管,腺叶和乳管均以乳头为中心呈放射状排列。为避免损伤乳管形成乳瘘,应做放射状切口。乳晕部脓肿应沿乳晕边缘做弧形切口。乳房深部脓肿或乳房后脓肿可沿乳房下缘做弧形切口(图12-1-2)。

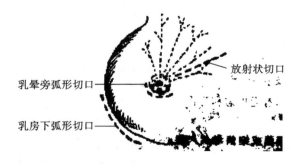

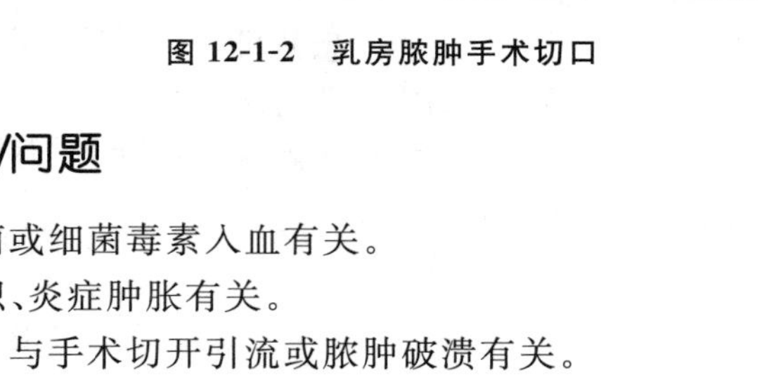

图12-1-2 乳房脓肿手术切口

五、常见护理诊断/问题

(1)体温过高 与细菌或细菌毒素入血有关。

(2)疼痛 与乳汁淤积、炎症肿胀有关。

(3)皮肤完整性受损 与手术切开引流或脓肿破溃有关。

（4）焦虑　与担心婴儿喂养及乳房形态改变有关。
（5）知识缺乏　缺乏哺乳期卫生和预防乳腺炎知识。

六、护理目标

（1）病人体温得到控制。
（2）病人疼痛得到缓解。
（3）病人有良好的心态应对疾病。
（4）病人能复述哺乳期卫生和乳腺炎预防知识。

七、护理措施

（一）非手术治疗的护理/术前护理

1. 一般护理　注意休息，适当运动，劳逸结合。摄入高蛋白、高热量、高维生素、低脂肪食物，保证足量的水分摄入。发热者给予物理或药物降温。

2. 排空乳汁　①鼓励哺乳者继续用双侧乳房哺乳。若婴儿无法顺利吸出乳汁或医嘱建议暂停哺乳，则用手挤出或用吸奶器吸出乳汁；②在哺乳前温敷乳房；③在婴儿吸吮间期，用手指从阻塞部位腺管上方向乳头方向轻柔按摩，以帮助解除阻塞；④若疼痛感抑制了喷乳反射，可先喂健侧乳房后喂患侧乳房；⑤变换不同的哺乳姿势或托起一侧乳房哺乳，以促进乳汁排出。

3. 配合治疗　遵医嘱局部用药，口服抗生素或中药以控制感染，必要时服用药物终止哺乳。因某些药物可从乳汁分泌，用药后应遵医嘱决定是否暂停哺乳。

4. 缓解疼痛　①局部托起：用宽松胸罩托起患乳，以减轻疼痛和肿胀。②热敷、药物外敷或理疗，以促进局部血液循环和炎症消散。③遵医嘱服用对乙酰氨基酚或布洛芬镇痛。

（二）术后护理

脓肿切开引流后保持引流通畅，密切观察引流液颜色、性状、量及气味的变化，定时更换切口敷料。

八、健康教育

1. 保持乳头和乳晕清洁　孕妇定期用肥皂及温水清洗两侧乳头，妊娠后期每天清洗一次；产后每次哺乳前后均需清洁乳头，以保持局部干燥和洁净。

2. 纠正乳头内陷　乳头内陷者于妊娠期每天挤捏、提拉乳头。

3. 养成良好的哺乳习惯　定时哺乳，每次哺乳时让婴儿吸尽乳汁，如有淤积及时用吸乳器或手法按摩排空乳汁，培养婴儿养成不含乳头睡眠的好习惯，注意婴儿口腔卫生，及时治疗婴儿口腔炎症。

4. 乳头、乳晕破损或皲裂者暂停哺乳　用吸乳器吸出乳汁哺育婴儿。局部温水清洗后涂抗生素软膏，待愈合后再行哺乳。症状严重时应及时就诊。

5. 养成良好的产褥期卫生习惯　勤更衣，定期沐浴，保持口腔皮肤和会阴部清洁。

（陈兴强）

第二节　乳腺囊性增生病人的护理

乳腺囊性增生病是女性多发病，多见于25～45岁女性。本病是乳腺组织的良性增生，可发生于

Note

腺管周围并伴有大小不等的囊肿形成;也可发生于腺管内,表现为不同程度的乳头状增生伴乳管囊性扩张;也有发生在小叶实质者,主要为乳管及腺泡上皮增生。

一、病因

本病与内分泌失调有关。一是体内雌、孕激素比例失调,黄体素分泌减少,雌激素量增多,使乳腺实质增生过度和复旧不全;二是部分乳腺实质成分中女性激素受体的质和量异常,使乳房各部分的增生程度参差不齐。

二、临床表现

(一) 症状

本病突出的表现是乳房胀痛,部分病人具有周期性。疼痛与月经周期有关,往往在月经前疼痛加重,月经来潮后减轻或消失,有时整个月经周期都有疼痛。

(二) 体征

一侧或双侧乳腺有大小不一、质韧而不硬的单个或多个结节,可有触痛,与周围乳腺组织分界不明显,与皮肤无粘连,也可为弥漫性增厚。少数病人可有乳头溢液,呈黄绿色或血性,偶为无色浆液。

三、辅助检查

钼靶 X 线和超声检查均有助于本病的诊断。

四、处理原则

(一) 非手术治疗

非手术治疗主要是定期观察和药物对症治疗。症状严重者可用中药调理,如口服中药逍遥散。也可选用雌激素受体拮抗剂(如他莫昔芬、托瑞米芬等)和维生素类药物联合治疗。若肿块变软、缩小或消退,则可予以观察并继续中药治疗:若肿块无明显消退,或观察过程中对局部病灶有恶变可疑者,应切除并做快速病理检查。

(二) 手术治疗

病理检查证实有不典型上皮增生,则可结合其他因素决定手术。

五、护理措施

(一) 减轻疼痛

1. 心理护理 解释疼痛发生的原因,消除病人的顾虑,保持心情舒畅。

2. 局部托起 用乳罩托起乳房,但不宜过紧。

3 用药护理 遵医嘱服用中药或其他对症治疗药物。

(二) 定期检查

由于本病的临床表现易与乳腺癌混淆,且可能与其并存,应嘱病人经常进行乳房自我检查,局限性增生者在月经后 1 周至 10 日内复查,每隔 2～3 个月到医院复诊,有对侧乳腺癌或有乳腺癌家族史者密切随访,以便及时发现恶变。

(陈兴强)

Note

第三节　乳房良性肿瘤病人的护理

一、乳房纤维腺瘤

乳腺纤维腺瘤是女性常见的乳房良性肿瘤，好发年龄为20～25岁。

（一）病因

本病的病因是小叶内纤维细胞对雌激素的敏感性异常增高，可能与纤维细胞所含雌激素受体的量或质出现异常有关。

（二）临床表现

主要表现为乳房肿块，好发于乳房外上象限，约75%为单发，少数多发。肿块增大缓慢，质似硬橡皮球，表面光滑，易推动。月经周期对肿块的大小无影响。病人常无明显自觉症状，多为偶然扪及。

（三）处理原则

乳腺纤维腺瘤发生癌变的可能性很小，但有肉瘤变可能；手术切除是唯一有效的治疗方法。妊娠可使纤维腺瘤增大，所以在妊娠前或妊娠后发现的纤维腺瘤一般都应手术切除，肿块常规做病理检查。

（四）护理措施

1. 伤口护理　行肿瘤切除术后，保持切口敷料清洁干燥。

2. 疾病指导　告知病人乳腺纤维腺瘤的病因和治疗方法。

3. 复诊指导　暂不手术者应密切观察肿块变化，明显增大者应及时到医院诊治。

二、乳管内乳头状瘤

乳管内乳头状瘤多见于40～50岁的经产妇。乳管靠近乳头的1/3段略为膨大，75%的乳管内乳头状瘤的瘤体很小，带蒂而有绒毛，且有很多壁薄的血管，故易出血。

（一）临床表现

一般无自觉症状，乳头溢液为主要表现，常因溢液沾染内衣而发现，溢液多为血性。因肿瘤小，常不能触及。大乳管乳头状瘤可在乳晕区扪及圆形、质软、可推动的小肿块，轻压此肿块常可见乳头溢出血性液体。

（二）辅助检查

乳头溢液未扪及肿块者可行乳管内镜检查，也可进行乳头溢液涂片细胞学检查。

（三）处理原则

本病有恶变可能，诊断明确者以手术治疗为主。单发的乳管内乳头状瘤病人应切除病变的乳管系统，常规行病理检查；如有恶变应施行乳腺癌根治术；年龄较大、乳管上皮增生活跃或间变者，可行单纯乳房切除术。

（四）护理措施

1. 心理护理　告诉病人乳头溢液的病因，手术治疗的必要性，解除其思想顾虑。

2. 伤口护理　术后保持切口敷料清洁干燥，按时换药。

（陈兴强）

第四节　乳腺癌病人的护理

导学案例

病人,女,46岁,商店售货员,初中文化,发现有乳房外上象限肿块,直径3 cm,质硬,表面凹凸不平,能推动,腋窝淋巴结不肿大,临床诊断为乳腺癌,准备行乳腺癌根治术。术前病人闷闷不乐、失眠、食欲不振,护士和病人谈话中了解到病人对预后很担忧。问题:

1.根据病人的心理反应,请作出护理诊断,并提出护理目标和护理措施。

2.手术经过顺利,病人出院时,护士在进行健康教育时,关于手术侧上肢的功能锻炼要求和防止复发方面需介绍些什么?

乳腺癌是女性发病率最高的恶性肿瘤,在我国,每年有近27.9万女性被诊断出乳腺癌,而且发病率呈逐年上升趋势。乳腺癌现已居女性恶性肿瘤发病首位。早期施以手术治疗,辅以化疗、放疗效果较好,采取针对性的护理,以提高病人的生存质量。

一、病因与发病机制

病因尚未阐明,但有报道指出:雌激素与乳腺癌的发生密切相关,雌酮和雌二醇与乳腺癌的发生直接相关。乳腺癌发生的易感因素有以下几点:①乳腺癌家族史(尤其是生母或同胞姊妹患有乳腺癌);②内分泌因素,月经初潮早于12岁、绝经期迟于50岁,于40岁以上未孕或初次足月产迟于35岁;③部分乳房良性疾病;④高脂饮食;⑤环境因素和生活方式。

知识拓展

遗传性高危人群

遗传性乳腺癌-卵巢癌综合征基因检测标准[a,b]:

(1) 具有血缘关系的亲属中有*BRCA1*/*BRCA2*基因突变的携带者。

(2) 符合以下1个或多个条件的乳腺癌病人[c]:①发病年龄不超过45岁;②发病年龄不超过50岁并且有1个及以上具有血缘关系的近亲[d],也可为发病年龄不超过50岁的乳腺癌病人,和(或)1个及以上的近亲为任何年龄的卵巢上皮癌/输卵管癌/原发性腹膜癌病人;③单个个体患有2个原发性乳腺癌[e],并且首次发病年龄不超过50岁;④发病年龄不限,同时2个或2个以上具有血缘关系的近亲患有任何发病年龄的乳腺癌和(或)卵巢上皮癌、输卵管癌、原发性腹膜癌;⑤具有血缘关系的男性近亲患有乳腺癌;⑥合并有卵巢上皮癌、输卵管癌、原发性腹膜癌的既往史。

(3) 卵巢上皮癌、输卵管癌、原发性腹膜癌病人。

(4) 男性乳腺癌病人。

(5) 具有以下家族史:①具有血缘关系的一级或二级亲属中符合以上任何条件;②具有血缘关系的三级亲属中有2个或2个以上乳腺癌病人(至少有1个发病年龄不超过50岁)和(或)卵巢上皮癌/输卵管癌/原发性腹膜癌病人。

Note

注：a. 符合 1 个或多个条件提示可能为遗传性乳腺癌-卵巢癌综合征，有必要进行专业性评估。当审查病人的家族史时，父系和母系亲属的患癌情况应该分开考虑。早发性乳腺癌和（或）任何年龄的卵巢上皮癌、输卵管癌、原发性腹膜癌提示可能为遗传性乳腺癌-卵巢癌综合征。在一些遗传性乳腺癌-卵巢癌综合征的家系中，还包括前列腺癌、胰腺癌、胃癌和黑素瘤。b. 其他考虑因素：家族史有限的个体，如女性一级或二级亲属小于 2 个，或者女性亲属的年龄大于 45 岁，在这种情况下携带突变的可能性往往会被低估。对发病年龄不超过 40 岁的三阴性乳腺癌病人应考虑进行 *BRCA1*/*BRCA2* 基因突变的检测。c. 乳腺癌包括浸润性癌和导管内癌。d. 近亲是指一级、二级和三级亲属。e. 2 个原发性乳腺癌包括双侧乳腺癌或者同侧乳腺的 2 个或多个明确的不同来源的原发性乳腺癌。

二、病理生理

（一）病理分型

乳腺癌分类方法较多，目前我国多采用以下病理分型。

1. 非浸润性癌　原位癌，包括导管内癌（癌细胞未突破基膜）、小叶原位癌（癌细胞未突破末梢乳管或腺泡基膜），属早期，预后较好。

2. 早期浸润性癌　包括早期浸润性导管癌（癌细胞突破基膜，向间质浸润）及早期浸润性小叶癌（癌细胞突破基膜向间质浸润，但未超过小叶范围），仍属早期。

3. 浸润性特殊癌　包括乳头状癌、髓样癌（伴大量淋巴细胞浸润）、小管癌（高分化腺癌）、腺样囊性癌、黏液腺癌、大汗腺样癌、鳞状细胞癌、乳头湿疹样癌等类型癌细胞。一般分化程度高，预后尚好。

4. 浸润性非特殊癌　包括浸润性小叶癌、浸润性导管癌、硬癌、髓样癌（无大量淋巴细胞浸润）、腺癌等此类癌共占乳腺癌的约 80%；预后较上述三种类型差。

5. 其他罕见癌　如炎性乳癌。

（二）转移途径

1. 局部扩展　癌细胞直接蔓延浸润皮肤、胸肌、胸筋膜等周围组织。

2. 淋巴转移　可循乳房淋巴液的四条输出途径扩散。转移部位与乳腺癌细胞原发部位有一定关系，原发癌灶位于乳头、乳晕及乳房外侧者，约 80% 发生腋窝淋巴结转移；位于乳房内侧者，约 70% 发生胸骨旁淋巴结转移。

3. 血运转移　乳腺癌细胞可直接侵入血循环而发生远处转移，一般易侵犯肺、骨骼和肝脏，骨骼又以椎骨、骨盆和股骨等处的转移最常见。血运转移除见于晚期乳腺癌病人外，亦可见于早期乳腺癌病人。乳腺癌好发血性转移往往是导致治疗失败的主要原因。

三、临床表现

（一）乳房肿块

病人常无自觉症状，病人多在无意中发现乳房内无痛性、单发的小肿块，肿块质硬，表面不甚光滑，与周围组织分界不清且不易推动，一般多位于乳房外上象限。

（二）乳房外形变化

本病表现为乳房局部隆起；若癌肿侵及 Cooper 韧带（乳房悬韧带），癌肿表面皮肤凹陷，呈“酒窝征”。乳腺皮下淋巴管被癌肿阻塞，引起淋巴回流障碍，出现真皮水肿，毛囊处皮肤呈现“橘皮样”改

Note

变。邻近乳头或乳晕的癌肿因侵及乳管使之收缩,可将乳头牵向癌肿侧,乳头深部癌块侵及乳管可使乳头内陷。

(三)晚期表现

1. 全身表现 呈恶病质表现,消瘦、乏力、贫血、发热等。

2. 局部表现 ①癌肿固定:癌肿侵入胸肌筋膜、胸肌时可固定于胸壁而不易推动。②卫星结节:乳房皮肤表面出现多个坚硬小结或条索,呈卫星样围绕原发病灶。结节彼此融合、弥漫成片,延伸至背部和对侧胸壁;使胸壁紧缩呈铠甲状时,呼吸受限。③皮肤溃破:癌肿侵及皮肤使之破溃形成溃疡,其外形凹陷似弹坑或外翻似菜花状,易出血,伴恶臭。

(四)转移征象

转移常见部位为患侧腋窝淋巴结。先为少数,散在、质硬、无痛、可被推动;继之个数增多并融合成团,甚至与皮肤或深部组织粘连。若癌细胞阻塞腋窝主要淋巴管,可致上臂淋巴回流障碍,手臂出现蜡白色水肿。锁骨下或腋窝淋巴结压迫腋静脉,同侧手臂出现青紫色水肿;压迫神经干,引起手臂和肩部剧烈疼痛。锁骨上淋巴结转移者,少数可出现对侧腋窝淋巴结转移。

(五)特殊类型乳腺癌

1. 炎性乳腺癌 少见,多发于年轻女性,尤其妊娠或哺乳期女性。临床表现为患侧乳房皮肤红、肿、热且硬,似急性炎症,但无明显肿块。癌肿迅速浸润整个乳腺,通常累及对侧乳房。该型乳腺癌恶性程度高,早期即发生转移,预后极差,病人常在发病后数月内死亡。

2. 乳头湿疹样癌(Paget 病) 甚少见,起源于乳头内的大乳管再移行至乳头。临床表现同慢性湿疹,乳头和乳晕皮肤发红、糜烂、潮湿,有时覆盖黄褐色的新鲜鳞屑样痂皮,病变皮肤较硬,与周围分界清楚。该病恶性程度低,淋巴转移较迟。

四、辅助检查

(一)影像学检查

1. 乳房 X 线检查 ①钼靶摄影术或钼铑双靶摄影术:可检出较小肿块和微小钙化灶。②CT 检查:表现征象与钼靶摄影相似,但分辨率较高。③乳腺导管造影:对判断乳管内病变的大小、部位和性质有一定帮助。

2. B 超 检查能清晰显示乳房各层次软组织结构及肿块的形态和质地,但不能显示直径小于 0.5 cm的乳腺癌。

(二)热像仪检查

(1)近红外线扫描 恶性肿瘤的血供丰富;周围有异常的血管影。利用血红蛋白吸收外光后在检查仪上呈现不同灰度影的原理,可初步鉴别肿瘤的良、恶性。

(2)胆甾型液晶显示 利用肿瘤代谢旺盛、病变部位温度高于正常组织的原理,对乳腺肿瘤内可做初步筛选,但也存在假阳性及假阴性。

(三)细胞学检查

①溢液涂片经脱落细胞学检查有助于确定溢液的原因,但阴性者不能完全排除乳腺癌。②乳房肿块经细针抽吸做细胞学检查可明确肿块性质。

(四)活体组织病理学检查

完整切下肿块连同少许邻近组织做快速冰冻切片检查,此检查较安全、可靠、确诊率高。

五、临床分期

目前多采用 TNM 分期法,具体内容如下。

（一）原发肿瘤（T）

T_x：原发肿瘤无法评估。

T_0：无原发肿瘤证据。

T_{is}：原位癌（导管原位癌及不伴肿瘤的乳头湿疹样乳腺癌）。

T_1：肿瘤最大直径≤20 mm。

T_2：20 mm＜肿瘤最大直径≤50 mm。

T_3：肿瘤最大直径＞50 mm。

T_4：不论肿瘤大小，直接侵犯胸壁或皮肤。

（二）区域淋巴结临床分类（N）

N_x：区域淋巴结无法评估（已切除）。

N_0：无区域淋巴结转移。

N_1：同侧Ⅰ、Ⅱ级腋窝淋巴结转移，可推动。

N_2：同侧Ⅰ、Ⅱ级腋窝淋巴结转移，固定或融合；或有同侧内乳淋巴结转移临床征象，而没有Ⅰ、Ⅱ级腋窝淋巴结转移临床征象。

N_3：同侧锁骨下淋巴结（Ⅲ级腋窝淋巴结）转移，伴或不伴Ⅰ、Ⅱ级腋窝淋巴结转移；或有同侧内乳淋巴结转移临床征象，并有Ⅰ、Ⅱ级腋窝淋巴结转移；或同侧锁骨上淋巴结转移，伴或不伴腋窝或内乳淋巴结转移。

（三）远处转移（M）

M_0：临床及影像学检查未见远处转移。

M_1：临床及影像学检查发现远处转移，或组织学发现直径大于 0.2 mm 的转移灶。

（四）分期

根据上述情况组合，可把乳腺癌分为 5 个分期。

0 期：$T_{is}N_0M_0$。

Ⅰ期：$T_1N_0M_0$，$T_0N_1 miM_0$，$T_1N_1 miM_0$。

Ⅱ期：$T_{0\sim1}N_1M_0$，$T_2N_{0\sim1}M_0$，$T_3N_0M_0$。

Ⅲ期：$T_{0\sim2}N_2M_0$，$T_3N_{1\sim2}M_0$，$T_4N_{0\sim2}M_0$，任何 TN_3M_0。

Ⅳ期：包括 M_1 的任何 TN。

六、处理原则

本病以手术治疗为主，辅以化学药物、放射、激素、免疫等综合治疗措施。

（一）非手术治疗

1. 化学药物治疗（化疗）　化疗是一种必要的全身性辅助治疗，需在手术后近期内开始。一般主张联合用药。

2. 放射治疗（放疗）　属局部治疗，术前放疗可用于局部进展期乳腺癌；术后放疗可减少腋淋巴结阳性病人的局部复发率。Ⅳ期或炎性乳腺癌病人可在化疗的基础上加做放疗，常用 Co（钴）和深部 X 线。

3. 激素治疗　对激素依赖的乳腺癌可通过调节内分泌治疗。①去势治疗：年轻女性可采用卵巢去势治疗，包括药物（LHR 类似物）、手术或 X 线去势。②抗雌激素治疗：常用他莫昔芬（三苯氧胺），适用于绝经期前后的女性。③芳香化酶抑制剂：如阿那曲唑、来曲唑、依西美坦等，适用于绝经后的女性。④孕酮类药物治疗，如大剂量甲羟孕酮或甲地孕酮，但有引起肥胖、阴道出血和血脂升高的副作用，应慎用。

(二)手术治疗

为提高乳腺癌治疗效果和病人的生活质量,近年更趋向根据肿瘤分期实施不同类型手术。

1. 保留乳房手术 适用于:①乳房内单个肿瘤,直径≤2 cm,距离乳头 2 cm 以上;②腋窝淋巴结无转移;③钼靶摄片示局灶性钙化灶;④年龄≥35 岁。

2. 乳腺癌改良根治术 适用于无上组腋淋巴结转移的Ⅱ、Ⅲ期乳腺癌。

3. 乳腺癌标准根除术 适用于有上组腋淋巴结转移,但临床无远处转移征象者。

4. 乳腺癌扩大根治术 适用于肿瘤位于乳房内侧象限、直径>3 cm 及临床无远处转移征象者。

5. 乳房单纯切除术 适用于:①Ⅰa、Ⅰb 期乳腺癌;②叶状囊肉瘤(低分化型);③导管内乳头状瘤病;④晚期乳腺癌局部尚能切除者(在全身化疗的基础上);⑤不能耐受乳腺癌根治术者。

七、护理评估

(一)术前评估

1. 健康史

(1)一般情况 包括年龄、性别、婚姻、职业、饮食习惯、生活习惯等。

(2)既往史 评估病人的月经史、婚育史、哺乳史等,以及既往是否患乳房良性肿瘤。

(3)家族史 了解家庭中有无乳腺癌或其他肿瘤病人。

2. 身体状况

(1)症状与体征 评估有无乳房肿块,肿块的部位、质地、活动度、疼痛等情况;有无局部破溃、酒窝征、乳头内陷、橘皮征等乳房外形改变;腋窝等部位有无淋巴转移;有无胸痛、气促、骨痛、肝大、黄疸等转移表现。

(2)辅助检查 了解有无钼靶 X 线、超声、病理检查及其他有关手术耐受性检查等的异常发现。

3. 心理-社会状况 了解病人对疾病的认知程度、对手术的顾虑和思想负担;了解病人朋友及其家属,尤其是配偶,对病人的关心、支持程度;了解家庭对手术的经济承受能力。

(二)术后评估

1. 术中情况 了解病人手术、麻醉方式与效果、病变组织切除情况、术中出血、补液、输血情况和术后诊断。

2. 身体状况评估 生命体征是否平稳,病人是否清醒,胸部弹力绷带是否包扎过紧,有无呼吸困难等;评估有无皮瓣下积液,患肢有无水肿,肢端血液循环情况,各引流管是否通畅,引流液的量、颜色与性状等。

3. 心理-社会状况 了解病人有无紧张、焦虑、抑郁、恐惧等,患肢康复训练和早期活动是否配合;对出院后的继续治疗是否清楚。

八、常见护理诊断/问题

(1)自我形象紊乱 与乳腺癌切除术造成乳房缺失和术后疤痕形成有关。

(2)有组织完整性受损的危险 与留置引流管、患侧上肢淋巴引流不畅、头静脉被结扎、腋静脉栓塞或感染有关。

(3)知识缺乏 缺乏有关术后患肢功能锻炼的知识。

九、护理目标

(1)病人恐惧、焦虑减轻,情绪稳定。

(2)病人患侧上肢肿胀减轻或消失。

(3)病人伤口愈合良好,未出现感染。

(4)病人能够主动应对自我形象的变化。

(5) 病人能复述功能锻炼和乳腺癌预防的要点和相关知识，能正确进行功能锻炼、自我保健。

十、护理措施

(一) 术前护理

1. 心理护理　乳腺癌病人术前复杂的心理变化主要表现为对癌症的否认、对手术的害怕、对预后的恐惧及对根治术后胸部形态改变的担忧。多了解和关心病人，加强心理疏导，向病人及其家属耐心解释手术的必要性和重要性，解除其思想顾虑。介绍病人与曾接受过类似手术的康复者联系，通过康复者的现身说法帮助病人度过心理不适期，使其相信一侧乳房切除不影响正常的家庭生活、工作和社交。告知病人今后行乳房重建的可能，鼓励其树立战胜疾病的信心，以良好的心态面对疾病和治疗。

2. 终止哺乳或妊娠　哺乳期及妊娠初期发生乳腺癌者应立即停止哺乳或妊娠，以减轻激素的作用。

3. 术前准备　做好术前常规检查和准备。手术范围大、需要植皮者，除常规备皮外，同时做好供皮区(如腹部或同侧大腿区)的皮肤准备。乳房皮肤溃疡者，术前每日换药至创面好转。乳头凹陷者应清洁局部。

(二) 术后护理

1. 体位　术后麻醉清醒、血压平稳后取半卧位，以利呼吸和引流。

2. 病情观察　严密观察生命体征变化，观察切口敷料渗血、渗液情况，并予以记录。乳腺癌扩大根治术有损伤胸膜可能，病人若感到胸闷、呼吸困难，应及时报告医生，以便早期发现和协助处理肺部并发症，如气胸等。

3. 饮食　术后 6 h 无恶心、呕吐等麻醉反应者，可正常饮食，并保证足够热量和维生素，以促进病人康复。

4. 皮瓣护理　观察皮瓣颜色及创面愈合情况并记录。手术部位用胸带加压包扎，使皮瓣紧贴创面，松紧度适宜，以维持正常血运为宜；观察患侧上肢远端血液循环，若皮肤呈青紫色伴皮肤温度降低、脉搏不能扪及，提示腋部血管受压，应及时调整绷带或胸带的松紧度；若胸带或绷带松脱，应及时加压包扎。

5. 引流管护理　乳房切除术后，皮瓣下常规放置引流管，以及时引流皮瓣下的渗液和积气，使皮瓣紧贴创面，避免坏死、感染，促进愈合。术后应观察伤口引流管是否通畅；引流液的颜色、性质和量，以及皮瓣愈合情况等。

(1) 妥善固定乳房引流管，病人卧床时固定于床旁，起床时固定于上身衣服。

(2) 保证有效的负压吸引，每小时逆向挤压引流管或负压吸引器。

(3) 观察引流液颜色、性质和量并记录。术后 1～2 日，每日引流血性液体 50～100 mL，以后逐渐减少，术后 4～5 日，皮瓣下无积液、创面与皮肤紧贴即可拔管。若拔管后仍有皮下积液，可在严格消毒后抽液并局部加压包扎。

(4) 引流过程中若有局部积液、皮瓣不能紧贴胸壁且有波动感，应报告医生，及时处理。

6. 潜在并发症的预防和护理

(1) 患侧上肢肿胀　患侧腋窝淋巴结切除后上肢淋巴回流不畅或头静脉被结扎、腋静脉栓塞、局部积液或感染等因素导致回流障碍所致。故术后忌经患侧上肢测血压、抽血、静脉或皮下注射等。指导病人自我保护患侧上肢。平卧时用两垫枕抬高患侧上肢；下床活动时用吊带托扶，需他人扶持时只能扶健侧，以防腋窝皮瓣滑动而影响愈合，按摩患侧上肢或进行握拳，屈、伸肘运动，以促进淋巴回流。肢体肿胀严重者，可戴弹力袖促进淋巴回流。局部感染者，及时应用抗生素治疗。

(2) 气胸　乳腺癌扩大根治术有损伤胸膜可能，术后应加强观察，病人若感胸闷、呼吸困难，应进行肺部听诊、叩诊和 X 线检查，以早期发现和处理气胸。

7. 功能锻炼　为减少或避免术后残疾，鼓励和协助病人早期开始患侧上肢的功能锻炼。术后 3

Note

日内患侧上肢制动,避免外展上臂;下床活动时用吊带托扶;需他人扶持时只能扶健侧。术后 2～3 日开始手指的主动和被动活动;术后 3～5 日活动肘部;术后 1 周,待皮瓣基本愈合后可进行肩部活动、手指爬墙运动(逐渐增加幅度),直至患侧手指能高举过头,并能自行梳理头发。

8. 心理护理 鼓励夫妻双方坦诚相待,诱导正向观念,鼓励病人正确面对现状并表达手术创伤对自己今后角色的影响,提供改善自我形象的措施或方法。注重病人隐私,在护理操作时避免过度暴露手术部位,必要时用屏风遮挡。

十一、健康教育

1. 活动 术后近期避免用患侧上肢搬动、提取重物。

2. 避孕 术后 5 年内应避免妊娠,以免促使乳腺癌的复发。

3. 放疗或化疗 放疗期间注意保护皮肤,出现放射性皮炎时及时就诊。化疗期间定期复查肝功能、血常规,一旦出现骨髓抑制现象(血白细胞计数$<4\times10^9/L$),应暂停放疗和化疗。

4. 义乳或假体 为病人提供改善自我形象的方法:①介绍假体的作用和应用;②出院时暂佩戴无重量的义乳(有重量的义乳在治愈后佩戴),乳房硕大者,为保持体态匀称,待伤口愈合后即可佩戴有重量的义乳;③衣着不过度紧身;④根治术后 3 个月行乳房再造术,但有肿瘤转移或乳腺炎者,严禁假体植入。

5. 自查 术后病人每月自查 1 次,健侧乳房每年 X 线摄片检查 1 次,以便早期发现复发征象。乳腺癌病人的姐妹和女儿属发生乳腺癌的高危人群,应自乳腺发育后每月自查乳房 1 次,并定期到医院体检。

知识拓展

一般人群女性乳腺癌筛查指南

1. 20～39 岁 不推荐对该年龄段人群进行乳腺癌筛查。

2. 40～45 岁

(1) 适合机会性筛查。

(2) 每年 1 次乳腺 X 线检查。

(3) 对致密型乳腺(腺体为 c 型或 d 型)推荐与 B 超检查联合。

3. 46～69 岁

(1) 适合机会性筛查和人群普查。

(2) 每 1～2 年 1 次乳腺 X 线检查。

(3) 对致密型乳腺推荐与 B 超检查联合。

4. 70 岁或以上

(1) 适合机会性筛查。

(2) 每 2 年 1 次乳腺 X 线检查。

(陈兴强)

目标检测答案解析

目标检测

1. 急性乳腺炎的主要病因是(　　)。

A. 乳汁淤积　　B. 乳头破损　　C. 乳头内陷

Note

D. 婴儿口腔感染　　E. 哺乳习惯不良

2. 急性乳腺炎早期的局部症状是(　　)。

A. 搏动性疼痛　　B. 胀痛、有压痛的肿块　　C. 患侧乳房肿大
D. 明显的红、肿、热、痛　　E. 患侧腋窝淋巴结肿大

3. 乳房内脓肿的切口选择为(　　)。

A. 乳晕周围做弧形切口　　B. 以乳头为中心做放射状切口
C. 乳房下皱襞做弧形切口　　D. 乳房外侧做弧形切口
E. 以脓肿为中心做放射状切口

4. 乳腺癌向淋巴结转移的常见部位是(　　)。

A. 锁骨下　　B. 锁骨上　　C. 腋窝　　D. 胸骨旁　　E 纵隔

5. 早期乳腺癌最常见的症状是(　　)。

A. 无痛性肿块　　B. 皮肤局限性凹陷　　C. 乳头内陷
D. 橘皮样改变　　E. 乳头溢血性液

6. 乳房肿瘤好发部位是(　　)。

A. 外上象限　　B. 内上象限　　C. 内下象限　　D. 外下象限　　E. 乳晕区

7. 乳腺癌根治术后，为了预防皮下积血积液导致的皮瓣坏死，主要的护理措施是(　　)。

A. 引流管持续负压吸引　　B. 伤口加压包扎
C. 局部用沙袋压迫　　D. 早期限制患侧肩部活动
E. 穿刺抽吸皮瓣下积液

8. 乳腺癌根治手术后，护士指导病人进行患侧上肢功能锻炼，下列不妥的是(　　)。

A. 3 日内屈腕伸指运动　　B. 第 4 日活动肘关节
C. 术后 5 日练习手指爬墙　　D. 伤口愈合后，练习梳头
E. 出院后进行全面功能锻炼

9. 李某，女，30 岁，月经来潮期间有乳房胀痛，两侧乳房内发现有多个大小不等，质地坚韧的结节状肿块，首先考虑(　　)。

A. 乳腺癌　　B. 乳腺囊性增生病　　C. 乳管内乳头状瘤
D. 乳房纤维腺瘤　　E. 乳房脂肪瘤

10. 李某，女，25 岁，左乳房肿块 3 年，近 2 个月生长较快，无痛。查体：左乳房外上象限，肿块大小为 3 cm×3 cm×4 cm，可推动，质地中等，边界清楚，考虑可能为哪一种疾病？(　　)

A. 乳腺癌　　B. 乳房结核　　C. 乳房囊性增生病
D. 乳管内乳头状瘤　　E. 脂肪瘤

(11～14 题共用题干)

李某，女，60 岁，右乳房外上方发现肿物 1 个月，无痛。查体：右乳外上象限触及肿物一个，大小为 3 cm×3 cm×2.5 cm，质地硬，表面不光滑，活动度小，界限不清，右腋下触及 3 个孤立的淋巴结，质硬。

11. 初步诊断是(　　)。

A. 乳腺癌　　B. 乳管内乳头状瘤　　C. 乳腺囊性增生病
D. 乳房纤维腺瘤　　E. 炎性乳瘤

12. 为进一步确诊，进行的下列检查中哪项不妥？(　　)

A. X 线检查　　B. 超声波检查　　C. 红外线扫描
D. 乳头溢液涂片　　E. 血清甲胎蛋白

13. 病人如果进行手术治疗，术后病情平稳应取什么卧位？(　　)

A. 平卧位　　B. 侧卧位　　C. 半卧位　　D. 中凹卧位　　E. 俯卧位

14. 首选哪种治疗方法？(　　)

A. 放疗　　B. 化疗　　C. 手术治疗　　D. 免疫疗法　　E. 中草药疗法

第十三章　胸部疾病病人的护理

第一节　胸部损伤病人的护理

学习目标

1. 掌握不同类型气胸的临床表现及气胸病人的护理措施；胸腔闭式引流的护理要点。
2. 熟悉肋骨骨折、气胸、血胸的病因及处理原则。
3. 了解心脏损伤的病因和临床表现及处理原则。

导学案例

病人，男，45 岁，30 min 前左胸部被汽车撞伤入院。查体：血压 75/45 mmHg，脉搏 148 次/分，呼吸 28 次/分。神清配合，痛苦面容，呼吸困难症状反而加重，伴口唇青紫，颈静脉怒张不明显，气管移向右侧，左胸部饱满，呼吸运动较右胸弱。左胸壁第 4、5、6 肋处触诊有骨擦音、局部压痛明显，有皮下气肿。左胸叩诊呈鼓音，呼吸音消失，心律齐，心率 148 次/分，未闻及杂音。问题：

1. 病人初步诊断是什么？
2. 现场应采取哪些急救措施？
3. 病人主要的护理诊断/问题有哪些？

胸部损伤无论平时还是战时均可发生。胸部暴露面积较大，常为来自外界的打击，如车祸、挤压伤、摔伤和锐器伤等导致，大约占全身创伤的 1/4。根据损伤是否造成胸膜腔与外界沟通，可分为开放性损伤和闭合性损伤。胸部损伤轻者仅有胸壁软组织挫伤和(或)单纯肋骨骨折，重者可出现气胸、血胸，甚至心脏、大血管、气管、食管等重要器官和组织的损伤，累及呼吸、循环系统的正常生理功能，甚至危及病人生命。

一、肋骨骨折

肋骨骨折指暴力直接或间接作用于肋骨，使肋骨的完整性和连续性中断，是最常见的胸部损伤。第 1～3 肋骨粗短，且有锁骨、肩胛骨保护，不易发生骨折。一旦发生骨折说明致伤暴力巨大，常合并锁骨、肩胛骨骨折和颈部、腋部血管神经损伤。第4～7肋骨长而薄，最易折断。第8～10肋骨前端肋软骨形成肋弓与胸骨相连，而第11～12肋前端游离，弹性较大，均不易发生骨折。若发生骨折，应警惕腹内脏器和膈肌损伤。

（一）病因

1. 外来暴力　多数肋骨骨折常为外来暴力所致。外来暴力又分为直接暴力和间接暴力。直接暴力指打击力直接作用于骨折部位，间接暴力则是胸部前后受到的挤压。

2. 病理因素　部分肋骨骨折见于恶性肿瘤发生肋骨转移的病人或严重骨质疏松者。此类病人可因咳嗽、打喷嚏或病灶肋骨处轻度受力而发生骨折。

（二）病理生理

单根或数根肋骨单处骨折时，其上、下仍有完整肋骨支撑胸廓，对呼吸功能影响不大；但若尖锐的肋骨断端内移刺破壁胸膜和肺组织时，可产生气胸、血胸、皮下气肿、血痰、咯血等；若刺破肋间血管，尤其是动脉，可引起大量出血，导致病情迅速恶化。多根多处肋骨骨折，尤其是前侧胸的肋骨骨折，其局部胸壁失去完整肋骨支撑而软化，可出现反常呼吸运动，又称连枷胸，表现为吸气时软化区胸壁内陷，呼气时外凸。若软化区范围较大，可引起呼吸时双侧胸腔内压力不均衡，使纵隔左右扑动，影响换气和静脉血回流，导致体内缺氧和二氧化碳潴留，严重者可发生呼吸和循环系统衰竭。

（三）临床表现

1. 症状　肋骨骨折断端可刺激肋间神经产生局部疼痛，当深呼吸、咳嗽或转动体位时疼痛加剧；部分病人可因肋骨折断向内刺破肺组织而出现咯血；由于肋骨骨折损伤程度不同，可有不同程度的呼吸困难、发绀或休克等。

2. 体征　受伤胸壁肿胀，可有畸形；局部明显压痛，挤压胸部疼痛加剧，甚至产生骨擦音；多根多处肋骨骨折者，伤处可见反常呼吸；部分病人出现皮下气肿。

（四）辅助检查

1. 实验室检查　出血量大者，血常规检查示血红蛋白和血细胞比容下降。

2. 影像学检查　胸部X线和CT检查可显示肋骨骨折断端错位、断裂线及血气胸等，但前胸肋软骨折断征象不能显示；肋骨三维重建CT可以更好地显示肋骨骨折情况。

（五）处理原则

1. 闭合性肋骨骨折

（1）固定胸廓，处理反常呼吸　为减少肋骨断端活动，减轻疼痛，可直接用弹力胸带固定，也可采用多条胸带或宽胶布条叠瓦式固定胸廓。此方法适合闭合性单根单处肋骨骨折的病人，也可用于胸背部、胸侧壁多根多处肋骨骨折且胸壁软化范围小而反常呼吸运动不严重的病人。多根多处肋骨骨折，胸壁软化范围大，反常呼吸明显的连枷胸病人，行牵引固定，即在患侧胸壁放置牵引支架，或用厚棉垫加压包扎，以减轻或消除胸壁的反常呼吸运动，促进患侧肺复张。近年来也开展经电视胸腔镜直视下导入钢丝的方法固定连枷胸。

（2）镇痛　必要时可口服布洛芬、可待因、吗啡、地西泮等镇痛镇静药，也可应用病人自控镇痛装置、1%普鲁卡因封闭骨折部位或做肋间神经阻滞。

（3）建立人工气道　有多根多处肋骨骨折、咳嗽无力、不能有效排痰或呼吸衰竭者，应实施气管插管或切开，以利于清理呼吸道痰液、给氧和施行呼吸机辅助呼吸。

（4）预防感染　合理应用抗生素。

知识拓展

肋骨骨折的镇痛治疗

肋骨骨折的处理原则为有效止痛，一般肋骨骨折可采用口服、肌内注射或静脉注射镇痛，多根多处肋骨骨折则需要持久有效的镇痛效果，这些方法则存在一定的局限性和隐患：①不能及时止痛；②血药浓度波动大，有效止痛时间有限，镇痛效果不够满意；③不能个性化给药，对于药物需求量大的病人镇痛不全，而对于药物需求量小的病人则可能用药过量，抑制呼吸；④重复肌内注射造成注射部位疼痛，对病人产生不良的心理影响。目前临床上可采用硬膜外镇痛，它可将局麻药和镇痛药持续分次地注入相应的脊神经分布所在平面的硬脊膜外腔，具有区域神经阻滞的优点，镇痛效果最为完善，并可借助装置实现病人自控镇痛。

2. 开放性肋骨骨折 除经上述相关处理外，还需及时处理伤口。①清创与固定：开放性肋骨骨折胸壁伤口需彻底清创，用不锈钢丝对肋骨断端行内固定术；②肋骨骨折致胸膜穿破者，需做胸腔闭式引流术。

(六) 护理评估

1. 健康史 了解病人受伤经过与时间、受伤部位、伤后情况，有无昏迷、恶心、呕吐等。

2. 身体状况

(1) 症状 伤处胸壁肿胀、疼痛，当深呼吸、咳嗽或体位改变时疼痛加剧。骨折断端向内移位可刺破胸膜、肋间血管和肺组织，出现气胸、血胸、皮下气肿或咯血。由于肋骨骨折损伤程度不同，可有不同程度的呼吸困难、发绀或休克。

(2) 主要体征 受伤胸壁肿胀，可有畸形。局部压痛，间接挤压胸痛加重，有时可触及骨折断端和产生骨摩擦音。多根多处肋骨骨折时，伤处可有反常呼吸运动。部分病人出现皮下气肿。

(3) 辅助检查

①血常规检查可有血红蛋白和血细胞比容下降。

②胸部X线可显示肋骨骨折线、断端错位及血胸、气胸等，肋软骨骨折在X线中不易显像，但CT容易观察到，肋骨三维重建CT可以更好地显示肋骨、肋软骨骨折情况。

(4) 心理-社会情况 病人由于担心损伤会带来生命危险、留下后遗症等问题，容易产生焦虑与恐惧。护士应评估病人有无焦虑和恐惧及其程度如何，了解病人及其家属对本次损伤相关知识的了解程度、心理承受能力、对预后的认知及对治疗所需费用的承受能力。

(七) 常见护理诊断/问题

(1) 气体交换障碍 与胸部损伤、疼痛、胸廓活动受限或肺萎陷有关。

(2) 急性疼痛 与组织损伤有关。

(3) 潜在并发症：胸腔或肺部感染。

(八) 护理目标

(1) 减轻病人的疼痛，使其舒适感增加。

(2) 病人情绪稳定，能够配合医疗护理工作。

(3) 保持体液平衡，补充足够液体和营养。

(4) 预防和及时发现并发症，并能妥善处理。

(九) 护理措施

Note

1. 现场急救 包括基本生命支持与快速致命性胸外伤的紧急处理。原则：保持呼吸道通畅、给氧，控制外出血、建立静脉通路、补充血容量，镇痛、固定长骨骨折、保护脊柱（尤其是颈椎），配合医生迅速转运。对威胁生命的严重胸外伤需在现场配合医生施行紧急处理：气道梗阻者需立即清理呼吸道，必要时给予人工辅助呼吸；张力性气胸需放置具有单向活瓣作用的胸腔穿刺针或闭式胸腔引流；开放性气胸需迅速包扎和封闭胸部吸吮伤口，安置上述穿刺针或引流管；对大面积胸壁软化的连枷胸有呼吸困难者须有效镇痛，加压包扎，必要时给予人工辅助呼吸。

2. 非手术治疗护理/术前护理

（1）保持呼吸道通畅　及时清除呼吸道分泌物和呕吐物。根据损伤部位、范围和性质给予相应处理，如封闭伤口、胸腔穿刺或闭式胸腔引流等，以改善呼吸和循环系统功能。

（2）维持有效血容量　建立静脉通路，根据病情及时补液、输血等，防治休克。

（3）病情观察　①密切观察病人的意识、生命体征、胸腹部活动及呼吸等，若有异常，及时报告医生并协助处理；②观察病人有无皮下气肿，记录气肿范围，若气肿迅速蔓延，应立即报告医生。

（4）镇痛和预防感染　疼痛剧烈影响呼吸、咳嗽和活动的病人可使用镇痛药物；有开放性损伤的病人，给予创口换药。

（5）术前准备　做好血型及交叉配血试验、术区皮肤准备等。

3. 术后护理

（1）病情观察　密切观察呼吸、血压、脉搏及神志的变化，观察胸部活动情况，及时发现有无呼吸困难或反常呼吸，发现异常应及时通知医生并协助处理。

（2）防止感染　①协助并鼓励病人深呼吸、咳嗽、排痰，以减少呼吸系统并发症；②监测体温变化，若体温超过 38.5 ℃且持续不退，通知医生及时处理；③及时更换创面敷料，保持敷料清洁、干燥和引流管通畅。

4. 健康教育

（1）合理饮食　食用清淡且富含营养的食物，多食蔬菜、水果，保持大便通畅；忌食辛辣、生冷、油腻食物，多饮水。

（2）休息与活动　保证充足睡眠，骨折已临床愈合者可逐渐练习床边站立，床边活动、室内步行等活动，并系好肋骨固定带。骨折完全愈合后，可逐渐加大活动量。

（3）用药指导　遵医嘱按时服用药物，服药时徐徐咽下，防止剧烈呛咳呕吐，影响伤处愈合。

（4）不适随诊，3 个月后复查胸部 X 线。

二、气胸

胸膜腔内积气称为气胸。根据胸膜腔的压力情况，气胸可分为闭合性气胸、开放性气胸和张力性气胸。

（一）病因

1. 闭合性气胸　多并发于肋骨骨折，肋骨断端刺破肺，空气进入胸膜腔所致。

2. 开放性气胸　多并发于刀刃锐器或弹片火器等导致的胸部穿刺伤。

3. 张力性气胸　主要是较大的肺泡破裂、较深较大的肺裂伤或支气管破裂所致。

（二）病理生理

气胸的形成多由于肺组织、气管、支气管、食管破裂，空气逸入胸膜腔，或胸壁伤口穿破胸膜，外界空气进入胸膜腔所致。

1. 闭合性气胸　空气通过胸壁或肺的伤道进入胸膜腔后，伤道立即闭合，气体不再进入胸膜腔，胸膜腔内负压被抵消，但胸膜腔内压仍低于大气压，使患侧肺部分萎陷、有效气体交换面积减少，影响肺的通气和换气功能。

2. 开放性气胸　胸膜腔通过胸壁伤口或软组织缺损处与外界大气相通，外界空气可随呼吸自由进出胸膜腔。空气的进出量与胸壁伤口大小密切相关,当胸壁缺损直径大于 3 cm 时,胸膜腔内压几乎等于大气压,患侧肺将完全萎陷致呼吸功能障碍;若双侧胸膜腔内压力不平衡,患侧胸膜腔内压显著高于健侧时,可致纵隔向健侧移位,进一步使健侧肺扩张受限,表现为吸气时纵隔向健侧移位,呼气时又移回患侧,导致其位置随呼吸而左右摆动,称为纵隔扑动。纵隔扑动影响静脉回心血流,引起循环功能障碍。同时,病人在吸气时,健侧肺扩张,不仅吸入从气管进入的空气,而且也吸入由患侧肺排出的含氧量低的气体;而呼气时,健侧肺气体不仅排出体外,同时亦排至患侧支气管和肺内,使低氧气体在双侧肺内重复交换而致病人严重缺氧。

3. 张力性气胸 由于气管、支气管或肺损伤裂口与胸膜腔相通,且形成活瓣,气体在每次吸气时从裂口进入胸膜腔,而呼气时裂口活瓣关闭,气体不能排出,使胸膜腔内积气不断增多,压力逐步升高,导致胸膜腔压力高于大气压,又称为高压性气胸。胸膜腔压力升高使患侧肺严重萎陷,纵隔明显向健侧移位,健侧肺组织受压,致腔静脉回流受阻,导致呼吸、循环功能严重障碍。由于胸膜腔内压高于大气压使气体经支气管、气管周围疏松结缔组织或壁层胸膜裂口处进入纵隔或胸壁软组织,并向皮下扩散,形成纵隔气肿或颈、面、胸部等处的皮下气肿。

(三) 临床表现

1. 闭合性气胸

(1) 症状 轻者胸闷、胸痛,重者出现呼吸困难,主要与胸膜腔积气量和肺萎陷程度有关。肺萎陷在 30%以下者为小量气胸,病人无明显呼吸和循环功能紊乱的症状;肺萎陷在 30%~50%者为中量气胸;肺萎陷在 50%以上者为大量气胸。后两者均可出现明显的低氧血症的症状。

(2) 体征 可见患侧胸部饱满,叩诊呈鼓音;呼吸活动度降低,气管向健侧移位,听诊呼吸音减弱甚至消失。

2. 开放性气胸

(1) 症状 有明显呼吸困难、鼻翼扇动、口唇发绀,重者伴有休克症状。

(2) 体征 可见患侧胸壁的伤道,呼吸时可闻及气体进出胸腔伤口发出吸吮样声音,称为胸部吸吮伤口;患侧胸部叩诊呈鼓音,听诊呼吸音减弱或消失;心脏、气管向健侧移位。

3. 张力性气胸

(1) 症状 严重或极度呼吸困难、烦躁、意识障碍、大汗淋漓、发绀。

(2) 体征 气管明显移向健侧,颈静脉怒张;患侧胸部饱满,肋间隙增宽,呼吸幅度减低,皮下气肿明显;叩诊呈鼓音;听诊呼吸音消失。

(四) 辅助检查

1. 影像学检查 主要为胸部 X 线检查。

(1) 闭合性气胸 显示不同程度的肺萎陷和胸膜腔积气,有时可伴少量胸腔积液,但其显示的胸腔积气征象往往比实际气胸量程度轻。

(2) 开放性气胸 显示患侧胸腔大量积气、肺萎陷,气管和心脏等纵隔内器官向健侧移位。

(3) 张力性气胸 显示胸腔严重积气、肺完全萎陷,气管和心脏等纵隔内器官向健侧移位。

2. 诊断性穿刺 胸腔穿刺既能明确有无气胸的存在,又能抽出气体降低胸腔内压,缓解症状。张力性气胸者胸腔穿刺有高压气体向外冲出,外推针筒芯。

(五) 处理原则

以抢救生命为首要原则。处理包括封闭胸壁开放性伤口,通过胸腔穿刺抽吸或胸腔闭式引流排除胸腔内的积气、积液,防治感染。

1. 胸腔闭式引流 目的是引流胸膜腔内积气、血液和渗液;重建胸膜腔负压,保持纵隔的正常位置;促进肺复张。

(1) 适应证 ①中量、大量气胸,开放性气胸,张力性气胸;②在胸腔穿刺术治疗下肺无法复张者；③剖胸手术后引流。

（2）置管和置管位置　通常在手术室置管，紧急情况下可在急诊室或病人床旁置管。可根据临床诊断和胸部 X 线检查结果决定置管位置。由于积气多向上聚集，因此气胸引流一般在前胸壁锁骨中线第 2 肋间隙；胸腔积液则在腋中线与腋后线间第 6～8 肋间隙插管引流；脓胸通常选择脓液积聚的最低位置进行置管。

（3）胸管种类　①用于排气者：宜选择质地较软、既能引流又可减少局部刺激和疼痛、管径为 1 cm 的塑胶管；②用于排液者：引流管宜选择质地较硬、不易打折和堵塞且利于通畅引流、管径为 1.5～2.0 cm 的硅胶或橡胶管。

（4）胸膜腔引流的装置　传统的闭式胸腔引流装置有单瓶、双瓶和三瓶三种。目前临床广泛应用的是各种一次性使用的胸膜腔引流装置。

①单瓶水封闭式引流：集液瓶的橡胶瓶塞上有两个孔，分别插入长、短玻璃管。瓶中盛有 500 mL 无菌生理盐水，短玻璃管下口远离液面，使瓶内空气与外界大气相通，而长玻璃管的下口插至液面下 3～4 cm。使用时，长玻璃管上的橡胶管与病人的胸膜腔引流管相连接，接通后即可见长管内水柱升高至液平面以上 8～10 cm，并随着病人呼吸上下波动；若无波动，则提示引流管道不通畅。

②双瓶水封闭式引流：包括与上述相同的集液瓶和 1 个水封瓶（吸引瓶），在引流液体时，水封下的密闭系统不会受到引流量的影响。

③三瓶水封闭式引流：在双瓶式基础上增加了一个施加抽吸力的控制瓶，抽吸力取决于通气管没入液面的深度。若通气管没入 15～20 cm，则对该病人所施加的负压抽吸力即为 15～20 cmH_2O（1.47～1.96 kPa）。若抽吸力超过没入液面的通气管的高度所产生的压力时，就会将外界空气吸入此引流系统中。因此，压力控制瓶中必须始终有水泡产生方表示其具有功能。

2. 不同类型气胸的处理

（1）闭合性气胸

①小量气胸者，积气一般在 1～2 周内可自行吸收，无需特殊处理，但应注意观察其发展变化。

②中量或大量气胸者，应行胸膜腔穿刺抽尽积气以减轻肺萎陷，必要时行胸腔闭式引流术，排出积气，促进肺尽早膨胀；应用抗生素防治感染。

（2）开放性气胸

①紧急封闭伤口：立即变开放性气胸为闭合性气胸，赢得抢救生命的时间。使用无菌敷料（如纱布、棉垫等）或因地制宜利用身边清洁器材（如衣物、塑料袋等）在病人深呼吸末封盖吸吮伤口，加压包扎固定，并迅速转运至医院。

②安全转运：在运送医院途中如有呼吸困难加重或张力性气胸表现时，应在病人呼气时暂时开放密闭敷料，排出胸腔内气体后再封闭伤口。

③住院处理：及时清创、缝合胸壁伤口，并行胸腔穿刺抽气减压，暂时解除呼吸困难，必要时行胸腔闭式引流。

④预防和处理并发症　吸氧，以缓解病人缺氧的状况；补充血容量，纠正休克；应用抗生素预防感染。

⑤手术治疗　对疑有胸腔内器官损伤或进行性出血者行开胸探查术，止血、修复损伤或清除异物。

（3）张力性气胸　可迅速危及生命，需紧急抢救，并应用抗生素防治感染。

①迅速排气减压：入院前或院内需迅速在患侧锁骨中线与第 2 肋间连线处，用粗针头穿刺胸膜腔排气减压，并外接单向活瓣装置。紧急状态下在针柄部外接橡胶手指套、气球等将其顶端剪 1 cm 开口，可起到活瓣作用，使胸腔内气体易于排出，外界气体不能进入胸腔。

②安置胸腔闭式引流：闭式引流装置的排气孔外接可调节恒定负压的吸引装置，可加快气体排出，促使肺复张。待漏气停止 24 h 后，X 线检查证实肺已复张，方可拔出胸腔引流管。

③开胸探查:若胸腔引流管内持续不断逸出大量气体,呼吸困难未改善,肺膨胀困难,提示可能有肺和支气管的严重损伤,应考虑开胸探查手术或电视胸腔镜手术探查。

(六)护理评估

1. 术前评估

(1)健康史

①一般情况:了解病人的年龄、性别、职业、经济状况、社会、文化背景等。

②受伤史:了解病人受伤经过和时间、受伤部位、暴力大小,有无恶心、呕吐、昏迷等;是否接受过处理。

③既往史:有无胸部手术史、用药史和过敏史等。

(2)身体状况

①局部:评估受伤部位及性质;有无开放性伤口,有无活动性出血,伤口是否肿胀;是否有肋骨骨折、反常呼吸运动或呼吸时空气进出伤口的吸吮样音,气管位置有无偏移;有无颈静脉怒张或皮下气肿,以及肢体活动情况。

②全身:评估生命体征是否平稳,是否有呼吸困难或发绀,有无休克或意识障碍;是否有咳嗽、咳痰及痰量和性质;有无咯血及咯血次数和量等。

(3)辅助检查　根据胸部X线等检查结果,评估气胸的程度、性质及有无胸腔内器官损伤等。

(4)心理-社会状况　了解病人有无恐惧或焦虑,程度如何。病人及其家属对损伤及预后的认知、心理承受能力及对本次损伤相关知识的了解程度。

2. 术后评估

(1)术中情况　了解手术、麻醉方式和效果、术中出血、补液、输血情况和术后诊断。

(2)生命体征　麻醉是否清醒,生命体征是否平稳。

(3)伤口与引流管情况　有无出血,引流管是否通畅。

(4)有无感染等并发症发生。

(七)常见护理诊断/问题

(1)气体交换障碍　与胸部损伤、疼痛、胸廓活动受限或肺萎陷有关。

(2)急性疼痛　与组织损伤有关。

(3)潜在并发症:胸腔或肺部感染。

(八)护理目标

(1)病人能维持正常的呼吸功能,呼吸平稳。

(2)病人疼痛得到缓解或控制,自述疼痛减轻。

(3)病人未发生并发症,或并发症被及时发现和处理。

(九)护理措施

1. 现场急救　包括基本生命支持与快速致命性胸外伤的紧急处理。对开放性气胸者,立即用敷料封闭胸壁伤口,使之成为闭合性气胸,阻止气体继续进入胸膜腔。对于闭合性或张力性气胸积气量多者,应立即协助医生行胸膜腔穿刺排气减压。

2. 非手术治疗护理/术前护理

(1)保持呼吸道通畅　呼吸困难和发绀者,及时给予吸氧,协助和鼓励病人有效咳嗽、排痰,及时清理口腔、呼吸道内的呕吐物、分泌物、血液及痰液等,保持呼吸道通畅,预防窒息。痰液黏稠不易咳出者,应用祛痰药物、超声雾化吸入,以稀释痰液利于排出,必要时鼻导管吸痰。不能有效排痰或呼吸衰竭者实施气管插管或气管切开给氧、吸痰或呼吸机辅助呼吸。病情稳定者取半坐卧位,以使膈肌下降,有利呼吸。

Note

（2）缓解疼痛　因疼痛不敢咳嗽、咳痰时，协助或指导病人及其家属用双手按压患侧胸壁，以减轻伤口震动产生疼痛；必要时遵医嘱给予镇痛药。

（3）动态观察病情变化　观察血压、心率、意识等变化；观察病人呼吸的频率、节律和幅度；有无气促、呼吸困难、发绀和缺氧等症状；有无气管移位或皮下气肿的情况；是否发生低血容量性休克等。

（4）预防感染　开放性损伤者，遵医嘱注射破伤风抗毒素及合理使用抗生素。

（5）术前护理　①输液管理：病情危重，有胸腔内器官、血管损伤出血或呼吸困难未能缓解者除做好手术准备外，还应遵医嘱及时输血、补液并记录液体出入量，避免输液过快、过量而发生肺水肿。②术前准备：急诊手术病人，做好血型、交叉配血及药物过敏试验，术区备皮；择期手术者，鼓励其摄入营养丰富、易消化食物，术前晚禁食禁水。

3. 术后护理

（1）病情观察　观察有无呼吸困难、有无纵隔移位和皮下气肿。

（2）呼吸道管理

①协助病人咳嗽、咳痰：卧床期间，定时协助病人翻身、坐起、叩背、咳嗽；指导鼓励病人做深呼吸运动，促使肺扩张，预防肺不张或肺部感染等并发症的发生。

②气管插管或切开的护理：实施气管插管或气管切开呼吸机辅助呼吸者，做好呼吸道护理，主要包括气道的湿化、吸痰及保持管道通畅等，以维持有效气体交换。

（3）胸腔闭式引流的护理

①保持管道密闭性：a. 引流管周围应用油纱布严密包盖；随时检查引流装置是否密闭及引流管有无脱落；若引流管从胸腔滑脱，立即用手捏闭伤口处皮肤，消毒处理后，以凡士林纱布封闭伤口，并协助医生进一步处理；若引流瓶损坏或引流管连接处脱落，立即用双钳夹闭胸壁引流导管，并更换引流装置。b. 水封瓶长玻璃管没入水中 3～4 cm，并始终保持直立。c. 更换引流瓶或搬动病人时，先用止血钳双向夹闭引流管，防止空气进入；放松止血钳时，先将引流瓶安置低于胸腔引流口平面的位置。

②严格执行无菌技术操作，防止逆行感染：a. 保持引流装置无菌，定时更换引流装置，并严格遵守无菌技术操作原则。胸壁引流口处敷料清洁、干燥，一旦渗湿，及时更换。b. 引流瓶低于胸壁引流口平面 60～100 cm，依靠重力引流，以防瓶内液体逆流入胸膜腔。

③观察引流，保持通畅：a. 观察并准确记录引流液的量、颜色和性质，定时挤压引流管，防止受压、扭曲和阻塞。b. 密切注意水封瓶长玻璃管中水柱波动的情况，以判断引流管是否通畅。水柱波动的幅度能够反映无效腔的大小及胸膜腔内负压的情况，一般水柱上下波动的范围为 4～6 cm。若水柱波动幅度过大，提示可能存在肺不张；若水柱无波动，提示引流管不通畅或肺已经完全扩张。若病人出现气促、胸闷、气管向健侧偏移等肺受压症状，提示血块阻塞引流管，应积极采取措施，通过挤捏或使用负压间断抽吸引流瓶中的短玻璃管，促使其通畅，并立即通知医生处理。c. 病人可采取半坐卧位，鼓励病人咳嗽和深呼吸，以利于胸腔内液体和气体的排出，促进肺复张；经常改变体位，有助于引流。

④拔管：a. 拔管指征：一般置管 48～72 h 后，临床观察引流瓶中无气体逸出且引流液颜色变浅，24 h 引流液量小于 50 mL，脓液量小于 10 mL，胸部 X 线摄片显示肺复张良好，无漏气，病人无呼吸困难或气促，即可考虑拔管。b. 拔管：协助医生拔管，嘱病人先深吸一口气，在吸气末迅速拔管，并立即用凡士林纱布和厚敷料封闭胸壁伤口，包扎固定。c. 观察：拔管后 24 h 内，应注意观察病人是否有胸闷、呼吸困难、发绀、切口漏气、渗液、出血和皮下气肿等，如发现异常及时通知医生处理。

（4）并发症的观察和护理

①切口感染：保持切口敷料清洁、干燥，渗湿或污染时及时更换，同时观察切口有无红、肿、热、痛等炎症表现，如有异常，及时通知医生处理。

②肺部和胸腔感染：监测体温变化及痰液性状，如病人出现畏寒、高热或咳脓痰等感染征象，及时通知医生并配合处理。

Note

(5) 基础护理　根据病人的自理能力,协助病人做好生活护理及基础护理。

4. 健康教育

(1) 有效咳嗽、咳痰　向病人讲解腹式呼吸和有效咳嗽、咳痰的意义并给予指导,嘱病人出院后仍应坚持腹式呼吸和有效咳嗽。

(2) 功能锻炼　告知病人恢复期胸部仍有轻微不适或疼痛,但不影响患侧肩关节功能锻炼,锻炼应早期进行并循序渐进;但在气胸痊愈的 1 个月内,不宜参加剧烈的体育活动,如打球、跑步、抬举重物等。

(3) 定期复诊　胸部损伤严重的病人,出院后须定期来院复诊,发现异常及时治疗。伴有肋骨骨折病人术后 3 个月应复查,行胸部 X 线检查,以了解骨折愈合情况。

三、血胸

血胸是指胸膜腔积血。血胸与气胸可同时存在,称为血气胸。

(一) 病因

血胸多为胸部损伤所致,肋骨断端或利器损伤胸部均可能刺破肺、心脏、血管而导致胸膜腔积血。

(二) 病理生理与分类

体循环动脉、心脏或肺门部大血管损伤可导致大量血胸。胸膜腔积血后,随胸膜腔内血液积聚和压力增高,患侧肺受压萎陷,纵隔被推向健侧,致健侧肺受压,阻碍腔静脉血液回流,严重影响病人呼吸和循环系统。肺组织裂伤出血时,因循环压力低,出血量少而缓慢,多可自行停止;胸廓内血管、肋间血管或压力较高的动脉损伤时,出血量多且急,常不易自行停止,可造成有效循环血量减少致循环衰竭,病人可因失血性休克短期内死亡。大量持续出血所致的胸膜腔积血称为进行性血胸。当血液在胸腔内迅速积聚且积血量超过肺、心包及膈肌运动所起的去纤维蛋白作用时,胸腔内积血发生凝固,称为凝固性血胸。凝血块机化形成纤维板限制肺及胸廓活动,进而损害呼吸功能。受伤一段时间后,因活动致肋骨骨折断端刺破肋间血管或血管破裂处血凝块脱落,发生延迟出现的胸腔内积血,称为迟发性血胸。血液是良好的培养基,细菌经伤口或肺破裂口侵入后,会在血液中迅速滋生繁殖,形成感染性血胸,最终导致脓血胸。

(三) 临床表现

1. 症状　血胸的症状与出血量相关。成人小量血胸(≤0.5 L)可无明显症状,中量血胸(0.5～1 L)和大量血胸(>1 L),特别是急性出血时,可出现低血容量性休克表现,表现为面色苍白、脉搏细速、血压下降、四肢湿冷、末梢血充盈不良等,同时伴有呼吸急促等胸腔积液的表现。血胸病人多并发感染,表现为高热、寒战、出汗和疲乏等全身表现。

2. 体征　患侧胸部叩诊呈浊音、肋间隙饱满、气管向健侧移位、呼吸音减弱或消失等。

(四) 辅助检查

1. 实验室检查　血常规检查显示血红蛋白和血细胞比容下降。继发感染者,血白细胞计数和中性粒细胞比值增高,积血涂片和细菌培养可发现致病菌。

2. 影像学检查　①胸部 X 线:小量血胸者,胸部 X 线检查仅显示肋膈角消失。大量血胸时,显示胸膜腔有大片阴影,纵隔向健侧移位;合并气胸者可见液平面。②胸部 B 超:可明确胸腔积液的位置和量。

3. 胸膜腔穿刺　抽得血性液体时即可确诊。

(五) 处理原则

1. 非进行性小量血胸　小量积血不必穿刺抽吸,可自行吸收。

2. 中、大量血胸　早期行胸膜腔穿刺抽出积血，必要时行胸腔闭式引流，以促进肺膨胀，改善呼吸。

3. 进行性血胸　及时补充血容量，防治低血容量性休克；立即开胸探查、止血。

4. 凝固性血胸　为预防感染和血块机化，于出血停止后数日内需经手术清除积血和血凝块；对于已机化的血块，待病情稳定后早期行血块和胸膜表面纤维组织剥除术；已感染血胸按脓胸处理，及时进行胸腔引流，排尽积血、积脓；若无明显效果或肺复张不良，尽早手术清除感染性积血，剥离脓性纤维膜。近年胸腔镜已用于凝固性血胸和感染性血胸的处理，具有创伤小、疗效好、住院时间短、费用低等优点。

（六）护理评估

1. 健康史　了解病人受伤经过和时间、受伤部位、暴力大小；有无恶心、呕吐、昏迷等；是否接受过处理。

2. 身体状况

（1）症状　与出血量、出血速度和个人体质有关。小量血胸，可无明显症状。中量血胸和大量血胸，尤其是急性失血时，可出现面色苍白、脉搏增快、血压下降、四肢湿冷等低血容量性休克症状。

（2）主要体征　患侧胸部叩诊浊音，肋间隙饱满，气管向健侧移位，呼吸音减弱或消失等。

3. 辅助检查

（1）实验室检查　血常规检查显示血红蛋白、红细胞、血细胞比容下降。继发感染者，白细胞计数和中性粒细胞比值增高。

（2）影像学检查　胸部X线检查：少量血胸时仅显示肋膈角消失，大量血胸时显示大片密度增高阴影；血气胸时显示气液平面。

（3）胸腔穿刺　血胸时可抽出血性液体。

4. 心理-社会状况

参见本章肋骨骨折病人的护理。

（七）常见护理问题/问题

（1）气体交换障碍　与胸部损伤、疼痛、胸廓活动受限或肺萎陷有关。

（2）急性疼痛　与组织损伤有关。

（3）潜在并发症：胸腔或肺部感染。

（八）护理目标

（1）病人能维持正常的呼吸功能，呼吸平稳。

（2）病人疼痛得到缓解或控制，自述疼痛减轻。

（3）病人未发生并发症，或并发症被及时发现和处理。

（九）护理措施

1. 现场急救　包括基本生命支持与快速致命性胸外伤的紧急处理。胸部有较大异物者，不宜立即拔除异物，以免出血不止。

2. 非手术治疗护理/术前护理

（1）动态观察病情变化　①严密监测生命体征，尤其注意呼吸型态、频率及呼吸音的变化，有无缺氧征象，如有异常，立即报告医生予以处理。②观察胸腔引流物的量、颜色、性状。若每小时引流量超过200 mL并持续3 h以上、引流出的血液很快凝固，病人持续脉搏加快，血压降低，补充血容量后血压仍不稳定，血红细胞计数、血红蛋白及血细胞比容持续下降，胸部X线显示胸腔大片阴影，则提示有活动性出血的可能，应积极做好开胸手术的术前准备。

（2）维持有效循环血量和组织灌注量　建立静脉通路，积极补充血容量和抗休克；遵医嘱合理安排输注晶体和胶体溶液，根据血压和心肺功能状态等调整补液速度。

3. 术后护理

(1) 血流动力学监测　监测血压、脉搏、体温及引流液的变化，若发现有活动性出血的征象，应立即报告医生并协助处理；病情危重者，可监测中心静脉压。

(2) 维持呼吸功能　①密切病人观察呼吸型态、频率及呼吸音变化；②根据病情给予吸氧，观察血氧饱和度变化；③若生命体征平稳，病人可取半卧位，以利呼吸；④协助病人叩背、咳痰，教会其深呼吸和有效咳嗽的方法，以清除呼吸道分泌物。

(3) 预防感染　①遵医嘱合理使用抗生素；②密切观察病人体温、局部伤口和全身情况的变化；③鼓励病人咳嗽、咳痰，保持呼吸道通畅，预防肺部感染；④在进行胸腔闭式引流护理过程中，严格执行无菌操作，保持引流通畅，以防胸部继发感染。

4. 健康教育

(1) 休息与营养　指导病人合理休息，加强营养，提高机体免疫力。

(2) 呼吸与咳嗽　指导病人腹式呼吸及有效咳嗽的方法，教会其咳嗽时用双手按压患侧胸壁，以免切口疼痛。

(3) 自我保健　3 个月后复诊，出现呼吸困难、高热等不适时随时就诊。

四、心脏损伤

心脏损伤分为钝性心脏损伤与穿透性心脏损伤。

(一) 钝性心脏损伤

钝性心脏损伤多为胸部受撞击、减速、挤压、冲击等暴力所致。多发生于右心室，因其紧贴胸骨；心脏在等容收缩期遭受钝性暴力的后果最为严重。

1. 病因

(1) 直接暴力　多为方向盘或重物等撞击胸部。

(2) 间接暴力　高处坠落，心脏受到猛烈震荡；腹部和下肢突然受挤压后大量血液涌入心脏，使心腔内压力骤增；突然加速或减速使心脏碰撞胸骨或脊柱。

2. 病理生理

钝性心脏损伤的严重程度与暴力撞击的速度、质量、作用时间和心脏受力面积有关。临床上常见的是心肌挫伤，轻者仅引起心外膜至心内膜下心肌出血，部分心肌纤维断裂；重者可发生心肌广泛挫伤及大面积心肌出血坏死，甚至瓣膜、腱索和室间隔等心内结构损伤。心肌挫伤修复后可能遗留瘢痕，导致日后可能发生室壁瘤。严重心律失常和心力衰竭为严重心肌挫伤的主要致死原因。此外，钝性损伤亦可致心脏破裂，此类伤员大多死于事故现场。

3. 临床表现

(1) 症状　轻者无明显症状，中、重度挫伤可能出现胸痛，伴心悸、气促、呼吸困难，甚至心绞痛等症状。

(2) 体征　偶可闻及心包摩擦音，部分病人有前胸壁软组织损伤和胸骨骨折。

4. 辅助检查

(1) 实验室检查　传统监测方法为乳酸脱氢酶及其同工酶和磷酸肌酸激酶及其同工酶活性测定。近年来已采用单克隆抗体微粒子化学发光或电化学法检查磷酸肌酸激酶同工酶的质量测定和心肌肌钙蛋白 I 或 T 测定。

(2) 心电图检查　可见心动过速、ST 段抬高、T 波低平或倒置、房性或室性期前收缩等心律失常的表现。

(3) 超声心动图　可显示心脏结构和功能的改变，如腱索断裂、室间隔穿破、瓣膜反流、室壁瘤形成等；食管超声心动图可提高心肌挫伤的检出率，同时减少病人胸部损伤时经胸探头检查的痛苦。

5. 处理原则

（1）非手术治疗　①卧床休息。②严密观察病情，持续心电监护。预防危及生命的并发症，如心律失常和心力衰竭，一般在伤后早期即可出现，也有迟发者。心肌挫伤后，是否发生严重并发症难以预测，若病人血流动力学不稳定、心电图异常或实验室检查上述心肌标志物异常，宜转入 ICU 监护治疗。③补充血容量，输液速度宜慢，以防心力衰竭。④吸氧，纠正低氧血症。⑤有效镇痛。

（2）手术治疗　根据病人心脏受损情况，在全麻体外循环下实施房、室间隔缺损修补术、瓣膜置换术、腱索或乳头肌修复术、冠状动脉旁路移植术或室壁瘤切除术等。

（二）穿透性心脏损伤

穿透性心脏损伤多数由锐器伤及心脏所致，少数可由钝性暴力导致。穿透性心脏损伤好发的部位依次为右心室、左心室、右心房和左心房；此外，还可导致房间隔、室间隔和瓣膜损伤。

1. 病因　多由锐器（如刃器）、火器（如子弹或弹片等）穿透胸壁而致心脏损伤；火器伤多导致心脏贯通伤，多数伤员死于受伤现场；近年来，由于心脏介入诊断与治疗的普及，医源性心脏穿透伤有所增多；也可为暴力撞击前胸、胸骨或肋骨断端移向心脏所致。

2. 病理生理　当心脏破裂时、心包裂口持续开放且流出道通畅时，出血外溢，可从胸壁伤口涌出或流入胸膜腔，病人迅速发生低血容量性休克。当心包无裂口或裂口较小、流出道不太通畅时出血不易排出而积聚于心包腔内；由于心包缺乏弹性，只要心包腔内急性少量积血（0.1～0.2 L）就可使心包腔内压力急剧升高并压迫心脏，阻碍心室舒张，导致心脏压塞。随着回心血量和心排出量的降低，静脉压增高、动脉压下降，即可发生急性循环衰竭。

3. 临床表现　穿透性心脏损伤的临床表现取决于心包、心脏损伤程度和心包引流情况。

（1）症状　开放性胸部损伤导致心脏破裂者，可见胸壁伤口不断涌出鲜血；病人面色苍白、皮肤湿冷、呼吸浅快，很快出现低血容量性休克，甚至死亡。病人出现心律失常和心力衰竭。少数病人因伤后院前时间短，就诊早期生命体征平稳，虽有胸部受伤史，但仅有胸部小伤口，易延误诊断和最佳抢救时机。

（2）体征

①心脏压塞征　致伤物和致伤动能较小时，心包与心脏裂口小，心包裂口易被血凝块阻塞而引流不畅，导致心脏压塞，表现为 Beck 三联征：a. 静脉压增高，大于 15 cmH_2O（1.47 kPa），颈静脉怒张；b. 心音遥远、脉搏微弱；c. 脉压小，动脉压降低，甚至难以测出。

②心脏杂音　若有室间隔损伤，则可闻及收缩期杂音；若有瓣膜损伤，可闻及收缩期或舒张期杂音。

4. 辅助检查

（1）影像学检查　X 线有助于诊断，超声心动图可明确有无心包积血及积血量。

（2）心包穿刺　抽得血液可确诊。

5. 处理原则　已有心脏压塞或失血性休克者，应立即行开胸手术。心脏介入诊治过程中发生的医源性心脏损伤，多为导管尖端戳伤。因其口径小，发生后应立即终止操作，拔除心导管，给予鱼精蛋白中和肝素抗凝作用，进行心包穿刺抽吸积血，多能获得成功，避免开胸手术。

（三）护理措施

1. 急救处理　对怀疑有心脏压塞者，立即配合医生行心包腔穿刺减压术。

2. 非手术治疗护理/术前护理

（1）补充血容量　①迅速建立至少 2 条静脉通路，在监测中心静脉压的前提下输液和补液，维持有效血容量和水、电解质及酸碱平衡。②经急救和抗休克处理后，若病情无明显改善且有胸腔内活动性出血者，立即做好剖胸探查止血的准备。

（2）病情观察　①持续心电监护，严密观察病人的生命体征变化，出现心律失常及时通知医生并配合处理。②观察病人的神志、瞳孔、中心静脉压、末梢血氧饱和度、尿量及有无心脏压塞等表现。

（3）缓解疼痛　遵医嘱给予镇痛药物。

（4）预防感染　①遵医嘱合理、足量、有效应用抗生素，预防感染。②监测体温变化，出现畏寒、发热等及时通知医生并配合处理。

（5）术后护理和健康教育　密切观察病人的意识和生命体征，做好管道的护理，监测心电图的变化，及时发现并发症并做好相应处理。详见第十七章第一节血胸病人的护理。

（程红萍）

目标检测

目标检测答案解析

1. 闭合性单根肋骨骨折可取的处理方法是（　　）。
A. 宽胶布固定　B. 厚敷料加压包扎　C. 肋骨牵引
D. 胸腔闭式引流　E. 穿刺排气减压

2. 肋骨骨折多见于（　　）。
A. 第1～3肋骨　B. 第4～7肋骨　C. 第7～9肋骨
D. 第8～10肋骨　E. 第11～12肋骨

3. 损伤性血胸病人胸腔内积血不凝固的原因是（　　）。
A. 凝血因子减少　B. 出血量太大
C. 胸腔内存在抗凝物质　D. 胸腔内渗出液的稀释作用
E. 肺及膈肌的去纤维化作用

4. 胸壁损伤中最易发生纵隔扑动的是（　　）。
A. 闭合性气胸　B. 开放性气胸　C. 张力性气胸
D. 血胸　E. 多根肋骨骨折

5. 张力性气胸最确切的诊断依据是（　　）。
A. 病人极度呼吸困难　B. 病人气管向健侧偏移
C. 伤侧叩诊鼓音　D. 伤侧叩诊呼吸音消失
E. 胸腔穿刺抽出高压气体

6. 血胸穿刺抽血的部位常在（　　）。
A. 伤侧锁骨中线第2肋间　B. 伤侧腋前线第2～3肋间
C. 伤侧腋中线第3～4肋间　D. 伤侧腋后线第7～8肋间
E. 伤侧锁骨中线第5～6肋间

7. 护士挤压胸腔引流管的目的是（　　）。
A. 防止引流管打折　B. 重建胸膜腔负压　C. 保持引流管通畅
D. 防止引流液倒流　E. 预防感染

8. 遇到开放性气胸的病人应立即（　　）。
A. 封闭伤口　B. 清创处理后包扎
C. 在伤侧第2肋间穿刺放气　D. 止痛
E. 氧气吸入

9. 病人，18岁，踢球中与人碰撞后发生左侧第5肋骨骨折，其最可能出现的特征性临床表现是（　　）。

Note

A. 损伤局部疼痛　　B. 损伤局部血肿　　C. 损伤局部瘀斑
D. 按压肋骨有骨擦感　　E. 咳嗽时局部疼痛加剧

10. 病人胸部外伤后出现胸壁软化，软化区在吸气时内陷呼气时外凸，其最可能的原因是(　　)。

A. 单根肋骨单处骨折　　B. 相邻多根肋骨多处骨折
C. 单根肋骨多处骨折　　D. 多根肋骨单处骨折
E. 胸骨骨折

11. 病人，34 岁，胸外伤后呼吸困难，发绀，脉快，体检时见胸壁有一约 3 cm 长的开放性伤口，呼吸时伤口处发出嘶嘶声音，伤侧呼吸音消失，叩诊为鼓音。首先考虑为(　　)。

A. 闭合性气胸　　B. 张力性气胸　　C. 损伤性血胸
D. 开放性气胸　　E. 机化性血胸

第二节　脓胸病人的护理

学习目标

1. 掌握脓胸病人的护理措施。
2. 熟悉急、慢性脓胸的病因、临床表现和处理原则。
3. 了解脓胸的病理生理、辅助性检查。

导学案例

病人，男，22 岁，因半月前受凉出现发热，咳嗽，间断咳痰，热型为稽留热，于 1 周前住院，诊断为肺炎。给予静脉用头孢类抗生素和激素治疗 7 日，仍持续高热，咳嗽转为干咳。查体：体温 39.4 ℃，脉搏 120 次/分，呼吸 34 次/分，发育正常，胸廓对称无畸形，左肺呼吸活动度不明显，触诊语颤减弱，叩诊浊音，听诊呼吸音无。实验室检查：血白细胞 19.1×10^9/L，中性粒细胞 0.64，淋巴细胞 0.30。CT 报告示左侧胸腔 12 cm×6.5 cm 阴影。左侧胸膜腔穿刺，抽出少量稀薄脓性液体。问题：

1. 病人临床诊断是什么？
2. 最主要的护理诊断/问题有哪些？
3. 应采取哪些针对性的护理措施？

脓胸是指胸膜腔内的化脓性感染。按病理发展过程，脓胸可分为急性脓胸和慢性脓胸；按致病菌则可分为化脓性脓胸、结核性脓胸和特异病原性脓胸；按感染波及的范围又分为局限性脓胸和全脓胸。

一、病因

(一) 急性脓胸

急性脓胸多为继发性感染，最主要的原发病灶是肺部，少数是胸内和纵隔内其他脏器或身体其他部位感染病灶。随着抗生素的广泛应用，现今常见的致病菌主要为金黄色葡萄球菌和革兰阴性杆菌；结核分枝杆菌和真菌略少见，但亦较以前增多。若为厌氧菌感染，则称腐败性脓胸。

致病菌侵入胸膜腔并引起感染的途径如下：①直接由化脓病灶侵入或破入胸膜腔，如肺脓肿或邻近组织的脓肿破裂；②外伤、异物存留、手术污染、食管或支气管胸膜瘘或血肿引起继发感染；③淋巴途径，如膈下脓肿、肝脓肿、纵隔脓肿、化脓性心包炎等，通过淋巴管侵犯胸膜腔；④血源性播散，在败血症或脓毒血症时，致病菌可经血液循环进入胸膜腔。

（二）慢性脓胸

急性脓胸和慢性脓胸没有截然的分界线，一般急性脓胸的病程不超过 3 个月，否则即进入慢性脓胸期。形成慢性脓胸的主要原因如下：①急性脓胸未及时治疗或处理不当，如引流太迟、引流管拔除过早、引流管过细、引流位置不当等致排脓不畅；②脓腔内有异物存留，如弹片、死骨、引流管残端等，使感染难以控制；③合并支气管或食管瘘而未及时处理；④与胸膜腔毗邻的慢性病灶，如胸膜下脓肿、肝脓肿、肋骨骨髓炎等感染的反复传入；⑤有特殊病原菌存在，如结核菌、放线菌等慢性炎症，导致纤维层增厚、肺膨胀不全，使脓腔长期不愈。

二、病理生理

（一）急性脓胸

感染侵犯胸膜腔后，引起大量炎性胸腔积液渗出。早期渗出液稀薄，呈浆液性。在此期内若能排出渗液，肺易复张。随着病程进展，脓细胞及纤维蛋白增多，渗出液逐渐由浆液性转为脓性，病变局限者称局限性脓胸；病变广泛，脓液布满全胸膜腔时称全脓胸。纤维蛋白沉积于脏、壁胸膜表面。初期纤维素膜附着不牢固、易脱落，以后随着纤维素层的不断增厚、韧性增强而易于粘连，使脓液局限于一定范围内，形成局限性或包裹性脓胸，常位于肺叶间、膈肌上方、胸膜腔后外侧及纵隔面等处。脓液被分割为多个脓腔时称多房性脓胸；若伴有气管、食管瘘，则脓腔内可有气体，出现液平面，称为脓气胸。脓胸可穿破胸壁，成为自溃性脓胸或外穿性脓胸。

（二）慢性脓胸

慢性脓胸是在急性脓胸的病理基础上发展的，毛细血管及炎性细胞形成肉芽组织，纤维蛋白沉着机化并在脏、壁胸膜上形成韧厚致密的纤维板，构成脓腔壁。纤维板日益增厚，机化形成瘢痕而固定紧束肺组织，牵拉胸廓使之内陷，纵隔向患侧移位，并限制胸廓的活动，从而降低呼吸功能。由于壁胸膜变厚，使肋间肌萎缩、肋间隙变窄，可出现肋骨畸形及脊柱侧凸。

三、临床表现

（一）急性脓胸

1. 症状 常有高热、脉速、呼吸急促、食欲减退、胸痛及全身乏力等不适，积脓较多者尚有胸闷、咳嗽、咳痰症状。严重者可出现发绀和休克。

2. 体征 患侧呼吸运动减弱，肋间隙饱满，语颤音减弱，叩诊为浊音；脓气胸者叩诊上胸部为鼓音，下胸部为浊音；听诊呼吸音减弱或消失。

（二）慢性脓胸

1. 症状 常有长期低热、食欲减退、消瘦、贫血、低蛋白血症等慢性全身中毒症状；有时可伴有气促、咳嗽、咳脓痰等症状。

2. 体征 可见胸廓内陷，呼吸运动减弱，肋间隙变窄；支气管及纵隔偏向患侧；听诊呼吸音减弱或消失；可有杵状指；严重者有脊柱侧凸。

四、辅助检查

（一）实验室检查

（1）急性脓胸　血白细胞计数和中性粒细胞比值升高。

（2）慢性脓胸　红细胞计数、血细胞比容和血清蛋白水平降低。

（二）胸部X线检查

（1）急性脓胸　站立位X线检查：少量积液显示肋膈角变钝；中等量以上积液则显示内低外高的弧形致密影，呈典型的S形；大量积液患侧呈大片致密阴影；如伴有支气管瘘、食管瘘，可出现气液平面；局限性脓胸于相应部位呈包裹阴影。

（2）慢性脓胸　X线胸片可见胸膜增厚、肋间隙变窄及大片密度增强模糊阴影，膈肌升高，纵隔移向患侧。脓腔造影或瘘管造影可明确脓腔范围和部位，但支气管胸膜瘘者慎用或禁忌。

（三）胸膜腔穿刺

胸膜腔穿刺抽得脓液即可确诊。将脓液送镜检，进行细菌培养和药敏试验，可为细菌定性和选用有效抗生素提供依据。

五、处理原则

（一）急性脓胸

急性脓胸的处理原则是控制感染、积极排尽胸膜腔脓液、尽快促使肺膨胀及支持治疗。①消除原因：如食管吻合口瘘等；②尽早排尽脓液，使肺早日复张；③控制感染：根据致病微生物对药物的敏感性，选用有效、足量的抗生素，控制全身和胸膜腔内感染；④全身支持治疗：如补充营养素、保持水和电解质的平衡、纠正贫血等。

（二）慢性脓胸

1. 非手术治疗　①改善病人全身情况，消除中毒症状和纠正营养不良；②积极治疗病因，消灭脓腔；③尽量使受压的肺复张，恢复肺功能。

2. 手术治疗　慢性脓胸多需手术治疗，目的是清除异物，消灭脓腔，尽可能保存肺功能。常用的手术方法有胸膜纤维板剥除术、胸廓成形术、胸膜肺切除术。不同的手术方法各有其适应证，必要时需综合应用。

六、护理措施

（一）术前护理

1. 加强营养　多进食高蛋白、高热量和富含维生素的食物。根据病人的口味与需要制订食谱，合理调配饮食，保证营养的供给。贫血和低蛋白血症者，可少量多次输入新鲜血或血浆。

2. 注意皮肤护理　①协助病人定时翻身和肢体活动，给病人擦洗身体，按摩背部及骶尾部皮肤，以改善局部血液循环，增加机体抵抗力；②及时更换汗湿的衣被，保持床单平整干净，减少摩擦，避免汗液、尿液对皮肤的不良刺激，预防压疮发生。

3. 心理护理　常与病人交谈，关心体贴病人，帮其解决生活上的困难，坦诚回答病人有关疼痛、不适及治疗方面的问题，鼓励其树立战胜疾病的信心，使病人能积极配合治疗，早日康复。

4. 改善呼吸功能

（1）体位　病人取半坐卧位，以利呼吸和引流。有支气管胸膜瘘者取患侧卧位，以免脓液流向健侧或发生窒息。

（2）吸氧　根据病人呼吸情况，酌情给氧，每分钟2～4 L。

(3) 保持呼吸道通畅　痰液较多者,协助病人排痰或体位引流,并遵医嘱合理应用抗生素控制感染。

(4) 协助医生进行治疗　①急性脓胸者,为控制感染及改善呼吸,可每日或隔日1次行胸腔穿刺抽脓。抽脓后,脓胸内注射抗生素。脓液多时,分次抽吸,每次抽脓量不宜过多,穿刺过程中及穿刺后应注意观察病人有无不良反应。②脓液稠厚不易抽出,经治疗脓液不见减少,病人症状不见明显改善,发现有大量气体,疑伴有气管、食管瘘或腐败性脓胸等,均宜及早施行胸膜腔闭式引流术。③已行脓腔闭式引流者,若脓腔大、脓液黏稠、胸腔闭式引流通畅性差、胸腔粘连、纵隔固定,可改为胸腔插管开放引流。待脓腔容积测定少于10 mL时,可拔除引流管,瘘管自然愈合。原有脓腔引流不畅或引流部位不当的病人,应重新调整引流,以排出胸腔脓液。

(二) 术后护理

1. 严密监测病情　严密监测病人心率、血压、呼吸及神志变化;注意观察病人的呼吸频率、幅度,有无呼吸困难、发绀等征象,发现异常及时通知医生。

2. 维持有效呼吸

(1) 控制反常呼吸　慢性脓胸病人行胸廓成形术后,应让其取术侧向下卧位,用厚棉垫、胸带加压包扎,并根据肋骨切除范围,在胸廓下垫一硬枕或用1～3 kg沙袋压迫,以控制反常呼吸。包扎松紧适宜,经常检查,随时调整。

(2) 呼吸功能训练　鼓励病人有效咳嗽、排痰、吹气球、使用深呼吸功能训练器,促使肺充分膨胀,增加通气容量。

3. 保持引流管通畅

(1) 急性脓胸:如病人能及时彻底排出脓液,使肺逐渐膨胀,脓腔闭合,一般可治愈。胸膜腔闭式引流术后护理参见气胸相关内容。

(2) 慢性脓胸:①引流管不能过细,引流位置适当,勿插入太深,以免影响脓液排出。②若脓腔明显缩小,脓液不多,纵隔已固定,可将闭式引流改为开放式引流。③开放式引流者,保持局部清洁,及时更换敷料,妥善固定引流管,防止其滑脱。④引流管周围皮肤涂氧化锌软膏,防止发生皮炎。⑤行胸膜纤维板剥脱术病人术后易发生大量渗血,严密观察其生命体征及引流液的性状和量。若病人血压下降、脉搏增快、尿量减少、烦躁不安且呈贫血貌或胸腔闭式引流术后2～3 h引流液量大于200 mL/h且呈鲜红色时,立即报告医生,遵医嘱快速输新鲜血,给予止血药,必要时做好再次开胸止血的准备。

4. 减轻疼痛　指导病人做腹式深呼吸,减少胸廓运动、减轻疼痛;必要时予以镇静、镇痛处理。

5. 降温　高热者采用冰敷、酒精擦浴等物理降温措施,鼓励病人多饮水,必要时应用药物降温。

6. 康复训练　胸廓成形术后病人,由于手术需切断某些肌群,特别是肋间肌,易引起脊柱侧弯及术侧肩关节的运动障碍,故病人需采取直立姿势,坚持练习头部前后左右回转运动,练习上半身的前屈运动及左右弯曲运动。自术后第1日起即开始进行上肢运动,如上肢屈伸、抬高上举、旋转等,尽可能恢复到术前的活动水平。

(三) 健康教育

1. 疾病预防　注意保暖,避免受凉。防止肺部感染。及时发现感染症状并积极治疗。

2. 疾病康复　嘱病人加强营养。保证充足睡眠,避免劳累。指导病人进行呼吸功能锻炼及有氧运动,如做深呼吸、吹气球、打太极拳、散步等,以增加肺活量,改善肺功能增强机体抵抗力,遵医嘱按时服药,定期复查肺功能,不适随诊。

(程红萍)

目标检测

目标检测答案解析

1. 急性脓胸最主要的致病菌是(　　)。

A. 肺炎球菌　B. 大肠埃希菌　C. 金黄色葡萄球菌

D. 厌氧菌　E. 链球菌

2. 脓胸的确诊依赖于(　　)。

A. 胸部 CT 检查　B. 胸部 X 线检查　C. 胸部超声波检查

D. 胸膜腔穿刺　E. 纤维支气管镜检查

3. 慢性脓胸的体征不包括(　　)。

A. 患侧肋间隙变窄　B. 患侧呼吸音减弱或消失　C. 纵隔向患侧移位

D. 患侧呼吸运动增强　E. 叩诊呈浊音

第三节　肺癌病人的护理

学习目标

1. 掌握肺癌病人的护理措施。
2. 熟悉肺癌的病因、临床表现和处理原则。
3. 了解肺癌的病理生理、辅助性检查。

导学案例

病人,女,56 岁,主因咳嗽、痰中带血,经检查诊断为左上肺癌入院。病人在全麻下行左上肺叶切除加淋巴结清扫术。术后麻醉清醒拔出气管插管返回病房,病人主诉疼痛、胸闷、咳嗽、痰液难以咳出和呼吸费力。体格检查:病人呈痛苦面容,口唇发绀,体温 37.5 ℃,脉搏 124 次/分,呼吸 32 次/分,血压 120/80 mmHg,双肺均可闻及痰鸣音。问题:

1. 病人主要的护理诊断/问题是什么?
2. 针对病人问题,如何进行护理?

肺癌多数源于支气管黏膜上皮,因此也称支气管肺癌。目前,全世界肺癌的发病率和死亡率正在迅速上升,发病年龄大多在 40 岁以上,男性多于女性。

一、病因

肺癌的病因至今尚不完全明确,认为与下列因素有关。

(一) 吸烟

吸烟是肺癌的重要致病因素。资料表明,多年每日吸烟量达 40 支以上者,肺癌的发病率比不吸

Note

烟者高4～10倍,这与烟草内含有苯并芘等多种致癌物质有关。

(二) 化学物质

长期接触石棉、铬、铜、锡、砷、二氯甲醚、氡、芥子体、氯乙烯、煤烟焦油和石油中的多环芳烃等化学物质,可致肺癌。

(三) 空气污染

空气污染包括室内空气污染和室外空气污染。室内空气污染主要指煤、天然气等燃烧过程中产生的致癌物。室外空气污染主要包括汽车尾气、工业废气、公路沥青在高温下释放的有毒气体等。

(四) 人体内在因素

如免疫状态、代谢活动、遗传因素、肺部慢性感染、支气管慢性刺激、结核病史等,也可能对肺癌的发生产生影响。

(五) 其他

长期、大剂量电离辐射可引起肺癌。癌基因(如ras,ErbB2等)的活化或肿瘤抑制基因(p53、RB、nm23-H1等)的丢失与肺癌的发病也有密切联系。

二、病理生理与分类

起源于支气管黏膜上皮,局限于基底膜内者称为原位癌。癌肿可以向支气管腔内或(和)邻近的肺组织生长,并可以通过淋巴、血行转移或直接向支气管转移扩散。

肺癌在分布上右肺多于左肺,上叶多于下叶。根据癌肿起源部位不同分为中心型肺癌和周围型肺癌,中心型肺癌起源于主支气管、肺叶支气管,位置靠近肺门;周围型肺癌起源于肺段支气管以下,位置在肺的周围部分。

(一) 分类

1998年7月国际肺癌研究学会(IASLC)与世界卫生组织(WHO)对肺癌的病理分类进行修订,按细胞类型将肺癌分为以下九种:①鳞状细胞癌;②小细胞癌;③腺癌;④大细胞癌;⑤腺鳞癌;⑥多型性,肉瘤样或含肉瘤成分癌;⑦类癌;⑧涎腺型癌;⑨未分类癌。

临床最常见的肺癌可分为两类:非小细胞癌和小细胞癌。

1. 非小细胞癌 主要包括下列三种组织类型。

(1) 鳞状细胞癌(鳞癌) 约占50%,多见于老年男性,与吸烟密切相关。其以中心型肺癌多见。因其早期倾向于管腔内生长可引起支气管狭窄或阻塞性肺炎;晚期表现为癌性肺脓肿。鳞癌生长速度较为缓慢,恶性程度较低,病程较长,转移时间较晚,通常先经淋巴转移,血型转移发生较晚。

(2) 腺癌 约占25%,多见于女性,多数起源于较小的支气管上皮,多为周围型肺癌;少数则起源于大支气管。腺癌生长速度较慢,但富含血管,故局部浸润和血行转移在早期即可发生,易转移至肝、脑、骨,而淋巴转移则发生较晚。

(3) 大细胞癌(大细胞未分化癌) 约占1%,约半数起源于大支气管,多为中心型肺癌。生长速度较快,分化程度低,恶性程度较高。大细胞癌的转移较小细胞癌晚,手术切除机会相对较大,但因多发生脑转移后才被发现,预后很差。

2. 小细胞癌(小细胞未分化癌) 约占20%,发病年龄较年轻,多见于40岁左右有吸烟史的男性。细胞形态与小淋巴细胞相似,形如燕麦穗粒,因而又称为燕麦细胞癌。好发于肺门附近的较大支气管,以中心型肺癌多见。其生长速度快,恶性程度高,侵袭力强,淋巴和血行转移出现较早,在各型肺癌中预后较差。

此外,少数肺癌病人同时存在不同组织类型的混合型肺癌,如腺癌内有鳞癌组织,鳞癌内有腺癌组织或鳞癌与小细胞癌并存。

Note

（二）转移途径

1. 直接扩散　癌肿可沿支气管壁向支气管管腔内生长，造成支气管管腔部分或全部阻塞；也可直接扩散侵入邻近肺组织，并穿过肺叶间隔侵入相邻的其他肺叶；随着癌肿不断长大，还可侵犯胸壁及胸内其他组织和器官。

2. 淋巴转移　这是常见的转移途径。小细胞癌较早经淋巴转移扩散，鳞癌和腺癌也常经淋巴转移。癌细胞经支气管和肺血管周围的淋巴管，先侵入邻近的肺段或肺叶支气管周围的淋巴结，然后到达肺门或气管隆凸下淋巴结，或侵入纵隔或气管旁淋巴结，最后累及锁骨上前斜角淋巴结和颈部淋巴结。纵隔和气管旁及颈部淋巴结转移一般发生在肺癌同侧，但也可以转移至对侧形成交叉转移。肺癌侵入胸壁或膈肌后，可向腋下淋巴结或上腹部的主动脉旁淋巴结转移。

3. 血行转移　多发生在肺癌晚期，小细胞癌和腺癌的血行转移较鳞癌更为常见。通常癌细胞直接侵入肺静脉，然后经左心随血流转移到全身各组织器官，常见的有肝、脑、骨骼、肾上腺等。

三、临床表现

肺癌的临床表现与癌肿的部位、大小、是否压迫和侵犯邻近组织器官及有无转移等有密切的关系。

（一）早期

本病早期多无明显表现。癌肿增大后常出现以下症状。

1. 咳嗽　最常见，为刺激性干咳或少量黏液痰，抗炎治疗无效。当癌肿继续长大引起支气管狭窄并且继发肺部感染时，咳嗽加重，呈高调金属音，可伴有脓性痰，痰量较前增多。

2. 血痰　以中心型肺癌多见，多为痰中带血点、血丝或少量咯血，大咯血较少见。

3. 胸闷、发热　癌肿造成较大支气管不同程度的阻塞，可出现胸闷、哮鸣、气促和发热等症状。

（二）晚期

本病除发热、体重减轻、食欲减退、倦怠和乏力等全身症状外，还可出现肿瘤压迫，侵犯邻近器官、组织或发生远处转移时的征象。

(1) 压迫或侵犯膈神经　同侧膈肌麻痹。

(2) 压迫或侵犯喉返神经　出现声带麻痹、声音嘶哑。

(3) 压迫上腔静脉　出现上腔静脉压迫综合征，表现为上腔静脉回流受阻，面部、颈部、上肢和上胸部静脉怒张，皮下组织水肿，上肢静脉压升高。

(4) 侵犯胸膜及胸壁　侵犯胸膜可引起胸膜腔积液，多呈血性。侵犯胸膜及胸壁，可引起持续性剧烈胸痛。若压迫肋间神经，可出现神经区痛。

(5) 侵入纵隔、压迫食管　可引起吞咽困难。

(6) 上叶顶部肺癌　亦称 Pancoast 肿瘤。可侵入纵隔和压迫位于胸廓上口的器官或组织，如第1肋间、锁骨下动静脉、臂丛神经等引起剧烈胸肩痛、上肢静脉怒张、上肢水肿、臂痛和运动障碍等；若压迫颈交感神经则会引起同侧上眼睑下垂、瞳孔缩小、眼球内陷、面部无汗等颈交感神经综合征(Horner 征)表现。

(7) 肿瘤远处转移征象　①脑：头痛最为常见，出现呕吐、视觉障碍、性格改变、眩晕、颅内压增高、脑疝等症状；②骨：局部疼痛及压痛较常见，转移至椎骨等承重部位则可引起骨折、瘫痪；③肝：肝区疼痛最常见，出现黄疸、腹腔积液、食欲减退等；④淋巴结：引起淋巴结肿大。

（三）非转移性全身症状

少数病人可出现非转移性全身症状，如杵状指、骨关节痛、骨膜增生等骨关节病综合征、库欣综合征、重症肌无力、男性乳房发育、多发性肌肉神经痛等，称为副癌综合征。副癌综合征可能与肺癌

Note

组织产生的内分泌物质有关，手术切除癌肿后这些症状可消失。

四、辅助检查

(一) 痰细胞学检查

痰细胞学检查是肺癌普查和诊断的一种简便有效的方法。肺癌表面脱落的癌细胞可随痰咳出，故痰中找到癌细胞即可确诊。

(二) 影像学检查

胸部X线和CT检查可了解癌肿大小及其与肺叶、肺段、支气管的关系。5%～10%无症状肺癌可在X线检查时被发现，CT可发现X线检查隐藏区的早期肺癌病变。

(三) 纤维支气管镜检查

诊断中心型肺癌的阳性率较高，可直接观察到肿瘤大小、部位及范围，并可钳取或穿刺病变组织做病理学检查，亦可经支气管取肿瘤表面组织检查或取支气管内分泌物行细胞学检查。

(四) 其他

如胸腔镜、纵隔镜、经胸壁穿刺活组织检查、转移病灶活组织检查、胸腔积液检查、肿瘤标记物检查、开胸探查、正电子发射断层扫描等。

五、处理原则

临床上常采用个体化的综合治疗。以手术治疗为主，结合放射、化疗、中医中药及免疫治疗等方法。一般非小细胞癌以手术治疗为主，辅以化疗和放疗；小细胞癌则以化疗和放疗为主。

(一) 手术治疗

手术治疗的目的是彻底切除肺部原发癌肿病灶和局部及纵隔淋巴结，尽可能保留健康的肺组织。

目前基本手术方式为肺切除术加淋巴结清扫。肺切除术的范围取决于病变部位和癌肿大小。周围型肺癌，施行肺叶切除加淋巴结清扫；中心型肺癌，施行肺叶或一侧全肺切除加淋巴结清扫。若癌肿位于一个肺叶内，但已侵及局部主支气管或中间支气管，则采用支气管袖状肺叶切除术；若相伴的肺动脉局部受侵，则采用支气管肺动脉袖状肺叶切除术。

(二) 非手术治疗

(1) 放疗　这是从局部消除肺癌病灶的一种手段，主要用于处理手术后残留病灶或配合化疗。在各种类型的肺癌中，小细胞癌对放疗敏感性较高，鳞癌次之，腺癌最差。晚期或肿瘤复发病人采用姑息性放疗以减轻症状。

(2) 化疗　分化程度低的肺癌，尤其是小细胞癌对化疗特别敏感，鳞癌次之，腺癌最差。化疗亦可单独用于晚期肺癌病人以缓解症状，或与手术放疗综合应用，以防止癌肿转移复发，提高治愈率。

(3) 靶向治疗　针对肿瘤特有的基因异常进行的治疗称为靶向治疗。它具有针对性强、对肿瘤具有较好的疗效且不良反应少等优点。

(4) 中医中药治疗和免疫治疗。

六、护理评估

(一) 术前评估

1. 健康史　①一般情况：年龄、性别、婚姻和职业、有无吸烟史、吸烟的时间和数量等。②既往史：有无其他部位肿瘤病史或手术治疗史；有无传染病史，如肺结核等。③家族史：家庭有无肿瘤病人。④合并症：有无伴随疾病，如糖尿病、冠状动脉粥样硬化性心脏病、高血压、慢性支气管炎等。

2. 身体状况　①主要症状与体征：评估病人有无咳嗽、咳痰，有无痰中带血及咯血，咯血的量、次数；有无疼痛，疼痛的部位和性质；有无呼吸困难、发绀、杵状指。②辅助检查：有无 X 线胸片、CT、各种内镜及其他检查的异常发现。

3. 心理-社会状况　了解病人对疾病的认知程度，对手术的顾虑和其他思想负担。了解朋友及其家属对病人的关心、支持程度，家庭对手术的经济承受能力。

（二）术后评估

1. 术中情况　了解病人手术、麻醉方式和效果、病变组织切除情况、术中出血、补液、输血情况和术后诊断。

2. 生命体征　评估病人生命体征是否平稳，是否清醒，末梢循环、呼吸状态如何，有无胸闷、呼吸浅快、发绀及肺部痰鸣音等。

3. 伤口与引流管情况　评估伤口是否干燥，有无渗血渗液；各引流管是否通畅，引流液的量、颜色与性状等。

4. 心理-社会状况　了解病人有无紧张；康复训练和早期活动是否配合；对出院后的继续治疗是否清楚。

七、常见护理诊断/问题

(1) 气体交换受损　与肺组织病变、手术、麻醉、肿瘤阻塞支气管、肺膨胀不全、呼吸道分泌物潴留、肺换气功能降低等因素有关。

(2) 营养失调：低于机体需要量　与肿瘤引起的机体代谢增加、手术创伤等有关。

(3) 焦虑　与担心手术、疼痛、疾病的预后等因素有关。

(4) 潜在并发症：出血、感染、肺不张、心律失常、哮喘发作、支气管胸膜瘘、肺水肿、成人呼吸窘迫综合征。

八、护理目标

(1) 病人恢复正常的气体交换功能。

(2) 病人营养状况改善。

(3) 病人自述焦虑感减轻或消失。

(4) 病人未出现并发症或并发症得到及时发现和处理。

九、护理措施

（一）术前护理

1. 改善肺泡的通气与换气功能

(1) 戒烟　指导并劝告病人戒烟。让病人了解吸烟会刺激肺、气管及支气管，使气管支气管分泌物增加，妨碍纤毛的清洁功能，使支气管上皮活动减少或丧失活力而致肺部感染。因此术前应戒烟 2 周以上。

知识拓展

戒　烟

长期大量吸烟是导致肺癌的重要因素，吸烟量越大、开始年龄越早、吸烟年龄越长则患肺癌的危险性越高。世界卫生组织统计数据显示，全世界每年因吸烟死亡的人数高达 600

Note

万,因二手烟暴露所造成的非吸烟者年死亡人数约为60万。目前我国成年男性吸烟率高达52.9%,另有约7.4亿不吸烟人群遭受二手烟的侵害,二手烟中含有大量有害物质及致癌物,不吸烟者暴露于二手烟中同样会增加多种吸烟相关疾病的发病风险。医务人员应将戒烟干预整合到临床工作中,不仅应主动询问就医者的吸烟情况,还应对所有吸烟者进行戒烟劝诫,提供戒烟咨询,对其中的烟草依赖者劝导其接受专业化戒烟治疗。

(2) 保持呼吸道通畅　支气管分泌物较多者,先行体位引流;痰液黏稠不易咳出者,可行超声雾化,必要时行支气管镜吸痰。注意观察痰液的量、颜色、黏稠度及气味;遵医嘱给予支气管扩张剂、祛痰剂等药物,以改善呼吸状况。

2. 纠正营养和水分的不足　建立愉快的进食环境、提供色香味俱全的均衡饮食,注意口腔清洁以促进食欲。术前伴营养不良者,经肠内或肠外途径补充营养,提高病人对手术的耐受性。

3. 预防和控制感染　注意口腔卫生,如发现病人有龋齿等口腔疾病时,及时通知医生协助治疗,指导和帮助病人每日早晚及餐后漱口刷牙。如病人合并有慢性支气管炎、肺内感染、肺气肿者,应及时采集痰液及咽部分泌物做细菌培养,并遵医嘱给予抗生素和雾化吸入以控制感染。

4. 术前指导　讲解疾病相关知识,以减轻焦虑;指导病人练习腹式呼吸、有效咳嗽,以促进肺扩张和减轻术后伤口疼痛;教会病人使用深呼吸训练器,以有效配合术后康复,预防肺部并发症;介绍胸腔引流设备,并告诉病人在手术后安放胸腔引流管的目的和注意事项。

(二) 术后护理

1. 病情观察　手术后的2～3 h内,每15 min测量生命体征1次;脉搏和血压稳定后改为30 min至1 h测量一次;次日2～4 h测量1次;生命体征平稳者改为每日测量3次,连续观察一周。定时观察呼吸和切口敷料情况,若有异常,及时与医生沟通,协助处理。

2. 予以合适体位

(1) 一般体位　病人未清醒前取去枕平卧位,头偏向一侧,以免呕吐物、分泌物吸入引起窒息或并发吸入性肺炎。清醒且血压平稳者,可取半坐卧位,以利于呼吸和引流。避免采用头低足高位,以防因横膈上升而妨碍通气。若有休克现象,可抬高下肢或穿弹性袜以促进下肢静脉血液回流。

(2) 特殊情况下病人体位　①肺段切除术或楔形切除术者,尽量选择健侧卧位,以促进患侧肺组织扩张;②一侧肺叶切除者,如呼吸功能尚可,可取健侧卧位,以利于手术侧残余肺组织的膨胀和扩张;如呼吸功能较差,则取平卧位,避免健侧肺受压而限制肺的通气功能;③全肺切除术者,避免过度侧卧,可取1/4侧卧位,以预防纵隔移位和压迫健侧肺而致呼吸循环功能衰竭;④血痰或支气管瘘者,取患侧卧位。

3. 呼吸道管理

(1) 吸氧　常规给予鼻导管吸氧,每分钟2～4 L,根据血气分析结果调整给氧浓度。

(2) 观察　密切观察病人的生命体征,若有异常,及时与医生沟通。术后带气管插管返回病房者,应严密观察气管插管位置和深度。

(3) 鼓励并协助病人深呼吸及咳嗽　每1～2 h一次。咳嗽前给病人叩背,叩背时由下向上,由外向内轻叩震荡,使存在于肺叶、肺段处的分泌物松动流入支气管并咳出。病人咳嗽时,应固定胸部伤口,以减轻震动引起的疼痛。固定方法有两种:①护士站在病人术侧,一手放在病人术侧肩膀上并向下压,另一手置于伤口下协助支托胸部。当病人咳嗽时,护士应把头转向病人身后,以避免被咳出的分泌物溅到。②护士站于病人健侧双手紧托伤口部位以固定胸部伤口。固定胸部时,手掌张开,手指并拢。指导病人先慢慢轻咳再将痰液咳出。

(4) 稀释痰液　呼吸道分泌物黏稠者,可用糜蛋白酶、地塞米松、氨茶碱、抗菌药物等行超声雾化或氧气雾化，以达到稀释痰液、解痉、抗感染的目的。

（5）吸痰　咳嗽无力、呼吸道分泌物滞留的病人用鼻导管行深部吸痰。保留气管插管的病人，随时吸尽呼吸道内分泌物。全肺切除术后，应特别注意操作时吸痰管进入长度以不超过气管的 1/2 为宜，以防刺破支气管残端。支气管袖式切除术后的病人，如在协助病人咳嗽后仍不能将呼吸道分泌物清除者，尽早行纤维支气管镜吸痰。

4. 胸腔闭式引流的护理

（1）胸腔闭式引流常规护理　参照第十三章第一节胸腔闭式引流护理。

（2）全肺切除术后所置的胸腔引流管一般呈钳闭状态，以保证术后患侧胸腔内有一定的渗液，减轻或纠正明显的纵隔移位，同时，随时观察病人气管是否居中，有无呼吸和循环功能障碍。若气管明显向健侧移位，应立即听诊肺呼吸音，在排除肺不张后，可酌情放出适量的气体或引流液，但每次放液量不宜超过 100 mL，速度宜慢，避免过快过多放液引起纵隔突然移位，导致心搏骤停。

5. 维持体液平衡和营养支持　为防止心脏前负荷过重而导致急性肺水肿，全肺切除术后，24 h 补液量应控制在 2000 mL 内，速度宜慢，以 20～30 滴/分为宜。麻醉清醒后病人，如无恶心、呕吐，即可开始饮水，肠蠕动恢复后，可进清淡饮食、半流质饮食，进食后无不适可改为普食。

6. 活动与休息

（1）早期下床活动　目的是预防肺不张，改善呼吸循环功能，增进食欲。术后第 1 日，生命体征平稳后，鼓励并协助病人下床或在床旁站立移步。术后第 2 日起，可扶持病人围绕病床在室内行走 3～5 m，以后根据病人情况逐渐增加活动量。活动期间，应妥善保护病人的引流管，严密观察病人病情变化，出现头晕、气促、心动过速、心悸和出汗等症状时，应立即停止活动。一般术后 3 日内（年老体弱、有心脑血管疾病者术后 7 日内）蹲便易引起体位性低血压，应协助病人在床上使用便器或坐位排便。

（2）手臂和肩关节的运动　目的是预防术侧胸壁肌肉粘连、肩关节强直及失用性萎缩。病人麻醉清醒后，可协助其进行臂部、躯干和四肢的轻度活动，每 4 h 1 次；术后第 1 日开始做肩、臂的主动运动。全肺切除术后的病人，鼓励病人取直立的功能位，防止脊椎侧弯畸形。

7. 并发症的观察和护理

（1）出血　手术时胸膜粘连紧密、止血不彻底或血管结扎线脱落，胸腔内大量毛细血管充血及胸腔内负压等因素均可导致胸腔内出血。应密切观察病人的生命体征，定时检查伤口敷料及引流管周围的渗血情况，胸腔引流液的量、颜色和性状。当引流的血性液体量多（≥200 mL/h）、呈鲜红色，有血凝块，病人出现烦躁不安、血压下降、脉搏增快、尿少等血容量不足表现时，应考虑有活动性出血。需立即通知医生，在监测中心静脉压下加快输血、补液速度，遵医嘱给予止血药，保持胸腔引流管通畅，确保胸内积血能及时排出，注意保温。必要时做好开胸探查止血的准备。

（2）肺炎和肺不张　由于病人术后疼痛及麻醉药的副作用，使其不能有效咳嗽排痰，导致分泌物滞留堵塞支气管，引起肺炎、肺不张。临床表现为烦躁不安、不能平卧、心动过速、体温升高、哮鸣、发绀、呼吸困难等症状，血气分析显示为低氧血症、高碳酸血症。预防肺炎及肺不张的护理措施：鼓励病人咳嗽排痰，痰液黏稠者予以超声雾化或氧气雾化，必要时行鼻导管深部吸痰或协助医生行支气管镜吸痰，病情严重者可行气管切开，以确保呼吸道通畅。

（3）心律失常　多发生于术后 4 日内，与缺氧、缺血、水和电解质及酸碱失衡有关。病人术前合并糖尿病、心血管疾病者，术后更易并发心律失常。全肺切除术后的病人术后应持续心电监护。如有异常，及时与医生沟通。遵医嘱酌情应用抗心律失常药，密切观察心率、心律，严格掌握药物剂量、浓度、给药方法、速度，观察药物的疗效及副作用；控制静脉输液量和速度。

（4）支气管胸膜瘘　这是肺切除术后严重的并发症之一，多发生于术后一周。多数由于支气管缝合不严密、支气管残端血运不良或支气管缝合口处感染、破裂等引发。表现为术后 3～14 日仍可从胸腔引流管引出大量气体，病人有发热、刺激性咳嗽、痰中带血或咳血痰、呼吸困难、呼吸音减弱等症状。支气管胸膜瘘可引起张力性气胸、皮下气肿、脓胸等,如从瘘孔吸入大量的痰液则会引起窒息。一旦发生窒息,立即通知医生,并置病人于患侧卧位,以防漏液流向健侧;使用抗生素以防感染;继续行胸腔闭式引流。

(5) 急性肺水肿　与病人原有心脏疾病或病肺切除,全肺膨胀不全或输液量过多、速度过快,使肺泡毛细血管床容积明显减少有关,尤以全肺切除病人更为明显。病人表现为呼吸困难、发绀、心动过速、咳粉红色泡沫样痰等。一旦发生,立即减慢输液速度,控制液体入量;给予吸氧,氧气以50%酒精湿化;注意保持呼吸道通畅;遵医嘱给予心电监护、强心、利尿、镇静及激素治疗,安抚病人的紧张情绪。

(三) 健康教育

(1) 指导病人出院后数周内,坚持进行腹式呼吸和有效咳嗽,以促进肺膨胀;半年内不得从事重体力劳动。

(2) 保持良好的口腔卫生,如有口腔疾病应及时治疗。保持环境清新,避免出入公共场所或与上呼吸道感染者接近。

(3) 需进行放化疗的病人,指导其坚持完成放化疗,并告知注意事项,定期复查血细胞和肝肾功能等。

(4) 若有进行性倦怠或伤口疼痛、剧烈咳嗽及咯血等症状,应返院复诊。

(5) 保持良好的营养状况,注意充分休息和适度活动。

(程红萍)

目标检测

目标检测答案解析

1. 一侧全肺切除术后放置胸腔闭式引流管的目的是(　　)。

A. 重建胸腔负压　B. 排出积气　C. 排出积液
D. 调节两侧胸腔压力　E. 便于观察病情

2. 中央型肺癌的早期症状常表现为(　　)。

A. 胸痛　B. 刺激性干咳　C. 胸腔积液　D. 发热　E. 大咯血

3. 各型肺癌预后最差的是(　　)。

A. 小细胞肺癌　B. 鳞癌　C. 腺癌　D. 鳞癌和腺癌　E. 大细胞癌

4. 病人,男,47岁,诊断为右上叶肺癌。其临床表现中属于肺外症状的是(　　)。

A. 骨关节痛　B. 膈肌麻痹　C. 瞳孔缩小　D. 面部无汗　E. 颈静脉怒张

5. 病人,男,60岁。行肺段切除术后2 h,病人自觉胸闷,呼吸急促,测血压、脉搏均正常,见水封瓶内有少量淡红色液体,水封瓶长玻璃管内的水柱波动不明显。考虑为(　　)。

A. 肺已复张　B. 胸腔内出血　C. 肺炎、肺不张
D. 呼吸中枢抑制　E. 引流管阻塞

6. 病人,女,60岁,因肺癌行左肺切除术。麻醉清醒后,护士指导病人采取正确卧位,其中不宜采取的体位是(　　)。

A. 半卧位　B. 左1/4侧卧位　C. 右1/4侧卧位
D. 平卧位　E. 完全侧卧位

第四节　食管癌病人的护理

学习目标

1. 掌握食管癌病人的临床表现和护理措施。
2. 熟悉食管癌的转移途径、辅助检查及处理原则。
3. 了解食管癌的病因、病理及分型。

导学案例

病人，男，60 岁，因进行性吞咽困难 5 个月，体重进行性下降 1 个月，以食管癌就诊入院。体格检查：体温 36.5 ℃，脉搏 80 次/分，呼吸 20 次/分，血压 96/60 mmHg，营养不良，消瘦。辅助检查：血常规 RBC 4.0×10^{12}/L，Hb 85 g/L；食管镜检查示食管中段有 5 cm 长的管腔狭窄，黏膜中断，病理报告为鳞癌Ⅱ期。现拟在全麻下行食管癌根治术。病人术前紧张、焦虑，担心疾病预后。问题：

1. 病人目前有哪些护理诊断/问题？
2. 针对以上问题，应采取哪些护理措施？

食管癌是常见的消化道恶性肿瘤，其自然发病率为 35/10 万。我国食管癌高发区分布在太行山区、四川盆地、四川西北、福建、广东、湖北、山东、陕西、甘肃等地。食管癌男女发病率之比约为 2∶1，发病高峰年龄在 50～70 岁。

一、病因

本病病因至今尚未明确，可能与下列因素有关。

（一）化学因素和真菌霉素

亚硝胺是公认的化学致癌物，在高发区的粮食和饮水中，其含量显著增高，且与当地食管癌和食管上皮重度增生的患病率呈正相关。各种霉变食物能产生致癌物质。研究发现黄曲霉菌、黑曲霉菌等真菌不仅能还原硝酸盐为亚硝酸盐，还能促进亚硝胺的合成，霉菌与亚硝胺可协同致癌。

（二）遗传因素

食管癌的发病常表现出家族聚集现象，家族成员染色体数目及结构表现异常增多。

（三）营养不良及微量元素缺乏

饮食缺乏动物蛋白、新鲜蔬菜和水果，摄入维生素 A、维生素 B_1、维生素 B_2、维生素 C 不足，是食管癌发生的危险因素。微量元素如钼、锌、锰、镁、硅、镍、碘摄入不足，亦与食管癌的发生有间接关系。

（四）饮食习惯

长期吸烟、饮烈性酒、进食粗糙食物、食物过热等均会增加食管癌的发病率。

(五) 其他因素

食管慢性炎症、黏膜损伤及慢性刺激也与食管癌发病有关。

二、病理与分型

本病大多为鳞状上皮癌，以胸中段食管癌较多见，胸下段次之，胸上段较少。贲门部腺癌可向上延伸累及食管下段。

(一) 分型

按病理形态，早期食管癌根据内镜或手术切除标本可分为隐伏型、糜烂型、斑块型和乳头型。其中以斑块型最多见，癌细胞分化较好；糜烂型次之，癌细胞分化较差；隐伏型是食管癌最早期的表现，多为原位癌；乳头型病变较晚，但癌细胞分化一般较好。中晚期食管癌可分为以下五型。

1. 髓质型 管壁明显增厚使癌瘤的上下端边缘呈坡状隆起。多数累及食管周径的全部或绝大部分，恶性程度高。切面呈均匀致密的灰白色肿块。

2. 蕈伞型 瘤体呈卵圆形扁平肿块状，向腔内呈蘑菇样突起。隆起的边缘与周围的黏膜境界清楚，瘤体表面多有浅表溃疡，底部凹凸不平。

3. 溃疡型 肿瘤为一溃疡，可深达肌层。

4. 缩窄型 瘤体形成明显的环形狭窄，累及食管全部周径，较早出现阻塞。

5. 腔内型 肿瘤呈圆形息肉状，有时带蒂，体积较大，但切除的可能性较大。

(二) 转移途径

本病主要通过淋巴转移，血行转移发生较晚。

1. 直接扩散 癌肿最先向黏膜下层扩散，继而向上、下及全层浸润，很容易穿过疏松的外膜侵入邻近器官。

2. 淋巴转移 首先进入黏膜下淋巴管，通过肌层到达与肿瘤部位相应的区域淋巴结。

3. 血行转移 发生较晚，主要通过血液向肺、肝、肾、肋骨、脊柱等转移。

三、临床表现

(一) 早期

本病早期症状多不典型，但在吞咽粗硬食物时常有不同程度的哽噎感和胸骨后烧灼样疼痛感，食物通过缓慢可伴有停滞感或异物感。

(二) 中晚期

1. 症状 主要表现为进行性吞咽困难，先是难咽干硬食物，继而只能进半流质、流质，最后滴水难进。随着病情发展，食管癌向邻近器官或组织转移，出现相应的晚期症状，如癌肿侵犯喉返神经者，可出现声音嘶哑；侵入主动脉、溃烂破裂时，可引起大量呕血；侵入气管、支气管，可形成食管气管瘘或食管支气管瘘，出现吞咽水或食物时剧烈呛咳，并引发呼吸系统感染等。

2. 体征 病人逐渐消瘦、无力、贫血及营养不良。中晚期病人可触及锁骨上淋巴结肿大，严重者有腹水征。

四、辅助检查

(一) 食管吞钡造影

早期表现：食管黏膜皱襞紊乱、粗糙或有中断现象；小的充盈缺损；局限性管壁僵硬，蠕动中断；潜在龛影。中、晚期表现：有明显的不规则充盈缺损或龛影，病变段管壁僵硬。严重狭窄者病变上段食管扩张。

（二）内镜及超声内镜检查

食管纤维内镜检查可直视肿块部位、形态，并可钳取活组织做病理学检查。超声内镜检查可用于判断肿瘤侵犯程度、食管周围组织及结构有无受累，以及局部淋巴结转移情况。

（三）CT 检查

胸部 CT 检查能显示食管与邻近器官的关系及淋巴结转移情况，以辅助判断。

（四）食管黏膜脱落细胞学检查

食管黏膜脱落细胞学检查主要用于食管癌普查，阳性率可达 90%以上，常能发现一些早期病例。

五、处理原则

（一）手术治疗

手术治疗是治疗食管癌的首选方法。但癌肿较大，恶性程度高，有远处转移的病人，可先行术前放疗/化疗，待瘤体缩小后再手术。

常用的手术方式有非开胸及开胸食管癌切除术两种。开胸手术路径常在左胸后外侧切口，适用于中、下段食管癌。右胸前外侧切口，适用于中、上段食管癌。若病变部位偏高，可行颈部切口、胃送至颈部与食管吻合。

食管癌切除后常用胃、结肠重建食管，以胃最为常用。

晚期食管癌病人、不能根治或放疗、进食有困难者，可做姑息性减瘤手术，如胃或空肠造口术、食管腔内置管术、食管分流术等，以达到改善营养、延长生命的目的。

（二）非手术治疗

1. 放疗

（1）与手术治疗综合应用　术前放疗后，间隔 2～3 周后再做手术较为合适。在术中切除不完全的残留癌组织处做金属标记，一般在术后 3～6 周可开始放疗。

（2）单纯放疗　多用于手术难度大或不能切除的颈段、胸上段食管癌。

（3）三维适形放疗技术　这是目前较先进的放疗技术。

2. 化疗　食管癌化疗分为姑息性化疗、新辅助化疗（术前）、辅助化疗（术后）。化疗期间要定期检查血常规，并注意药物不良反应。

3. 靶向治疗　针对肿瘤特有的基因异常进行的治疗称为靶向治疗。它具有针对性强、对肿瘤具有较好的效果，副作用轻的特点。

4. 其他　免疫治疗及中药治疗等亦有一定成效。

六、护理评估

（一）术前评估

1. 健康史　①一般情况：评估病人的年龄、性别、职业、居住地和饮食习惯等。②疾病史：评估病人有无进行性吞咽困难。③既往史：病人有无糖尿病、冠状动脉粥样硬化性心脏病、高血压等病史。④家族史：家族中有无肿瘤病人等。

2. 身体状况　①全身：了解病人体重有无减轻；有无消瘦、贫血、脱水或衰弱。②评估病人有无锁骨上淋巴结肿大和肝大；有无腹腔积液、胸腔积液等。③辅助检查：了解食管吞钡造影、内镜检查、CT 等结果，以判断肿瘤的位置、有无扩散或转移。

3. 心理-社会状况　了解病人对该疾病的认知程度以及主要存在的心理问题；病人家属对病人的关心程度、支持力度、家庭经济承受能力等。

(二)术后评估

1. 术中情况 了解手术方式、麻醉方式及术中出血、补液、输血情况等。

2. 生命体征 了解病人术后生命体征是否平稳,呼吸型态有无异常。

3. 伤口和各引流管情况 注意观察病人伤口敷料是否干燥,胸腔闭式引流及胃肠减压引流管是否通畅,引流液的量、颜色与性状是否正常等。

4. 并发症 评估有无吻合口瘘、乳糜胸、出血、感染等并发症的发生。

七、常见护理诊断/问题

(1)营养失调:低于机体需要量 与进食量减少或不能进食、消耗增加有关。

(2)体液不足 与吞咽困难、水分摄入不足或体液丢失等有关。

(3)焦虑 与对癌症的恐惧和担心疾病预后有关。

(4)潜在并发症:肺不张、肺炎、出血、吻合口瘘、乳糜胸等。

八、护理目标

(1)病人营养状况改善。

(2)病人水、电解质维持平衡。

(3)病人焦虑减轻,情绪稳定。

(4)病人未发生并发症或并发症得到及时发现和处理。

九、护理措施

(一)术前护理

1. 心理护理 病人在对进行性加重的吞咽困难、日渐减轻的体重感到焦虑不安的同时求生欲望十分强烈,迫切希望能早日手术,恢复进食;但又对手术能否彻底切除病灶、术后是否出现并发症及今后的生活质量感到担忧。所以,应做好食管癌病人术前、术后的心理护理。

2. 营养支持和维持水、电解质平衡 术前应保证病人摄入充足的营养。①能进食病人,鼓励其进食清淡无刺激的高热量、高蛋白、富含维生素的饮食;不可进食较大、较硬的食物,宜进半流质或水分多的软食。②仅能进食流质而营养状况较差的病人,可遵医嘱给予肠内外营养支持。

3. 术前准备

(1)呼吸道准备 吸烟者,术前2周劝其戒烟;指导并训练病人进行有效咳嗽和腹式呼吸,以预防术后肺炎和肺不张的发生。

(2)胃肠道准备 术前1日遵医嘱灌肠或口服番泻叶等;术前8~12 h禁食,4 h禁饮;术晨留置胃管和十二指肠营养管,如遇梗阻部位时不可强行插入,以免穿破食管,可置于梗阻部位上端,待手术中直视下再置于胃中。

(二)术后护理

1. 监测生命体征 术后2~3 h内,严密监测病人的生命体征变化;待生命体征平稳后改为每30 min至1 h测量一次。

2. 饮食护理 ①术后早期吻合口处于充血水肿期,需禁食禁饮3~4日,禁食期间持续胃肠减压,可经十二指肠营养管早期管饲饮食和静脉补充营养素。②停止胃肠减压24 h后,若无呼吸困难、胸内剧痛、患侧呼吸音减弱及高热等吻合口瘘的症状时,可开始进食。先试饮少量水,术后5~6日可进全清流质,每2 h给100 mL,每日6次。术后3周病人若无特殊不适可进普食,但应注意少食多餐,细嚼慢咽,进食量不宜过多、过快并避免进食生、冷、硬食物,以防后期发生吻合口瘘。③食管癌、贲门癌切除术后,胃液可反流至食管,引起反酸、呕吐等症状,平卧时加重,嘱病人进食后2 h内勿平卧，睡觉时将床头抬高。④食管-胃吻合术后病人，可由于胃拉入胸腔、肺受压而出现胸闷、进食后呼吸困难，应建议病人少食多餐。

3. 管道护理

（1）胃肠减压管的护理　①妥善固定胃管，防止脱出。②经常挤压胃管，保持管道通畅，避免管腔堵塞。胃管不通畅者，可用 10～20 mL 生理盐水冲管并及时回抽，避免胃扩张使吻合口张力增加而并发吻合口瘘。③术后 3～4 日内持续胃肠减压。胃肠减压期间禁食禁饮，并加强口腔护理。④胃管意外脱出后，应严密观察病情，不应盲目再行插入，以免戳穿吻合口，造成吻合口瘘。⑤待肛门排气、胃肠减压引流量减少后，拔除胃管。

（2）胃造瘘管护理　①观察造瘘管周围有无渗液或是否有胃液漏出，并及时更换渗湿的敷料，在瘘口周围涂氧化锌软膏或置凡士林纱布保护皮肤，防止发生皮炎。②妥善固定用于管饲的胃造瘘管，防止脱出或阻塞。

（3）胸腔引流管的护理　参见第十三章第二节的护理措施。

4. 并发症的观察和护理

（1）肺不张、肺炎　食管癌术后病人易发生呼吸困难、缺氧，并发生肺不张、肺炎，甚至呼吸衰竭。护理措施主要包括以下方面。①密切观察呼吸频率、节律和幅度，听诊双肺呼吸音是否清晰，有无缺氧征象。②气管插管者，及时吸痰，保持呼吸道通畅。③痰液黏稠者，给予雾化吸入，鼓励咳嗽，并协助排痰。④术后第 1 日每 1～2 h 鼓励病人深呼吸、使用深呼吸训练器，促使肺膨胀。⑤遵医嘱使用抗生素，并观察用药效果。

（2）出血　观察并记录引流液的量、颜色和性状。若引流液持续 2 h 在 200 mL/h 以上，伴躁动不安、血压下降、脉搏增快、出冷汗等低血容量表现，应及时通知医生，并做好再次开胸的准备。

（3）吻合口瘘　这是最严重的并发症。多发生在术后 5～10 日，表现为呼吸困难、胸腔积液和全身中毒症状，如高热、寒战、甚至休克等。一旦出现上述症状，应立即通知医生并配合处理。护理措施主要包括以下方面。①嘱病人立即禁食。②协助行胸腔闭式引流并常规护理。③遵医嘱给予抗感染治疗及营养支持。④严密观察生命体征，若出现休克症状，应积极抗休克治疗。⑤需再次手术者，积极配合医生完善术前准备。

（4）乳糜胸　食管、贲门癌术后并发乳糜胸多为伤及胸导管所致，常发生在术后 2～10 日，少数病人可在 2～3 周后出现。由于乳糜液中 95%以上是水，并含有大量脂肪、蛋白质、胆固醇、酶、抗体和电解质，若未及时治疗，可在短时间内造成全身消耗、衰竭而死亡，故需积极预防和及时处理。主要护理措施包括以下方面。①加强观察：注意病人有无胸闷、气促、心悸，甚至血压下降。②协助处理：若诊断成立，迅速置胸腔闭式引流，及时引流胸腔内乳糜液，促使肺膨胀。并可用负压持续吸引，以利于胸膜形成粘连。③给予肠外营养支持治疗。

知识拓展

胃肠减压管的留置与护理

食管癌术前常规使用胃肠减压，以减轻术后胃潴留及腹胀，降低吻合口瘘的发生率，但留置胃肠减压管常给病人带来巨大痛苦，加重机体的应激反应，明显延迟正常胃肠功能恢复，有研究证明，胃肠减压管会降低食管下端括约肌的张力，促使消化液反流导致肺部并发症，此外，鼻胃管本身对鼻腔和咽部的刺激会导致病人的不适感，从而引发恶心、呕吐，且常规留置胃肠减压管并未减少消化道手术的相关并发症，建议选择性应用。食管癌术后早期胃肠道功能处于全面抑制状态，此时需要胃肠减压来辅助；术后 6～12 h 小肠的运动和吸收功能即可恢复，48～72 h 胃结肠蠕动消化功能亦可恢复，目前有快速康复理念应用于临床，于 48～72 h 内拔除胃管，较以往恶心呕吐的发生率并未增加，也未出现吻合口瘘等并发症。

(三)健康教育

1. 疾病预防 避免接触引起癌变的因素,如减少饮用水中亚硝胺及其他有害物质,防霉去毒;补充身体所缺乏的微量元素及维生素等;积极治疗食管上皮增生;避免进食过烫、过硬食物等;加大防癌宣传教育,在高发人群中做普查和筛选。

2. 活动与休息 保证充足的睡眠,劳逸结合,逐渐增加活动量。术后早期不宜下蹲大小便,以免引起体位性低血压或发生意外。

3. 加强自我观察 若术后 3~4 周再次出现吞咽困难,可能为吻合口狭窄,应及时就诊。

4. 定期复查 坚持后续治疗。

(程红萍)

目标检测

目标检测答案解析

1. 食管癌病人的典型临床表现为( )。
A. 胸骨后针刺样痛 B. 进食哽噎感 C. 胸痛、声音嘶哑
D. 进行性吞咽困难 E. 进行性营养不良

2. 适用于食管癌大规模检查的是( )。
A. X 线钡剂造影 B. 胸部 CT C. 食管镜检查
D. 食管拉网脱落细胞学检查 E. 锁骨上淋巴结活检

3. 食管癌术后发生吻合口瘘的原因不包括( )。
A. 食管的解剖特点 B. 营养不良 C. 吻合口张力大
D. 每日进食次数太多 E. 感染

4. 关于食管狭窄的说法,下列哪项是正确的?( )
A. 第一狭窄部相当于第 7 颈椎的下缘 B. 第二狭窄部距中切牙 20 cm
C. 第二狭窄部相当于主动脉弓水平 D. 第三狭窄部相当于第 11 胸椎平面
E. 第三狭窄部距中切牙 45 cm

5. 病人,女,56 岁,患食管癌,进食后出现呛咳、发热,提示病人出现( )。
A. 癌侵犯舌咽神经 B. 气管食管瘘 C. 颈段食管癌
D. 胸中段食管癌 E. 合并支气管炎

6. 食管部分切除、食管胃吻合术后第 7 日,病人在进食后出现高热、寒战、呼吸困难、胸痛,白细胞计数 $20\times10^9/L$,应考虑( )。
A. 肺炎、肺不张 B. 吻合口瘘 C. 吻合口狭窄
D. 乳糜胸 E. 出血

7. 王先生,62 岁,进行性吞咽困难 6 个月,消瘦,贫血,左侧锁骨上窝有 2 cm 直径的淋巴结肿大,质硬,不能推动,应首先考虑为( )。
A. 早期食管癌 B. 中期食管癌 C. 晚期食管癌 D. 早期胃癌 E. 进展期胃癌

8. 张先生,55 岁,因进行性吞咽困难半年余,来院检查,当医生告诉病人食管癌需要手术治疗,病人听后,极度紧张恐惧,回家后不思饮食,休息睡眠欠佳。此时病人的主要护理问题应为( )。
A. 有体液不足的危险 B. 清理呼吸道无效
C. 营养失调:低于机体需要量 D. 焦虑或恐惧
E. 潜在并发症

Note

第五节　心脏疾病病人的护理

学习目标

1. 掌握体外循环术后病人的护理；各种先天性心脏病、后天性心脏病和主动脉疾病病人的临床表现和护理措施。

2. 熟悉体外循环的建立过程；各种先天性心脏病、后天性心脏病和主动脉疾病的病因及治疗原则。

3. 了解各种先天性心脏病、后天性心脏病和主动脉疾病的病理生理和辅助检查。

导学案例

病人，男，4 岁，13 kg，主因诊断为法洛四联症要求手术入院。病人出生后即有发绀，平时活动能力差，喜蹲踞。体格检查：病人发育不良，口唇发绀，杵状指，心尖区搏动增强，胸骨左缘第 2～4 肋间可闻及Ⅱ级喷射性收缩期杂音，伴轻度震颤，肺动脉瓣区第二心音减弱。辅助检查：X 线显示心脏略大，心尖圆钝，上翘，心腰凹陷，主动脉增宽。心电图提示右心肥厚。血涂片检查：红细胞计数和血红蛋白量明显增多。问题：

1. 病人的主要护理诊断/问题是什么？

2. 矫治术后如何对低心排出量综合征进行观察和护理？

3. 病人出院前应做哪些健康教育？

一、体外循环

体外循环是指将回心的上、下腔静脉血和右心房静脉血引出体外，经人工心肺机进行氧合并排出二氧化碳，经过调节温度和过滤后，再由人工心泵输回体内动脉继续血液循环的生命支持技术。体外循环可暂时取代心肺功能，在心肺转流、阻断病人心脏血流的状态下，维持全身器官的血液供应和气体交换，为实施心内直视手术提供无血或少血的手术野。

（一）人工心肺机的基本组成

体外循环的实施必须有一套性能优良、安全可靠的人工心肺装置。人工心肺装置的基本设备包括血泵、氧合器、变温器、过滤器及各种插管和连接管道。

1. 血泵　血泵即人工心，是代替心脏排血功能的主要部件，具有驱动体外氧合器内的氧合血单向流动回输入体内动脉，继续参加循环的功能。常用的血泵有转压式和离心式。前者利用泵头转子交替转压弹性泵管，驱使泵管内血液单向流动；后者则利用旋转磁场驱动泵内多层旋转椎体或叶轮高速旋转，依靠离心力驱动血流沿椎体表面单向流动，无须血流转压，可减少对血液成分的破坏，因此离心泵是更为理想的血泵。

2. 氧合器　氧合器即人工肺，代替肺进行气体交换的部件，具有氧合静脉血、排出二氧化碳的功能，常用的有鼓泡式氧合器和膜式氧合器。前者是将引出体外的静脉血与输入的氧气直接混合，形成血气泡，完成气体交换；之后流经去泡装置滤过后成为氧合血，流入贮血器，再经血泵泵回体内，参与血液循环。因氧气和血液直接接触易导致血液蛋白变性，故其使用的安全时限为 3 h。膜式氧合器是利用可透气的高分子薄膜材料分隔氧气和红细胞，氧合过程中血液和氧气不直接接触，而是通过透析作用进行气体交换，无须去泡处理，可以明显减少血液成分的破坏和微气栓的产生，适宜较长时间的体外循环，因此得到临床广泛应用。

3. 变温器 变温器是利用循环水温和导热薄金属隔离板，降低或升高体外循环血液温度的装置。

4. 过滤器 过滤器是体外循环的动、静脉系统均有过滤装置，用于有效滤除各种微栓子，如微气栓、血栓、脂肪栓及其他微小组织等。

5. 附属装置 附属装置包括各种血管插管、连接导管、贮血器及检测系统。

（二）体外循环后的病理生理变化

体外循环作为一种非生理性过程，可能会导致人体产生下列病理生理变化。

1. 凝血机制紊乱 主要为红细胞破坏、血红蛋白下降、溶酶激活、纤维蛋白原和血小板减少等，常引起凝血机制紊乱，引起术后大量渗血。

2. 酸碱失衡 主要为代谢性酸中毒和呼吸性碱中毒。前者是组织灌注不良、代谢产物堆积所致，后者则常因过度换气所致。

3. 重要器官功能减退 体外循环可对心肌细胞产生损害；同时长时间的低血压、低灌注量、酸中毒造成脑损伤和脑循环障碍；低灌注量和大量游离血红蛋白等可影响肾脏功能，甚至造成肾衰竭；微气栓、氧自由基等毒性物质的释放、炎症反应引起的肺间质水肿、出血和肺泡萎缩等可导致呼吸功能不全，甚至呼吸功能衰竭。

4. 电解质失衡 主要为低血钾，多见于术前长期服用强心、利尿药物而转流过程中尿量过多者。

（三）处理原则

维持血流动力学稳定，保持血容量平衡；应用呼吸机辅助呼吸，促进有效通气；及时纠正水、电解质和酸碱失衡；应用抗生素预防感染。

（四）护理评估

1. 术前评估

（1）健康史

①一般情况：病人年龄、性别、身高、体重、发育、饮食习惯及营养状况等。

②既往史：病人有无出血性疾病和凝血功能障碍，有无颅脑外伤史或其他伴随疾病，有无过敏史及近期是否服用抗凝血药物等。

③家族史：了解家族中有无心脏疾病病人。

（2）身体状况

①监测病人的生命体征，评估心肺功能，观察有无发绀和杵状指(趾)，有无活动后心慌气促。

②辅助检查：有无心电图、胸部 X 线、超声心动图及其他检查的异常发现。

（3）心理-社会状况 了解病人对疾病的认知程度，对手术的顾虑和其他思想负担。了解家属对病人的关心、支持程度，家庭对手术的经济承受能力。

2. 术后评估

（1）术中情况 了解病人手术、麻醉方式和效果、病人术中流转、循环阻断时间及各重要器官的功能。

（2）术后情况 评估病人全麻后清醒程度，对疼痛的耐受力。观察病人生命体征是否平稳，有无缺氧；心功能和呼吸形态有无异常；气管插管位置及呼吸机参数是否正常；观察病人的皮肤色泽、温湿度；肢端脉搏能否扪及，末梢血管充盈情况及术后有无并发症发生。

(3) 心理-社会状况　了解病人有无紧张、焦虑；术后是否配合治疗和护理。

(五) 常见护理诊断/问题

(1) 焦虑与恐惧　与心脏疾病和体外循环手术有关。

(2) 低效性呼吸型态　与手术、麻醉、人工辅助呼吸、体外循环和术后伤口疼痛有关。

(3) 心排出量减少　与心脏疾病、心功能减退、血容量不足、心律失常、水及电解质失衡有关。

(4) 潜在并发症：急性心脏压塞、肾功能不全、感染、脑功能障碍等。

(六) 护理目标

(1) 病人焦虑与恐惧缓解或消失。

(2) 病人呼吸功能改善，无缺氧表现。

(3) 病人心功能改善，能维持有效循环。

(4) 病人未发生并发症，或并发症被及时发现和处理。

(七) 护理措施

1. 术前护理

(1) 心理护理　心脏手术病人常对手术存在顾虑和恐惧心理，并因精神过分紧张引起心动过速和心律失常，导致心力衰竭。因此术前应加强沟通，取得病人的信任，了解其心理状况，根据病人的具体情况，给予针对性的心理疏导。①鼓励病人说出恐惧、焦虑的内心感受。②介绍病人与手术成功者交流，增强对手术治疗的信心。③引导病人熟悉手术室及监护室的环境，减轻其焦虑。④指导病人家属帮助病人缓解压力。

(2) 改善心功能　一般病人多卧床休息，少活动，保证充足睡眠，遵医嘱服用改善心功能的药物。重度心力衰竭、夹层动脉瘤等病人绝对卧床休息。心慌、气短或呼吸困难者协助取半坐卧位并给予吸氧。

(3) 加强营养支持　给予高蛋白、高能量、富含维生素、易消化饮食，以增强机体对手术的耐受性；进食不足者，给予静脉营养支持；心力衰竭、水肿病人给予低盐饮食，钠盐摄入量每日少于 3 g，遵医嘱控制入量。

(4) 术前准备和指导　①术前戒烟酒 2 周以上；②注意保暖，防止受凉感冒；③指导病人深呼吸、有效咳嗽，锻炼床上大小便；④术前一周停用抗凝药物；⑤完善术前检查。

2. 术后护理

(1) 体位　麻醉未清醒病人取平卧位，头偏向一侧。有气管插管及辅助通气者，头颈保持平直位，注意防止气管扭曲影响通气。待病人清醒，循环稳定后，抬高床头至 30°或更大角度。冠状动脉搭桥术后病人应抬高手术肢体，以促进肢体血液循环。

(2) 维持水、电解质及酸碱平衡　体外循环术后易引起酸碱和电解质失衡，代谢性酸中毒最常见。观察应注意定期监测血气、电解质和酸碱度，及时发现异常，及时通知医生处理。

(3) 加强呼吸系统管理，维持有效通气　体外循环术后病人常规使用机械通气以支持呼吸功能，最终达到改善氧合、减少呼吸做功、降低肺血管阻力、促使心功能恢复的目的。

①病情观察：观察病人有无发绀、鼻翼扇动、点头或张口呼吸；定期听诊双肺呼吸音并记录；注意病人的呼吸频率、节律和幅度，呼吸机是否与其呼吸同步；监测动脉血气分析，根据情况及时调整呼吸机参数。

②妥善固定气管插管：定时测量气管插管位置，防止气管插管脱出或移位。

③保持呼吸道通畅：及时清理呼吸道分泌物和呕吐物；吸痰前后充分给氧，每次吸痰时间不超过 15 s，以免机体缺氧；吸痰时动作要轻柔、敏捷，并注意观察病人反应，出现心电图异常或血氧饱和度持续下降应立即停止吸痰；痰多、黏稠时，可经气管滴入糜蛋白酶后再吸痰。频繁呕吐或腹胀的病人，可行胃肠减压，以免误吸。拔除气管插管后，给予超声雾化或氧气雾化吸入，以减轻喉头水肿、降

低痰液黏稠度;定期吸氧,维持充分的氧合状态;指导病人深呼吸和有效咳嗽,促进排痰。

(4) 监测心功能,维持有效循环

①持续心电监护:观察心率、心律、血压、中心静脉压、肺动脉压、左心房压等数值的变化,发现异常,及时通知医生处理。

②观察皮肤色泽和温度:密切观察病人皮肤的颜色、温度、湿度及口唇、甲床毛细血管充盈和动脉搏动情况,及早发现微循环灌注不足和组织缺氧,给予相应处理。

③监测和记录液体出入量:包括 24 h 或每小时尿量,评估容量是否足够。

④补液的护理:保留必需的静脉输液通路;严格执行无菌操作;应用血管活性药物时,严格遵医嘱配制药物浓度和剂量,并应用输液泵控制输液速度和用量。

(5) 并发症的观察与护理

①急性心脏压塞:体外循环破坏血小板,使纤维蛋白原、凝血因子损耗增多造成凝血功能障碍,以及应用止血药物后形成血凝块等因素均可造成心包腔积血、血块凝聚,从而引起急性心脏压塞。表现为静脉压升高,心音遥远、心搏微弱,脉压小、动脉压降低的 Beck 三联征。其主要护理措施包括:a. 做好引流管的护理,保持引流管通畅,观察并记录引流液的量及性状;b. 监测中心静脉压,使其维持在 5～12 cmH_2O;c. 严密观察病情,若病人出现颈静脉怒张,动脉压降低,心音遥远,中心静脉压 $\geqslant$25 cmH_2O,引流量突然减少,挤压引流管有血凝块流出等时,应警惕心脏压塞的发生,及时通知医生处理。

②肾功能不全:体外循环的低流量和低灌注压、红细胞破坏而致的血浆游离血红蛋白的增多、低心排出量或低血压、缩血管药物应用不当或肾毒性药物的大量应用等因素均可造成病人肾功能不全,主要表现为少尿、无尿、高血钾、尿素氮和血清肌酐升高等,因此应密切监测肾功能。其主要护理措施包括:a. 术后留置无菌导尿管,每小时测尿量一次,每 4 h 测尿 pH 和比重。b. 保持尿量在 1 mL/(kg·h),观察尿色变化、有无血红蛋白尿等。发生血红蛋白尿者,应给予高渗性利尿或静脉滴注 5%碳酸氢钠碱化尿液,防止血红蛋白沉积在肾小管导致肾功能损害。c. 尿量减少时应及时找出原因;停用肾毒性药物;怀疑肾衰竭者应限制水和电解质的摄入;若确诊为急性肾衰竭,应考虑做肾透析治疗。

③感染:由于心脏手术创伤较大、手术时间长,体外循环的实施以及心力衰竭、缺氧引起病人自身抵抗力降低等因素,增加了病人术后感染的机会。主要表现为术后体温上升至 38 ℃以上、且持续不退,伤口局部隆起、触痛明显并溢出白色分泌物等感染现象。因此术后应积极采取护理措施预防感染:a. 密切监测体温变化;b. 严格遵守无菌操作原则;c. 保持病人口腔和皮肤卫生;d. 病人病情稳定后,及时撤除各种管道;e. 合理应用抗生素;f. 加强营养支持。

④脑功能障碍:造成脑功能障碍常见的因素有长时间体外循环及灌注压过低造成脑缺血、缺氧损伤,以及体外循环中产生的各种微栓子造成脑梗死等。其临床表现与脑病灶的部位、性质和病变程度有关,常见有清醒延迟、昏迷、躁动、癫痫发作、偏瘫、失语等症状。因此术后应严密观察病人的意识、瞳孔、肢体活动情况;病人若出现头疼、呕吐、躁动、嗜睡等异常表现及神经系统的阳性体征时,应及时通知医生,协助处理。

二、先天性心脏病外科治疗病人的护理

先天性心脏病简称先心病,是胎儿期心脏和大血管在母体内发育异常、部分停顿或有缺陷所造成的一种小儿最常见的心脏病。

(一) 动脉导管未闭

动脉导管未闭(PDA)是常见的小儿先天性心脏病之一,占先天性心脏病发病率的 12%～15%。动脉导管是胎儿期连接降主动脉峡部和左肺动脉根部之间的正常结构,是胎儿期血液循环的重要通

道，约85%的正常婴儿在出生后2个月内动脉导管自然闭合，形成动脉韧带；逾期不闭合者称为动脉导管未闭。

1. 病因 与胎儿发育的宫内环境因素和遗传因素有关。

2. 病理生理 动脉导管未闭的小儿，由于出生后主动脉压力增高，肺动脉压力下降，主动脉血持续流向肺动脉，形成左向右分流。分流量的大小取决于主动脉和肺动脉之间的压力阶差和动脉导管粗细。左向右分流血量增加了肺循环血量，使左心容量负荷增加，导致左心室肥大，甚至左心衰竭。肺循环血量增加会使肺动脉压力升高，引发肺小动脉反应性痉挛，长期痉挛导致肺小动脉管壁增厚和纤维化，造成右心阻力负荷加重和右心室肥大。随着肺循环阻力的进行性增高，当肺动脉压接近或超过主动脉压时，呈现双向甚至逆转为右向左分流，病人出现发绀，形成艾森曼格综合征，最终导致右心衰竭而死亡。

3. 临床表现

(1) 症状 导管口径较细，分流量小者，常无明显症状；导管口径较粗、分流量大者，可出现气促、咳嗽、乏力、多汗和心悸等症状，因肺部充血而易患感冒或呼吸道感染，双向分流者易致心力衰竭而死亡。

(2) 体征

①心脏杂音：在胸骨左缘第2肋间可闻及粗糙、连续的整个收缩期和舒张期的机器样杂音，以收缩末期最为响亮；肺动脉高压者可闻及收缩期杂音；分流量大者，可闻及心尖部舒张中期隆隆样杂音。

②周围血管征：脉压增大，出现周围血管征，如颈动脉搏动增强、四肢动脉搏动处可触及水冲脉、股动脉闻及枪击音，但随着肺动脉压的增高和分流量的下降而不明显，甚至消失。

4. 辅助检查

(1) 心电图 正常或左心室肥大，肺动脉高压时表现为左、右心室肥大。

(2) 胸部X线 心影增大，左心缘向左下延长；主动脉结突出，呈漏斗状；肺动脉圆锥平直或隆出；肺血管影增粗。

(3) 超声心动图 左心房和左心室内径增大，二维切面可显示未闭动脉导管，多普勒超声能发现异常血流信号。

5. 处理原则 主要采取手术治疗。

(1) 适应证和禁忌证 早产儿、婴幼儿反复发生肺炎、呼吸窘迫、心力衰竭或喂养困难者应及时手术。无明显症状者，多主张学龄前择期手术。近年来，随着麻醉、手术安全性的提高，也有人主张早期手术。并发艾森曼格综合征者禁忌手术。

(2) 手术方法 ①动脉导管结扎或钳闭术；②动脉导管切断缝合术；③肺动脉内口缝闭术；④导管封堵术。

6. 护理措施

(1) 术前护理 合理饮食、注意休息、预防感染、做好心理护理。参见本节体外循环的相关内容。

(2) 术后护理

①预防感染：注意保暖防寒，避免受凉后感冒而引起呼吸道感染。

②加强呼吸道管理：a. 保持呼吸道通畅，及时清理呼吸道分泌物；b. 给予氧气吸入或氧气雾化吸入，鼓励病人深呼吸、咳嗽，预防肺不张；c. 密切观察呼吸频率、节律、幅度和双肺呼吸音；d. 必要时遵医嘱使用抗菌药物；e. 做好胸腔闭式引流护理。

③监测心功能，维持有效循环：参见本节体外循环的相关内容。

④心包纵隔引流管的护理：a. 妥善固定引流管：引流管长度以病人能够翻身及活动为宜，引流瓶应低于引流管胸腔出口水平60～100 cm，避免引流液倒流造成逆行感染；b. 保持管道的密闭和无菌：

引流管连接胸腔闭式引流瓶，更换时同胸腔引流管护理；c. 保持引流管通畅：手术后经常挤压引流管，特别是术后 4 h 内，每 15～30 min 挤压一次，用止血药物后要特别注意挤压；d. 观察引流液的量、颜色和性质，并做好记录；e. 拔管：心包、纵隔引流液颜色变淡，引流液逐渐转为淡红色或黄色液体，引流量在 50 mL/24 h 以下，即可拔除引流管，拔管时注意无菌操作。

⑤并发症的预防和护理：a. 高血压：手术结扎导管后导致体循环血流量突然增大，术后可出现高血压，甚至高血压危象。主要护理措施如下。监测血压：术后密切监测血压变化，并观察病人有无烦躁不安、头痛、呕吐等高血压脑病的表现。控制血压：控制液体入量。若血压偏高时，遵医嘱及时给予降压药，并观察用药后的疗效和不良反应，根据血压变化随时调整剂量。保持小儿镇静，必要时遵医嘱给予镇静、镇痛药物。b. 喉返神经损伤：喉返神经损伤后易导致声带麻痹，出现声音嘶哑。若术后 1～2 日小儿出现单纯性声音嘶哑，则可能是术中牵拉、挤压喉返神经或局部水肿所致，应告知小儿噤声和休息，一般 1～2 个月后可逐渐恢复。

(3) 健康教育

①疾病预防：加强孕期保健，妊娠早期适量补充叶酸，积极预防流感、风疹等病毒性疾病，避免与发病有关的因素。

②合理饮食：食用富含高蛋白、高维生素、易消化的食物，保证营养充足，以利生长发育。

③休息和活动：养成良好的起居习惯，交代小儿活动范围、活动量及方法，避免劳累。胸骨正中切口小儿 1 年内不要侧卧，以免影响骨骼生长。

④用药指导：严格遵医嘱服用药物，不可随意增减药物剂量，并教会家属观察用药后反应，发现异常及时就诊。

⑤自我保健：教会家属观察用药后反应及疾病康复情况，如小儿出现烦躁、心率过快、呼吸困难等症状，及时就诊。注意定期复查。

(二) 房间隔缺损

房间隔缺损是原始房间隔在胚胎发育过程中出现异常，致左、右心房之间遗留孔隙，是临床上常见的小儿先天性心脏病之一，占我国先天性心脏病发病率的 5%～10%。

1. 病因与分类

(1) 病因　与胎儿发育的宫内环境因素、母体情况和遗传基因有关。

(2) 分类　房间隔缺损可分为原发孔缺损和继发孔缺损。

①原发孔缺损：位于冠状静脉窦的前下方，缺损下缘靠近二尖瓣瓣环，常伴有二尖瓣大瓣裂缺。

②继发孔缺损：较多见，位于冠状静脉窦后上方，依据解剖位置可分为中央型(卵圆孔型)、上腔型(静脉窦型)、下腔型和混合型，绝大多数为单孔，少数为多孔。

2. 病理生理　正常左心房压力高于右心房，左心房血液经缺损向右心房分流，分流量取决于两心房压力差、缺损大小和左、右心室充盈阻力的大小。分流所致右心容量负荷增加，造成右心房、右心室增大和肺动脉扩张；肺循环血量增加使肺动脉压升高，并引发肺小动脉反应性痉挛，最终可导致梗阻性肺动脉高压。当右心房压力高于左心房时，出现右向左逆流，引发发绀，发生艾森曼格综合征，最终病人因右心衰竭而死亡。

原发孔缺损伴二尖瓣大瓣裂缺时，因存在二尖瓣反流，病理生理和病程进展重于继发孔缺损。

3. 临床表现

(1) 症状　继发孔房间隔缺损分流量较小的病人，儿童期由于无明显症状多在体检时发现。青年期一般才会出现劳力性气促、心悸、乏力等症状，易出现呼吸道感染和右心衰竭。原发孔房间隔缺损伴有严重二尖瓣关闭不全者，早期可出现心力衰竭及肺动脉高压等症状。严重肺动脉高压时出现发绀。

(2) 体征

①右心室明显肥大,心前区隆起。可触及心搏增强,少数可触及震颤。

②肺动脉瓣区,即胸骨左缘第 2～3 肋间可闻及Ⅱ～Ⅲ级吹风样收缩期杂音,伴第二心音亢进和分裂。分流量大者心尖部可闻及柔和的舒张期杂音。肺动脉高压者,第二心音更加亢进和分裂。原发孔缺损伴二尖瓣裂缺者,可闻及心尖部Ⅱ～Ⅲ级收缩期杂音。

③可出现发绀、杵状指(趾),多见于有右向左分流者。

4. 辅助检查

(1) 心电图　原发孔缺损显示电轴左偏,P-R 间期延长,可有左室高电压、肥大;继发孔缺损显示电轴右偏,P 波高大,右室肥大,不完全或完全性右束支传导阻滞。

(2) 胸部 X 线　主要表现为右心房、右心室增大,肺动脉段突出,主动脉结缩小,呈典型的"梨形心"。肺纹理增多,可见肺门舞蹈症。

(3) 超声心动图　右心房、右心室增大。二维彩色多普勒超声可明确显示缺损位置、大小、心房水平分流的血流信号、肺静脉的位置和右心大小,并可明确原发孔缺损病人大瓣裂和二尖瓣反流的程度。

5. 处理原则　以手术治疗为主,适宜年龄为 2～5 岁。

(1) 适应证和禁忌证　无症状,但有右心房室扩大者应手术治疗;原发孔房间隔缺损、继发孔房间隔缺损合并肺动脉高压者应尽早手术。艾森曼格综合征是手术禁忌证。

(2) 手术方法　①在体外循环下切开右心房,直接缝合或修补缺损;②导管伞封堵术,此方法具有创伤小、恢复快等优点,适用于继发孔型且房间隔缺损大小、位置适宜的病人。

6. 护理措施

1)术前护理　参见本节体外循环的术前护理。

2)术后护理

(1) 加强呼吸道护理及循环系统监测　参见本节体外循环相关内容。

(2) 并发症的观察和护理

①急性左心衰竭:多见于年龄较大的病人。由于长期左向右分流,左心室极易诱发急性左心功能不全,表现为呼吸困难、咳嗽、咳痰、咯血等急性肺水肿症状。主要护理措施如下:a. 严格控制输液量和速度;b. 术前可疑左心房高压(＞20～25 mmHg)或左心功能不全者,需 24 h 监测左心房压,注意是否出现肺静脉高压;c. 加强观察,若出现呼吸困难、发绀、咳泡沫样痰时,应警惕急性肺水肿,需及时报告医生处理;d. 遵医嘱及时应用吗啡、强心剂、利尿剂、血管扩张药,并及时清理呼吸道内分泌物;e. 应用呼吸机辅助呼吸者,应采用呼气末正压通气(PEEP)。

②心律失常　少数上腔型 ASD 右房切口太靠近窦房结或上腔静脉阻断带太靠近根部而损伤窦房结引发的心律失常需要安置心脏起搏器。术后出现的房性心律失常或室性期前收缩,一般经对症处理均可恢复正常。其护理措施如下:a. 严密监测动态心电图;b. 维持静脉输液通道,便于及时使用抗心律失常药;c. 安置心脏起搏器者按护理常规维护。

(3) 健康教育　参见本节动脉导管未闭的健康教育。

(三) 室间隔缺损

室间隔缺损是指室间隔在胎儿期因发育不全,在左、右心室之间形成的异常通路,血液在心室水平产生左向右的分流。室间隔缺损在所有先天性心脏病中发病率最高,占 20%～30%。

1. 病因与分类　病因与胎儿发育的宫内环境、母体情况及遗传基因有关。根据缺损解剖位置不同,通常分为膜部缺损、漏斗部缺损和肌部缺损三类,其中以膜部缺损最多见,肌部缺损最少见。

2. 病理生理　室间隔缺损时,左心室血液向右心室分流,分流量取决于左、右心室的压力阶差、缺损大小和肺动脉阻力。小缺损分流量少,一般不引起肺动脉压力升高;大缺损分流量多,左心室容

Note

量负荷加重，左心房、左心室扩大。由于肺循环血量过高，肺小动脉痉挛产生肺动脉高压，右心阻力负荷增大导致右心室肥大。随病程进展形成梗阻性肺动脉高压，最后出现艾森曼格综合征。

3. 临床表现

(1) 症状　缺损小、分流量小者一般无明显症状。缺损大、分流量大者在出生后即表现出反复的呼吸道感染、充血性心力衰竭、喂养困难和发育迟缓等症状；能度过婴幼儿期的较大室间隔缺损者则表现为活动耐力较同龄人差，有劳累后气促、心悸；发展为进行性梗阻性肺动脉高压者，可出现发绀和右心衰竭。

(2) 体征　胸骨左缘第 2～4 肋间可闻及Ⅲ级以上粗糙响亮的全收缩期杂音，常伴有收缩期震颤。分流量大者，心前区轻度隆起，心尖部可闻及柔和的功能性舒张中期杂音。肺动脉高压导致分流量减少者肺动脉瓣区第二心音亢进分裂明显，并可伴肺动脉关闭不全的舒张期杂音。

4. 辅助检查

(1) 心电图　缺损小者心电图正常或电轴左偏；缺损大者示左心室高电压，左心室肥大。重度肺动脉高压时，显示双心室肥大、右心室肥大或伴劳损。

(2) X 线　缺损小，肺充血及心影改变轻；缺损大者，心影扩大，左心缘向左下延长，肺动脉段突出，肺血增多；梗阻性肺动脉高压时，肺门血管影明显增粗，肺外周纹理减少，甚至肺血管影呈残根征。

(3) 超声心电图　左心房、左心室内径增大。二维超声可明确缺损部位及大小。多普勒超声可判断血流分流方向和分流量，并可了解肺动脉压力。

5. 处理原则

(1) 非手术治疗　缺损小、无血流动力学改变者，可门诊随访观察，部分病例可自行闭合。

(2) 手术治疗

①适应证和禁忌证：缺损大、分流量多或伴有肺动脉高压的婴幼儿，应尽早手术；缺损小、已有房室扩大者需在学龄前手术；合并心力衰竭或细菌性心内膜炎者需控制症状后方能手术。艾森曼格综合征者禁忌手术。

②手术方法：主要手术方法是在低温体外循环下行心内直视修补术。导管伞封堵法是近年来治疗室间隔缺损的新方法，该方法创伤小，但仍需进一步评估远期效果。

6. 护理措施　参见本节房间隔缺损的护理措施。

(四) 法洛四联症

法洛四联症是右室漏斗部或圆锥动脉干发育不全引起的一种心脏畸形，主要包括以下四种解剖畸形：肺动脉狭窄、室间隔缺损、主动脉骑跨和右心室肥厚。本病是一种常见的发绀型先心病，占所有先心病的 12%～14%。

1. 病因　近年的研究认为，本病与胎儿发育的宫内环境因素、母体情况和遗传基因有关。

2. 病理生理　肺动脉狭窄使右心室排血障碍，右心室压力升高，右心室肥大。肺动脉狭窄的程度决定右心室压力的高低。轻度肺动脉狭窄时，心室水平主要为左向右分流，病人发绀不明显；中度肺动脉狭窄时，心室水平的分流呈双向，婴儿多在开始活动时才出现发绀；重度肺动脉狭窄时，心室水平主要是右向左分流，病人发绀明显，行动受限，常有蹲踞或昏厥现象。

3. 临床表现

(1) 症状　发绀、喜爱蹲踞和缺氧发作是法洛四联症的主要症状。

①发绀：由于动脉血氧饱和度降低，新生儿即可出现发绀，啼哭、情绪激动时更为明显，发绀随年龄增大而加重。

②喜爱蹲踞：是其特征性姿态，多见于儿童期。蹲踞时，发绀和呼吸困难症状有所减轻。

③缺氧发作：常见于漏斗部重度狭窄的小儿，表现为活动后突然呼吸困难，发绀加重，出现缺氧

Note

性昏厥和抽搐，甚至死亡。

（2）体征　生长发育迟缓，口唇、指（趾）甲床发绀，杵状指（趾）。胸骨左缘第2～4肋间可闻及Ⅱ～Ⅲ级喷射性收缩期杂音，肺动脉瓣区第二心音减弱或消失，严重肺动脉狭窄者，杂音很轻或无杂音。

4. 辅助检查

（1）实验室检查　红细胞计数和血红蛋白增高，且与发绀程度成正比。动脉血氧饱和度降低。

（2）心电图　电轴右偏，右心室肥大。

（3）X线　心影正常或稍大，肺动脉段凹陷，心尖钝圆，呈“靴状心”。升主动脉增宽，肺血减少，肺血管纹理纤细。

（4）超声心动图　升主动脉内径增宽，骑跨于室间隔上方，室间隔连续性中断，右心室增大，右心室流出道、肺动脉瓣或肺动脉主干狭窄。多普勒超声可见心室水平右向左分流的血流信号。此项检查可明确诊断。

5. 处理原则　以手术治疗为主，包括姑息手术和矫治手术。

（1）适应证　左心室舒张末期容量足够，肺动脉左、右分支发育正常的法洛四联症小儿均应在2岁内行矫治术。对于婴儿期严重缺氧、屡发呼吸道感染和昏厥者，可先行姑息手术。

（2）手术方式

①姑息手术：在全麻下行锁骨下动脉-肺动脉吻合术或右心室流出道补片扩大术，以增加肺循环血流量，改善缺氧，等条件成熟后再做矫形根治术。

②矫治手术：在低温体外循环下疏通右心室流出道、修补室间隔缺损，同时矫正所合并的其他心内畸形。

6. 护理措施

1）术前护理

（1）休息：严格限制病人活动量，注意休息，减少急性缺氧性昏厥的发作。

（2）呼吸系统管理：吸氧，氧流量为每分钟4～6 L，每日2～3次，每次20～30 min；改善微循环，纠正组织严重缺氧。

（3）预防感染，注意保暖和口腔卫生。

2）术后护理

（1）加强呼吸道护理：给予呼吸机辅助呼吸，并充分供氧；及时吸痰保持呼吸道通畅，严防低氧血症的发生。拔出气管插管后，应延长吸氧3～5日。

（2）并发症的预防和护理：

①灌注肺：这是法洛四联症矫治术后的一种严重并发症，临床主要表现为急性进行性呼吸困难、发绀、血痰和难以纠正的低氧血症，其主要护理措施如下：a. 用呼气末正压通气方式辅助通气；b. 密切监测呼吸机的各项参数，特别注意气道压力的变化；c. 促进有效气体交换，及时清理呼吸道分泌物；d. 严格限制入量，经常监测血浆胶体渗透压，在术后急性渗血期，根据血浆胶体渗透压的变化，遵医嘱及时补充血浆及白蛋白。

②低心排出量综合征：表现为低血压、心率快、少尿、多汗、末梢循环差、四肢湿冷等。应密切观察病人生命体征、外周循环及尿量等，遵医嘱给予强心、利尿药物，并注意保暖。

3）健康教育　参见本节动脉导管未闭的健康教育。

三、后天性心脏病

后天性心脏病是指出生后由于各种原因引起的心脏疾病。后天性心脏瓣膜病是临床常见的心脏病之一，风湿热所致的瓣膜病最常见，约占我国心脏外科疾病的30%。风湿性瓣膜病最常累及二尖瓣，其次为主动脉瓣，三尖瓣和肺动脉瓣则较少累及。风湿性病变可单独累及一个瓣膜区，也可同时累及几个瓣膜区,以二尖瓣合并主动脉瓣病变较多见。除心脏瓣膜病之外,冠状动脉粥样硬化性心脏病及胸主动脉瘤的发病率亦呈逐年上升趋势。

(一) 二尖瓣狭窄

二尖瓣狭窄是指二尖瓣瓣膜受损、瓣膜结构和功能异常所导致的瓣口狭窄。

1. 病因及分类 二尖瓣狭窄主要为风湿热所致,女性发病率高于男性,在儿童期和青年期发作风湿热后,往往在20岁以后才出现临床症状。风湿热反复发作并侵及二尖瓣后,两个瓣叶在交界处粘着融合,导致瓣口狭窄,瓣叶增厚、挛缩、变硬和钙化等都进一步加重瓣口狭窄,并限制瓣叶活动。如果瓣膜下方的腱索或乳头肌纤维硬化融合缩短,可将瓣叶向下牵拉,形成漏斗状。僵硬的瓣叶将失去开启、闭合功能。一般小瓣叶(后瓣)的病变较大瓣叶(前瓣)更为严重。

二尖瓣狭窄可分为以下两类。①隔膜型:主要是交界处增厚粘连;②漏斗型:大瓣和小瓣均增厚、挛缩或有钙化病,病变波及腱索和乳头肌,将瓣叶向下牵拉,瓣口狭窄如鱼口状,常伴有关闭不全。

2. 病理生理 正常成人二尖瓣瓣口面积为4～6 cm^2,当瓣口面积小于1.5 cm^2,即可产生血流障碍,在运动后血流量增大时更为明显。当瓣口面积小于1.0 cm^2时,血流障碍更加严重,左心房压力升高,左心房逐渐扩大;继之,肺静脉和肺毛细血管扩张、淤血,影响肺泡换气功能;运动时肺毛细血管压力升高更为明显。当肺毛细血管压力升高超过正常血浆胶体渗透压30 mmHg(4.0 kPa)时,即可发生急性肺水肿。发病早期,病人极易出现急性肺水肿,晚期肺水肿发生率会减少。但由于肺小动脉阻力和肺动脉压均增高,加重了右心室排血负担,使右心室逐渐肥厚、扩大,最终引起右心衰竭。

3. 临床表现 主要取决于瓣口狭窄的程度。

(1) 症状 病人表现为气促、咳嗽、咯血和发绀等。当瓣口面积缩小至2.5 cm^2左右,静息时无症状;当瓣口面积小于1.5 cm^2时,病人即可出现症状。气促通常在活动时出现,其轻重程度与活动量大小密切相关。剧烈体力活动、情绪激动、呼吸道感染、妊娠、心房纤颤可诱发阵发性气促、端坐呼吸或急性肺水肿。咳嗽多在活动后、夜间入睡后或肺淤血加重时出现。10%～20%的病人可出现咯血。此外,还常有心悸、乏力、心前区闷痛等表现。

(2) 体征

①二尖瓣面容:面颊和口唇轻度发绀。

②并发房颤者,心律不齐;右心室肥大者,心前区可扪及收缩期抬举样搏动;多数病人在心尖部能扪及舒张期震颤。心尖部可闻及第一心音亢进和舒张中期隆隆样杂音;在胸骨左缘第3、4肋间可闻及二尖瓣开瓣音;肺动脉高压和右心衰竭者第二心音亢进,有时轻度分裂。

③右心衰竭者可表现颈静脉怒张、肝大、腹腔积液和踝部水肿等。

4. 辅助检查

(1) 心电图 轻度狭窄者心电图正常;中、重度狭窄者表现为电轴右偏、P波增宽、呈双峰或电压增高;肺动脉高压者可出现右束支传导阻滞或右心室肥大;病程长者常示心房颤动。

(2) X线 病变轻者无明显异常,而中度以上狭窄者可见到左心房扩大。肺间质水肿者,肺野下部可见横行线条状阴影,称为Kerley线。长期肺淤血者,由于肺组织含铁血黄素沉着,可呈现致密的粟粒形或网形阴影。

(3) 超声心动图 ①M型超声心动图显示二尖瓣前后叶活动异常,呈同向运动,形成城墙垛样的长方波;②二维/切面超声心动图可直接显示二尖瓣瓣叶增厚和变形、活动异常、瓣口狭窄,左心房扩大;③食管超声检查有助于发现左心房血栓。

5. 处理原则

(1) 非手术治疗 适用于无症状或心功能Ⅰ级的病人。应注意休息,避免剧烈活动,控制钠盐摄入和预防感染等,定期(6～12个月)复查;呼吸困难者应减少体力活动,限制钠盐摄入,口服利尿剂，避免和控制诱发急性肺水肿的因素，如急性感染、贫血等。

（2）手术治疗

①适应证：心功能Ⅱ级以上且瓣膜病变明显者，需择期手术。重度狭窄伴心力衰竭、急性肺水肿、大咯血、风湿热活动和感染性心内膜炎等情况，原则上应积极进行内科治疗，病情改善后尽早手术；如内科治疗无效，则应急诊手术，挽救生命。已出现房颤者为避免血栓栓塞应尽早手术。

②手术方法：a. 经皮穿刺球囊导管二尖瓣交界扩张分离术：适用于隔膜型二尖瓣狭窄，尤其是瓣叶活动好、无钙化、无房颤以及左心房内无血栓者。b. 直视手术：若瓣膜重度纤维化、硬化、挛缩或钙化，病变严重，则需切除瓣膜，行二尖瓣置换术。临床上使用的人工瓣膜有机械瓣膜、生物瓣膜两大类。

6. 护理措施

（1）术前护理

①限制病人活动：促进休息，避免情绪激动。

②改善循环功能，纠正心力衰竭：注意观察心率和血压情况；吸氧，改善缺氧情况；限制液体摄入；遵医嘱应用强心、利尿、补钾药物。

③加强营养：指导病人进食高热量、高蛋白及丰富维生素食物，以增强机体对手术的耐受力，限制钠盐摄入。低蛋白血症和贫血者，给予白蛋白、新鲜血输入。

④预防感染：a. 指导病人戒烟；b. 冬季注意保暖，预防呼吸道和肺部感染；c. 保持口腔和皮肤卫生，避免黏膜和皮肤损伤；d. 积极治疗感染灶，预防术后感染性心内膜炎的发生。

⑤心理护理：许多病人因缺乏疾病和手术相关知识，对疾病和手术产生不确定感、恐惧感，导致失眠，甚至诱发高血压、心律失常等，护士要从语言、态度、行为上与病人建立信任关系，鼓励病人说出自己的感受和问题，介绍疾病和手术相关知识，使病人积极配合治疗和护理。

（2）术后护理

①加强呼吸道管理：对留有气管插管的病人，及时吸痰和湿化气道；气管插管拔除后定期协助病人翻身、拍背，指导其咳嗽、咳痰，保持气道通畅。

②改善心功能和维持有效循环血容量：

a. 加强病情观察：密切监测生命体征，如血压、心率；观察尿量、外周血管充盈情况和中心静脉压等变化；监测心电图变化，警惕出现心律失常。

b. 补充血容量：记录每小时尿量和 24 h 液体出入量；排除肾功能因素影响，若尿量少于 1 mL/(kg・h)，提示循环血容量不足，及时补液，必要时输血，但术后 24 h 出入量应基本呈负平衡，血红蛋白一般维持在 100 g/L 左右。

c. 遵医嘱应用强心、利尿、补钾药物：对服用洋地黄的病人，注意观察其有无洋地黄中毒，具体表现为心率慢、胃肠道不适、黄绿视等，一旦发现应立即通知医生。

d. 控制输液速度和输液量：使用血管活性药时应用输液泵或注射泵控制输液速度和输液量。

知识拓展

心脏瓣膜置换术后低钾治疗

心脏瓣膜置换术后病人易发生电解质失衡，以低钾血症尤为突出，严重的低钾易诱发心律失常，传统的补钾浓度 0.3%，不适合心脏术后需严格控制液体的病人，临床上心脏瓣膜置换术后低钾病人采用高浓度中心静脉补钾治疗，根据病情用微量泵泵入，每 1～2 h 监测血气分析值，了解血钾水平，根据血钾提高的程度调整补钾速度。

Note

③抗凝治疗的护理:机械瓣置换术后的病人,必须终生不间断抗凝治疗;置换生物瓣的病人需抗凝 3～6 个月。瓣膜置换术的病人,术后 24～48 h 即给予华法林抗凝治疗,并定期检查凝血功能,根据医嘱调整华法林用量。

④并发症的观察与护理:

a. 出血:间断挤压引流管,观察并记录引流液的性状及量。若引流量持续 2 h 超过 4 mL/(kg・h)或有较多血凝块,伴血压下降、脉搏增快、躁动、出冷汗等低血容量表现,考虑有活动性出血,及时报告医生,并积极准备再次开胸止血。在服用华法林抗凝药物期间,应严密观察病人有无牙龈出血、鼻出血、血尿等出血征象,重者可出现脑出血,出现异常及时通知医生处理。

b. 动脉栓塞:抗凝不足的表现。警惕病人有无突发昏厥、偏瘫或下肢厥冷、疼痛、皮肤苍白等血栓形成或肢体栓塞的现象,出现异常及时通知医生。

c. 机械瓣膜失灵:这是换瓣术后最严重的并发症,死亡率高,预后差。常见原因:内膜组织过度生长,侵入瓣环卡住瓣叶;新鲜的血栓形成;机械瓣本身故障,机械瓣质量问题,较少见。临床上对瓣膜置换术后的病人应注意观察有无突然出现不明原因的胸闷、乏力、气短、进行性呼吸困难等症状,并仔细听取瓣膜音的变化,若有异常,及时通知医生。

d. 瓣膜周围漏:这是瓣膜置换术后严重的并发症之一。常见原因:缝合技术的失误;瓣环本身的病变;人造瓣膜性心内膜炎。瓣周漏由于血液反流引起红细胞损伤,临床应注意观察病人尿液及皮肤状况,及时发现有无溶血表现。若异常,及时通知医生。

(3) 健康教育

①疾病预防:注意个人和家庭卫生,减少细菌和病毒入侵;天气变化注意防寒保暖,避免呼吸道感染。出现感染时,应及时使用抗生素。

②饮食指导:食用高蛋白、富含维生素、低脂肪的均衡饮食,少食多餐,避免过量进食加重心脏负担。少吃维生素 K 含量高的食物,以免降低抗凝药物的作用。

③休息与活动:一般术后休息 3～6 个月,避免劳累,保持良好的生活习惯;根据心功能恢复情况,进行适当的户内外活动,并逐渐增加活动量,以不引起胸闷、气急为宜,避免重体力劳动和剧烈运动。

④防止感染:注意保暖,预防呼吸道感染;如出现皮肤感染、牙周炎、感冒、肺炎及胃肠道感染等应及时治疗,避免引起感染性心内膜炎。

⑤遵医嘱用药:嘱病人严格遵医嘱服用强心、利尿、补钾及抗凝药物,并教会其观察药物的作用及副作用。生物瓣抗凝 3～6 个月,机械瓣需终身抗凝。

⑥婚姻与妊娠:术后不妨碍结婚与性生活,但一般在术后 1～2 年心功能完全恢复为宜。女性病人婚后一般应避孕,如坚持生育,应详细咨询医生并取得保健指导。

⑦自我保健:定期复查,术后半年内,每个月定期复查凝血酶原时间(PT)和国际标准化比值(INR),根据结果遵医嘱调整用药。半年后,置入机械瓣病人每 6 个月复查一次。出现心悸、胸闷、呼吸困难、皮下出血等不适时应及时就诊。

(二) 二尖瓣关闭不全

二尖瓣关闭不全指二尖瓣瓣膜受损害、瓣膜结构和功能异常导致的瓣口关闭不全。半数以上的二尖瓣关闭不全病人常合并二尖瓣狭窄。

1. 病因　二尖瓣关闭不全病因复杂,主要为风湿性炎症累及二尖瓣所致;感染性心内膜炎可造成二尖瓣赘生物或穿孔;各种原因所致的腱索断裂、乳头肌功能不全或二尖瓣脱垂等均可造成二尖瓣关闭不全。

2. 病理生理　左心室收缩时由于二尖瓣关闭不全,部分血液反流入左心房,致使左心房因血量增多而压力升高,逐渐产生代偿性扩大和肥厚;左心室舒张时,左心房过多的血流入左心室,使之负荷加重,左心室也逐渐扩大和肥厚。随着左心房左心室的扩大,二尖瓣瓣环也相应扩大,加重了关闭不全，并导致肺静脉淤血，肺循环压力升高引起右心功能不全。左心室长期负荷过重，最终导致左心衰竭。

3. 临床表现

（1）症状 病变轻、心功能代偿良好者可无明显症状；病变重或病程长者，常表现为心悸、乏力和劳累后气促等。病人一旦出现急性肺水肿和咯血等临床症状，病情可在短时间内恶化。

（2）体征 ①心尖搏动增强，并向左下移位；第一心音减弱或消失，肺动脉瓣区第二心音亢进；②晚期病人出现右心衰竭体征，如肝大和腹腔积液等体征。

4. 辅助检查

（1）心电图检查 轻者可正常，重者显示电轴左偏、二尖瓣型 P 波、左心室肥大和劳损。

（2）X 线检查 左心房和左心室均明显扩大，钡餐 X 线检查可见食管受压向后移位。

（3）超声心动图检查 M 型检查显示二尖瓣大瓣曲线呈双峰或单峰型，上升及下降速率均增快。左心室和左心房前后径明显增大，左心房后壁出现明显凹陷波。合并狭窄的病例仍可呈现城墙垛样长方波。二维或切面超声心动图可直接显示心脏收缩时二尖瓣瓣口未能完全闭合。超声多普勒可检测到舒张期血液湍流，以估计关闭不全的轻重程度。

（4）心导管检查 右心导管检查可显示肺动脉和肺毛细血管压力升高，心排血指数下降。

（5）左心室造影 向左心室内注入造影剂，心脏收缩时可见造影剂反流入左心房，病情严重者反流量多，但左心室排血分数降低。

5. 处理原则

（1）非手术治疗 主要为药物治疗，包括应用洋地黄制剂、血管扩张药和利尿剂等，以改善心功能和全身状况。

（2）手术治疗 症状明显、心功能受影响、心脏扩大者应及时在体外循环下进行直视手术，手术方法有以下两种。

①二尖瓣修复成形术：适用于瓣膜病变轻、活动度较好者，即利用病人自身组织和部分人工代用品修复二尖瓣，使其恢复功能。

②二尖瓣替换术：适用于二尖瓣严重损坏、不宜实施修复成形术者。

6. 护理措施 参见本节二尖瓣狭窄的护理措施。

（三）主动脉瓣关闭不全

主动脉瓣关闭不全指主动脉瓣膜受损害引起的瓣叶变形、增厚、钙化，活动受限不能严密对合。常伴有不同程度的主动脉瓣狭窄。

1. 病因 主要是风湿热和老年主动脉瓣变性钙化。此外，细菌性心内膜炎、马方综合征、先天性主动脉瓣畸形、主动脉夹层动脉瘤等均可引起主动脉瓣关闭不全。

2. 病理生理 因主动脉瓣关闭不全，血液自主动脉反流入左心室，左心室接受来自左心房和主动脉的血液而过度充盈，致肌纤维伸长、收缩力增强，并逐渐扩大和肥厚。在心功能代偿期，左心室排血量可高于正常值；当心功能失代偿时，心排出量减少、左心房和肺动脉压力升高，可导致左心衰竭。由于舒张压低，冠状动脉灌注量减少，同时左心室高度肥厚时耗氧量增加，可导致心肌供血不足。

3. 临床表现

（1）症状 轻度关闭不全、心功能代偿好的病人无明显症状。关闭不全早期表现为心悸、心前区不适、头部强烈搏动感；重度关闭不全者常出现心绞痛、气促、阵发性呼吸困难、端坐呼吸或急性肺水肿。

（2）体征 心界向左下方增大，心尖部见抬举样搏动。胸骨左缘第 3、4 肋间和主动脉瓣区可闻及叹息样舒张早、中期或全舒张期杂音，向心尖部传导。重度出现水冲脉、股动脉枪击音、毛细血管搏动等征象。

4. 辅助检查

(1) 心电图检查　电轴左偏,左心室肥大伴劳损。

(2) X线检查　左心室明显增大,向左下方延长;主动脉结隆起,升主动脉和弓部增宽,左心室和主动脉搏动幅度增大;逆行升主动脉造影,可见造影剂在舒张期从主动脉反流入左心室。根据反流量多少可估计关闭不全的程度。

(3) 超声心电图检查　M型超声显示主动脉关闭和开放速度均增快,舒张期呈多线。由于舒张期血液反流入左心室时冲击二尖瓣,可呈现二尖瓣大瓣高速颤动。左心室内径增大,流出道增宽。二维或切面超声心动图显示主动脉瓣叶在舒张期不能完全闭合。超声多普勒可估计反流程度。

5. 处理原则　若病人有心绞痛、左心室衰竭或心脏逐渐扩大,则可在数年内死亡,故应尽早施行人工瓣膜替换术。

6. 护理措施　参见本节二尖瓣狭窄的护理措施。

(四) 冠状动脉粥样硬化性心脏病

冠状动脉粥样硬化性心脏病简称冠心病,是由于冠状动脉粥样硬化、管腔狭窄或阻塞,导致心肌供血不足和缺氧而引起的一种心脏病。主要侵及冠状动脉主干及其近段分支,左冠状动脉的前降支和回旋支的发病率高于右冠状动脉。近年来,我国冠心病发病率明显上升,多见于中年以上人群,男性发病率与死亡率均高于女性。

1. 病因　本病病因尚未完全明确,已公认的主要危险因素有高脂血症、高血压、吸烟和糖尿病等。

2. 病理生理　调节冠状动脉血流量的主要因素是心肌细胞氧分压。当体力活动或情绪激动时,心搏次数增加,心脏收缩力增强,心室壁张力增高,致心肌需氧量增大,动脉血氧分压降低,冠状动脉血流量就会相应增多,以满足心肌对氧的需要。若冠状动脉管腔狭窄则心肌需氧量增大时,冠状动脉供血量不能相应增加,临床上出现心肌缺血症状。长时间心肌严重缺血可引起心肌细胞坏死。

3. 临床表现

(1) 心绞痛　轻者无症状,重者冠状动脉血流量可减低到只能满足静息时的心肌需氧量;但当情绪激动、体力劳动或饱餐等情况下,可因心肌需氧量增加而引起或加重心肌供血供氧不足,出现心绞痛。

(2) 心肌梗死　突发的剧烈、持续性心前区绞痛,休息和含服硝酸甘油不能缓解;可伴有恶心、呕吐、大汗、发热、发绀、血压下降、心律失常、休克、心力衰竭或心室壁破裂,有较高的死亡率。发生过心肌梗死的病人,由于坏死的心肌被瘢痕组织代替,病变的心室壁薄弱,日后可形成室壁瘤。病变波及乳头肌或腱索坏死断裂,引起二尖瓣关闭不全。病变波及心室间隔,可以穿孔,成为室间隔缺损。

(3) 心功能不全　心肌可因长期缺血缺氧而发生心肌广泛性变性和纤维化,导致心脏扩张。临床表现为一种以心功能不全为主的综合征,包括心脏扩大、心律失常和心力衰竭,称为缺血性心肌病,预后较差。

4. 辅助检查

(1) 心电图检查　心肌缺血发生心绞痛时心电图以R波为主的导联中可见ST段压低、T波低平或倒置,以及室性心律失常或传导阻滞。心肌梗死时,表现为坏死性Q波、损伤性ST段和缺血性T波改变。

(2) 实验室检查　急性心肌梗死早期磷酸肌酸激酶及其同工酶的活性或质量、肌红蛋白、肌钙蛋白均出现异常改变。

(3) 超声心动图检查　可对冠状动脉、心肌、心腔结构以及血管、心脏的血流动力学状态提供定性、半定量和定量的评价。

（4）冠状动脉造影术　可准确了解粥样硬化的病变部位、血管狭窄的程度和狭窄远端冠状动脉血流通畅情况。

5. 处理原则　冠心病的治疗可分为药物治疗、介入治疗和外科手术治疗，应根据病人具体情况选择最佳的治疗方案。

（1）药物治疗　主要目的是缓解症状、减慢病变的发展，尽快恢复心肌的血液灌注。

（2）介入治疗　应用心导管技术，在冠状动脉造影的技术上经皮穿刺血管，将导管送达冠状动脉并以球囊扩张狭窄病变部位，达到解除狭窄、增加血供和使闭塞的冠状动脉再通的目的。主要适用于单支或局限性血管病变以及急性心肌梗死时。介入治疗主要包括经皮冠状动脉腔内成形术和支架植入术。

（3）手术治疗　主要目的是通过血管旁路移植绕过狭窄的冠状动脉，为缺血心肌重建血运通道，改善心肌的供血和供氧，缓解和消除心绞痛症状，改善心肌功能，延长寿命。

①适应证：a. 药物治疗不能缓解的心绞痛，且冠状动脉造影显示冠状动脉两支或两支以上的狭窄病变大于 70%；b. 左冠状动脉主干狭窄和前降支狭窄者；c. 出现心肌梗死并发症，如室壁瘤形成、室间隔穿孔、二尖瓣乳头肌断裂或功能失调；d. 经皮冠状动脉腔内成形术（PTCA）术后狭窄复发者。

②手术方式：冠状动脉旁路移植术为常用的手术方式，即取一段自体静脉血管移植到冠状动脉主要分支狭窄的远端，以恢复病变冠状动脉远端的血流量，改善心肌功能。自体血管主要有乳内血管、桡动脉、胃网膜右动脉、大隐静脉、小隐静脉。

6. 护理措施

（1）术前护理

①心理护理：取得病人信任，加强沟通，了解其心理状态；鼓励病人提出疾病、检查和治疗相关问题并及时解答；为病人介绍手术室及监护室环境，告知其手术简要过程及术后注意事项；引导其与相同疾病手术成功的病人进行交流。

②减轻心脏负荷：注意休息，保证充足睡眠，避免劳累和情绪激动；合理膳食，多食高维生素、粗纤维素、低脂的食物，防止便秘发生，伴心力衰竭者严格控制饮食中钠盐的摄入量；给氧，间断或持续氧气吸入预防组织器官缺氧发生；戒烟，有呼吸道感染者应积极抗感染治疗。

③用药护理：遵医嘱用药，及时控制血糖；有高血压者则应给予降压药，使血压降至适当水平；有血胆固醇增高者，则应适当给予降脂药物。

④术前指导：术前训练深呼吸及有效咳嗽，训练床上大小便，床上腿部肌肉锻炼等。

（2）术后护理

①病情观察：密切观察生命体征和心电图变化，警惕心律失常和心肌梗死的发生；观察周围血管充盈情况，监测血氧饱和度和动脉血氧分压，防止低氧血症发生；观察体温变化，术后早期积极复温，注意保暖，促进末梢循环尽快恢复；观察病人的呼吸功能，呼吸频率、节律、幅度和双肺呼吸音；观察被取静脉的手术肢体足背动脉搏动情况和足趾温度、肤色、水肿情况。

②呼吸系统护理：参见本节体外循环部分的相关内容。

③监测心功能，维持有效循环：参见本节体外循环部分的相关内容。

④手术肢体护理：术后抬高肢体，以促进血液回流；2 h 后手术肢体开始进行下肢、脚掌和脚趾的被动功能锻炼；手术肢体绑带包扎者，要注意观察肢体血液循环。

⑤并发症的观察和护理：

a. 低心排综合征：监测心排出量、心排指数、体循环阻力和肺循环阻力等指标的变化，及早发现低心排出量，及时报告医生处理；重视血容量的补充，水、电解质及酸碱平衡紊乱和低氧血症的纠正；及时、合理、有效地使用正性肌力药物，以恢复心脏和其他重要器官的供血供氧，并观察用药效果。当药物治疗不佳或反复发作室性心律失常等情况下，可经皮主动脉内球囊反搏。

b. 出血:因术后常规进行抗凝治疗,以防搭桥的血管发生梗死,故有发生局部和全身出血的可能。护士应密切观察全身皮肤状况及凝血酶原时间;观察手术切口及下肢取血管处伤口有无渗血;观察并记录引流液的量及性质,判断有无胸内出血或心包填塞的预兆,发现异常及时通知医生并协助处理。

c. 围术期心肌梗死:这是冠心病病人围术期的严重并发症,常见原因是移植血管痉挛,移植血管血栓形成及栓塞,靶血管选择错误或再血管化不完全。围术期应行心电监护,密切观察心电图 ST 段和 T 波的变化,一旦怀疑心肌缺血,应同时监测心肌酶谱和肌钙蛋白,及早明确是否发生围术期心肌梗死,配合医生做相应处理。

d. 肾衰竭:术后加强肾功能监护,密切观察尿量、尿比重、血钾、尿素氮和血清肌酐等指标的变化;疑为肾衰竭者,限制水和钠的摄入,控制高钾食物的摄入,并停止使用肾毒性药物;若证实为急性肾衰竭,应遵医嘱做血液透析治疗。

(3) 健康教育

①生活方式指导:合理膳食,进食低盐、低胆固醇和高蛋白饮食,多吃新鲜蔬菜和水果,保持均衡饮食;少食多餐,切忌暴饮暴食;控制体重,养成定期锻炼的习惯,术后按照个体耐受和心功能恢复情况逐渐增加运动量;保持良好的心理状态;养成良好的生活习惯,戒烟少酒、保持大便通畅。

②用药指导:指导病人遵医嘱服用药物,告知用药的目的,药物的作用、副作用及用药禁忌,出现异常及时就诊。

③自我保健:

a. 保持正确的姿势:术后病人胸骨愈合的 3 个月恢复期内,避免胸骨受到较大的牵张,如不要举重物、抱小孩等。当身体直立或处于坐位时,尽量保持上半身挺直,两肩向后展。每天做上肢水平上抬练习,避免肩部僵硬。

b. 促进腿部血液循环:床上休息时应抬高下肢;腿部恢复期可穿弹力护袜,以改善下肢血液供应。

c. 定期复诊,不适随诊。

四、主动脉夹层

主动脉夹层是指主动脉内膜与部分中层发生撕裂并沿着纵轴剥离,血液在所形成的撕裂腔(假腔)中流动,原有的主动脉腔称为真腔。真假腔之间由内膜与部分中层分隔,并有一个或数个破口相通。本病以中老年人居多,男性多于女性。

(一) 病因

本病发病机制尚不明确,主要危险因素包括主动脉中层囊性坏死或退变、遗传性结缔组织疾病、先天性二叶主动脉瓣、动脉炎、动脉瘤、高血压、动脉粥样硬化和医源性损伤等。

(二) 病理生理与分型

主动脉夹层的内、外壁组织充血、水肿、炎细胞浸润、组织疏松和脆弱,夹层中可见血栓及流动的血液。假腔体积与张力阻碍大动脉远端和分支血流,导致相应器官和组织缺血。夹层累及主动脉瓣与冠状动脉开口可致主动脉瓣脱垂、关闭不全和缺血性心肌损伤。有临床研究发现急性主动脉夹层常伴有血白细胞、炎症介质、C 反应蛋白升高的全身炎症反应,甚至导致多器官功能障碍综合征。主动脉夹层发病急、进展快,主动脉破裂可造成急性心脏压塞、胸腹腔积血、纵隔和腹膜后血肿。

根据发生部位和累及范围主动脉夹层可分为以下两种类型。

1. Stanford A 型夹层 多累及升主动脉和整个主动脉弓,仅有 10%的病人局限于升主动脉或主动脉弓,大多夹层向远端发展,内脏动脉有不同程度受累。急性升主动脉夹层往往导致心包填塞。

2. Stanford B 型夹层 仅累及降主动脉起始以远的部位。B 型急性期主要的并发症是夹层破裂

Note

和脏器缺血。

根据病程进展时间分为急性期（发病后 2 周内）、亚急性期（2 周至 2 个月）、慢性期（2 个月以后）。

（三）临床表现

典型的急性主动脉夹层病人往往表现为突发的、剧烈的胸背部撕裂样疼痛。严重者出现心力衰竭、晕厥，甚至突然死亡；多数病人同时伴有难以控制的高血压。随着病程进展，主动脉夹层病人可能出现与主动脉破裂、主动脉瓣关闭不全和（或）重要脏器组织供血障碍相关的症状和体征。

（四）辅助检查

1. 心电图　一般无异常改变。

2. X 线检查　纵隔阴影增宽，主动脉弓成局限性隆起；主动脉壁增厚，致内膜钙化斑与主动脉外缘间距增宽；有时主动脉呈现双腔阴影。

3. 超声心动图　能显示出夹层的大小、范围、部位。如合并夹层动脉瘤，超声心动图能显示分离的内膜、假腔、真腔以及附壁血栓。

4. 其他影像学检查　CT、MRI 可清楚地了解主动脉夹层的部位、范围、大小及周围器官的关系。"双腔征"是主动脉夹层动脉瘤 CT 扫描的特有征象。

（五）处理原则

主动脉夹层急性期应迅速给予镇静、止痛、持续监护和支持治疗，使用药物控制血压、心率，防止夹层继续扩展和主动脉破裂。急性和亚急性期 Stanford A 型夹层应积极行手术治疗。急性 Stanford B 型夹层建议先行内科治疗，如高血压难以控制，疼痛无法缓解，出现夹层动脉瘤或主动脉破裂征象应采用介入或杂交治疗。

（六）护理措施

1. 术前护理

（1）做好病人的心理护理。

（2）一般护理

①术前严密观察病人病情变化，监测生命体征和重要脏器的功能，注意观察主动脉弓病变病人的神志改变情况，一旦发现主动脉破裂先兆，立即通知医生，并配合抢救和处理。

②评估病人疼痛的位置、性质、程度、持续时间及诱因等，尽量集中护理操作，减少环境刺激，教会病人自我放松的技巧，遵医嘱应用镇痛药物。

③限制病人运动，嘱病人绝对卧床休息，避免情绪激动，必要时遵医嘱应用镇静药物。

④指导病人进行深呼吸、有效咳嗽及床上大小便训练。

（3）饮食护理　指导病人进食高维生素、高纤维素、高蛋白、低胆固醇、低脂、易消化饮食，保持排便通畅。

2. 术后护理

（1）病情观察　术后密切监测病人生命体征，观察呼吸、心率、心律、血压及心电图的变化；观察病人皮肤温度、色泽，四肢末梢动脉搏动及动脉血乳酸水平，了解远端血供是否充足；监测肾功能指标，记录每小时尿量，观察尿颜色及尿比重；观察病人意识状态、四肢活动情况及病理征等，了解中枢神经系统的功能状态。

（2）维持有效循环及内环境稳定　术后在维持血压稳定的同时应积极补充循环血量，保障重要器官的血流灌注；监测血气分析结果，根据血气分析报告及时了解病人酸碱平衡及电解质情况并进行有效干预。

（3）呼吸系统护理　参见本节体外循环部分的相关内容。

(4) 并发症的观察与护理

①出血:参见本节体外循环的护理。

②感染:感染是人工血管移植术后的严重并发症,可在术后数天或数周内发生,也可在术后数年发生。主要表现为发热、胸痛等症状,人工血管远端动脉搏动减弱或消失,严重者危及生命。遵医嘱术前及术后使用抗生素控制感染,术后严密监测有无发热、伤口化脓等感染征兆,根据细菌培养结果合理选择抗生素,及时控制感染。

③动脉瘤破裂:密切监测神志、生命体征变化,倾听病人主诉;当病人突发胸痛、面色苍白、出冷汗、脉搏加速等情况时,需警惕瘤体破裂,应立即通知医生。

3. 健康教育

(1) 生活指导　指导病人建立健康的生活方式,戒烟限酒,不熬夜;养成定期锻炼的习惯,控制体重;保持心情愉快,避免情绪波动。

(2) 饮食指导　合理膳食,宜进高蛋白、高维生素、低胆固醇、低盐饮食,多吃新鲜蔬菜和水果,少食多餐,忌暴饮暴食。

(3) 休息与活动　术后根据病人耐受力和心功能恢复情况逐渐增加运动量;术后心功能Ⅰ～Ⅱ级者,可恢复适当的工作、学习;应保证休息,坚持康复锻炼,避免劳累和剧烈运动。

(4) 用药指导　指导病人严格遵医嘱服药,不可随意增减药物剂量,并教会病人及其家属观察用药后反应,发现异常及时就诊。告知病人服用降压药物时注意监测血压变化,根据血压情况,遵医嘱调整药物剂量和种类。

(5) 自我保健　注意定期复查,出现心悸、胸背部疼痛等症状时及时就诊。

(程红萍)

目标检测

目标检测
答案解析

1. 动脉导管未闭一旦明确诊断应采取(　　)。
A. 吸氧　B. 药物治疗　C. 强心利尿
D. 手术治疗　E. 用抗生素防止心内膜炎

2. 体外循环术后易出血的主要原因是(　　)。
A. 血小板破坏、减少　B. 凝血因子稀释　C. 血液黏稠度下降
D. 血液稀释　E. 血中游离钙减少

3. 动脉导管未闭手术中,最容易损伤的神经为(　　)。
A. 交感神经　B. 迷走神经　C. 膈神经　D. 喉返神经　E. 肋间神经

4. 室间隔缺损能否手术的主要决定因素是(　　)。
A. 肺血管阻力　B. 肺动脉压力　C. 病人年龄　D. 缺损大小　E. 缺损部位

5. 关于体外循环后的病理生理变化以下说法错误的是(　　)。
A. 红细胞破坏、血小板减少　B. 代谢性酸中毒
C. 肾脏的排泄功能下降　D. 高血钾
E. 游离血红蛋白升高

6. 风湿性心脏病病人心尖区听到舒张中期隆隆样杂音,首先考虑的是(　　)。
A. 二尖瓣狭窄　B. 二尖瓣关闭不全　C. 主动脉狭窄
D. 主动脉瓣关闭不全　E. 三尖瓣狭窄

7. 房间隔缺损引起的血流和压力差,可导致(　　)。

A. 左心衰竭
B. 右向左分流
C. 右心房和右心室肥大
D. 左心房和左心室肥大
E. 二尖瓣关闭不全

8. 主动脉瓣关闭不全的最主要体征是(　　)。
A. 心界向左下方扩大
B. 心尖部可见抬举样搏动
C. 胸骨左缘第 3、4 肋间和主动脉瓣区可闻及叹息样早、中期或全舒张期杂音
D. 有水冲脉,动脉枪击音
E. 毛细血管搏动征

9. 主动脉瓣关闭不全时主要引起(　　)。
A. 左心室压力负荷过重
B. 左心室容量负荷过重
C. 右心室压力负荷过重
D. 右心室容量负荷过重
E. 心肌代谢障碍

10. 病人,男,10 岁,体检发现心脏杂音,平时无不适,易感冒,无发绀,胸骨左缘第 3、4 肋间扪及收缩期震颤,并听到Ⅲ～Ⅳ级全收缩期杂音,初步诊断考虑(　　)。
A. 室间隔缺损
B. 法洛四联症
C. 主动脉瓣关闭不全
D. 房间隔缺损
E. 二尖瓣狭窄

11. 病人,女,10 岁,体检发现心脏杂音,平时无不适,易感冒,无发绀,胸骨左缘第 2 肋间可听到收缩期吹风样杂音,伴第二心音亢进分裂,诊断考虑(　　)。
A. 房间隔缺损
B. 室间隔缺损
C. 二尖瓣狭窄
D. 法洛四联症
E. 主动脉瓣关闭不全

12. 病人,3 岁。出生 4 个月后出现发绀,剧烈哭闹时有抽搐史。发育比同龄儿童稍差,平时经常感冒。查体:杵状指,嘴唇发绀明显;心前区闻及Ⅲ级收缩期喷射样杂音。X 线胸片提示肺血少、右心室增大。最可能的临床诊断是(　　)。
A. 房间隔缺损
B. 室间隔缺损
C. 动脉导管未闭
D. 法洛四联症
E. 肺动脉狭窄

Note

第十四章　腹部疾病病人的护理

第一节　腹外疝病人的护理

本节 PPT

学习目标

1. 了解常见腹外疝的种类、治疗原则。
2. 掌握疝、腹股沟斜疝、腹股沟直疝的概念、手术前后的护理措施。
3. 熟悉腹外疝的病因及常见腹外疝的临床特点。

导学案例

病人，男，50 岁。有慢性便秘史多年，每次排便必须十分用力。近半年来，站立时阴囊出现肿块，呈梨形，平卧时可还纳。局部检查：触诊发现外环扩大，用手按肿块并嘱病人咳嗽时指尖有冲击感，手指压迫内环处，站立咳嗽，肿块不再出现。问题：

1. 病人主要的护理诊断是什么？
2. 首要的护理措施是什么？

一、概述

体内脏器或组织离开其正常解剖部位，通过先天或后天形成的薄弱点、缺损或孔隙进入另一部位，称为疝。疝多发生于腹部，以腹外疝为多见。腹外疝是由腹腔内的脏器或组织连同腹膜壁层，经腹壁薄弱点或孔隙，向体表突出所致。腹内疝是由脏器或组织进入腹腔内的间隙囊内形成的，如网膜孔疝。

（一）病因

腹壁强度降低和腹内压增高是腹外疝发生的两个主要原因。

1. 腹壁强度降低　引起腹壁强度降低的潜在因素很多，最常见的因素如下。

（1）某些组织穿过腹壁的部位。如精索或子宫圆韧带穿过腹股沟管、股动静脉穿过股管、脐血管穿过脐环等处。

（2）腹白线发育不全也可成为腹壁的薄弱点。

Note

(3) 手术切口愈合不良，腹壁外伤及感染，腹壁神经损伤，年老、久病、肥胖所致的肌萎缩等也常是腹壁强度降低的原因。另外，遗传因素、长期吸烟等可能与腹外疝的发生有关。

2. 腹内压增高 常见原因有慢性咳嗽、慢性便秘、排尿困难（如前列腺增生、膀胱结石）、搬运重物、举重、腹腔积液、妊娠、经常啼哭（婴儿）等。腹内压持续或瞬时的增高是产生腹外疝的诱因。正常人虽时有腹内压增高的情况，但若腹壁强度正常，则不致发生疝。

（二）病理解剖

典型的腹外疝由疝环、疝囊、疝内容物和疝外被盖等组成。疝囊是腹壁膜憩室样突出部，由疝囊颈和疝囊体组成，其中疝囊颈是疝囊比较狭窄的部分，是疝环所在的部位，也是疝突向体表的门户，又称疝门，亦即腹壁薄弱区或缺损所在。各种疝通常以疝门部位作为命名依据。例如腹股沟疝、脐疝、切口疝等。疝内容物是进入疝囊的腹内脏器或组织，以小肠最多见，大网膜次之。此外，如盲肠、阑尾、乙状结肠、膀胱等均可作为疝内容物进入疝囊，但较少见。疝外被盖是指疝囊以外的各层组织。

（三）临床类型

腹外疝有易复性疝、难复性疝、嵌顿性疝、绞窄性疝等类型。

1. 易复性疝（reducible hernia） 易复性疝最常见。疝内容物很容易回纳入腹腔。腹外疝病人在站立、行走、咳嗽等所致腹内压增高时疝内容物突出，平卧、休息或用手将疝内容物向腹腔推送时可回纳入腹腔。

2. 难复性疝（irreducible hernia） 疝内容物不能或不能完全回纳入腹腔内，但并不引起严重症状者，称难复性疝。疝内容物反复突出，致疝囊颈受摩擦而损伤，并产生粘连是导致疝内容物不能回纳的常见原因。此种疝的内容物多数是大网膜。

3. 嵌顿性疝（incarcerated hernia） 疝环较小而腹内压突然增高时，疝内容物可强行扩张疝囊颈进入疝囊，随后因囊颈的弹性收缩而将内容物卡住，使其不能回纳，称为嵌顿性疝。疝发生嵌顿后，如其内容物为肠管，肠壁及其系膜可在疝环处受压使静脉回流受阻，导致肠壁淤血和水肿，疝囊内肠壁及其系膜逐渐增厚，颜色由正常的淡红色逐渐转变为深红色，囊内可有淡黄色渗液积聚，使肠管受压加重而更难回纳。此时肠系膜内动脉的搏动可扪及，嵌顿如能及时解除，病变肠管可恢复正常。

4. 绞窄性疝（strangulated hernia） 肠管嵌顿如不及时解除，肠壁及其系膜受压情况不断加重可使动脉血流减少，最后导致完全阻断，即为绞窄性疝。此时肠系膜动脉搏动消失，肠壁逐渐失去光泽、弹性和蠕动能力，最终变黑、坏死。疝囊内渗液变为淡红色或暗红色。如继发感染，疝囊内的渗液则为脓性，感染严重时，可引起疝外被盖组织的蜂窝织炎。积脓的疝囊可自行穿破或误被切开引流而发生肠瘘。

嵌顿性疝和绞窄性疝实际上是一个病理过程的两个阶段，临床上很难截然区分。肠管嵌顿或绞窄时可导急性机械性肠梗阻。

二、腹股沟疝

腹股沟区是前外下腹壁一个三角形区域，其下界为腹股沟韧带，内界为腹直肌外侧缘，上界为髂前上棘至腹直肌外侧缘的一条水平线。腹股沟疝是发生在这个区域的腹外疝。腹股沟疝男性多见，男女发病率之比约为 15：1，右侧比左侧多见。

腹股沟疝分为斜疝和直疝两种。疝囊经过腹壁下动脉外侧的腹股沟管深环（内环）突出，向内、向下、向前斜行经过腹股沟管，再穿出腹股沟管浅环（皮下环），并可进入阴囊，称为腹股沟斜疝（indirect inguinal hernia）。疝囊经腹壁下动脉内侧的直疝三角区直接由后向前突出，不经过内环，也不进入阴囊，称为腹股沟直疝（direct inguinal hernia）。腹股沟斜疝是最常见的腹外疝，多见于儿童及成年人。腹股沟疝多见于儿童。

(一)腹股沟区解剖概要

1. 腹股沟区解剖层次 腹股沟区解剖层次由浅入深,有以下几层:①皮肤、皮下组织和浅筋膜;②腹外斜肌;③腹内斜肌和腹横肌;④腹横筋膜;⑤腹膜外脂肪和壁腹膜。

2. 腹股沟管 腹股沟管位于腹前壁、腹股沟韧带内上方,大体相当于腹内斜肌、腹横肌弓状下缘与腹股沟韧带之间的空隙。成年人腹股沟管的长度为 4～5 cm。腹股沟管的内口即深环,外口即浅环,它们的大小一般可容纳一指尖。以内环为起点,腹股沟管的走向由外向内、由上向下、由深向浅斜行。腹股沟管的前壁有皮肤、皮下组织和腹外斜肌腱膜,但外侧 1/3 部分尚有腹内斜肌覆盖;后壁为腹横筋膜和腹膜,其内侧 1/3 部分尚有腹股沟镰;上壁为腹内斜肌、腹横肌的弓状下缘;下壁为腹股沟韧带和腔隙韧带。女性腹股沟管内有子宫圆韧带通过,男性则有精索通过。左侧腹股沟区解剖图如图 14-1-1 所示。

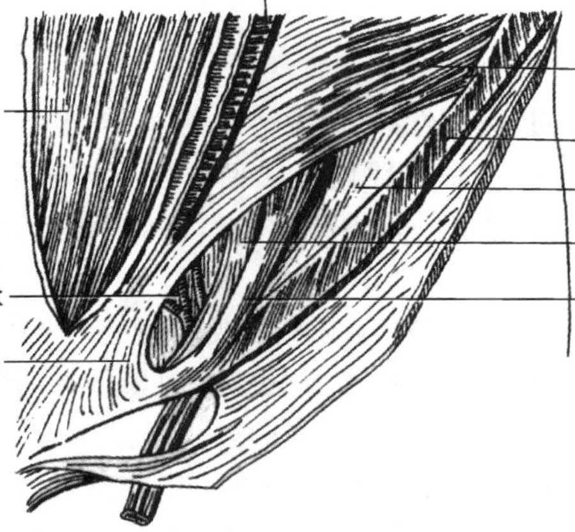

图 14-1-1　左侧腹股沟区解剖图

3. 直疝三角 直疝三角的外侧边是腹壁下动脉,内侧边为腹直肌外侧缘,底边为腹股沟韧带。此处腹壁缺乏完整的腹肌覆盖,且腹横筋膜又比周围部分薄,故易发生疝。腹股沟直疝即在此由后向前突出,故称直疝三角。直疝三角与腹股沟管深环之间有腹壁下动脉和凹间韧带相隔。直疝三角如图 14-1-2 所示。

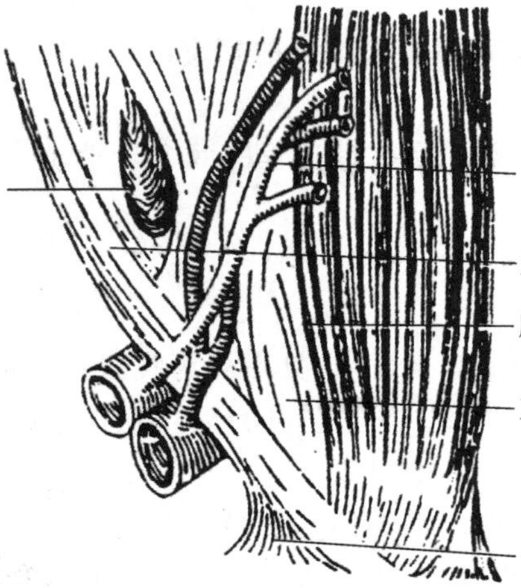

图 14-1-2　直疝三角

（二）病因及发病机制

腹股沟斜疝有先天性和后天性之分。

1. 先天性解剖异常　婴儿出生后，如鞘突不闭锁或闭锁不完全，就成为先天性斜疝的疝囊。当小孩啼哭、排便等腹内压增高时，可使未闭合的鞘突扩大，肠管、大网膜等即可进入鞘突形成疝。右侧睾丸下降比左侧略晚，鞘突闭锁也较迟，故右侧腹股沟疝较多。

2. 后天性腹壁薄弱或缺损　任何腹外疝，都存在腹横筋膜不同程度地薄弱或缺损。此外，腹横肌和腹内斜肌发育不全对发病也起着重要作用。当腹内压增高时，内环处的腹膜自腹壁薄弱处向外突出形成疝囊，腹腔脏器组织随即进入疝囊。

（三）临床表现

1. 腹股沟斜疝　腹股沟斜疝基本临床表现是腹股沟区有突出的肿块。有的病人开始时肿块较小，仅仅通过深环刚进入腹股沟管，疝环处仅有轻度坠胀感，此时诊断较为困难；一旦肿块明显，并穿过浅环甚或进入阴囊诊断就较容易。

（1）易复性斜疝　除腹股沟区有肿块和偶有胀痛外，并无其他症状。肿块常在站立、行走、咳嗽或劳动时出现，多呈带蒂柄的梨形，可降至阴囊或大阴唇。用手按肿块并嘱病人咳嗽时可有膨胀性冲击感。如病人平卧休息或用手将肿块向腹腔推送，肿块可向腹腔回纳而消失。

（2）难复性斜疝　除胀痛稍重外，其主要特点是疝块不能完全回纳，但疝内容物未发生器质性病理改变。滑动性斜疝除了疝块不能完全回纳外，尚有消化不良和便秘等症状。滑动性疝多见于右侧，左右发病率之比约为 1∶6。

（3）嵌顿性疝　通常发生在斜疝，强力劳动或排便等腹内压骤增是其主要原因。表现为疝块突然增大，并伴有明显疼痛。平卧或用手推送不能使疝块回纳。肿块紧张发硬，且有明显触痛。嵌顿内容物如为大网膜，局部疼痛常较轻微；如为肠袢，不但局部疼痛明显，还可伴有腹部绞痛、腹胀、恶心、呕吐、肛门停止排气排便等机械性肠梗阻表现。如不及时处理，终将发展为绞窄性疝，可因肠穿孔、腹膜炎等严重并发症而危及生命。

（4）绞窄性疝　临床症状较严重。但在肠袢坏死穿孔时，疼痛可因疝块压力骤降而暂时有所缓解。因此，疼痛减轻而肿块仍存在者，不可认为是病情好转。绞窄时间较长者，由于疝内容物发生感染，侵及周围组织，引起疝外被盖组织的急性炎症，严重者可发生脓毒症。

2. 腹股沟直疝　腹股沟直疝常见于年老体弱者，其主要临床表现是当病人直立时，在腹股沟内侧端、耻骨结节上外方出现一半球形肿块，并不伴有疼痛或其他症状。平卧后疝块多能自行消失，不需用手推送复位。直疝很少进入阴囊，极少发生嵌顿。疝内容物常为小肠或大网膜，膀胱有时可进入疝囊，成为滑动性直疝。腹股沟斜疝与腹股沟直疝的鉴别如表 14-1-1 所示。

表 14-1-1　腹股沟斜疝和腹股沟直疝的鉴别

项　目	腹股沟斜疝	腹股沟直疝
发病年龄	多见于儿童和成年人	多见于老年人
突出途径	经腹股沟管突出，可进入阴囊	由直疝三角突出，不进入阴囊
疝块外形	椭圆形或梨形，上部呈蒂柄状	半球形，基底部较宽
回纳疝块后压住深环	疝块不再突出	疝块仍可突出
精索与疝囊的关系	精索在疝囊后方	精索在疝囊前后方
嵌顿机会	较多	极少

（四）处理原则

除少数特殊情况外，腹股沟疝一般应尽早施行手术治疗。

1. 非手术治疗

(1) 棉线束带法或绷带压深环法　适用于1岁以下婴儿。因为婴儿腹肌可随躯体生长逐渐强壮,疝有自行消失的可能。可采用棉线束带或绷带压住腹股沟管深环,防止疝块突出。

(2) 使用医用疝带　适用于年老体弱或伴有其他严重疾病而禁忌手术者。白天可在回纳疝内容物后将医用疝带一端的软压垫顶住疝环,阻止疝环突出。

(3) 手法复位　适用于嵌顿性疝。年老体弱或伴有其他严重并发症而估计肠袢尚未绞窄者或嵌顿时间在3～4 h内,局部无明显并发症者。复位时病人取头低脚高位,注射吗啡或哌替啶后,用右手持续缓慢地将疝块推向腹腔,同时左手轻轻按摩浅环和深环以协助疝内容物回纳。复位手法应轻柔,切忌粗暴。

2. 手术治疗　腹股沟疝最有效的治疗方法是手术修补。

(1) 传统的疝修补术　基本原则是高位结扎疝囊、加强或修补腹股沟管管壁。

①疝囊高位结扎术:显露疝囊颈,予以高位结扎或贯穿缝合,切去疝囊。适用于婴幼儿或儿童,以及绞窄性斜疝因肠坏死而局部严重感染者。

②加强或修补腹股沟管管壁:成年腹股沟疝病人都存在不同程度的腹股沟管前壁或后壁的薄弱或缺损,在疝囊高位结扎后,加强或修补薄弱的腹股沟管前壁成后壁,才能彻底治疗,预防复发。

(2) 无张力疝修补术　使用修补材料进行无张力疝修补是目前外科治疗的主要方法。传统的疝修补术存在缝合张力大、局部有牵拉感、疼痛及修补的组织愈合差、易复发等缺点。无张力疝修补术强调在无张力情况下,利用人工高分子材料网片进行修补,具有创伤小、术后疼痛轻、康复快、复发率低等优点。无张力疝修补术不打乱腹股沟区的正常解剖层次,只是在腹股沟管的后壁或腹膜前间隙放置补片,加强了薄弱的腹横筋膜和腹股沟管后壁。但嵌顿性疝行急诊手术者以及腹股沟管未发育完全的儿童不提倡使用人工补片技术。

(3) 经腹腔镜疝修补术(LIHR)　其基本原理是从腹腔内部用网片加强腹壁缺损或用钉(缝线)使内环缩小。经腹腔镜疝修补术创伤小、恢复快,可同时检查双侧腹股沟疝和股疝。

(4) 嵌顿性疝和绞窄性疝的手术处理　嵌顿性疝除可先行尝试手法复位外,原则上需紧急手术治疗,以防疝内容物坏死并解除伴发的肠梗阻。绞窄性疝的内容物已坏死,更需紧急手术。

(五) 护理评估

1. 健康史　了解病人的年龄、性别、职业、生育史(女性病人)、营养及发育等状况;有无慢性咳嗽、便秘、排尿困难、腹腔积液等腹内压增高的情况;有无手术外伤史、慢性病及传染病病史。

2. 身体状况

(1) 局部及全身情况　①评估疝块的部位、大小、质地,有无压痛,能否回纳;用手压住深环观察疝块能否突出;②有无腹部绞痛、恶心、呕吐、肛门停止排气排便等肠梗阻症状及其诱因;③有无压痛、反跳痛、腹肌紧张等腹膜刺激征;④有无发热、脉搏细速、血压下降等感染的征象;⑤有无水、电解质平衡紊乱的征象。

(2) 辅助检查　了解阴囊透光试验结果,血常规检查有无白细胞计数及中性粒细胞比值的升高、粪便隐血试验是否阳性,腹部X线检查有无肠梗阻。

3. 心理-社会状况　评估病人有无因疝块长期反复突出影响工作和生活而到焦虑不安,以及对手术治疗有无思想顾虑。了解病人家庭经济承受能力,了解病人及其家属对预防腹内压增高等相关知识的掌握程度。

(六) 常见护理诊断问题

(1) 急性疼痛　与疝块嵌顿或较窄、手术创伤有关。

(2) 知识缺乏　缺乏腹外疝成因、预防腹内压增高及促进术后康复的有关知识。

(3) 焦虑　与疝块突出影响日常生活有关。

（4）潜在并发症：术后阴囊水肿、切口感染。

（七）护理目标

（1）病人疼痛程度减轻或缓解。

（2）病人知晓腹股沟疝的成因，能说出预防腹内压增高、促进术后康复的相关知识。

（3）病人未发生并发症，或并发症得到及时发现和处理。

（八）护理措施

1. 非手术治疗的护理/术前护理

（1）休息与活动　疝块较大者、年老体弱者或伴有其他严重疾病暂不能手术者，减少活动，多卧床休息；建议病人离床活动时佩戴医用疝带，避免腹腔内容物脱出而造成疝嵌顿。

（2）消除引起腹内压增高的因素　择期手术的病人，术前若有慢性咳嗽、腹腔积液、便秘、排尿困难、妊娠等引起腹内压增高的因素，因积极治疗原发病，控制症状。指导病人注意保暖，预防呼吸道感染；多饮水、多吃蔬菜等粗纤维食物，养成良好的排便习惯，保持排便通畅；妊娠期间在活动时可使用疝带压住疝环口；指导吸烟者术前 2 周戒烟。

（3）棉线束带或绷带压深环法的护理　应注意局部皮肤的血运情况，睡觉时可不用，避免长时间的哭闹，防止嵌顿疝的形成。

（4）嵌顿性疝/绞窄性疝的护理　观察病人疼痛程度及病情变化，若出现明显腹痛，伴疝块突然增大、发硬且触痛明显、不能回纳腹腔，应高度警惕嵌顿疝发生的可能，立即报告医生，并配合处理。若发生疝的嵌顿、绞窄，引起肠梗阻等情况，应予禁食、胃肠减压，纠正水、电解质及酸碱平衡失调，抗感染，必要时备血。做好急诊手术准备。手法复位后 24 h 内严密观察病人生命体征，尤其是脉搏、血压的变化，注意观察病人腹部情况，有无腹膜炎或肠梗阻的表现。

（5）完善术前准备　①年老体弱者、腹壁肌肉薄弱者或复发疝病人，术前应加强腹壁肌肉锻炼，并练习卧床排便和使用便器等；②服用阿司匹林者术前 7 日停药，抗凝治疗者术前遵医嘱停药，或选用合适的拮抗药；③便秘者，术前晚灌肠，清除肠内积粪，防止术后腹胀及排便困难；④术前完成阴囊及会阴部的皮肤准备，若发现有毛囊炎等炎症表现，必要时应暂停手术；⑤病人进手术室前，嘱其排尿，以防术中误伤膀胱。

2. 术后护理

（1）休息与活动　病人行传统疝修补术后当日取平卧位，膝下垫软枕，使髋关节微屈，以降低腹股沟区切口张力，减少腹腔内压力，有利于切口愈合和减轻切口疼痛。次日改为半卧位。术后卧床期间鼓励病人在床上翻身及活动肢体，术后 3～5 日病人可离床活动。采用无张力疝修补术者一般术后当日或次日即可下床活动，年老体弱者及复发性疝、绞窄性疝、巨大疝等病人可适当推迟下床活动的时间。

（2）饮食护理　根据麻醉方式及病人情况给予饮食指导。若无恶心呕吐，在局部麻醉下无张力疝修补术者术后即可进软食或普食，经腹腔镜疝修补术者术后 6～12 h 可少量饮水或进流食，之后逐渐恢复到软食或普食。行肠切除吻合术者术后应禁食，待肠功能恢复后方可进食。

（3）防止腹内压增高　注意保暖，防止受凉引起咳嗽；指导病人在咳嗽时用手掌按压，以保护切口和减轻震动引起的切口疼痛；保持排便通畅，便秘者给予通便药物，避免用力排便；因麻醉或手术刺激引起尿潴留者可肌内注射氨甲酰胆碱或针灸，促进膀胱平滑肌的收缩，必要时导尿。

（4）预防阴囊水肿　为避免囊内积血、积液和促进淋巴回流，术后可用丁字带托起阴囊，并密切观察阴囊肿胀情况。

（5）预防切口感染　切口感染是引起疝复发的主要原因之一，一旦发现切口感染征象，应尽早处理。预防切口感染的措施包括：①病情观察：注意体温和脉搏的变化；观察切口有无红肿、疼痛，阴囊部有无出血、血肿。②切口护理：术后切口一般不需加沙袋压迫，有切口血肿时应适当加压；保持切口敷料清洁干燥，不被粪尿污染。③绞窄性疝行肠切除、肠吻合术后，易发生切口感染，术后需遵医嘱合理使用抗生素。

3. 健康教育

(1) 活动指导　病人出院后应逐渐增加活动量，3个月内应避免重体力劳动或提举重物。

(2) 预防复发　减少或消除引起腹外疝复发的因素，并注意避免腹内压增高的动作，如剧烈咳嗽、用力排便等，以防止术后复发。调整饮食习惯，保持排便通畅。

(3) 出院指导　定期随访，若疝复发，应及早诊治。

三、其他腹外疝

其他腹外疝常见的有股疝、切口疝、脐疝。

(一) 股疝

腹腔内脏器或组织通过股环、经股管向卵圆窝突出形成的疝，称为股疝。股疝的发病率占腹外疝的3%～5%，多见于40岁以上的妇女。

1. 病因　女性骨盆较宽大、联合肌腱和腔隙韧带较薄弱，股管上口宽大松弛而易发病。股管是一狭长的漏斗形间隙，上口为股环，下口为卵圆窝。妊娠是腹内压增高的主要原因。

2. 病理生理　在腹内压增高的情况下，朝向股管上口的腹膜被下坠的腹内脏器推向下方，经股环向股管突出而形成股疝。疝内容物常为大网膜或小肠。由于股管几乎是垂直的，疝块在卵圆窝处向前转折时形成锐角，且股环本身较小，周围多为坚韧的韧带，因此股疝容易嵌顿。在腹外疝中，股疝嵌顿者最多，高达60%。一旦嵌顿，可迅速发展为绞窄性疝。

3. 临床表现　平时无症状，偶然发现。疝块往往不大，表现为腹股沟韧带下方卵圆窝处有一半球形突起。易复性股疝的症状较轻，常不为病人所注意，肥胖者更易疏忽。一部分病人可在久站或咳嗽时感到患处胀痛，并有可复性肿块。因疝囊外常有很多脂肪堆积，故平卧回纳内容物后，疝块有时不能完全消失。股疝如发生嵌顿，除引起局部明显疼痛外，常伴有较明显的急性机械性肠梗阻，严重者甚至可以掩盖股疝的局部症状。

4. 处理原则　因股疝极易嵌顿、绞窄，确诊后应及时行手术治疗。最常用的手术方式是McVay法疝修补术，也可采用无张力疝修补术或经腹腔镜修补术。

5. 护理措施　重点在于消除引起腹内压增高的因素，及时发现和处理嵌顿性疝、绞窄性疝。具体护理措施参见本节腹股沟疝病人的护理。

(二) 切口疝

腹腔内器官或组织自腹壁手术切口突出形成的疝，称为切口疝。临床上比较常见，其发生率在腹外疝中排第三位。腹部手术后切口一期愈合者，切口疝的发病率通常在1%以下；若切口发生感染，发病率可达10%；若切口裂开再缝合者，发病率可高达30%。

1. 病因　多种因素可导致切口疝的发生。在解剖上，腹部除腹直肌外，其他各层肌、筋膜及鞘膜的纤维都是横行的，纵行切口一方面切断其纤维，另一方面还可损伤神经而降低腹肌强度。手术操作不当也是引起切口疝的一个重要原因，尤其是切口感染，将会导致腹部组织破坏，从而出现切口疝。此外，缝合技术欠缺、麻醉效果不佳、术后并发症、切口愈合不良等亦可导致切口疝。

2. 临床表现　多数病人无特殊不适。较大的切口疝有腹部牵拉感，伴食欲减退、恶心、便秘、腹部隐痛等。多数切口疝无完整疝囊，疝内容物易与腹膜外腹壁组织粘连而成为难复性疝，有时还伴有不完全性肠梗阻表现。体征主要见腹壁切口瘢痕处逐渐膨隆，有肿块出现。

3. 处理原则　腹壁切口疝，一经发现及时手术修补。对于较大的切口疝，可采用人工高分子修补材料或自体筋膜组织进行修补。

Note

4. 护理措施

护理措施参见本节腹股沟疝病人的护理。

（三）脐疝

腹腔内脏器或组织通过脐环突出形成的疝，称为脐疝。脐疝有小儿脐疝和成人脐疝之分，以前者多见。

1. 病因

①小儿脐疝　为先天性，因脐环闭锁不全或脐部组织不够坚固，经常啼哭和便秘等致腹内压增高时发生，多属易复性。

②成人脐疝　为后天性，多见于中年经产妇女，也见于肝硬化腹腔积液病人及肥胖病人等。脐环处有脐血管穿过，是腹壁的薄弱点；此外，由于妊娠或腹腔积液等原因腹内压长期增高，引起腹壁结构发生病理性结构变化，从而降低了腹壁强度，同时腹内压也促使腹腔内器官或组织通过脐环形成疝。

2. 临床表现

①小儿脐疝　啼哭时出现脐部肿块，安静平卧时肿块消失。疝囊颈一般不大，但极少发生嵌顿和绞窄。

②成人脐疝　由于疝环狭小，成人脐疝发生嵌顿或绞窄者较多。孕妇或肝硬化病人如发生脐疝，有时会发生自发性或外伤性穿破。

3. 处理原则

①小儿脐疝　未闭锁的脐环至小儿 2 岁时多能自行闭锁，因此除了脐疝嵌顿或穿破等紧急情况外，小儿 2 岁之前可采取非手术治疗。可在回纳疝块后，用一大于脐环、外包纱布的硬币或小木片抵住脐环，然后用绷带或胶布固定。6 个月以内的小儿采用此法治疗效果较好。小儿满 2 岁后如脐环直径仍大于 1.5 cm，则可行手术治疗。原则上，5 岁以上儿童的脐疝均应行手术治疗。

②成人脐疝　首选手术治疗，原则是切除疝囊，缝合疝环。

4. 护理措施

重点在于消除引起腹内压增高的因素，护理措施参见腹股沟疝病人的护理。

（吉秀家）

目标检测

目标检测答案解析

1. 鉴别腹股沟直疝和腹股沟斜疝最有价值的临床特点是（　　）。

A. 疝块的形状

B. 疝块的位置

C. 回纳疝块后压住深（内）环，增加腹内压疝块是否突出

D. 是否容易嵌顿

E. 年龄

2. 腹外疝最重要的发病原因是（　　）。

A. 慢性咳嗽　　B. 长期便秘　　C. 排尿困难

D. 腹壁有薄弱点或腹壁缺损　　E. 经常从事导致腹内压增高的工作

3. 护理疝修补术后病人时，下列做法错误的是（　　）。

A. 及时处理便秘　　B. 切口部位压沙袋

C. 咳嗽时注意保护切口　　D. 术后 3 个月内避免重体力劳动

E. 鼓励病人早期下床活动

Note

4. 最容易发生嵌顿的腹外疝是(　　)。
A. 腹股沟斜疝　　B. 脐疝　　C. 腹股沟直疝
D. 股疝　　E. 切口疝

5. 疝修补手术后，沙袋压迫伤口的主要目的是(　　)。
A. 避免伤口裂开　　B. 防止阴囊血肿　　C. 防止伤口感染
D. 防止疝复发　　E. 避免敷料脱落

6. 6 个月婴儿腹部包块，随腹内压增高而发生变化，诊断为腹股沟斜疝，治疗原则是(　　)。
A. 紧急手术　　B. 择期手术　　C. 早期手术
D. 暂不手术　　E. 禁忌手术

7. 杨某，男，30 岁，行疝修补术后 2 日，体温 38 ℃，病人无其他主诉。应考虑(　　)。
A. 手术切口感染　　B. 上呼吸道感染　　C. 并发肺部感染
D. 基础代谢增高　　E. 外科手术热

8. 8 岁男孩，疝内容物可达阴囊处，但其消失与指压内环、增加腹内压有关。诊断应考虑(　　)。
A. 腹股沟斜疝　　B. 腹股沟直疝　　C. 股疝
D. 脐疝　　E. 切口疝

第二节　急性化脓性腹膜炎病人的护理

本节 PPT

学习目标

1. 了解急性化脓性腹膜炎的概念、分类。
2. 掌握急性化脓性腹膜炎的症状、体征和护理措施。
3. 熟悉急性化脓性腹膜炎和腹腔脓肿的病因、治疗原则。

导学案例

病人，男，12 岁，汉族，因“持续右下腹痛 3 日，加重一日”入院。病人母亲代诉：病人 3 日无明显诱因出现右下腹部疼痛不适，呈持续性，伴恶心、呕吐、发热，予以止痛退热治疗，上述症状未见缓解。今日病人右下腹疼痛逐渐加重，难以忍受，休息不缓解，就诊于我院急诊科。腹部 B 超检查：腹腔肠系膜走形区淋巴结增大，右侧髂窝少量积液。血常规检查：白细胞 20.78×10^9/L。最后诊断为“急性化脓性阑尾炎”“急性弥漫性腹膜炎”。问题：

1. 病人主要的护理诊断是什么？
2. 主要的护理措施有哪些？

一、概述

急性化脓性腹膜炎(acute purulent peritonitis)是由细菌感染、化学性刺激或物理性损伤等引起的腹膜和腹膜腔的炎症，是外科最为常见的急腹症。急性化脓性腹膜炎按病因可分为细菌性和非细

Note

菌性；按发病机制可分为原发性和继发性；按累及范围可分为局限性和弥漫性；按临床经过可分为急性、重急性和慢性。

腹膜是一层很薄的浆膜，分为相互连续的壁腹膜和脏腹膜两部分。壁腹膜贴附于腹壁、横膈脏面和盆壁的内面；脏腹膜覆盖于内脏表面，构成内脏的浆膜层。脏腹膜将内脏器官悬垂或固定于膈肌，腹后壁或盆腔壁，形成网膜、肠系膜及韧带等。

腹膜腔是壁腹膜和脏腹膜之间的潜在间隙，是人体最大的体腔。其在男性是封闭的，在女性经输卵管、子宫阴道与体外相通。正常情况下，腹腔内有 75～100 mL 黄色澄清液体，起润滑作用。病变时，腹膜腔可容纳数升液体或气体。腹膜腔分为大、小腹腔两部分，即腹腔和网膜囊，经由网膜孔相通。

大网膜是连接胃大弯至横结肠的腹膜，呈围裙状遮被小肠。大网膜富含血供和脂肪组织，活动度大，能够移动至病灶处并将其包裹使炎症局限，有修复病变和损伤的作用。

壁腹膜主要受体神经（肋间神经和腰神经的分支）支配，对各种刺激敏感，痛觉定位准确，因此，腹前壁腹膜在炎症时可引起局部压痛、反跳痛及反射性腹肌紧张，这是诊断腹膜炎的主要临床依据。膈肌中心部分的腹膜受到刺激时，通过膈神经的反射可引起肩部放射性痛或呃逆。脏腹膜受自主神经（来自交感神经和迷走神经末梢）支配，对牵拉、胃肠腔内压力增加或炎症、压迫等刺激较为敏感，常表现为钝痛且定位不准确，多感觉局限于脐周和腹中部；重刺激时常引起心率变慢、血压下降和肠麻痹。

腹膜表面是一层排列规则的扁平间皮细胞，深面依次为基底膜、浆膜下层，富含血管的结缔组织、脂肪细胞、巨噬细胞、胶原和弹力纤维。腹膜有很多皱襞，其面积几乎与全身皮肤面积相等，约为 1.5 m^2。腹膜是双向的半透性膜，水、电解质、尿素及一些小分子物质能透过腹膜。腹膜能向腹腔内渗出少量液体，内含淋巴细胞、巨噬细胞和脱落的上皮细胞。在急性炎症时，腹膜分泌大量渗出液以稀释毒素和减轻刺激。渗出液中的巨噬细胞能吞噬细菌异物及破碎组织。渗出液中的纤维蛋白沉积在病变周围，产生粘连，可防止感染扩散并修复受损组织，但亦可因此形成腹腔内的广泛纤维性粘连，若导致肠管成角、扭曲或成团块，则可引起肠梗阻。腹膜具有极强的吸收功能，可吸收腹腔内的积液、血液、空气及毒素等。腹膜炎严重时，可因吸收大量毒性物质而引起感染性休克。

二、急性化脓性腹膜炎

急性化脓性腹膜炎常累及整个腹腔，称为急性弥漫性腹膜炎。临床上分为继发性腹膜炎和原发性腹膜炎。

（一）病因与分类

1. 继发性腹膜炎　继发性化脓性腹膜炎是最常见的腹膜炎。腹腔内空腔脏器穿孔、外伤引起的腹壁或内脏破裂，是急性继发性化脓性腹膜炎常见的原因。例如：胃十二指肠溃疡急性穿孔，胃肠内容物流入腹腔产生化学性刺激，诱发化学性腹膜炎，继发感染后成为化脓性腹膜炎；急性胆囊炎，胆囊壁坏死穿孔，造成严重的胆汁性腹膜炎；外伤造成的肠管、膀胱破裂，腹腔污染及经腹壁伤口进入细菌，也可很快形成腹膜炎。腹腔内脏器炎症扩散也是急性继发性腹膜炎常见原因。如急性胰腺炎、急性阑尾炎、女性生殖器官化脓性炎症等，含有细菌的渗出液在腹腔内扩散形成腹膜炎。引起继发性腹膜炎的细菌主要是胃肠道内的常驻菌群，以大肠埃希菌最为多见，其次为厌氧拟杆菌、链球菌、变形杆菌等。一般都是混合性感染，故毒性较强。

2. 原发性腹膜炎　原发性腹膜炎又称自发性腹膜炎，即腹腔内无原发病灶。致病菌多为溶血性链球菌、肺炎双球菌或大肠埃希菌。细菌进入腹腔的途径常有以下几种。①血行播散：致病菌如肺炎双球菌和链球菌从呼吸道或泌尿系统的感染灶，通过血行播散至腹膜，婴幼儿的原发性腹膜炎多属此类。②上行性感染：来自女性生殖道的细菌通过输卵管直接向上扩散至腹腔，如淋菌性腹膜炎。

③直接扩散,如泌尿系统感染时,细菌可通过腹膜层直接扩散至腹膜腔。④透壁性感染:正常情况下,肠腔内细菌是不能通过肠壁的。但在某些情况下,如肝硬化并发腹腔积液、肾病、猩红热或营养不良等及机体抵抗力低下时,肠腔内细菌即有可能通过肠壁进入腹膜腔导致腹膜炎。原发性腹膜炎感染范围很大,与脓液的性质及细菌种类有关。

(二) 病理生理

1. 急性化脓性腹膜炎的病理生理过程

胃肠内容物和细菌进入腹腔后,机体立即发生反应,腹膜充血、水肿并失去光泽。随即产生大量清亮浆液性渗出液,以稀释腹腔内的毒素,并出现大量的巨噬细胞、中性粒细胞,加上坏死组织、细菌和凝固的纤维蛋白,使渗出液变混浊而成为脓液。以大肠埃希菌为主的脓液呈黄绿色,常与其他致病菌混合感染而变得稠厚,并有粪便的特殊臭味。腹内脏器浸泡在脓性液体中,腹膜严重充血、水肿渗出大量液体,引起脱水和电解质紊乱、血浆蛋白减少和贫血,加之发热、呕吐,肠管麻痹,肠腔内大量积液使血容量明显减少,导致低血容量性休克,同时细菌毒素入血而引发感染性休克。肠管因麻痹而扩张、胀气,可使膈肌抬高而影响心肺功能,使血液循环和气体交换受到影响,加重休克导致死亡。

2. 腹膜炎的转归

腹膜炎的转归取决于两方面:一方面是病人全身和腹膜局部的防御能力;另一方面是污染细菌的性质、数量和时间。

(1) 炎症趋于恶化　细菌及其产物(内毒素)刺激病人的细胞防御机制,激活多种炎症介质,例如肿瘤坏死因子 α(TNF-α)、白介素-1(IL-1)、JL-6 等,导致全身性炎症反应;细菌入侵;毒素吸收,致感染性休克。

(2) 炎症局限和消散　年轻体壮抗病能力强者,可使病菌毒力下降。病变损害轻的能与邻近的肠管和其他脏器以及大网膜发生粘连,将病灶包裹,使病变局限于腹腔内的某个部位成为局限性腹膜炎。渗出物逐渐被吸收,炎症消散或局限部位化脓,形成局限性脓肿。

(3) 肠梗阻形成　腹膜炎治愈后,腹腔内多有不同程度的粘连,大多数粘连无不良后果。部分粘连可造成肠管扭曲或形成锐角,使肠管不通发生机械性肠梗阻,即粘连性肠梗阻。

(三) 临床表现

由于病因不同,腹膜炎的症状可以是突然发生,也可能是逐渐出现的。如空腔脏器损伤破裂或穿孔引起的腹膜炎发病较突然,而阑尾炎、胆囊炎等引起的腹膜炎多先有原发病症状,后逐渐出现腹膜炎表现。

1. 腹痛　腹痛是最主要的症状。疼痛的程度与发病的原因、炎症的轻重、年龄及身体素质等有关。疼痛大多剧烈且难以忍受,呈持续性。深呼吸、咳嗽及转动身体时疼痛加剧。病人多呈强迫体位。疼痛先从原发病变部位开始,随炎症扩散而延及全腹。

2. 恶心、呕吐　腹膜受到刺激可引起反射性恶心、呕吐,吐出物多是胃内容物。发生麻痹性肠梗阻时可吐出黄绿色胆汁,甚至棕褐色粪水样内容物。

3. 体温、脉搏　与炎症的轻重有关。开始时体温、脉搏正常,以后体温逐渐升高、脉搏逐渐加快。原发病变如为炎症性,如阑尾炎,发生腹膜炎之前则体温已升高,发生腹膜炎后更加增高。年老体弱的病人体温可不升高。脉搏多加快,如脉搏快体温反而下降,这是病情恶化的征象之一。

4. 感染中毒症状　病人可出现寒战、高热、脉速、呼吸浅快、大汗及口干。随病情进一步发展,可出现重度缺水、代谢性酸中毒及感染性休克等表现,如面色苍白、眼窝凹陷、皮肤干燥、四肢发凉、呼吸急促、口唇发绀、脉细微弱、体温骤升或下降、血压下降、神志恍惚或不清。

5. 腹部体征　腹胀,腹式呼吸减弱或消失。腹部压痛、腹肌紧张和反跳痛(腹膜刺激征)是腹膜炎的典型体征,尤以原发病灶所在部位最为明显。腹肌紧张的程度随病因和病人的全身状况不同而

Note

异。腹胀加重是病情恶化的重要标志。胃肠或胆囊穿孔可引起强烈的腹肌紧张，甚至呈“木板样”强直。幼儿、老年人或极度衰弱的病人腹肌紧张可不明显，易被忽视。腹部叩诊因胃肠胀气而有鼓音。胃十二指肠穿孔时，肝浊音界缩小或消失。腹腔内积液较多时可叩出移动性浊音。听诊肠鸣音减弱，肠麻痹时肠鸣音可能完全消失。

6. 直肠指检 直肠前窝饱满及触痛，表明盆腔已有感染或形成盆腔脓肿。

（四）辅助检查

1. 血常规 白细胞计数及中性粒细胞比值增高。病情危重或机体反应能力低下的病人，白细胞计数不增高，仅中性粒细胞比值增高，甚至有中毒颗粒出现。

2. 血生化 提示酸中毒与电解质紊乱。

3. 腹部X线 小肠普遍胀气并有多个小液平面的肠麻痹征象。胃肠穿孔时多可见膈下游离气体。

4. 超声检查 可显示腹腔内有不等量的液体，但不能鉴别液体的性质。超声引导下腹腔穿刺抽液或腹腔灌洗可帮助诊断。腹腔穿刺的方法如下：根据叩诊或超声检查定位，一般在两侧下腹部髂前上棘内下方进行诊断性腹腔穿刺抽液。根据抽出液的性质来判断病因。抽出液可为透明、混浊、脓性、血性、含食物残渣或粪便等几种情况。①结核性腹膜炎：草绿色透明腹腔积液；②胃十二指肠急性穿孔：抽出液黄色、混浊、含胆汁、无臭味，饱食后穿孔时抽出液可含食物残渣；③急性重症胰腺炎：抽出液为血性、胰淀粉酶含量高；④急性阑尾炎穿孔：抽出液为稀薄脓性略有臭味；⑤绞窄性肠梗阻：抽出液为血性、臭味重；⑥抽出鲜红、不凝血，可能有腹腔内出血，如肝脾破裂；⑥抽出液为全血且放置后凝固，需排除是否刺入血管。腹腔内液体少于100 mL时腹腔穿刺往往抽不出液体，可注入一定量生理盐水后再行抽液检查。抽出液还可做除片镜检及细菌培养。

5. CT检查 CT对腹腔内实质性脏器病变（如急性胰腺炎）的诊断帮助较大，并有助于确定腹腔内液体量，诊断准确率可达95%。

（五）处理原则

处理原则是积极处理原发病灶，控制腹腔感染和预防感染复发。

1. 非手术治疗 病情较轻或病程较长超过24 h且腹部体征逐渐减轻者，伴有严重心肺等脏器疾病不能耐受手术者，可行非手术治疗。非手术治疗也是手术前的准备。

（1）体位 一般取半卧位，促使腹腔渗出液流向腹腔，以减少吸收并减轻中毒症状。

（2）禁食、胃肠减压 胃肠道穿孔的病人必须禁食，留置胃管，持续胃肠减压，抽出胃肠道内容和气体。

（3）静脉输液，纠正水、电解质紊乱 遵医嘱给予静脉补液。

（4）抗感染治疗 继发性腹膜炎大多为混合感染，致病菌主要为大肠埃希菌、肠球菌和厌氧菌。遵医嘱给予抗生素行抗感染治疗。

（5）补充热量和营养支持 急性腹膜炎的代谢率约为正常人的140%，每日需要的热量达12550～16740 kJ，当热量补充不足时，体内大量蛋白首先被消耗，使病人的抵抗力及愈合能力下降。在输入葡萄糖供给部分热量的同时应补充白蛋白、氨基酸等。静脉输入脂肪乳可获较高热量。长期不能进食的病人应尽早给予肠外营养；手术时已做空肠造口者，肠管功能恢复后可给予肠内营养。

（6）镇静、止痛、吸氧 可减轻病人的痛苦与恐惧心理。诊断不清或需进行观察的病人，暂不能用止痛药，以免掩盖病情。

2. 手术治疗 绝大多数的继发性腹膜炎需要及时手术治疗。

（1）手术适应证：①经上述非手术治疗6～8 h后（一般不超过12 h），腹膜炎症状及体征不缓解反而加重者；②腹腔内原发病严重，如胃肠道穿孔或胆囊坏疽、绞窄性肠梗阻、腹腔内脏器损伤破裂、胃肠道手术后短期内吻合口漏所致的腹膜炎；③腹腔内炎症较重，有大量积液，出现严重的肠麻痹或中毒症状，尤其是有休克表现者；④腹膜炎病因不明确，且无局限趋势者。

(2) 手术目的与方法

①处理原发病：先对腹膜炎病因进行探查，然后决定处理方法。a. 胃十二指肠溃疡穿孔时间不超过 12 h，可行胃大部切除术；b. 若胃十二指肠穿孔时间较长，腹腔污染严重或病人全身状况不好，只能行穿孔修补术；c. 坏疽的阑尾及胆囊应切除，但若胆囊炎症状重，解剖层次不清，全身情况不能耐受手术，宜行胆囊造口术和腹腔引流；d. 坏死的肠管应切除，坏死的结肠如不能切除吻合，应行坏死肠段外置或结肠造口术。

②彻底清洁腹腔：开腹后应立即将腹腔内的脓液、渗出液、食物残渣、粪便以及其他异物吸尽或清除；脓液较多处可用甲硝唑及生理盐水冲洗腹腔至清洁。

③充分引流：将引流管放在病灶附近及最低位，以利于腹腔内的残留液和继续产生的渗液充分引流。严重感染时，放置 2 根以上引流管，术后可行腹腔灌洗。

(3) 术后处理　继续禁食、胃肠减压、补液、应用抗生素和营养支持治疗，保证引流通畅；密切观察病情，防治并发症。

知识拓展

腹腔镜在弥漫性腹膜炎诊治中的应用

近年来，腹腔镜手术在弥漫性腹膜炎的诊断和治疗方面应用日益广泛，尤其在病人腹膜炎病因不明、年迈、体弱、多病时，腹腔镜检查是一种较好的选择，诊断准确率可达 88%～100%，高于 X 线、B 超或 CT 等检查方法。腹腔镜手术的并发症少，手术时间不长，可为绝大多数病人提供确定的诊断，住院时间短。半数以上的病例可经腹膜镜手术获得确定性治疗。病残率及病死率均较低。但该手术不宜用于合并脓毒性休克和低血容量性休克的病人。

(六) 护理评估

1. 术前评估

(1) 健康史　一般情况：包括年龄、性别、婚姻、职业及日常生活情况。现病史：急性腹膜炎的发生情况，如发生时间、进展情况及治疗情况。既往史：评估有无结核病、糖尿病、高血压等病史，既往治疗情况，药物过敏史，有无酗酒和吸毒史等。询问有无相关既往病史：①胃、十二指肠溃疡、慢性阑尾炎、胆囊炎、肝硬化以及其他腹腔内脏器疾病；②腹部外伤史和手术史；③近期呼吸系统、泌尿系统感染病史；④营养不良或其他导致抵抗力下降的情况。

(2) 身体状况

①全身情况：a. 观察病人的意识状态、生命体征；b. 评估饮食、活动情况，以及恶心、呕吐情况。c. 观察有无感染性中毒情况；d. 观察有无水、电解质及酸碱平衡失调表现；e. 观察有无休克表现。

②腹部情况：腹痛：了解腹痛发生的时间、部位、性质、程度、范围及伴随症状；腹膜刺激征：注意有无腹部压痛、反跳痛、肌紧张及其部位、程度和范围；腹胀：观察是否有腹胀以及腹胀的程度；检查有无肠鸣音减弱或消失，有无腹部移动性浊音。

(3) 辅助检查　了解实验室检查结果、腹部 X 线，超声检查、CT 检查及诊断性腹腔穿刺术、直肠指检等辅助检查的结果。

(4) 心理-社会状况　了解病人的心理反应，有无焦虑、恐惧等表现。询问病人及其家属对本病的认知程度和心理承受能力。了解家属及亲友的态度及经济承受能力等。

2. 术后评估

(1) 心中情况 了解麻醉方式，术中探查情况和手术类型，术中出血情况，术中输血、输液的情况。

(2) 身体状况 评估术后病人生命体征；腹部症状与体征变化；腹腔引流管的数量、作用、部位，引流通畅程度，引流液的颜色、性状和量等；评估有无腹腔脓肿、切口感染等术后并发症的发生。

(3) 心理-社会状况 评估病人及其家属对手术的心理应对情况，对术后护理与康复的认知程度。

(七) 常见护理诊断/问题

(1) 疼痛 腹痛与壁腹膜受炎症刺激、手术创伤有关。

(2) 体液不足 与腹膜腔内大量渗出、高热、体液丢失过多、禁食与呕吐有关。

(3) 体温过高 与腹膜炎毒素吸收有关。

(4) 焦虑/恐惧 与病情严重、躯体不适、担心术后康复与预后等有关。

(5) 潜在并发症：休克、腹腔脓肿、切口感染。

(八) 护理目标

(1) 病人疼痛程度减轻。

(2) 病人水、电解质平衡得以维持，未发生酸碱失衡。

(3) 病人炎症得以控制，体温逐渐降至正常范围。

(4) 病人焦虑/恐惧程度减轻，情绪稳定，配合治疗和护理。

(5) 病人未发生并发症或并发症得到及时发现和处理。

(九) 护理措施

1. 非手术治疗的护理/术前护理

(1) 心理护理 做好病人及其家属的沟通和解释，稳定病人情绪，减轻焦虑；向病人及其家属介绍疾病相关知识。提高其认识并配合治疗和护理；帮助其面对和接受疾病带来的变化，尽快适应病人角色，增加战胜疾病的信心和勇气。

(2) 病情观察 定时监测生命体征，必要时监测中心静脉压、血细胞比容、血清电解质、肾功能、血气分析等，记录 24 h 出入水量，密切观察腹部症状和体征的动态变化。

(3) 体位与活动 休克病人取休克体位。无休克时取半卧位，以利于腹腔内渗液流向盆腔，减少吸收和减轻中毒症状，同时可使腹腔内脏器下移，有利于呼吸与循环，且半卧位时腹肌松弛，有助于减轻腹肌紧张引起的腹胀等不适。尽量不要搬动和挤压腹部，以减轻疼痛和避免加重病情。

(4) 禁食、胃肠减压 胃肠道穿孔病人须禁食，并留置胃管持续胃肠减压。其目的如下：①抽出胃肠道内容物和气体，减少消化道内容物继续流入腹腔；②改善胃肠壁的血运；③利于炎症的局限和吸收；④促进胃肠道蠕动的恢复。胃肠减压期间应给予肠外营养支持，并加强口腔护理。留置胃管期间妥善固定胃管，注意观察引流物的量、颜色、性状。

(5) 营养支持 长期不能进食者，应尽早实施肠外营养支持，提高机体防御和修复能力。改善病人的营养状况。补充热量的同时应补充氨基酸、白蛋白。

(6) 维持体液平衡和有效循环血量 迅速建立静脉通路，遵医嘱补充液体和电解质等，以纠正水、电解质及酸碱失衡。补液时，安排好各类液体输注的顺序，并根据病人的临床表现和补液的监测指标及时调整输液的成分和速度。必要时输血浆、白蛋白或全血，以补充因腹腔内渗出大量血浆引起的低蛋白血症和贫血。感染中毒症状明显并有休克时，给予抗休克治疗。

(7) 控制感染 遵医嘱合理应用抗生素，根据细菌培养及药敏试验结果选用抗生素。

(8) 镇静、镇痛 遵医嘱给予镇静处理，缓解病人的痛苦与恐惧心理。治疗方案已确定者，可用哌替啶类镇痛药。

(9) 其他护理　根据病人情况，给予降温、吸氧等护理措施；有手术指征或已经决定手术者，做好术前准备。

2. 术后护理

(1) 病情观察　密切监测病人生命体征变化，危重病人注意循环、呼吸、肾功能的监测和维护；观察并记录 24 h 出入水量，尤其是尿量变化；注意腹部体征变化，观察有无膈下或盆腔脓肿等并发症的表现，观察肠蠕动恢复情况。发现异常及时通知医生并配合处理；观察引流情况及伤口愈合情况等。

(2) 体位与活动　病人术后全麻清醒前，采取去枕平卧位，头偏向一侧，注意呕吐情况，保持呼吸道通畅。全麻清醒或硬膜外麻醉病人平卧 6 h 后，待血压，脉搏平稳改为半卧位，鼓励病人早期活动。

(3) 饮食护理　术后禁食、胃肠减压，待肠蠕动恢复后，拔出胃管，逐步恢复经口饮食。禁食期间做口腔护理，每日 2 次。

(4) 补液与营养支持　遵医嘱合理补充液体、电解质和维生素，必要时输新鲜血、血浆，维持水、电解质及酸碱平衡。

(5) 并发症的护理　重点预防腹腔脓肿和切口感染的发生。①合理使用抗生素：遵医嘱使用有效抗生素预防和控制感染；②腹腔引流管的护理：妥善固定，有效引流，注意观察，及时拔管；③切口护理：观察切口敷料是否干燥，有渗血或渗液时及时更换敷料。观察切口愈合情况，及早发现切口感染征象。

3. 健康教育

(1) 疾病知识指导　提供疾病本身以及治疗、护理的相关知识，争取病人及其家属的理解与配合。

(2) 饮食指导　解释腹部手术后肠功能恢复的规律。指导病人术后饮食从流质开始逐步过渡到半流食—软食—普食，循序渐进，少量多餐，进食富含蛋白质、热量和维生素的食物，促进机体恢复和切口愈合。

(3) 运动指导　解释术后早期活动的重要性，鼓励病人卧床期间进行床上翻身活动。视病情和病人体力早期下床走动，促进肠功能恢复，防止术后肠粘连。

(4) 复诊指导　术后定期门诊复诊，如有不适，随时复诊。

三、腹腔脓肿

脓液在腹腔内积聚，由肠管、网膜或肠系膜等内脏器官粘连包裹，与游离腹腔隔离，形成腹腔脓肿。腹腔脓肿可分为膈下脓肿、盆腔脓肿和肠间脓肿。一般均继发于急性腹膜炎或腹腔内手术，原发性感染少见。

(一) 膈下脓肿

脓液积聚在一侧或两侧的膈肌下于横结肠及其系膜的间隙内的，通常称为膈下脓肿。可发生在一个或两个以上间隙。

1. 病因及病理

(1) 病因　膈下脓肿均为感染性液体积聚而形成，病人平卧时膈下部位最低，脓液易积聚此处。脓肿的位置与原发病有关：十二指肠溃疡穿孔、胆囊及胆管化脓性疾病、阑尾炎穿孔者，其脓液常积聚在右膈下；胃穿孔、脾切除术后感染者，脓肿常发生在左膈下。常见病因为急性腹膜炎、邻近器官的化脓性感染及手术后的并发症，特别是术后发生吻合口漏，极易引起膈下脓肿。

(2) 病理　膈下区域血液淋巴循环丰富，膈肌运动活跃，容易使感染扩散。小的膈下脓肿经非手术治疗可被吸收，较大的脓肿，因长期感染可使身体消耗以致衰竭。膈下感染可引起反应性胸腔积液，或经淋巴途径蔓延到胸腔引起胸膜炎，也可穿入胸腔引起脓胸。个别的可穿透结肠形成内漏而"自家"引流。脓肿腐蚀消化道管壁可引起消化道反复出血、肠漏或胃漏。如病人的机体抵抗力低下可发生脓毒症。

2. 临床表现　膈下脓肿一旦形成，可出现明显的全身及局部症状。

(1) 全身症状　发热，初为弛张热，脓肿形成以后呈持续高热，也可为中等程度的持续发热。脉率增快，舌苔厚腻，逐渐出现乏力、衰弱、盗汗、厌食及消瘦。

(2) 局部症状　脓肿部位可有持续的钝痛，深呼吸时加重。疼痛常位于近中线的肋缘下或剑突下。脓肿刺激膈肌可引起呃逆。膈下感染可引起胸膜反应，出现胸腔积液，重者可累及肺而发生盘状肺不张，病人可有咳嗽、胸痛等症状。

(3) 体征：患侧上腹部或背部有深压痛，可有季肋区叩痛；严重时出现局部皮肤凹陷性水肿，皮温升高。右膈下脓肿可使肝浊音界扩大；病人肺下部呼吸音减弱或消失。应用大量抗生素治疗者，局部症状和体征多不典型。

3. 辅助检查

(1) 实验室检查　白细胞计数异常升高，中性粒细胞比值增高。

(2) 影像学检查　胸部X线可见患侧膈肌升高，随呼吸活动受限或消失，肋膈角模糊、有积液。超声检查为首选检查方法，CT可大大提高膈下脓肿的早期诊断率。

(3) 脓肿穿刺　超声引导下可对较大脓肿进行穿刺，不仅可以诊断，还可以抽脓、冲洗脓腔、注入抗生素进行治疗。

4. 处理原则　膈下脓肿主要采取手术治疗，近年来，采用经皮穿刺置管引流术治疗膈下脓肿取得了较好的效果。同时要加强支持治疗，包括补液、输血、营养支持和应用抗生素等。

(1) 经皮穿刺置管引流术　超声引导经皮穿刺插管引流术，可同时抽尽脓液，冲洗脓腔，并注入有效的抗生素进行治疗，适用于与体壁贴近的、局限的单房脓肿。该引流术创伤小，可在局部麻醉下施行，一般不污染游离腹腔，引流效果较好。经此法治疗，约有80%的膈下脓肿病人可以治愈。

(2) 脓肿切开引流术　术前经超声和CT确定脓肿位置，选择适当切口，吸尽脓液后，置入多孔引流管或双套管引流管，进行负压吸引或低压灌洗。目前此治疗方法已很少用。

5. 护理措施

(1) 体位　病人取半卧位，并经常变换体位，以利于引流和呼吸。

(2) 抗感染　遵医嘱给予病人有效抗生素，鼓励病人多饮水和进高营养饮食，以改善全身中毒症状。

(3) 降温　高热者采取物理或药物降温措施。

(4) 脓肿引流的护理　鼓励病人深呼吸，以促进脓液的排出和脓腔的闭合。其他同腹腔引流管的护理。

(4) 其他护理措施　参见急性化脓性腹膜炎病人的护理。

(二) 盆腔脓肿

盆腔处于腹腔的最低位，腹腔内炎性渗出物或脓液易积聚于此而形成盆腔脓肿。因盆腔腹膜面积小，吸收毒素能力较低，故盆腔脓肿时全身中毒症状较轻。

1. 临床表现

(1) 症状　急性腹膜炎治疗过程中，出现体温下降后又升高，常有典型的直肠或膀胱刺激症状。如里急后重、大便频而量少、黏液便或伴有尿额、排尿困难等。

(2) 体征　腹部检查多无阳性体征。直肠指检可发现肛管括约肌松弛，直肠前壁饱满、有触痛，有时可触及波动感。

2. 辅助检查

(1) 影像学检查　下腹部超声检查、经直肠或阴道超声检查可明确脓肿的位置及大小。

(2) 其他　已婚妇女经阴道检查或后穹隆穿刺抽脓有助于诊断。

3. 处理原则

(1) 非手术治疗　盆腔脓肿较小或尚未形成时,采用非手术治疗。应用抗生素,辅以腹部热敷、温水坐浴、温热盐水灌肠及物理透热等疗法。

(2) 手术治疗　脓肿较大者须手术切开引流,可经肛门在直肠前壁波动处穿刺,抽出脓液后,切开脓腔,排出脓液,然后放软橡皮管引流 3～4 日。已婚女性病人可经阴道后穹隆穿刺后切开引流。

(4) 护理措施　遵医嘱做好腹部热敷、温水坐浴等物理治疗,并密切观察病情变化,及时了解盆腔脓肿的消退情况。其他护理措施参见膈下脓肿病人的护理。

(三) 肠间脓肿

肠间脓肿是指脓液被包裹在肠管、肠系膜与网膜之间的脓肿。脓肿可能是单发的,也可能是多个且大小不等的。如脓肿周围广泛粘连,可发生不同程度的粘连性肠梗阻。病人出现化脓感染的症状,并有腹胀、腹痛、腹部压痛或扪及肿块。腹部立位 X 线平片可见肠壁间距增宽及局部肠管积气,也可见小肠液气平面。肠间脓肿可应用抗生素、物理透热及全身支持治疗。非手术治疗无效或发生肠梗阻者应考虑剖腹探查解除梗阻,清除脓液并行引流术。

(吉秀家)

目标检测

目标检测答案解析

1. 有利于腹膜炎渗液至盆腔,减少毒素吸收的护理措施有(　　)。

A. 禁食水、输液　B. 胃肠减压　C. 应用抗生素

D. 安置半卧位　E. 保持腹腔引流通畅

2. 为预防急性腹膜炎病人并发膈下脓肿,下列最有效的措施是(　　)。

A. 禁食　B. 安置半卧位　C. 胃肠减压

D. 大剂量抗菌药　E. 早期下床活动

3. 为了使消化道穿孔继发急性腹膜炎病人的病变局限,且有利于呼吸和引流,应让病人(　　)。

A. 禁食　B. 取半卧位　C. 胃肠减压　D. 静脉补液　E. 及时给止痛药

4. 关于腹部损伤的急救,下列哪一项是错误的?(　　)

A. 合并伤出现威胁病人生命的紧急情况,应先行处理

B. 对开放性损伤,应及时包扎腹壁伤口

C. 预防休克,及早转运

D. 大量肠管脱出,应先送回腹腔暂行包扎

E. 如有少量肠管脱出,原则上应回纳到腹腔,以免加重内脏脏器损害

5. 停用胃肠减压和拔管的指征是(　　)。

A. 腹痛减轻　B. 吸出液减少　C. 口腔干燥、咽痛

D. 肠蠕动恢复　E. 引流管阻塞

Note

第三节　腹部损伤病人的护理

本节 PPT

学习目标

1. 了解腹部损伤的致伤因素及分类。
2. 熟悉腹部空腔脏器和实质性脏器损伤的临床特点。
3. 熟悉腹部损伤的早期诊断和处理原则。
4. 掌握腹部损伤病人的护理。

一、概述

腹部损伤，平时和战时均常见。其发生率在平时占人体各种损伤的0.4%～1.8%。由于腹部脏器较多，解剖及生理功能各异，受到损伤后的伤情复杂多样。腹腔内大量出血和严重感染是致死的主要原因。及时、准确地判断有无内脏损伤，有无腹腔内大出血，是实质性还是空腔脏器损伤，哪个脏器损伤，并给予及时、恰当的治疗是降低腹部损伤病人死亡率的关键。

（一）分类

根据损伤是否穿过腹壁，腹腔是否与外界相通，腹部损伤可分为开放性和闭合性两大类。

1. 开放性损伤　有腹膜破损者为穿透伤（多伴内脏损伤），无腹膜破损者为非穿透伤（偶伴内脏损伤）。其中投射物有入口、出口者为贯通伤，有入口无出口者为盲管伤。

2. 闭合性损伤　体表无伤口，损伤可仅局限于腹壁，也可同时兼有内脏损伤。

3. 其他　穿刺、内镜、刮宫、腹部手术等各种诊疗措施导致的腹部损伤称医源性损伤。

（二）病因

开放性损伤常由刀刃、枪弹、弹片等利器所引起。闭合性损伤常系坠落、碰撞、冲击、挤压、拳打脚踢、棍棒等钝性暴力所致。无论开放性损伤或闭合性损伤都可导致腹部内脏损伤。开放性损伤中常见的受损脏器依次是肝脏、胃、小肠、结肠、大血管等；闭合性损伤中常见的受损脏器依次是脾脏、肾脏、小肠、肝脏、肠系膜等。胰腺、十二指肠、膈、直肠等由于解剖位置较深，损伤发生率较低。

（三）临床表现

由于伤情和致伤因素不同，腹部损伤后的临床表现有很大差异。轻者无明显症状、体征，或仅表现受伤部位肿胀、疼痛，腹部局限性压痛等；重者可出现腹腔内大出血和腹膜炎，导致休克甚至处于濒死状态。闭合性损伤体表无伤口，给诊断带来困难，容易发生漏诊或误诊。

实质性脏器损伤以内出血为主要表现。空腔脏器损伤以腹膜炎为主要表现。如果两类脏器同时破裂，则出血性表现和腹膜炎可同时存在。

1. 实质性脏器损伤

（1）症状

①失血性表现　肝、脾、胰、肾等实质性脏器或大血管损伤时，以腹腔内（或腹膜后）出血为主要症状，病人表现为面色苍白，脉率加快，严重时脉搏微弱、血压不稳、尿量减少，甚至出现休克。

②腹痛　多呈持续性，一般不剧烈，肩部放射痛常提示肝（右）或脾（左）损伤，在头低位数分钟后尤为明显。

Note

(2) 体征

①腹膜刺激征:不严重,但当肝、脾受损导致胆管、胰管断裂,胆汁或胰液漏入腹腔,可出现明显的腹痛和腹膜刺激征。

②移动性浊音阳性:腹腔内出血的晚期体征,对早期诊断帮助不大。

③腹部肿块:肝、脾包膜下破裂或系膜、网膜内出血时,腹部触诊可扪及腹部肿块。

④血尿:肾脏损伤时可出现血尿。

知识拓展

外伤性腹膜后血肿

外伤性腹膜后血肿,多系高处坠落、挤压、车祸等所致腹膜后脏器(胰、肾、十二指肠)损伤,骨盆或下段脊柱骨折和腹膜后血管损伤引起。出血后,血液可在腹膜后间隙广泛扩散形成巨大血肿,还可渗入肠系膜间。

腹膜后血肿因出血程度及范围不同,临床表现各异,常因有合并伤而被掩盖。一般来说,除部分伤者可有 Grey Turner 征外,突出的表现是内出血征象,腰背痛和肠麻痹;伴尿路损伤者则常有血尿;血肿进入盆腔者可有里急后重感,并可借直肠指检触及骶前区伴有波动感的隆起。有时血液流至腹膜腔内,腹腔穿刺或灌洗具有一定的诊断价值。超声或 CT 检查可帮助诊断。

2. 空腔脏器损伤

(1) 症状

①弥漫性腹膜炎:胃肠道、胆道、膀胱等空腔脏器破裂的主要表现,病人出现持续性剧烈腹痛。

②胃肠道症状:病人出现恶心呕吐、呕血、便血等。

③全身感染症状:病人发生腹膜炎后可出现体温升高、脉率增快、呼吸急促等全身感染症状,严重者可发生感染性休克。

④失血性表现:空腔脏器损伤也可有某种程度的出血,但出血量一般不大,除非邻近的大血管合并损伤。

(2) 体征

①腹膜刺激征:其程度因空腔脏器内容物的不同而异。胃液、胆汁或胰液对腹膜的刺激最强,肠液次之,血液最轻。

②气腹征:空腔脏器破裂后病人可有气腹征,腹腔内游离气体常导致肝浊音界缩小或消失。

③腹胀:可因肠麻痹出现腹胀,肠鸣音减弱或消失。

(四) 辅助检查

1. 实验室检查 实质性脏器破裂出血时可出现血红细胞计数、血红蛋白、血细胞比容等数值下降,白细胞计数略有增高;空腔脏器破裂时可出现白细胞计数和中性粒细胞比值明显上升;胰腺或十二指肠损伤时,血、尿淀粉酶多升高;泌尿系统损伤时,尿常规检查可见血尿。

2. 影像学检查

(1) 超声检查 主要用于诊断实质性脏器的损伤,能提示脏器是否有损伤、损伤的部位和程度,以及脏器周围积血、积液情况。若发现腹腔内积液和积气,则有助于空腔脏器破裂或穿孔的诊断。

(2) X 线检查 胸部及腹部 X 线可发现脏器破裂的征象。胃、十二指肠破裂,可表现为膈下新月形阴影;腹膜后积气常见于腹膜后十二指肠或结肠穿孔。值得注意的是,凡腹腔内脏器损伤诊断已经明确且病情严重者,不必再进行 X 线检查,应尽快处理,以免延误治疗。

(3) CT 检查 比超声更准确,能清晰地显示肝、脾、肾等脏器的被膜是否完整,大小及形态结构是否正常，也能清晰显示损伤的部位及范围，因此对实质性脏器损伤有重要的诊断意义，但对空腔脏器（如肠管损伤）的诊断价值不大。

（4）诊断性腹腔穿刺术　诊断阳性率可达90%以上，对判断有无腹腔脏器损伤和哪类脏器损伤有重要的意义。腹腔穿刺术的穿刺点多于脐和髂前上棘连线的中、外1/3交界处或经脐水平线与腋前线相交处，把有多个侧孔的细塑料管经针管送入腹腔深处进行抽吸。抽到液体后仔细观察其性质：如穿刺抽得不凝血，提示实质性脏器或大血管破裂所致的出血；如血液迅速凝固，多为误入血管所致；穿刺液中淀粉酶含量增高，提示胰腺或胃十二指肠损伤。

知识拓展

诊断性腹腔灌洗术

诊断性腹腔灌洗术是经诊断性腹腔穿刺置入的塑料管，向腹腔内缓慢注入500～1000 mL无菌生理盐水，然后借虹吸作用使腹内灌洗液流回输液瓶中。取瓶中液体进行肉眼或显微镜下检查，必要时涂片培养或测定淀粉酶含量。此法对于腹内少量出血者而言比诊断性穿刺术更为可靠，有利于早期诊断并提高确诊率。检查结果符合以下任何一项即属阳性：①灌洗液含有肉眼可见的血液、胆汁、胃肠内容物或证明是尿液；②显微镜下红细胞计数超过100×10^9/L或白细胞计数超过0.5×10^9/L；③淀粉酶超过100 Somogyi单位；④灌洗液中发现细菌。

如能在超声引导下进行穿刺，可以避免重要脏器的损伤，且可提高诊断的可靠性。

（五）处理原则

1. 急救处理　首先处理对生命威胁最大的损伤，积极进行心肺复苏；其次要控制明显的外出血，处理开放性气胸或张力性气胸，迅速恢复循环血量，控制休克和进展迅速的颅脑损伤。如无上述情况，则立即处理腹部创伤。

2. 非手术治疗

（1）防治休克　治疗的重要环节。已发生休克的内出血病人要积极救治，做好手术准备。

（2）抗感染　遵医嘱应用广谱抗生素，预防或治疗可能存在的腹腔内感染，尤其是空腔脏器破裂者应当使用足量抗生素。

（3）禁饮、禁食与胃肠减压　疑有空腔脏器破裂或明显腹胀时立即行胃肠减压，并禁饮、禁食。

（4）镇静、镇痛　诊断明确者可给予镇静或镇痛药。

3. 手术治疗　对已确诊或高度怀疑腹腔内脏器损伤者应做好紧急手术的准备，力争早期手术。

（1）适应证　不能排除腹腔内脏器损伤或病人出现以下情况时，应尽快行剖腹探查，以免耽误病情：①病情恶化：出现口渴、烦躁、脉率加快、体温升高、白细胞计数增加、红细胞计数减少，或出现无法纠正的休克；②腹痛和腹膜刺激征进行性加重或范围扩大；③腹腔内有积液或积气征象：膈下有游离气体、肝浊音界减小或消失，或腹部有移动性浊音；④诊断性腹腔穿刺阳性。有条件者，可选择无气腹腔镜探查的方法。

（2）方法　有腹腔出血时，开腹后应立即吸出积血、清除凝血块，迅速查明来源，进行处理，包括受损脏器的修补术和切除术等；如果没有腹腔内大出血。应对腹腔脏器进行系统、有序的探查。探查结束，要按照轻重缓急逐一处理，原则上先处理出血性损伤，后处理穿破性损伤；先处理污染重的损伤，后处理污染轻的损伤。手术完成时，根据需要使用引流管引流，或双套管进行负压吸引。

（六）护理评估

1. 术前评估

（1）健康史　①一般情况：年龄、性别、婚姻、职业、饮食情况。②外伤史：受伤时间、地点、致伤

Note

条件、受伤部位、伤情，致伤源的性质及暴力的方向和强度，受伤至就诊之间的病情变化及就诊前的急救措施及其效果。③既往史及家族史：有无结核病、糖尿病、高血压等病史。④其他：有无腹部手术史及药物过敏史，有无酗酒和吸毒史，有无家族遗传病(如血友病)等。

(2) 身体状况

①腹部情况：评估腹部损伤后是否发生腹痛及腹痛的特点、部位、持续时间、伴随症状、有无放射痛和进行性加重，有无腹部压痛、反跳痛和肌紧张及其程度和范围；评估腹壁有无伤口及其部位、大小，自腹壁伤口有无脏器脱出；评估腹部有无移动性浊音，肝浊音界是否缩小或消失，肠蠕动是否减弱或消失。

②全身情况：包括生命体征；有无面色苍白、出冷汗、脉搏细速、血压不稳等休克早期症状；有无体温升高、脉搏增快等全身中毒症状；评估是否合并胸部、颅脑、四肢及其他部位损伤。

③辅助检查：了解红细胞计数、白细胞计数、血红蛋白和血细胞比容等变化；X线，超声、CT等影像学检查有无异常；诊断性腹腔穿刺结果。

(3) 心理-社会状况　评估病人及其家属对突发的相关损伤的心理承受能力，对预后的担心程度以及对本次损伤相关知识的了解程度。评估病人的经济承受能力和社会背景等。

2. 术后评估

(1) 术中情况　了解麻醉方式、手术类型、手术过程以及术中是否出现突发状况等。

(2) 身体状况　密切观察生命体征；评估腹部症状和体征的变化；观察体腔引流管的留置流液情况以及伤口、手术切口的愈合情况；评估红细胞计数、白细胞计数、血红蛋白、血细胞比容、血清电解质和肌酐等有无异常等。

(3) 心理-社会状况　评估病人及其家属对手术的心理应对情况，病人及其家属对术后护理与康复的认知程度。

(七) 常见护理诊断/问题

(1) 体液不足　与损伤致腹腔内出血、液体渗出、呕吐、禁食等有关。

(2) 疼痛　腹痛与腹部损伤、手术有关。

(3) 焦虑/恐惧　与急性创伤、大出血、内脏脱出等视觉刺激，以及担心手术、疼痛、疾病的预后等因素有关。

(4) 有感染的危险　与空腔脏器损伤、内容物流出或锐器刺伤等有关。

(5) 潜在并发症：休克、损伤脏器再出血、腹腔脓肿等。

(八) 护理目标

(1) 病人体液平衡得到维持，生命体征平稳。

(2) 病人腹痛缓解。

(3) 病人焦虑/恐惧程度减轻，情绪稳定。

(4) 病人未出现并发症，或并发症得到及时发现和处理。

(九) 护理措施

1. 急救护理　腹部损伤可合并多发性损伤，应根据情况做好急救的护理配合。根据病人的具体情况，可行以下措施：①心肺复苏：持续的胸外心脏按压和保持呼吸道通畅是关键；②处理张力性气胸：配合医生行胸腔穿刺排气；③止血：迅速采取止血措施；④补液：迅速建立2条以上静脉输液通路，遵医嘱及时输液，必要时输血；⑤腹部伤口处理：有开放性腹部损伤者，妥善处理伤口，如伴腹腔内脏器或组织自腹壁伤口突出，可用消毒碗覆盖保护，切勿强行回纳。在整个急救过程中应密切观察病人病情变化。

2. 非手术治疗的护理/术前护理

(1) 病情观察　①每15～30 min测定1次生命体征；②观察病人皮肤黏膜、意识情况；③每30

min 进行 1 次腹部评估，注意腹痛、腹膜刺激征的程度和范围变化；④观察和记录呕吐量、胃肠减压引流液的颜色、性状和量等，观察每小时尿量，严重腹部损伤病人应插导尿管以监测尿量；⑤每 30～60 min 采集 1 次静脉血，测定红细胞计数、白细胞计数、血红蛋白和血细胞比容，了解其变化，以判断腹腔内有无活动性出血；⑥协助医生行诊断性腹腔穿刺术或腹腔灌洗术，并及时获取穿刺液或灌洗液的检验结果。

（2）休息与体位　绝对卧床休息，协助病人取舒适体位，若病情稳定，可取半卧位。不随意搬动病人，以免加重伤情。

（3）禁饮、禁食、禁灌肠、胃肠减压　腹部损伤诊断未明确之前应绝对禁饮、禁食和禁灌肠，以防止肠内容物进一步漏出，加重病情。对怀疑有空腔脏器损伤者，应尽早行胃肠减压，以减少胃肠内容物漏出，减轻腹痛。

（4）维持体液平衡　补充足量的平衡盐溶液、电解质等。防治水、电解质紊乱，纠正酸碱平衡失调，维持有效循环血容量。必要时持续监测中心静脉压变化以评估体液不足的程度。

（5）预防感染　遵医嘱合理使用抗生素。

（6）镇静、镇痛　诊断未明确之前，禁用镇痛药，可通过分散病人注意力、改变体位、控制环境因素等来缓解疼痛。

（7）争取时间　尽快进行必要的术前准备。

（8）心理护理　关心病人，加强交流，根据病人具体情况加以疏导。向病人解释病情变化，可能出现的症状、体征及预后，使病人能正确认识疾病的发展过程。

3. 术后护理

（1）心理护理　向病人解释术后注意事项，继续给予病人及其家属心理支持。

（2）病情观察　严密监测生命体征以及血流动力学变化；观察腹部伤口和手术切口情况，注意腹部症状与体征的变化，及早发现腹腔脓肿等并发症；危重病人加强呼吸、循环和肾功能的监测。

（3）体位与活动　全麻清醒或硬膜外麻醉平卧 6 h 后，血压平稳者改为半卧位。术后多翻身，鼓励病人早期下床活动，以促进肠蠕动恢复，预防肠粘连。

（4）禁食、胃肠减压　待肠蠕动恢复、肛门排气后停止胃肠减压，若无腹胀及不适可拔除胃管，根据病情从流质饮食开始，逐渐过渡到普食。必要时给予完全胃肠外营养，以满足机体高代谢和修复的需要，并提高机体抵抗力。

（5）静脉补液　禁食及饮食恢复期间应进行静脉补液，维持水、电解质和酸碱平衡。

（6）抗感染　术后继续使用抗生素，控制腹腔内感染。

（7）腹腔引流护理　①引流管：妥善固定，标识清楚，保持通畅，引流管不能高于腹腔引流出口，以免引起逆行性感染；②引流袋：普通引流袋每日更换，抗反流型引流袋可 2～3 日更换 1 次，更换时严格遵守无菌操作原则；③引流液：观察并记录引流液的性质和量，若发现引流液突然减少，病人伴有腹胀、发热，应及时检查管腔有无堵塞或引流管是否滑脱；④皮肤护理：保持引流管周围皮肤干燥清洁，有渗液时要及时更换敷料；⑤拔管指征：引流液的量少于 10 mL/d 且非脓性、无发热、无腹胀、白细胞计数恢复正常时，可考虑拔除腹腔引流管。

（8）并发症的护理

①受损器官再出血　表现：病人腹痛缓解后又突然加剧，同时出现烦躁、面色苍白、肢端温度下降、呼吸及脉搏增快，血压不稳或下降等表现；腹腔引流管间断或持续引流出鲜红血液；血红蛋白和血细胞比容降低。护理：一旦出现以上情况，立即通知医生，并协助处理。a. 病人取平卧位且禁止随意搬动；b. 建立静脉通路，以备快速补液、输血之用；c. 密切观察病人病情变化，包括生命体征、面色、神志、末梢循环、腹痛情况和辅助检查结果的变化；d. 做好紧急手术准备。

②腹腔脓肿　表现：术后数日，病人体温持续不退或下降后又升高。伴有腹胀、腹痛、呃逆、直肠或膀胱刺激症状。辅助检查显示血白细胞计数和中性粒细胞比值明显升高；伴有腹腔感染者可见腹

腔引流管引流出较多混浊或有异味的液体。护理:遵医嘱使用抗生素;做好脓肿切开引流或物理疗法的护理配合;给予病人高蛋白、高热量、高维生素饮食或肠内外营养支持。

4. 健康教育

(1) 疾病知识　宣教本病相关的知识,使病人及其家属认识本病性质,积极配合治疗。出院后要适当休息,加强锻炼,增加营养,促进康复。

(2) 急救知识　普及各种急救知识,在发生意外事故时,能进行简单的急救或自救。

(3) 安全知识　加强宣传生产安全、户外活动安全、行车安全的知识,避免意外损伤的发生。

(4) 复诊指导　指导病人定期复查。若出现腹痛、腹胀、肛门停止排气排便等不适,应及时到医院就医。

二、常见的脏器损伤

(一) 脾损伤

脾是腹腔脏器中容易受损的器官之一。脾损伤的发生率在各种腹部创伤中高达40%~50%,在腹部闭合性损伤中脾破裂占20%~40%,在腹部开放性损伤中,脾破裂约占10%。有慢性病变(如血吸虫病、疟疾、淋巴瘤等)的脾更易破裂。单纯脾破裂的死亡率约为10%,若有多发伤,则死亡率为15%~25%。

1. 病因和病理　按病理解剖,脾破裂可分为中央型破裂(破裂位于脾实质深部)、被膜下破裂(破裂位于脾实质周边部分)和真性破裂(破裂累及被膜)三种。前两种破裂因被膜完整,出血量受到限制,故临床上可无明显的腹内出血征象,不易被发现。脾内血肿最终可被吸收,脾被膜下血肿有时在某些微弱外力的作用下,就可能引起被膜破裂而发生大出血,转为真性脾破裂,导致病情突然加重。

2. 临床表现

(1) 血肿形成　中央型破裂和被膜下破裂可形成血肿而被吸收。少数中央型血肿可因并发感染而形成脓肿。

(2) 失血性表现　真性破裂出血量较大,可迅速发展为失血性休克,甚至未及时抢救而死亡。

(3) 腹痛　持续性腹痛,同侧肩部牵涉痛,疼痛程度不严重,腹膜刺激征不剧烈。

3. 辅助检查

(1) 影像学检查、超声检查、CT 检查　可明确脾破裂程度。

(2) 实验室检查　红细胞计数、血红蛋白以及血细胞比容有不同程度下降。

4. 处理原则

(1) 非手术治疗

①适应证:无休克或容易纠正的一过性休克,超声检查或 CT 证实脾裂伤比较局限、表浅,无其他腹腔脏器合并伤者。

②主要措施:绝对卧床休息至少 1 周,禁食、禁饮,胃肠减压。补液或输血,应用止血药和抗生素。严密观察血压、脉搏、腹部体征,了解细胞比容及影像学变化。

(2) 手术治疗

①适应证:不符合非手术治疗条件者,或治疗观察期间发现继续出血或发现有其他脏器损伤,应立即手术。

②手术方法:a. 保留脾脏手术:彻底查明伤情可保留脾脏者,采用生物胶黏合止血、物理凝固止血、单纯缝合修补、脾破裂捆扎、脾动脉结扎及部分脾切除术等。b. 脾切除术:不符合保脾条件者,立即实施全脾切除术。

知识拓展

脾切除的时机

脾破裂的处理原则是“抢救生命第一，保留脾第二”。报道称，脾切除术后病人对感染的抵抗力减弱(主要是婴幼儿)，甚至可发生以肺炎球菌为主要致病菌的脾切除后凶险性感染。随着对脾功能认识的深化，以及现代脾脏外科观念的建立和选择性非手术治疗的出现，尽量保留脾的原则(特别是儿童)已被多数外科医生所接受，主张用保留脾脏手术代替切脾手术。切脾的时机：①脾中心部脆裂、脾门撕裂或有大量失活组织，缝合修补不能有效止血，高龄及多发伤情况严重者；②原先已呈病理性肿大的脾脏发生破裂；③脾被膜下破裂形成血肿和少数真性破裂后被网膜等周围组织包裹形成局限性血肿者；④野战条件下。有人主张将1/3脾组织切成薄片或小块植入大网膜囊内进行自体移植，以预防脾切除后凶险性感染的发生(主要为婴幼儿)。

5. 护理措施　出血是脾切除术后常见的并发症，多发生于术后早期，因此术后应根据病人恢复情况确定下床活动的时机。一旦发生出血，常需要再次开腹止血，因此应密切监测病人的生命体征、尿量以及神志变化，及时对异常情况进行处理。另外，部分脾切除的病人术后会持续发热2～3周，体温38～40℃，称为“脾热”，应及时给予物理降温，补充水与电解质。

(二) 肝损伤

肝损伤在腹部损伤中占20%～30%，居腹部器官损伤的第二位。右肝损伤较左肝多见。肝损伤的病因、病理类型和临床表现都与脾损伤极为相似。因肝外伤后可能有胆汁溢出，故腹痛和腹膜刺激征常较脾破裂伤者更为明显。肝破裂后，血液有时可通过受伤的胆管进入十二指肠而出现黑便或呕血，称外伤性胆道出血。肝损伤的主要危险是失血性休克、胆汁性腹膜炎和继发性感染。

1. 分类

(1) 肝破裂　肝被膜和实质均裂伤，为真性破裂。

(2) 被膜下血肿　实质裂伤但被膜完整，可能转为肝破裂而导致腹腔内出血。

(3) 中央型肝破裂　肝深部实质裂伤，伴或不伴有被膜裂伤。肝被膜下破裂也有转为真性破裂的可能，且易发展为继发性肝脓肿。

知识拓展

肝外伤分级

我国吴孟超等参照国外学者意见提出以下肝外伤分级。

Ⅰ级：肝实质裂伤<1 cm，范围小，含小的包膜下血肿。

Ⅱ级：肝实质裂伤1～3 cm，范围局限性，含周围性穿透伤。

Ⅲ级：肝实质裂伤>3 cm，范围广，含中央型穿透伤。

Ⅳ级：肝门或肝内大血管或下腔静脉损伤。

2. 临床表现

(1) 失血性休克　与肝脏破裂的程度和出血量多少有关，有活动性出血以及较深的全层破裂或碎裂可出现失血性休克。可出现黑便或呕血。

(2) 腹痛　呈持续性，向同侧肩部牵涉痛，一般不严重，如有胆汁溢入腹腔，则腹痛和腹膜穿刺明显。

(3) 继发性脓肿　肝内或被膜下血肿的继发性感染可形成肝脓肿,出现全身感染征象。

3. 处理原则

(1) 非手术治疗　生命体征稳定或经补充血容量后病情稳定者,可在严密观察下进行非手术治疗,一般不少于 1 周。

(2) 手术治疗　补充血容量后生命体征仍不稳定或需大量输血才能维持血压者,以及肝脏火器伤和累及其他空腔脏器的非火器伤需手术治疗。根据伤情选择不同术式,如清创缝合术、肝动脉结扎、肝切除术、纱布填塞法等。术后在创面或肝周,应留置多孔硅胶双套管行负压吸引以引流出渗出的血液和胆汁。

4. 护理措施　胆瘘是肝损伤术后的常见并发症,常发生于术后 5～10 日,护士应采取积极措施保持腹腔引流管通畅,并密切观察引流情况,如腹腔引流管有胆汁样液体流出或引流管周围有少量胆汁外渗,立即报告医生,并做好护理配合。

(三) 胰腺损伤

胰腺损伤占腹部损伤的 1%～2%,多因上腹部外力冲击,强力挤压胰腺于脊柱所致,因此,损伤多发生在胰的颈、体部。胰腺损伤后发生胰漏或胰瘘,胰液腐蚀性强,又影响消化功能,故胰腺损伤的病情较重,死亡率高达 20%。

1. 临床表现　胰腺损伤后,胰液经网膜孔进入腹腔,致弥漫性腹膜炎,出现上腹部压痛和肌紧张,部分病人伴有肩部放射痛。若未及时处理,漏出的胰液被局限在网膜囊内,日久可形成具有纤维壁的胰腺假性囊肿。

2. 辅助检查

(1) 影像学检查　超声检查可发现胰腺周围积血、积液。CT 能显示胰腺轮廓是否完整,经内镜逆行胆胰管造影(ERCP)可明确有无主胰管断裂。

(2) 实验室检查　腹腔灌洗液和血、尿淀粉酶升高对诊断有一定参考价值。

3. 处理原则　高度怀疑或诊断为胰腺损伤者,以及出现明显腹膜刺激征者应立即手术治疗。手术目的是止血、合理切除胰腺、控制胰腺外分泌、处理合并伤以及充分引流。根据伤情选择不同的术式,包括胰腺缝合修补术、部分切除术、远端与空肠 Roux-en-Y 吻合术等。各类胰腺手术之后,充分而有效的腹腔及胰周引流是保证手术效果和预防并发症的重要措施。

4. 护理措施　胰腺损伤术后有发生胰瘘的风险,多发生于术后 5～7 日,应保持腹腔引流管通畅,每日或隔日监测腹腔引流液中淀粉酶的含量,同时密切观察病人的症状与体征,做到及时发现和处理。

(四) 胃、十二指肠和小肠损伤

腹部闭合性损伤时很少累及胃,胃损伤多发生在胃膨胀时,仅占腹部损伤的 3.16%。上腹或胸下部的穿透伤常导致胃损伤,且多伴有肝、脾、胰腺和横膈的损伤。十二指肠位置较深,损伤的发生率较胃损伤低,约占腹部损伤的 1.16%,但一旦损伤,病情进展快,诊断和处理相当困难,死亡率可高达 30%。小肠占据中、下腹的大部分空间,受外伤的概率比较大,小肠破裂约占腹部损伤的 1/3。

1. 临床表现

(1) 腹痛　胃、十二指肠损伤合并破裂者,腹痛多较剧烈,进行性加重;若十二指肠破裂发生在腹膜后,则腰部疼痛较剧烈,而腹部疼痛较轻。小肠破裂后早期表现可不明显,随着时间推移,可出现腹痛、腹胀。

(2) 腹胀　胃破裂后,可立即出现肝浊音界消失,膈下有游离气体,早期出现气腹。小肠破裂后只有少数病人有气腹。

(3) 腹膜刺激征　胃、十二指肠破裂后,消化液流入腹腔内,可立即出现剧烈腹痛及腹膜刺激征。小肠液 pH 中性,小肠破裂后腹膜刺激征的发生率低(仅占 3. %),部分病人小肠裂口不大或破裂后被食物残渣、纤维蛋白甚至突出的黏膜堵塞，可能无弥漫性腹膜炎的表现。

（4）恶心、呕吐　多由腹腔内出血或消化液刺激腹膜的自主神经反射引起，合并腹膜炎时，恶心、呕吐明显加重。也可因肠麻痹而导致持续性呕吐。

（5）休克　一般多为感染性休克，如合并其他脏器损伤，则可早期出现失血性休克。

2. 辅助检查

（1）影像学检查　早期腹部X线检查发现腹腔内、膈下游离气体；超声检查可确定腹腔内积液的量；胃管内注入水溶性碘剂、同时注射造影剂行CT检查对十二指肠损伤的诊断也有帮助。

（2）诊断性腹腔穿刺和腹腔灌洗　准确率可达90%以上。

（3）实验室检查　红细胞计数、血红蛋白和血细胞比容下降提示有大量失血；白细胞计数增多提示有感染。

3. 处理原则　关键是全身抗休克和及时得当的手术处理。

（1）非手术治疗　主要包括：①抗休克；②抗感染；③禁食、胃肠减压。

（2）手术治疗　一旦决定手术，应立即做好手术准备，手术目的包括术中彻底探查、清理腹腔，根据具体伤情修复受损脏器。

①胃损伤：手术前应彻底探查胃的各个部位，以免遗漏小的破损。边缘整齐的裂口可直接缝合，若损伤广泛宜行部分切除术；必要时行全胃切除、十二指肠空肠Roux-en-Y吻合术。

②十二指肠损伤：手术时应仔细探查十二指肠附近的组织，尤其不能遗漏十二指肠腹膜后的破裂。同时应根据损伤的部位、程度、范围、原因、局部和全身情况、损伤时间等进行综合分析，选择适当的术式，包括单纯修补术、带蒂肠片修补术、十二指肠空肠Roux-en-Y吻合术、浆膜切开血肿清除术、胰十二指肠切除术等。

③小肠损伤：手术时应对小肠和系膜进行系统的探查。方式以简单修补为主，但裂口较大、多处破裂、肠管大部分断裂或裂口边缘部肠壁组织损伤严重、肠壁内或系膜缘有大血肿、肠管血供障碍时，则应采取部分小肠切除吻合术。

4. 护理措施　胃、十二指肠和小肠破损后，内容物与消化液漏入腹腔易发生腹腔感染，术后应及时按医嘱给予抗生素，并密切观察腹部体征、监测体温变化，以及时发现损伤处再破裂或腹腔脓肿等并发症。其他护理措施参见本章第一节。

（五）结肠、直肠损伤

结肠损伤多为开放性损伤引起，发生率较小肠低，占腹部损伤的10%～20%。直肠损伤并不多见，但直肠内粪便含菌量高，损伤后极易引起周围组织间隙感染，并发症的发生率高达10%～45%。

1. 临床表现

（1）结肠损伤　因结肠内容物液体成分少而细菌含量多，故腹膜炎出现得较晚，却较严重。部分结肠位于腹膜后，受伤后容易漏诊，常导致严重的腹膜后感染。结肠损伤多伴有其他脏器损伤，临床表现复杂。

（2）直肠损伤　腹膜反折上的直肠损伤，其表现与结肠破裂基本相同；腹膜反折下的直肠损伤，可引起严重的直肠周围间隙感染。腹膜外直肠损伤可出现血液从肛门排出，会阴部、骶尾部、臀部、大腿部的开放性伤口有粪便溢出，尿液中有粪便或尿液从肛门排出。

2. 辅助检查

（1）影像学检查　腹部X线、超声检查、CT检查具有诊断价值。

（2）结肠镜检查　行纤维结肠镜检查，可及时发现结肠破裂或肠黏膜损伤。

（3）直肠指检　可发现直肠内有出血，有时可摸到直肠裂口，怀疑直肠损伤而指诊阴性者，可行直肠镜检查。

（4）其他检查　如腹腔穿刺、腹腔镜探查、实验室检查等。

Note

3. 处理原则　禁食、胃肠减压、补液、抗感染和止血等非手术治疗，同时应根据病情尽快采取手术治疗。

（1）结肠损伤　结肠壁薄、血液供应差、细菌数量大，一旦怀疑结肠损伤，需及时进行手术探查。除少数裂口小、腹腔污染轻、全身情况良好者可以考虑一期修补或一期结肠切除吻合（尤其是右半结肠）外，大部分病人需先采用肠造口术或肠外置术处理，3～4 周后待病人情况好转，再关闭瘘口。

（2）直肠损伤　直肠损伤后应按照损伤部位和程度选择不同术式。直肠上端破裂，应剖腹进行修补，若直肠毁损严重，可切除后行端端吻合，同时行乙状结肠双腔造瘘术，2～3 个月后闭合造口。直肠下端破裂，应充分引流直肠周围间隙以防感染扩散，并行乙状结肠造口术，使粪便改道直至伤口愈合。

4. 护理措施　结肠、直肠损伤病人术后应做好肠造口护理；密切观察病人排便情况，采取措施预防便秘。其他护理措施参见本章第一节。

（吉秀家）

目标检测

目标检测
答案解析

1. 对腹部闭合性损伤伴休克，腹腔穿刺抽出粪性液体的病人应（　　）。

A. 立即进行手术探查

B. 先纠正休克，必须等休克好转后才能施行手术

C. 积极治疗休克，在抗休克的同时进行手术探查

D. 胃持续减压、输液、应用大剂量抗生素

E. 严密观察腹部情况 12 h 后再考虑手术治疗

2. 肝、脾破裂首选的辅助检查措施是（　　）。

A. B 超检查　　B. CT 检查　　C. 淀粉酶测定

D. 立位 X 线检查　　E. MRI 检查

3. 腹部实质性脏器破裂最主要的临床表现是（　　）。

A. 肠麻痹　　B. 胃肠道症状　　C. 全身感染症状

D. 内出血征象　　E. 腹膜刺激征

4. 关于腹部损伤病人非手术治疗的方法，下列错误的是（　　）。

A. 不随意搬动病人　　B. 未明确诊断前不注射止痛药

C. 积极补充血容量　　D. 给予流质饮食

E. 应用广谱抗生素

5. 受伤当时无明显症状，几天后突然出现急性大出血的危险情况的内脏损伤是（　　）。

A. 肝脾破裂　　B. 小肠穿孔　　C. 大肠破裂

D. 十二指肠破裂　　E. 胆囊穿孔

6. 下列何种腹腔内脏损伤检查时腹膜刺激征不明显？（　　）

A. 肝破裂　　B. 脾破裂　　C. 胰破裂　　D. 肠穿孔　　E. 胃穿孔

7. 病人，男，46 岁，腹部被自行车车把撞击 2 h 后出现面色苍白，脉搏 120 次/分，血压 70/50 mmHg，全腹腹膜刺激征（+），腹腔穿刺抽出不凝血液，诊断可能是（　　）。

A. 胃穿孔　　B. 腹壁血肿　　C. 肝脾破裂　　D. 结肠破裂　　E. 急性胰腺炎

第四节　胃十二指肠疾病病人的护理

学习目标

1. 了解胃十二指肠溃疡的概念、分类及典型临床表现。
2. 掌握胃十二指肠溃疡、胃癌病人手术前后护理措施。
3. 熟悉胃十二指肠溃疡外科治疗适应证、并发症；胃癌病人的病因、治疗原则。

本节 PPT

导学案例

病人，男，46 岁，胃溃疡伴瘢痕性幽门梗阻。行毕Ⅱ式胃大部切除术后第 8 日，突然发生上腹部剧痛，呕吐频繁，每次量少，不含胆汁，呕吐后症状不缓解。查体：上腹部偏右有压痛。问题：

1. 发生了什么？
2. 首要的护理措施是什么？

一、胃十二指肠溃疡

胃十二指肠溃疡是指发生于胃十二指肠的局限性圆形或椭圆形的全层贴膜缺损。因溃疡的形成与胃酸-蛋白酶的消化作用有关，故又称为消化性溃疡。新型制酸剂和抗幽门螺杆菌药物的应用使得大部分溃疡病病人经内科治疗可以痊愈，所以外科治疗主要针对溃疡所导致的并发症。

（一）病因

胃十二指肠溃疡病因较复杂，是多因素综合作用的结果，主要原因包括幽门螺杆菌感染、胃酸分泌异常和黏膜防御机制的破坏。

（二）病理生理与分型

1. 胃十二指肠溃疡　本病属慢性溃疡，多为单发。胃溃疡多发生于胃小弯，以胃角多见，胃窦部与胃体也可见，胃大弯、胃底少见。十二指肠溃疡主要发生在球部，球部以下的溃疡称为球后溃疡。典型的胃十二指肠溃疡呈圆形或椭圆形，可深达黏膜下层。若溃疡向深层侵蚀，可引起出血或穿孔。幽门处较大溃疡愈合后形成瘢痕可导致幽门梗阻。

根据发生的部位和胃酸的分泌量，胃溃疡可分为四型：Ⅰ型，最为常见，占 50%～60%，低胃酸，溃疡位于胃小弯角切迹附近；Ⅱ型，约占 20%，高胃酸，胃溃疡合并十二指肠溃疡；Ⅲ型，约占 20%，高胃酸，溃疡位于幽门管或幽门前；Ⅳ型，约占 5%，低胃酸，溃疡位于胃上部 1/3、胃小弯高位接近贲门处，常为穿透性溃疡，易发生出血成穿孔。

2. 胃十二指肠溃疡并发症

(1) 胃十二指肠溃疡穿孔　活动期胃十二指肠溃疡向深部侵蚀、穿破浆膜的结果。90%的十二指肠溃疡穿孔发生在球部前壁偏小弯侧，而胃溃疡穿孔 60%发生在近幽门的胃前壁，多偏胃小弯。

急性穿孔后，具有强烈刺激性的胃酸、胆汁、胰液等消化液和食物进入腹腔，引起化学性腹膜炎和腹腔内大量液体渗出，6～8 h后细菌开始繁殖并逐渐转化为化脓性腹膜炎。病情严重者，由于剧烈腹痛、强烈的化学刺激、细胞外液的丢失以及细菌毒素吸收等因素的作用，可出现休克。

(2) 胃十二指肠溃疡大出血　溃疡基底血管受侵蚀并导致破裂的结果。病人多有溃疡病史，近期可有服用非甾体抗炎药、疲劳、饮食不规律等诱因。胃溃疡大出血多发生在胃小弯。十二指肠溃疡大出血通常位于球部后壁。大出血后，因血容量减少、血压降低、血流变缓、血管破裂处血凝块形成等原因而暂时止血。由于胃酸、胃肠蠕动和胃十二指肠内容物与溃疡病灶的接触，部分病例可发生再次出血。

(3) 瘢痕性幽门梗阻　常见于十二指肠球部溃疡和Ⅱ型、Ⅲ型胃溃疡。溃疡引起幽门梗阻的机制有幽门痉挛、炎性水肿和瘢痕三种，前两种情况是暂时性的、可逆的，无须外科手术。而瘢痕性幽门梗阻属永久性，需通过手术解除。由于胃内容物潴留引起呕吐而致水、电解质的丢失，导致脱水、低钾低氯性碱中毒。长期慢性不完全性幽门梗阻者因摄入减少、消化吸收不良而出现贫血和营养障碍。

(三) 临床表现

1. 胃十二指肠溃疡

(1) 胃溃疡　腹痛多于进餐后0.5～1 h开始，持续1～2 h后消失。进食后疼痛不能缓解，有时反而加重，服用抗酸药物疗效不明显。压痛点位于剑突与脐间的正中线或略偏左。胃溃疡经抗酸治疗后常容易复发。除易发生大出血、急性穿孔等严重并发症外，约有5%胃溃疡可发生恶变。

(2) 十二指肠溃疡　临床表现为上腹部或剑突下烧灼痛或钝痛，主要为餐后延迟痛(餐后3～4 h)、饥饿痛或夜间痛，服用抗酸药物或进食后，疼痛缓解或停止。脐部偏右上方可有压痛。腹痛具有周期性发作的特点，秋冬季或冬春季好发。若缓解期缩短，发作期延长，腹痛程度加重，则提示溃疡病变加重。

2. 胃十二指肠溃疡并发症

(1) 胃十二指肠溃疡急性穿孔

①症状：多突然发生于夜间、空腹或饱食后，主要表现为突发性上腹部刀割样剧痛，并迅速波及全腹，但以上腹部为重。病人疼痛难忍，并有面色苍白、出冷汗、脉搏细速、血压下降、四肢厥冷等表现，常伴恶心、呕吐，有时伴有肩部或肩胛部牵涉痛。若消化液沿右结肠旁沟流入右下腹，可引起右下腹疼痛。当消化液被腹腔内的渗出液稀释时，腹痛略有减轻，继发细菌感染后腹痛可再次加重。

②体征：病人呈急性面容，表情痛苦，蜷曲位，不愿移动。腹式呼吸减弱或消失，腹部呈舟状，全腹有明显的压痛和反跳痛，以上腹部为明显，腹肌紧张呈“木板样”强直。肝浊音界缩小或消失，可有移动性浊音，肠鸣音减弱或消失。

(2) 胃十二指肠溃疡大出血

①症状：呕血和黑便是主要症状。多数病人只有黑便而无呕血，迅猛的出血则表现为大量呕血与排紫黑色血便。呕血前病人常有恶心，便血前多突然有便意。呕血或排便前后常有心悸、眩晕、乏力甚至昏厥。短期内失血超过400 mL时病人可出现面色苍白、口渴、脉搏快速有力、血压正常或略偏高等循环系统代偿征象。当失血量超过800 mL时，可出现休克症状：病人烦躁不安、出冷汗、脉搏细速、呼吸急促、血压下降，四肢湿冷等。

②体征：腹部稍胀，上腹部可有轻度压痛，肠鸣音亢进。

(3) 胃十二指肠溃疡瘢痕性幽门梗阻

①症状：进食后上腹饱胀不适，并出现阵发性胃痉挛性疼痛，伴嗳气、恶心、呕吐。呕吐反复发作是最突出的症状，特点是呕吐量大，一次1000～2000 mL；呕吐物含大量宿食，带腐败酸臭味，不含胆汁；呕吐后病人自觉胃部舒适，故病人常自行诱发呕吐以缓解症状。长期呕吐导致营养不良，病人可

有面色苍白、消瘦、皮肤干燥、弹性消失等表现。

②体征：上腹部可见胃型和胃蠕动波，用手轻拍上腹部可闻及振水音。

（四）辅助检查

(1) 实验室检查　胃十二指肠溃疡急性穿孔病人可出现血白细胞计数及中性粒细胞比值升高。胃十二指肠溃疡大出血病人早期由于血液浓缩，血常规变化不大，以后红细胞计数、血红蛋白值、血细胞比容均呈进行性下降。

(2) 影像学检查

①X线检查：约80%胃十二指肠溃疡急性穿孔的病人立位腹部X线可见膈下新月状游离气体影。X线钡餐检查可发现胃十二指肠溃疡部位有一周围光滑、整齐的龛影或十二指肠球部变形；幽门梗阻者可见胃扩大，24 h后仍有钡剂存留。已明确为幽门梗阻者避免做此检查。

②血管造影：胃十二指肠溃疡大出血病人行选择性腹腔动脉或肠系膜上动脉造影可明确病因与出血部位，并可采取栓塞治疗或动脉注射垂体加压素等介入性止血措施。

(3) 内镜检查　胃镜检查是确诊胃十二指肠溃疡的首选检查方法，可明确溃疡部位，并可在直视下取活组织做幽门螺杆菌检测及病理学检查。

(4) 诊断性腹腔穿刺　主要适用于临床表现不典型的病例，穿刺抽出液含胆汁或食物残渣可确诊。

（五）处理原则

1. 非手术治疗

(1) 一般治疗　包括养成规律的饮食和作息习惯、劳逸结合、避免精神高度紧张等。

(2) 药物治疗　使用根除幽门螺杆菌、抑制胃酸分泌及保护胃黏膜等的药物。必要时遵医嘱使用抗生素、给予肠外营养支持。

(3) 禁食、胃肠减压　略。

2. 手术治疗

(1) 适应证　①经内科系统治疗3个月以上仍不愈合或愈合后短期内又复发者；②并发急性大出血、瘢痕性幽门梗阻、溃疡穿孔及溃疡穿透至胃壁外者；③溃疡巨大（直径＞25 cm）或高位溃疡；④胃十二指肠复合性溃疡；⑤胃溃疡癌变或不能排除癌变者。

(2) 手术方式　胃大部切除术是治疗胃十二指肠溃疡及其并发症的首选术式。胃大部切除术后胃肠道重建的基本方式包括胃十二指肠吻合或胃空肠吻合。术式包括毕Ⅰ式胃大部切除术、毕Ⅱ式胃大部切除术和胃大部切除后胃空肠 Roux-en-Y 吻合术（图 14-4-1 至图 14-4-3）。另外，胃十二指肠溃疡急性穿孔者可行穿孔修补术；胃十二指肠溃疡大出血者可行溃疡底部贯穿缝扎术。

（六）护理评估

(1) 健康史　①一般情况：包括年龄、性别、饮食、生活习惯、性格特征、药物使用情况，特别是有无非甾体抗炎药和皮质类固醇等药物服用史。②既往史：了解有无手术史、有无传染病史、有无糖尿病、冠心病、高血压等，有无药物过敏。③家族史：了解家族中有无胃十二指肠疾病史。

(2) 身体状况

①腹部情况：评估腹痛发生的时间、部位、性质、程度、范围及其伴随症状等。

②全身情况：评估病人精神状态、生命体征。有无休克表现；有无感染及中毒反应；有无水、电解质紊乱和酸碱失衡表现；有无消瘦和贫血等全身表现。

③辅助检查：了解各项辅助检查结果。

(3) 心理-社会状况　了解病人对疾病的认知程度和情绪状态，了解病人的社会支持情况。

（七）常见护理诊断/问题

(1) 急性疼痛　与胃十二指肠黏膜受侵蚀、胃十二指肠溃疡穿孔后消化液对腹膜的强烈刺激以

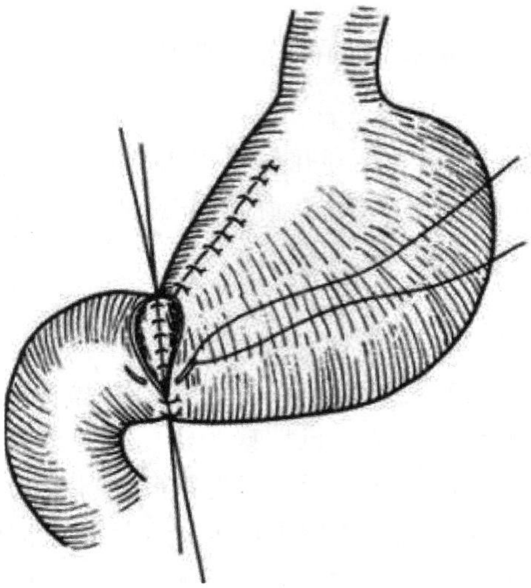

图 14-4-1　毕Ⅰ式胃大部切除术

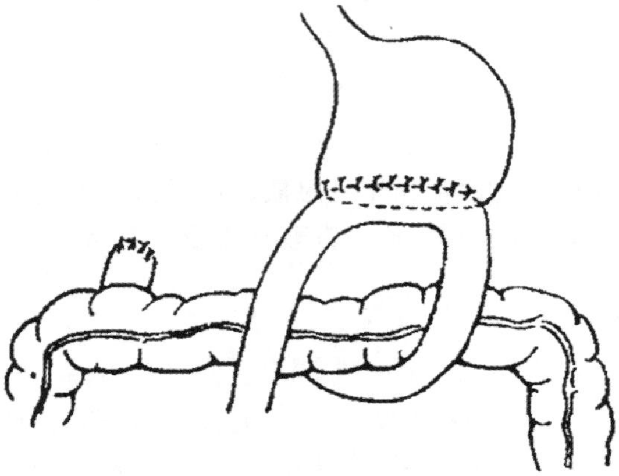

图 14-4-2　毕Ⅱ式胃大部切除术

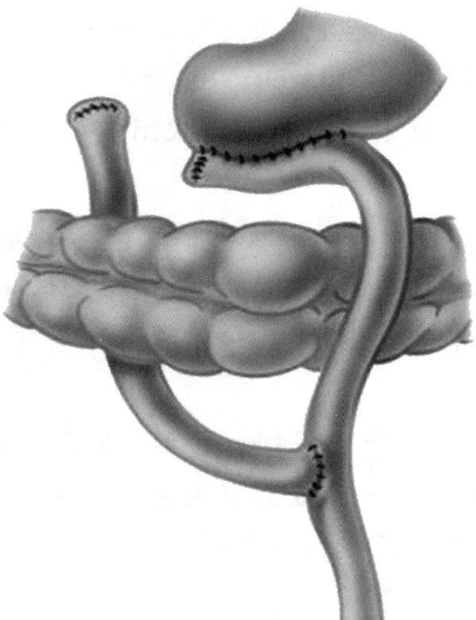

图 14-4-3　胃空肠 Roux-en-Y 吻合术

Note

及手术创伤有关。

(2) 体液不足　与溃疡急性穿孔后腹腔内大量渗出及呕吐等致体液大量丢失、胃十二指肠溃疡大出血致血容量降低、幽门梗阻致大量呕吐以及围术期禁食、禁饮有关。

(3) 营养失调:低于机体需要量　与禁食和手术创伤有关。

(4) 焦虑/恐惧　与突发胃十二指肠溃疡穿孔、大出血及担心手术等有关。

(5) 潜在并发症:出血、感染、十二指肠残端破裂、吻合口瘘、胃排空障碍、术后梗阻、倾倒综合征等。

(八) 护理目标

(1) 病人疼痛减轻或缓解。

(2) 病人水、电解质平衡得以维持,未发生酸碱失衡。

(3) 病人营养状况改善。

(4) 病人自述焦虑、恐惧减轻或消失。

(5) 病人术后未发生并发症,或并发症得到及时发现和处理。

(九) 护理措施

1. 非手术治疗的护理/术前护理

(1) 体位　病人取平卧位或半卧位。有出血者,头偏向一侧;伴有休克者取休克体位,生命体征平稳后改为半卧位。

(2) 饮食护理　出现并发症者禁食。出血停止或非完全性幽门梗阻者,可进流质或无渣半流质饮食。术前 1 日进流质饮食,术前 12 h 禁食、禁饮。

(3) 胃肠减压　保持引流通畅和有效负压,注意观察和记录引流液的颜色、性状和量。

(4) 静脉补液　建立多条静脉通路,根据医嘱合理安排输液种类和速度,维持水、电解质和酸碱平衡。

(5) 病情观察　严密观察病人的血压、脉搏、尿量、中心静脉压、周围循环情况及腹部情况。如腹膜刺激征、肠鸣音等的变化;观察有无鲜红色血液持续从胃管引出。

(6) 术前准备　遵医嘱及时补液、输血,以纠正营养不良、贫血;合理使用抗生素以预防和控制感染;出血者遵医嘱应用止血药物或给予冰生理盐水洗胃;完全梗阻者持续胃肠减压排空胃内潴留物,并于术前 3 日,每晚用 300～500 mL 温生理盐水洗胃,以减轻胃壁水肿和炎症、有利于术后吻合口愈合;术日晨留置胃管,以防止麻醉及手术过程中出现的呕吐、误吸。

(7) 心理护理　理解和关心病人,告知病人疾病和治疗的有关知识及手术治疗的必要性,解答病人的各种疑问,使病人能积极配合治疗和护理。

2. 术后护理

(1) 病情观察　监测病人生命体征,每 30 min 测量 1 次,病情平稳后延长监测时间。同时观察病人神志、尿量及切口渗血、渗液和引流液情况。

(2) 休息与活动　病人术后取平卧位,待血压平稳后给予低半卧位。卧床期间,协助病人翻身。若情况允许,鼓励病人早期活动,活动量因人而异。

(3) 饮食护理　拔除胃管后即可进食,当日可饮少量水或米汤,如无不适,第 2 日进半流质饮食,每次 50～80 mL;第 3 日进全量流质饮食,每次 100～150 mL;第 4 日可进半流质饮食。食物宜温、软、易于消化,忌生、冷、硬和刺激性食物,少量多餐。

(4) 引流管护理　胃十二指肠溃疡术后病人常留置胃管、腹腔引流管、导尿管等。妥善固定并准确标记各引流管,避免脱出,一旦脱出后不可自行插回;保持引流通畅,防止受压、扭曲、折叠等,经常挤捏各引流管以防堵塞。若堵塞,可在医生指导下用注射器抽取生理盐水冲洗引流管;观察并记录引流液的颜色、性状和量等。胃管应保持负压状态。术后胃肠减压量减少,肠蠕动恢复,肛门排气

Note

后，可拔出胃管。

(5) 营养支持术后胃肠减压期间及时输液补充病人所需的水、电解质和营养素，必要时输入人血白蛋白或全血，以改善病人的营养状况，促进切口愈合。

(6) 术后早期并发症的护理

①术后胃出血：a. 原因：术后 24 h 以内发生的出血，多属术中止血不彻底；术后 4～6 日发生的出血，常为吻合口黏膜坏死脱落所致；术后 10～20 日发生的出血，多因吻合口缝线处感染或黏膜下脓肿腐蚀血管所致。b. 表现：术后胃管不断吸出新鲜血液，24 h 仍不停止，甚至出现呕血、黑便，则为术后出血。c. 护理：遵医嘱禁食、应用止血药物和输新鲜血、用冰生理盐水洗胃等方式处理，若非手术治疗无效或出血量增大时，应行手术止血。

②十二指肠残端破裂：这是毕Ⅰ式胃大部切除术后早期严重并发症。a. 原因：多为十二指肠残端处理不当，或者因空肠输入袢梗阻致十二指肠内张力过高。b. 表现：多发生在术后 24～48 h，病人出现突发性上腹部剧痛、发热和腹膜刺激征；白细胞计数增加；腹腔穿刺可抽得胆汁样液体。c. 护理：如发生十二指肠残端破裂，立刻做好手术治疗的术前准备。术后持续负压吸引，积极纠正水、电解质和酸碱平衡失调，经静脉或空肠造瘘管提供营养支持，遵医嘱使用广谱抗生素抗感染，用氧化锌软膏保护引流管周围皮肤。

③吻合口破裂或吻合口瘘：这是胃大部切除术后的早期严重并发症之一。a. 原因：与缝合不当、吻合口张力过大、组织供血不足有关，贫血、低蛋白血症和组织水肿者易发生。b. 表现：多发生在术后 1 周内，病人出现高热、脉速等全身中毒症状，腹膜炎以及腹腔引流管引流出含肠内容物的混浊液体。c. 护理：出现弥漫性腹膜炎的吻合口破裂病人须立即手术，做好急诊手术的准备；禁食、胃肠减压；合理使用抗生素和给予肠外营养支持，纠正水、电解质紊乱和维持酸碱平衡。

④胃排空障碍：也称胃瘫。a. 原因：精神因素、输出袢痉挛、吻合口水肿、低蛋白血症、饮食结构改变，长期应用抑制胃肠运动的药物、大网膜吻合口周围团块状粘连等均可导致胃肠功力障碍，胃排空延迟。b. 表现：常发生在术后 4～10 日，病人出现上腹饱胀、钝痛和呕吐，呕吐含胆汁胃内容物。c. 护理：一旦发生，禁食、胃肠减压，给予肠外营养支持，纠正低蛋白血症，维持水、电解质和酸碱平衡。应用胃动力促进剂，也可用 3%温盐水洗胃。一般均能经非手术治疗治愈。

⑤术后梗阻：根据梗阻部位可分为输入袢梗阻、输出袢梗阻和吻合口梗阻，前两者见于毕Ⅰ式胃大部切除术后。

a. 输入袢梗阻　可分为以下两类。

(a) 急性完全性输入袢梗阻　原因：输出袢系膜悬吊过紧压迫输入袢，或输入袢过长穿入输出袢与横结肠系膜的间隙孔形成内疝所致。表现：病人上腹部剧烈疼痛，频繁呕吐，量少，多不含胆汁，呕吐后症状不缓解且上腹部有压痛性肿块。病情进展快，不久即出现烦躁、脉速、血压下降等休克表现。处理：属于闭袢性肠梗阻，易发生肠绞窄，应紧急手术治疗。

(b) 慢性不完全性输入袢梗阻　原因：输入袢过长扭曲或输入袢过短在吻合口处形成锐角，使输入袢内胆汁、胰液和十二指肠液排空不畅而滞留。表现：进食后出现上腹胀痛或绞痛，随即突然喷射性呕吐出大量不含食物的胆汁，呕吐后症状缓解。由于消化液潴留在输入袢内，进食后消化液分泌明显增加，输入袢内压力增高，刺激肠管发生强烈的收缩，引起喷射样呕吐，也称输入袢综合征。处理：包括禁食、胃肠减压、营养支持等，如症状在数周或数月内不能缓解，亦需手术治疗。

b. 输出袢梗阻　原因：胃大部切除术后胃肠吻合口下方输出袢因粘连、大网膜水肿、炎性肿块压迫所致的梗阻。表现：病人上腹饱胀，严重时呕吐出食物和胆汁。处理：非手术治疗无效，应手术解除梗阻。

c. 吻合口梗阻　原因：一般为吻合口过小或吻合口的胃肠壁内翻过多所致，也可为术后吻合口水肿所致。表现：病人进食后出现上腹饱胀感和溢出性呕吐，呕吐物含或不含胆汁。X 线钡餐检查可见造影剂完全停留在胃内。处理：非手术治疗措施同胃排空障碍的处理措施。若经非手术治疗仍

Note

无改善，可手术解除梗阻。

（7）术后远期并发症的护理

①倾倒综合征：由于胃大部切除术后，失去幽门对胃排空的控制，导致胃排空过快所产生的一系列综合征。根据进食后症状出现的时间可分为早期与晚期两种类型。

a. 早期倾倒综合征　原因：多因餐后大量高渗性食物快速进入十二指肠或空肠，致肠道内分泌细胞分泌大量肠源性血管活性物质有关。表现：进食后半小时出现心悸、出冷汗、乏力、面色苍白等短暂血容量不足的相应表现，并伴有恶心、呕吐、腹部绞痛和腹泻。护理：指导病人少食多餐，避免过甜、过咸、过浓的流质饮食。宜进低碳水化合物、高蛋白饮食，用餐时限制饮水、喝汤，进餐后平卧 20 min。多数病人经饮食调整后，症状可减轻或消失，术后半年到 1 年内能逐渐自愈。极少数症状严重而持久的病人需手术治疗。

b. 晚期倾倒综合征　病因：进食后，胃排空过快，含糖食物迅速进入空肠后过快吸收，使血糖急速升高，刺激胰岛素大量释放，而当血糖下降后，胰岛素并未相应减少，继而发生反应性低血糖，故晚期倾倒综合征又被称为低血糖综合征。表现：餐后 2～4 h 病人出现心慌、出冷汗、面色苍白、手颤、无力甚至虚脱等。护理：饮食中减少碳水化合物含量，增加蛋白质比例，少量多餐可防止其发生。出现症状时进食糖类，即可缓解。

②其他晚期并发症：碱性反流性胃炎、溃疡复发、残胃癌及营养性并发症（体重减轻、营养不良、贫血等）。

3. 健康教育

（1）生活方式　告知病人戒烟、戒酒，饮食宜少量多餐，进高蛋白、低脂饮食，补充铁剂与足量维生素。少食盐腌和烟熏食品，避免过冷、过烫、过辣及煎、炸食物。注意劳逸结合，避免过劳。

（2）心理调节　强调保持乐观的重要性。指导病人自我调节情绪。

（3）用药指导　指导药物的服用时间、方式、剂量、说明药物副作用。避免服用对胃黏膜有损害性的药物，如阿司匹林、吲哚美辛、皮质类固醇等。

（4）复诊指导　定期门诊复查，若有不适及时就诊。

二、胃癌

胃癌是我国常见的恶性肿瘤之一，在我国消化道恶性肿瘤中居第二位，好发年龄在 50 岁以上，男女发病率之比约为 2∶1。

（一）病因

胃癌的确切病因不是十分明确，目前认为与以下因素有关。

1. 地域环境　胃癌发病有明显的地域性差别，我国西北与东部沿海地区胃癌发病率明显高于南方地区。在世界范围内，日本发病率最高，而美国则很低。生活在美国的第二、第三代日裔移民的发病率逐渐降低，表明地域生活环境对胃癌的发生有较大的影响。

2. 饮食生活因素　长期食用熏烤、盐腌食品的人群胃癌发病率较高，与食品中亚硝酸盐、真菌毒素、多环芳烃化合物等致癌物含量高有关；食物中缺乏新鲜蔬菜与水果与发病也有一定关系；吸烟者的胃癌发病危险性较不吸烟者高 50%。

3. 幽门螺杆菌(HP)感染　HP 是引发胃癌的主要因素之一。HP 感染率高的国家和地区，胃癌发病率也增高。HP 阳性者胃癌发生的危险性是阴性者的 3～6 倍。HP 可通过多种途径引起胃黏膜炎症和损伤，具有致癌作用。控制 HP 感染在胃癌防治中的作用已受到高度重视。

4. 慢性病和癌前病变异　导致胃癌的胃慢性疾病包括胃息肉、慢性萎缩性胃炎及胃部分切除后的残胃。癌前病变指容易发生癌变的胃黏膜病理组织学改变，本身尚不具恶变性质，是从良性上皮组织转变成癌过程中的病理变化。胃黏膜上皮细胞的不典型性增生属于癌前病变，可分为轻、中、重

3度,重度不典型增生易发展成癌。

5. 遗传和基因 与胃癌病人有血缘关系的亲属其胃癌发病率较对照组高4倍,其一级亲属患胃癌的比例显著高于二、三级亲属,说明遗传因素有一定的作用。近年来的分子生物学研究表明,胃黏膜的癌变是一个多因素、多步骤、多阶段发展过程,涉及多种癌基因、抑癌基因、凋亡相关基因与转移相关基因等的改变。

(二) 病理

胃癌好发部位为胃窦部,约占一半,其次为胃底贲门部,约占1/3,发生在胃体者较少。

1. 大体类型

(1) 早期胃癌　病变仅限于黏膜或黏膜下层,不论病灶大小或有无淋巴结转移。癌灶直径在10 mm以下称小胃癌,5 mm以下为微小胃癌。早期胃癌根据病灶形态可分型:Ⅰ型为隆起型,癌灶突向胃腔;Ⅱ型为表浅型,癌灶比较平坦,没有明显隆起或凹陷;Ⅲ型为凹陷型,表现为较深的溃疡。其中Ⅱ型还可以分为三个亚型,即Ⅱa浅表隆起型、Ⅱb浅表平坦型和Ⅱc浅表凹陷型。

(2) 进展期胃癌　癌组织浸润深度超过黏膜下层的胃癌。按Borrmann分型法分四型:Ⅰ型(息肉型,也叫肿块型):边界清楚突入胃腔的块状癌灶;Ⅱ型(溃疡局限型):边界清楚并略隆起的溃疡状癌灶;Ⅲ型(溃疡浸润型):边界模糊不清的溃疡,癌灶向周围浸润;Ⅳ型(弥漫浸润型):癌肿沿胃壁各层全周性浸润生长,边界不清。若全胃受累、胃腔缩窄、胃壁僵硬如革囊状,称为皮革胃,恶性度极高,发生转移早。

2. 组织类型 世界卫生组织(WHO)于2000年将胃癌分为以下几类:①腺癌(包括肠型和弥漫型);②乳头状腺癌;③管状腺癌;④黏液腺癌;⑤印戒细胞癌;⑥腺鳞癌;⑦鳞状细胞癌;⑧小细胞癌;⑨未分化癌;⑩其他。胃癌绝大部分为腺癌。

3. 胃癌的扩散与转移

(1) 直接浸润　浸润性生长的胃癌突破浆膜后,易扩散至网膜、结肠、肝、脾、胰腺等邻近器官。当胃癌组织侵及黏膜下层后,可沿组织间隙与淋巴网蔓延,贲门胃底癌易侵及食管下端;胃窦癌可向十二指肠浸润,通常浸润在幽门下3 cm以内。

(2) 淋巴转移　胃癌的主要转移途径。进展期胃癌的淋巴转移率高达70%左右,侵及黏膜下层的早期胃癌淋巴转移率近20%。

(3) 血性转移　胃癌细胞进入门静脉或体循环向身体其他部位播散,形成转移灶。常见转移的器官有肝、肺、胰、骨骼等处,以肝转移为多。

(4) 腹膜种植转移　当胃癌组织浸润至浆膜外后,肿瘤细胞脱落并种植在腹膜和脏器浆膜上,形成转移结节。直肠前凹的转移癌,直肠指检可以发现。女性病人胃癌可形成卵巢转移性肿瘤,称Krukenberg瘤。癌细胞腹膜广泛播散时,可出现大量癌性腹腔积液。

(三) 临床表现

1. 症状 早期胃癌多无明显症状,有时出现上腹部不适、进食后饱胀、恶心等非特异性的上消化道症状,胃窦部癌常出现类似十二指肠溃疡的症状,按慢性胃炎和十二指肠溃疡治疗,症状可暂时缓解,易被忽视。随着病情发展,病人出现上腹疼痛加重,食欲下降、乏力、消瘦,体重减轻。根据肿瘤的部位不同,也有其特殊表现:贲门胃底癌可有胸骨后疼痛和进行性吞咽困难;幽门附近的胃癌生长到一定程度,可导致幽门部分或完全性梗阻而发生呕吐,呕吐物多为隔夜宿食和胃液;肿瘤破溃血管后可有呕血和黑便。

2. 体征 胃癌早期无明显体征,仅可有上腹部深压不适或疼痛。晚期可扪及上腹部肿块。若出现远处转移时,可有肝大、腹腔积液、锁骨上淋巴结肿大等。

(四) 辅助检查

Note

1. 电子胃镜检查 直接观察胃黏膜病变的部位和范围,对可疑病灶钳取小块组织做病理学检查，是诊断胃癌的最有效方法。为提高诊断率，应在可疑病变组织四周活检 4～6 处。通过使用染色内镜和放大内镜，可显著提高小胃癌和微小胃癌的检出率。

2. X 线钡餐检查　目前多采用气钡双重造影，通过黏膜相和充盈相的观察作出诊断。X 线钡餐检查的优点是痛苦小，易被病人所接受；缺点是不如胃镜直观且不能取活检进行组织学检查。

3. CT 检查　螺旋增强 CT 检查在评价胃癌病变范围、局部淋巴结转移和远处转移（如肝、卵巢）方面具有较高的价值，是手术前判断临床分期的首选方法。

4. 其他检查　肿瘤标志物癌胚抗原（CEA）、CA19-9 和 CA125 在部分胃癌病人中可见升高，但目前认为仅作为判断肿瘤预后和治疗效果的指标，无助于胃癌的诊断。

（五）处理原则

早期发现、早期诊断和早期治疗是提高胃癌疗效的关键。胃癌的治疗策略是以外科手术为主要方式的综合治疗。早期胃癌可在内镜下切除，进展期胃癌强调足够的胃切除和淋巴结清扫术。化学治疗适用于不可切除或术后复发的病人，也可用于胃癌根治术后的辅助治疗。

1. 早期胃癌的内镜治疗　直径小于 2 cm 的无溃疡表现的分化型黏膜内癌可在内镜下行胃黏膜切除术或内镜黏膜下剥离术。目前临床上更推荐使用内镜黏膜下剥离术，即将病灶周围黏膜用高频电刀环周切开，在黏膜下层和肌层间剥离。

2. 手术治疗　外科手术是胃癌的主要治疗手段，分为根治性手术和姑息性手术两类。

(1) 根治性手术　原则为彻底切除胃癌原发灶，以及大、小网膜和局域淋巴结，并重建消化道。切除范围：胃切断线要求距肿瘤边缘至少 5 cm；远侧部癌应切除十二指肠第一部 3～4 cm，近侧部癌应切除食管下端 3～4 cm。保证切缘无肿瘤残留。

(2) 姑息性手术　原发灶无法切除，针对由于胃癌导致的梗阻、穿孔、出血等并发症而做的手术，如胃切除术、胃空肠吻合术、空肠造口、穿孔修补术等。

化疗是最主要的胃癌辅助治疗方法。对于不可切除性、复发性或姑息手术后等胃癌晚期病人，化疗可减缓肿瘤的发展速度，改善症状。根治性手术后辅助化疗的目的是控制残存的肿瘤细胞以减少复发的机会。早期胃癌根治术后原则上不必辅助化疗，而进展期胃癌根治术后无论有无淋巴结转移均需化疗。

胃癌对放疗的敏感度较低，较少采用，放疗可用于缓解癌肿引起的局部疼痛症状，其他治疗还有免疫治疗、靶向治疗、中医中药治疗等。

（六）护理评估

1. 健康史　包括年龄、性别、饮食、生活习惯、性格特征。既往有无手术史、有无传染病史、有无糖尿病、冠心病、高血压等，有无药物过敏、有无溃疡及胃手术病史。家族史中有无胃癌病史。

2. 身体状况　评估腹痛发生的时间、部位、性质、程度、范围及其伴随症状等；评估病人精神状态、生命体征；有无呕血、黑便；有无消瘦和贫血等全身表现。了解各项辅助检查结果。

3. 心理-社会状况　了解病人对疾病的认知程度和情绪状态，了解病人的社会支持情况。

（七）常见护理诊断/问题

(1) 焦虑/恐惧　与环境改变、担心手术及胃癌预后等有关。

(2) 疼痛　与癌症及手术创伤有关。

(3) 营养失调：低于机体需要量　与摄入不足和消耗增加有关。

(4) 潜在并发症：出血、感染、吻合口瘘、术后梗阻、倾倒综合征等。

（八）护理目标

(1) 病人疼痛减轻或缓解。

(2) 病人营养状况改善。

(3) 病人自述焦虑、恐惧减轻或消失。

(4) 病人术后未发生并发症,或并发症得到及时发现和处理。

(九) 护理措施

1. 术前护理

(1) 心理护理　病人对癌症及预后有很大顾虑,常有消极悲观情绪。鼓励病人表达自身感受,根据病人个体情况提供信息,向病人解释胃癌手术治疗的必要性,帮助病人消除负性情绪,增强对治疗的信心。此外,还应鼓励病人家属和朋友给予其关心和支持,使其能积极配合治疗和护理。

(2) 改善营养状况　根据病人的饮食和生活习惯,制订合理饮食方案。给予高蛋白、高热量、高维生素、低脂肪、易消化和少渣的食物。对不能进食者,应遵医嘱予以静脉输液,补充足够的热量,必要时输血浆或全血,以改善病人的营养状况,提高其对手术的耐受性。

(3) 胃肠道准备　幽门梗阻者,在禁食的基础上,术前 3 日起每晚用温生理盐水洗胃,以减轻胃黏膜的水肿。术前 3 日给病人口服肠道不吸收的抗生素,必要时清洁肠道。

2. 术后护理　参见本节胃十二指肠溃疡的护理。

3. 健康教育

(1) 胃癌的预防　积极治疗 HP 感染和胃癌的癌前疾病,如慢性萎缩性胃炎、胃息肉及胃溃疡。少食腌制、烧烤食品,戒烟、酒。高危人群定期检查,如大便隐血试验、X 线钡餐检查、内镜检查等。

(2) 适当活动　参加一定的活动或锻炼,注意劳逸结合,避免过度劳累。

(3) 复诊指导　胃癌病人须定期门诊随访,检查肝功能、血常规等,注意预防感染。术后 3 年内每 3～6 个月复查 1 次,3～5 年每半年复查 1 次,5 年后每年复查 1 次。内镜检查每年 1 次。若有腹部不适、胀满、肝区肿胀、锁骨上淋巴结肿大等表现时,应随时复查。

(吉秀家)

目标检测

目标检测答案解析

1. 病人,女,62 岁,胃溃疡伴瘢痕性幽门梗阻。行毕Ⅱ式胃大部切除术后 1 周,进食后上腹部饱胀,恶心、呕吐,呕吐物含胆汁和食物。首先考虑的并发症是(　　)。

A. 吻合口梗阻　　B. 急性输入袢梗阻　　C. 输出袢梗阻

D. 倾倒综合征　　E. 十二指肠残端破裂

2. 病人,女,47 岁,十二指肠溃疡急性穿孔。行毕Ⅱ式胃大部切除术后第 1 日,护士查房时见胃管内吸出咖啡色胃液约 280 mL。下列正确的处理是(　　)。

A. 继续观察,不需特殊处理　　B. 加快静脉输液速度

C. 应用止血药　　D. 胃管内灌注冰盐水

E. 马上做好手术止血的准备

3. 下列关于胃癌根治术后顽固性呃逆的护理,不正确的是(　　)。

A. 立刻拔除胃管　　B. 压迫眶上缘　　C. 穴位针灸

D. 让病人放松　　E. 遵医嘱给予镇静或解痉药

4. 服用下列哪种药物可诱发胃十二指肠溃疡大出血?(　　)

A. 抗生素　　B. 化疗药物　　C. 抗酸药　　D. 阿司匹林　　E. 降压药

5. 以下诊断胃十二指肠溃疡急性穿孔的最有意义的依据是(　　)。

A. 上腹部明显压痛　　B. 板状腹　　C. 腹式呼吸减弱

Note

D. 移动性浊音阳性　　E. X 线检查时膈下有游离气体

6. 关于倾倒综合征病人的饮食指导，以下不正确的是(　　)。

A. 少食多餐　　B. 餐后散步　　C. 高蛋白饮食

D. 餐时限制饮水　　E. 避免过甜、过咸食物

7. "皮革胃"多见于(　　)。

A. 早期胃癌　　B. 结节型胃癌　　C. 溃疡局限型胃癌

D. 溃疡浸润型胃癌　　E. 弥漫浸润型胃癌

8. 病人，男，48 岁。溃疡病史 10 年，突发心窝部剧痛并波及右下腹，检查右侧腹部腹膜刺激征。下列最重要的护理措施是(　　)。

A. 禁食，胃肠减压　　B. 取半卧位　　C. 输液、输血

D. 观察血压、脉搏　　E. 使用抗生素

9. 病人，男，胃大部切除术后 2 h 正在输液，从胃管内流出大量血液。查体：P 120 次/分，BP 10.4/6.5 kPa(78/48 mmHg)，当班护士首先立即(　　)。

A. 通知医生准备再手术　　B. 静注止血药

C. 输血　　D. 加快静脉输液速度

E. 胃管内注入去甲肾上腺素

第五节　小肠疾病病人的护理

学习目标

1. 了解肠梗阻和肠瘘的概念。
2. 熟悉肠梗阻和肠瘘的病因、分类、临床表现、辅助检查。
3. 了解肠梗阻和肠瘘的病理生理变化。
4. 熟悉肠梗阻和肠瘘的处理原则。
5. 掌握肠梗阻和肠瘘病人的护理措施。

本节 PPT

导学案例

病人，男，69 岁，因直肠癌综合术后，腹痛、腹胀 3 日入院。病人于 9 个月前因直肠癌行直肠手术并腹壁造瘘后进行放化疗治疗，近 3 日来感腹部胀痛、腹胀伴恶心、呕吐 2 次，呕吐物为少量胃内容物，无发热、头痛、视物模糊、耳鸣、心慌、胸闷等症状，自服石蜡油、莫沙必利片后症状未见缓解，门诊以"肠梗阻"收入我院。

既往史：有多次类似发作史，磺胺过敏。

查体：T 36.4 ℃，P 80 次/分，R 19 次/分，BP 120/70 mmHg；病人步行入房，神志清楚，双肺呼吸音粗，心律齐，腹壁可见纵行手术疤痕，左侧腹壁可见肠造瘘口，腹平坦，无压痛、反跳痛，肝脾肋下未闻及，双下肢不肿。

实验室检查及辅助检查：血常规示白细胞计数为 14.6×10^9/L，中性粒细胞比值为

76.7%。腹部平片示腹区肠管明显扩张、积气,其内有多个较大气液平影。问题:

1. 病人主要的护理诊断/问题有哪些?

2. 应做好哪些观察要点?

一、肠梗阻

(一) 病因和分类

按梗阻发生的基本原因肠梗阻可以分为以下三类。

1. 机械性肠梗阻 最为常见,是由于各种原因引起肠腔变狭小,因而使肠内容通过发生障碍。机械性肠梗阻可由以下原因引起:①肠腔堵塞,如寄生虫、粪块、大胆石、异物等;②肠管受压,如肠粘连,引起肠管扭曲、肠管扭转、嵌顿疝或受肿瘤压迫等;③肠壁病变,如先天性肠道闭锁、肠套叠、肿瘤等。

2. 动力性肠梗阻 神经反射或毒素刺激引起肠壁肌肉功能紊乱,使肠蠕动消失或肠管痉挛,以致肠内容物不能正常通行,而本身无器质性肠腔狭窄。动力性肠梗阻分为麻痹性肠梗阻及痉挛性肠梗阻。前者常见于急性弥漫性腹膜炎、腹部大手术、低血钾等;后者较少见,可见于如肠道功能紊乱和慢性铅中毒引起的肠痉挛。

3. 血运性肠梗阻 肠系膜血管栓塞或血栓形成,使肠管血运障碍,继而发生肠麻痹而使肠管内容物不能运行。随着人口老龄化的加剧,动脉硬化等疾病增多,现已不属少见。

肠梗阻又可按肠壁有无血运障碍,分为单纯性和绞窄性两类。

(1) 单纯性肠梗阻 只有肠内容物通过受阻,而无肠管血运障碍。

(2) 绞窄性肠梗阻 伴有肠管血运障碍。

4. 其他分类 肠梗阻还可根据梗阻部位分为高位肠梗阻(如空肠上段)和低位肠梗阻(如回肠末段与结肠)两种;根据梗阻的程度分为完全性肠梗阻和不完全性肠梗阻;根据梗阻的发展快慢分为急性肠梗阻和慢性肠梗阻。倘若一段肠袢两端完全梗阻,如肠扭转、结肠肿瘤等,则称为闭袢性肠梗阻。结肠肿瘤引起肠梗阻,由于其近端存在回盲瓣,故易致闭袢性肠梗阻。

在不断变化的肠梗阻病理过程中,上述的类型在一定条件下是可以互相转化。

(二) 病理生理

肠梗阻的病理生理可分为局部变化及全身变化。

1. 局部变化 单纯性机械性肠梗阻早期,梗阻以上肠管肠蠕动增加,以克服肠内容物通过障碍;肠腔内因液体和气体的积存而膨胀。肠梗阻部位愈低,时间愈长,肠腔积气、积液引起肠膨胀愈明显。

急性完全性梗阻时,肠腔内压力迅速增加,肠壁静脉回流受阻,毛细血管及淋巴管淤积,肠壁充血、水肿、增厚,呈暗红色。由于组织缺氧,毛细血管通透性增加,肠壁上有出血点,并有血性渗出液渗入肠腔和腹腔。随着血运障碍的发展,继而出现动脉血运受阻,血栓形成,肠壁失去活力,肠管变成紫黑色。由于肠壁变薄、缺血和通透性增加,腹腔内出现带有粪臭的渗出液,可引起腹膜炎。最后,肠管可缺血坏死而溃破穿孔。

慢性不完全性肠梗阻局部改变主要是长期肠蠕动增强,梗阻近端肠壁代偿性肥厚和肠腔膨胀,远端肠管变细、肠壁变薄。痉挛性肠梗阻多为暂时性,肠管多无明显病理改变。

2. 全身变化

(1) 水、电解质、酸碱平衡失调 小肠若出现肠梗阻,可在短时间内丧失大量的液体,引起严重的水、电解质、酸碱平衡失调。高位肠梗阻时由于早期频繁呕吐、不能进食、更易出现脱水;加之酸性

Note

胃液及大量氯离子丢失产生代谢性碱中毒。低位肠梗阻时病人呕吐发生迟，其体液的丢失主要是由于肠管活力丧失，无法正常吸收胃肠道分泌的大量液体，丢失的体液多为碱性或中性，丢失的钠、钾离子多于氯离子；加之毛细血管通透性增加，导致血浆渗出，积存在肠腔、腹腔内，即丧失于第三间隙；同时组织灌注不良导致酸性代谢产物增加、尿量减少等均极易引起代谢性酸中毒；大量的钾离子丢失还可引起肠壁肌张力减退，加重肠腔膨胀，并可引起肌无力及心律失常。

（2）感染和中毒　以低位肠梗阻表现显著。由于梗阻以上的肠腔内细菌数量显著增加，细菌产生大量毒素。由于肠壁血运障碍，通透性增加，细菌和毒素可以透过肠壁引起腹腔内感染，并经腹膜吸收引起全身性感染。

（3）休克及多器官功能障碍　体液大量丧失、血液浓缩、电解质紊乱、酸碱平衡失调以及细量繁殖、毒素的释放等均可引起严重休克。当肠坏死、穿孔，发生腹膜炎时，全身中毒尤为严重。最后可引起严重的低血容量性休克和中毒性休克。肠腔大量积气、积液引起腹内压增高，膈肌上抬，影响肺的通气及换气功能；同时腹内压增高阻碍了下腔静脉回流，从而导致呼吸、循环能障碍。最后可因多器官功能障碍乃至衰竭而死亡。

（三）临床表现

不同类型肠梗阻的临床表现有其自身的特点，但存在腹痛、呕吐、腹胀及停止排便排气等共同表现。

1. 症状

（1）腹痛　单纯性机械性肠梗阻由于梗阻部位以上肠管剧烈蠕动，病人表现为阵发性腹部绞痛。疼痛发作时，病人自觉腹内有“气块”窜动，并受阻于某一部位，即梗阻部位；绞窄性肠梗阻者表现为腹痛间歇期不断缩短，呈持续性剧烈腹痛。麻痹性肠梗阻者腹痛为全腹持续性胀痛；肠扭转所致闭袢性肠梗阻者多表现为突发腹部持续性绞痛并阵发性加剧；而肠蛔虫堵塞多为不完全性肠梗阻，以阵发性脐周腹痛为主。

（2）呕吐　与肠梗阻发生的部位、类型有关。高位肠梗阻病人呕吐发生较早且频繁，呕吐物主要为胃及十二指肠内容物等；低位肠梗阻病人呕吐出现较晚，呕吐物初期为胃内容物，后期可呈粪样，若吐出蛔虫，多为蛔虫团引起的肠梗阻；麻痹性肠梗阻病人呕吐呈溢出性；绞窄性肠梗阻病人呕吐物为血性物或棕褐色液体。

（3）腹胀　发生时间较腹痛、呕吐晚，程度与梗阻部位有关。高位肠梗阻病人由于呕吐频繁，腹胀较轻；低位肠梗阻病人腹胀明显。闭袢性肠梗阻病人腹胀多不对称；麻痹性肠梗阻病人则表现为均匀性全腹胀。肠扭转时腹胀多不对称。

（4）停止排便排气　完全性肠梗阻，多不再排便排气；但在高位肠梗阻早期，由于梗阻以下肠腔内仍残存粪便及气体，可在灌肠后或自行排出，故不应因此而排除肠梗阻。不完全性肠梗阻可有多次少量排便排气；绞窄性肠梗阻可排血性黏液样便。

2. 腹部视诊　机械性肠梗阻常可见肠型和蠕动波。肠扭转时腹胀多不对称。麻痹性肠梗阻则腹胀均匀。触诊：单纯性肠梗阻因肠管膨胀，可有轻度压痛，但无腹膜刺激征。绞窄性肠梗阻可有固定压痛和腹膜刺激征。压痛的包块，常为受绞窄的肠袢。蛔虫性肠梗阻常在腹中部触及条索状团块。叩诊：绞窄性肠梗阻时，腹腔有渗液，移动性浊音可呈阳性。听诊：肠鸣音亢进，有气过水声或金属音，为机械性肠梗阻表现。麻痹性肠梗阻时，则肠鸣音减弱或消失。

直肠指检如触及肿块，可能为直肠肿瘤、极度发展的肠套叠的套头或低位肠腔外肿瘤。

（四）辅助检查

1. 实验室检查　若肠梗阻病人出现脱水、血液浓缩时可引起血红蛋白、血细胞比容、原比重均升高。而绞窄性肠梗阻多有白细胞计数和中性粒细胞比值显著升高。血气分析、血清电解质、血尿素氮及肌酐检查出现异常结果，则表示存在水、电解质及酸碱平衡失调或肾功能障碍。呕吐物和大便检查有大量红细胞或隐血试验阳性，提示肠管有血运障碍。

2. 影像学检查 X线检查对诊断肠梗阻有很大价值。正常情况下，小肠内容物运行很慢固体和液体充分混合，故腹部X线只显示胃和结肠内气体，不显示小肠内气体。肠梗阻时，小肠内容物停滞，气、液体分离，一般在梗阻4～6 h后，腹部X线可见多个气液平面及胀气肠袢；空肠梗阻时，空肠黏膜环状皱襞可显示“鱼肋骨刺”状改变。回肠扩张的肠袢多，可见阶梯状的液平面。蛔虫堵塞者可见肠腔内成团的蛔虫成虫体阴影。肠扭转时可见孤立、突出的胀大肠袢。麻痹性肠梗阻时，胃泡影增大，小肠、结肠全部胀气。当怀疑肠套叠、乙状结肠扭转或结肠肿瘤时，可行钡剂灌肠或CT检查，以明确梗阻的部位和性质。

（五）处理原则

肠梗阻的治疗原则是矫正肠梗阻引起的全身生理紊乱和解除梗阻。具体治疗方法应根据肠梗阻的病因、性质、类型、部位、程度、有无并发症以及病人的全身情况而决定。

1. 基础治疗 不论采用非手术治疗或手术治疗，均需应用的基础治疗。基础治疗的主要措施包括禁食，胃肠减压，纠正水、电解质及酸碱平衡失调，防治感染和中毒，给予生长抑素（somatostatin）减少胃肠液的分泌量以减轻胃肠道膨胀，酌情应用解痉药、镇静药等。

2. 解除梗阻

（1）非手术治疗 适用于单纯性粘连性肠梗阻、麻痹性或痉挛性肠梗阻、蛔虫或粪块堵塞引起的肠梗阻、肠结核等炎症引起的不完全性肠梗阻等。非手术治疗方法包括中医中药治疗、口服或胃肠道灌注植物油、针刺疗法等。

（2）手术治疗 适用于各种类型的绞窄性肠梗阻以及由肿瘤、先天性肠道畸形引起的肠梗阻，手术治疗无效者。手术治疗大体分为以下4种。

①单纯解除梗阻：如粘连松解术、小肠折叠排列、肠切开取异物、肠套叠复位、肠扭转复位术等。

②肠段切除术：如肠管肿瘤、炎症性狭窄或局部肠袢已坏死的则应做肠切除肠吻合术。

③肠短路吻合术：当梗阻部位切除有困难，如晚期肿瘤已浸润固定，或肠粘连成团与周围组织粘连广泛者，可将梗阻近端与远端肠袢行短路吻合术。但应注意旷置的肠管尤其是梗阻部的近端肠管不宜过长，以免引起盲袢综合征。

④肠造口或肠外置术：一般情况极差或局部病变不能切除的低位梗阻病人，可行肠造口术，暂时解除梗阻。对单纯性结肠梗阻，一般采用梗阻近侧（横结肠）造口，以解除梗阻。如已有肠坏死，则宜切除坏死肠段并将断端外置行造口术，以后行二期手术再解决结肠病变。

（六）护理评估

1. 健康史 一般情况：包括年龄、性别、发病前有无体位不当、饮食不当、饱餐后剧烈活动等诱因。既往史：了解既往有无腹部手术及外伤史、各种急慢性肠道疾病史及个人卫生情况等。家族史：了解家族中有无各种急慢性肠道疾病病人。

2. 身体状况

（1）症状与体征 评估病人腹痛、腹胀、呕吐、停止排气排便等症状的程度，有无进行性加重；有无腹膜刺激征及其范围；呕吐物、排泄物、胃肠减压抽出液的量及性状；生命体征的变化情况；有无眼窝凹陷、皮肤弹性降低等明显的脱水体征；有无出现水、电解质及酸碱失衡或休克的征象。

（2）辅助检查 了解实验室检查是否提示有水、电解质及酸碱平衡失调等，腹部X线有无异常发现。

3. 心理-社会状况 评估病人的心理情况，有无过度焦虑或恐惧，是否了解围术期的相关知识；了解病人的家庭、社会支持情况，包括病人家属对肠梗阻相关知识的掌握程度，对病人的经济和心理的支持情况等。

（七）常见护理诊断/问题

（1）急性疼痛　与肠蠕动增强或肠壁缺血有关。

（2）体液不足　与频繁呕吐、腹腔及肠腔积液、胃肠减压等有关。

（3）潜在并发症：术后肠粘连、腹腔感染、肠瘘。

（八）护理目标

（1）病人腹痛程度减轻。

（2）病人体液能维持平衡，能维持重要器官、脏器的有效灌注量。

（3）病人未发生并发症，或并发症得到及时发现和处理。

（九）护理措施

1. 非手术治疗的护理/术前护理

（1）缓解疼痛与腹胀

①胃肠减压：有效的胃肠减压对单纯性肠梗阻和麻痹性肠梗阻可达到解除梗阻的目的。现多采用鼻胃管减压，先将胃内容物抽空，再行持续低负压吸引。胃肠减压期间保持管道通畅和减压装置有效的负压，注意引流液的颜色、性状和量，并正确记录。如发现血性液体，应考虑肠绞窄的可能，应及时报告医生。

②安置体位：病人取低半卧位，减轻腹肌紧张，有利于病人的呼吸。

③应用解痉药：在确定无肠绞窄后，可应用阿托品、654-2 等抗胆碱类药物，以解除胃肠平滑肌的痉挛，抑制胃肠道腺体的分泌，使病人腹痛得以缓解。

④按摩或针刺疗法：若为不完全性、痉挛性或单纯蛔虫所致的肠梗阻，可适当顺时针轻柔按摩腹部，并遵医嘱配合应用针刺疗法，缓解疼痛。

（2）维持体液与营养平衡

①补充液体：严密监测病人的呕吐次数、呕吐物的量和性状以及皮肤弹性、尿量、尿比重、血液浓缩程度、血清电解质、血气分析结果等，根据病情遵医嘱补充液体的量和种类。

②饮食与营养支持：肠梗阻时需禁食，应给予肠外营养支持。若梗阻解除，病人开始排气、排便，腹痛、腹胀消失 12 h 后，可进流质饮食，忌食用易产气的甜食和牛奶等；如无不适 24 h 后进半流质饮食；3 日后进软食。

③呕吐护理：呕吐时坐起或头偏向一侧，及时清除口腔内呕吐物，以免误吸引起吸入性肺炎或窒息。呕吐后给予漱口，保持口腔清洁。观察和记录呕吐物颜色、性状和量。

④病情观察：定时监测病人体温、脉搏、呼吸和血压，以及腹痛、腹胀和呕吐等变化，及时了解病人各项实验室指标。若出现以下情况应警惕绞窄性肠梗阻发生的可能：a. 腹痛发作急骤，发病开始即可表现为持续性剧痛，或持续性疼痛伴阵发性加重；有时出现腰背痛。b. 呕吐出现早、剧烈而频繁。c. 腹胀不对称，腹部有局限性隆起或触痛性肿块。d. 呕吐物、胃肠减压液或肛门排出物为血性，或腹腔穿刺抽出血性液体。e. 出现腹膜刺激征，肠鸣音可不亢进或由亢进转为减弱甚至消失。f. 体温升高、脉率增快、白细胞计数升高。g. 病情进展迅速，早期出现休克，抗休克治疗无效。h. 经积极非手术治疗而症状未见明显改善。i. 腹部 X 线可见孤立、突出胀大的肠袢，位置固定不变，或有假肿瘤状阴影；或肠间隙增宽，提示有腹腔积液。此类病人病情危重，应在抗休克、抗感染的同时，积极做好术前准备。

⑤肠道准备：慢性不完全性肠梗阻需做肠切除手术者，除常规术前准备外，还应按要求做肠道准备。

2. 术后护理

（1）体位　全麻术后未清醒时予以平卧位，头偏向一侧；清醒血压平稳后给予半卧位。

（2）饮食　术后暂禁食，禁食期间给予静脉补液。待肠蠕动恢复、肛门排气后可开始进少量流

Note

质饮食;进食后若无不适,逐步过渡至半流质饮食。

(3) 并发症的护理

①肠梗阻:广泛性肠粘连未能分离完全,或手术后胃肠道处于暂时麻痹状态,加上腹腔炎症、重新引起粘连而导致。鼓励病人术后早期活动,如病情平稳,术后 24 h 即可开始床上活动,3 日后下床活动,以促进机体和胃肠道功能的恢复,防止肠粘连。一旦出现腹部阵发性痛、腹胀、呕吐等,应采取禁食,胃肠减压,纠正水、电解质及酸碱失衡,防治感染,一般多可缓解。

②腹腔内感染及肠瘘:如病人有引流管,应妥善固定并保持通畅,观察记录引流液的颜色、性状和量。更换引流管时注意无菌操作。监测生命体征变化及切口情况,若术后 3～5 日出现体温升高、切口红肿及剧痛时应怀疑切口感染;若出现局部或弥漫性腹膜炎表现,腹腔引流管流出液体带粪臭味时,应警惕腹腔内感染及肠瘘的可能。遵医嘱进行积极的全身营养支持和抗感染治疗,局部双套管负压引流。引流不畅或感染不能局限者需再次手术处理。

3. 健康教育

(1) 调整饮食　少食辛辣刺激性食物,宜进高蛋白、高维生素、易消化吸收的食物。避免暴饮暴食,饭后忌剧烈运动。

(2) 保持排便通畅　便秘者应注意通过调整饮食、腹部按摩等方法保持大便通畅,无效者可适当给予缓泻剂,避免用力排便。

(3) 自我监测　指导病人自我监测病情,若出现腹痛、腹胀、呕吐、停止排便等不适,及时就诊。

二、几种常见肠梗阻

(一) 粘连性肠梗阻

粘连性肠梗阻最为常见,其发生率占肠梗阻的 20%～40%,因肠管粘连成角或腹腔内粘连带压迫肠管所致。粘连性肠梗阻多为腹部手术、炎症、创伤、出血、异物等引起,临床上以腹部手术后所致的粘连性肠梗阻为最多。

(二) 肠扭转

一段肠袢沿其系膜长轴旋转所形成的闭袢性肠梗阻,称为肠扭转。常见的肠扭转有小肠扭转和乙状结肠扭转。前者多见于青壮年,常有饱食后剧烈活动等诱因;后者多与老年人便秘有关,X 线钡灌肠呈“鸟嘴样”改变。

(三) 肠套叠

一段肠管套入其相连的肠腔内,称为肠套叠。肠套叠是小儿肠梗阻的常见病因,80%发生于 2 岁以下的儿童,以回盲部回肠套入结肠最为常见,临床以腹部绞痛、腹部腊肠样肿块、果酱样血便三大症状为特征,X 线钡灌肠呈“杯口状”改变。早期空气或钡剂灌肠疗效可达 90%以上。

(四) 蛔虫性肠梗阻

蛔虫性肠梗阻指蛔虫聚集成团引起的肠道阻塞。蛔虫性肠梗阻多见于儿童,农村的发病率较高。其诱因常为发热或驱虫不当,多为单纯性不完全性肠梗阻。蛔虫性肠梗阻表现为脐周阵发性腹痛,伴呕吐,腹胀较轻,腹部柔软,扪及变形、变位的条索状包块,无明显压痛。腹部 X 线检查可见成团的蛔虫阴影。

三、肠瘘

肠瘘(intestinal fistula)是指肠管与其他脏器、体腔或体表之间存在病理性通道,肠内容物经此道进入其他脏器、体腔或至体外,引起严重感染、体液失衡、营养不良等改变。肠瘘分为肠内瘘和肠外瘘,肠内瘘是指肠腔通过瘘管与腹内其他脏器或肠管的其他部位相通,其病理生理改变、症状与治疗方法随所在器官而异。肠外瘘较多见,指肠腔与体表相通的瘘。下面主要介绍肠外瘘。

(一)病因

1. 先天性畸形 与胚胎发育异常有关,如卵黄管未闭所致脐肠瘘。

2. 腹部损伤 无论是腹部开放性或闭合性损伤,受损的肠管若未经及时处理可发展为肠瘘。手术损伤如手术误伤肠壁或吻合口愈合不良是绝大多数肠瘘的病因。

3. 腹腔感染或肠道疾病 如憩室炎、腹腔脓肿、克罗恩病、结肠结核、肠系膜缺血性疾病。

4. 腹腔内脏器或肠道的恶性病变 如肠道恶性肿瘤。

(二)病理生理

肠瘘形成后的病理生理改变与瘘管的部位、大小、数目等相关。按瘘管所在的部位可分为高位肠瘘和低位肠瘘。高位肠瘘包括胃、十二指肠、位于十二指肠悬韧带(屈氏韧带)100 cm 范围内空肠上段的瘘。低位肠瘘指距离屈氏韧带 100 cm 以下的空肠下段、回肠与结肠的瘘。一般而言,高位肠瘘以水、电解质紊乱及营养丢失较为严重;而低位肠瘘则以继发性感染更为明显。

1. 水、电解质及酸碱平衡失调 正常成人每日所分泌的约 8000 mL 消化液绝大部分由肠道吸收,仅有 150 mL 液体随粪便排出体外。发生肠外瘘时,消化液可经瘘管排至体外、其他器官或间隙,或因消化道短路过早地进入低位消化道,致重吸收率大大降低和大量消化液丢失,严重时导致循环衰竭和肾衰竭。根据日排出量肠瘘可分为两类:①高流量瘘:每日消化液排出量在 500 mL 以上;②低流量瘘:每日消化液排出量在 50 mL 以内。伴随消化液的流失,还可出现相应电解质的丧失:如以胃液丢失为主,丧失的电解质主要为 H^+、Cl^-、K^+,病人可出现低氯低钾性碱中毒;而伴随肠液丢失的电解质主要为 Na^+、K^+ 及 HCO_3^-,病人表现为代谢性酸中毒及低钠血症、低钾血症。

2. 营养不良 消化液大量流失影响消化道的消化和吸收功能,加之消化液中大量消化酶和蛋白质的丧失,以及炎症、创伤的额外消耗,均可导致蛋白质的分解代谢增加,引起负氮平衡以及多种维生素的缺乏。病人表现为体重骤减,并发贫血、低蛋白血症,若未及时处理,可因恶病质而死亡。

3. 消化液腐蚀及感染 排出的消化液中含有大量消化酶,可消化腐蚀瘘管周围的组织及皮肤,引起局部糜烂、出血并继发感染。消化液若流入腹膜腔或其他器官内,还可引起弥漫性腹膜炎、腹腔内器官感染、腹腔脓肿等。

(三)临床表现

1. 症状 可于手术后 3～5 日出现症状。由于肠内容物外漏,对周围组织器官产生强烈刺激,可有腹痛、腹胀、恶心呕吐或由于麻痹性肠梗阻而停止排便、排气。术后 1 周左右,腹壁的瘘口可有肠液、胆汁、气体、食物或粪便排出。继发感染者体温升高,达 38 ℃以上;病人可出现严重水、电解质及酸碱平衡失调,严重脱水者可出现低血容量性休克。若引流通畅,病情可逐渐减轻。若未得到及时、有效的处理,则有可能并发脓毒症、多器官功能障碍综合征,甚至死亡。

2. 体征 腹壁可有 1 个或多个瘘口。根据形态,瘘口分为管状瘘及唇状瘘。前者常见,是指肠壁瘘口与腹壁外口之间存在一瘘管;后者可直接在创面观察到破裂的肠管及在瘘口处外翻成唇状的肠黏膜。瘘口排出物的性状与瘘管位置有关,高位肠瘘漏出的肠液中往往含有大量胆汁、胰液等,多呈蛋花样、刺激性强,腹膜刺激征明显:而结肠等低位肠,若瘘口小,其漏出液排出量小,也可形成局限性腹膜炎,因漏出液含有粪渣,有臭气。肠液有较强腐蚀性,导致口周围皮肤糜烂、红肿、疼痛。

(四)辅助检查

1. 实验室检查 血常规示血红蛋白、红细胞计数下降,严重感染时白细胞计数及中性粒细胞比值升高。血生化检查示血清 Na^+、K^+ 浓度降低;血清白蛋白、转铁蛋白、血清蛋白水平和总淋巴细胞计数下降,肝酶谱及胆红素值升高。

2. 特殊检查

(1) 口服染料或药用炭 最简便实用的检查手段。适用于肠外瘘形成初期。通过口服或胃管内注入亚甲蓝、骨炭末等染料后,观察、记录其从瘘口排出的情况,包括部位、排出量及时间等,以初步判断瘘的部位和瘘口大小。

(2) 瘘管组织活检及病理学检查　可明确是否存在结核、肿瘤等病变。

3. 影像学检查

(1) 超声及CT检查　有助于发现腹腔深部脓肿、积液、占位性病变及其与胃肠道的关系等。

(2) 瘘管造影　适用于瘘管已形成者。有助于明确瘘的部位、长度、走向、大小、脓腔范围及引流通畅程度,同时还可了解其周围肠管或与其相通的肠管情况。

(五) 处理原则

1. 非手术治疗

(1) 补液及营养支持　纠正水、电解质及酸碱平衡失调和营养失调。

(2) 控制感染　根据肠瘘的部位及其常见菌群或药物敏感性试验结果选择抗生素。

(3) 药物治疗　生长抑素制剂如奥曲肽等,能显著降低胃肠液分泌量,从而降低瘘口肠液的排出量,以减少液体丢失。当肠液明显减少时,改用生长激素,可促进蛋白质合成,加速组织修复。

(4) 瘘口局部处理　①双套管负压引流:及时将溢出的肠液引流到体外,部分病人经有效引流后可以愈合;②封堵处理:对于瘘管比较直的单个瘘,可用硅胶片封堵瘘口。

2. 手术治疗

(1) 瘘口造口术　适用于瘘口大、腹腔污染严重、不能耐受一次性彻底手术者。待腹腔炎症完全控制、粘连组织大部分吸收、病人全身情况改善后再行二次手术,切除瘘口,肠管行端端吻合。

(2) 肠段部分切除吻合术　对经以上处理不能自愈的肠瘘病人均需进一步进行手术治疗。可切除瘘管附近肠袢后行肠段端端吻合,该方法最常用且效果最好。

(3) 肠瘘局部楔形切除缝合术　较简单,适合于瘘口较小且瘘管较细的肠瘘。

(六) 护理措施

1. 非手术治疗的护理/术前护理

(1) 维持体液平衡　补充液体和电解质,纠正水、电解质及酸碱平衡失调,并根据病人生命体征、皮肤弹性、黏膜湿润情况、出入水量、血电解质及血气分析检测结果,及时调整液体与电解质的种类与量。

(2) 控制感染

①体位　病人取低半坐卧位,以利于漏出液积聚于盆腔,减少毒素的吸收及引流。

②合理应用抗生素　遵医嘱合理应用抗生素。

③负压引流的护理　其目的是降低瘘口周围组织的侵蚀程度,促进局部炎症消散、肉芽组织生长,从而为瘘管的愈合创造有利条件。

a. 调节负压大小:一般情况下负压以10～20 kPa(75～150 mmHg)为宜,具体应根据肠液黏稠度及日排出量调整。注意避免负压过小致引流不充分,或负压太大造成肠黏膜吸附于管壁引起损伤、出血。当瘘管形成、漏出液少时,应降低压力。

b. 保持引流管通畅:妥善固定引流管,保持各处连接紧密,避免扭曲、脱落。定时挤压引流管,并及时清除双腔套管内的血凝块、坏死组织等,避免堵塞。可通过灌洗的声音判断引流效果,若冲洗过程中听到明显气过水声,表明引流效果好。若出现管腔堵塞,可沿顺时针方向缓慢旋转松动外套管,若无效,应通知医生,另行更换引流管。

c. 调节灌洗液的量及速度:灌洗液的量及速度取决于引流液的量及性状。一般每日灌洗量为2000～4000 mL,速度为40～60滴/分,若引流液量多且黏稠,可适当加大灌洗的量及速度;而在瘘管形成、肠液溢出减少后,灌洗量可适当减少。灌洗液以等渗盐水为主,若有脓腔形成或腹腔内感染严重,灌洗液中可加入敏感抗生素。注意保持灌洗液的温度在30～40 ℃,避免过冷对病人造成不良刺激。

d. 观察和记录：观察并记录引流液的量及性状。多发瘘者常用多根引流管同时冲洗和引流应分别标记冲液瓶和引流瓶，并分别观察、记录。通过灌洗量和引流量判断进出量是否平衡（每日肠液排出量＝引流量－灌洗量），若灌洗量大于引流量，常提示吸引不畅，须及时处理。过程中应观察病人有无畏寒、心慌气急、面色苍白等不良反应，一旦出现应立即停止灌洗，对症处理。

（3）营养支持　在肠瘘发病初期原则上应停止经口进食，可通过中心静脉置管行全胃肠外营养，达到既迅速补充所需热量又减少肠液分泌的目的。应注意输液的速度和中心静脉导管的护理，避免导管相关性感染。随着病情的好转，漏出液减少，肠功能恢复，逐渐恢复肠内营养，以促进肠蠕动及胃肠激素释放，增加门静脉系统血流，增强肠黏膜屏障功能。可通过胃管或空肠喂养给予要素饮食，但应注意逐渐增加灌注的量及速度，避免引起渗透性腹泻。

（4）瘘口周围皮肤的护理　从瘘管渗出的肠液具有较强的腐蚀性，可造成周围皮肤糜烂，至溃疡、出血。因此须保持充分有效的腹腔引流，减少肠液漏出；及时清除漏出的肠液，保持皮肤清洁干燥，可选用中性皂液或 0.5%氯己定清洗皮肤；局部清洁后涂抹复方氧化锌软膏、皮肤保护粉或皮肤保护膜加以保护。若局部皮肤发生糜烂，可采取红外线或超短波等进行理疗。

（5）心理护理　由于肠瘘多发生于术后，且疾病初期病人的局部及全身症状严重，病情易反复，病人容易产生悲观、失望情绪。通过集体讲座、个别辅导等方法向病人及其家属解释肠瘘的发生、发展过程和治疗方法，并向病人介绍愈合良好的康复者，通过经验交流，消除病人心理顾虑，增强其对疾病治疗的信心，以积极配合各项治疗和护理。

（6）术前准备　除胃肠道手术前的常规护理外，还应加强以下护理措施。①肠道准备：术前 3 日进少渣半流质饮食，并口服肠道不吸收抗生素；术前 2 日进无渣流质饮食，术前 1 日禁食。②皮肤准备：术前认真清除瘘口周围皮肤的污垢及油膏，保持局部清洁。③口腔护理：由于病人长期未进食，易发生口腔溃疡等，应予生理盐水或漱口液漱口，每日 2 次，并观察口腔黏膜改变，及时处理口腔病变。

2. 术后护理　除肠道手术后常规护理，还应注意以下几点。

1）饮食　为避免再次发生肠瘘，可适当延长禁食时间至 4～6 日，禁食期间继续全胃肠外营养支持，并做好相应护理。

2）引流管护理　肠瘘术后留置的引流管较多，包括腹腔负压引流管、胃肠减压管、导尿管等。应妥善固定并标识；保持各管道引流通畅；严格无菌技术操作；观察并记录各引流液的颜色、性状和量；根据引流情况及时调整引流管负压大小。

3）并发症的护理

（1）术后出血　原因：术中止血不彻底，引起创面渗血；创面感染侵蚀到血管，引起出血；负压吸引力过大，损伤肠黏膜。护理：严密监测生命体征，观察切口渗血、渗液情况，以及各引流液的性状、颜色和量。若发现出血，应及时通知医生，并协助处理。

（2）腹腔感染　原因：由于肠瘘病人营养物质大量流失，全身状况较差，术后容易发生切口及腹腔感染甚至再次发生肠瘘。护理：除保持引流通畅、预防性应用抗生素外，尚需加强监测，注意观察有无切口局部或腹部疼痛、腹胀、恶心呕吐等不适，切口有无红肿、发热；腹部有无压痛、反跳痛、肌紧张等腹膜刺激征表现以及生命体征的变化，及早发现感染征象。

（3）粘连性肠梗阻　原因：术后病人身体虚弱，活动少或并发术后腹腔感染均可导致肠粘连。护理：术后病人麻醉反应消失、生命体征平稳，可予半坐卧位。指导病人在术后早期进行床上活动，如多翻身、做肢体屈伸运动；在病情许可的前提下，鼓励其尽早下床活动，以促进肠蠕动，避免术后发生肠粘连。观察病人有无腹痛、腹胀、恶心呕吐、停止排便排气等肠梗阻症状，若发生，应及时汇报医生，并按医嘱给予相应的处理。

（杨晓仙）

Note

目标检测

目标检测
答案解析

1. 对疑有肠梗阻的病人禁忌做哪项检查?(　　)

A. X线透视或摄片　　B. 肛门直肠指检　　C. 钡剂灌肠造影

D. 口服钡餐透视　　E. 血气分析

2. 临床最常见的引起肠梗阻的原因是(　　)。

A. 肠蛔虫堵塞　　B. 肠扭转　　C. 肠套叠　　D. 肠粘连　　E. 肠肿瘤

3. 对于肠梗阻病人,以下护士的观察判断最正确的是(　　)。

A. 呕吐早、频繁且含有胆汁应疑为高位肠梗阻

B. 呕吐呈喷射状说明是麻痹性肠梗阻

C. 腹痛有减轻且肠鸣音不再亢进说明梗阻有所缓解

D. 腹痛转为持续性胀痛说明出现绞窄性肠梗阻

E. 病人有一次排便说明是不完全性肠梗阻

4. 下列对肠梗阻病人的术前护理正确的是(　　)。

A. 予流质饮食,促进肠蠕动　　B. 予止痛药,缓解腹痛症状

C. 给予缓泻剂,以解除梗阻　　D. 禁食、胃肠减压

E. 予腹部热敷缓解腹痛

5. 下列不属于肠梗阻的基本处理的是(　　)。

A. 禁食　　B. 使用抗菌药　　C. 灌肠

D. 胃肠减压　　E. 补液,纠正水、电解质及酸碱失衡

第六节　急性阑尾炎病人的护理

学习目标

本节 PPT

1. 了解阑尾炎的概念。
2. 熟悉急性阑尾炎的辅助检查。
3. 了解急性阑尾炎的病因病理。
4. 熟悉特殊类型阑尾炎和慢性阑尾炎的临床表现。
5. 熟悉急性阑尾炎的处理原则。
6. 掌握急性阑尾炎病人的护理措施。

一、急性阑尾炎

导学案例

病人,女,26 岁,因“转移性右下腹疼痛 7 h”入院。病人 7 h 前无明显诱因下出现上腹部阵发性胀痛,伴恶心、呕吐,呕吐物为胃内容物;非咖啡样物,数小时后转移且固定右下

Note

腹，持续性胀痛，伴发热，体温 37.8 ℃；无便血、黑便，腹泻、无脓血。既往身体健康，无药物过敏史。

体格检查：T 38.7 ℃，P 96 次/分，R 22 次/分，BP 135/85 mmHg，全腹压痛以右下腹麦氏点周围为著，肠鸣音 10～15 次/分。其他未发现异常。

辅助检查：血常规示 Hb 112 g/L，WBC 245×10^9/L，中性粒细胞比值为 86%；腹部 X 线可见盲肠及回肠末端扩张和气液平面。问题：

1. 病人主要的护理诊断/问题有哪些？

2. 应做好哪些观察要点？

急性阑尾炎可在各个年龄段、不同人群中发病，多发生于青壮年，以 20～30 岁多见，男性发病率高于女性。

（一）病因

1. 阑尾管腔阻塞　这是急性阑尾炎最常见的病因。阑尾管腔细，开口狭小，系膜短，使阑尾卷曲，造成阑尾管腔易于阻塞。导致阻塞的原因：①淋巴滤泡明显增生，约占 60%，多见于年轻人；②粪石阻塞，约占 35%；③异物、食物残渣、炎性狭窄、蛔虫、肿瘤等，较少见。

2. 细菌入侵　阑尾管腔阻塞后，细菌繁殖并分泌内毒素和外毒素，损伤黏膜上皮，形成溃疡，细菌经溃疡面进入阑尾肌层。阑尾壁间质压力升高，影响动脉血流，造成阑尾缺血，甚至梗死和坏疽。致病菌多为肠道内的各种革兰阴性杆菌和厌氧菌。

（二）病理生理

急性阑尾炎的组织学改变是局部黏膜充血、水肿、中性粒细胞浸润等急性炎症表现。炎症可深部发展，或继之因血管内血栓形成，导致组织坏死，肠壁感染、穿孔。

1. 病理类型　根据急性阑尾炎的临床过程和病理解剖学变化，可分为以下 4 种类型。

（1）急性单纯性阑尾炎　病变多局限于黏膜和黏膜下层，属于轻型阑尾炎或病变早期。阑尾轻度肿胀，浆膜充血，失去正常光泽，表面有少量纤维性渗出物。镜下见阑尾各层水肿和中性粒细胞浸润，黏膜表面有小溃疡和出血点。

（2）急性化脓性阑尾炎　常由急性单纯性阑尾炎发展而来。阑尾明显肿胀，浆膜高度充血，表面覆有脓性渗出物，又称急性蜂窝织炎性阑尾炎。镜下见阑尾黏膜溃疡面增大并深达肌层和浆膜层，各层均有小脓肿，腔内有积脓。阑尾周围的腹腔内有稀薄脓液，形成局限性腹膜炎。

（3）急性坏疽性穿孔性阑尾炎　阑尾动脉是肠系膜上动脉所属回结肠动脉的分支引起血运障碍，阑尾管壁易坏死或部分坏死，呈暗紫色或黑色。因管腔梗阻或积脓，压力升高加重管壁血运障碍，严重者发生穿孔，穿孔多发生于阑尾根部和近端的系膜缘对侧；若穿孔后局部未能被大网膜包裹，感染扩散，可引起急性弥漫性腹膜炎。

（4）阑尾周围脓肿　急性阑尾炎化脓、坏疽或穿孔后，大网膜和邻近的肠管将阑尾包裹并形成粘连，出现炎性肿块或形成阑尾周围脓肿。

2. 转归

（1）炎症消退　部分单纯性阑尾炎经及时药物治疗后，炎症消退，大部分将转为慢性阑尾炎。由于遗留阑尾管腔狭窄、管壁增厚、阑尾粘连扭曲，炎症易复发。

（2）炎症局限　部分化脓、坏疽或穿孔性阑尾炎被大网膜和邻近肠管包裹粘连后，炎症局限，形成阑尾脓肿。常需大量抗生素或中药治疗，炎症可逐渐被吸收，但缓慢。

（3）炎症扩散　阑尾炎症较重，发展快，未及时手术切除，又未能被大网膜包裹局限，炎症扩散，发展为弥漫性腹膜炎、阑尾静脉与动脉伴行，血液最终回流入门静脉。当细菌栓子脱落时可引起门

Note

静脉炎和细菌性肝脓肿，甚至感染性休克等。

(三) 临床表现

1. 症状

(1) 腹痛　典型表现为转移性右下腹痛，疼痛发作多始于上腹部，逐渐移向脐周，位置不固定，6～8 h后疼痛转移并局限于右下腹。此过程时间长短取决于病变发展的程度和阑尾的位置，70%～80%的病人表现出典型的转移性腹痛。部分病人也可在发病初即表现为右下腹痛。

不同位置的阑尾炎，疼痛部位不同：①盲肠后位阑尾炎表现为右侧腰部疼痛；②盆腔位阑尾炎疼痛在耻骨上区；③肝下区阑尾炎可引起右上腹痛；④极少数左下腹部阑尾炎表现为左下腹痛。

不同类型的阑尾炎，腹痛有差异：①单纯性阑尾炎仅有轻度上腹部或脐部隐痛；②化脓性阑尾炎可表现为阵发性胀痛，并逐渐加重；③坏疽性阑尾炎呈持续性剧烈腹痛；④穿孔性阑尾炎因阑尾腔压力骤减，腹痛可暂时减轻，但出现腹膜炎后，腹痛可持续加剧，甚至出现全腹剧痛。

(2) 胃肠道症状　早期可出现轻度厌食、恶心或呕吐，呕吐多为反射性，程度较轻。晚期并发弥漫性腹膜炎时，可致麻痹性肠梗阻而出现持续性呕吐、腹胀和排气排便减少。部分病人可发生腹泻，如盆腔位阑尾炎时，炎症刺激直肠和膀胱，引起排便次数增多、里急后重等症状。

(3) 全身表现　早期有乏力。炎症重时出现全身中毒症状，可表现为心率增快，体温升高，可达38 ℃。阑尾穿孔形成腹膜炎者，出现寒战、体温明显升高(39～40 ℃)，若发生门静脉炎则可出现寒战、高热及轻度黄疸。

2. 体征

(1) 右下腹压痛　这是急性阑尾炎的重要体征，发病早期腹痛尚未转移至右下腹时，右下腹便可出现固定压痛。压痛点可随阑尾位置变化而改变，但始终固定在一个位置，通常位于麦氏点(图 14-6-1)。压痛程度与病变程度相关。当阑尾炎症波及周围组织，压痛范围亦相应扩大，但仍以阑尾所在部位的压痛最明显。

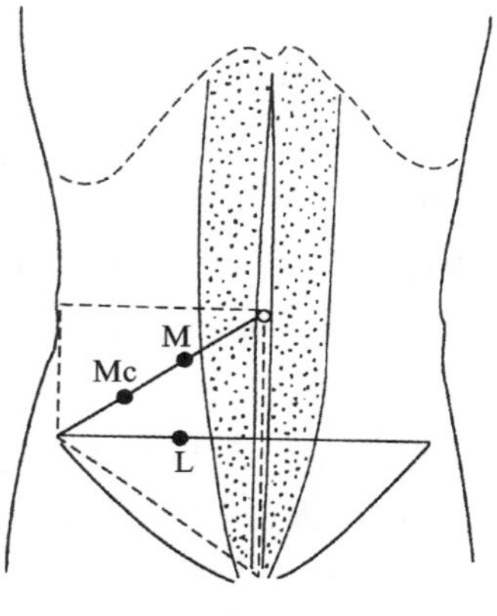

图 14-6-1　阑尾炎的压痛点

(2) 腹膜刺激征　腹膜刺激征包括腹肌紧张、压痛、反跳痛。这是壁腹膜受到炎症刺激的一种防御性反应，提示阑尾炎症加重，有渗出、化脓、坏疽或穿孔等病理改变。但小儿、老年人、孕妇、肥胖者、虚弱者或盲肠后位阑尾炎时，腹膜刺激征不明显。

(3) 右下腹包块　阑尾炎性肿块或阑尾周围脓肿形成时，右下腹可扪及压痛性包块，边界不清，固定。

(4) 特殊体征

①结肠充气试验：病人取仰卧位，检查者一手压迫左下腹降结肠区，另一手按压近端结肠，结肠内气体可传至盲肠和阑尾，引起右下腹疼痛者为阳性。

②腰大肌试验：病人取左侧卧位，右大腿向后过伸，引起右下腹疼痛者为阳性，常提示阑尾位于腰大肌前方，为盲肠后位或腹膜后位。

③闭孔内肌试验：病人取仰卧位，右髋和右膝均屈曲 90°，然后被动向内旋转，引起右下腹疼痛者为阳性，提示阑尾位置靠近闭孔内肌。

④直肠指检：盆腔位阑尾炎常在直肠右前方有触痛。若阑尾穿孔，炎症波及盆腔时，直肠前壁有广泛触痛。若发生盆腔脓肿，可触及痛性肿块。

(四) 辅助检查

1. 实验室检查　多数急性阑尾炎病人血白细胞计数和中性粒细胞比值增高。白细胞计数可达

$(10 \sim 20) \times 10^9/L$，发生核左移。部分单纯性阑尾炎或老年病人可无明显升高。

2. 影像学检查

①腹部X线：可见盲肠和回肠末端扩张和气液平面，偶尔可见钙化的粪石和异物。

②超声检查：可发现肿大的阑尾或脓肿，推测病变的严重程度及病理类型。

③CT检查：可显示阑尾周围组织及其与邻近组织的关系，有助于阑尾周围脓肿的诊断。

3. 腹腔镜检查　可以直接观察阑尾有无炎症，也能分辨与阑尾炎有相似症状的其他脏器疾病，对明确诊断可起决定作用。诊断同时也可行阑尾切除术的治疗。

（五）治疗原则

一旦确诊，绝大多数急性阑尾炎应早期手术治疗。

1. 非手术治疗　适用于不愿意手术的单纯性阑尾炎、急性阑尾炎诊断尚未确定、病程已超过72 h、炎性肿块和（或）阑尾周围脓肿已形成等有手术禁忌者。治疗措施主要为抗生素治疗和补液治疗等。

2. 手术治疗　根据急性阑尾炎的病理类型，选择不同手术方法。

（1）急性单纯性阑尾炎　行阑尾切除术，切口一期缝合。有条件时也可采用腹腔镜阑尾切除术。

（2）急性化脓性或坏疽性阑尾炎　行阑尾切除术，若腹腔已有脓液，应仔细清除，用湿纱布蘸净脓液后关闭腹膜，切口一期缝合。

（3）穿孔性阑尾炎　手术切除阑尾，术中注意保护切口，清除腹腔脓液或冲洗腹腔后，切口一期缝合，根据情况放置腹腔引流管。

（4）阑尾周围脓肿　脓肿尚未破溃穿孔时按急性化脓性阑尾炎处理；若已形成阑尾周围脓肿病情稳定者，应用抗生素治疗或同时联合中药治疗，以促进脓肿吸收消退，也可在超声引导下置管引流或穿刺抽脓；如脓肿无局限趋势，可行超声检查确定切口部位后行切开引流术，手术与以引流为主，如阑尾显露方便，应切除阑尾，否则待3个月后再做阑尾切除术。

知识拓展

腹腔镜阑尾切除术

自1987年发明腹腔镜并应用于胆囊切除术以来，腹腔镜的用途不断得到开发，适应证不断增加，目前，不少地区已广泛开展阑尾切除术，一般用于单纯性阑尾炎、择期性阑尾炎，对阑尾炎诊断不肯定者，选用腹腔镜还可帮助诊断。但曾行下腹部手术、局部有粘连者并不适用。行腹腔镜阑尾切除术的病人除了创伤和疼痛较少之外，炎性的阑尾可自套管中取出，完全不接触口，使伤口感染的概率降到最低，大大缩短了术后恢复时间，病人更乐于接受。

（六）护理评估

1. 术前评估

（1）健康史　一般情况：了解病人年龄、性别，女性病人了解其月经史、生育史；饮食习惯，有无不洁食史，有无经常进食高脂肪、低纤维食物等。现病史：询问病人有无腹痛及其伴随症状、持续的时间，以及腹痛的诱因、有无缓解和加重的因素等。评估腹痛的特点、部位、程度、性质。既往史：了解病人有无急性阑尾炎发作、胃十二指肠溃疡穿孔、右肾与右输尿管结石、急性胆囊炎或妇科病史（女性病人），有无手术治疗史。老年人需要注意有无心、肺、肾等重要脏器疾病和糖尿病。

（2）身体状况

①症状：评估有无乏力、发热、恶心、呕吐等症状；有无腹泻、里急后重等。新生儿及小儿需评估

Note

有无缺水和(或)呼吸困难的表现;妊娠中后期急性阑尾炎病人可出现流产或早产征,注意观察其腹痛的性质有无改变,有无阴道流血。

②体征:评估腹部压痛的部位,麦氏点有无固定压痛,有无腹膜刺激征;腰大肌试验、结肠充气试验、闭孔内肌试验的结果;直肠指检有无直肠前壁触痛或触及肿块等。

(3) 辅助检查　评估血白细胞计数和中性粒细胞比值;影像学检查有无异常。

(4) 心理-社会状况　了解病人及其家属对急性腹痛和阑尾炎的认知、心理承受能力及对手术的认知。

2. 术后评估　评估病人麻醉、手术方式和术中情况,如阑尾有无化脓或穿孔,腹腔有无脓液及清除情况;是否放置引流管及其部位,引流是否通畅,评估引流液的颜色、性状及量;评估手术切口情况,伤口是否有渗出及渗出液的性质;是否发生并发症等。

(七) 常见护理诊断/问题

(1) 急性疼痛　与阑尾炎症刺激壁腹膜或手术创伤有关。

(2) 体温过高　与阑尾炎症有关。

(3) 焦虑　与起病急、担心手术有关。

(4) 潜在并发症:腹腔脓肿、门静脉炎、出血、切口感染、阑尾残株炎及粘连性肠梗阻等。

(八) 预期目标

(1) 病人疼痛减轻或缓解。

(2) 病人体温接近正常,舒适感增加。

(3) 病人的情绪平稳,焦虑减轻。

(4) 病人未发生并发症或并发症被及时发现并有效处理。

(九) 护理措施

1. 非手术治疗的护理/术前护理

(1) 病情观察　严密观察病人的生命体征、腹痛及腹部体征的情况。如体温升高,脉搏、呼吸增快,提示炎症较重,或炎症已有扩散;如腹痛加剧,范围扩大,腹膜刺激征更明显,提示病情加重。在非手术治疗期间,出现右下腹痛加剧、发热,血白细胞计数和中性粒细胞比值上升,应做好急诊手术的准备。

(2) 避免肠内压增高　非手术治疗期间禁食,必要时行胃肠减压,同时给予肠外营养;禁服泻药及灌肠,以免肠蠕动加快,增高肠内压力,导致阑尾穿孔或炎症扩散。

(3) 控制感染　遵医嘱及时应用有效的抗生素;脓肿形成者可配合医生行脓肿穿刺抽液。高热病人给予物理降温。

(4) 缓解疼痛　协助病人取舒适体位,如半卧位,可放松腹肌,减轻腹部张力,缓解疼痛。明确诊断或已决定手术者疼痛剧烈时,遵医嘱给予镇痛或镇静、解痉药。

(5) 心理护理　了解病人及其家属的心理反应,适时地给其讲解有关知识,减轻病人对手术的焦虑与恐惧,使其能够积极配合治疗及护理。

(6) 并发症的护理

①腹腔脓肿:这是阑尾炎未经有效治疗的结果,可在盆腔、膈下及肠间隙等处形成脓肿,其中以阑尾周围脓肿最常见。典型表现为压痛性肿块,麻痹性肠梗阻所致腹胀,也可出现直肠、膀胱刺激症状和全身中毒症状等。超声和CT检查可协助定位。可采取超声引导下穿刺抽脓或置管引流,必要时做好急诊手术的准备。

②门静脉炎:较少见。急性阑尾炎时,细菌栓子脱落进入阑尾静脉中,沿肠系膜上静脉蔓延至门静脉,可导致门静脉炎。其主要表现为寒战、高热、剑突下压痛、肝大、轻度黄疸等。加重会发生感染性休克或脓毒症,治疗不及时可发展为细菌性肝脓肿。一经发现,应立即急诊手术的准备,并遵医嘱

Note

大剂量应用抗生素治疗。

（7）术前准备　拟急诊手术者应紧急做好备皮、配血、输液等术前准备。

2. 术后护理

（1）病情观察　监测病人生命体征并准确记录；加强巡视，注意倾听病人的主诉，观察病人腹部体征的变化，发现异常及时通知医生并配合处理。

（2）体位与活动　全麻术后清醒或硬膜外麻醉平卧 6 h 后，生命体征平稳者可取半卧位，鼓励病人术后早期在床上翻身、活动肢体，待麻醉反应消失后即下床活动，以促进肠蠕动恢复，减少肠粘连的发生。

（3）饮食　肠蠕动恢复前暂禁食，予以肠外营养。肛门排气后，逐步恢复饮食。

（4）腹腔引流管的护理　阑尾切除术后一般不留置引流管，只在局部有脓肿、阑尾残端包埋不满意、处理困难或有肠瘘形成时采用，用于引流脓液和肠内容物。一般 1 周左右拔除。引流管应妥善固定、保持通畅，严格执行无菌操作，注意观察引流液的颜色，性状及量，如有异常，及时通知医生并配合处理。

（5）并发症的护理

①出血：多因阑尾系膜的结扎线松脱，引起系膜血管出血。主要表现为腹痛、腹胀、失血性休克等；一旦发生，应立即遵医嘱输血、补液，并做好紧急手术止血的准备。

②切口感染：阑尾切后最常见的并发症，多见于化脓性阑尾炎或穿孔性阑尾炎。表现为病人术后 3 日左右体温升高，切口局部胀痛或跳痛、红肿、压痛，局部可出现波动感。医嘱予以抗生素，若出现感染，先行试穿抽出伤口脓液，或在波动处拆除缝线敞开引流，排出脓液，定期换药，保持敷料清洁、干燥。

③粘连性肠梗阻：多与局部炎性渗出、手术损伤、切口异物和术后长期卧床等因素有关。术后应鼓励病人早期下床活动；不完全性肠梗阻者行胃肠减压，完全性肠梗阻者，应协助医生进行术前准备。

④阑尾残株炎：阑尾切除时若残端保留过长，超过 1 cm，术后残株易复发炎症，症状表现同阑尾炎，X 线钡剂检查可明确诊断，症状较重者再行手术切除阑尾残株。

⑤肠瘘/粪瘘：较少见，多因残端结扎线脱落，盲肠原有结核、癌肿等病变，术中因盲肠组织水肿脆弱而损伤等所致。临床表现与阑尾周围脓肿类似，术后数日内可见肠内容物经切口或瘘溢出。阑尾炎所致的粪瘘一般位置较低，对机体影响小，通过保持引流通畅、创面清洁、加强营养支持等非手术治疗后，多可自行闭合，仅少数需要手术治疗。

3. 健康教育

（1）预防指导　指导健康人群改变不良的生活习惯，如改变摄入高脂肪、高糖、低膳食纤维的饮食习惯，注意饮食卫生。积极治疗或控制消化性溃疡、慢性结肠炎等。

（2）知识指导　向病人介绍阑尾炎治疗、护理知识。告知手术准备及术后康复方面的相关知识及配合要点。

（3）复诊指导　出院后如出现腹痛、腹胀等不适应及时就诊。阑尾周围脓肿未切除阑尾者，告知病人 3 个月后再行阑尾切除术。

二、其他类型急性阑尾炎

（一）新生儿急性阑尾炎

新生儿急性阑尾炎较少见。早期可仅有厌食、恶心、呕吐、腹泻及脱水等症状，无明显诱因。由于新生儿不能提供病史，早期诊断较困难，穿孔率高达 50%～85%，死亡率也较高。应高度注意患儿有无腹胀及右下腹压痛等体征，并应早期手术治疗。

Note

(二) 小儿急性阑尾炎

小儿急性阑尾炎是儿童常见的急腹症之一。小儿大网膜发育不全,难以通过大网膜移动达到包裹阑尾局限炎症的作用。其临床特点如下:①病情较重且发展快,早期即可出现高热、呕吐等症状;②右下腹体征不明显,但有局部压痛和肌紧张;③穿孔及并发症的发生率较高。处理原则为尽早手术,护理时应注意病情观察,遵医嘱静脉补液和应用抗生素,积极预防和协助处理休克、阑尾穿孔和腹膜炎等并发症。

(三) 妊娠期急性阑尾炎

妊娠期急性阑尾炎较常见,中期妊娠的发病率略高,可能与胎儿生长速度快有关。其临床特点如下:①妊娠期盲肠和阑尾被增大的子宫推挤,向右上腹移位,压痛点随之上移;②腹壁被抬高,炎症刺激不到壁腹膜,故压痛、肌紧张和反跳痛均不明显;③大网膜不易包裹;④腹膜炎不易被局限,易在上腹部扩散;⑤炎症刺激子宫,易引起流产或早产,威胁孕妇及胎儿的安全。处理原则为早期手术,以防止流产及妊娠后期阑尾炎复发,并最好有妇产科医生和外科医生合作,以保证孕妇及胎儿的安全。围术期加用黄体酮,尽量不用腹腔引流,术后应用广谱抗生素。临产期突发急性阑尾炎或并发阑尾穿孔、全身感染症状严重时,可考虑行剖宫产术,同时切除阑尾。护理时应注意评估病人及其家属对胎儿风险的认知,对疾病和治疗的心理承受能力及应对能力。

(四) 老年人急性阑尾炎

随着人口老龄化,老年人患急性阑尾炎有增多的趋势。老年人对疼痛感觉迟钝,腹肌薄弱,防御功能减退,其临床特点如下:①主诉不强烈,体征不典型,体温和血白细胞计数升高不明显;②临床表现轻而病理改变重;③老年人阑尾壁常萎缩变薄,淋巴滤泡逐渐退化消失,阑尾腔变细,且多伴动脉硬化,易导致阑尾缺血坏死或穿孔;④老年人大网膜多有萎缩,故阑尾穿孔后炎症不易局限,常发生弥漫性腹膜炎;⑤老年人常伴发心血管疾病、糖尿病等,使病情更趋复杂严重。处理原则为一旦诊断明确,应及时手术治疗,并加强围手术期管理,注意处理伴发疾病,预防并发症的发生。

(五) AIDS/HIV 感染病人的急性阑尾炎

此类病人免疫功能缺陷或异常,其症状和体征不典型,病人的白细胞计数不高,易被延误病人的护理诊断和治疗。超声和 CT 检查有助于诊断。早期诊断及手术治疗可获较高的生存率,否则穿孔率较高(占 40%)。不应将 AIDS/HIV 感染病人视为阑尾切除的手术禁忌证。

(杨晓仙)

目标检测

目标检测
答案解析

1. 急性阑尾炎发病最重要的原因是(　　)。

A. 阑尾与盲肠相通处开口狭小　　B. 阑尾系膜较短,容易发生扭曲

C. 阑尾黏膜下淋巴组织增生　　D. 阑尾腔粪石梗阻

E. 阑尾动脉容易发生血运障碍

2. 大多数急性阑尾炎病人腹痛开始时的部位是(　　)。

A. 右下腹　　B. 上腹或脐周　　C. 右上腹　　D. 右腰部　　E. 耻骨上部

3. 关于急性阑尾炎的叙述,正确的是(　　)。

A. 白细胞计数不升高,可否定阑尾炎

B. 腹痛突然减轻,说明病情好转

Note

C. 有转移性右下腹痛，即可诊断阑尾炎
D. 急性阑尾炎均有右下腹压痛、反跳痛、肌紧张
E. 腹部压痛不固定，可排除阑尾炎
4. 诊断急性阑尾炎最重要体征是(　　)。
A. 结肠充气试验阳性　B. 腰大肌试验阳性
C. 右下腹固定且有明显压痛点　D. 直肠指检发现直肠右前方触痛
E. 闭孔内肌试验阳性
5. 急性阑尾炎最常见和最早出现的症状是(　　)。
A. 腹痛　B. 恶心、呕吐　C. 腹泻、里急后重
D. 低热　E. 便秘

第七节　结、直肠和肛管疾病病人的护理

学习目标

1. 能说出痔、肛裂、直肠肛管周围脓肿、肛瘘、大肠癌的病因、分类、处理原则。
2. 能描述痔、肛裂、直肠肛管周围脓肿、肛瘘、大肠癌病人的临床表现及护理措施。
3. 能理解痔、肛裂、直肠肛管周围脓肿、肛瘘、大肠癌的病理生理及健康教育。
4. 能运用护理知识对痔、肛裂、直肠肛管周围脓肿、肛瘘、大肠癌病人实施整体护理。

本节 PPT

一、直肠肛管良性疾病

导学案例

病人，女，39 岁。半年来在排便后常见便纸上有血迹，便秘情况下沾血较多。因无其他不适而未做任何治疗。近 1 个月来经常便秘，排便时肛门出血加重，常呈滴血状。同时有一樱桃大小的肿块脱出肛门外，便后即自行回纳。问题：

1. 病人所患的最可能是什么病？该病的临床程度(分期)如何？
2. 为了确诊，应建议病人去做哪些检查？
3. 目前如何为病人做健康教育(指导)？
4. 病人去医院检查后，医生建议住院 3 日行局部注射疗法。作为肛肠病区责任护士，请提出病人的主要护理诊断/问题和有关护理措施。

直肠肛管解剖生理概要

直肠肛管良性疾病主要有痔、肛裂、直肠肛管周围脓肿、肛瘘等。其发病率较高，占普查人口的 50%～70%，随年龄增长发病率逐渐增高。

(一) 痔

痔是直肠上、下静脉丛在齿状线附近扩张、迂曲形成的静脉团。以肛管齿状线为界，痔分为内痔、外痔、混合痔三种。内痔位于齿状线以上，由直肠上静脉丛形成，表面为直肠黏膜覆盖，好发直肠

Note

下端的左侧、右前方和右后方;外痔位于齿状线下方,由直肠下静脉丛形成,表面为肛管皮肤覆盖;混合痔由直肠上下静脉丛相互连通、扩大曲张而形成静脉团,位于肛门同一方位齿状线上下,表面为直肠黏膜和肛管皮肤覆盖。

1. 病因 痔的病因与多种因素有关。

(1) 静脉曲张学说 直肠上静脉丛属门静脉系统,静脉腔内无静脉瓣,静脉周围黏膜下组织松弛加上直肠上下静脉丛管壁薄、位置浅,易于出现血液淤积和静脉扩张。

(2) 肛垫下移学说 肛垫是位于直肠末端的组织垫,由平滑肌纤维、结缔组织及静脉丛构成的复合体,位于肛管的左侧、右前、右后三个区域,突向肛管内。能协调肛管括约肌,完善肛门闭合。正常情况下,肛垫在排便时被推挤下移,排便后可自行回缩至原位。若存在反复便秘、腹内压增高等因素而向远侧移位,使肛垫内正常纤维弹力结构破坏伴有静脉丛淤血、扩张,形成痔。

(3) 腹内压增高 这是形成痔的诱因。腹内压增高压迫下腔静脉可致直肠静脉丛回流受阻、淤血、扩张而形成痔。腹内压增高常见于便秘、排尿困难、妊娠、腹腔积液、下腹部肿瘤等。

(4) 其他因素 长期饮酒及进食辛辣刺激性食物,可使局部充血;直肠下端或肛管的慢性感染,使静脉壁纤维化失去弹性发生扩张,这些都促使痔的发生。

2. 临床表现 根据所在部位不同,痔分为内痔、外痔、混合痔。部位不同,病情程度不同,临床表现亦不同。痔的主要表现有便血、痔块脱出、疼痛。

(1) 内痔 内痔的主要表现是便血和痔块脱出。便血的特点是无痛性间歇性便后出鲜血,便血较轻时为便后滴血或便纸带血,重者可出现喷射状出血,长期出血病人可导致贫血。单纯性内痔无痛,当发生感染、嵌顿或水肿时,可伴有肛门剧痛。临床上按病情轻重可分为四期(表 14-7-1)。

表 14-7-1 各期内痔表现特点

内痔分期	身体状况
Ⅰ期	只在排便时出血,无痔块脱出
Ⅱ期	便时出血,量大甚至喷射而出;便时痔块脱出肛门,便后自行回纳
Ⅲ期	偶有便血,痔块在腹内压增高时脱出,不能自行回纳,需用手辅助
Ⅳ期	偶有便血,痔块长期脱出肛门,无法回纳或回纳后又立即脱出,继发感染时可有疼痛

(2) 外痔 单纯性外痔表现为肛门不适、潮湿、有时伴局部瘙痒,一般无其他特殊表现。各种原因导致形成痔的静脉破裂出血,在皮下凝结成血块,称血栓性外痔,因血凝块刺激血管引起痉挛,则有剧痛,排便、咳嗽时加剧,数日后可减轻,在肛门表面可见红色或暗红色硬结。外痔一旦并发感染,局部出现红肿、疼痛,形成炎性外痔。

(3) 混合痔 同时兼有内痔和外痔的表现特点。严重时可呈环状脱出肛门,在肛周呈梅花状,称环状痔。

3. 治疗原则

(1) 无症状痔无须治疗。

(2) 非手术治疗 ①饮食调节、保持大便通畅;采用肛门坐浴、止血、消炎等一般治疗。②注射疗法:用于治疗Ⅱ、Ⅲ期出血性内痔的效果较好。方法是在痔核上方的黏膜下层注入硬化剂使痔及其周围产生无菌性炎症反应,黏膜下组织发生纤维化,小血管闭塞,痔块硬化、萎缩。③胶圈套扎疗法:可用于治疗Ⅱ、Ⅲ期内痔。应用器械在内痔根部套入一特制胶圈,利用胶圈的弹性回缩力将痔的血供阻断,使痔缺血坏死脱落而治愈(图 14-7-1)。④红外线凝固疗法:适用于Ⅰ、Ⅱ期内痔。通过红外线直接照射痔块基底引起蛋白质凝固、纤维增生,痔块硬化萎缩脱落。术后常有少量出血,且复发率高,临床少用。⑤其他:包括冷冻疗法、枯痔钉疗法等,原理类似红外线凝固疗法。

(3) 手术治疗 当保守治疗效果不满意、痔脱出严重、套扎治疗失败时,手术切除痔是最好的方

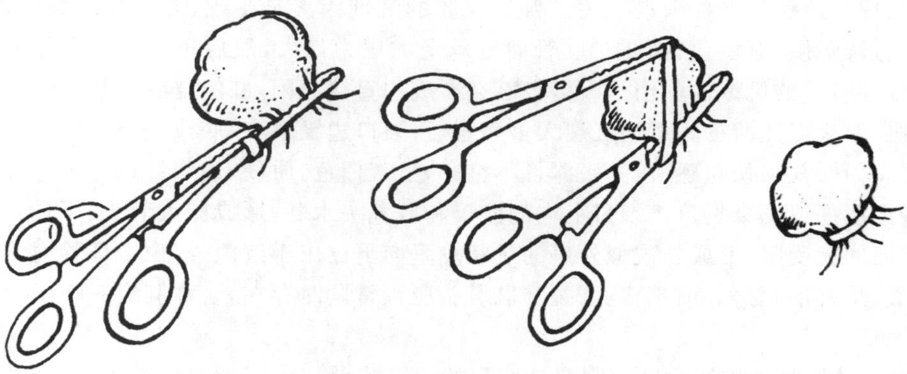

图 14-7-1　胶圈套扎疗法

法。手术方法如下：①痔切除术，主要用于Ⅱ～Ⅳ期内痔和混合痔的治疗；②吻合器痔上黏膜环行切除术(图 14-7-2)，主要适用于Ⅱ～Ⅳ期内痔、环状痔和部分Ⅱ期大出血内痔；③激光切除痔核；④血栓性外痔剥离术，用于治疗血栓性外痔。

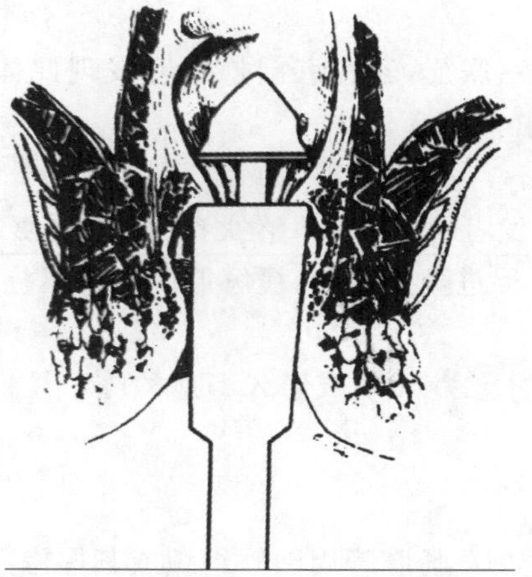

图 14-7-2　吻合器痔上黏膜环行切除术

知识拓展

吻合器痔上黏膜环行切除术

吻合器痔上黏膜环行切除术由意大利学者 Longon 于 1997 年在罗马世界大会上首先提，并于 1998 年正式撰文报道。该术式是目前治疗Ⅲ、Ⅳ期内痔、环形痔和部分Ⅱ期大出血内痔的主要方法。此外，非手术疗法治疗失败的Ⅱ期内痔和直肠黏膜脱垂也可采用。其主要方法是在齿状线上方距离齿状线 2 cm 以上通过吻合器环行切除直肠黏膜 2～3 cm，使下移的肛垫上移固定。与传统手术相比，吻合器痔上黏膜环行切除术具有疼痛轻微、手术时间短、病人恢复快等优点。其术后常见并发症有尿潴留、出血、吻合口狭窄等，术后应嘱病人尽早自行排尿，术后 1 个月内避免剧烈活动，调整饮食，保持大便通畅等。

(二) 肛裂

肛管皮肤全层纵行裂开继发感染所形成的慢性溃疡，称为肛裂。肛裂多见于中青年人，好发部位在肛管后正中线。

Note

1. 病因病理 该病与多种因素有关。肛管直肠的解剖因素是基础,肛管与直肠成角相延续,肛尾韧带弹性差,较坚硬,血供差;排便时肛管后壁承受的压力最大,故后正中线处易受损伤。干硬粪便强行通过肛管引起的机械性创伤是大多数肛裂形成的直接原因,肛门皮肤损伤后肛门括约肌痉挛造成局部缺血,形成慢性溃疡。急性肛裂大多病程短,裂口边缘整齐,底浅、色红并有弹性,未形成瘢痕,而慢性肛裂因反复损伤与感染,基底深且不整齐,呈灰白色,质硬,边缘纤维化增厚。肛裂常为单发的纵行、梭形溃疡或感染裂口。裂口上端的肛瓣和肛乳头水肿,形成肥大乳头;下端皮肤因炎症水肿及静脉、淋巴回流受阻,形成外观似外痔的袋状皮垂向下突出于肛门外,由于体检时多先见到此皮垂后见到肛裂,故称前哨痔。前哨痔、肛裂与肛乳头肥大常同时存在,合称肛裂三联征。

2. 临床表现

(1) 疼痛 排便时和排便后肛门剧痛是肛裂的主要症状。疼痛的双峰性是其特征,即排便时因干硬粪便直接挤擦创面和肛管扩张造成剧痛,便后数分钟可缓解,随后又因肛门括约肌痉挛再次引起更剧烈的疼痛,且持续半小时或数小时。

(2) 便秘 由于惧怕疼痛而不愿排便,使大便干结。而干硬的大便在排便时更加重病情,形成恶性循环。

(3) 出血 排便时粪便擦伤溃疡面或撑开肛管撕拉裂口,排便时可有鲜血滴出,或便纸上有少量鲜血,大量出血少见。

(4) 体征 典型体征是肛裂三联征,若在肛门检查时发现此体征,即可诊断。肛裂者一般不做直肠指检或肛门镜检,以免引起肛门剧痛。

3. 治疗要点

(1) 非手术治疗 适用于初发者,可采用调整饮食、保持大便通畅、便后坐浴、局部消炎止痛等治疗措施,以改善局部血液循环,促进炎症吸收,缓解肛门括约肌痉挛引起的疼痛,保持局部清洁,促进裂口愈合。

(2) 手术治疗 适用于非手术治疗无效或经久不愈的陈旧性肛裂者,手术方式包括肛裂切除术和肛管内括约肌切断术。

(三) 直肠肛管周围脓肿

直肠肛管周围脓肿是指发生在直肠肛管周围软组织或其周围间隙的急性化脓性感染,并形成脓肿。以肛提肌为界将直肠肛管周围脓肿分为肛门周围脓肿、坐骨肛管间隙脓肿和骨盆直肠间隙脓肿三类。脓肿破溃或切开后常形成肛瘘。

1. 病因 直肠肛管周围脓肿多数由肛腺、肛窦感染引起,感染向上、下、外扩散到直肠肛管周围间隙,形成不同部位的脓肿。少数由肛周皮肤感染、损伤等引起。

2. 临床表现 因脓肿部位不同,临床表现各具特点。

(1) 肛门周围脓肿 以肛周皮下脓肿最多见,位置表浅,全身症状常不明显。肛周可有持续跳动性疼痛,排便时加重。病人行动不便,坐卧不安。局部红肿,有压痛,脓肿形成后可有波动感。

(2) 坐骨肛管间隙脓肿 比较常见。因坐骨肛管间隙较大,形成的脓肿也较大,症状较重。脓肿开始即有全身感染性症状,如乏力、食欲减退、寒战、高热等。早期局部症状不明显,从持续性胀痛逐渐加重为显著性跳痛,有时排便时疼痛加重,里急后重或有排尿困难。直肠指检可扪及有压痛性的肿块或患侧有明显压痛。

(3) 骨盆直肠间隙脓肿 又称骨盆直肠窝脓肿,较为少见。此间隙位置较深,空间较大,因此全身性感染症状最为明显而局部症状不明显。病人可出现持续高热、头痛、恶心等,严重时有脓毒症表现。局部表现为直肠坠胀感,便意不尽,常伴排尿困难。直肠指检可扪及局部肿胀、压痛,可有波动感。诊断主要靠穿刺抽得脓液。

3. 治疗要点 发病初期可用抗生素控制感染;局部理疗,热水坐浴;口服缓泻剂以减轻病人排便时的疼痛。脓肿形成后，应及时切开引流。但应避免肛瘘的形成。

（四）肛瘘

肛瘘是肛门附近皮肤与直肠下段或肛管之间的慢性感染性瘘管，是常见的直肠肛管疾病之一，多见于青壮年男性，由内口、瘘管、外口三部分组成。肛瘘瘘管的内口在直肠或肛管，而外口在肛周皮肤上。

1. 病因病理　绝大多数肛瘘为直肠肛管周围脓肿未经及时或正确治疗而造成，少数因结核引起。仅有一个瘘管者为单纯性肛瘘，有多个瘘管和瘘口者为复杂性肛瘘；瘘管位于肛门外括约肌深部以上者为高位肛瘘，而在深部以下者为低位肛瘘。

2. 临床表现　流脓溢液—闭合、疼痛—破溃流脓反复发作是其特点。病人常感肛周潮湿、瘙痒。

（1）疼痛　多为隐痛不适。急性感染时，可有比较剧烈的疼痛。

（2）瘘口排脓　瘘口可见脓液或分泌物排出，脓液排出后外口可以暂时闭合；脓液积聚到一定量时，可再次冲破外口而排脓，如此反反复复、久治不愈。

（3）发热　肛瘘引流不畅，继发感染时引起发热、头痛、乏力等表现。

（4）肛周瘙痒　瘘口排出的脓液或分泌物刺激肛周皮肤，使肛门周围潮湿瘙痒，久之可形成慢性皮炎或湿疹。

3. 辅助检查　可见肛周外口处皮肤有色素沉着，瘘口呈乳头状隆起，指检触之皮下有条索状瘘管，挤压瘘管有脓液或气体排出。

4. 治疗要点　低位肛瘘可采用瘘管切开或切除术，高位肛瘘可选用挂线疗法（图 14-7-3），以避免肛门失禁。

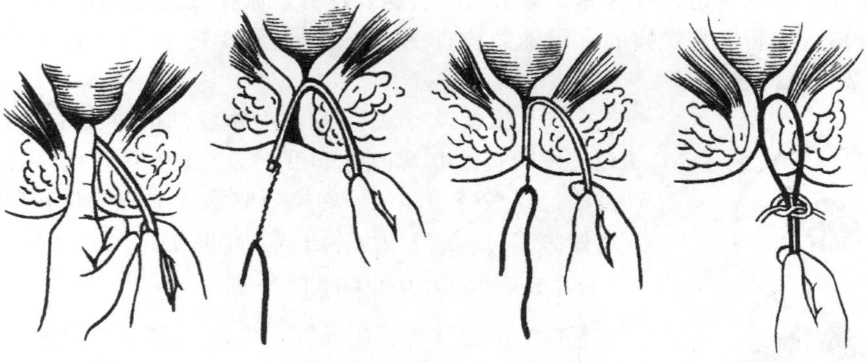

图 14-7-3　挂线疗法

（五）护理评估

1. 健康史　详细了解肛门直肠疾病病人的发病年龄、性别、职业、生活习惯，排便情况等，寻找发病原因及诱发因素；了解病人对疾病的认识等。

2. 身体状况

（1）便血　这是直肠肛管疾病最常见的表现，应注意血的颜色、量及其与粪便的关系等。齿状线附近的直肠肛管疾病便血常发生在排便时，呈间歇性，血色鲜红，量不多，不与大便相混；直肠中上段出血，血色暗红或酱红，与大便相混，常伴有黏液排出。

（2）疼痛　常由直肠肛管的炎症和损伤引起，直肠部位受自主神经支配，疼痛不敏感，表现为灼痛、坠胀痛；肛管部位受脊神经支配，疼痛敏感，可出现剧痛。

（3）肛门肿块　直肠肛管下端的肿块可突出于肛门外，应注意脱出肿块的外形、质地、颜色及伴随症状，还应注意肿块与排便的关系等。

（4）便秘　这是重要的发病因素，也是常见的症状，表现为排便间期延长，粪便硬结，排出困难，排便后有残留感或肛门坠胀感。

(5) 肛门瘙痒　因分泌物刺激等引起,可见于肛瘘、肛裂、内痔、肛窦炎、肛乳头肥大、肛周皮肤过敏等情况。

(6) 其他情况　有无发热、贫血及全身营养状况等改变,有无直肠刺激症状或排尿障碍等。

3. 心理-社会状况　直肠肛管疾病往往迁延、时间长,严重影响病人生活和工作。部分病人因长期便秘、便血、疼痛或反复流脓而产生焦虑和恐惧心理。也有一部分病人不了解或因害羞不愿就医,延误病情。

4. 辅助检查　通过肛门视诊、触诊,直肠指检、内窥镜等检查来收集资料,认真加以记录。

(1) 检查体位　因检查目的和病人情况可采取不同的体位。左侧卧位适用于年老体弱者或重症病人,病人左下肢微屈,右下肢屈膝屈髋成 90°。膝胸卧位适用于短时间检查,病人屈膝俯卧于床上,双肘及前胸贴着床面,头部伏于枕上,臀部抬高。截石位是肛肠手术常用体位,病人仰卧,双下肢抬高并外展,同时屈膝。蹲位适用于检查内痔、直肠息肉、直肠脱垂等,病人下蹲呈排便姿势,用力增加腹内压,使痔核或息肉脱垂,便于检查。

(2) 检查方法

①视诊:主要观察肛门及周围的病变,如有无痔核、溃疡、裂口、结节、突起外口、色素沉着等,并记录其位置、形状、大小、质地、色泽、有无出血等。

②触诊:检查肛门周围有无压痛、波动感及瘘管的条索状物,挤压有无渗液,流脓等情况。

③直肠指检:直肠肛管疾病的重要检查方法。检查者应戴无菌手套或指套,以石蜡油润滑手指套后,用食指指腹轻轻按摩肛门口,让病人放松、适应,然后缓缓插入肛管直肠内,了解肛门括约肌的松紧程度,触摸有无肿块及是否有触痛。退出肛门后还要注意观察指套上有无脓血等。

④肛门镜检查:直肠肛管疾病的常用辅助检查手段。注意,有肛裂、肛周急性炎症、肛管狭窄及妇女月经期不做内镜检查。

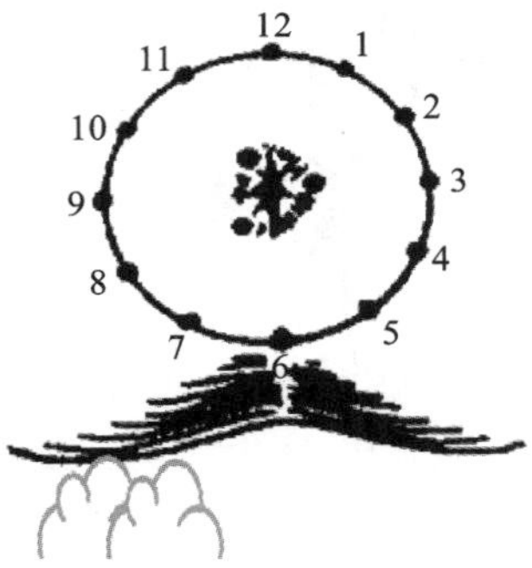

图 14-7-4　时钟定位法

(3) 记录及方法　多采用体位加时钟定位法记录(图 14-7-4)。发现直肠肛管内的病变时,应先写明何种体位,再用时钟定位法记录病变的部位。如检查时病人取膝胸位,则以肛门后正中点处为 12 点,前方为 6 点;截石位时定位点与此相反。

(六) 常见护理问题/诊断

(1) 焦虑　与疾病反复发作,病变部位隐蔽有关。

(2) 急性疼痛　与炎症侵袭肛周组织、手术创伤有关。

(3) 便秘　与久坐、久站、少运动,蔬菜、水果等摄入不足有关。

(4) 尿潴留　与麻醉、会阴部手术刺激、伤口疼痛、肛管内填塞敷料过紧,或不习惯床上排尿有关。

(5) 有感染的危险　与排便时污染伤口有关。

(七) 护理目标

(1) 病人焦虑感减轻或消失。

(2) 病人疼痛减轻或能耐受。

(3) 病人保持排便通畅。

(4) 病人能够正常排尿。

(5) 病人术后伤口无感染或能及时发现和控制感染。

(八) 护理措施

1. 一般护理

(1) 调节饮食　鼓励病人多饮水,多吃新鲜水果、蔬菜以及富含纤维素的食物,避免或少吃辛辣刺激性食物和饮酒。

(2) 保持大便通畅　养成定时排便的习惯，避免蹲厕过久(每次排便时间不宜超过 10 min)。便秘者除调节饮食外，可服适量蜂蜜或润肠药物，多数能自行缓解，症状较顽固者可服用石蜡油等润肠通便药物；较长时间未排便者，可用开塞露或灌肠通便。

(3) 坚持保健活动　提倡长期站立或坐位工作的人做保健操；年老体弱者更应适当活动，坚持进行提肛锻炼，即有节律地舒缩肛门括约肌，每日 3～4 次，每次 10～20 min，以促进盆腔静脉回流，增强肠管蠕动和肛门括约肌的舒缩功能。

(4) 保持肛门清洁　每天清洗肛门 2 次(便后 1 次，睡前 1 次)，以保持肛门局部的清洁卫生。同时积极治疗直肠肛管局部的炎症性疾病。

(5) 肛门坐浴　这是肛管直肠疾病最常用的辅助治疗措施。尤其是手术前后应坚持每日坐浴 1～2 次，一般病人或保健预防复发者，需每日 1 次。肛门坐浴具有清洁肛门、改善血液循环、促使炎症吸收、缓解肛门括约肌痉挛、减轻疼痛的作用。要求每次坐浴持续 20～30 min，水温 40～46 ℃，坐浴盆应消毒并专人专用，坐浴液可根据病情选用。常用的坐浴液有温开水、中药煎剂、中药坐浴清洗剂等；直肠肛管炎症性疾病或术后病人常用 1：5000 高锰酸钾溶液或 1：1000 苯扎溴铵约 3000 mL 坐浴。年老体弱的病人坐浴后要搀扶起身，以免跌倒。

2. 手术前后的护理

(1) 术前护理　术前一般不限制饮食，或术前一日进少渣饮食。每晚坐浴，清洁肛门、会阴部。术前排空大便，并行肛门坐浴，必要时术前晚或术日早晨灌肠。其他术前护理参见围手术期护理的有关内容。

(2) 术后护理

①卧位：病人术后取平卧位或侧卧位，臀部垫气圈，以防伤口受压引起疼痛。

②病情观察：术后应注意创口有无出血、感染、失禁、肛门狭窄等情况，其中伤口出血最为常见。观察术后排尿情况。

③饮食与排便：术后 3 日内可进流质或半流质少渣饮食，尽量减少排便次数，以减轻对伤口的刺激。一般不控制排便，应鼓励便秘者排便，服用润肠药物，保持大便通畅，术后 7～10 日内禁忌灌肠。

④止痛：肛管手术后，括约肌痉挛或肛管内敷料填塞过多等因素会加剧伤口的疼痛，术后 1～2 日内适当给予止痛药。针对不同的原因给予正确处理，如无出血危险可热敷、温水坐浴，局部涂消炎止痛膏。

⑤伤口护理：选用适当的药物进行伤口换药。换药时应遵循先排便，便后肛门坐浴，最后换药的程序进行。换药时注意保持伤口引流通畅，使肉芽组织从基底部向上生长，促进伤口愈合，以免残留死腔。

⑥并发症观察和处理：手术后 24 h 内，病人因手术和麻醉刺激，切口疼痛或不习惯床上排尿而引起尿潴留，若发生急性尿潴留，常可采用诱导排尿法或针刺等方法，适当使用止痛药，在排除出血的情况下可行局部热敷。起床排尿或拔除肛管内填塞的敷料以缓解括约肌痉挛都有利于排尿。在多种方法无效时方考虑导尿。排便困难、大便变细者，术后 5～10 日伤口愈合，可行扩肛处理，防止肛门狭窄。肛门括约肌松弛者，术后 3 日指导其进行肛门肌肉收缩舒张运动。肛周手术如切断肛门直肠环可造成肛门失禁，病人粪便无法控制，或者手术后肛门括约肌松弛，粪液外渗。粪便刺激局部皮肤可造成局部皮炎或形成湿疹，应采用坐浴以保持肛周皮肤清洁、干燥，为减少刺激可在局部皮肤涂氧化锌软膏。

(九) 健康教育

肛管直肠疾病治愈后，如不注意自我保健，复发率和再发率均很高，因此，防止复发和再发是关键。

(1) 指导病人养成良好的饮食习惯和定时排便的习惯。

(2) 指导病人进行全身锻炼与提肛锻炼,避免久站或久坐。

(3) 保持肛门清洁卫生。

(4) 肛管手术后病人应定期扩肛,防止肛门狭窄。

(5) 如遇异常,随时到医院复查。

二、大肠癌

导学案例

病人,女,40岁,6个月前开始,无明显诱因下不时出现粪便表面带血及黏液的现象,伴大便次数增多,每日3～4次,时有排便不尽感,但无腹痛。曾于当地医院按“慢性细菌性痢疾”治疗无效。发病以来体重下降了3 kg。今日来院就诊。问题:

1. 病人还应做哪些检查?首选检查是什么?

2. 病人主要的护理诊断有哪些?如考虑手术,怎样进行术前护理?

3. 如何对病人进行正确的疾病知识讲解和健康指导?

大肠癌包括结肠癌和直肠癌,发生在升结肠、横结肠、降结肠和乙状结肠的癌称为结肠癌;发生在齿状线至直肠与乙状结肠交界处之间的癌称为直肠癌。大肠癌是消化系统常见的恶性肿瘤之一,好发于40～60岁人群,男性大肠癌的发病率及病死率略高于女性。

大肠癌好发于直肠、乙状结肠,其次是盲肠与升结肠,再次为降结肠与横结肠,但我国近几十年来,尤其在大城市,结肠癌的发病率明显上升,且有多于直肠癌的趋势。

(一) 病因和病理

1. 病因 结直肠癌发生的确切病因尚不清楚,根据流行病学调查结果和临床观察分析,可能与以下因素有关。

(1) 饮食及生活习惯 高脂肪、高蛋白和低纤维饮食使肠道中致癌物质增加,可诱发大肠癌;此外,过多摄入腌制食品可增加肠道中致癌物质,诱发结直肠癌,而维生素、微量元素及矿物质的缺乏均可能增加结直肠癌的发病率。缺少适度体力活动者也易患大肠癌。

(2) 遗传因素 有10%～15%的结直肠癌病人存在家族史,常见的有家族性多发性息肉病及家族性无息肉性结直肠综合征,此类人群发生结直肠癌的机会远大于正常人群。

(3) 癌前病变 多数大肠癌来自腺瘤癌变,期中结肠和直肠腺瘤、家族性结肠息肉病癌变率最高;结肠良性病变,如溃疡性结肠炎、血吸虫性肉芽肿及结肠克罗恩病已被列入癌前病变。

2. 病理

(1) 根据显微镜下组织学分类 ①腺癌:占结肠癌的大多数;②黏液癌:预后较腺癌差;③未分化癌:预后最差。

(2) 根据肿瘤的大体形态分类 ①肿块型:肿瘤向肠腔生长,易发生溃疡。恶性程度较低,转移较晚。好发于右侧结肠,其是回盲部。②浸润型:肿瘤沿肠壁呈环状浸润,易致肠腔狭窄或梗阻;转移较早。浸润型好发生于左侧结肠,特别是乙状结肠。③溃疡型:肿瘤向肠壁深层生长并向四周浸润;早期可有溃疡,边缘隆起,中央凹陷;表面糜烂、易出血感染或穿孔;转移较早,恶性程度高,是结肠癌最常见类型。

(3) 大肠癌的分期多采用Dukes分期。A期:癌浸润深度限于肠壁内,未超出浆肌层,无淋巴结转移。A_1肿块侵及黏膜及黏膜下，A_2肿块侵及浅肌层，A_3肿块侵及深肌层。B 期：癌肿超出浆肌层，亦可侵入浆膜外或周围组织，但尚能整块切除，无淋巴结转移。C 期：癌肿侵犯肠壁全层，伴有淋巴结转移。C_1淋巴转移至肿块附近，C_2淋巴转移至肠系膜根部。D 期：癌肿已侵犯邻近脏器且有远处转移。

（4）大肠癌通过直接浸润，淋巴转移，血行转移和种植转移途径扩散。血行转移常引起肝转移，其次为肺、骨等。

（二）临床表现

大肠癌早期没有典型症状，随着病情的发展，不同部位和不同类型的癌肿会出现不同的临床特点。结肠癌早期仅有腹部不适或隐痛，排便次数增多，腹泻或便秘，粪便中有黏液脓血。由于癌肿部位和病理类型不同，又分为右半结肠癌和左半结肠癌。

1. 右半结肠癌　右半结肠包括盲肠、升结肠和右半横结肠。右半结肠癌以全身症状、腹部肿块为主要表现。由于右半结肠腔大，癌肿多呈肿块型，突出于肠腔，肠内容物为液体，粪便稀薄，病人往往腹泻明显，便血与粪便混合；右半结肠黏膜吸收力强，易发生癌性中毒。因此一般不引起肠梗阻，而癌性中毒、贫血全身症状较突出，右下腹不适，可触及腹部包块，大便带血，大便隐血试验持续阳性等。

2. 左半结肠癌　左半结肠癌指左半横结肠、降结肠和乙状结肠的癌肿，以肠梗阻、便秘、腹泻交替、里急后重为主要表现。左半结肠腔较小，肿块多倾向于浸润型生长，引起肠腔狭窄，肠内容物成形，常表现为慢性低位不完全性肠梗阻。左半结肠黏膜吸收力弱，因此中毒症状和全身营养障碍出现较晚，当癌肿破溃时，可有便血或黏液。

3. 直肠癌　早期仅有少量便血或排便习惯改变，易被忽视。当病程发展或伴感染时，才出现显著症状。①直肠刺激症状：癌肿刺激直肠产生频繁便意，引起排便习惯改变，常有便前肛门下坠、里急后重和排便不尽感，晚期可出现下腹痛。②黏液血便：此为直肠癌病人常见的临床症状，80%～90%的病人可发现便血，癌肿破溃后，可出现血性和（或）黏液性大便，血液和黏液多附于粪便表面，严重感染时可出现脓血便。③肠腔狭窄症状：癌肿增大和（或）累及肠管全周引起肠腔缩窄，初始大便变形、变细，之后可有腹痛、腹胀、排便困难等慢性肠梗阻症状。④转移症状：当癌肿穿透肠壁，侵犯前列腺、膀胱时可发生尿路刺激征、血尿、排尿困难等；浸润骶前神经则发生骶尾都、会阴部持续性剧痛、坠胀感。女性直肠癌可侵及阴道后壁，引起白带增多；若穿透阴道后壁，则可导致直肠阴道瘘，可见粪质及血性分泌物从阴道排出，发生远处脏器转移时，可出现相应脏器的病理生理改变及临床症状。

（三）实验室检查及其他检查

1. 直肠指检　这是直肠癌的首选检查方法。通过直肠指检，可发现肿块并能判断部位、大小、范围、固定程度及周围组织的关系。

2. 实验室检查

（1）大便隐血试验　可作为高危人群的初筛方法及普查手段。持续阳性者应进一步检查。

（2）肿瘤标记物　癌胚抗原（CEA）测定对大肠癌的诊断和术后监测较有意义，但 CEA 用于诊断早期直肠癌价值不大。肿瘤标记物主要用于监测大肠癌的复发，但对术前不伴有 CEA 升高的大肠癌病人术后监测复发无重要意义。

3. 影像学检查

（1）钡剂灌肠检查　这是结肠癌的重要检查方法，可观察到结肠壁僵硬、皱襞消失、存在充盈缺损及小龛影，但对直肠癌诊断价值不大。

（2）B 超和 CT 检查　有助于了解直肠癌的浸润深度及淋巴转移情况，还可提示有无腹腔种植转移、是否侵犯邻近组织器官或肝、肺转移灶等。

(3) MRI 检查　对直肠癌的 T 分期及术后盆腔、会阴部复发的诊断较 CT 优越。

(4) PET-CT 检查　正电子发射体层显像与 X 线计算机断层成像相结合。在对病灶进行定性的同时还能准确定位,大大提高了诊断的准确性及临床实用价值。

4. 内窥镜检查　通过内窥镜如直肠镜或乙状结肠镜以及纤维结肠镜检查可以直接观察到肿瘤的位置、大小、形状和局部浸润情况,并可取活组织做病理学检查,这是诊断大肠癌最有效、可靠的方法。

(四) 治疗原则

大肠癌病人的治疗原则是力争早期手术根治,并酌情辅以化疗和放疗。手术治疗包括根治术和姑息手术两种。

1. 结肠癌根治术　常用的方法有右半结肠切除术、横结肠切除术、左半结肠切除术、乙状结肠切除术等。

2. 直肠癌根治术　应视癌肿位置的高低采用不同的手术方式。

(1) 腹会阴联合直肠癌根治术(Miles 手术)(图 14-7-5)　原则上适用于腹膜反折以下的直肠癌。切除范围包括乙状结肠下部及其系膜和直肠全部,肠系膜下动脉和周围淋巴结、肛提肌、坐骨肛门窝内脂肪,肛管和肛门周围皮肤(直径约 5 cm)以及全部肛门括约肌,乙状结肠近端在左下腹壁做永久性人工肛门。

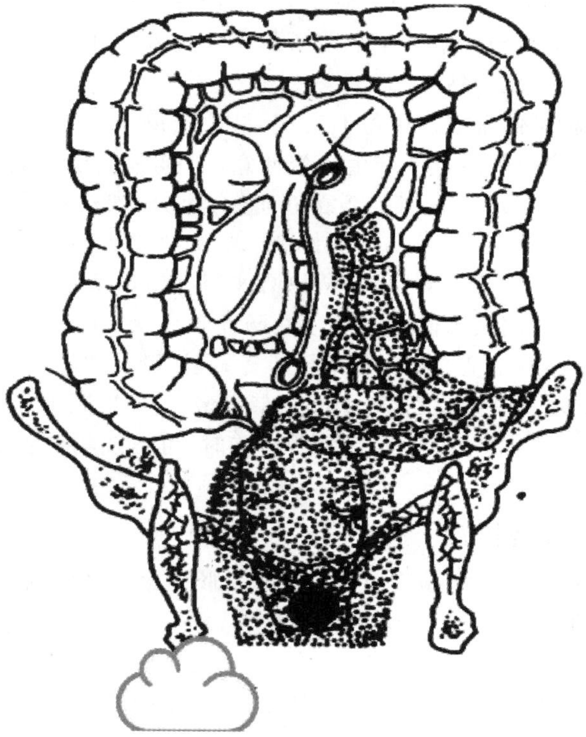

图 14-7-5　Miles 手术

(2) 直肠前切除术(Dixon 手术)(图 14-7-6)　原则上适用于腹膜反折以上的直肠癌,即切除乙状结肠下段,大部直肠及所属淋巴组织,然后做乙状结肠与直肠残端肠吻合术。此法保留肛门及其功能。

(3) 大肠癌腹腔镜根治术　可减小创伤,减轻病人痛苦,减少术后并发症,加快愈合,且经远期随访研究认为其具备与传统手术相同的局部复发率及五年生存率,已逐步在临床推广应用。但对术者要求较高。

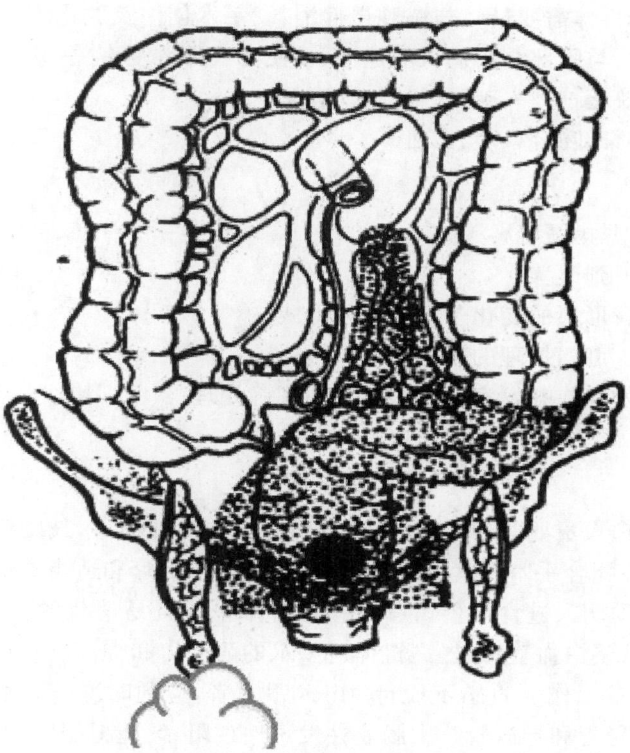

图 14-7-6　Dixon 手术

3. 姑息手术　适用于癌肿无法根治的晚期病例，包括短路手术和结肠造瘘术等，以缓解症状，延长病人生存时间。

（五）护理评估

1. 健康史

（1）一般情况　了解病人的年龄、性别、婚姻状况、饮食习惯，有无烟酒嗜好；如需行肠造口还要了解病人的职业、视力及手的灵活性。

（2）既往史　了解病人是否有大肠腺瘤、溃疡性结肠炎、克罗恩病、血吸虫性肉芽肿等病史，是否有高血压、糖尿病等。如需行肠造口还要了解病人是否有皮肤过敏史。

（3）家族史　了解家族成员中有无家族性肠息肉病、遗传性非息肉病性结直肠癌、大肠癌或其他肿瘤病人。

2. 身体状况　评估病人排便习惯和粪便性状有无改变，是否出现腹泻、便秘、腹痛、腹胀、呕吐、停止排气排便等；有无贫血、消瘦、乏力、低热、肝大、腹腔积液、黄疸等全身症状。腹部触诊和直肠指检有无扪及肿块以及肿块大小、部位、硬度、活动度、有无局部压痛等。

3. 辅助检查　了解大便隐血试验、肿瘤标记物测定、内镜检查和影像学检查有无异常发现，重要器官功能检查结果及肿瘤转移情况等。

4. 心理-社会状况　了解病人及其家属对疾病的认识，对手术治疗的接受程度，对结肠造瘘口知识及手术前配合知识的了解和掌握程度；病人对大肠癌手术及可能造成的并发症、结肠造瘘口术带来的自我形象紊乱、生理机能的改变、预后的恐惧、焦虑程度和心理承受能力；家庭对病人手术及进一步治疗的经济承受能力；病人术后心理适应程度，病人及其家属对有关大肠癌的健康教育内容，包括结肠造瘘口自理知识的掌握程度。

（六）常见护理问题/诊断

（1）焦虑　与对癌症、手术的恐惧及结肠造口影响生活、工作的忧虑有关。

经肛全直肠系膜切除术

Note

(2) 营养失调:低于机体需要量　与癌肿慢性消耗、手术创伤及放化疗反应有关。

(3) 自我形象紊乱　与腹部结肠造口的建立、排便方式的改变有关。

(4) 知识缺乏　与缺乏护理人工肛门的知识有关。

(5) 潜在并发症:感染、吻合口瘘、出血。

(七) 护理目标

(1) 病人情绪稳定,焦虑减轻。

(2) 病人营养状况得到改善。

(3) 病人能适应自我形象的变化及新的排便方式。

(4) 病人能掌握人工肛门护理的相关知识。

(5) 病人未出现并发症或并发症能及时发现并正确处理。

(八) 护理措施

1. 术前护理

(1) 心理护理　护理人员要同情和关心病人,多和病人促膝谈心,鼓励病人诉说内心感受,疏泄抑郁,使病人主动接受并配合手术及其他辅助治疗,并能坚持治疗和适当锻炼。

(2) 营养支持　鼓励病人进食高蛋白、高糖、富含维生素且易消化的饮食。必要时采取支持疗法,纠正存在的贫血和低蛋白血症,以提高机体对手术的耐受力和提高吻合口的愈合力。

(3) 手术前常规准备工作　直肠下段行 Miles 手术者,应同时准备腹部、会阴部和肛门周围皮肤。手术当天早晨留置胃管和导尿管。大肠癌并发急性梗阻者,应根据肠梗阻病人的要求行术前准备。直肠中、下段癌女性病人,应做阴道检查,了解有无阴道壁浸润,若有浸润,应于手术前 3 日,用 0.5%氯己定或洁尔阴液冲洗阴道,每日 1 次。

(4) 胃肠道准备　大肠癌手术需肠道准备,充分的肠道准备是防止切口和腹腔感染、避免吻合口瘘的关键。

①传统肠道准备:包括控制饮食、清洁肠道、肠道抗菌三大措施。a. 控制饮食,术前 3 日给少渣半流质饮食,术前 2 日给流质饮食,以减少粪便产生和保证肠道清洁,必要时补液。b. 清洁肠道,术前 2 日口服石蜡油 30 mL 或 50%硫酸镁 30 mL 或番泻叶泡茶饮用及口服蓖麻油等导泻,术前晚及术日晨进行清洁灌肠。c. 肠道抗菌,术前 3 日口服肠道不吸收的抗生素如新霉素、链霉素、甲硝唑等,服药期间肌注维生素 K。因服用抗生素抑制了大肠杆菌生长,影响维生素 K 合成和吸收,故需术前补充维生素 K。

②全肠道灌洗法:病人手术前 12～14 h 开始服用 37 ℃左右等渗平衡电解质液,临床常用复方聚乙二醇电解质散溶液。聚乙二醇是一种等渗、非吸收性、非爆炸性液体,通过分子中的氢键与肠腔内水分子结合,增加粪便含水量及灌洗液的渗透浓度,刺激小肠蠕动增加,造成腹泻,以达到清洁肠道的目的。一般 3～4 h 完成灌洗全过程,灌洗液量不少于 6000 mL。可根据情况,在灌洗液中加入抗菌药物。年老体弱、心肾等器官功能障碍和肠梗阻者不宜使用。

③口服甘露醇肠道准备法:病人术前 1 日午餐后 0.5～2 h 口服 5%～10%的甘露醇 1500 mL 左右。高渗性甘露醇口服后能使肠腔内渗透压增高,吸收肠壁水分,使肠内容物剧增,刺激肠蠕动增加,起到有效排泄而达到清洁肠道的效果。采用此方法时可不改变病人饮食或术前 2 日进少渣半流质饮食,但使用过程中应注意甘露醇在天气寒冷时会结晶,使用温水充分溶解,且应注意甘露醇可被肠道中的细菌酵解,若冲洗不尽,术中使用电刀时可能引起爆炸。此外,高渗性导泻可能导致肠梗阻病人出现急性肠穿孔,应注意观察病人是否出现腹痛、腹胀、恶心呕吐等,一旦发生立即停止口服液体,予禁食、胃肠减压及纠正水及电解质、酸碱失衡等,必要时做好急诊手术的准备。

2. 术后护理

(1) 一般护理　待病人麻醉清醒、生命体征平稳后如无禁忌改半卧位;输液,维持水、电解质平衡；胃肠减压至肛门排气或结肠造口开放后进流质饮食，起初少量进流质饮食，如无腹胀改为半流质饮食；使用抗生素预防感染；做好引流护理，行 Miles 手术后，骶前引流管接负压装置，5～7 日后无引流液排出者可拔管。导尿管一般留置 1～2 周，每天进行 2 次尿道口护理，术后 5～7 日起开始夹导尿管，每 4～6 h 开放一次，训练膀胱收缩功能。腹部术后并发症的预防护理：①切口感染：监测体温变化及局部切口情况；及时应用抗生素；保持切口周围清洁、干燥，尤其是会阴部切口；会阴部切口可于术后 4～7 日用 1∶5000 高锰酸钾温水坐浴，每日 2 次。②吻合口瘘：观察有无吻合口瘘；术后 7～10 日不能灌肠，以免影响吻合口的愈合；一旦发生吻合口瘘，应行盆腔持续滴注、吸引，同时病人禁食、胃肠减压，给予肠外营养支持。

(2) 结肠造口的护理　结肠造口又称人工肛门，是近端结肠固定于腹壁外而形成的粪便排出通道。

①观察造口：一般术后 2～3 日肠蠕动恢复后开放。观察有无肠黏膜颜色变暗、发紫、发黑等异常，防止造口肠管坏死、感染。

②保护造瘘口周围皮肤：造口用凡士林纱布覆盖，并以氧化锌软膏涂抹周围皮肤，以减少皮肤刺激，防止糜烂，排便后清洗皮肤，及时更换敷料。

③保护腹部切口：术后 2～3 日肠功能恢复后开放结肠造口；造口开放后病人宜取左侧卧位；腹部切口用塑料薄膜隔开，以防粪便污染切口，防止切口感染。

④正确使用结肠造口袋：常用的结肠造口袋有一件式及两件式之分。一件式造口袋的底盘与便袋合一，只需将底盘上的胶质贴面直接贴于皮肤上即可(图 14-7-7)，其用法简单，但其反复撕脱的频率较高，易出现撕脱性皮炎，清洁不方便。两件式造口袋的底盘与便袋分离，先将底盘固定于造口周围皮肤，再将便袋安装在底盘上(图 14-7-8)；便袋可随时取下来清洗。此外，可通过防漏药膏，防臭粉等提高防漏、防臭效果。造口袋不宜长期持续使用，因为是橡胶或塑料制品，难以蒸发水分，易引起瘘口黏膜或周围皮肤糜烂。

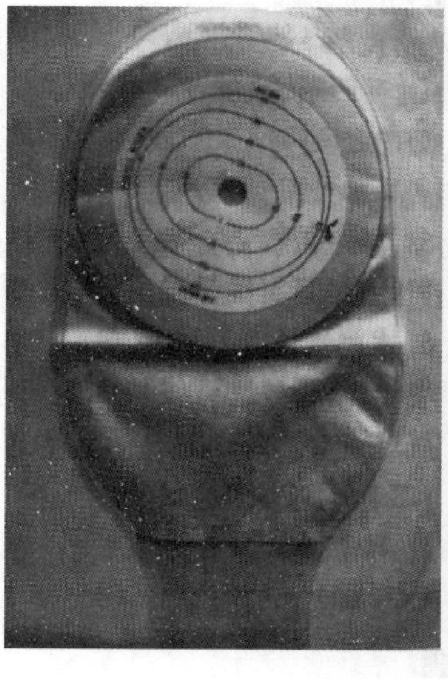

图 14-7-7　一件式造口袋

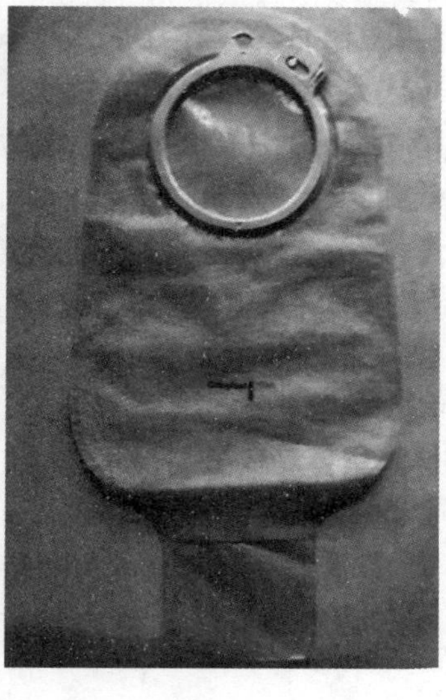

图 14-7-8　两件式造口袋

⑤注意饮食卫生：嘱病人进食易消化的熟食，防止因饮食不洁导致细菌性肠炎等引起腹泻；调节饮食，避免食用过多的粗纤维食物以及洋葱、大蒜、豆类、山芋等可产生刺激性气味或胀气的食物；以高热量、高蛋白、富含维生素的少渣食物为主，以使大便干燥成形；少吃辛辣刺激食物，多饮水。

⑥预防造口并发症

a. 造口缺血坏死：多由于造口血运不良、张力过大引起。术后 72 h 内应严密观察造口肠段的血运并解除一切可能对造口产生压迫的因素。正常造口应为粉色，若色泽变暗、发黑，及时汇报医生。

b. 皮肤黏膜分离：造成皮肤黏膜分离常见的原因为造口局部坏死、缝线脱落或缝合处感染。对于较浅分离，可先给予溃疡粉再用防漏膏阻隔后贴上造口袋；对于较深的分离，因渗液较多，多选用吸收性敷料(如藻酸盐类敷料)填塞后再贴上口袋。

c. 结肠造口狭窄：术后由于瘢痕挛缩，可引起造口狭窄。可在造口处拆线愈合后，将食指、中指缓慢插入造口肠管，以扩张造口，每日 1 次。同时观察病人是否出现腹痛、腹胀、恶心、呕吐、停止排气、排便等肠梗阻症状。

d. 造口回缩：正常造口应突出体表，如肠管内陷，可能是造口肠段系膜牵拉回缩、造口感染等因素所致，需手术重建造口。

e. 造口脱垂：大多由于乙状结肠保留过长、肠段固定欠牢固、腹壁肌层开口过大、术后腹内压升高等因素引起。轻度脱垂无须特殊处理；中度可手法复位并用腹带稍加压包扎；重症者需手术处理。

f. 粪水性皮炎：多由于造口位置不佳难贴造口袋、自我护理时底板开口裁剪过大等使大便长时间刺激皮肤所致。应根据病人情况，指导病人使用合适的造口用品及正确护理造口。

3. 健康教育

(1) 病因预防　大肠癌的癌前病变要及时治疗，如直肠息肉、腺瘤、溃疡性结肠炎等；避免进食高脂肪、高蛋白、低纤维饮食；预防和治疗血吸虫病；保持大便通畅。对疑有大肠癌或家族史及癌前病变者，应行筛选性及诊断性检查，如大便隐血试验、钡剂灌肠 X 线检查、肿瘤标记物或内窥镜检查。

(2) 掌握相关知识技能　出院前耐心教会病人对结肠造口自我护理的知识和方法，教会病人定期扩张造口，以防狭窄而引起排便不畅。

(3) 饮食调整　根据病人情况调节饮食，保肛手术者应多吃新鲜蔬菜、水果，多饮水，避免进食高脂肪及辛辣、刺激性食物；行肠造口者则需注意控制粗纤维食物及过稀、可致胀气的食物。

(4) 适当锻炼　嘱病人参加适量体育锻炼，生活规律，保持心情舒畅。避免自我封闭，应尽可能地融入正常的生活、工作和社交活动中。有条件者，可参加造口病人联谊会，学习和交流彼此的经验和体会，重拾自信。

(5) 指导病人正确进行结肠造口灌洗　其目的是洗出肠内积气、粪便，养成定时排便习惯。连接好灌洗装置，在集水袋内装入 500～1000 mL 37～40 ℃温水，经灌洗管道缓慢灌入造口内，灌洗时间约 10 min。灌洗液完全注入后，在体内可能保留 10～20 min，再开放灌洗袋，排空肠内容物。灌洗期间注意观察，若感到腹部膨胀或腹痛时，放慢灌洗速度或暂停灌洗。灌洗间隔时间可每日 1 次或每 2 日 1 次，时间应相对固定。定时结肠灌洗可以促进有规律的肠道蠕动，使两次灌洗之间无粪便排出，从而达到人为控制排便，养成正常的习惯性排便行为。

(6) 复查　每 3～6 个月定期门诊复查。永久性结肠造口病人，若发现腹痛、腹胀、排便困难等造口狭窄征象时应及时到医院就诊；化疗、放疗病人，定期检查血常规，出现白细胞和血小板计数明显减少时，遵医嘱及时暂停化疗、放疗。

快速康复
外科

(陈丽)

目标检测

目标检测
答案解析

1. 容易发生痔疮的危险人群不包括(　　)。

A. 长期饮酒者　　B. 习惯性便秘者　　C. 经常体育锻炼者
D. 80 岁的老人伴有营养不良　　E. 门静脉高压症病人

2. 排便时及排便后有两次疼痛高峰的是(　　)。

A. 肛裂　　B. 外痔　　C. 肛瘘

Note

D. 直肠脱垂　　E. 直肠肛管周围脓肿

3. 直肠肛管周围脓肿最多见的是(　　)。

A. 肛门周围皮下脓肿　　B. 坐骨肛管间隙脓肿

C. 直肠后间隙脓肿　　D. 骨盆直肠间隙脓肿

E. 直肠黏膜下脓肿

4. 高位肛瘘治疗的最常用方法是(　　)。

A. 1：5000 高锰酸钾温水坐浴　　B. 挂线疗法

C. 局部换药治疗　　D. 瘘管搔爬

E. 使用抗菌药物

5. 关于肛门坐浴的作用，下列哪项错误？(　　)

A. 能增进局部血运　　B. 促进炎症吸收

C. 缓解肛门括约肌痉挛　　D. 清洁作用

E. 止血作用

6. 直肠癌最常见的临床表现是(　　)。

A. 直肠刺激症状　　B. 黏液血便　　C. 肠梗阻症状

D. 会阴部持续性剧痛　　E. 贫血

7. 右半结肠癌的临床特点是(　　)。

A. 早期可有腹胀腹痛等肠梗阻症状

B. 右腹肿块及以消瘦、低热、乏力等全身症状为主

C. 以便秘、便血等症状为主

D. 晚期有排便习惯改变

E. 腹泻，进食后加重，排便后减轻

8. 诊断直肠癌最重要且简便易行的方法是(　　)。

A. 血清癌胚抗原(CEA)测定　　B. CT 检查

C. 直肠指检　　D. 纤维结肠镜检查

E. 大便隐血试验

9. 直肠癌根治术后，人工肛门开放初期，病人宜采取的体位是(　　)。

A. 左侧卧位　　B. 右侧卧位　　C. 平卧位　　D. 俯卧位　　E. 仰卧中凹位

10. 结肠造口病人出院后可以进食的蔬菜是(　　)。

A. 芹菜　　B. 韭菜　　C. 辣椒　　D. 洋葱　　E. 菜花

第八节　门静脉高压症病人的护理

本节 PPT

学习目标

1. 了解门静脉高压症的病因和病理生理。
2. 熟悉门静脉高压症的临床表现和处理原则。
3. 掌握门静脉高压症病人手术前后的护理措施。

导学案例

病人,男,46岁,因突发呕血由家人急送入院就诊。胡先生自述1 h前突然呕吐大量鲜血,内含少量食物残渣,既往有乙型肝炎病史。查体:精神紧张,贫血貌,T 36.8 ℃,P 106次/分,BP 82/56 mmHg,心肺无特殊,腹软,蛙状腹,脾肋下3 cm,移动性浊音(+)。

问题:

1.病人可能患何种疾病?为明确诊断,需进行哪些检查?

2.病人的首要护理诊断是什么?应采取哪些护理措施?

门静脉高压症是指门静脉系统中血流受阻、血液淤滞引起门静脉压增高所产生的一系列症候群。其主要临床表现是脾大、脾功能亢进、上消化道出血和腹腔积液等。正常门静脉压是13～24 cmH_2O (1.27～2.35 kPa),平均约18 cmH_2O。门静脉压力大于24 cmH_2O (2.35 kPa)为门静脉高压症。

一、病因

门静脉高压症90%以上由肝硬化引起。常见的病因是肝炎后肝硬化或血吸虫病性肝硬化,少数为酒精性肝硬化。门静脉血流阻力增加,是门静脉高压症的始动因素。按引起阻力增加的部位将门静脉高压症分为肝前、肝内和肝后三型,在我国最常见的是肝内型门静脉高压症。

肝炎后肝硬化时,肝小叶内纤维组织广泛增生和肝细胞再生,对肝内门静脉小分支和肝窦产生压迫使肝窦变窄或闭塞,导致肝内门静脉血流受阻,门静脉压力也随之增高;由于肝窦受压和受阻,门静脉和肝动脉小分支间的交通支大量开放,导致肝动脉血流直接注入门静脉,使门静脉压力增高。血吸虫肝硬化时,血吸虫虫卵直接沉积在门静脉小分支内,使其管腔变窄,周围发生肉芽肿反应,门静脉血流受阻于肝窦前,门静脉压力随之增高。

二、病理

门静脉压力增高后,常引起以下病理变化。

1.脾大和脾功能亢进 门静脉压力增高后,由于血液淤滞可出现充血性脾大。长期充血引起脾内纤维组织和脾组织再生,继而发生脾功能亢进,引起贫血、白细胞和血小板减少。

肝脏血液循环

2.门-腔静脉交通支扩张 为了疏通淤滞的门静脉血到体循环去,门静脉系统和腔静脉系统间存在的交通支大量开放(图14-8-1),逐渐扩张、扭曲形成静脉曲张,其中以食管下段和胃底静脉最为重要。食管胃底静脉发生曲张后,其表面黏膜变薄,易被胃酸腐蚀或被粗糙食物损伤破裂而发生大出血;其他交通支曲张,如直肠上、下静脉丛扩张可以引起继发性痔;脐旁静脉与腹上、下深静脉交通支扩张,可以引起前腹壁静脉曲张甚至海蛇头征(腹上、下深静脉交通支扩张,以脐为中心呈放射状分布,形似海蛇头)。

3.腹腔积液形成 ①肝功能减退引起低蛋白血症,使血浆胶体渗透压下降促使血浆外渗是主要原因;②门静脉压力增高,门静脉系统毛细血管床滤过压增高,组织液回吸收减少并漏入腹腔而形成腹腔积液;③肝窦和窦后阻塞时,肝内淋巴液产生增多,但输出不畅,因而促使大量肝内淋巴自肝包膜表面漏入腹腔;④肝功能损害时,醛固酮和抗利尿激素在肝内灭活减少,血内水平升高,促进肾小管对钠和水的再吸收引起钠和水的潴留。

Note

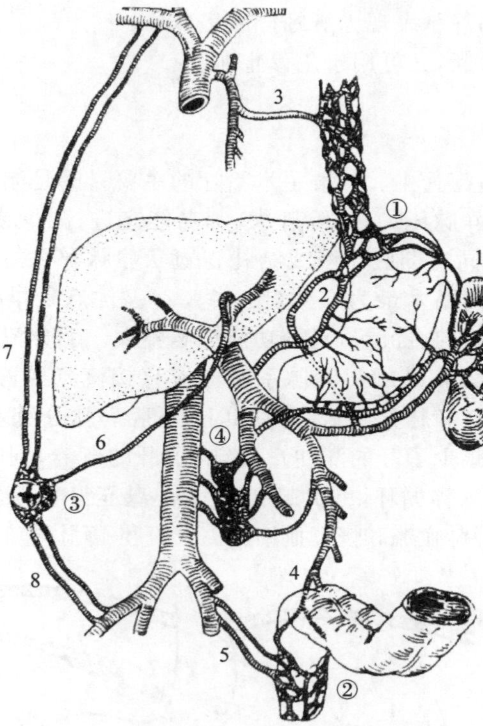

图 14-8-1　门-腔静脉交通支

注：1. 胃短静脉；2. 胃冠状静脉；3. 奇静脉；4. 直肠上静脉；5. 直肠下静脉、肛管静脉；6. 脐旁静脉；7. 腹上深静脉；8. 腹下深静脉；①胃底、食管下段交通支；②直肠下端、肛管交通支；③前腹壁交通支；④腹膜后交通支。

三、临床表现

1. 脾大和脾功能亢进　门静脉高压症早期即可有脾充血、肿大，程度不一，在左肋缘下可扪及，质软、活动良好；晚期脾内纤维组织增生而变硬，活动度减少，常伴有脾功能亢进，以致血细胞计数、白细胞计数和血小板均减少。

2. 呕血和黑便　由食管胃底曲张静脉破裂出血所致，是门静脉高压症最危险的并发症，表现为呕血或柏油样便。出血量大时呕血可呈喷射状，很快发生休克，由于肝功能损害致凝血功能障碍，再加上脾功能亢进血小板减少，因此出血往往难以控制。大出血、休克和贫血导致肝细胞严重缺氧易诱发肝性脑病。

3. 腹腔积液　肝功能严重受损可形成顽固性腹腔积液。常伴有腹胀、食欲减退和下肢水肿。

4. 其他　多数病人有疲乏、厌食、虚弱无力，部分病人有恶心、呕吐、腹泻、营养不良、嗜睡等肝性脑病症状以及面色灰暗、黄疸、下肢水肿、胸腹壁静脉曲张、颈胸有蜘蛛痣、肝掌，以及男性病人有乳腺增生症等体征。

四、辅助检查

（一）实验室检查

1. 血常规　脾功能亢进时，全血细胞计数下降，尤以白细胞和血小板下降明显。

2. 肝功能　肝功能检查可见血清转氨酶和胆红素增高，凝血酶原时间延长及白蛋白、球蛋白比例倒置。

（二）影像学检查

1. B 超　了解肝硬化、脾大和腹腔积液程度，了解门静脉直径及血流。

2. 食管吞钡 X 线检查　可见食管静脉曲张影像。在食管为钡剂充盈时，曲张的静脉使食管的轮廓呈虫蚀状改变;排空时,曲张的静脉表现为蚯蚓样或串珠样。

3. 内镜检查 能明确病情诊断,又可用于急诊止血。

五、处理原则

门静脉高压症以内科药物治疗为主。外科手术治疗的主要目的是制止食管、胃底曲张静脉破裂引起的上消化道大出血,降低门静脉压力;消除脾大、脾功能亢进;减少或消除顽固性腹腔积液。治疗方式如下。①断流术:脾切除同时彻底切断或结扎胃冠状静脉和贲门周围的静脉支,这是目前使用最多的方法,其中以贲门周围离断术最为有效(图 14-8-2)。优点是早期止血效果较好,同时消除了脾功能亢进,手术后不降低肝脏的血流量,对肝功能影响不大。②分流术:选择肝门静脉系统和腔静脉系统的主要血管吻合,使压力较高的门静脉系统血液直接流到腔静脉中去,降低门静脉压力。分流术包括门腔静脉分流术,脾肾静脉分流术,肠系膜上、下腔静脉分流术。优点是降低门静脉压力效果好;缺点是门静脉血的分流减少了肝的灌注量,影响了肝的营养,同时肠道产生的氨被部分或全部吸收后不再经肝解毒而直接进入体循环,可引起肝性脑病,甚至肝昏迷。该法仅适用于肝功能代偿良好者。③脾切除术:可减少门静脉血流和恢复血细胞。④腹腔-静脉转流术:适用于顽固性腹腔积液。

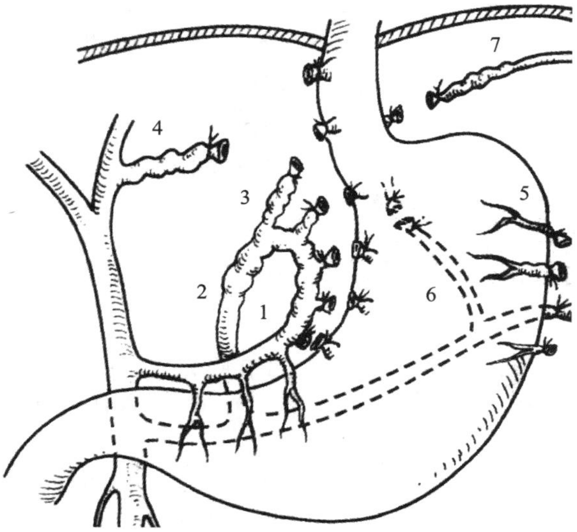

图 14-8-2 贲门周围离断术

注:1. 胃支;2. 食管支;3. 高位食管支;4. 异位高位食管支;5. 胃短静脉;6. 胃后静脉;7. 左膈下静脉

知识拓展

适形放射治疗

适形放射治疗能使照射高剂量分布区的三维形态与病变性状一致,最大限度地将剂量集中到病灶内,而使其周围正常组织器官少受或免受不必要的照射。适形放射治疗有助于减轻放疗反应,增加病变区的剂量,不仅能提高疗效,也拓宽了放疗的适应证。例如,常规放疗较少应用于腹部肿瘤的治疗,主要是由于胃肠道及肝等对反射线敏感,限制了肿瘤剂量的提高,适形放射治疗则克服了这一困难。它是肿瘤放疗技术发展的一个方向。

六、护理评估

(一) 治疗前评估

1. 健康史 ①一般情况:年龄、性别、是否有长期大量饮酒史等。②既往史:评估有无慢性肝炎、血吸虫病、黄疸、腹腔积液、呕血、黑便、肝性脑病等；有无血液病、溃疡病、食管异物、服用激素和非甾体抗炎药等。③发病诱因：了解发病与饮食的关系，如出血前是否进食粗硬、刺激性食物；是否有腹腔内压力骤然升高因素，如剧烈咳嗽、呕吐等。询问病人有无病毒性肝炎、疟疾，有无血吸虫接触史；有无呕血、黑便史，有无胆道感染、疲倦乏力等症状。

2. 身体状况

(1) 评估脾充血、肿大的程度，脾脏质地、活动度情况；是否常有黏膜及皮下出血，有无贫血征象，是否有免疫力低下等表现。

(2) 评估消化道出血征象，病人有无呕血或黑便，出血的急缓，呕血的量、颜色、次数；便血的情况；是否有休克及休克程度。

(3) 评估其他肝硬化的伴随表现，评估腹胀、下肢水肿的程度，腹壁静脉曲张、黄疸、肝掌、蜘蛛痣及皮下出血点及营养状态等；评估生命体征、意识状态、面色、肢端温度及皮肤色泽、尿量变化，判断有无出血性休克、肝性脑病先兆症状等。

3. 辅助检查　了解病人相关实验室检查结果，评估病人内脏器官功能损害程度，评估病人心、肺、肾等重要内脏器官功能，营养状况和病人对手术及各种治疗的耐受情况。

4. 心理-社会状况　由于肝硬化是慢性病，经久不愈，再加上常合并上消化道出血，反复的上消化道出血使病人精神紧张、恐惧不安，对手术后的种种顾虑及家庭成员能否提供足够的心理和经济支持担忧，病人常常悲观厌世，情绪低落，甚至不配合治疗护理。

（二）治疗后评估

了解麻醉、手术方式、手术类型的选择及术中出血、补液情况；评估病人生命体征、意识状态、血氧饱和度、尿量、肝功能等，了解有无出血、肝性脑病、感染等并发症的发生；评估病人术后康复及心理变化等情况。

七、常见护理问题

(1) 焦虑、恐惧　与长期患病及反复上消化道大出血、对手术及预后有顾虑有关。

(2) 营养失调：低于机体需要量　与肝功能损害及胃肠消化吸收功能不良等有关。

(3) 有体液不足的危险　与上消化道大出血致血容量急骤降低、有效循环血量减少有关。

(4) 潜在并发症　腹腔内出血、肝性脑病、肠系膜静脉血栓形成、感染。

八、护理目标

(1) 病人焦虑、恐惧减轻。

(2) 病人肝功能及全身营养状况得到改善。

(3) 病人维持正常体液平衡。

(4) 病人术后并发症能得到有效预防或及时发现和处理。

九、护理措施

（一）术前护理

1. 卧床休息　可减轻肝脏代谢方面的负担，减少腹内压力增高引起食管胃底静脉曲张破裂出血的危险。

2. 心理护理　及时了解病人心理状态，做好解释及思想工作，稳定病人情绪，增强病人战胜疾病的信心，保证治疗及护理计划顺利实施。

3. 改善营养状况　术前给予高糖、高维生素、低脂饮食，肝功能较差者，应限制蛋白质的摄入量；适当使用护肝药物，如肌苷、辅酶 A 等；静脉输注支链氨基酸、白蛋白、血浆、新鲜的全血以及维生素

K,以纠正营养不良、低蛋白血症、贫血和凝血机制障碍;术前3～5日,每日静脉点滴GIK溶液(每日输注葡萄糖200～250 g,加入适量的胰岛素和氯化钾),促进肝细胞的营养储备。

4. 预防食管胃底曲张静脉破裂出血 饮食不可过热,避免进食干硬、刺激性强的食物(辛辣食物或酒类),宜进无渣半流质饮食,药片应研粉冲服;避免咳嗽、呕吐等使腹内压增高的因素;术前一般不放置胃管;避免劳累、腹内压增高而加重病情。

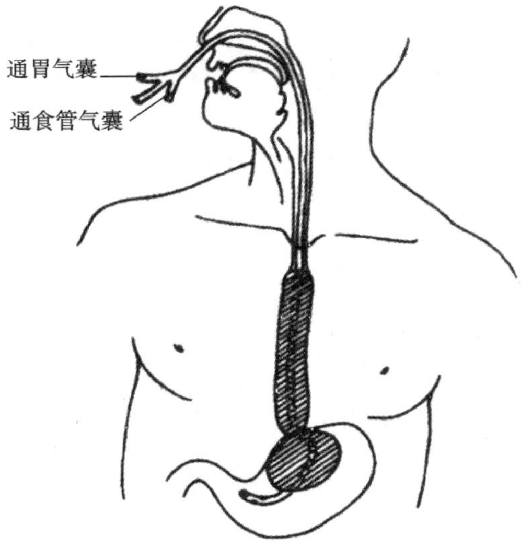

图 14-8-3 三腔管压迫止血

5. 恢复血容量 上消化道大出血病人应绝对卧床休息,迅速止血。①局部灌洗:用冰盐水或加血管收缩剂。②药物止血:遵医嘱应用止血剂,注意副作用。③三腔管压迫止血:利用充气的气囊压迫止血(图14-8-3),同时建立有效静脉通路,输液、输血、恢复血容量;给予配血,宜输新鲜血;病人出血量较多输血有困难时,可给予白蛋白、血浆、血浆代用品,以提高胶体渗透压并维持血容量。

6. 分流术前护理 除常规护理外,术前3日进行肠道准备,每日口服新霉素、甲硝唑(研磨成粉末)等肠道杀菌药物,减少肠道内氨的生成,防止术后发生肝性脑病。手术前1日晚进行清洁灌肠(用酸性液,禁用肥皂水),避免术后肠道内积气压迫血管吻合口而导致吻合口破裂。

(二)术后护理

1. 体位与活动 分流术后一般应卧床休息1周,术后48 h内取平卧位或低半卧位,避免腹内压增高;翻身时动作要轻柔,做好相应的生活护理;避免受凉感冒,保持大便通畅,以防止血管吻合口破裂。分流术后短期内有下肢水肿,适当抬高下肢。

2. 病情观察 严密监测生命体征,注意病人有无神志改变和术后并发症的发生。常见的并发症如下。①腹腔内出血:主要是分流术后血管吻合口破裂所致,病人可有低血容量性休克的表现。②肝性脑病:为手术后最危险的并发症,分流术后病人表现为性格行为异常、烦躁、意识恍惚、谵妄、昏迷等。③肠系膜血栓形成:脾切除后血小板迅速增高引起病人发热、腹痛、腹胀、血便等。④伤口感染。

3. 饮食护理 病人肠蠕动恢复后,可给予流质饮食,以后逐渐改为半流质饮食或普食;应限制分流术后病人蛋白质的摄入量,以减少肝性脑病的发生,忌食粗糙和过热的食物。

4. 防止脾切除后肠系膜静脉血栓形成 脾切除病人术后两周内定期复查血小板,如超过$600\times10^9/L$(60万/mm^3)时,应适当地使用抗凝药物,防止血栓形成,脾切除术后不再使用维生素K及其他止血药物。

5. 预防感染 术后继续改善病人营养状况和使用抗生素;保持皮肤清洁,做好口腔护理。

(三)健康教育

指导病人注意休养和饮食,避免重体力活动,保持心情愉快,禁烟酒和粗糙、过热、刺激性强的食物,避免引起腹内压增高。指导病人认识并避免使用对肝脏有毒性的药物,并按医嘱使用护肝药物,出院后定期随诊复查。

(陈丽)

目标检测

1. 在我国引起门静脉高压症的主要原因是（　　）。
A. 酒精性肝硬化　B. 血吸虫病性肝硬化　C. 肝炎后肝硬化
D. Budd-Chiari 综合征　E. 肝外门静脉血栓形成
2. 门静脉高压症引起的肛门疾病是（　　）。
A. 痔　B. 肛裂　C. 肛瘘　D. 直肠脱垂　E. 直肠息肉
3. 下列关于门静脉高压症饮食的护理，哪项是错误的？（　　）
A. 高碳水化合物　B. 高蛋白　C. 高维生素
D. 低脂肪　E. 有食管静脉曲张者，避免过热、干硬食物
4. 下列门静脉高压症病人手术前准备错误的是（　　）。
A. 保肝治疗　B. 无渣高糖饮食　C. 输新鲜血液
D. 肌注维生素 K　E. 手术当日放置胃管
5. 门腔分流术两日内应注意观察的并发症是（　　）。
A. 血管吻合口破裂内出血　B. 肝性脑病
C. 血小板过于增高　D. 肠系膜血管栓塞
E. 腹腔感染

目标检测答案解析

第九节　肝脏疾病病人的护理

学习目标

1. 了解肝脓肿、原发性肝癌的病因、分类和病理生理。
2. 熟悉肝脓肿、原发性肝癌的临床表现和处理原则。
3. 掌握肝脓肿、原发性肝癌病人的护理措施。

本节 PPT

导学案例

病人，男，42 岁。无明显诱因出现持续性右上腹隐痛，伴消瘦、乏力 1 月余。体检：T 37.5 ℃，P 80 次/分，BP 105/75 mmHg，神志清楚，无黄疸，贫血貌，肝区叩击痛，右肋缘下未触及肝脏。B 超检查提示：肝右叶有一约 3 cm×5 cm×2 cm 低回声占位性病变。AFP 放射免疫法≥400 μg/L。问题：

1. 首先怀疑是什么疾病？为什么？
2. 做何种检查可以迅速协助诊断？
3. 首要护理诊断是什么，应采取哪些护理措施？

Note

一、概述

(一) 肝脏解剖特点

肝脏是人体内最大的实质性器官,重量 1200～1500 g,大小约 25 cm×15 cm×6 cm。肝脏大部分位于右上腹部的膈下及季肋深面,小部分位于左上腹。膈面随膈向上凸,大部分与膈面相接触,肝的下面扁平为脏面,与胃、十二指肠、胆囊、结肠肝区右肾及肾上腺相邻。肝的膈面和前面有多条韧带对肝有固定作用。肝的脏面有肝胃韧带和肝十二指肠韧带,在肝十二指肠韧带内有门静脉、肝动脉、胆总管、淋巴结、神经等,统称为肝蒂,在外科手术中极为重要。肝脏面有呈“H”形的重要解剖标志,其右纵沟前方为胆囊,后方为下腔静脉所在,横沟内有肝门静脉、肝动脉和胆总管各分出左、右侧支入肝,此处为第一肝门;而肝静脉走行与上述的动脉不同,由左、中、右肝静脉在右纵沟的后上端汇入下腔静脉,此处称为第二肝门。

肝小叶是肝最基本的结构单位,小叶中央是中央静脉,围绕中央静脉是呈放射状排列的单层肝细胞索,在肝细胞索之间是肝窦,实为肝毛细血管网,一端连接肝动脉和门静脉的小分支,另一端通向中央静脉,在相邻肝细胞之间有管状间隙为毛细胆管,管壁实际上是肝细胞膜,肝细胞分泌的胆汁进入毛细胆管,汇入在汇管区的小叶间胆管。几个肝小叶之间由结缔组织构成的汇管区,其中有小叶间胆管、小叶间动脉、小叶间静脉,小叶间胆管逐渐汇集成肝右管和肝左管,出肝后汇集成肝总管。小叶间动、静脉在肝小叶边缘分支与肝血窦相通,之后血液流向中央静脉、小叶下静脉、肝静脉出肝,汇入下腔静脉。

(二) 肝脏生理功能

1. 分泌胆汁 肝脏每日持续不断地分泌胆汁。每日 600～1000 mL,经胆管流入十二指肠,有助于消化脂肪和脂溶性维生素的吸收。

2. 代谢功能 参与蛋白质、脂肪、糖、多种维生素、激素的代谢。

3. 解毒功能 人体在代谢过程中所产生的一些有害废物和外来毒物,在肝内由附在肝窦壁上的 Kupffer 细胞通过分解、氧化、结合等方式解毒。

4. 吞噬或免疫功能 肝脏通过 Kupffer 细胞吞噬作用,将细菌、色素和其他碎屑从血液中排出。

5. 造血和协调凝血功能 肝脏内含有铁、铜及维生素 B_{12}、叶酸等造血因子,能间接参与造血。肝脏是多种凝血物质的合成部位,对调节凝血功能有重要作用。

二、肝脓肿

肝脓肿是病原体由各种途径侵入肝脏,肝脏受感染后未得到及时规范的治疗而形成脓肿。

常见的肝脓肿有细菌性肝脓肿与阿米巴性肝脓肿,均为继发性感染。其中细菌性肝脓肿多见,好发于右半肝。两者都有向腹腔、右侧胸腔或心包腔溃破的可能性。致病菌多为大肠埃希菌、金黄色葡萄球菌、厌氧链球菌等。可经下列途径侵入肝脏。①胆道系统。这是主要的途径,是最常见的病因。胆管结石、胆道蛔虫病等导致胆管炎时,细菌可沿胆道上行感染。②血源性。a. 肝动脉:见于败血症或脓血症,机体出现化脓性感染时,如化脓性骨髓炎、痈等并发菌血症时,细菌可入肝;b. 门静脉:坏疽性阑尾炎、菌痢等,细菌可沿门静脉入肝。③淋巴系统。毗邻病灶如膈下感染,细菌经淋巴回流侵入。④外伤性。开放性肝损伤时,细菌经肝损伤处直接进入肝脏。脓肿单发或多发,以多发性或多房性脓肿居多,壁较厚。

(一) 护理评估

1. 健康史 了解有无胆道肠道、腹腔炎症和肝邻近器官穿孔、感染的病史;有无身体其他部位感染,如肺炎、痈或肝的开放性损伤等。

2. 身体状况 肝脓肿一般起病较急,主要症状是寒战、高热、肝大和疼痛。

(1) 寒战、高热　这是最常见的早期症状。体温可达 39～40 ℃，多为一日数次的弛张热，伴大量出汗，脉快。严重者可出现脓毒症和感染性休克。

(2) 肝区疼痛　肝区持续性钝痛，有时可伴右肩部牵涉痛或右下胸痛。感染向胸膜、肺扩散时，可出现胸痛、刺激性咳嗽和呼吸困难。

(3) 消化道及全身症状　由于细菌毒素吸收及全身消耗，病人乏力、食欲不振、恶心呕吐，也可伴腹胀、腹泻、顽固性呃逆等。

(4) 体征　最常见为肝区压痛和肝大。如脓肿在肝前下缘较表浅处时，可出现右上腹肌紧张和局部明显触痛。巨大的肝脓肿可使右季肋呈现饱满状态，甚至可见局限性隆起，局部皮肤出现凹陷性水肿。严重时或继发胆道梗阻者，可出现黄疸。

(5) 并发症　脓肿如向腹腔穿破可致急性腹膜炎；肝右叶脓肿可穿破形成膈下脓肿，也可向右胸穿破；左叶脓肿可穿入心包致心包积脓。

3. 心理-社会状况　肝脓肿发病急而重，病人忍受极大痛苦，加之对疾病知识缺乏，病人常焦躁、恐惧，有并发症时反应更为强烈。

4. 实验室及其他检查

(1) 血常规检查　白细胞计数明显升高，有核左移和中毒颗粒。

(2) X 线检查　肝阴影增大，右膈抬高和活动受限。有时可见右侧反应性胸膜炎或胸腔积液。

(3) B 超检查　这是首选的检查方法，阳性诊断率达 96%，可明确脓肿的部位、大小并确定穿刺点。诊断困难时做 CT、MRI 和肝动脉造影。

(4) 诊断性肝穿检查　必要时在 B 超引导下诊断性穿刺，抽出脓液可证实。

5. 治疗原则

(1) 非手术治疗　在治疗原发病的同时，给予全身支持疗法和大剂量有效抗生素，单个较大脓肿在 B 超引导下穿刺抽脓或置管引流。

(2) 手术治疗　非手术治疗效果不佳应手术切开引流或根据病变情况行肝叶切除术。

(二) 常见护理问题/诊断

(1) 体温过高　与肝脓肿及其产生的毒素吸收有关。

(2) 疼痛　与肝内感染有关。

(3) 营养失调：低于机体需要量　与感染致分解代谢增强有关。

(4) 潜在并发症：腹膜炎、膈下脓肿、休克。

(三) 护理目标

(1) 病人体温维持正常。

(2) 病人疼痛缓解。

(3) 病人营养状况改善，抵抗力提高。

(4) 病人并发症被有效防控。

(四) 护理措施

1. 心理护理　细致入微地关心病人，加强交流和沟通，讲解疾病知识，消除病人紧张和焦虑情绪。

2. 输液与营养　肝脓肿是消耗性疾病，应给予充分的营养和液体支持，纠正水、电解质紊乱；必要时多次小量输全血或血浆，纠正低蛋白血症，增强机体抵抗力。遵医嘱使用抗生素控制感染。

3. 降温　高热病人给予物理降温，必要时遵医嘱采用药物降温；出汗后及时帮助病人更换衣服和床单，鼓励病人多饮水等。

4. 病情观察　观察病人生命体征和腹部体征，注意有无中毒性休克、腹膜炎、膈下脓肿、胸腔内感染、继发的急性化脓性胆管炎等并发症。

Note

5. 引流管护理 病人取半卧位，利于引流和呼吸。妥善固定引流管，防止滑脱。每日用生理盐水多次或持续冲洗脓腔，保持通畅。观察记录脓腔引流液的量及性质。每日更换引流接管与引流瓶。当每日引流量少于 10 mL 时，可拔除引流管，适时换药至脓腔闭合。

6. 健康指导 向病人介绍肝脓肿的病因，重视身体各处疾病的防治；解释引流管的意义及注意事项；嘱病人出院后加强营养，增强体质，按时复诊。

(五) 阿米巴性肝脓肿病人的护理

阿米巴性肝脓肿是肠道阿米巴病最常见的并发症。阿米巴原虫从结肠溃疡处经门静脉血液，淋巴管或直接侵入肝脏并产生溶组织酶，导致肝细胞坏死，形成肝脓肿。阿米巴性肝脓肿与细菌性肝脓肿都有发热、肝区疼痛和肝大等症状，但主要区别见表 14-9-1。阿米巴性肝脓肿病人的治疗与护理措施基本同细菌性肝脓肿，不同点如下：遵医嘱使用抗阿米巴药物(甲硝唑、氯喹、依米丁)治疗，观察用药副作用；观察有无继发细菌感染，经多次反复抽脓无效时，行套管针穿刺留置导管做闭式引流，做好无菌水封瓶闭式引流的护理。

表 14-9-1 阿米巴性肝脓肿与细菌性肝脓肿的区别

鉴别点	阿米巴性肝脓肿	细菌性肝脓肿
病史	有阿米巴痢疾史	继发于胆道或其他化脓性疾病
症状	起病较缓慢、病程较长，可有高热或不规则发热	起病急骤，全身中毒症状明显，有寒战、高热等
体征	肝大显著，可有局限性隆起	肝大不显著，多无局限性隆起
脓肿	较大，多单发，肝右叶多见	较小，常为多发性
脓液	呈巧克力色、无臭味，镜检可找到阿米巴滋养体。若无混合感染，涂片和培养无细菌	多为黄白色脓液，涂片和培养可发现细菌
血液检查	白细胞计数可增加；若无混合感染，血细菌培养阴性；血清学阿米巴抗体检测阳性	白细胞计数及中性粒细胞均明显增加，血细菌培养可呈阳性
粪便检查	多可找到阿米巴滋养体	无特殊发现
诊断性治疗	经抗阿米巴药物治疗有好转	抗阿米巴治疗无效

三、原发性肝癌

原发性肝癌是我国常见的恶性肿瘤之一，分别占男性、女性恶性肿瘤中的第三、第四位，尤其以东南沿海地区多见，可发生于任何年龄，多见于 40～50 岁，男性多于女性。

(一) 护理评估

1. 健康史

(1) 病因 原发性肝癌的病因尚不明了，根据流行病学调查和临床观察提示，可能与病毒性肝炎尤其是乙型肝炎反复发作、黄曲霉菌、亚硝胺、遗传因素等密切相关。了解病人有无肝炎、肝硬化，有无长期进食霉变的花生、玉米等，家族中有无肝癌或其他肿瘤病人。

(2) 病理 原发性肝癌分布以肝右叶多见。按组织学分类，原发性肝癌可分为肝细胞型、胆管细胞型和混合型，我国 91.5%的原发性肝癌属于肝细胞型。按大体病理类型分类，原发性肝癌可分为结节型、巨块型和弥漫型。其中以结节型最为常见，常为单个或多个大小不一的结节散在分布于肝内，多数病人有严重的肝硬化，恶性程度高，预后较差；巨块型多呈单独巨块或多个结节融合而成，常为单发，肝硬化程度轻，手术切除率高，预后较好；弥漫型最少见，结节大小均等，密布于肝内，常伴有肝硬化，病情发展迅速，预后极差。按肿瘤直径大小，原发性肝癌又分为微小肝癌(直径≤2 cm)、小肝癌(2 cm＜直径≤5 cm)、大肝癌(5 cm＜直径≤10 cm)、巨大肝癌(直径＞10 cm)。

原发性肝癌转移途径如下。①直接蔓延:直接侵犯邻近组织、脏器,如膈肌、胸腔等。②血行转移:肝内血行转移是最常见的途径,癌细胞常直接侵犯门静脉分支,癌栓经门静脉系统在肝内扩散,甚至阻塞门静脉主干或肝静脉导致门静脉高压。肝外血行转移多见于肺,其次为骨、脑等。③淋巴转移:多转移至肝门淋巴结。④种植转移:癌细胞可脱落至腹腔、盆腔,引起血性腹腔积液。

2. 身体状况　原发性肝癌早期缺乏典型症状,症状明显后多数为晚期。

(1) 肝区疼痛　肝区疼痛为多数肝癌病人的首发症状,疼痛多为持续性钝痛、隐痛或胀痛,多发生于夜间。疼痛部位与肿瘤部位密切相关。肝脏膈面的肿瘤,疼痛可向肩背部放射。当癌肿破裂出血,血液和胆汁漏入腹腔,可突发右上腹剧痛,以及肌紧张、压痛和反跳痛等腹膜刺激征。

(2) 消化道症状　表现为食欲减退、腹胀、恶心、呕吐或腹泻等。

(3) 肝大　这是肝癌中、晚期最常见的主要体征,约占95%。肝大为进行性、质地坚硬、边缘不规则、表面凹凸不平的局限性肿块,可伴压痛。癌肿位于肝右叶顶部者,肝浊音界上移,膈肌抬高或活动受限,甚至出现胸腔积液。巨大的肝肿块可使右季肋部明显隆起。

(4) 全身症状　表现为不明原因的持续性低热或不规则发热,抗生素治疗无效;早期消瘦、乏力不明显,晚期体重进行性下降,可伴有贫血、黄疸、腹腔积液、下肢水肿等恶病质的表现。

(5) 肝外转移及并发症　肝癌转移至肺可出现胸痛和呼吸困难、咳嗽、咯血,转移至骨骼引起压痛,肝癌晚期还可出现肝性昏迷、上消化道出血等。此外,少数病人还可出现低血糖症、红细胞增多症、高血钙和高胆固醇血症等癌旁综合征的表现。

3. 辅助检查

(1) 血清甲胎蛋白(AFP)测定　这是诊断原发性肝细胞癌最常用的方法和最有价值的肿瘤标记物。正常值小于20 μg/L。目前AFP诊断标准:AFP≥400 μg/L且持续4周或AFP≥200 μg/L且持续8周,并排除妊娠、活动性肝炎、肝硬化、生殖胚胎源性肿瘤及肝样腺癌,应考虑为肝细胞癌。

(2) B超检查　这是目前肝癌重要的非侵入性检查方法。可显示肿瘤的大小、形态、所在部位以及门静脉和肝静脉内有无癌栓,直径在1～3 cm的病变,诊断符合率为90%以上。

(3) CT和MRI检查　能显示肿瘤的位置、大小、数目及其与周围各组织器官的关系,有助于制定手术方案,对直径在1.0 cm左右的微小肝癌,诊断符合率可达90%以上。

(4) 选择性腹腔动脉和肝动脉造影　经皮穿刺股动脉,沿血管插管至腹腔动脉或肝动脉,注入造影剂。对直径＜1 cm的小肝癌可以有效地定位。此方法对肝癌诊断准确率最高,可达95%左右,可发现1～2 cm大小的肝癌及其血供情况。因属侵入性检查手段,仅在无法确诊或定位时才考虑采用。

肝癌灌注化疗

(5) 正电子发射计算机断层扫描(PET-CT)　局部扫描可精确定位病灶解剖部位及反映病灶生化代谢信息;全身扫描可了解整体状况和评估转移情况,达到早期发现病灶的目的;治疗前后扫描可了解肿瘤治疗前后的大小和代谢变化。

(6) 发射单光子计算机断层扫描(ECT)　ECT全身骨显像有助于肝癌骨转移的诊断,可较X线和CT检查提前3～6个月发现骨转移癌。

肝癌的放射治疗

(7) 肝脏穿刺细胞学检查　可进行病理切片检查,具有确诊意义;在B超或CT引导下对肝肿瘤行穿刺检查,但有感染、出血的危险。

4. 心理-社会状况　多数病人伴有长期的肝硬化和慢性肝炎病史,由于长期的治疗和较重的经济负担,再加上对肝癌的认知程度,病人易产生焦虑、恐惧甚至悲观的心理。

5. 治疗原则　以手术治疗为主,辅以其他治疗。手术治疗是目前肝癌首选和最有效的方法,可行肝叶切除术、半肝切除术或局部切除术等。不能手术的病人可行肝动脉结扎或肝动脉栓塞。放疗对肝癌的治疗效果不佳,全身化疗效果也不理想,目前多用经肝动脉药物灌注化疗。

Note

知识拓展

肝癌肝移植的现状

在我国,肝癌肝移植占所有肝移植的40%以上,因此,探索科学合理的肝癌肝移标准是当今的研究热点。"Milan标准"是国际经典的肝癌肝移植标准,具体内容如下:单个肿痛直径不超过5 cm;多发肿瘤数目不超过3个、最大直径不超过3 cm;不伴有血管及淋巴结侵犯。其优点是疗效肯定,5年生存率≥75%,复发率<10%。但其对受者选择较为严格,许多受者因此丧失移植机会。而后提出的加州大学旧金山分校(UCSF)标准显著扩大了肝癌肝移植的适用范围,并可能有近50%的病人可以获得长期生存。国内许多肝移植中心提出了肝癌肝移植的中国标准,如"杭州标准""华西标准"和"复旦标准"等。其共同特点是更多考虑肿瘤的生物学特征,如有无血管侵犯或有无肝内转移,而适当地放宽肿瘤体积的标准,使更多肝癌病人受益。国内标准并未明显降低术后累计生存率和无瘤生存率,更符合我国国情。总而言之,肝癌肝移植受体的选择必须综合考虑供体的来源、等待受体疾病的轻重缓急及肝移植的疗效。

(二)常见护理问题/诊断

(1)恐惧　与担忧疾病预后有关。

(2)慢性疼痛　与癌肿迅速生长导致肝包膜紧张有关。

(3)营养失调:低于机体需要量　与食欲减退、恶心、呕吐、肿瘤慢性消耗有关。

(4)潜在并发症:肝癌破裂出血、肝性脑病、术后出血、胆汁渗漏等。

(三)护理目标

(1)病人的恐惧减轻,能正确面对疾病、手术和预后。

(2)病人疼痛减轻或缓解。

(3)病人营养状况得到改善。

(4)病人未发生并发症或并发症能及时发现并正确处理。

(四)护理措施

1. 术前护理

(1)心理护理　护士通过与病人及其家属沟通和交流,了解病人情绪和心理变化,鼓励病人说出自己的想法和担忧。帮助病人面对现实,增强应对能力,树立战胜疾病信心,积极参与和配合治疗。

(2)病情观察　注意观察病情,警惕肝癌破裂出血、肝性脑病、上消化道出血等并发症;病人疼痛难以忍受时,可遵医嘱使用止痛药以减轻病人痛苦。

(3)纠正营养失调　指导病人进食高热量、高蛋白、富含维生素的饮食,积极为病人创造舒适安静的进食环境;对于低蛋白血症、贫血者遵医嘱给予白蛋白、血浆及新鲜的全血,以纠正营养不良、低蛋白血症和贫血;无法经口进食或进食不足者,应考虑肠外营养支持。

(4)术前准备　术前1日做好各种常规准备。此外术前还应该给予0.9%的氯化钠溶液灌肠,以减少血氨生成,避免诱发肝性脑病,同时还可减轻术后腹胀。

2. 术后护理

(1)体位与活动　病人血压稳定后取半坐卧位,卧床休息3~5日,以防止肝断面术后出血,一般不主张病人早期活动。避免剧烈的咳嗽,鼓励病人做深呼吸,以防止肺炎、肺不张并发症的发生。

(2)病情观察　密切监测生命体征,同时观察病人的神志及意识状态,有无嗜睡、烦躁不安等肝性脑病症状。观察病人腹部症状，有无腹痛、腹胀和腹膜刺激征，以了解有无术后胆漏发生。

（3）营养支持　同术前护理。接受半肝以上切除者，间歇给氧3～4日。

（4）引流管的护理　肝脏术后多放置双腔引流管或多种引流管，应妥善固定引流管，保持引流通畅；注意无菌操作，每日更换引流袋，并准确记录引流液的量、颜色、性状，警惕内出血发生。

（5）肝动脉插管化疗病人的护理

①心理护理：向病人及其家属解释肝动脉插管化疗的目的及注意事项。

②卧位：术后病人取平卧位，穿刺部位压迫止血15 min。再加压包扎；沙袋压迫1 h，保持穿刺侧肢体伸直制动6 h，并观察穿刺部位有无血肿及渗血。

③饮食与营养：术后禁食2～3日，逐渐过渡到流质饮食，并注意少量多餐，以减轻恶心、呕吐。栓塞术1周后，常因肝缺血影响肝糖原储存和蛋白质合成，应根据医嘱静脉输注白蛋白，适量补充葡萄糖溶液。准确记录出入量，以作为补液的依据。

④密切观察病情变化：多数病人于术后4～8 h体温升高，持续1周左右，这是机体对坏死肿瘤组织重吸收的反应。高热者应采取降温措施，避免机体大量消耗。注意有无肝性脑病的前驱症状，一旦发现异常，及时配合医生进行处理。治疗期间应注意观察有无剧烈腹痛、恶心、呕吐及白细胞计数下降。血白细胞计数$<3\times10^9$/L时，暂停化疗。

⑤导管的护理：妥善固定导管，严格执行无菌操作。每次注药前进行管端消毒，注药后用无菌纱布包扎，防止细菌向肝内逆行感染。保持导管通畅，每次注药后用2～3 mL的肝素液冲洗导管，防止导管内血液凝固。拔管后，加压压迫穿刺点15 min且卧床休息24 h，防止局部形成血肿。

3. 健康教育

（1）合理饮食，摄入高热量、高蛋白、富含维生素、低脂肪的易消化食物，不吃霉变、腌制食物；禁酒；有腹腔积液、水肿的病人限制水和盐的摄入量；保持大便通畅；注意休息，避免劳累，适当锻炼。

（2）遵医嘱定期随访，坚持进行化疗等后续治疗。嘱病人一旦出现水肿、体重减轻、出血倾向、黄疸时应及时就诊。

（3）乙型肝炎、肝癌高发地区人群应定期进行体格检查，做AFP测定、B超检查，以早期诊断。

（陈丽）

目标检测

1. 细菌性肝脓肿致病菌侵入的主要途径是（　　）。

A. 肝动脉　B. 胆道　C. 门静脉　D. 开放性肝损伤　E. 肝静脉

2. 细菌性肝脓肿的常见的早期临床表现是（　　）。

A. 恶心、呕吐　B. 黄疸　C. 右上腹肌紧张

D. 局部皮肤凹陷性水肿　E. 寒战、高热，肝区疼痛，肝大

3. 与原发性肝癌的发生关系最亲密的疾病是（　　）。

A. 甲型肝炎　B. 乙型肝炎　C. 中毒性肝炎　D. 肝脓肿　E. 肝棘球蚴病

4. 原发性肝癌病人最常见和最主要的症状是（　　）。

A. 肝区疼痛　B. 低热　C. 腹胀、乏力　D. 出血　E. 消瘦

5. 为明确原发性肝癌的诊断，下列检查项目最有意义的是（　　）。

A. 谷丙转氨酶　B. 谷草转氨酶　C. 甲胎蛋白　D. 癌胚抗原　E. 乳酸脱氢酶

目标检测答案解析

第十节　胆道疾病病人的护理

学习目标

1. 了解胆道疾病的病理生理。
2. 熟悉胆道疾病的临床表现、辅助检查和治疗原则。
3. 掌握胆道疾病病人的护理措施。

导学案例

病人，女，55岁，因上腹胀痛伴皮肤发黄1个月入院。既往史：有哮喘病史，间断口服平喘药物。现病人诉上腹部轻微胀痛，无咳嗽、咳痰，无气喘，无胸闷、气促。查体：T 36.2 ℃，R 20次/分，P 66次/分，BP 130/80 mmHg。神清合作，慢性病容，全身皮肤巩膜黄染。CT：各级肝内胆管扩张并胆总管末端结石，胆囊多发性结石、胆囊炎。LFT：总胆红素433.8 μmol/L，直接胆红素412.2 μmol/L，间接胆红素21.6 μmol/L。初步诊断：①胆总管结石并肝内外胆管扩张；②慢性结石性胆囊炎。问题：

1. 病人主要的护理诊断/问题有哪些？
2. 应对病人做好哪些观察要点？

一、胆石症

本节 PPT1

胆石症包括发生在胆囊和胆管内的结石，是胆道系统的常见病和多发病。在我国，胆石症的发病率已达10%，女性与男性的比例为2.57∶1。随着生活水平的提高、饮食习惯的改变和卫生条件的改善，胆固醇结石的比例已明显高于胆色素结石。

（一）概述

1. 病因

(1) 胆道感染　胆汁淤滞、细菌或寄生虫入侵等引起胆道感染，细菌产生的β-葡萄糖醛酸酶和磷脂酶能水解胆汁中的脂质，使可溶性的结合性胆红素水解为非结合性胆红素，后者与钙盐结合，成为胆色素钙结石的起源。

(2) 胆道异物　蛔虫、华支睾吸虫等虫卵或成虫的尸体可成为结石的核心，促发结石形成；胆道手术后的缝线线结或Oddi括约肌功能紊乱时，食物残渣随肠内容物反流入胆道成为结石形成的核心。

(3) 胆道梗阻　胆道梗阻引起胆汁滞留，滞留胆汁中的胆色素在细菌作用下分解为非结合性胆红素，形成胆色素钙结石。

(4) 代谢因素　胆汁中胆固醇浓度明显增高，胆汁酸盐和卵磷脂含量相对减少，不足以转运胆汁中的胆固醇，使胆汁中的胆固醇呈过饱和状态并析出、沉淀、结晶，从而形成结石。

(5) 胆囊功能异常　胆囊收缩功能减退，胆囊内胆汁淤滞亦有利于结石形成。胃大部或全胃切

Note

除术后、迷走神经干切断术后、长期禁食或完全肠外营养治疗者，可因胆囊收缩减少，胆汁排空延迟而增加发生结石的概率。

（6）其他　雌激素可促进胆汁中胆固醇过饱和，与胆固醇类结石形成有关；遗传因素亦与胆石症形成有关。

2. 分类　胆结石常分为以下三类。

（1）按化学成分分类

①胆固醇类结石：胆固醇结石外观呈白黄、灰黄或黄色，形状和大小不一，呈多面体、球体或椭圆体；质硬，表面多光滑，剖面有呈放射状排列的条纹；X 线检查多不显影。

②混合性结石：由胆固醇、胆红素、钙盐等多种成分混合而成，根据所含成分比例的不同呈现不同的形状、颜色和剖面结构。

③胆色素类结石：胆固醇在胆色素类结石中含量应低于 40%，分为胆色素钙结石和黑色素结石 2 类。a. 胆色素钙结石为游离胆色素与钙等金属离子结合形成，并含有胆汁酸、细菌、糖蛋白等成分，质软易碎，呈棕色或褐色，故又称棕色胆色素结石。常发生在肝内外各级胆管，形状及大小不一，呈粒状或长条形，一般为多发。b. 黑色素结石不含细菌，质硬，由不溶性黑色胆色素多聚体、各种钙盐和糖蛋白组成，几乎均发生在胆囊内。

④其他：结石碳酸钙、磷酸钙或棕榈酸钙为主要成分的结石少见。

（2）按结石所在部位分类

①胆囊结石。

②肝外胆管结石。

③肝内胆管结石。

（二）胆囊结石

胆囊结石指发生在胆囊内的结石，主要为胆固醇结石、混合性结石或黑色素结石，常与急性胆囊炎并存，为常见病和多发病。主要见于成年人，40 岁以后发病率随年龄增长而增加，女性多于男性。

1. 病因　胆囊结石是综合性因素作用的结果，主要与胆汁中胆固醇过饱和、胆固醇成核过程异常、胆囊功能异常有关。这些因素引起胆汁的成分和理化性质发生变化，使胆汁中的胆固醇呈过饱和状态，沉淀析出、结晶而形成结石。

2. 病理生理　饱餐、进食油腻食物后胆囊收缩，或睡眠时体位改变致结石移位并嵌顿于胆囊颈部，导致胆汁排出受阻，胆囊强烈收缩引发胆绞痛。结石长时间持续嵌顿和压迫胆囊颈部，或排入并嵌顿于胆总管，临床可出现胆囊炎、胆管炎或梗阻性黄疸。小结石可经胆囊管排入胆总管，通过胆总管下端时可损伤 Oddi 括约肌或嵌顿于壶腹部引起胆源性胰腺炎。结石压迫引起胆囊慢性炎症导致穿孔，可造成胆囊十二指肠瘘或胆囊结肠瘘，大的结石通过瘘管进入肠道偶尔可引起肠梗阻称为胆石性肠梗阻。此外，结石及炎症的长期刺激可诱发胆囊癌。

3. 临床表现　大多数病人可无症状，称为无症状胆囊结石。典型症状为胆绞痛，只有少数病人出现，其他常表现为急性或慢性胆囊炎。

（1）症状

①胆绞痛：右上腹或上腹部阵发性疼痛，或持续性疼痛阵发性加剧，可向右肩胛部或背部放射，可伴有恶心、呕吐。常发生于饱餐、进食油腻食物后或睡眠中体位改变时。

②上腹隐痛：多数病人仅在进食油腻食物、工作紧张或疲劳时感觉上腹部或右上腹隐痛或有饱胀不适、嗳气、呃逆等，常被误诊为胃病。

③胆囊积液。胆囊结石长期嵌顿或阻塞胆囊管但未合并感染时，胆囊黏膜吸收胆汁中的胆色素并分泌黏液性物质导致胆囊积液。积液透明、无色，称为白胆汁。

④Mirizzi 综合征。这是一种特殊类型的胆囊结石，由于胆囊管与肝总管伴行过长或胆囊管与肝

总管汇合位置过低,持续嵌顿于胆囊颈部的结石或较大的胆囊管结石压迫肝总管,引起肝总管狭窄;炎症反复发作导致胆囊肝总管瘘管,胆囊管消失、结石部分或全部堵塞肝总管引起反复发作的胆囊炎、胆管炎以及明显的梗阻性黄疸。

(2) 体征　右上腹有时可触及肿大的胆囊。若合并感染,右上腹可有明显压痛、反跳痛或肌紧张。

4. 辅助检查　首选腹部超声检查,诊断胆囊结石的准确率接近100%。CT、MRI也可显示胆囊结石,但不作为常规检查。

5. 处理原则

(1) 非手术治疗　包括溶石治疗、体外冲击波碎石治疗、经皮胆囊碎石溶石等方法,但这些方法危险性大、效果不肯定。

(2) 手术治疗　胆囊切除术是治疗胆囊结石的最佳选择。无症状胆囊结石不需积极手术治疗,可观察和随访。

①适应证:a. 结石反复发作引起临床症状;b. 结石嵌顿于胆囊颈部或胆囊管;c. 慢性胆囊炎;d. 无症状,但结石已充满整个胆囊。

②手术方式:包括腹腔镜胆囊切除术(LC)和开腹胆囊切除术,首选LC。LC具有伤口小、恢复快、瘢痕小等优点,已得到迅速普及。行胆囊切除时,如有必要可同时行胆总管探查术。

知识拓展

腹腔镜胆囊切除术

1985年,德国医生Muhe实施了首例腹腔镜胆囊切除术,虽然初期曾遭到来自学院派外科学术界的质疑,但很快腹腔镜胆囊切除术就在全世界范围内得到迅速采用,并随之被公认为是胆囊结石治疗新的"金标准"。腹腔镜胆囊切除术是指在电视腹腔镜窥视下,通过腹壁的4个小孔,将腹腔镜手术器械插入腹腔行胆囊切除。相对于开腹胆囊切除术,腹腔镜胆囊切除术的优点明显,也符合现代外科"微创化"的治疗理念。现在,腹腔镜手术作为一种成熟的治疗方法,已使整个外科界跨入一个革命性的发展阶段,展示出微创外科非同寻常的优势和令人关注的应用前景。但个别情况下基于解剖或生理考虑,无法行微创手术,这时选择中转开腹是明智的决断。

6. 护理评估

(1) 术前评估

①健康史:a. 一般情况:包括年龄、性别、婚姻、职业、饮食习惯、劳动强度、有无吸烟史及妊娠史等。b. 既往史:了解是否发生过胆绞痛,有无上腹隐痛不适;有无反酸、嗳气、餐后饱胀等消化道症状;有无胆囊炎和黄疸病史;有无过敏史及其他腹部手术史。c. 家族史:了解家庭中有无胆囊结石、胆囊炎等病人。

②身体状况:评估腹痛的诱因、部位、性质及有无肩背部放射痛等;有无肝大、肝区压痛和叩痛等;是否触及肿大的胆囊,有无腹膜刺激征等;有无食欲减退、恶心、呕吐、黄疸、寒战高热等症状。

③辅助检查:了解白细胞计数、中性粒细胞比值、肝功能、腹部超声检查、其他影像学检查结果等有无异常发现。

④心理-社会状况:了解病人对疾病的认知程度,对手术有何顾虑和思想负担;了解朋友及其家属对病人的关心、支持程度,家庭对手术的经济承受能力。

(2) 术后评估

①术中情况:了解病人手术、麻醉方式与效果、病变组织切除情况、术中出血及引流情况、引流管

放置的位置及目的、补液情况、术后诊断等。

②身体状况：评估生命体征是否平稳，病人是否清醒，末梢循环、呼吸状态如何，体温是否正常等；伤口是否干燥，有无渗液、渗血；引流管是否通畅，引流液的颜色、性状及量等。

③心理-社会状况：了解病人有无焦虑，康复训练和早期活动是否配合，对出院后的继续治疗是否清楚。

7. 常见护理诊断/问题

(1) 急性疼痛 与胆囊结石突然嵌顿、胆汁排空受阻致胆囊强烈收缩有关。

(2) 知识缺乏 缺乏胆囊结石和腹腔镜手术的相关知识。

(3) 潜在并发症：出血、胆瘘、皮下气肿、高碳酸血症。

8. 护理目标

(1) 病人疼痛缓解或消失。

(2) 病人知晓胆囊结石、腹腔镜手术及术后康复的相关知识。

(3) 病人未发生并发症，或并发症得到及时发现和处理。

9. 护理措施

(1) 术前护理

①控制疼痛：评估疼痛的程度，观察疼痛的部位、性质、程度、发作时间、诱因及缓解的相关因素；评估疼痛与饮食、体位、睡眠的关系，为进一步治疗和护理提供依据。对诊断明确且疼痛剧烈者，遵医嘱予消炎利胆、解痉镇痛的药物，以缓解疼痛。

②合理饮食：进低脂饮食，以防诱发急性胆囊炎影响手术治疗。

③皮肤准备：腹腔镜手术入路多在脐周，指导病人用肥皂水清洗脐部，脐部污垢可用松节油清洁。

④呼吸道准备：LC 术中需将 CO_2 注入腹腔形成气腹，达到术野清晰并保证腹腔镜手术操作所需空间的目的。CO_2 弥散入血可致高碳酸血症及呼吸抑制，故病人术前应进行呼吸功能锻炼避免感冒，嘱病人戒烟以减少呼吸道分泌物，利于术后早日康复。

(2) 术后护理

①病情观察：观察并记录病人生命体征；观察腹部体征，了解有无腹痛、腹胀及腹膜刺激征等；有引流管者，观察并记录引流液的颜色、性状和量。

②体位：清醒且血压稳定者，改为半卧位，指导病人有节律地深呼吸，达到放松和减轻疼痛的效果。

③饮食护理：腹腔镜术后禁食 6 h，术后 24 h 内饮食以无脂流质、半流质为主，逐渐过渡至低脂饮食。

④并发症的护理：

a. 出血：观察生命体征、腹部体征和伤口渗血情况；有腹腔引流管者，观察引流液的颜色、性状及量。如出现面色苍白、冷汗、脉搏细弱、血压下降，腹腔引流管引流出大量血性液体等情况，及时报告医生并做好抢救准备。

b. 胆瘘：术中胆道损伤、胆囊管残端破漏是胆囊切除术后发生胆瘘的主要原因。胆瘘的具体表现如下：病人出现发热、腹胀、腹痛、腹膜刺激征等表现，或腹腔引流液呈黄绿色胆汁样，常提示发生胆汁渗漏。具体护理方法如下。观察病人腹部体征及引流液情况，一旦发现异常，及时报告医生并协助处理；病人取半卧位，安置腹腔引流管，保持引流通畅，将漏出的胆汁充分引流至体外是治疗胆瘘最重要的措施；长期大量胆瘘者应补液并维持水、电解质平衡；及时更换引流管周围被胆汁浸湿的敷料，予氧化锌软膏或皮肤保护膜涂敷局部皮肤。

(3) 健康教育

①合理饮食：少量多餐，进低脂、高维生素、富含膳食纤维的饮食，忌辛辣刺激性食物，多食新鲜

蔬菜和水果。

②疾病指导:告知病人胆囊切除后出现消化不良、脂肪性腹泻等情况的原因;出院后如出现疼痛、黄疸、陶土样大便等情况应及时就诊。

③复查指导:中年以上未行手术治疗的胆囊结石病人应定期复查或尽早手术治疗,以防结石及炎症的长期刺激诱发胆囊癌。

(三)胆管结石

胆管结石为发生在肝内、外胆管的结石,根据结石所在部位分为肝外胆管结石和肝内胆管结石。左右肝管汇合部以下的肝总管和胆总管结石为肝外胆管结石,汇合部以上的结石为肝内胆管结石。胆管结石分为原发性胆管结石和继发性胆管结石。原发性胆管结石是指在胆管内形成的结石,主要为胆色素结石或混合性结石。继发性胆管结石为胆囊结石排至胆总管,主要为胆固醇结石。肝外胆管结石多发生在胆总管下端;肝内胆管结石可广泛分布于两叶肝内胆管,或局限于某叶胆管,其中以左外叶和右后叶多见。

1. 病理生理

(1) 肝胆管梗阻　结石可引起胆道不同程度的梗阻,阻塞近段的胆管、胆汁淤滞、结石积聚。长时间的梗阻导致梗阻以上的肝段或肝叶纤维化和萎缩,最终引起胆汁性肝硬化及门静脉高压症。

(2) 胆管炎　结石导致胆汁引流不畅,容易引起胆管内感染,反复感染加重胆管的炎性狭窄;急性感染可引起化脓性胆管炎、肝脓肿、胆道出血及全身脓毒症。

(3) 胆源性胰腺炎　结石通过胆总管下端时可损伤 Oddi 括约肌或嵌顿于壶腹部,可引起胰腺的急性和(或)慢性炎症。

(4) 肝胆管癌　肝胆管长期受结石、炎症及胆汁中致癌物质的刺激,可发生癌变。

2. 临床表现

(1) 肝外胆管结石　平时无症状或仅有上腹不适,当结石造成胆管梗阻时可出现腹痛或黄疸,如继发感染,可表现为典型的 Charcot 三联征,即腹痛、寒战高热及黄疸。

①腹痛:发生在剑突下或右上腹,呈阵发性绞痛,或持续性疼痛阵发性加剧,疼痛可向右肩背部放射,常伴恶心、呕吐,系结石嵌顿于胆总管下端或壶腹部刺激胆总管平滑肌或 Oddi 括约肌痉挛所致。

②寒战、高热:胆管梗阻并继发感染后导致胆管炎,细菌和毒素可逆行经毛细胆管入肝窦至肝静脉,再进入体循环引起全身中毒症状。多发生于剧烈腹痛后,体温可高达 39～40 ℃,呈弛张热。

③黄疸:胆管梗阻后胆红素逆流入血所致。黄疸的程度取决于梗阻的程度、部位和是否继发感染。部分梗阻时黄疸较轻,完全性梗阻时黄疸较重;合并胆管炎时,胆管黏膜与结石的间隙随炎症的发作及控制发生变化,因而黄疸呈间歇性和波动性。出现黄疸时,可有尿色变黄、大便颜色变浅和皮肤瘙痒等症状,胆管完全梗阻时大便呈陶土样。

(2) 肝内胆管结石　可多年无症状或仅有上腹部和胸背部胀痛不适。多数病人因体检或其他疾病做影像学检查而偶然发现。常见的临床表现为伴发急性胆管炎时引起的寒战、高热和腹痛。梗阻和感染仅发生在某肝段、肝叶胆管时,病人可无黄疸;双侧肝内胆管结石或合并肝外胆管结石时可出现黄疸。体格检查可有肝大、肝区压痛和叩击痛等体征。并发胆管炎、肝脓肿、肝硬化、肝胆管癌时则出现相应的症状和体征。

3. 辅助检查

(1) 实验室检查　合并胆管炎时,白细胞计数及中性粒细胞比值明显升高;血清总胆红素及结合胆红素升高;血清转氨酶、碱性磷酸酶升高;尿胆红素升高,尿胆原降低或消失。糖类抗原(CA9-9)明显升高时需进一步检查排除胆管癌的可能。

(2) 影像学检查　腹部超声检查可发现结石并明确大小和部位,这是首选检查方法。CT、MRI

或 MRCP 等可显示梗阻部位、程度及结石大小、数量等，并能发现胆管癌。ERCP、PTC 为有创性检查，能清楚显示结石及部位，但可诱发胆管炎及急性胰腺炎，并导致出血、胆汁渗漏等并发症。

4. 处理原则　胆管结石以手术治疗为主。处理原则为尽量取尽结石，解除胆道梗阻，去除感染病灶，使胆汁引流通畅，预防结石复发。

（1）肝外胆管结石　以手术治疗为主，对单发或少发（2～3 枚）且直径小于 20 mm 的肝外胆管结石可采用经十二指肠内镜取石，但需要严格掌握治疗的适应证。合并胆管炎者，可应用抗生素、解痉、利胆、纠正水和电解质紊乱、营养支持、保肝及纠正凝血功能障碍等措施，争取在胆道感染控制后再择期行手术治疗。

①胆总管切开取石、T 管引流术：该术式可保留正常的 Oddi 括约肌功能，为首选方法。适用于单纯胆总管结石，胆管上、下端通畅，无狭窄或其他病变者。若伴有胆囊结石和胆囊炎，可同时行胆囊切除术。术中可采用胆道造影、超声或纤维胆道镜检查，防止或减少结石遗留。术中应尽量取尽结石，如条件不允许，可在胆总管内留置 T 管（图 14-10-1），术后行造影或胆道镜检查、取石。安置 T 管的目的：a. 引流胆汁和减压：防止因胆汁排出受阻导致的胆总管内压力增高、胆汁外漏引起腹膜炎。b. 引流残余结石：使胆道内残余结石，尤其是泥沙样结石通过 T 管排出体外；亦可经 T 管行造影或胆道镜检查、取石。c. 支撑胆道：防止胆总管切开处粘连、瘢痕狭窄等导致管腔变小。

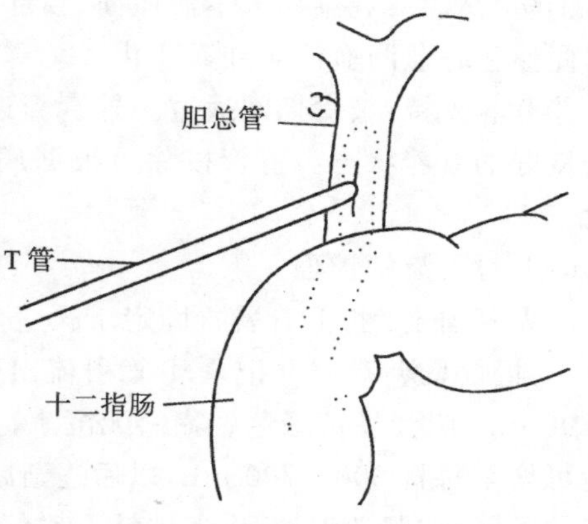

图 14-10-1　T 管引流

②胆肠吻合术：该术式废弃了 Oddi 括约肌的功能，使用逐渐减少。胆肠吻合术适用于：a. 胆总管下端炎性狭窄且梗阻无法解除，胆总管扩张；b. 胆胰汇合部异常，胰液直接流入胆管；c. 胆管因病变已部分切除无法再吻合者。常用吻合方式为胆管空肠 Roux-en-Y 吻合，胆肠吻合术后，胆囊的功能已消失，故应同时切除胆囊。对于嵌顿在胆总管开口的结石不能取出时可在内镜下 Oddi 括约肌切开，这是一种低位的胆总管十二指肠吻合术，须严格掌握手术适应证。

（2）肝内胆管结石　无症状的肝内胆管结石可不治疗，定期观察、随访即可。临床症状反复发作者应采用手术治疗。

①胆管切开取石术：这是最基本的方法，应争取切开狭窄部位，直视下或通过术中胆道镜取出结石，直至取尽。难以取尽的局限性结石需行肝切除。高位胆管切开后，常需同时行胆肠吻合术。

②胆肠吻合术：多采用胆管空肠 Roux-en-Y 吻合。Oddi 括约肌仍有功能时尽量避免行胆肠吻合术。

③肝切除术：这是治疗肝内胆管结石积极的方法，切除病变部位的肝，包括结石和感染的病灶、不能切开的狭窄胆管。肝切除去除了结石的再发源地，且可防止病变肝段、肝叶的癌变。

④残留结石的处理　肝内胆管结石手术后结石残留较常见，有 20%～40%，后续治疗包括经引流管窦道胆道镜取石，激光、超声、体外震波碎石，以及中西医结合治疗等。

5. 护理措施

（1）术前护理

①病情观察：术前病人出现寒战、高热、腹痛、黄疸等情况，应考虑发生急性胆管炎，及时报告医生，积极处理。有黄疸者，观察和记录大便颜色并监测血清胆红素变化。

②缓解疼痛：对诊断明确且疼痛剧烈者，给予消炎利胆、解痉镇痛药物。禁用吗啡，以免引起 Oddi 括约肌痉挛。

③降低体温：根据病人的体温情况，采取物理降温和（或）药物降温；遵医嘱应用抗生素控制

感染。

④营养支持:给予低脂、高蛋白、高碳水化合物、高维生素的普通饮食或半流质饮食。禁食、不能经口进食或进食不足者,给予肠外营养支持。

⑤纠正凝血功能障碍:肝功能受损者肌内注射维生素 K,纠正凝血功能,预防术后出血。

⑥保持皮肤完整性:应指导病人修剪指甲,勿搔抓皮肤,防止破损;穿宽松纯棉衣裤,保持皮肤清洁,用温水擦浴,勿使用碱性清洁剂,以免加重皮肤瘙痒。瘙痒剧烈者,遵医嘱使用炉甘石洗剂、抗组胺药或镇静药等。

(2) 术后护理

①病情观察:观察病人生命体征、腹部体征及引流情况,评估有无出血及胆汁渗漏者,观察和记录大便颜色并监测血清胆红素变化。

②营养支持:禁食期间通过肠外营养途径补充足够的热量、氨基酸、维生素、水、电解质等,维持病人良好的营养状态。胃管拔除后根据病人胃肠功能恢复情况,由无脂流质饮食逐渐过渡至低脂饮食。

③T 管引流的护理

a. 妥善固定:将 T 管妥善固定于腹壁,防止翻身、活动时牵拉造成管道脱出。

b. 加强观察:观察并记录 T 管引流出胆汁的量、色和性状。正常成人每日分泌胆汁的量为 800～1200 mL,胆汁呈黄绿色、清亮、无沉渣,且有一定黏性。术后 24 h 内引流量 300～500 mL,恢复进食后可增至每日 600～700 mL,以后逐渐减少至每日 200 mL 左右。如胆汁过多,提示胆总管下端有梗阻的可能;如胆汁混浊,应考虑结石残留或胆管炎症未完全控制。

c. 保持通畅:防止 T 管扭曲、折叠、受压。引流液中有血凝块、絮状物、泥沙样结石时要定时挤捏,防止管道阻塞。必要时用生理盐水低压冲洗,或用 50 mL 注射器负压抽吸,操作时需注意避免诱发胆管出血。

d. 预防感染:长期带管者,定期更换引流袋,更换时严格执行无菌操作。平卧时引流管的远端不可高于腋中线,坐位、站立或行走时不可高于引流管口平面,以防胆汁逆流引起感染。引流管口周皮肤覆盖无菌纱布,保持局部干燥,防止胆汁浸润皮肤引起炎症反应。

e. 拔管护理:若 T 管引流出的胆汁色泽正常,且引流量逐渐减少,可在术后 10～14 日试行夹管 1～2 日;夹管期间注意观察病情,若无发热、腹痛、黄疸等症状,可经 T 管做胆道造影,造影后持续引流 24 h 以上;如胆道通畅,无结石或其他病变,再次夹闭 T 管 24～48 h,病人无不适可予拔管。年老体弱、低蛋白血症、长期使用激素者可适当延长 T 管留置时间,待窦道成熟后再拔除,避免胆汁渗漏至腹腔引起胆汁性腹膜炎。拔管后,残留窦道用凡士林纱布填塞,1～2 日内可自行闭合。若胆道造影发现有结石残留,则需保留 T 管 6 周以上,再取石或进行其他处理。

④并发症的护理:

a. 出血:可能发生在腹腔、胆管内或胆肠吻合口。原因:腹腔内出血可能与术中血管结扎线脱落、肝断面渗血及凝血功能障碍有关;胆管内或胆肠吻合口出血多因结石、炎症引起血管壁糜烂、溃疡或术中操作不慎引起。表现:腹腔内出血多发生于术后 24～48 h,可见腹腔引流管引流出的血性液体超过 100 mL/h、持续 3 h 以上,伴有心率增快、血压波动;胆管内或胆肠吻合口出血在术后早期或后期均可发生,表现为 T 管引流出血性胆汁或鲜血,粪便呈柏油样,可伴有心率增快、血压下降等。护理:严密观察生命体征及腹部体征;一旦发现出血征兆,及时报告医生并采取相应措施,防止发生低血容量性休克。

b. 胆瘘:术中胆管损伤、胆总管下端梗阻、T 管脱出所致。其表现和护理参见本节胆囊结石病人的护理。

Note

（3）健康教育

①饮食指导：注意饮食卫生，定期驱除肠道蛔虫。

②复诊指导：非手术治疗病人定期复查，出现腹痛、黄疸、发热等症状时，及时就诊。

③带T管出院病人的指导：穿宽松柔软的衣服，以防管道受压；淋浴时，可用塑料薄膜覆盖引流管口周围皮肤，以防感染；避免提举重物或过度活动，以免牵拉T管，导致管道脱出；出现引流异常或管道脱出时，及时就诊。

二、胆道感染

本节 PPT2

胆道感染包括胆囊炎和不同部位的胆管炎，分为急性、亚急性和慢性炎症。胆道感染主要因胆道梗阻、胆汁淤滞造成，胆道结石是导致胆道梗阻最主要的原因，胆道反复感染又可促进胆石形成并进一步加重胆道梗阻。

（一）病因病理

1. 急性结石性胆囊炎

（1）胆囊管梗阻　由于结石梗阻或嵌顿于胆囊管或胆囊颈，导致胆汁排出受阻，胆汁淤积，胆汁中的胆汁酸刺激胆囊黏膜而引起水肿、炎症，甚至坏死。另外，结石亦可直接损伤受压部位的胆囊黏膜引起炎症。

（2）细菌感染　细菌多来源于胃肠道，致病菌通过胆道逆行、直接蔓延或经血液循环和淋巴途径入侵胆囊。

2. 急性非结石性胆囊炎　病因不清楚，多见于严重创伤、烧伤、长期肠外营养、腹部非胆道大手术（如腹主动脉瘤手术）后、脓毒血症等危重病人。

3. 急性梗阻性化脓性胆管炎　最常见的原因为肝内外胆管结石，其次为胆道蛔虫和胆管狭窄。在国外，恶性肿瘤、胆道良性病变引起狭窄、先天性胆道解剖异常等较常见。近年来，因手术、介入治疗后胆肠吻合口狭窄及PTC、ERCP、安置内支架等引起者逐渐增多。急性梗阻性化脓性胆管炎（AOSC）是急性胆管炎的严重阶段，又称急性重症胆管炎，本病的发病基础是胆道梗阻及细菌感染。男女发病比例接近，青壮年多见。

（二）临床表现

1. 急性胆囊炎

（1）腹痛　右上腹部疼痛，开始时仅有胀痛不适，逐渐发展至阵发性绞痛；常在饱餐、进食油腻食物后或夜间发作；疼痛可放射至右肩、肩胛和背部。

（2）消化道症状　腹痛发作时常伴有恶心、呕吐、厌食、便秘等消化道症状。

（3）发热　常为轻度至中度发热。如出现寒战高热，提示病变严重，可能出现胆囊化脓、坏疽、穿孔或合并急性胆管炎。

（4）体征　右上腹可有不同程度的压痛或叩痛，炎症波及浆膜时可出现反跳痛和肌紧张。Murphy征阳性是急性胆囊炎的典型体征。

2. 慢性胆囊炎　病人的症状常不典型，多数病人有胆绞痛病史，并有上腹部饱胀不适、嗳气和厌油腻饮食等消化不良的症状，也可有右上腹和肩背部的隐痛。体格检查可发现右上腹胆囊区有轻压痛或不适。

3. 急性梗阻性化脓性胆管炎　本病发病急，病情进展迅速，除了具有急性胆管炎的Charcot三联征外，还有休克及中枢神经系统受抑制的表现，称为Reynolds五联征。

（1）腹痛　表现为突发剑突下或右上腹持续性疼痛，阵发性加重，并向右肩胛下及腰背部放射。肝外梗阻者腹痛较重，肝内梗阻者腹痛较轻。

（2）寒战高热　体温持续升高，达39～40 ℃或更高，呈弛张热。

(3) 黄疸　多数病人可出现不同程度的黄疸,肝外梗阻者黄疸较肝内梗阻者明显。

(4) 休克　口唇发绀,呼吸浅快,脉搏细速,达 120～140 次/分,血压在短时间内迅速下降,可出现全身出血点或皮下瘀斑。

(5) 神经系统症状　神志淡漠、嗜睡、神志不清,甚至昏迷;合并休克者可表现为烦躁。

(6) 胃肠道症状　多数病人伴恶心、呕吐等消化道症状。

(7) 体征　剑突下或右上腹部有不同程度的压痛,可出现腹膜刺激征;肝大并有压痛和叩击痛,肝外梗阻者胆囊肿大。

(三) 辅助检查

1. 实验室检查　急性胆囊炎血常规示白细胞计数及中性粒细胞比值升高,部分病人可有血清胆红素转氨酶或淀粉酶升高。急性梗阻性化脓性胆管炎病人白细胞计数升高,可超过 20×10^9/L,中性粒细胞比值明显升高;肝功能出现不同程度损害;凝血酶原时间延长。动脉血气分析示 PaO_2 下降、氧饱和度降低。常伴有代谢性酸中毒、低钠血症等。

2. 影像学检查　急性胆囊炎腹部超声可显示胆囊增大,胆囊壁增厚,并可探及胆囊内结石影。CT、MRI 均能协助诊断。急性梗阻性化脓性胆管炎腹部超声检查可了解胆道梗阻部位、肝内外胆管扩张情况及病变性质,对诊断很有帮助。影像学检查可在床旁进行。如病情稳定,可行 CT 或磁共振胆胰管成像(MRCP)检查。

(四) 治疗原则

1. 急性胆囊炎　原则上争取择期手术治疗,手术时机和方式取决于病人的病情。急性非结石性胆囊炎因易发生坏疽、穿孔,一经诊断,应及早手术治疗。

(1) 非手术治疗　可作为手术前的准备。方法包括禁食、抗感染、解痉、补液、营养支持、坏疽、纠正水和电解质及酸碱平衡失调等。大多数病人经非手术治疗后病情缓解,再行择期手术;如病情无缓解或恶化,或出现胆囊穿孔、弥漫性腹膜炎,并发急性化脓性胆管炎等,应行急诊手术。

(2) 手术治疗　急性期手术应力求安全、简单、有效,年老体弱、合并多个重要脏器疾病者,选择手术方法更应慎重。①胆囊切除术:首选腹腔镜胆囊切除,也可采用开腹胆囊切除。②胆囊造口术:高危病人或局部粘连解剖不清者,可先行胆囊造口术减压引流,3 个月后再行胆囊切除。③超声引导下经皮经肝胆囊穿刺置管引流术(PTGD)可降低胆囊内压,待急性期后再择期手术,适用于病情危重且不宜手术的化脓性胆囊炎病人。

2. 慢性胆囊炎　对伴有胆囊结石或确诊为本病的无结石者应行胆囊切除,首选腹腔镜胆囊切除。年老体弱者或伴有重要器官严重器质性病变者,可选择非手术治疗,方法包括限制脂肪饮食、口服胆盐和消炎利胆药物、中药治疗等。

3. 急性梗阻性化脓性胆管炎　立即解除胆道梗阻并引流。当胆管内压降低后,病人情况能暂时改善,有利于争取时间进一步治疗。

(1) 非手术治疗　既是治疗手段,又是手术前准备。①抗休克治疗:补液扩容,恢复有效循环血量;休克者可使用多巴胺维持血压。②纠正水、电解质及酸碱平衡失调:常发生等渗或低渗性缺水、代谢性酸中毒,应及时纠正。③抗感染治疗:选用针对革兰阴性杆菌及厌氧菌的抗生素,联合、足量用药。④其他治疗:包括吸氧、禁食和胃肠减压、降温、解痉镇痛、营养支持等;短时间治疗后病情无好转者,应考虑使用肾上腺皮质激素保护细胞膜和对抗细菌毒素。经以上治疗病情仍未改善者应在抗休克同时紧急行胆道减压引流。

(2) 手术治疗　主要目的是解除梗阻、降低胆道压力,挽救病人生命。手术力求简单、有效,多采用胆总管切开减压、T 管引流术。在病情允许的情况下,也可采用经内镜鼻胆管引流术或 PTGD 治疗。急诊手术常不能完全去除病因,待病人一般情况恢复,1～ 3 个月后根据病因选择彻底的手术治疗。

（五）常见护理诊断

(1) 疼痛　与胆道系统炎症有关。

(2) 体温过高　与胆道感染、炎症反应有关。

(3) 有体液不足的危险　与呕吐、禁食、胃肠减压和感染性休克有关。

(4) 潜在并发症　胆道出血、胆瘘、感染性休克。

(5) 皮肤完整性受损　与梗阻性黄疸、引流液的刺激及创伤性检查有关。

（六）护理目标

(1) 病人疼痛缓解或者减轻。

(2) 病人的体液得到及时补充，血容量得到恢复。

(3) 病人的胆道感染得到控制，体温恢复正常。

(4) 病人的营养状况得到改善或维持。

(5) 病人并未发生胆囊穿孔、胆道出血、胆瘘、多器官功能障碍或衰竭等，或发生后得到及时发现、及时处理。

（七）护理措施

1. 急性胆囊炎非手术治疗护理/术前护理　参加本节胆石症病人护理。

2. 急性梗阻性化脓性胆管炎

(1) 病情观察　观察神志、生命体征、腹部体征及皮肤黏膜情况，监测血常规、电解质、血气分析等结果的变化。若病人出现神志淡漠、黄疸加深、少尿或无尿、肝功能异常、PaO_2降低、代谢性酸中毒及凝血酶原时间延长等，提示发生多器官功能障碍综合征（MODS），及时报告医生并做相应处理。

(2) 维持体液平衡　①观察指标：严密监测生命体征，特别是体温和血压的变化；准确记录 24 h 液体出入量，必要时监测中心静脉压及每小时尿量，为补液提供可靠依据。②补液扩容：迅速建立静脉通路，使用晶体液和胶体液扩容，尽快恢复有效循环血量；必要时使用肾上腺皮质激素和血管活性药物，改善组织器官的血流灌注及氧供。③纠正水、电解质及酸碱平衡失调：监测电解质、酸碱平衡情况，确定补液的种类和量，合理安排补液的顺序和速度。

(3) 维持有效气体交换　①呼吸功能监测：密切观察呼吸频率、节律和幅度；动态监测 PaO_2 和血氧饱和度，了解病人的呼吸功能状况；若病人出现呼吸急促、PaO_2下降、血氧饱和度降低，提示呼吸功能受损。②改善缺氧状况：非休克病人采取半卧位，使腹肌放松，膈肌下降，利于改善呼吸状况；休克病人取仰卧中凹位。根据病人呼吸型态及血气分析结果选择给氧方式和确定氧气流量或浓度，可经鼻导管、面罩、呼吸机辅助等方法给氧，改善缺氧症状。

(4) 维持正常体温　①降温：根据体温升高的程度，采用温水擦浴、冰袋冷疗等物理降温方法，必要时使用药物降温。②控制感染：联合应用足量有效的抗生素，控制感染，使体温恢复正常。

(5) 营养支持　禁食和胃肠减压期间，通过肠外营养途径补充能量、氨基酸、维生素、水及电解质，维持和改善营养状况。

(6) 完善术前检查及准备　积极完善术前相关检查，如心电图、腹部超声检查、血常规、凝血功能、肝肾功能等。凝血功能障碍者，补充维生素 K。准备术中用药，更换清洁病人服，按上腹部手术要求进行皮肤准备。术前准备完善后，将病人送入手术室。

(7) 健康指导　术后护理和健康教育参见本节胆石症病人护理。

三、胆道蛔虫病

胆道蛔虫病是指由于饥饿、胃酸降低或驱虫不当等因素，肠道蛔虫上行钻入胆道引起的一系列临床症状。随着生活环境、卫生条件和饮食习惯的改善，本病发生率已明显下降。

本节 PPT3

(一)病理生理

蛔虫有钻孔习性,喜碱性环境。当胃肠道功能紊乱、饥饿、发热、驱虫不当、妊娠等致肠道内环境发生改变时,蛔虫可窜行至十二指肠。如遇 Oddi 括约肌功能失调,蛔虫可钻入胆道,机械性刺激可引起 Oddi 括约肌痉挛,导致胆绞痛和诱发急性胰腺炎。蛔虫将肠道的细菌带入胆道,造成胆道感染,严重者可引起急性化脓性胆管炎、肝脓肿;如经胆囊管钻至胆囊,可引起胆囊穿孔。括约肌长时间痉挛致蛔虫死亡,其残骸日后可成为结石的核心。

(二)临床表现

“症征不符”是本病的特点,即剧烈的腹痛与较轻的腹部体征不相称。胆道蛔虫病表现为突发性剑突下方钻顶样绞痛,伴右肩或左肩部放射痛,痛时辗转不安、呻吟不止、大汗淋漓,可伴有恶心、呕吐甚至呕出蛔虫。疼痛可突然平息,又可突然再发,无一定规律。合并胆道感染时,可出现寒战高热,也可合并急性胰腺炎的临床表现。体征甚少或轻微,当病人胆绞痛发作时,除剑突下方有深压痛外,无其他阳性体征。体温多不增高,少数病人可有轻微的黄疸,严重者表现同急性梗阻性化脓性胆管炎。

(三)辅助检查

1. 实验室检查　可见白细胞计数和嗜酸性粒细胞比值升高。

2. 影像学检查　腹部超声检查为首选方法,可显示蛔虫体影。

(四)治疗原则

1. 非手术治疗　①解痉镇痛:疼痛发作时可注射阿托品、山莨菪碱等,必要时可用哌替啶。②利胆驱虫:发作时口服食醋、乌梅汤、驱虫药、33%硫酸镁或经胃管注入氧气可有驱虫作用。③控制胆道感染:多为大肠埃希菌感染,选择合适的抗生素预防和控制感染。④纤维十二指肠镜驱虫:ERCP检查如发现虫体,可用取石钳取出虫体。

2. 手术治疗　大多数病人经积极非手术治疗可治愈或症状缓解。若病情未缓解,或合并胆管结石、急性梗阻性化脓性胆管炎等可行胆总管探查、T 管引流术,术中使用胆道镜去除虫体。术后驱虫治疗,防止胆道蛔虫病复发。

(五)护理诊断

(1)疼痛　与胆道蛔虫引发绞痛有关。

(2)有感染的危险　与胆道梗阻继发感染有关。

(3)潜在并发症:胆道出血、胆管炎、急性胰腺炎、胆石症。

(六)护理措施

1. 术前/术后护理　参见胆石症病人的护理。

2. 健康教育

(1)养成良好的饮食及卫生习惯　不喝生水,蔬菜要洗净煮熟,水果应洗净或削皮后吃,饭前便后要洗手。

(2)正确服用驱虫药　驱虫药一般应于清晨空腹或晚上临睡前服用,根据药物类型观察疗效。

本节 PPT4

四、胆道肿瘤

(一)胆囊息肉

胆囊息肉是指向胆囊腔内突出或隆起的病变,呈球体或半球体,有蒂或无蒂,多为良性。

1. 病理　病理上胆囊息肉可分为肿瘤性息肉和非肿瘤性息肉,肿瘤性息肉包括腺瘤、腺癌、血管瘤、脂肪瘤、平滑肌瘤、神经纤维瘤等,非肿瘤性息肉包括胆固醇息肉、炎性息肉、腺肌增生等。由于术前难以确诊病变性质，故统称为胆囊息肉样病变或胆囊隆起性病变。

2. 临床表现　大部分病人因体检行腹部超声检查时发现，无症状。少数病人可有右上腹部疼痛或不适，偶尔有恶心、呕吐、食欲减退等消化道症状；极个别病人可引起阻塞性黄疸、无结石性胆囊炎、胆道出血等。少数胆囊息肉可发生癌变，临床上应予以重视。

3. 辅助检查　腹部超声是诊断本病的首选方法，但很难分辨其良、恶性。内镜超声及超声引导下经皮细针穿刺活检等可帮助明确诊断。

4. 处理原则　有明显症状者，在排除精神因素、胃十二指肠和其他胆道疾病后，宜行手术治疗。无症状者，有以下情况需考虑手术治疗：①息肉直径超过 1 cm；②单发病变且基底部宽大；③息肉逐渐增大；④合并胆囊结石和胆囊壁增厚，特别是年龄超过 50 岁者。有手术指征但无恶变者行胆囊切除术；若发生恶变，则按胆囊癌处理。

5. 护理措施

(1) 术前/术后护理　参见本节胆石症病人的护理。

(2) 健康教育　暂不手术者定期复查，每 6 个月做腹部超声检查，以确定是否手术治疗。

（二）胆囊癌

胆囊癌是指发生在胆囊内的恶性肿瘤，90%的病人发病年龄超过 50 岁，女性发病率为男性的 3～4 倍。

1. 病因　流行病学显示 70%的胆囊癌与胆囊结石有关，可能与胆囊黏膜长期受结石物理性刺激、慢性炎症及细菌代谢产物中的致癌物质等因素有关。此外，萎缩性胆囊炎、胆囊息肉样病变、肠吻合术后、完全钙化的“瓷化”胆囊和溃疡性结肠炎等因素可能与胆囊癌发生有关。

2. 病理　胆囊癌多发生在胆囊体部和底部。病理上胆囊癌分为肿块型及浸润型，前者表现为胆囊腔内大小不等的息肉样病变，后者表现为胆囊壁增厚与肝牢固粘连。组织学上胆囊癌分为腺癌、未分化癌、鳞癌、腺鳞癌等，以腺癌多见，约占 82%。转移方式主要为直接浸润肝实质及邻近器官，如十二指肠、胰腺、肝总管和肝门胆管；也可通过淋巴结转移，血行转移少见。

3. 临床表现　胆囊癌发病隐匿，早期无特异性症状，部分病人可因胆囊切除时意外发现。合并胆囊结石、慢性胆囊炎者，早期多表现为胆囊结石或胆囊炎的症状。当肿瘤侵犯浆膜层或胆囊床时，出现右上腹痛，可放射至肩背部，伴有食欲下降等。胆囊管梗阻时可触及肿大的胆囊。胆囊癌晚期，可在右上腹触及肿块，并出现腹胀、体重减轻或消瘦、贫血、黄疸、腹腔积液及全身衰竭等。少数肿瘤穿透浆膜导致胆囊急性穿孔、急性腹膜炎、胆道出血等。

4. 辅助检查

(1) 实验室检查　CEA、CA9-9、CA125 等均可升高，但无特异性。

(2) 影像学检查　腹部超声检查、CT 可见胆囊壁不同程度增厚或显示胆囊内新生物，亦可见肝转移或淋巴结肿大；CT 增强扫描或 MR 可显示肿瘤的血供情况；腹部超声引导下细针穿吸活检，可帮助明确诊断。

5. 处理原则　首选手术治疗。化疗及放射治疗效果均不理想。

(1) 单纯胆囊切除术　适用于癌肿仅限于黏膜层者，多见于胆囊结石或胆囊息肉样病变胆囊切除术后发现的胆囊癌，单纯胆囊切除可达到根治的目的。

(2) 胆囊癌根治性切除术　适用于肿瘤侵及胆囊肌层或全层，伴区域性淋巴结转移者。根治术切除范围包括胆囊、胆囊床外 2 cm 肝组织及胆囊引流区淋巴结清扫。

(3) 姑息性手术　主要用于减轻或解除肿瘤引起的黄疸或十二指肠梗阻，包括肝管空肠吻合术，经皮肝穿刺或经内镜胆管狭窄部位放置支撑管引流术、胃空肠吻合术等。

6. 护理措施

（1）心理护理　胆囊癌是高度恶性肿瘤，临床表现缺乏特异性，早期诊断困难，预后差。病人可出现紧张、沮丧、精神极度不安及忧郁等心理反应。护士可通过与病人建立良好的护患关系，引导其正视病情；通过鼓励病人及其家属主动参与治疗方案的选择，增加病人的信赖感，从而提高就医的依从性。

（2）术前/术后护理　行单纯胆囊切除术的病人参见本节胆囊结石病人的护理。行胆囊癌根治性切除术的病人参见本章第九节肝癌病人的护理。

（三）胆管癌

胆管癌是指发生在肝外胆管，即左、右肝管至胆总管下端的恶性肿瘤。男女发病率无差异，50岁以上多见。根据肿瘤生长的部位，胆管癌分为上段、中段、下段胆管癌，其中上段胆管癌多见，占50%～75%。上段胆管癌又称肝门部胆管癌，位于左右肝管至胆囊管开口以上部位；中段胆管癌位于胆囊管开口至十二指肠上缘；下段胆管癌位于十二指肠上缘至十二指肠乳头。

1. 病因　本病病因尚不明确，可能与肝胆管结石、原发性硬化性胆管炎、先天性胆管囊性扩张症、胆管空肠吻合术后、溃疡性结肠炎等危险因素有关。

2. 病理　95%以上为腺癌，分化好；少数为未分化癌、乳头状癌或鳞癌。肿瘤多为小病灶，呈扁平纤维样硬化、同心圆生长，引起胆管梗阻，并直接浸润相邻组织。沿肝内、外胆管及其淋巴分布和流向转移，并沿肝十二指肠韧带内神经鞘浸润是其转移的特点。

3. 临床表现

（1）黄疸　为进行性加重的梗阻性黄疸，表现为皮肤巩膜黄染、全身皮肤瘙痒、尿色深黄、大便呈灰白色或陶土样等。

（2）腹痛　少数无黄疸者有上腹部饱胀不适、隐痛、胀痛或绞痛。

（3）其他　可有恶心、厌食、消瘦、乏力等；合并胆道感染时出现急性胆管炎的临床表现。

（4）体征　①胆囊肿大：病变在胆管中、下段的常可触及肿大的胆囊，Murphy 征可呈阴性；病变在上段胆管时胆囊常缩小且不能触及。②肝大：部分病人出现肝大且质硬，有触痛或叩痛；③晚期病人可在上腹部触及肿块，伴有腹腔积液和下肢水肿。

4. 辅助检查

（1）实验室检查　血清总胆红素、直接胆红素、AKP、ALP 显著升高，肿瘤标记物 CA19-9 也可能升高。

（2）影像学检查　B 超为首选，可见肝内、外胆管扩张或查见胆管肿瘤。MRCP 能清楚显示肝内、外胆管的影像，显示病变部位的效果优于 B 超、CT 和 MRI。

5. 处理原则　手术切除是本病主要的治疗手段，化疗和放疗的效果不肯定。根据病变部位，可采用肝门胆管癌根治切除术、胆管/肝总管-空肠吻合术、胰十二指肠切除术等。肿瘤晚期无法手术切除者，为解除胆道梗阻，可选择 PTCD 或放置内支架、经内镜鼻胆管引流或放置内支架；为解除消化道梗阻，可行胃空肠吻合术，改善病人生存质量。

6. 护理措施

（1）术前/术后护理　行肝门胆管癌根治切除术的病人参见本章第九节相关内容。行胰十二指肠切除术的病人参见本章第十一节相关内容。

（2）健康教育　定期复查，出现肿瘤复发时能及早发现并采取相应治疗。

Note

（杨晓仙）

目标检测

目标检测答案解析

1. 下列检查中可诱发急性胰腺炎的是(　　)。
A. 口服胆囊造影术　B. 经皮肝穿刺胆道造影术　C. ERCP
D. B超　E. X线钡餐检查
2. 胆道疾病首选的检查方法是(　　)。
A. 口服胆囊造影术　B. 经皮肝穿刺胆道造影术　C. ERCP
D. B超　E. 腹部平片
3. T管拔除前，夹管观察的内容包括(　　)。
A. 体温、血压、意识　B. 腹痛、血压、体温　C. 腹痛、呕吐、体温
D. 黄疸、血压、意识　E. 腹痛、体温、黄疸
4. T管拔除指征是(　　)。
A. 引流管通畅，胆汁颜色正常　B. 引流胆汁量逐日减少
C. 大便颜色正常，食欲好转　D. 黄疸逐日消退，无发热、腹痛
E. 造影无残余结石，夹管后机体无异常变化
5. 胆道蛔虫病除剑突下钻顶样剧痛外，还常伴有(　　)。
A. 黄疸　B. 寒战、高热　C. 肝大　D. 胆囊肿大　E. 恶心、呕吐
6. 王女士，52岁，出现间歇性反复发作的腹痛、发热、黄疸，最可能的诊断是(　　)。
A. 胰头癌　B. 胆囊结石　C. 肝内胆管结石
D. 肝外胆管结石　E. 阿米巴肝脓肿
7. 在胆道疾病中最容易发生休克的是(　　)。
A. 急性化脓性梗阻性胆管炎　B. 急性胆囊炎　C. 肝内胆管结石
D. 肝外胆管结石　E. 胆道蛔虫病
8. 下列临床表现中不符合急性胆囊炎特征的是(　　)。
A. 右上腹阵发性绞痛　B. 右肩背区放射痛　C. 寒战、黄疸明显
D. 触及肿大的胆囊　E. Murphy征阳性
9. 张女士，55岁，行胆总管切开取石、T管引流术，术后出现胆总管远端阻塞时T管引流表现为(　　)。
A. 胆汁引流量过多　B. 胆汁引流量过少　C. 胆汁混浊
D. 胆汁清淡　E. 胆汁棕色、稠厚
10. 胆固醇结石形成最主要的原因是(　　)。
A. 胆汁成分的改变　B. 胆道感染　C. 胆道梗阻
D. 葡萄糖醛酸酶升高　E. 胆道内蛔虫残体存留
11. 胆石症病人出现下列何种情况时，提示发生急性重症胆管炎？(　　)
A. 胆囊肿大　B. 血压下降，伴意识不清　C. 上腹绞痛
D. 寒战、高热　E. 黄疸明显
12. T管和腹腔引流管护理措施不同的是(　　)。
A. 保持引流管的通畅　B. 更换引流袋时要执行无菌操作
C. 观察引流液的量、颜色和性状　D. 拔管前须试行夹管1～2日
E. 引流袋不得高于引流出口
13. 急性胆囊炎典型的体征为(　　)。

Note

A. 麦氏点压痛　　B. Murphy 征阳性　　C. 腹膜刺激征
D. 移动性浊音　　E. 腰背部叩痛

14. 下列对急性胆囊炎的临床特点描述错误的是(　　)。
A. 进食油腻饮食后容易发病　　B. 右上腹持续性疼痛,阵发性加重
C. 疼痛常放射至右肩或右背部　　D. Murphy 征阳性
E. 多数病人伴有黄疸

15. 下列关于胆道疾病病人行 B 超检查的描述,不正确的是(　　)。
A. 确诊率高　　B. 安全,无痛苦　　C. 检查前不必禁食
D. 可重复　　E. 无创性

第十一节　胰腺疾病病人的护理

学习目标

1. 了解急性胰腺炎和胰腺癌的病因、发病机制和病理生理。
2. 熟悉急性胰腺炎和胰腺癌的临床表现、辅助检查和处理原则。
3. 掌握急性胰腺炎和胰腺癌病人的护理措施。

本节 PPT

导学案例

病人,男,32 岁,午餐后突发上腹部疼痛,以上腹部正中及左上腹疼痛明显,腹痛逐步加重呈持续性,并向后背部放射;伴恶心,呕吐,呕吐为胃内容物。问题:

1. 目前病人存在哪些护理诊断/问题?
2. 针对病人目前存在的护理问题应采取哪些护理措施?

一、急性胰腺炎

急性胰腺炎是指各种病因导致胰酶在胰腺内被激活后引起胰腺组织自身消化、水肿、出血甚至坏死的炎症反应。临床主要表现为急性上腹痛、发热、恶心、呕吐、血胰酶增高。病变程度不等,轻者以胰腺水肿为主,临床多见,病情常呈自限性,预后良好,称轻症急性胰腺炎。少数重者的胰腺出血坏死,常继发感染、腹膜炎、休克等并发症,病死率高,称为重症急性胰腺炎。

(一) 病因与发病机制

引起急性胰腺炎的病因较多,常见病因如下。

1. 胆道系统疾病　胆石症、胆道感染或胆道蛔虫病等均可引起急性胰腺炎,其中胆石症最常见。引起胰腺炎的机制如下。①梗阻:胆石、感染、蛔虫等因素致胰管与胆总管的共同开口即十二指肠壶腹部狭窄或(和)Oddi 括约肌痉挛,使胆道内压高于胰管内压(正常胰管内压高于胆管内压),造成胆汁逆流入胰管,引起急性胰腺炎。②Oddi 括约肌功能不全:胆石在移行过程中损伤胆总管、壶腹部或胆道炎症引起 Oddi 括约肌松弛,使富含肠激酶的十二指肠液反流入胰管,引起急性胰腺炎。③胆

Note

道感染时细菌毒素、游离胆酸、非结合胆红素等，可通过胆胰间淋巴管交通支扩散到胰腺，激活胰酶，引起急性胰腺炎。

2. 酗酒和暴饮暴食　大量饮酒和暴饮暴食均可致胰液分泌增加，并刺激 Oddi 括约肌痉挛和十二指肠乳头水肿，使胰管内压增高，胰液排出受阻，引起急性胰腺炎。慢性嗜酒者常有胰液蛋白沉淀，形成蛋白栓堵塞胰管，致胰液排泄障碍。

3. 胰管阻塞　胰管结石、狭窄、肿瘤或蛔虫钻入胰管等均可引起胰管阻塞，胰管内压过高，使胰管小分支和胰腺泡破裂，胰液与消化酶外溢至间质引起急性胰腺炎。

4. 其他　①手术与创伤：腹腔手术，特别是胰、胆或胃手术，腹部钝挫伤等，可直接或间接损伤胰腺组织和胰腺的血液供应引起胰腺炎。②内分泌与代谢障碍：任何原因引起的高钙血症或高脂血症，可通过胰管钙化或胰液内脂质沉着等引发胰腺炎。③感染：某些急性传染病如流行性腮腺炎、传染性单核细胞增多症等，可增加胰液分泌引起急性胰腺炎，但症状多数较轻，随感染痊愈而自行消退。④药物：某些药物如噻嗪类利尿剂、糖皮质激素，四环素、磺胺类等，可直接损伤胰腺组织，使胰液分泌或黏稠度增加，引起急性胰腺炎。⑤特发性胰腺炎：尽管急性胰腺炎病因繁多，多数可找到致病因素，但仍有 5%～25%的病人病因不明。

（二）病理生理

急性胰腺炎的病理变化一般分为急性水肿型和急性坏死型。急性水肿型可见胰腺肿大、分叶模糊、间质水肿、充血和炎性细胞浸润等改变；急性坏死型可见明显出血，分叶结构消失，胰实质有较大范围的脂肪坏死，坏死灶周围有炎性细胞浸润，病程稍长者可并发脓肿、假性囊肿或瘘管形成。

（三）护理评估

1. 健康史　询问病人既往有无胆管疾病史，如胆石症、胆道感染、胆道蛔虫病等；有无胰、十二指肠病史；有无腹部手术或创伤史；有无高钙血症、高脂血症或是否应用噻嗪类利尿剂、糖皮质激素等药物；有无酗酒、暴饮暴食等诱发因素。

2. 身体状况　急性胰腺炎常在饱食、脂肪餐或饮酒后发生。部分病人无明显诱因。其临床表现取决于病因、病理类型和诊治是否及时。

（1）腹痛　这是本病的主要表现和首发症状，常在暴饮暴食或酗酒后突然发生。疼痛剧烈而持续，呈钝痛、钻痛、绞痛或刀割样痛，可有阵发性加剧。腹痛常位于中上腹，向腰背呈带状放射，取弯腰抱膝位可减轻疼痛，一般胃肠解痉药无效。水肿型腹痛一般 3～5 日后缓解。坏死型腹部剧痛持续时间较长，由于渗液扩散可引起全腹痛。极少数年老体弱病人腹痛极轻微或无腹痛。

（2）恶心、呕吐及腹胀　起病后多出现恶心、呕吐，大多频繁而持久，吐出食物和胆汁，呕吐后腹痛并不减轻。常同时伴有腹胀，甚至出现麻痹性肠梗阻。

（3）发热　多数病人有中度以上发热，一般持续 3～5 日。若持续发热 1 周以上并伴有白细胞计数升高，应考虑有胰腺脓肿或胆道感染。

（4）水、电解质及酸碱平衡紊乱　病人多有轻重不等的脱水，呕吐频繁者可有代谢性碱中毒。重症者可有显著脱水和代谢性酸中毒、低钙血症，部分可有血糖升高，偶可发生糖尿病酮症酸中毒或高渗性昏迷。

（5）低血压和休克　重症者常发生低血压和休克，极少数病人可突然出现休克，甚至猝死。其主要原因为有效循环血容量不足、缓激肽类物质致周围血管扩张、并发感染和消化道出血等。

（6）体征

①轻症急性胰腺炎：腹部体征较轻，可有上腹压痛，但无腹肌紧张和反跳痛，可有肠鸣音减弱。

②重症急性胰腺炎：病人全腹或上腹明显压痛，并有腹肌紧张及反跳痛，伴麻痹性肠梗阻时有明显腹胀，肠鸣音减弱或消失。可出现移动性浊音，腹腔积液多呈血性。少数病人因胰酶、坏死组织液、血液沿腹膜间隙与肌层渗入腹壁下，致两侧腰部皮肤呈暗灰蓝色，称 Grey-Turner 征，或出现脐

周围皮肤青紫,称 Cullen 征。如有胰腺脓肿或假性囊肿形成,上腹部可扪及肿块。胰头炎性水肿压迫胆总管时,可出现黄疸。低血钙时有手足抽搐,提示预后不良。

3. 并发症 主要见于重症急性胰腺炎。局部并发症有胰腺脓肿和假性囊肿。全身并发症常为不同程度的多器官功能衰竭(MOF),如急性肾衰竭、急性呼吸窘迫综合征、心力衰竭、消化道出血、胰性脑病、弥散性血管内凝血、肺炎、败血症、高血糖等,病死率极高。

4. 心理-社会状况 急骤发生的剧烈腹痛,常使病人感觉紧张、焦虑,如果病情严重,发生胰腺出血坏死则预后差,病人及其家属均会产生恐惧、绝望的情绪。

(四) 辅助检查

1. 白细胞计数 多有白细胞增多及中性粒细胞核左移。

2. 淀粉酶测定 血清淀粉酶在起病后 6~12 h 开始升高,48 h 后开始下降,持续 3~5 日。血清淀粉酶超过正常值的 3 倍即可诊断本病,但淀粉酶的高低不一定能反映病情轻重程度,出血坏死性胰腺炎血清淀粉酶值可正常或低于正常。尿淀粉酶升高较晚,常在发病后 12~14 h 开始升高,持续 1~2 周逐渐恢复正常,但尿淀粉酶受病人尿量的影响。

3. 血清脂肪酶测定 血清脂肪酶常在病后 24~72 h 开始上升,持续 7~10 日,对病后就诊较晚的病人有诊断价值,特异性较高。

4. C 反应蛋白(CRP) CRP 是组织损伤和炎症的非特异性标志物,在胰腺坏死时明显升高。

5. 其他生化检查 可有血钙降低,低血钙程度与临床严重程度平行,若低于 1.5 mmol/L 则预后不良。暂时性血糖升高较常见,持久空腹血糖高于 10 mmol/L 反映胰腺坏死,预后不良。此外可有血清 AST、LDH 增加,血清白蛋白降低。

6. 影像学检查 ①腹部 X 线平片:“哨兵袢”和“结肠切割征”为胰腺炎的间接指征,并可发现肠麻痹或麻痹性肠梗阻征象;②腹部 B 超与 CT 显像:胰腺弥漫增大,其轮廓与周围边界模糊不清,坏死区呈低回声或低密度图像,这对并发胰腺脓肿或假性囊肿的诊断有帮助。

(五) 处理原则

治疗原则为减轻腹痛、减少胰腺分泌、防治并发症。多数病人属于轻症,经 3~5 日积极治疗多可治愈。重症急性胰腺炎必须采取综合性治疗措施,积极抢救。

1. 轻症急性胰腺炎的治疗 ①禁食及胃肠减压;②静脉输液,补充血容量,维持水、电解质和酸碱平衡;③腹痛剧烈者可给予哌替啶;④抗感染:我国大多数病人急性胰腺炎与胆道疾病有关,故多应用抗生素;⑤抑酸治疗:常静脉给予 H_2 受体拮抗剂或质子泵抑制剂。

2. 重症急性胰腺炎的治疗 除上述治疗措施外,还应:①抗休克及纠正水、电解质平衡紊乱:积极补充液体和电解质,维持有效循环血容量。重症病人应给予白蛋白、全血及血浆代用品,休克者在扩容的基础上应用血管活性药,注意纠正酸碱失衡;②营养支持:早期一般采用全胃肠外营养(TPN),如无肠梗阻,应尽早过渡到肠内营养(EN),以增强肠道黏膜屏障;③抗感染:重症病人常规使用抗生素,以预防胰腺坏死并发感染,常用药物有氧氟沙星、环丙沙星、克林霉素、甲硝唑及头孢菌素类等;④减少胰液分泌:生长抑素具有抑制胰液分泌的作用,生长抑素剂量为 250 μg/h;其类似物奥曲肽 25~50 μg/h,持续静滴,疗程为 3~7 日;⑤抑制胰酶活性:仅用于重症早期,常用药物有抑肽酶 20 万~50 万 U/d,分 2 次溶于葡萄糖溶液静滴;加贝酯(FOX)100~300 mg 溶于葡萄糖溶液,以每小时 2.5 mg/kg 速度静滴。

3. 其他治疗

(1) 并发症的处理 对急性坏死性胰腺炎伴腹腔内大量渗液者,或伴急性肾衰竭者,可采用腹膜透析治疗;急性呼吸窘迫综合征除药物治疗外,可行气管切开和应用呼吸机治疗;并发糖尿病者可使用胰岛素。

(2) 中医治疗 主要有柴胡、黄连、黄芩、枳实、厚朴、木香、白芍、芒硝、大黄(后下)等,随证加减，有一定疗效。

(3) 内镜下 Oddi 括约肌切开术　可用于胆源性胰腺炎，适用于老年病人、不宜手术者。

(4) 腹腔灌洗　可清除腹腔内细菌、内毒素、胰酶、炎症因子等。

(5) 手术治疗

①适应证　胰腺坏死继发感染；虽经非手术治疗无效，临床症状继续恶化；胆源性胰腺炎；重型胰腺炎经过短期非手术治疗、多器官功能障碍仍不能得到纠正；病程后期合并肠瘘或假性胰腺囊肿者等。

②手术方法　最常用的是坏死组织清除加引流术；其他包括三造瘘术、灌洗引流术、胆管探查术等。

(六) 常见护理问题

(1) 疼痛　与胰腺及其周围组织炎症有关。

(2) 有体液不足的危险　与炎性渗出、出血、呕吐、禁食等有关。

(3) 营养失调(低于机体需要量)　与恶心、呕吐、禁食和应激消耗有关。

(4) 知识缺乏　缺乏相关疾病防治及康复的知识。

(5) 潜在并发症：休克、MODS、感染、出血、胰瘘或肠瘘。

(七) 护理目标

(1) 病人疼痛减轻或缓解。

(2) 保证机体有效循环血容量。

(3) 保证足够的营养摄入以满足代谢需求，维持病人体重。

(4) 病人能配合护理，复述术后康复知识，与护理人员共同制订并执行康复计划。

(5) 将发生并发症的风险降至最低。

(八) 护理措施

1. 非手术治疗护理

(1) 疼痛护理

①休息与体位：病人应绝对卧床休息，以降低机体代谢率，增加脏器血流量，促进组织修复和体力恢复。协助病人取弯腰、屈膝侧卧位，以减轻疼痛。因剧痛辗转不安者应防止坠床，周围不要有危险物品，以保证安全。

②禁饮食和胃肠减压：多数病人需禁饮食 1～3 日，明显腹胀者需行胃肠减压，其目的是减少胃酸分泌，进而减少胰液分泌，以减轻腹痛和腹胀。应向病人及其家属解释禁饮食的意义，病人口渴时可含漱或湿润口唇，并做好口腔护理。

③用药护理：腹痛剧烈者，可遵医嘱给予哌替啶等止痛药。禁用吗啡，以防引起 Oddi 括约肌痉挛，加重病情。注意监测用药前后病人疼痛有无减轻，疼痛的性质和特点有无改变。若疼痛持续存在伴高热，则应考虑可能并发胰腺脓肿；如疼痛剧烈，腹肌紧张、压痛和反跳痛明显，提示并发腹膜炎，应报告医生及时处理。

(2) 预防和纠正体液不足

①病情观察：注意观察呕吐物的量及性质，行胃肠减压者，观察和记录引流量及性质。观察病人皮肤黏膜的色泽及弹性有无变化，判断失水程度。准确记录 24 h 出入量，作为补液的依据。定时留取标本，监测血、尿淀粉酶及血糖、血清电解质的变化，做好动脉血气分析的测定。重症胰腺炎病人如有条件应收住重症监护病房(ICU)，严密监测病人生命体征，定时测定病人的体温、血压、脉搏、呼吸，注意有无多器官功能衰竭的表现，如尿量减少、呼吸急促、脉搏细速等。

②维持水、电解质平衡：禁食病人每天的液体入量常需达到 3000 mL，故应迅速建立有效静脉通路输入液体及电解质，以维持有效循环血容量。注意根据病人脱水程度、年龄和心肺功能调节输液

速度,及时补充因呕吐、发热和禁食所丢失的液体和电解质,纠正酸碱平衡失调。

③防治低血容量性休克　特别注意病人血压、神志及尿量的变化,如出现神志改变、血压下降、尿量减少、皮肤黏膜苍白、冷汗等低血容量性休克的表现,应积极配合医生进行抢救:①迅速准备好抢救用物,如静脉切开包、人工呼吸器、气管切开包等;②病人取平卧位,注意保暖,给予氧气吸入;③尽快建立静脉通路,必要时行静脉切开,按医嘱输注液体或全血,补充血容量。根据血压调整给药速度,必要时测定中心静脉压,以决定输液量和速度;④如循环衰竭持续存在,按医嘱给予升压药。

(3) 营养支持的护理　病情较轻者,给予少量清淡流质或半流质饮食。病情严重者,早期严格禁食及胃肠减压,给予完全胃肠外营养(TPN),待 2～3 周后,病情稳定、血淀粉酶恢复正常、肠麻痹消失、肠功能恢复后,可在 TPN 的同时,通过空肠造瘘管给予肠内营养(EN),若无不良反应,可逐步过渡到全肠内营养和经口饮食。开始时进食少量米汤或藕粉,再逐渐增加营养素量,但应限制高脂肪膳食。

(4) 引流管护理　分清每根引流管放置部位及作用,保持引流通畅。腹腔双套管灌洗引流的病人,应持续腹腔灌洗,引流管负压吸引,有效控制腹腔感染。

(5) 观察及处理并发症

①呼吸衰竭:观察病人的呼吸频率及有无呼吸困难、发绀等,监测血气分析。必要时行气管插管或气管切开,应用呼吸机辅助呼吸。

②急性肾衰竭:详细记录每小时尿量、尿比重及 24 h 出入量,遵医嘱用药或血液透析。

③出血:观察病人的排泄物、呕吐物及胃肠减压引流液的色泽,若因胰腺坏死引起胃肠道糜烂、穿孔、出血,应及时清理血迹和倾倒胃肠引流液,避免不良刺激,并立即做好急诊手术准备。

④感染:早期应用抗生素,预防和控制感染。

2. 手术治疗的护理

(1) 术前护理　按手术前常规护理。

(2) 术后护理

①一般护理:病人生命体征平稳后采用半卧位,绝对卧床休息。严格禁食、胃肠减压,待胃肠功能恢复后逐渐过渡到正常饮食。

②病情观察:严密观察病人生命体征变化,定时抽血标本监测电解质,注意血钾变化。

③引流管护理:引流管包括胃管、腹腔双套管、T 管、空肠造瘘管、胰引流管、导尿管等。种类较多,应分清每根导管的名称、放置部位及其作用,将导管贴上标签后与相应引流装置正确连接并固定,防止滑脱。保持引流通畅,定时更换引流瓶、袋,注意执行无菌操作。观察记录各引流管液的色、质和量。

④腹腔双套管灌洗引流的护理:在腹腔和盆腔分别置进水管和出水管,将含有大量胰酶和有害物质的腹腔渗液引流至体外。护理中应注意:a. 持续腹腔灌洗,速度以维持 20～30 滴/分为宜,冲洗液现配现用;b. 保持套管通畅,维持一定的负压,但不宜过大,若管腔堵塞,可用 20 mL 生理盐水缓慢冲洗;c. 记录 24 h 引流液的颜色、量及性质:腹腔引流液 2～3 日后逐渐由暗红、混浊变淡、变清亮;d. 动态监测引流液的胰淀粉酶值并进行细菌培养;e. 保护引流管周围皮肤:局部涂氧化锌软膏,防止胰液腐蚀;f. 拔管护理:病人体温正常并稳定 10 日左右,血细胞计数正常,腹腔引流液少于 5 mL/d,引流液的淀粉酶值正常后可考虑拔管。拔管后注意拔管处伤口有无渗漏,若有渗出应及时更换敷料。

⑤并发症观察及护理:a. 胰瘘:从腹壁渗出或引流出无色透明的腹腔液,合并感染时引流液可呈脓性,除注意负压引流通畅外,还应保护创口周围皮肤干燥,涂氧化锌软膏,防止胰液对皮肤浸润和腐蚀。b. 肠瘘:腹部出现明显的腹膜刺激征,有含粪便的内容物流出,即可明确诊断。应注意保持局部引流通畅,保持水、电解质平衡,加强营养支持。c. 胆瘘:可见胆汁自腹腔引流管内或腹壁切口流

出，而T管引流突然减少。应考虑胆瘘发生。术后应保持T管引流通畅，长期大量胆瘘者，应禁食、胃肠减压，必要时手术治疗。d.胰腺或腹腔脓肿：术后2周出现发热、腹部肿块，应检查确定有无胰腺脓肿或腹腔脓肿的发生，配合医生行手术引流。

3.心理护理　为病人提供安静舒适的环境，多与病人交流，耐心解答病人的问题，讲解有关疾病知识和必要的治疗、护理措施，帮助病人树立战胜疾病的信心。

4.健康指导

(1) 若因胰腺内分泌功能不足而表现为糖尿病的病人，应遵医嘱服用降糖药物。

(2) 胰腺外分泌功能不足的病人，应戒酒戒烟，不要暴饮暴食，少进食脂肪，多进食蛋白质、糖类和蔬菜水果，少食多餐。必要时加用各种胰酶制剂。

(3) 定期随访，防止并发症。如果病人发现腹部肿块不断增大，并出现腹痛、腹胀、呕血、呕吐等症状，则需及时就医。

二、胰腺癌

导学案例

病人，女，50岁，曾有吸烟、糖尿病史，近1个月来出现消瘦、上腹部不适。体格检查无阳性发现。辅助检查：胆红素升高，肝功能轻度异常，B超显示胆管扩张、胰头增大。诊断为胰腺癌，准备行手术治疗。问题：

1.目前病人存在哪些护理诊断/问题？

2.针对病人目前存在的护理问题应采取哪些护理措施？

胰腺癌是消化道常见恶性肿瘤之一。我国胰腺癌的发病率有逐年升高趋势。男性多于女性，40岁以上好发。早期诊断困难，90%以上的病人在诊断一年内死亡，五年生存率仅1%～3%。在胰腺癌中，胰头癌是最常见的一种，占胰腺癌的70%～80%。其次是胰腺体、尾部癌。壶腹部癌是指发生于胆总管末端、壶腹部及十二指肠乳头附近的恶性肿瘤。在临床上壶腹部癌与胰头癌有许多共同之处，故统称为壶腹周围癌。

(一) 病因

胰腺癌的发病原因尚不清楚。吸烟、高蛋白和高脂肪饮食、糖尿病、慢性胰腺炎、遗传因素可能与胰腺癌的发生有关。其中已确定的首要危险因素为吸烟。

(二) 病理生理

胰腺癌的组织类型以导管细胞癌多见，其次是黏液性囊腺瘤和腺泡细胞癌等。胰头癌可经淋巴转移至胰头前后、幽门上下、肝十二指肠韧带、肝总动脉、肠系膜根部及腹主动脉旁淋巴结；晚期可转移至锁骨上淋巴结。胰头癌亦可直接浸润邻近脏器，如胆总管的胰内段、胃、十二指肠、腹腔神经丛。部分经血行转移至肝、肺、骨、脑等处。此外，还可经腹腔种植转移。

壶腹周围癌的组织类型以腺癌最多见，其次是乳头状癌、黏液癌等。淋巴转移比胰头癌出现晚；远处转移多至肝。

(三) 护理评估

1.健康史　了解病人的饮食习惯，是否长期高脂肪、高蛋白饮食；有无吸烟史，吸烟持续的时间及数量；是否长期大量饮酒。了解病人腹痛的性质、部位、程度、持续时间，有无放射痛，加重或缓解的因素,药物止痛效果如何;有无恶心、呕吐和腹胀。了解病人有无其他疾病,如糖尿病、慢性胰腺炎。家族中有无胰腺肿瘤或其他肿瘤病人。

2. 身体状况

(1) 上腹疼痛、不适　这是最常见的首发症状。初期仅表现为上腹部闷胀及隐痛,随病情加重,疼痛逐渐剧烈,并可牵涉到背部。胰头癌疼痛多位于上腹居中或右上腹部,胰体尾部癌疼痛多在左上腹或左季肋部,晚期可向背部放射,少数病人以此为首发症状。当癌肿侵及腹膜后神经丛时,疼痛常剧烈难忍,尤以夜间为甚,以致病人常取端坐位。

(2) 黄疸　黄疸是胰头癌最主要的临床表现。黄疸一般是进行性加重,多数病人出现黄疸时已属中晚期。可伴有瘙痒症,久之可有出血倾向。小便深黄,大便呈陶土色。

(3) 消化道症状　如食欲不振、腹胀、消化不良、腹泻或便秘。部分病人可有恶心、呕吐。晚期癌瘤侵及十二指肠或胃,可出现上消化道梗阻或出血。

(4) 乏力和消瘦　患病初期即有乏力、消瘦、体重下降,这些是饮食减少、消化不良、休息、睡眠不足和癌瘤增加消耗等因素所致,晚期可出现恶病质。

(5) 其他　可有远处转移症状。

(6) 体征　上腹部有压痛,可触及腹部肿块。体检可见巩膜及皮肤黄染,肝大,多数病人可触及肿大的胆囊。

3. 心理-社会状况　了解病人及其家属对疾病的认识,对胰腺肿瘤诊断、治疗及预后有无信心;是否有不良情绪反应;病人家庭经济承受能力;是否了解有关术前术后护理配合的有关知识;病人的社会支持系统如何。

4. 辅助检查

(1) 实验室检查　血清生化检查:胆道梗阻时血清总胆红素和直接胆红素、碱性磷酸酶升高;免疫学检查:癌胚抗原(CEA)、胰胚胎抗原(POA)、胰腺癌特异性抗原(PaA)、糖类抗原 19-9(CA19-9)等,其中 CA19-9 是最常用的辅助诊断和随访项目。

(2) 影像学检查

①B 超:首选方法。若发现胰腺肿块同时伴有胰管扩张,肝内、外胆管扩张,胆囊肿大,即考虑胰头壶腹部肿瘤,胰体、尾部肿块确诊为胰体尾部癌的诊断率可达 80%～90%。

②内镜超声:能清晰显示胰腺各部的占位病变,其检出率为 86%,并能对病变的手术切除可能性作出术前判断。

③CT、MRI:呈现胰腺增大,胰胆管扩张,可显示直径 1 cm 以上的肿瘤,亦可在 CT 引导下行经皮细针穿刺胰腺活检确诊胰腺癌。

④经内镜逆行胆胰管成像(ERCP):可直接观察十二指肠乳头区,行活检,收集胰液行细胞学、生化和酶学检查。

⑤腹腔镜检查:可直接观察胰腺病变情况,并在直视下对可疑病变行细针穿刺抽吸细胞学检查。

5. 治疗原则　早期发现、早期诊断和早期手术治疗。手术切除是胰头癌治疗的有效方法。

(1) 手术切除　除胰腺癌未有远处转移者,应争取手术切除。常用的手术方法有胰头十二指肠切除术。不能切除的病人应行内引流手术,即胆总管或胆囊与空肠或十二指肠吻合。

(2) 辅助治疗　化疗、免疫疗法、放疗、中药治疗等。

6. 常见护理问题

(1) 焦虑　与对癌症的诊断、治疗过程及预后的忧虑有关。

(2) 疼痛　与胰胆管梗阻、癌肿侵犯腹膜后神经丛及手术创伤有关。

(3) 营养失调(低于机体需要量)　与食欲下降、呕吐及癌肿消耗有关。

(4) 潜在并发症:出血、感染、胰瘘、胆瘘、血糖异常。

7. 护理目标

(1) 病人焦虑减轻。

(2) 病人疼痛减轻或缓解。

(3) 病人营养状况得到改善。

(4) 病人并发症得到预防,及时发现和处理。

8. 护理措施

(1) 手术前护理

①疼痛护理:对于疼痛剧烈的胰腺癌病人,应及时给予有效的镇痛药止痛,并教会病人应用各种非药物止痛的方法。

②改善营养:提供高蛋白、高糖、低脂肪和丰富维生素的饮食,肠外营养或输注人血白蛋白等改善营养状态。有黄疸者,静脉补充维生素 K。

③控制血糖:对合并高血糖者,应调节胰岛素用量;对胰岛素瘤病人,应注意病人的神态和血糖的变化;若有低血糖表现,适当补充葡萄糖。

④控制感染:胆道梗阻继发感染者,遵医嘱给予抗生素控制感染。

⑤做好肠道准备:术前 1 日给流质饮食并口服抗生素,如新霉素或庆大霉素;术前晚灌肠,以减少术后腹胀和并发症的发生。

(2) 术后护理

①预防休克:密切观察病人生命体征、伤口渗血情况及引流液,准确记录出入量。静脉补充水和电解质,必要时输血,同时补充维生素 K 和维生素 C,应用止血药,防止出血倾向。

②控制血糖:监测血糖、尿糖和酮体水平。

③引流管护理:妥善固定各种引流管,保持引流通畅。观察并记录引流液的色、质和量。若引流液呈血性,可能为内出血;若含有胃肠液、胆汁或胰液,要考虑吻合口瘘、胆瘘或胰瘘的可能;若为混浊或脓性液体,需考虑继发感染的可能,取液体做涂片检查和细菌培养。

④防治感染:术后合理使用抗生素,及时更换伤口敷料,注意执行无菌操作。

⑤营养支持:术后一般禁食 2～3 日,静脉补充营养。拔除胃管后给予流质饮食,再逐步过渡至正常饮食。胰腺切除后,胰外分泌功能严重减退,应根据胰腺功能给予消化酶制剂或止泻剂。

⑥常见并发症的观察和护理:

a. 胰瘘:表现为腹痛、腹胀、发热、腹腔引流液淀粉酶增高。典型者可自伤口流出清亮液体,腐蚀周围皮肤,引起糜烂和疼痛。应于早期持续吸引引流,周围皮肤涂以氧化锌软膏保护,多数胰瘘可以自愈。

b. 胆瘘:多发生于术后 5～10 日,表现为发热、腹痛及胆汁性腹膜炎症状,T 管引流量突然减少,但可见沿腹腔引流管或腹壁伤口溢出胆汁样液体。术后应保持 T 管引流通畅,每日做好观察记录。

c. 出血:术后 1～2 日内的出血可为凝血机制障碍、创面广泛渗血或结扎线脱落等引起;术后 1～2 周发生的出血可为胰液、胆汁腐蚀以及感染所致。表现为呕血、便血、腹痛,以及出汗、脉速、血压下降等。出血量少者可予止血药、输血等治疗,出血量大者应再次手术止血。

d. 胆道感染:多为逆行感染,若胃肠吻合口离胆道吻合口较近,进食后平卧时则易发生。表现为腹痛、发热,严重者可出现败血症。故进食后宜坐 15～30 min,以利胃肠内容物引流。主要治疗为应用抗生素和利胆药物,防止便秘。

(3) 心理护理　应多与病人沟通,了解病人的真实感受,满足病人的精神需要。同时根据病人掌握知识的程度,有针对性地介绍与疾病和手术相关的知识,使病人配合治疗和护理,促进疾病的康复。

(4) 健康指导

①40 岁以上,短期内出现持续性上腹部疼痛、闷胀、食欲明显减退、消瘦者,应注意对胰腺做进

一步检查。

②饮食宜少量多餐,予以高蛋白、高糖、低脂肪饮食,补充脂溶性维生素。

③定期监测血糖、尿糖,发生糖尿病时给予药物治疗和饮食控制。

④定期化疗或放疗。放疗和化疗期间定期复查血常规。一旦出现骨髓移植现象,应暂停放疗和化疗。3～6个月复查一次,若出现进行性消瘦、贫血、乏力、发热等症状,应及时就诊。

(金松洋)

目标检测

目标检测答案解析

1. 早期胰腺癌首选的治疗方法是(　　)。

A. 胰十二指肠切除术　B. 化疗　C. 放疗
D. 栓塞治疗　E. 中西医结合治疗

2. 胰头癌病人最主要的表现是(　　)。

A. 腹痛　B. 黄疸　C. 腹胀　D. 发热　E. 呕吐

3. 胰腺癌最常见的首发症状是(　　)。

A. 黄疸　B. 消瘦、乏力　C. 发热
D. 上腹痛和上腹饱胀不适　E. 食欲不振

4. 病人,男,48岁,吸烟20年,患糖尿病10年,近1个月来出现消瘦、上腹部不适;体格检查无阳性发现;辅助检查:胆红素升高,肝功能轻度异常,B超显示胆管扩张、胰头增大。为确定诊断,最佳的检查方法是(　　)。

A. 上消化道造影　B. CT　C. MRI　D. ERCP　E. PTC

5. 胰腺癌的好发部位是(　　)。

A. 胰体、背部　B. 胰头　C. 胰颈、体部　D. 全胰腺　E. 胰尾部

6. 胰腺癌最常见的组织学类型为(　　)。

A. 导管细胞腺癌　B. 黏液癌　C. 腺鳞癌
D. 囊腺癌　E. 腺泡细胞癌

第十二节　外科急腹症病人的护理

学习目标

1. 了解外科急腹症的病因、临床特征。
2. 熟悉外科急腹症的治疗原则和健康指导。
3. 掌握外科急腹症病人的护理措施。

本节PPT

Note

导学案例

病人，男，28 岁，突发性上腹部疼痛，蔓延至全腹 6 h，腹痛呈持续性。体检：腹部呈板样，全腹有明显压痛及反跳痛，肝浊音界缩小，移动性浊音(±)，肠鸣音消失，血常规示白细胞计数 18×10^9/L，中性粒细胞比值 0.90。既往史：十二指肠球部溃疡。问题：

1. 目前病人存在哪些护理诊断/问题？

2. 针对病人目前存在的护理问题应采取哪些护理措施？

急腹症是一类以急性腹痛为主要表现，必需早期诊断和紧急处理的腹部疾病。其临床特点是发病急、病情重、变化多、发展快、病因复杂涉及面广，有一定的死亡率。

一、病因

1. 感染性疾病　引起急腹症的常见感染性疾病如下：①外科疾病，如急性胆囊炎、胆管炎、胰腺炎、阑尾炎，消化道或胆囊穿孔、肝或腹腔脓肿破溃；②妇产科疾病，如急性盆腔炎；③内科疾病，如急性胃肠炎或大叶性肺炎。

2. 出血性疾病　①外科疾病，如腹部外伤导致的肝脾破裂、腹腔内动脉瘤破裂、肝癌破裂等；②妇产科疾病，如异位妊娠或巧克力囊肿破裂出血。

3. 空腔脏器梗阻　常见于外科疾病，如肠梗阻、肠套叠、结石或蛔虫病引起的胆道梗阻、泌尿系统结石等。

4. 缺血性疾病　①外科疾病，如肠扭转、肠系膜动脉栓塞、肠系膜静脉血栓形成；②妇产科疾病，如卵巢或卵巢囊肿扭转。

二、临床表现

腹痛是急腹症的主要临床症状，常同时伴随恶心、呕吐、腹胀等消化道症状或发热。临床习惯将急腹症分为外科急腹症、妇产科急腹症和内科急腹症。

1. 外科急腹症　其特点为先有腹痛后有发热。

(1) 胃十二指肠穿孔　突发性上腹刀割样疼痛且拒按，腹部呈舟状；十二指肠后壁穿透性溃疡病人可伴有 $T_{11\sim12}$右旁区域牵涉痛。

(2) 胆道系统结石或感染　急性胆囊炎、胆石症病人为右上腹疼痛，呈持续性，伴右侧肩背部牵涉痛；胆管结石及急性胆管炎病人有典型的 Charcot 三联征，即腹痛、寒战高热和黄疸；急性梗阻性化脓性胆管炎病人除有 Charcot 三联征外，还可伴精神神经症状和休克，即 Reynolds 五联征。

(3) 急性胰腺炎　其症状为上腹持续性疼痛，伴左肩或左侧腰背部束带状疼痛；病人在发病早期即伴恶心、呕吐和腹胀。急性出血坏死性胰腺炎病人可伴有休克症状。

(4) 肠梗阻、肠扭转和肠系膜血管栓塞　肠梗阻、肠扭转时多为中上腹疼痛，呈阵发性绞痛，随病情进展可表现为持续性疼痛、阵发性加剧，伴呕吐、腹胀和肛门停止排便、排气；肠系膜血管栓塞或绞窄性肠梗阻时呈持续性胀痛，呕吐物、肛门排出物和腹腔穿刺液呈血性液体。

(5) 急性阑尾炎　转移性右下腹痛伴呕吐和不同程度发热。

(6) 内脏破裂出血　突发性上腹剧痛，腹腔穿刺液为不凝固的血液。

(7) 肾或输尿管结石　上腹和腰部钝痛或绞痛，可沿输尿管行经向下腹、腹股沟区或会阴部放射，可伴呕吐和血尿。

Note

2. 妇产科急腹症 妇产科急腹症常见于异位妊娠或巧克力囊肿破裂。其特点为突发性下腹撕裂样疼痛,向会阴部放射;伴恶心、呕吐和肛门坠胀感,亦可伴有阴道不规则流血等其他症状;出血量大者可出现休克症状。

3. 内科急腹症 其特点为先有发热后有腹痛,腹痛多无固定部位。

(1) 急性胃肠炎 表现为上腹或脐周隐痛、胀痛或绞痛,伴恶心、呕吐、腹泻和发热。

(2) 心肌梗死 部分心肌梗死病人表现为上腹胀痛,伴恶心和呕吐;严重者可出现心力衰竭、心律失常和休克。

(3) 腹型过敏性紫癜 除皮肤紫癜外,以腹痛为常见表现,呈脐周、下腹或全腹的阵发性绞痛,伴恶心、呕吐、呕血、腹泻和黏液血便等。

(4) 大叶性肺炎 少数病人可出现上腹疼痛。

三、辅助检查

1. 实验室检查 血红蛋白和红细胞计数降低提示腹腔内出血;白细胞计数及中性粒细胞比值升高提示腹腔内感染;尿液中有红细胞提示泌尿系统损伤或结石;尿胆红素阳性表示有胆道梗阻;大便隐血试验阳性多为消化道出血;血、尿淀粉酶升高多为急性胰腺炎。

2. 影像学检查

(1) X线检查 X线平片见到膈下游离气体提示消化道穿孔;机械性肠梗阻时立位平片可见肠管内存在多个气液平面;麻痹性肠梗阻可见普遍扩张的肠管。

(2) B超检查 这是检查肝、胆、脾、胰、肾、输尿管、阑尾、盆腔脏器损伤的首选方法,对实质性脏器损伤、破裂和占位性病变具有重要的诊断价值。

(3) CT或MRI 对实质性脏器病变、破裂或腹腔内占位性病变及急性出血坏死性胰腺炎的诊断均极有价值。

(4) 诊断性腹腔穿刺 用于不易明确诊断的急腹症。根据所抽出液体的性质、颜色、浑浊度或涂片显微镜检查、淀粉酶值测定结果等,可估计急腹症的病因及病情程度。如抽出不凝固的血性液体,提示腹腔内脏出血;如抽出混浊液体或脓液,多为消化道穿孔或感染;如抽出胆汁性液体,提示为胆囊穿孔;如抽出液体含淀粉酶,则为急性胰腺炎。对疑有盆腔积液、积血的已婚女性病人,可经阴道后穹隆穿刺检查。

四、处理原则

外科急腹症发病急、进展快、病情危重,处理应以及时、准确、有效为原则。

1. 非手术治疗 ①诊断明确、病情较轻者,如单纯性胆囊炎,空腹状态下溃疡针尖样穿孔或不完全性粘连性肠梗阻等病人;②诊断明确,但病情危重、不能耐受麻醉和手术者;③诊断不明,但病情尚稳定、无明显腹膜炎体征者。

非手术治疗包括以下内容。①观察病人生命体征和腹部体征。②禁食、胃肠减压,补液、记录出入液量。③药物治疗:包括解痉和抗感染治疗。出现休克时,应予以抗休克治疗,同时做好术前准备。④观察辅助检查结果的动态变化,有助于及时判断病情变化。

2. 手术治疗 ①诊断明确、需立即处理的急腹症者,如腹部外伤、溃疡穿孔致弥漫性腹膜炎、化脓性或坏疽性胆囊炎、化脓性梗阻性胆管炎、急性阑尾炎、完全性肠梗阻、异位妊娠破裂等病人;②诊断不明,但腹痛和腹膜炎体征加剧、全身中毒症状加重者,应在经非手术治疗的同时,积极完善术前准备,尽早进行手术治疗。

五、常见护理问题/诊断

(1) 急性疼痛 与腹腔内器官炎症、扭转、破裂、出血、损伤或手术有关。

(2) 有体液不足的危险　与腹腔内脏器破裂出血、腹膜炎症造成的腹腔内液体渗出、呕吐或禁食、胃肠减压等所致的液体丢失有关

(3) 恐惧/焦虑　与未曾经历过此类腹痛有关。

(4) 个人应对能力失调　与缺乏相关的应对知识和方法有关。

(5) 潜在并发症:腹腔内残余脓肿、出血和瘘。

六、护理目标

(1) 病人自诉疼痛得到缓解或控制。

(2) 病人未发生水、电解质、酸碱代谢紊乱,并发症得以预防或及时发现和处理。

(3) 病人恐惧/焦虑得以减轻或缓解,情绪稳定。

(4) 病人具备相关知识,能积极应对疾病所致的各项变化。

(5) 病人未发生腹腔内残余脓肿、出血和瘘等并发症。

七、护理措施

1. 减轻或有效缓解疼痛

(1) 观察　密切观察病人腹痛的部位、性质、程度和伴随症状有无变化,以及与生命体征的关系。

(2) 体位　非休克病人取半卧位,有助减小腹壁张力,减轻疼痛。

(3) 禁食和胃肠减压　禁食并通过胃肠减压抽吸出胃内残存物,减少胃肠内的积气、积液,减少消化液和胃内容物自穿孔部位漏入腹膜腔,从而减轻腹胀和腹痛。

(4) 解痉和镇痛　①疼痛剧烈的急腹症病人或术后切口疼痛病人,可遵医嘱落实止痛措施,如通过 PCA 和药物镇痛等;②注意评估镇痛效果和观察不良反应;如哌替啶类镇痛药物可致 Oddi 括约肌痉挛、呼吸抑制、头晕、呕吐、出汗、口干、瞳孔散大、呼吸减慢和血压降低等反应。

(5) 非药物性措施　松弛疗法,如按摩、指导病人有节律地深呼吸;分散注意力法,如默念数字或听音乐;暗示疗法、催眠疗法和安慰剂疗法等。

2. 维持体液平衡

(1) 消除病因　有效控制体液的进一步丢失。

(2) 补充容量　迅速建立静脉通路,根据医嘱正确、及时和合理安排晶体和胶体液的输注种类和顺序。大量消化液丢失者,先输注平衡盐溶液;腹腔内出血或休克者,应快速输液并输血,以纠正血容量。

(3) 准确记录出入液量　神志不清或伴休克者,应留置导尿管,并根据尿量调整输液量和速度。

(4) 采取合适体位　休克病人取头低脚高卧位。

3. 减轻焦虑和恐惧　①术前:病人往往缺乏思想准备,担心不能得到及时有效的诊断、治疗或预后不良,常表现为恐惧、躁动和焦虑。对此类病人,护理人员要主动、积极迎诊和关心病人,向病人解说引起腹痛的可能原因,在病人做各项检查和治疗前耐心解释,使病人了解其意义并积极配合,以稳定其情绪;创造良好氛围,减少病人由于环境改变产生的恐惧感。②术后:对担忧术后并发症或因较大手术影响生活质量的病人应加强心理护理,指导其如何正确应对。

4. 提供有效应对措施　加强护患沟通,消除病人孤寂感;提供因人而异的病情解释和健康教育,缓解病人因知识储备不足或不能应对疾病所致环境、健康、生活和工作改变的境况产生的焦虑。此外,护士要主动与病人家属或病人单位沟通,争取家属和社会力量的支持。

5. 并发症的预防和护理

(1) 加强观察并做好记录　①生命体征:包括病人的呼吸、脉搏、血压和体温变化。若脉搏增快、面色苍白、皮肤湿冷,多为休克征象;若血红蛋白值及血压进行性下降,提示有腹腔内出血;若体

温逐渐上升,同时伴白细胞计数及中性粒细胞比值上升,多为感染征象。②腹部体征:病人腹痛加剧,表示病情加重;局限性疼痛转变为全腹痛,并出现肌紧张、反跳痛,提示炎症扩散,应及时报告医生。

(2) 有效控制感染　①遵医嘱合理、正确地使用抗菌药物。②保持引流通畅,观察引流物的量、颜色和性质。③腹部或盆腔疾病病人取斜坡卧位,可使腹腔内炎性渗液、血液或漏出物积聚并局限于盆腔,因盆腔腹膜吸收毒素的能力相对较弱,故可减轻全身中毒症状并有利于积液或脓液的引流。

(3) 加强基础护理　①伴有高热的病人:可用药物或物理方法降温,以减少病人的不适感;②生活自理能力下降或缺失者:加强基础护理和生活护理;③神志不清或躁动者:做好保护性约束;④长期卧床者:预防压疮的产生。

6. 其他　估计 7 日以上不能恢复正常饮食的病人,尤其年老、体弱、低蛋白血症和手术后可能发生并发症的高危病人,应积极提供肠内、外营养支持护理。

(李芳梅)

目标检测

目标检测
答案解析

1. 病人,女,35 岁,骑自行车不慎被汽车撞倒,30 min 后送到医院,诉腹痛。查体:全腹压痛、反跳痛及肌紧张,腹腔穿刺抽到不凝固血液,应考虑为(　　)。

A. 肠系膜血肿　　B. 实质性脏器破裂　　C. 腹膜后血肿
D. 空腔脏器穿孔　　E. 误穿入腹内血管

2. 下列关于急腹症病人非手术治疗的疼痛护理,不正确的是(　　)。

A. 做好心理护理　　B. 安置舒适的体位　　C. 合理使用解痉药
D. 禁用镇痛药　　E. 决定手术不能使用镇痛药

3. 予以消化道穿孔的急腹症病人禁食、胃肠减压的主要目的是(　　)。

A. 减轻腹胀
B. 避免消化液和食物残渣继续流入腹腔
C. 减轻腹胀和腹痛
D. 减轻腹痛
E. 有利于穿孔闭合

4. 以下不属于急腹症病人术前评估内容的是(　　)。

A. 腹痛的发生时间　　B. 腹痛的性质和程度　　C. 腹痛的部位
D. 腹痛与饮食的关系　　E. 有无腹痛的家族史

Note

第十五章　周围血管疾病病人的护理

学习目标

1. 能说出周围血管疾病的病因、分类、处理原则。
2. 能描述周围血管疾病的临床表现。
3. 能理解恶性周围血管疾病的病理生理过程及治疗原则。
4. 能对周围血管疾病病人实施整体护理。

本章 PPT

第一节　周围血管损伤病人的护理

血管损伤常见于战争、工伤事故和交通意外等，以四肢血管损伤多见，其次为颈部、骨盆、胸腹部等。动脉损伤多于静脉，伴行的动静脉合并损伤和单独损伤均可见到。严重血管损伤可因失血过多而危及生命，或受伤肢体可因不同程度缺血而发生供给障碍。因此，及时发现并正确处理血管损伤是治疗的关键。

一、病因

任何外来的直接或间接暴力侵袭血管，均能引起开放性或闭合性血管损伤。

1. 直接损伤　①锐器损伤：如枪弹伤、刀伤、刺伤以及手术、血管腔内操作等医源性损伤，多为开放性损伤。②钝性损伤：如挤压伤、外来压迫（石膏固定、绷带、止血带等）、骨折断端、关节脱位等，多为闭合性损伤。

2. 间接损伤　①创伤造成的动脉强烈持续痉挛；②快速活动突然减速造成血管震荡伤（如高空坠落、车辆冲击等）。③过度伸展动作引起血管撕裂伤等。

二、病理生理

1. 节段或弥漫性血管痉挛　此为血管损伤的防御性反应，表现为血管壁环行肌收缩导致弥漫性血管痉挛，影响肢体血液循环。

2. 继发性血栓形成　当血管内膜挫伤时，血液中的血小板、纤维素及红细胞等可沉积在损伤的内膜上，形成血栓，阻塞管腔。

3. 侧支循环建立　当血管损伤血流被阻断后可激发侧支循环开放和建立，以维持远端组织血液循环的需要。

4. 心功能损害　当大、中型动脉损伤时可加重心脏负荷，心搏出量相应增加，最终导致心脏扩大

Note

及心力衰竭,其出现时间及严重程度与受累血管的大小和分流量密切相关。

三、临床表现

1. 症状 创伤部位可有伤口大量出血,肢体肿胀明显、疼痛,肢体缺血等,严重者可出现休克。

2. 体征 当受伤部位出现交通性血肿,血液通过损伤部位流入血肿,产生涡流,听诊时即可闻及收缩期杂音,触诊时感到震颤。

四、辅助检查

1. X 线检查 可了解是否合并骨折、关节脱位及异物等。

2. 多普勒超声检查 了解血管(包括动脉和静脉)解剖情况。

3. CTA 和 MRI CTA 检查可发现与血管损伤有关的出血等,MRI 检查可用于确定损伤动脉有无血流障碍。

4. 动脉造影 可显示血管狭窄、缺损、中断或造影剂外溢等血管损伤的表现,是诊断四肢动脉损伤的重要检查,可明确血管损伤部位和范围,为手术方式的选择提供依据。

五、处理原则

1. 非手术治疗

(1) 伤口止血 常用方法如下。①伤口覆盖纱布后,局部压迫包扎止血。②消毒敷料填塞压迫、绷带加压包扎止血。③损伤血管暴露于创口时,用止血钳或无损伤血管钳钳夹止血。

(2) 防治休克和感染 立即建立静脉通路输液、输血,防治休克,同时给予有效足量的抗生素预防感染。

2. 介入治疗 血管损伤(如假性动脉瘤、夹层等)者可行支架植入术(包括覆膜或裸支架)栓塞等治疗,预防肺动脉栓塞必要时行下腔静脉滤器置入术。

3. 手术治疗 原则上诊断一经确立,应立即采取手术治疗。

(1) 止血清创 用无损伤性血管钳钳夹,或经血管断端插入 Fogarty 导管并充盈球囊阻断血流,修剪无活力血管壁,清除血管腔内的血栓、组织碎片和异物。

(2) 处理损伤血管 在病情和技术条件允许时,应积极争取血流重建,其方法如下:①侧壁缝合术;②补片成形术;③端-端或端侧吻合术;④血管移植术:自体大隐静脉或人工血管移植。在病情等不允许的情况下,可行血管结扎术。

六、护理措施

(一) 急救与术前护理

1. 安全转移 迅速排除造成继续损伤的因素,让病人安全快速脱离危险。

2. 评估伤情 根据病人的外伤史、受伤部位和生命体征变化,进行初步检查,快速评估伤情。及时发现危及生命的创伤,并给予对症处理,如止血、吸氧及保持呼吸道通畅等,妥善固定骨折或疑有骨折病人的患肢。

3. 迅速建立静脉通路 尽快输血、输液,注意血管活性药物的副作用,同时注意勿使液体从近侧损伤静脉漏出。

4. 病情观察 密切观察病人生命体征、意识、瞳孔,肢体温度及颜色、尿量等。病情危重者应予以中心静脉压监测,以调整液体入量,维持循环稳定。

5. 术前准备 备血,需植皮者应做好植皮区的皮肤准备。

(二) 术后护理

1. 体位 患肢保暖、制动,静脉血管术后病人患肢宜高于心脏水平 20～30 cm,动脉血管术后病

Note

人患肢放平或低于心脏水平。

2. 病情观察　①肢体血运的观察：术后严密观察肢体血供情况，包括肢体的动脉搏动、皮肤颜色及温度、浅静脉充盈情况等。②用药观察：抗凝治疗期间注意观察有无出血、渗血等抗凝过度现象，发现异常及时通知医生。

3. 并发症的护理

（1）感染　①保持皮肤清洁、干燥，观察切口敷料有无渗血、渗液。浸湿后予以及时更换；②每隔 24～48 h 观察创面，一旦发现感染，及时通知医生并协助处理；③遵医嘱应用抗生素预防感染。

（2）筋膜间隔综合征　四肢血管损伤病人术后如出现肢体剧痛、肿胀、颜色苍白及感觉、运动障碍，以及无法解释的发热和心率加快，应警惕筋膜间隔综合征的发生，立即通知医生并做好深筋膜切开减压的准备。

（三）健康教育

（1）疾病预防　应避免外伤和末梢组织受压等意外，注意安全。

（2）肢体功能锻炼　遵循循序渐进的原则，促进侧支循环建立，增加末梢组织的灌注。

（3）复诊指导　出院 1～2 个月后门诊复查，了解血管通畅情况，其间如有不适立即就诊。

（金松洋）

第二节　血栓闭塞性脉管炎病人的护理

导学案例

病人，男，42 岁，吸烟 20 年，每天 30 支左右，冷库工作 10 年。近来，右小腿持续性剧烈疼痛，不能行走，夜间加重，到医院就诊。体检：右小腿皮肤苍白，肌萎缩，足背动脉搏动消失。诊断为血栓闭塞性脉管炎。问题：

1. 病人可能的发病原因是什么？

2. 应如何保护病人患肢？

血栓闭塞性脉管炎是一种累及血管的炎症性、节段性和周期性发作的慢性闭塞性疾病，病变主要累及四肢远端的中小动静脉，尤其是下肢血管。本病好发于 40 岁以下的有长期吸烟史的男性青壮年。

一、病因及发病机制

本病的确切病因尚不明确，相关因素主要有两方面。

1. 外在因素　主要有吸烟（包括主动和被动吸烟）、寒冷和潮湿、慢性损伤和感染等。吸烟是引起本病发生和发展的重要环节。持续吸烟显著加速病情进展和症状恶化，及时戒烟能明显减缓症状，甚至达到完全缓解，而再吸烟后，病情又会复发。

2. 内在因素　自身免疫功能紊乱、性激素、前列腺功能失调及遗传因素。免疫功能紊乱可能是本病发病的重要因素。

二、病理生理

本病多见于下肢中小型动脉，伴行静脉也常受累。由远向近发展、病变呈节段性。

本病早期以血管痉挛为主，继而血管壁内膜增厚，管腔内血栓形成。本病后期血管壁和血管周围广泛纤维化并有侧支循环形成，以代偿血液供应。当动脉完全闭塞时，侧支循环失代偿时，最终可造成肢体远端坏疽或溃疡。

三、临床表现

血栓闭塞性脉管炎起病隐匿，病情进展缓慢，呈周期性发作，经过较长时间后症状逐渐明显和加重。根据病程的进展以及病情的轻重分为以下三期。

1. 局部缺血期 局部缺血期以血管痉挛为主，因肢体供血不足，表现为患肢苍白、发凉、酸胀乏力，有麻木、刺痛和烧灼感，出现间歇性跛行。此期有部分病人可伴有下肢反复发作的游走性静脉炎，表现为下肢浅静脉处皮肤红肿、有压痛，并出现条索状硬块，约 2 周逐渐消失，但在另一处又可发生。此期患肢皮肤温度低于正常，足背及胫后动脉搏动减弱。

2. 营养障碍期 除血管痉挛继续加重以外，还有明显的血管壁增厚及血栓形成，表现为间歇性跛行更加明显，最终在静息状态下出现持续性的患肢疼痛。剧痛使病人夜不能眠，常屈膝抱足而坐，或将患肢垂于床沿，以增加血供缓解疼痛，这种现象称为静息痛。此期患肢皮肤温度明显降低，色泽苍白或出现潮红、紫斑，可伴有营养障碍表现，如皮肤干燥、脱屑、脱毛、趾甲增厚变形及肌肉萎缩和松弛。足背及胫后动脉搏动消失。

3. 组织坏死期 患肢动脉完全闭塞，局部组织缺血坏死，肢体远端发生干性坏疽，坏死常先始于足趾尖端，逐渐累及全趾，甚至整个足部。表现为肢端呈暗红色或黑褐色、干瘪，坏死组织可自行脱落，残端趾骨暴露，形成经久不愈的溃疡合并感染时，即变为湿性坏疽。

四、辅助检查

1. 一般检查

(1) 跛行距离和跛行时间测定。

(2) 皮肤温度测定　若双侧肢体对应部位皮肤相差 2 ℃以上，提示皮温降低侧肢体动脉血流减少。

(3) 患肢远端动脉搏动情况检查　若动脉搏动减弱或不能扪及提示血流减少。

(4) 肢体抬高试验　试验阳性者，提示患肢有严重供血不足。

2. 特殊检查

(1) 肢体血流图　有助于了解肢体血流通畅情况。

(2) 超声多普勒检查　可显示动脉的形态、直径、血液流速、血流波形等。

(3) 数字减影血管造影检查　这是一种最确切的检查方法，可明确动脉闭塞的部位、程度、范围及侧支循环建立情况。

五、处理原则

本病的处理原则是防止病变进展，改善和促进下肢血液循环。主要采取综合治疗方式，但要想取得良好的治疗效果，关键是戒烟。

1. 非手术治疗

(1) 一般治疗　绝对戒烟、防止肢体受潮和外伤，注意保暖。疼痛严重者应用止痛药及镇静药。注意患肢应进行适度锻炼，以利侧支循环的建立。

(2) 药物治疗　主要适用于早期和中期病人。①血管扩张药和抑制血小板聚集：血管扩张药用于存在明显血管痉挛的病人，常用药物有苄唑啉、盐酸罂粟碱、前列腺素 E_1(凯时)、硫酸镁溶液、己酮可可碱、低分子右旋糖酐、蝮蛇抗栓酶等。②预防和控制感染：用于坏疽病人。③中医中药：使用祛邪化瘀、活血通络、化瘀止痛、破瘀散结、活血利湿以及扶正药物等。

(3) 高压氧治疗　通过高压氧治疗，提高血氧含量，增加肢体的血氧弥散，改善组织的缺氧程度。

2. 手术治疗　其目的是增加肢体血供和重建动脉通路，改善缺血引起的后果。

(1) 腰交感神经切除术　采用同侧腰第 2、3、4 交感神经节及其神经链切除术。交感神经节切除术能解除血管痉挛，促进侧支循环建立，改善患肢血供，适用于腘动脉远侧狭窄的第一、第二期病人。术前应常规进行交感神经阻滞试验，如阻滞后患肢症状缓解，皮肤温度上升 1 ℃以上，提示患肢存在血管痉挛，切除交感神经节后常能取得良好疗效。

(2) 动脉旁路转流术　适用于主干动脉闭塞，但在闭塞动脉的近侧和远侧有通畅的动脉通路者。

(3) 血栓内膜剥脱术　适用于短段的动脉闭塞，利用内膜剥离器，或在直视下切开动脉壁，将增厚的内膜连同血栓一并切除，然后缝合动脉壁切口。由于动脉血栓内膜剥脱术远期疗效不佳，现已较少采用。

(4) 大网膜移植术　游离血管蒂大网膜移植术能使大网膜组织与患肢建立良好的侧支循环，改善患肢血供，具有明显缓解静息痛和促进溃疡愈合的作用，适用于腘动脉以下三支动脉均闭塞的第二、第三期病人。

(5) 分期动静脉转流术　分期动静脉转流术即动脉静脉化手术，适用于动脉广泛闭塞并且无流出道者，在下肢建立人为的动静脉瘘，通过静脉逆向灌注，向远端动脉提供动脉血，4～6 个月后再次手术结扎瘘近侧静脉。

(6) 截肢术　对于晚期病人，溃疡无法愈合，坏疽无法控制，只能截肢(趾)。

3. 创面处理　干性坏疽创面，应予包扎，预防继发感染；感染创面可用湿敷处理；组织坏死已有明确界限者，或严重感染引起毒血症的，需行截肢(趾)术。

六、常见护理问题

(1) 疼痛　与患肢缺血、组织坏死有关。

(2) 焦虑　与患肢剧烈疼痛、久治不愈有关。

(3) 活动无耐力　与患肢远端供血不足有关。

(4) 皮肤完整性受损　与患肢远端供血不足有关。

(5) 潜在并发症：溃疡与感染。

(6) 知识缺乏：缺乏锻炼的方法及预防知识。

七、护理目标

(1) 病人疼痛减轻。

(2) 病人焦虑减轻。

(3) 病人的活动耐力逐渐增加。

(4) 病人皮肤完整，无破损。

(5) 病人并发症能被及时发现和处理。

(6) 病人能掌握血栓闭塞性脉管炎的防治知识。

八、护理措施

(一) 非手术治疗的护理

1. 一般护理　绝对戒烟。肢体保暖，避免加温。病人取头高脚低位卧位，坐时避免跷腿。保持

Note

足部清洁、干燥，每天用热水泡洗，但水温不宜过高，40～45 ℃即可，有足癣要及时治疗。保护皮肤，用止痒药膏止痒，避免用手抓痒。已发生坏疽的部位，应保持干燥，每天用70%酒精消毒包扎，同时应用抗生素防治感染。

2. 疼痛护理 早期遵医嘱使用血管扩张药、中医药等。中晚期使用麻醉镇痛或持续硬膜外阻滞止痛。

（二）手术疗法的护理

1. 术前护理 做好手术前的皮肤准备，如需植皮，注意供皮区的皮肤准备。

2. 术后护理

(1) 体位 静脉血管重建术后，抬高患肢30°，并卧床制动1周。动脉血管重建术后病人应平置患肢，并卧床制动2周。应鼓励卧床制动病人进行足背伸屈活动，以利静脉血液回流。

(2) 病情观察 密切观察病人血压、脉搏、肢体温度、切口渗血等情况。血管重建术后观察病人患肢远端皮温、色泽、感觉和脉搏强度。常温下患肢皮温一般较健侧低2°以上，应定时用半导体测温计测量皮肤温度，两侧对照，做好记录，以观察疗效。提示皮温降低侧动脉血流减少。

(3) 防止感染 密切观察病人体温变化和伤口情况，如有感染，及时应用抗生素。

（三）心理护理

关心体贴病人，鼓励病人说出内心的痛苦和焦虑。帮助病人消除悲观情绪，树立信心，促进身心健康，密切配合治疗和护理。

（四）健康指导

(1) 绝对戒烟，以消除烟碱对血管的毒性作用。

(2) 指导病人进行Buerger运动，促进侧支循环的建立。病人取平卧位，患肢抬高45°，维持2～3 min。然后改为坐位，双足下垂，足跟踏地。做足背屈、跖屈和左右摆动；足趾上翘并伸开，再往下收拢，每组动作3 min。再平卧保暖休息5 min，完成动作。如此反复运动5～6次，每日3～4次。

（金松洋）

第三节　原发性下肢静脉曲张病人的护理

导学案例

病人，女，49岁，农民，右下肢浅静脉扩张迂曲27年，诊断为下肢静脉曲张而入院。体检：右下肢内侧线静脉呈明显团状曲张，局部皮肤破溃。问题：

1. 作为护士，该如何评估病人病情？
2. 针对病人目前存在的护理问题应该采取哪些护理措施？

原发性下肢静脉曲张是指单纯性下肢浅静脉伸长、迂曲而呈曲张状态，多发生在长期站立职业者、体力活动强度高者或久坐少动者。

一、病因

1. 静脉壁薄弱和静脉瓣膜缺陷 此种情况是全身支持组织薄弱的一种表现，与遗传因素有关。

有些病人下肢静脉瓣膜稀少，有的甚至完全缺如，造成静脉血逆流，引起静脉曲张。

2. 浅静脉内压力升高 如长期站立工作、重体力劳动、妊娠、慢性咳嗽、习惯性便秘等，都可使下肢静脉瓣膜承受过度压力，逐渐松弛，瓣膜正常关闭功能受到破坏。当循环血量经常超过回流的负荷，也可造成静脉内压力升高，静脉扩张使瓣叶游离缘在关闭时不能合拢（图 15-3-1），从而造成相对关闭不全。

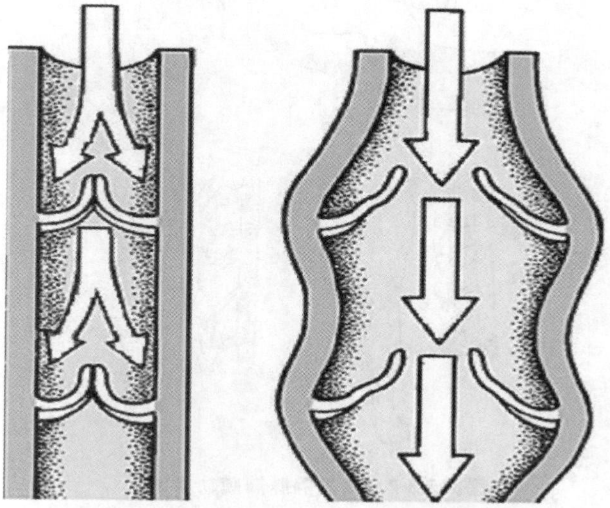

(a) 正常静脉瓣膜　　(b) 曲张静脉的静脉瓣

图 15-3-1 静脉瓣膜关闭不全示意图

二、临床表现

原发性下肢静脉曲张以大隐静脉曲张多见，单纯的小隐静脉曲张较少见。

1. 早期 病人常感下肢酸胀、沉重、乏力，久站后足踝部肿胀。小腿处浅静脉扩张、迂曲成团、隆起，站立时更明显。

2. 晚期 小腿和踝部皮肤发生营养性改变，表现为皮肤萎缩、脱屑、色素沉着、瘙痒、皮肤和皮下组织硬结，并可出现以下并发症。

（1）血栓性浅静脉炎曲张 静脉内血流缓慢，易形成血栓，并伴有感染性静脉炎及曲张静脉周围炎，炎症消退后常遗留局部硬结并与皮肤粘连。

（2）湿疹或溃疡 易在足靴区出现，皮肤溃疡多合并有感染，不易愈合，且愈后易复发。

（3）曲张静脉破裂出血 多发生于足靴区及踝部，表现为皮下淤血或皮肤破溃出血。

三、辅助检查

1. 特殊检查

（1）大隐静脉瓣膜功能试验 病人平卧，下肢抬高，使静脉排空，在大腿根部扎上止血带阻断大隐静脉血流，然后让病人站立，10 s 内释放止血带，如出现自上而下的静脉逆向充盈，提示大隐静脉瓣膜功能不全；若未放开止血带前，止血带下方静脉在 30 s 内已充盈，则表明交通支瓣膜关闭不全（图 15-3-2）。根据同样原理在腘窝处扎止血带，可检测小隐静脉瓣膜功能。

（2）深静脉通畅试验 病人站立，待患肢浅静脉明显充盈时，在大腿根部扎一止血带阻断大隐静脉血流，嘱病人用力踢腿或连续下蹲活动 10 余次，如充盈的浅静脉消失或明显消退，表示深静脉回流通畅；如活动后充盈的浅静脉不消失反而加重，说明有深静脉阻塞（图 15-3-3）。

（3）交通支瓣膜功能试验 病人仰卧，抬高受检下肢，在大腿根部扎止血带，然后从足趾向上至腘窝缠绕第一根弹力绷带，再自止血带处向下扎上第二根弹力绷带，然后让病人站立，一边向下解开

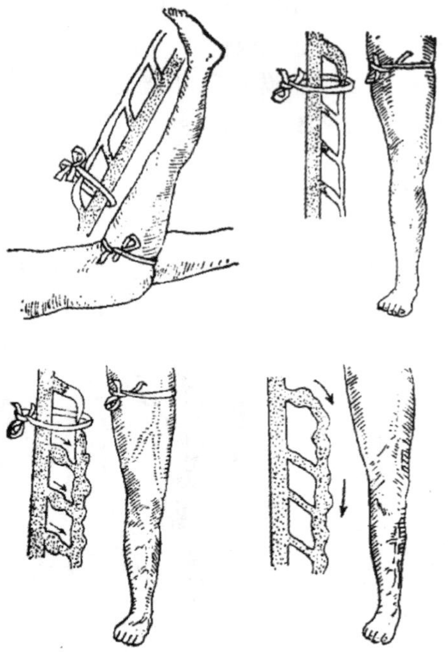

图 15-3-2　大隐静脉瓣膜功能试验

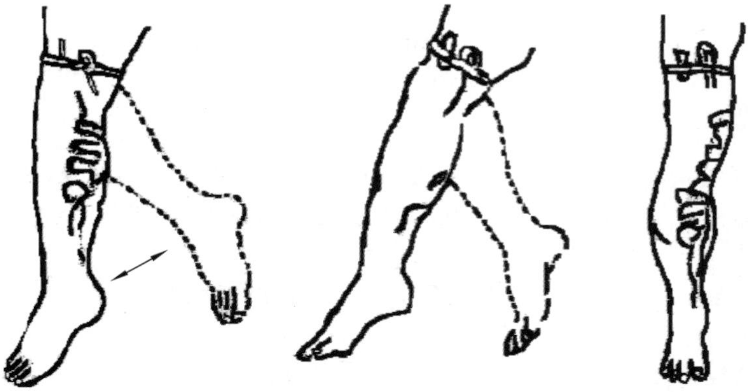

图 15-3-3　深静脉通畅试验

第一根弹力绷带,一边向下继续缠绕第二根弹力绷带,如果在 2 根绷带之间的间隙内出现曲张静脉,即说明该处有功能不全的交通支静脉。

2. 影像学检查

(1) 下肢静脉造影　可观察下肢静脉是否通畅,瓣膜功能情况及病变程度。

(2) 血管超声检查　超声多普勒血流仪能观察静脉反流的部位和程序,超声多普勒显像仪可以观察瓣膜关闭及有无逆流血液。

四、处理原则

1. 非手术治疗　非手术治疗适用于以下情况:病变局限、症状较轻者;妊娠期间发病者;症状虽然明显,但手术耐受力差者。其方法是避免久站、久坐,间歇性抬高患肢,穿医用弹力袜或用弹力绷带。

2. 硬化剂注射和压迫疗法　硬化剂注射和压迫疗法适用于少量、局限的病变,也可用于手术残留的曲张静脉。常用硬化剂为 5%鱼肝油酸钠、酚甘油。将硬化剂注入曲张的静脉后局部加压包扎,造成曲张静脉炎症反应使其闭塞。

3. 手术治疗　手术治疗是治疗下肢静脉曲张的根本方法，适用于深静脉通畅、无手术禁忌证者。手术治疗包括以下 3 个方面：①高位结扎大隐静脉或小隐静脉；②大隐静脉或小隐静脉主干及曲张静脉剥脱；③结扎功能不全的交通支静脉。

4. 并发症治疗

(1) 血栓性静脉炎　给予抗菌药物及局部热敷，症状消失后应施行静脉曲张的手术治疗。

(2) 湿疹和溃疡　创面湿敷，抬高患肢以利回流，必要时行手术治疗。

(3) 曲张静脉破裂出血　抬高患肢并局部加压包扎，必要时可以缝扎止血，以后再行手术治疗。

五、常见护理问题

(1) 活动无耐力　与下肢静脉回流障碍有关。

(2) 皮肤完整性受损　与静脉回流障碍、皮肤营养障碍及并发感染有关。

(3) 潜在并发症：出血、湿疹、慢性溃疡、血栓性浅静脉炎、深静脉血栓形成。

六、护理目标

(1) 病人活动耐力逐渐增加。

(2) 创面无继发感染，逐渐愈合。

(3) 病人并发症能得到预防或及时发现与处理。

七、护理措施

1. 促进下肢静脉回流，改善下肢活动能力

(1) 采取良好姿势　坐时双膝不要交叉过久，休息或卧床时可抬高患肢 30°～40°，以利静脉回流。避免长时间站立。

(2) 应用弹力袜或弹力绷带　应增加外部压力，防止深静脉血液经交通支静脉逆流入浅静脉，促进静脉回流，可控制和延缓病情的发展。①穿弹力袜：先抬高患肢，排空曲张静脉内的血液后再穿弹力袜；②应用弹力绷带：应从足部开始逐渐向上缠绕，松紧度以能将一个手指伸入缠绕的圈内为宜；③手术后应用弹力绷带：大隐静脉剥脱术后病人应用弹力绷带 2 周；④下肢静脉曲张行硬化剂注射治疗者应用弹力绷带：弹力绷带应从踝部向上对局部进行均匀螺旋式包扎，大腿部维持 1 周，小腿部维持 6 周左右。

(3) 消除引起腹内压静脉压增高的因素　预防便秘，不要穿过紧的内裤，避免长时间站立，肥胖者应有计划地减轻体重。

2. 预防和处理静脉曲张溃疡

(1) 保护患肢皮肤避免损伤。

(2) 嘱患肢水肿者卧床休息，抬高患肢 30°～40°。

(3) 小溃疡可用生理盐水或 3% 硼酸液湿敷，或用 1∶5000 高锰酸钾溶液浸泡患处，每日 2～3 次。溃疡面积较大时，宜彻底清创，每日换药，按医嘱应用抗生素，必要时植皮。

3. 并发症的预防和护理

(1) 出血　保护患肢，避免外伤引起曲张静脉破裂出血；术后密切观察伤口敷料，注意伤口有无出血，发现问题及时报告医生。

(2) 术后早期活动　病人卧床期间指导其做足部伸屈和旋转运动，术后 24 h 鼓励病人下地行走，促进静脉回流，避免深静脉血栓形成。避免久站、久坐。

4. 健康指导

(1) 指导病人适当休息，抬高患肢，正确使用弹力袜或弹力绷带。

(2) 嘱病人适当运动，戒烟。

Note

(3) 告诉病人静脉曲张的致病因素并不会因接受手术就可终身免除，平时应保持良好的姿势，避免久站、双膝交叉过久等。

(金松洋)

第四节 深静脉血栓形成病人的护理

导学案例

病人，男，67 岁，有长期吸烟史，脊柱手术后卧床 2 周，出现右侧小腿疼痛、紧束感，并逐渐出现下肢水肿。问题：

1. 病人目前存在的主要护理问题是什么？
2. 如何对病人进行正确的健康教育？

深静脉血栓形成是指血液在深静脉腔内不正常地凝结、阻塞管腔，导致静脉回流障碍。全身主干静脉均可发病，以下肢静脉多见；若未予以及时治疗，将造成慢性深静脉功能不全，影响生活和工作，甚至致残。

一、病因

静脉壁损伤、血流缓慢和血液高凝状态是导致深静脉血栓形成的三大因素，其中血液高凝状态是最重要的因素。静脉壁损伤时，可因内膜下层及胶原裸露而启动内源性凝血系统，形成血栓；血流缓慢主要见于长期卧床、手术以及肢体制动的病人；血液高凝状态主要见于妊娠、产后、术后、创伤、肿瘤、长期服用避孕药等情况，可由于血小板数量增多、凝血因子含量增加、抗凝血因子活性降低而造成血管内异常凝结形成血栓。

二、病理生理

典型的血栓：头部为白血栓，颈部为混合性血栓，尾部为红血栓。血栓形成后可向主干静脉近端和远端滋长蔓延；随后，可在纤溶酶的作用下溶解消散，或血栓与静脉壁粘连并逐渐机化；最终形成边缘毛糙、管径粗细不一的再通静脉。同时因静脉瓣膜的破坏，造成继发性深静脉瓣膜功能不全。

三、临床表现

因血栓形成的部位不同，临床表现各异，主要表现为血栓静脉远端回流障碍的症状。

1. 上肢深静脉血栓形成

(1) 腋静脉血栓　主要表现为前臂和手部肿胀、胀痛，手指活动受限。

(2) 腋-锁骨下静脉血栓　整个上肢肿胀，伴有上臂、肩部、锁骨上和患侧前胸壁等部位的浅静脉扩张。上肢下垂时，症状加重。

2. 上、下腔静脉血栓形成

(1) 上腔静脉血栓　在上肢静脉回流障碍临床表现的基础上，还有面颈部和眼睑肿胀、球结膜充血水肿；颈部、胸壁和肩部浅静脉扩张；常伴有头痛、头胀及其他神经系统和原发疾病的症状。常见于纵隔器官或肺的恶性肿瘤。

（2）下腔静脉血栓　表现为双下肢深静脉回流障碍和躯干的浅静脉扩张，主要为下肢深静脉血栓向上蔓延所致。

3. 下肢深静脉血栓形成　最常见。根据血栓发生的部位、病程及临床分型不同而有不同的临床表现。

（1）中央型　血栓发生于髂-股静脉，左侧多于右侧。表现为起病急骤，患侧髂窝、股三角区有疼痛和压痛，浅静脉扩张，下肢肿胀明显，皮温及体温均升高。

（2）周围型　本型包括股静脉及小腿深静脉血栓形成。前者主要表现为大腿肿痛而下肢肿胀不严重；后者的特点为突然出现小腿剧痛，患足不能着地和踏平，行走时症状加重，小腿肿胀且有深压痛，距小腿关节过度背屈试验时小腿剧痛。

（3）混合型　本型为全下肢深静脉血栓形成。其主要表现如下。全下肢明显肿胀、剧痛、苍白（股白肿）和压痛，常有体温升高和脉率加速；任何形式的活动都可使疼痛加重。若进一步发展，肢体极度肿胀而压迫下肢动脉并出现动脉痉挛，从而导致下肢血供障碍，足背和胫后动脉搏动消失，进而足背和小腿出现水疱，皮肤温度明显降低并呈青紫色（股青肿）；若处理不及时，可发生静脉性坏疽。

四、辅助检查

1. 超声多普勒检查　通过测定静脉最大流出率可判断下肢主干静脉是否阻塞，但对小静脉的血栓敏感性不高。

2. 静脉造影　可直接显示下肢静脉的形态、有无血栓存在及血栓的形态、位置、范围和侧支循环。

3. 放射性核素检查　应用放射性标记的人体纤维蛋白原，能被正在形成的血栓所摄取，若被新鲜血栓摄取量超过等量血液的 5 倍，即提示早期血栓形成。

五、处理原则

本病处理原则包括非手术治疗和手术治疗两类。急性期以血栓消融为主，中晚期则以减轻下肢静脉淤血和改善生活质量为主。

1. 非手术治疗

（1）一般处理　卧床休息，抬高患肢，适当应用利尿剂以减轻肢体肿胀。全身症状和局部压痛缓解后，可进行轻便活动。下床活动时，应穿弹力袜或用弹力绷带。

（2）溶栓疗法　适用于病程不超过 72 h 者。常用药物有尿激酶、重组链激酶、重组组织纤溶酶原激活物等药物，溶于液体中经静脉滴注，共 7～10 日。

（3）抗凝疗法　适用于范围较小的血栓。通过肝素和香豆素类抗凝剂预防血栓的繁衍和再生，促进血栓的消融。大多先用肝素，继以香豆素类药物，一般用华法林，维持 3～6 个月。

（4）祛聚疗法　祛聚药物有右旋糖酐、丹参等药物，能扩充血容量、稀释血液、降低黏稠度。其他抗血小板凝聚药物，如阿司匹林、双嘧达莫（潘生丁）等，可以防止血小板凝聚，常作为辅助疗法。

2. 手术治疗　手术治疗常用于下肢深静脉，尤其髂-股静脉血栓形成不超过 48 h 者。对已出现下肢青肿征象即使病期较长者，亦应行手术取栓以挽救肢体。采用 Fogarty 导管取栓，术后辅以抗凝、祛聚疗法，防止再发。

六、常见护理问题

（1）疼痛　与深静脉回流障碍或手术创伤有关。

（2）自理缺陷　与急性期需绝对卧床休息有关。

（3）潜在并发症：出血、栓塞。

Note

七、护理目标

(1) 病人自诉疼痛(下肢或手术伤口)得到缓解或控制。

(2) 绝对卧床期间,病人生理需求得到满足。

(3) 病人的并发症能得到预防、及时发现和处理。

八、护理措施

1. 缓解疼痛

(1) 观察和记录　密切观察病人患肢疼痛的部位和程度,动脉搏动情况,皮肤的温度、色泽和感觉,每日测量、比较并记录患肢不同平面的周径。

(2) 抬高患肢　患肢宜高于心脏平面 20～30 cm,可促进静脉回流并降低静脉压,减轻疼痛与水肿。

(3) 有效止痛　疼痛剧烈或术后切口疼痛的病人,可遵医嘱给予有效止痛措施,如口服镇痛药物、间断肌内注射哌替啶或术后应用镇痛泵等。

(4) 非药物性措施　分散病人注意力,如听音乐、默念数字等。

2. 加强护理　加强基础护理和生活护理,满足卧床病人的生理需求。

3. 并发症的预防和护理

(1) 预防出血　①观察抗凝状况:根据抗凝药物的作用时间观察抗凝情况。②观察出血倾向:应用抗凝药物最严重的并发症是出血。因此,在抗凝治疗时要严密观察病人有无全身性出血倾向和切口渗血情况。每次用药后都应在专用记录单上记录时间、药名、剂量、给药途径和凝血时间、凝血酶原时间的检查化验结果,并签名。③紧急处理出血:若因肝素、香豆素类药物用量过多引起凝血时间延长或出血,应及时报告医生并协助处理,包括立即停用抗凝药、遵医嘱给予硫酸鱼精蛋白作为拮抗剂或静脉注射维生素 K_1,必要时输新鲜血。

(2) 预防栓塞　①卧床休息:急性期病人应绝对卧床休息 10～14 日,床上活动时避免动作幅度过大;禁止按摩患肢,以防血栓脱落和导致其他部位的栓塞。②肺动脉栓塞:若病人出现胸痛、呼吸困难、血压下降等异常情况,提示可能发生肺动脉栓塞,应立即嘱病人平卧,避免深呼吸、咳嗽、剧烈翻动,同时给予高浓度氧气吸入,并报告医生,配合抢救。

4. 健康教育

(1) 戒烟　告诫病人要绝对禁烟,防止烟草中尼古丁刺激引起血管收缩。

(2) 饮食　进食低脂、高纤维素的饮食;保持大便通畅。

(3) 适当运动　促进静脉回流血流缓慢是引发深静脉血栓形成的重要因素,应鼓励病人加强日常锻炼,促进静脉回流,预防静脉血栓形成。指导长期卧床和制动的病人及其家属,加强病人床上运动,如定时翻身,协助病人做四肢的主动或被动锻炼。避免在膝下垫硬枕、过度屈髋以及用过紧的腰带和着紧身衣物而影响静脉回流。

(4) 保护静脉　静脉壁损伤也是引发深静脉血栓形成的因素,长期静脉输液者,应尽量保护静脉,避免在同一部位反复穿刺。

(5) 及时就诊　若突然出现下肢剧烈胀痛、浅静脉曲张伴有发热等,应警惕下肢深静脉血栓形成的可能,及时就诊。

5. 其他

(1) 饮食　进食低脂、富含纤维素的食物,以保持大便通畅,尽量避免因排便困难引起腹内压增高而影响下肢静脉回流。

(2) 术后抬高患肢 30°　患肢高于心脏 20～30 cm,鼓励病人尽早活动,以免血栓再次形成。恢复期病人逐渐增加活动量,如增加行走距离和锻炼下肢肌肉,以促进下肢深静脉再通和侧支循环的建立。

Note

(金松洋)

目标检测
答案解析

目标检测

1. 下列情况中与下肢静脉曲张的发病无关的是（　　）。
A. 静脉壁薄弱　B. 长期站立　C. 妊娠
D. 慢性胆囊炎　E. 下肢静脉管腔狭窄
2. 下列最容易发生下肢静脉曲张的人群是（　　）。
A. 搬运工　B. 记者　C. 推销员　D. 游泳运动员　E. 歌唱演员
3. 下肢静脉曲张病人最主要的临床表现是（　　）。
A. 肢端坏死　B. 下肢酸胀乏力　C. 久站足部水肿
D. 下肢静脉迂曲、隆起　E. 足部皮肤苍白、发冷、肌肉萎缩
4. 确定下肢静脉曲张病人能否进行大隐静脉剥脱术的重要血管检查是（　　）。
A. Pratt 试验　B. 波氏试验　C. 曲氏试验Ⅰ
D. 曲氏试验Ⅱ　E. Buerger 病
5. 可能影响曲氏试验Ⅰ检查结果可靠性的是（　　）。
A. 交通静脉瓣膜功能不全　B. 深静脉瓣膜功能不全
C. 大隐静脉瓣膜功能不全　D. 小隐静脉瓣膜功能不全
E. 深静脉血栓形成
6. 进行曲氏试验Ⅱ的目的是判断（　　）。
A. 深静脉是否通畅　B. 小隐静脉瓣膜功能
C. 大隐静脉瓣膜功能　D. 交通静脉瓣膜功能
E. 交通静脉是否通畅
7. 下肢静脉曲张病人最容易出现小腿慢性溃疡的部位是（　　）。
A. 足背部　B. 足靴区　C. 足底部　D. 大腿外侧　E. 膝盖下方
8. 大隐静脉高位结扎剥脱术后，护士应指导病人（　　）。
A. 患肢平放　B. 早期下床活动
C. 弹力绷带包扎 3 天　D. 弹力绷带包扎得越紧越好
E. 弹力绷带由近心端向远心端包扎
9. 有利于预防下肢静脉曲张发生的行为是（　　）。
A. 久站或久坐　B. 坐时双腿交叉　C. 穿紧身内裤
D. 减少下肢运动　E. 坚持应用弹力袜或弹力绷带
10. 血栓闭塞性脉管炎好发于（　　）。
A 儿童　B. 青壮年男性　C. 青壮年女性　D. 更年期女性　E. 老年人
11. 血栓闭塞性脉管炎的病因中最重要的外因是（　　）。
A. 吸烟　B. 寒冷的生活环境　C. 潮湿的生活环境
D. 患肢损伤　E. 性激素紊乱
12. 血栓闭塞性脉管炎的病变主要位于（　　）。
A. 大中动脉　B. 大中静脉　C. 中小动静脉　D. 中小静脉　E. 小动静脉
13. 血栓闭塞性脉管炎病人局部缺血期的特征性临床表现是（　　）。
A. 静息痛　B. 肢体坏疽　C. 间歇性跛行
D. 足背动脉搏动消失　E. 皮肤干燥变薄
14. 血栓闭塞性脉管炎病人营养障碍期的典型临床表现是（　　）。

Note

A. 静息痛　　B. 皮肤温度降低　　C. 患肢麻木、怕冷
D. 溃疡形成　　E. 屈膝抚足而坐

15. 在对血栓闭塞性脉管炎病人进行护理评估时,应重点评估的最突出的症状是患肢(　　)。
A. 疼痛　　B. 溃疡　　C. 趾甲增厚变形
D. 肌肉萎缩　　E. 皮肤干燥

16. 高压氧舱疗法治疗血栓闭塞性脉管炎最主要的作用是(　　)。
A. 止痛　　B. 降低血压　　C. 缓解血管痉挛
D. 促进侧支循环形成　　E. 增加组织供氧,促进溃疡愈合

17. 下列血栓闭塞性脉管炎病人的治疗护理措施中不正确的是(　　)。
A. 戒烟　　B. 高压氧治疗
C. 术前改善营养状况　　D. 术后患肢抬高 30°
E. 采用扩血管和抗凝治疗

18. 应用硬化剂治疗后的护理措施中正确的是(　　)。
A. 患肢平放　　B. 严格卧床 1 周
C. 立即开始患肢主动运动　　D. 局部压迫 24 h
E. 从注射处近侧向踝部均匀螺旋式缠绕弹力绷带

第十六章 泌尿、男性生殖系统疾病病人的护理

学习目标

1. 了解泌尿系统常用的诊疗方法及其意义，泌尿系统常见疾病的病因、病理生理、护理评估。
2. 熟悉泌尿系统常见疾病的临床表现、辅助检查和处理原则。
3. 掌握泌尿系统疾病病人的护理措施。

第一节 泌尿系统损伤病人的护理

导学案例

病人，男，30 岁。高空坠落，腰腹部疼痛，血尿。病人于 3 h 前由约 5 m 高处坠落，背部着力。伤后感右腰背部疼痛，休息后无缓解，排尿一次，为暗红色血尿。查体：血压 100/50 mmHg，心率 100 次/分，神志清楚，右腰背部可见皮肤擦伤，右上腹有压痛，无反跳痛，右肾区叩击痛。门诊以闭合性肾损伤收入院。问题：

1. 病人目前的主要护理问题有哪些？
2. 应对病人采取哪些护理措施？

泌尿系统损伤大多是胸、腹、腰部或骨盆严重损伤的合并伤，以男性尿道损伤最多见，肾、膀胱损伤次之，输尿管损伤少见。

一、肾损伤

（一）病因

1. 开放性损伤 由弹片、枪弹、刀刃等锐器致伤，常伴有胸、腹部等其他组织器官损伤，损伤复杂而严重。

2. 闭合性损伤 由直接暴力（如撞击、跌打、挤压、肋骨或横突骨折等）或间接暴力（如对冲伤、突然暴力扭转等）所致。

3. 其他 肾本身病变（如肾积水、肾肿瘤、肾结核或肾囊性疾病等）更易损伤，有时极轻微的创伤，也可造成严重的“自发性”肾破裂。

Note

(二)病理及分类

根据肾损伤的程度可分为以下病理类型。

1. 肾挫伤 损伤仅局限于部分肾实质,形成肾瘀斑和(或)包膜下血肿,肾包膜及肾盂黏膜均完整。可有轻度暂时性血尿,一般症状轻微,可以自行愈合。大多数病人属此类损伤。

2. 肾部分裂伤 肾实质部分裂伤,可致肾周围血肿。如肾盂肾盏黏膜破裂,则可有明显的血尿。

3. 肾全层裂伤 肾实质深度裂伤,外及肾包膜,内达肾盂肾盏黏膜,此时常引起广泛的肾周围血肿、血尿和尿外渗。肾横断或碎裂时,可导致部分肾组织缺血。此类肾损伤症状明显,后果严重,均需手术治疗。

4. 肾蒂损伤 肾蒂血管损伤比较少见。肾蒂血管断裂、破裂或肾段血管的部分或全部撕裂时可引起大出血、休克,往往来不及诊治而死亡,必须迅速手术抢救。

肾损伤的类型如图 16-1-1 所示。

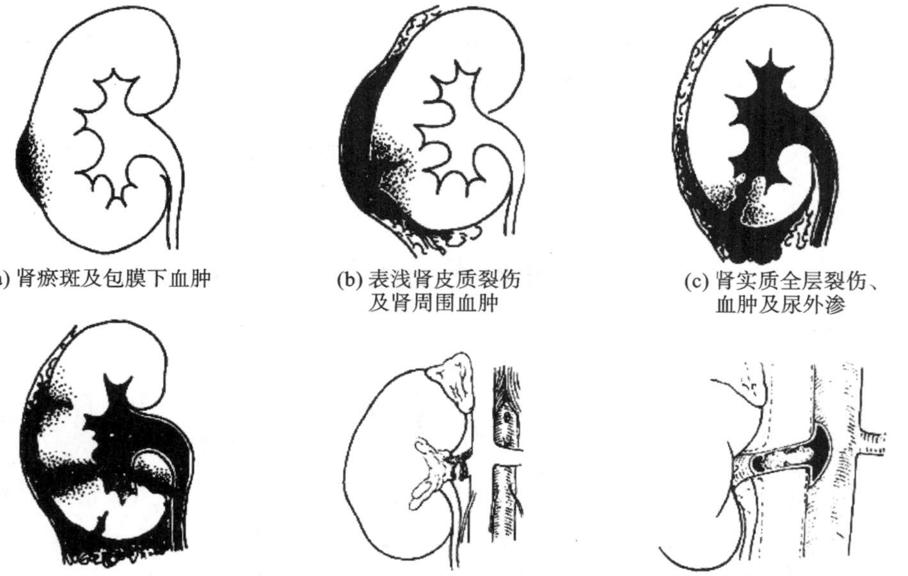

(a) 肾瘀斑及包膜下血肿　(b) 表浅肾皮质裂伤及肾周围血肿　(c) 肾实质全层裂伤、血肿及尿外渗

(d) 肾横断　(e) 肾蒂血管断裂　(f) 肾动脉内膜断裂及血栓形成

图 16-1-1　肾损伤的类型

(三)临床表现

1. 休克 严重肾裂伤、肾蒂裂伤或合并其他脏器损伤时,因损伤和失血常发生休克,可危及生命。

2. 血尿 肾损伤病人大多有血尿。肾挫伤时可出现少量血尿,严重肾损伤则出现大量肉眼血尿,并有血块阻塞尿路。血尿与损伤程度可不一致,肾挫伤或轻微肾裂伤可导致肉眼血尿,而严重的肾裂伤也可能只有轻微血尿或无血尿(如肾蒂血管断裂、肾动脉血栓形成、肾盂及输尿管断裂或血块堵塞等)。

3. 疼痛 肾包膜下血肿、肾周围软组织损伤、出血或尿外渗引起患侧腰、腹部疼痛;血块通过输尿管时可发生绞痛;尿液、血液渗入腹腔或伴有腹部器官损伤时,可出现全腹疼痛和腹膜刺激症状。

4. 腰腹部肿块 血液、尿液渗入肾周围组织可使局部肿胀,形成肿块,有明显触痛和肌紧张。

5. 发热 由于血肿、尿外渗吸收可引起发热,但一般为低热,如继发感染,形成肾周围脓肿或化脓性腹膜炎,则出现寒战、高热,并伴有全身中毒症状;严重者可出现感染性休克。

Note

（四）辅助检查

1. 实验室检查　血、尿常规检查，肾功能检查。

2. B 超检查　了解肾损伤程度，有无尿外渗。

3. X 线检查　通过分泌性尿路造影了解有无尿外渗，了解伤肾功能。

4. CT 检查　了解肾损伤程度比 B 超更可靠。

（五）治疗要点

1. 急救处理　首先要抢救生命，应迅速抢救大出血、休克病人，用留置针迅速建立可靠的静脉通路快速输液、输血；若有呼吸、心搏骤停则迅速行心肺复苏，同时密切观察病情变化，做好术前准备。

2. 非手术治疗　适用于肾挫伤或轻型肾裂伤的病人。

（1）绝对卧床休息 2～4 周　通常肾挫裂伤后 4～6 周才趋于愈合，过早过多离床活动，有可能再度出血。

（2）密切观察　定时观察病人生命体征，注意腰部肿块范围有无增大，观察每次排出的尿液颜色深浅的变化，定期测量血红蛋白和血细胞比容。

（3）补充血容量　维持水、电解质平衡，保持足够尿量，必要时输血。

（4）预防感染。

（5）使用止痛、镇静和止血药物。

3. 手术治疗

（1）开放性损伤　行清创、缝合及引流并探查腹部脏器有无损伤。

（2）闭合性损伤　手术指征：①肾全层裂伤或肾蒂损伤；②经抗休克治疗后，症状无好转或好转后再度恶化；③血尿进行性加重，血红蛋白和血细胞比容持续下降；④腰、腹部肿块明显增大；⑤疑有腹腔脏器损伤。依具体情况选择肾修补术、肾部分切除术、肾切除术。

（六）护理评估

1. 受伤史　了解受伤的时间、部位、暴力强度及伤后处理经过。

2. 身体评估　观察生命体征，了解血尿程度，观察腰部肿块的变化，检查有无伤口及尿外漏。

3. 辅助检查　了解实验室、B 超、分泌性尿路造影及 CT 检查结果。

4. 心理-社会状况　了解病人伤后的心理反应，了解病人及其家属对疾病的认知情况，了解病人家庭的经济承受能力。

（七）常见护理问题/诊断

（1）疼痛　与组织损伤、肾周围血肿、尿外渗有关。

（2）组织灌注不足　与创伤及失血有关。

（3）焦虑或恐惧　与知识缺乏或担心肾切除有关。

（4）潜在并发症：感染、休克、肾性高血压。

（八）护理目标

（1）减轻病人的疼痛，使病人舒适感增加。

（2）维持有效循环血量，补充足够液体。

（3）减轻病人恐惧与焦虑程度。

（4）减少、减轻或及时发现并处理并发症。

（九）护理措施

1. 休息　绝对卧床休息 2～4 周，即使血尿消失，仍需继续卧床休息至预定时间。过早离床活动，可引起继发性血尿。

2. 病情观察　①每 2～4 h 留取尿液于试管内，观察血尿颜色深浅的变化，若颜色逐渐加深，说

Note

明出血加重。②准确测量并记录腰腹部肿块的大小,观察腹膜刺激症状的轻重,以判断渗血、渗尿情况,若肿块逐渐增大,说明有进行性出血或尿外渗。③定时检测血红蛋白和血细胞比容,以了解出血情况及其变化;④定时观察病人体温和白细胞计数,以判断有无继发感染。

3. 维持水、电解质及血容量的平衡 及时输液,保持足够尿量,在病情允许下鼓励病人经口摄入;应用止血药物,减少或控制出血,根据病情及时补充血容量,预防休克发生。

4. 对症处理 高热者给予物理或药物降温;腰腹部疼痛明显者可给予镇静剂或止痛剂,以减轻疼痛,避免病人因躁动而加重出血。

5. 加强基础护理,预防压疮发生 早期或病情不允许翻身者,应经常按摩骨突出受压处,但患侧腰部禁忌按摩,随着病情的好转可逐渐增加翻身次数。

6. 术后护理

(1) 体位 病人麻醉清醒、血压平稳后取半卧位,以利于呼吸和伤口引流。肾部分切除、肾修补术后需卧床休息 2～4 周,肾切除术后需卧床休息 1 周。

(2) 饮食 禁食 2～3 日,待肠蠕动恢复后开始进食,逐步从流质饮食过渡到普食,少食产气食物。禁食期间,通过静脉输液以维持水、电解质平衡及营养。

(3) 病情观察 注意病人生命体征的变化,观察尿量及尿液性质的变化,尤其是肾切除病人术后尿量的观察和肾功能监测。

(4) 伤口及引流管护理 保持伤口清洁、干燥,注意伤口渗血、渗尿情况,敷料渗湿时应及时更换,保持引流管通畅,观察并记录引流液的量及性质,注意执行无菌操作。

7. 健康指导

(1) 告诉病人绝对卧床 2～4 周以及观察血尿、腰部肿块、腹痛的重要性。

(2) 嘱病人出院后 3 个月内避免重体力劳动的意义。

二、膀胱损伤

膀胱空虚时位于骨盆深处,受到周围筋膜、肌肉、骨盆及其他软组织的保护,除贯通伤或骨盆骨折外,很少为外界暴力所损伤。膀胱充盈时,膀胱壁紧张而薄,高出耻骨联合伸展至下腹部,易遭受损伤。膀胱损伤如图 16-1-2 所示。

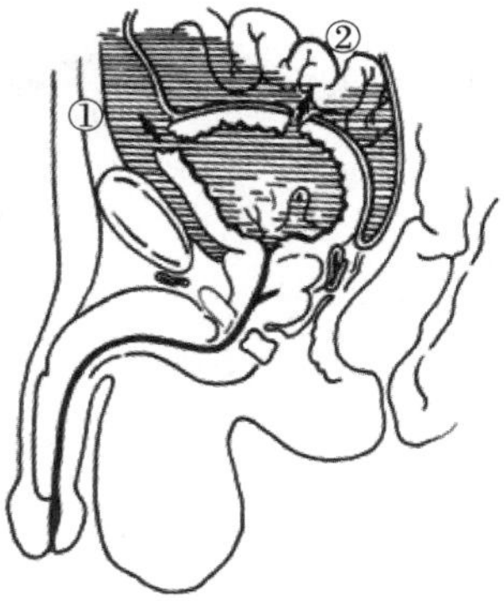

图 16-1-2 膀胱损伤

注:①腹膜外损伤;②腹膜内损伤。

(一) 病因

1. 开放性损伤 膀胱损伤处与体表相通,通常为弹片、子弹或锐器贯通所致,常合并其他脏器损伤,如直肠、阴道损伤,形成腹壁尿瘘、膀胱直肠瘘或膀胱阴道瘘。

2. 闭合性损伤 膀胱损伤处与体表不相通,当膀胱充盈时,下腹部遭撞击、挤压、骨盆骨折骨片刺破膀胱壁。产妇产程过长,膀胱壁被压在胎头与耻骨联合之间引起缺血性坏死,可致膀胱阴道瘘。

3. 医源性损伤 见于膀胱镜检查或治疗,如膀胱颈部、前列腺、膀胱肿瘤等电切术,盆腔手术、腹股沟疝修补术、阴道手术等可伤及膀胱。

(二) 病理

1. 膀胱挫伤 仅伤及膀胱黏膜或肌层,膀胱壁未穿破,局部出血或形成血肿,无尿外渗,可发生血尿。

2. 膀胱破裂 严重损伤可发生膀胱破裂,分为腹膜外膀胱破裂、腹膜内膀胱破裂和混合型膀胱破裂三类。①腹膜外膀胱破裂:发生于无腹膜覆盖的膀胱侧壁或前壁。尿液外渗到膀胱周围组织及耻骨后间隙,沿骨盆筋膜蔓延到盆底,或沿输尿管周围疏松组织蔓延到肾区,大多为骨盆骨折所致。

②腹膜内膀胱破裂：膀胱壁破裂伴腹膜破裂，与腹腔相通，尿液流入腹腔，引起腹膜炎，多见于膀胱后壁和顶部损伤。③混合型膀胱破裂：同时存在腹膜内及腹膜外膀胱破裂，多为利刃所致复合型损伤。有病变的膀胱（如膀胱结核）过度膨胀，发生破裂，称为自发性破裂。

（三）临床表现

1. 休克　多为骨盆骨折所致大出血引起。

2. 腹痛　腹膜外膀胱破裂时，尿外渗及血肿引起下腹疼痛，压痛及肌紧张，直肠指检可触及肿物和触痛。腹膜内膀胱破裂时，尿液流入腹腔而引起急性腹膜炎症状，并有移动性浊音。

3. 血尿和排尿困难　有尿意，但不能排尿或仅排出少量血尿。当有血块堵塞时，或尿外渗到膀胱周围、腹腔内，则无尿液排出。

4. 尿瘘　开放性损伤可有体表伤口漏尿；如与直肠、阴道相通，则经肛门、阴道漏尿。

（四）辅助检查

1. 实验室检查　血、尿常规检查。

2. 膀胱造影　可确定损伤的部位。

3. 导尿试验　插入导尿管后向膀胱内注入无菌盐水 100 mL，停留片刻后回抽。若抽出的液体量明显少于或等于注入液体量，可考虑膀胱破裂。

（五）治疗要点

1. 紧急处理　严重损伤、出血导致的休克者，应积极予以抗休克治疗。尽早使用广谱抗生素预防感染。

2. 保守治疗　膀胱挫伤、早期较小的膀胱破裂或膀胱造影时仅有少量尿外渗者，可从尿道插入导尿管持续引流尿液 7～10 日，并保持通畅；使用抗生素，预防感染，破裂可自愈。

3. 手术治疗　开放性损伤、经非手术治疗无效及严重膀胱破裂伴有出血和尿外渗者，须尽早手术，清除并充分引流外渗尿液，修补膀胱缺损并做耻骨上膀胱造瘘。

（六）护理评估

1. 受伤史　同肾损伤。

2. 身体评估　了解排尿情况，检查腹痛的部位及范围，观察有无尿外漏。

3. 辅助检查　了解实验室、膀胱造影及导尿试验的结果。

4. 心理-社会状况　同肾损伤。

（七）常见护理问题/诊断

（1）疼痛　与组织损伤、骨折、尿液外渗有关。

（2）组织灌注不足　与创伤及失血有关。

（3）焦虑或恐惧　与知识缺乏或担心相关并发症、后遗症有关。

（4）排尿异常　与膀胱损伤导致尿液外渗有关。

（5）潜在并发症：感染、休克、各种可能的尿瘘。

（八）护理目标

（1）减轻病人的疼痛，病人舒适感增加。

（2）维持病人有效循环血量，补充足够液体。

（3）减轻病人恐惧与焦虑程度。

（4）充分引流尿液。

（5）减少、减轻并及时发现和处理并发症。

（九）护理措施

1. 观察有无休克发生　监测病人的生命体征。

2. 病情观察 动态观察病人腹痛及腹膜刺激征的程度和范围。

3. 留置导尿的护理 减少尿外渗并妥善固定引流管，保持引流通畅，记录尿液性质、量的变化，每日更换引流袋，严格执行无菌操作。膀胱挫伤或破裂口较小造影时仅有少量尿外渗，症状较轻者，持续引流尿液 7～10 日，并保持通畅；使用抗生素，预防感染，破裂口一般可自愈。注意拔管前应定时夹住导尿管，训练膀胱排尿动作 1～2 日后，方可拔除。

4. 预防感染 监测病人体温，体温超过 38.5 ℃考虑感染可能，给予酒精擦浴和物理降温。

5. 术后护理 按腹部手术后的一般护理，包括体位、饮食、病情观察、维持体液平衡等，重点做好耻骨上膀胱造瘘管、耻骨后间隙引流管及导尿管的护理。

（1）耻骨上膀胱造瘘管的护理 接无菌引流袋并妥善固定；保持有效引流，减轻膀胱壁张力，有利于修补裂口的愈合，若出现堵塞，严格遵循无菌操作，用无菌等渗盐水冲洗，直至通畅；一般造瘘管留置 2 周左右，拔导尿管前应做夹管试验，观察能否自行排尿，如发现有排尿困难，或切口处有渗尿，应延迟拔管；拔管后，伤口填塞无菌凡士林纱条，盖无菌纱布，造瘘口如有少许渗尿为暂时现象，病人取仰卧位，局部换药可自愈。

（2）耻骨后间隙引流管的护理 耻骨后间隙引流管为普通硅胶引流管，接无菌引流袋或接负压吸引管，引流膀胱周围渗出液和残留尿液，一般情况下 3～5 日即可拔除，伤口换药至愈合。

6. 并发症处理 盆腔血肿宜尽量避免切开，以免发生大出血并引发感染。若出血不止，用纱布填塞止血，24 h 后再取出。出血难以控制时可行选择性盆腔血管栓塞术。有尿瘘形成，则行尿瘘修补术。

7. 健康指导

（1）告诉病人膀胱损伤的情况，注意护理的配合。

（2）告诉有留置导尿管、造瘘管及引流管病人防脱落、保持通畅的意义。

三、尿道损伤

尿道损伤多见于男性，在解剖上男性尿道以尿生殖膈为界，分为前、后两段。前尿道包括球部和阴茎部，后尿道包括前列腺部和膜部。前尿道损伤多发生在球部，多见于骑跨伤；后尿道损伤多见于膜部，多为骨盆骨折所致。

（一）病理及分类

1. 尿道挫伤 尿道内膜损伤，阴茎筋膜完整。仅有水肿和出血，可以自愈。

2. 尿道裂伤 尿道壁部分断裂，引起尿道周围血肿和尿外渗，愈合后可引起瘢痕性尿道狭窄。

3. 尿道断裂 尿道完全离断、断端退缩、分离，血肿和尿外渗明显，可发生尿潴留。

4. 尿外渗 ①尿道球部损伤时，血液、尿液外渗，使会阴、阴茎、阴囊肿胀，向上可蔓延至下腹壁（图 16-1-3）。若延误治疗，可发生广泛的皮肤及皮下组织坏死，感染及脓毒症。②尿道膜部断裂时，合并尿生殖膈下筋膜破裂尿外渗同球部尿道损伤，合并尿生殖膈上筋膜破裂尿液外渗至耻骨后间隙和膀胱周围，若同时有耻骨前列腺韧带撕裂，则前列腺向后上方移位（图 16-1-4）。

（二）临床表现

1. 休克 后尿道损伤常伴有骨盆骨折，可导致失血性休克。

2. 尿道滴血和血尿 前尿道破裂时尿道滴血、流血；后尿道破裂排尿时，有初期血尿或终末血尿；完全尿道断裂因尿潴留或尿道收缩，常不出现血尿。

3. 疼痛 尿道球部损伤，会阴部肿胀、疼痛，排尿时加重；后尿道损伤伴骨盆骨折，变换体位时疼痛加重。

4. 排尿困难与尿潴留 尿道挫裂伤时因疼痛而致括约肌痉挛，发生排尿困难；尿道完全断裂时，则可发生尿潴留。

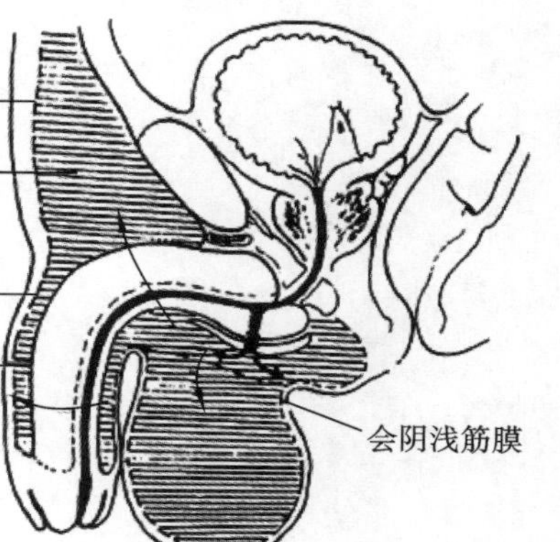

图 16-1-3　尿道球部破裂的尿外渗

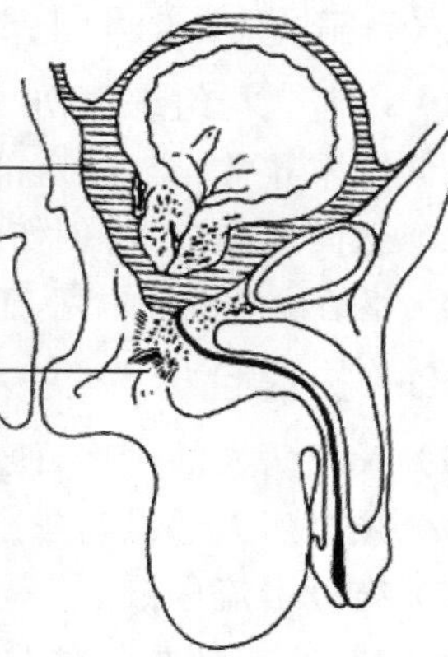

图 16-1-4　后尿道损伤的尿外渗

5. 血肿与瘀斑　尿道球部损伤，会阴部肿胀，皮下血肿瘀斑，严重者尿道周围血肿、阴囊及阴茎肿大明显呈青紫色。尿道膜部损伤，直肠指检触及直肠前壁饱满，前列腺尖可浮动，有时尚可触及骨折断端，如指诊手套有血迹，说明直肠亦有损伤。

6. 尿外渗　尿道全层断裂后用力排尿可引起尿外渗，如不及时引流易继发感染和组织坏死，严重的出现脓毒血症。

（三）辅助检查

1. 实验室检查　血、尿常规检查。

2. X 线检查　尿道造影可见尿外渗，骨盆平片可了解有无骨盆骨折。

3. 导尿试验　既有诊断功能，又有鉴别诊断意义，还有治疗作用。插入导尿管有阻碍(膀胱损伤插管通畅)，若通过损伤处进入膀胱可有大量正常尿液流出(膀胱破裂者无尿液或仅有少量血尿)，留置导尿管 2 周，引流尿液并起支撑作用，有利损伤尿道修复。

（四）治疗要点

1. 紧急处理

(1) 止血　尿道海绵体损伤可致严重出血，应立即压迫会阴部止血。

(2) 抗休克　骨盆骨折伴后尿道损伤可致休克，须进行抗休克处理；病人应平卧，勿随意搬动，以免加重损伤。

(3) 解除尿潴留　排尿困难者应试插导尿管，置管成功应保留导尿管 2 周；失败者应行耻骨上穿刺或造瘘引流。

2. 抗感染　在尿外渗处进行多处切开引流，及时应用有效抗生素。

3. 恢复尿道连续性　①尿道挫伤及轻度裂伤：能排出尿液者，任其自然愈合；排尿疼痛严重者可置导尿管 1 周；②尿道裂伤：试插导尿管，成功者保留导尿管 2 周；失败时及时行尿道修补术；③尿道断裂：前尿道断裂行尿道吻合术，后尿道断裂需行尿道会师复位术。

4. 尿道扩张　为尿道损伤的后续治疗。尿道损伤愈合后，都会有不同程度的尿道狭窄，应定期行尿道扩张。

（五）护理评估

1. 受伤史　了解有无骑跨伤及骨盆骨折。

2. 身体评估　了解伤后排尿情况，阴茎、会阴部及下腹部有无青紫肿胀。

3. 辅助检查　了解尿道造影、骨盆平片及导尿试验结果。

4. 心理-社会状况　同肾损伤。

(六) 常见护理问题/诊断

(1) 疼痛　与组织损伤、尿外渗有关。

(2) 排尿异常　与尿道部分或完全断裂有关。

(3) 恐惧、焦虑　与创伤、担心预后有关。

(4) 潜在并发症:休克、感染、尿道狭窄。

(七) 护理目标

(1) 减轻病人的疼痛,使病人舒适感增加。

(2) 减轻病人恐惧与焦虑程度。

(3) 充分引流尿液。

(4) 减少、减轻并及时发现和处理并发症。

(八) 护理措施

(1) 观察有无休克发生,伤后及术后监测生命体征。

(2) 保证输血、输液通畅,补充血容量。

(3) 镇静、止痛,减轻病人痛苦、保证病人休息,利于恢复。

(4) 能经口进食者,鼓励多饮水,进食高热量、高蛋白饮食。

(5) 观察及预防感染发生。

①观察体温及白细胞变化,及时发现感染征象。

②带有留置导尿管者,应每日做尿道口及周围消毒 2 次,膀胱穿刺造瘘者,每日冲洗 1～2 次,预防泌尿系统感染。

③尿外渗多处切开引流者应观察敷料渗出情况,引流物的量、色、性状、气味,及时发现异常,预防感染发生。敷料浸湿或污染应及时加盖敷料或更换敷料。

④保持切口清洁干燥,有渗出及时更换敷料。

⑤保证抗生素的准确及时输入。

(6) 留置导尿管及膀胱造瘘管的护理　尿道挫伤病人一般留置导尿管 1～2 周可拔除;尿道不完全撕裂者一般在 3 周内愈合,恢复排尿,经膀胱尿道造影明确尿道无狭窄及尿外渗后,才可拔除膀胱造瘘管;若不能恢复排尿,造瘘后 3 个月再行尿道瘢痕切除及尿道端端吻合术。尿道会师复位术后留置导尿管 3～4 周。特别注意起支架作用的留置导尿管应谨防脱落。

(7) 骨盆骨折病人应睡硬板床,减少搬动,卧床期间防止压疮发生。

(8) 健康指导　告知病人留置导尿及膀胱造瘘的意义,告知骨盆骨折病人卧床时间长的意义及注意事项,告知后期扩张尿道的意义。

(王兵)

第二节　尿石症病人的护理

导学案例

病人,男,35 岁,工作中突发右上腹及腰背部疼痛,疼痛向会阴部放射伴频、尿急、尿中带血，恶心，呕吐一次。查体：痛苦病容，面色苍白，腹软，右上腹压痛无反跳痛，沿右侧输尿管走行部位压痛，右肾区叩击痛。门诊以尿路结石收入院。问题：

1. 病人目前的主要护理问题有哪些？

2. 应对病人采取哪些护理措施？

尿石症是泌尿系统结石的统称，是泌尿外科常见的疾病之一。在我国，上尿路（肾、输尿管）结石较下尿路（膀胱、尿道）结石多见，男性多于女性。

一、概述

（一）病因

1. 流行病学因素　包括年龄、性别、职业、社会经济地位、饮食成分和结构、水分摄入量、气候、代谢和遗传等因素。上尿路结石好发于 20～50 岁。男性发病年龄高峰为 35 岁。女性有两个高峰，30 岁及 55 岁。

2. 尿液因素

(1) 形成结石的物质排出过多　如尿液中钙、草酸、尿酸排出量增加。长期卧床，特发性高钙尿症，甲状旁腺功能亢进，均可使尿钙排出增加；痛风、慢性腹泻等可使尿酸排出增加。

(2) 尿 pH 值改变　尿酸结石或胱氨酸结石在酸性尿中形成，而磷酸镁铵及磷酸钙结石易在碱性尿液中形成。

(3) 尿中抑制晶体形成的物质含量减少　如枸橼酸、焦磷酸盐、酸性黏多糖、镁离子减少易产生结石。

(4) 尿量减少，使盐类和有机物质的浓度增高。

3. 局部因素

(1) 梗阻　尿路梗阻后使尿流缓慢，尿中成石物质易于沉淀析出形成结晶。

(2) 尿路感染　感染的脓块、坏死组织、细菌残骸可形成结石核心。

(3) 异物　进入尿路的异物都可成为结石核心而诱发结石，最常见的如长期留置导尿管、不吸收缝线等。

（二）尿石的成分及性质

草酸盐结石最常见，质硬，粗糙，不规则，多呈桑椹状，棕褐色，X 线片显影。磷酸钙、磷酸镁铵结石与尿路感染和梗阻有关，易碎，粗糙，呈灰白色、黄色或棕色，X 线片上呈多层影，多形成鹿角状结石。尿酸结石与尿酸代谢异常有关，结石表面光滑，质硬，多呈颗粒状，X 线片不显影。胱氨酸结石为家族性遗传性疾病所致，结石表面光滑，质坚硬，呈蜡样，X 线片不显影。

上尿路结石大多数为草酸钙结石，膀胱结石中磷酸镁铵结石较上尿路结石多见。

（三）病理生理

结石的病理改变与结石的形态、大小、活动度和所在部位密切相关，主要表现为局部损害、梗阻和感染。尿路结石多在肾和膀胱内形成，输尿管和尿道结石多为上部结石下移所致。尿路结石可直接引起尿路损伤造成血尿，输尿管管腔变小，结石刺激引起输尿管平滑肌痉挛，造成急性上尿路梗阻，若时间持续较久，可引起黏膜充血水肿，息肉形成，加重梗阻。慢性不全梗阻可引起肾积水，肾实质损害，肾功能减退。继发感染可造成肾积脓并加重梗阻，又可使结石增大或再形成结石。结石长时间对黏膜的损伤偶可引起癌变。结石在肾内逐渐增大，充满肾盂及部分或全部肾盏，形成鹿角形结石（图 16-2-1），可继发感染，亦可无任何症状。

输尿管结石易停留在输尿管的三个生理性狭窄处，即肾盂输尿管交界处、输尿管跨越髂血管处、

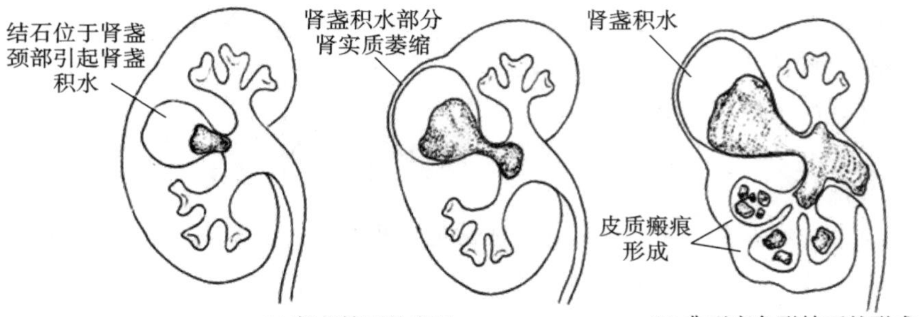

图 16-2-1　鹿角形结石形成示意图

输尿管膀胱入口处。由于输尿管内径自上而下由粗变细，结石位于输尿管下 1/3 处最为多见。

二、上尿路结石

上尿路结石多见于青壮年，男性多于女性。

（一）临床表现

本病主要表现为疼痛和血尿，其程度与结石的大小、部位、活动度、感染及梗阻程度有关。

1. 疼痛　结石引起输尿管梗阻时出现肾绞痛，肾盂肾盏结石、鹿角形结石因移动不大仅引起腰部钝痛，活动或劳动可使疼痛发作或加重。

2. 血尿　疼痛时往往伴有肉眼或镜下血尿，以后者居多。

3. 膀胱刺激症状　结石合并感染时可有尿频、尿急、尿痛，输尿管末端结石亦可引起尿频、尿急。

4. 肾积水及肾功能不全　上尿路结石可引起梗阻、肾积水，双侧上尿路结石可造成肾功能不全。

5. 其他症状　如继发肾积脓、急性肾盂肾炎时可有畏寒、发热、脓尿、肾区压痛。

（二）辅助检查

1. 实验室检查　尿常规了解有无结晶、红细胞、白细胞、管型，以及 pH 值；血生化检查测定血钙、磷、尿酸、尿素氮及肌酐。

2. B 超检查　可用于肾结石的诊断并了解肾积水情况。

3. X 线检查　肾、输尿管及膀胱平片(KUB)，静脉尿路造影(IVU)，逆行肾盂造影(RP)等有助于上尿路结石的诊断。

（三）治疗要点

结石治疗的目的不仅是解除病痛，保护肾功能，而且应尽可能找到并解除病因，防止结石复发。根据病人的全身情况，结石大小、数目、位置、成分，有无梗阻、感染、肾积水、肾实质损害程度综合考虑治疗方案。

1. 非手术治疗　适用于结石直径小于 0.8 cm、表面光滑且无尿路梗阻和感染者。直径小于 0.4 cm 的光滑结石，90%病人能自行排出。

(1) 肾绞痛治疗　肌注哌替啶 50 mg 或并用阿托品 0.5 mg。轻者可给予 654-2、心痛定、消炎痛、黄体酮，双氯芬酸钠栓剂塞肛，局部热敷及针灸止痛。

(2) 大量饮水，增加尿量，促进结石排出　保持每日饮水量在 3000 mL 以上，尤其是睡前及半夜也应饮水，以保持夜间尿液呈稀释状态，有利于减少晶体形成。

(3) 适当运动　可进行跑步、跳跃、跳绳、上下楼梯、打球、骑车等运动。

(4) 饮食调节　少食含钙及草酸成分丰富的食物，多食纤维素类食物。

(5) 控制感染　可根据尿细菌培养结果选用针对性抗菌药物。

(6) 调节尿液 pH 值　尿酸及胱氨酸结石可服用碱化尿液的药物，如枸橼酸钾、碳酸氢钠；口服氯化铵酸化尿液，有利于防止感染性结石生长。

(7) 中药排石　如口服排石冲剂等。

2. 体外冲击波碎石术(ESWL)　此方法安全、有效。通过 X 线、B 超对结石进行定位，利用体外冲击波聚焦后击碎体内的结石，使之随尿液排出体外，达到治疗的目的。此法最适宜于结石直径小于 2.5 cm、结石以下输尿管通畅、肾功能良好、未发生感染的上尿路结石病人。

知识拓展

体外冲击波碎石术

体外冲击波碎石术是利用电极放电时(或电磁产生撞击)所产生的冲击波，经过水及身体组织的传导，将肾脏或输尿管内的结石击碎，然后随着尿液排出体外。冲击波源主要分为液电、电磁、压电三种；定位系统包括 X 线定位、B 超定位，以及同时具有 X 线与 B 超定位的双定位系统；聚焦系统则分为发射杯聚焦与透镜聚焦两类。

3. 手术治疗

(1) 非开放手术治疗　①输尿管肾镜取石或碎石术：适用于输尿管中下段结石，可在输尿管肾镜直视下取出或经超声、液电、激光、弹道等碎石后取出。②经皮肾镜取石或碎石术：先行肾穿刺造瘘，反复扩张皮肤至肾内通道，插入肾镜或输尿管镜，直视下取出肾及输尿管上段结石，结石较大者可先行碎石后取出。

(2) 开放手术治疗　当以上的治疗方法无效，则需考虑开放手术治疗。手术方法有输尿管切开取石术，肾盂切开或肾窦内肾盂切开取石术，肾实质切开取石术，肾部分切除术和肾切除术。

(四) 护理评估

1. 健康史　了解病人的年龄、性别、饮食习惯，了解当地水质及发病情况，了解病人有无尿路感染、梗阻、异物病史，了解病人有无甲旁亢、痛风及长期卧床史。

2. 身体评估　了解病人疼痛的特点及与血尿的关系；检查有无肾区叩痛。

3. 辅助检查　了解实验室、B 超、X 线检查结果。

4. 心理-社会状况　了解病人患病后的心理反应，了解病人对疾病及治疗的认知程度，了解病人家属的心理承受能力，了解病人家庭的经济承受能力。

(五) 常见护理问题/诊断

(1) 疼痛　与结石阻塞及刺激输尿管壁有关。

(2) 焦虑　与结石引起的绞痛及肾功能减退有关。

(3) 知识缺乏　缺乏有关病因和预防复发的知识。

(4) 潜在并发症：尿路感染、梗阻、肾功能不全、碎石后“石街”形成。

(六) 护理目标

(1) 病人自觉疼痛减轻，舒适感增加。

(2) 减轻病人恐惧与焦虑程度。

(3) 病人能简述预防泌尿系统结石的相关知识及生活常识。

(4) 减少、减轻并及时发现和处理并发症。

(七) 护理措施

1. 非手术治疗的护理

(1) 肾绞痛的护理　发作期病人应卧床休息，遵医嘱立即用药物止痛，病情较重应输液治疗。

(2) 促进排石　鼓励病人大量饮水,指导病人适度运动、改变体位,以促进结石排出。

(3) 病情观察　观察尿液内是否有结石排出,每次排尿于玻璃瓶或金属盆内,可看到或听到结石的排出,给予过滤并保留结石,以便分析其成分。同时观察有无血尿及尿路感染等。

2. ESWL 的护理

(1) 介绍治疗经过取得病人配合　治疗前向病人介绍 ESWL 的治疗机制、治疗过程和治疗中的要求,以解除病人恐惧心理,争取其主动配合,治疗中不能随意移动体位。

(2) 体位　若病人无全身反应及明显疼痛者,适当活动、经常变换体位,可增加输尿管蠕动、促进碎石排出。碎石后病人应采取患侧在下的侧卧位,以利结石排出;肾下盏结石可采用头低位,并叩击背部加速排石;巨大肾结石碎石后因短时间内大量碎石突然充填输尿管而发生堵塞,可引起"石街"和继发感染,严重者引起脓肾,需要调节体位控制排石。

(3) 病情观察　严密观察和记录碎石后排尿及排石情况。淡红色血尿一般 3 日内可自行消失;用纱布过滤尿液,收集结石碎渣进行成分分析;碎石经过输尿管排出时,病人可能出现肾绞痛感觉,可用解痉药和镇痛药;定时摄腹部平片观察结石排出情况;若出现肾绞痛、发热、严重血尿等异常现象时,需立即复诊。若需再次治疗,间隔时间不少于 7 日。

3. 非开放性手术的护理

(1) 术前向病人做好解释工作,术后会出现不同程度的血尿。

(2) 手术前后常规应用抗生素预防感染。

(3) 经皮肾造瘘管应妥善固定,保持通畅,观察引流液的颜色、量、性状。

(4) 观察有无并发症　如发生输尿管穿孔,主要表现为尿外渗,易继发感染;肾实质裂伤表现为大量血尿。

4. 开放性手术护理

(1) 手术前护理　除常规术前护理要求外,还需注意以下几点:①术前晚及术晨分别行大量不保留灌肠,以利于术前 X 线摄片对结石定位;②手术当日送病人至手术室前,需先送病人至 X 光室,再照一张 KUB,确定结石的位置是否移动,以此作为选择切口的依据。

(2) 手术后护理

①保持呼吸道的通畅:肾脏和输尿管上部手术,是由第 12 肋缘下切口,手术切口正好在横膈下方,当深呼吸时会引起疼痛,以至于影响呼吸,导致肺扩张不全或其他的呼吸道合并症。手术后 24～48 h,每 3～4 h 依据病人情况给予止痛药,止痛药给予后 30 min,指导病人做深呼吸运动,有效咳嗽及翻身。

②定时测量血压、脉搏,观察切口有无渗血及漏尿。

③观察尿液排出情况:a. 手术后 5 日内需仔细观察尿液排出情况,以确定肾功能和引流是否适当。b. 每小时尿量至少应维持 50 mL,如果病人的摄入量充足而每小时尿量仅为 20～30 mL(各引流管引流通畅)时,需立即通知医生。c. 尿量包括由肾造瘘管、膀胱造瘘管或导尿管引流出尿液量和渗湿敷料估计量的总和。d. 注意尿液的颜色,手术后 12 h 尿液大都带有血色,若出现鲜红而浓的血尿,是出血的征象,需通知医生处理。

④维持引流管通畅:施行肾脏及上段输尿管切开取石术,必须安放肾周围引流管,以引流肾脏内及其周围的渗出液;还需在尿路内放置支架引流管,如肾造瘘管、输尿管支架引流管、膀胱造瘘管等。a. 护士必须了解引流管放置的部位及其目的。b. 各种引流管需维持通畅,没有医嘱不可关闭引流管。尤其是肾造瘘者,肾造瘘管按常规不冲洗,以免引起感染,必须冲洗造瘘管时,应严格执行无菌操作,并在医生指导下进行或协助医生进行。c. 引流管要适当地固定,避免脱落、扭曲。d. 引流袋放置要低于肾脏,病人下床行走时要低于髋部。e. 观察引流液的量、颜色及有无出血现象。输尿管切开取石后第一次经尿道排出的尿液为血性,则提示输尿管通畅;输尿管内放置支架管者,必须确切固定,应记录体外部分的长度,严防脱落,以免形成切口漏尿或导致输尿管狭窄。现在多留置双 J 管做

内支架引流，便于术后护理、减轻病人痛苦。

⑤体位及活动：肾部分切除及肾实质切开取石术后的病人，应绝对卧床休息 2 周以上，以防继发出血或肾下垂。输尿管切开取石术后，平卧 6 h，血压、脉搏平稳后，病人取半坐卧位，有利于伤口引流，促进伤口愈合。肾盂切开取石术后卧床休息 3～5 日后可逐渐下床活动。

⑥营养与饮食：术后禁食，待肠蠕动恢复、肛门排气后，进高热量、高蛋白、高维生素、易消化的流质饮食，逐渐过渡到半流质饮食、软食、普食，多食高纤维素的食物，不宜进食辛辣食物；预防便秘；每日应饮水 3000 mL。尿内沉淀物过多时，按医嘱口服药物，调整尿的酸碱性，防止结石复发。

⑦合并症的预防与护理：a. 出血：密切注意观察敷料及引流液，若有鲜红色引流液且量较多伴有血凝块形成时，应注意血压、脉搏的变化，如发现继发出血，应及时通知医生。b. 腹胀：肾、输尿管术后，大多数病人出现腹胀，病人发生腹胀时，应禁食 24～48 h。必要时可行胃肠减压，给予促进肠蠕动的药物，以减轻腹胀。

5. 健康指导

(1) 经常向病人宣传卫生知识，使病人了解尿石症的病因、病理、症状及预防知识，加强病人康复信心。

(2) 向病人讲述饮水、饮食注意事项，了解体育活动的重要意义，定期检查，培养良好的日常生活习惯，防止结石复发。

(3) 对手术病人宣传手术的目的、术式，以及放置引流管、卧床、活动、血尿等知识。

(4) 嘱肾实质切开取石及肾部分切除术病人出院后 3 个月内不能参加体力劳动和剧烈的活动，并注意保持大便通畅，防止继发出血。

三、下尿路结石

膀胱结石分为原发性和继发性两种。原发性膀胱结石多见于营养不良的儿童，尤其是缺乏动物蛋白摄入者，现已少见。继发性膀胱结石多见于 50 岁以上的老年人，前列腺增生致下尿路梗阻引起长期尿潴留是主要原因，膀胱异物、感染、憩室也可引起。

（一）临床表现

典型症状为排尿突然中断，并感疼痛，放射至阴茎头部和远端尿道，伴排尿困难和膀胱刺激症状。病儿常用手牵拉或搓揉阴茎，经跑跳及改变姿势后，能缓解疼痛和继续排尿。前列腺增生病人继发膀胱结石时，排尿困难加重或伴有感染症状。结石位于膀胱憩室内时，常无上述症状，表现为尿路感染。

（二）辅助检查

1. 实验室检查　尿常规检查。

2. 影像学检查　B 超、KUB、膀胱造影都易发现膀胱结石。

（三）治疗要点

1. 经尿道用超声、液电、机械碎石　大多数膀胱结石病人均适宜应用此法，也可行俯卧位体外冲击波碎石。

2. 耻骨上膀胱切开取石术　适用于较大结石或上述方法失败者，并根据情况做膀胱造瘘术。

（四）护理评估

1. 健康史　了解病人的年龄、性别、饮食习惯，了解当地水质及发病情况，了解病人有无尿路感染、梗阻、异物病史，了解病人有无甲旁亢 、痛风及长期卧床史。

2. 身体评估　了解病人疼痛的特点及与血尿的关系，检查有无肾区叩痛。

3. 辅助检查　了解实验室、B 超、X 线检查结果。

Note

4. 心理-社会状况 了解病人患病后的心理反应，了解病人对疾病及治疗的认知程度，了解病人家属的心理承受能力，了解病人家庭的经济承受能力。

(五) 常见护理问题/诊断

(1) 疼痛 与结石阻塞及刺激输尿管壁有关。

(2) 焦虑 与结石引起的绞痛及肾功能减退有关。

(3) 知识缺乏 缺乏有关病因和预防复发的知识。

(4) 潜在并发症：尿路感染、梗阻、肾功能不全、碎石后"石街"形成。

(六) 护理目标

(1) 病人自觉疼痛减轻，舒适感增加。

(2) 减轻病人恐惧与焦虑程度。

(3) 病人能简述预防泌尿系统结石的相关知识及生活常识。

(4) 减少、减轻并及时发现和处理并发症。

(七) 护理措施

1. 观察碎石排出情况 术后注意碎石排出情况，观察尿中排出碎石的量，必要时收集保存。

2. 观察膀胱和尿道机械性操作后并发症 膀胱和尿道机械性操作后易出血，注意观察出血的量及尿的颜色、性状等。还需观察下腹部情况，注意发现膀胱穿孔症状。

3. 耻骨上膀胱切开取石术后护理

(1) 为促进膀胱切口愈合，需要留置膀胱造瘘管。观察并记录尿量、颜色及性状。要保持引流通畅，如有阻塞，可用无菌生理盐水冲洗。一般术后 7～10 日拔除引流管。

(2) 保持切口清洁干燥，如有敷料被浸湿时要及时更换。

(3) 多饮水并适量应用抗生素预防切口及尿路感染。

(4) 适当应用止痛药。

4. 健康指导 基本同上尿路结石。行耻骨上膀胱切开取石术病人 1 个月之内不宜参加重体力劳动和剧烈活动，以防继发出血。

(王兵)

第三节 泌尿系统梗阻病人的护理

导学案例

病人，男，70 岁，因排尿费力就诊。病人近三年来排尿延迟、费力，尿流变细，夜尿明显增多且逐步加重。查体：前列腺约鸽子蛋大小，质韧，有弹性，中央沟变浅。B 超检查示前列腺 5 cm×5 cm×4 cm，残余尿量约 150 mL。问题：

1. 病人目前主要的护理问题有哪些？

2. 应对病人采取怎样的护理措施？

尿路梗阻是由泌尿系统本身及其周围疾病引起的从肾盏、肾盂、输尿管、膀胱至尿道的梗阻。持续梗阻终将导致肾积水、肾功能损害，甚至肾功能衰竭。梗阻发生在膀胱以上为上尿路梗阻，肾积水发生早，但仅累及一侧；梗阻发生在膀胱颈及以下者称为下尿路梗阻，初期有膀胱的缓冲，对肾脏影响不大，一旦膀胱功能失调则可引起双侧肾积水，危害更大。

引起尿路梗阻的原因很多，常见的有前列腺增生、尿路结石、泌尿系统肿瘤、泌尿系统结核及某些先天畸形均可引起泌尿道狭窄。此外，泌尿系统周围的疾病也可压迫尿路引起尿路梗阻（图16-3-1）。泌尿系统梗阻引起的基本病理改变是梗阻以上的尿路扩张，初期管壁肌增厚，增加收缩力尚能克服梗阻；后期失去代偿能力管壁变薄，肌萎缩和张力减退，膀胱以下发生长期的严重梗阻，可使输尿管膀胱连接部活瓣作用丧失，尿液自膀胱逆流至一侧或双侧输尿管，而导致肾积水。

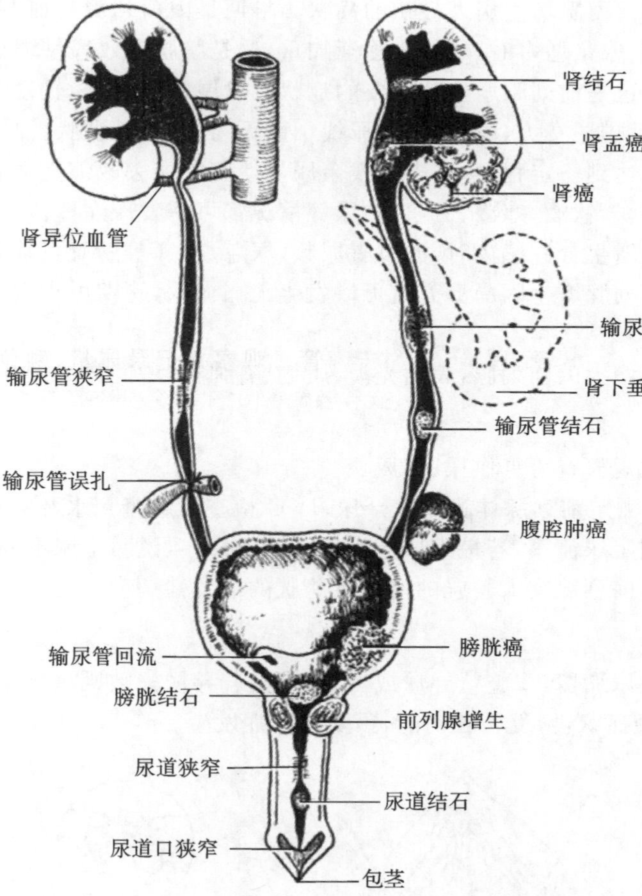

图 16-3-1　尿路梗阻的常见原因

一、良性前列腺增生

良性前列腺增生（BPH）简称前列腺增生，是老年男性的常见病。一般男性 35 岁以上均有不同程度的增生，50 岁以后出现临床症状。

（一）病因及病理

前列腺增生的病因尚不完全清楚，目前认为年龄和有功能的睾丸是发病的基础，与睾酮、双氢睾酮及雌激素的改变和失去平衡有关。

前列腺增生有两类结节：即基质型和腺泡型。前列腺增生使尿道前列腺部弯曲、伸长、受压变窄。其精阜亦随增生的腺体向下移至接近外括约肌处。前列腺增生的程度与尿流梗阻的程度并不一定成比例,而与增生部分的位置有直接关系,例如伸向膀胱的增生部分,极易堵塞尿道内口,可引起严重梗阻。

前列腺增生引起梗阻时,膀胱逼尿肌增厚,黏膜表面出现小梁,严重时形成小室和假性憩室。长期排尿困难使膀胱高度扩张,可导致输尿管末端丧失其活瓣作用,发生膀胱输尿管反流;梗阻和反流可引起肾积水和肾功能损害。前列腺增生使尿路梗阻后膀胱内尿液潴留,且因膀胱功能受损使排尿不尽形成残余尿,容易继发感染和形成结石。

(二)临床表现

本病症状的出现取决于梗阻的程度、病变发展的速度及是否合并感染和结石,而不在于前列腺本身的增生程度。

1. 尿频 尿频常常是前列腺增生病人最初的症状。早期是因前列腺充血刺激所引起的,夜间较显著。梗阻加重、膀胱残余尿量增多时,尿频亦逐渐加重,这是膀胱有效容量缩小所致。

2. 进行性排尿困难 这是前列腺增生最重要的症状。发展常很缓慢,轻度梗阻时,排尿迟缓、断续、尿后滴沥。梗阻加重后排尿费力,射程缩短,尿线细而无力,终呈滴沥状。

3. 尿潴留 梗阻加重达到一定程度,过多的残余尿可使膀胱失去收缩能力,逐渐发生尿潴留,并可出现充盈性尿失禁。便秘、饮酒、寒冷、劳累、憋尿等情况都可诱发尿潴留。

4. 其他症状 前列腺增生合并感染时,亦可有尿频、尿急、尿痛等膀胱炎症状。有结石时症状更为明显,并可伴有血尿;前列腺增生因局部充血可以发生无痛血尿,晚期可出现肾积水和肾功能不全征象。

5. 直肠指检 可触到增大的前列腺,表面光滑、质韧、有弹性,中间沟消失或隆起。

(三)辅助检查

1. 实验室检查 尿常规检查可见血尿、脓尿。

2. 影像学检查 B超测定前列腺体积及残余尿;IVU检查了解肾积水及肾功能。

3. 尿动力学检查 测定尿流率,若最大尿流率小于15 mL/s,说明排尿不畅。

4. 膀胱镜检查 了解前列腺突入膀胱的情况及膀胱的继发性病变。

(四)治疗要点

1. 紧急处理 如出现尿潴留,应施行导尿或留置导尿,若导尿失败则施行耻骨上膀胱造瘘术(图16-3-2),以引流尿液,减轻症状,恢复膀胱功能,预防尿毒症发生。

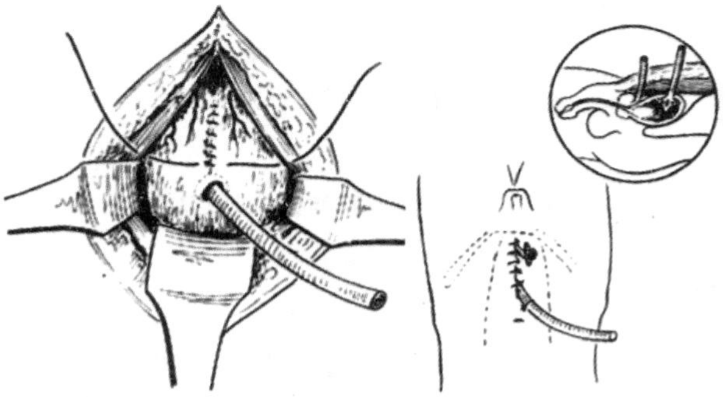

图 16-3-2 耻骨上膀胱造瘘术

2. 药物治疗 前列腺增生症的早期症状较轻时可采用药物治疗。包括α受体阻滞剂、激素、降胆固醇药以及植物药等。其中受体阻滞剂对排尿影响较大,能改善排尿功能。常用特拉唑嗪,此药对症状较轻的病例有良好的疗效。激素类药物中5α-还原酶抑制剂(如保列治)大约服用3个月可以使前列腺缩小,改善排尿功能。

3. 手术治疗　对于梗阻严重的良性前列腺增生病人，手术治疗仍是最佳选择。当病人有尿路感染和心、肺、肝、肾功能不全时，宜先行尿引流，插导尿管或行膀胱造瘘术，待全身情况改善后再手术。前列腺切除术可采取经尿道前列腺切除术(TURP)和开放手术，TURP具有无创口、出血少、痛苦少、恢复快等优点，是目前治疗前列腺增生的"金标准"，已逐步取代开放手术。

4. 其他疗法　其他疗法适用于尿道梗阻较重而又不适宜手术者。激光治疗、经尿道气囊高压扩张术、经尿道高温治疗、体外高强度聚焦超声适用于前列腺增生体积较小者，前列腺尿道支架网适用于不能耐受手术的病人。

(五) 护理评估

1. 健康史　了解病人的年龄、发病诱因，了解病人以往治疗情况，了解病人主要脏器功能情况。

2. 身体评估　了解病人夜尿情况及排尿困难的程度，检查病人有无膀胱充盈、前列腺增大的体征，有无肾积水、肾功能不全表现。

3. 辅助检查　了解B超、IVU、膀胱镜、尿动力学检查结果。

4. 心理-社会状况　了解病人及其家属对疾病过程、治疗方法、可能发生的并发症的认知程度和心理反应，了解病人家庭经济承受能力。

(六) 常见护理问题/诊断

(1) 排尿障碍　与下尿路梗阻有关。

(2) 有感染的危险　与前列腺增生导致的残余尿量增多、尿潴留及留置导尿有关。

(3) 潜在并发症：术后出血、尿失禁。

(七) 护理目标

(1) 病人恢复正常排尿，自觉疼痛感减轻、舒适感增加。

(2) 恐惧与焦虑程度减轻。

(3) 病人能简述预防急性尿潴留的有关知识及生活常识。

(八) 护理措施

1. 非手术治疗及护理

(1) 观察用药效果　一般药物治疗3个月左右可以使前列腺缩小、排尿功能改善。应观察用药后病人的夜尿次数有无减少、排尿困难症状有无减轻。

(2) 保护膀胱的紧张性　①指导病人勿在短时间内大量、快速饮水；②避免饮酒或饮有利尿作用的饮料；③禁忌憋尿。

(3) 协助病人适应环境　由于病人排尿次数增加以及夜尿现象，加之病人大都是老年人，动作敏捷度低且视力较差，若病床离洗手间太远常会有尿湿衣裤的情形。为了减少病人的挫折感，在环境的安排上应考虑病人的舒适及安全，病床尽量靠近洗手间或是在床旁放置尿壶。夜间病室内需有灯光以确保病人的安全。

(4) 导尿管及膀胱造瘘管的护理　详见本章第一节肾损伤的导尿管及膀胱造瘘管的护理。

2. 术前护理

(1) 做好心、肝、肺、肾功能检查　前列腺增生病人多为高龄老年人，可能有不同程度的高血压、动脉硬化、慢性气管炎、肺气肿等老年病。

(2) 每日询问病人排尿情况，嘱病人吃粗纤维易消化食物，以防便秘，忌饮酒及辛辣食物。鼓励病人多饮水，勤排尿。

(3) 做好心理护理，耐心向病人及其家属解释各种手术方法的特点。

3. 术后护理

(1) 病情观察　老年人多有心血管疾病，加上麻醉及手术刺激可引起血压下降或诱发心脑并发

Note

症,应严密观察病人意识状态及生命体征。

(2) 膀胱冲洗　术后立即用生理盐水持续冲洗膀胱3～7日。①冲洗速度可根据尿色而定,色深则快、色浅则慢。前列腺切除术后都有肉眼血尿,随着时间的延长,血尿颜色逐渐变浅,若血尿色深红或逐渐加深,说明有活动性出血,应及时通知医生处理。②确保冲洗管道通畅,若引流不畅应及时施行高压冲洗抽吸血块,以免造成膀胱充盈、膀胱痉挛而加重出血。③准确记录尿量、冲洗量和排出量。尿量=排出量－冲洗量。

(3) 体位　术后需固定或牵拉气囊尿管,平卧2日后改半卧位,防止病人坐起或肢体活动时,气囊移位而失去压迫膀胱颈口的作用,导致出血。

(4) 饮食　术后6 h无恶心、呕吐,可进流质饮食,鼓励多饮水,1～2日后无腹胀即可恢复正常饮食。饮食以易消化、富含营养、多纤维食物为主。并辅以润肠通便的药物(如麻仁丸),预防便秘,以免因腹内压增高而引起继发性大出血。

(5) 补充液体　病人以多饮水为主,以起到内冲洗作用。必要时施行静脉补液,输液时注意速度不宜过快,避免心力衰竭及肺水肿发生。

(6) 膀胱痉挛的护理　膀胱痉挛可引起阵发性剧痛、诱发出血,多为逼尿肌不稳定、导管刺激、血块堵塞冲洗管等原因引起。术后留置硬脊膜外麻醉导管,按需定时注射小剂量吗啡有良好效果;也可口服硝苯地平、丙胺太林、地西泮,或用异搏定30 mg加入生理盐水冲洗膀胱。

(7) 不同手术方式的护理　①TURP:观察有无TURP综合征,因术中大量的冲洗液被吸收使血容量急剧增加,形成稀释性低钠血症,病人可在几小时内出现烦躁、恶心、呕吐、抽搐、昏迷,严重者出现肺水肿、脑水肿、心力衰竭等,称TURP综合征。此时应减慢输液速度,予以利尿剂、脱水剂,对症处理。TURP术后3～5日尿液颜色清澈,即可拔除导尿管。②开放手术:耻骨后引流管待引流量很少时拔除;耻骨上前列腺切除术后5～7日、耻骨后前列腺切除术后7～9日拔除导尿管;术后10～14日,若排尿通畅拔除膀胱造瘘管,然后用凡士林纱条填塞瘘口,排尿时用手指压迫瘘口敷料以防漏尿,一般2～3日愈合。

(8) 预防感染　病人留置导尿管加之手术所致免疫力低下,易发生尿路感染和生殖道感染,术后应观察体温及白细胞变化,若有畏寒、发热症状,应观察有无附睾肿大及疼痛。早期应用抗生素,每日用消毒棉球擦拭尿道外口2次,防止感染。

(9) 预防并发症　①应避免腹内压增高及便秘,术后1周内禁止灌肠或肛管排气,以免造成前列腺窝出血;②加强老年人的基础护理及生活护理,防止压疮发生,预防心肺并发症。

(10) 协助病人调适身心的改变　①前列腺手术后可能会暂时或永久性地影响性功能,应让病人表达内心的焦虑,告诉病人可利用阴茎假体来治疗阳痿的问题。②如手术损伤膀胱内括约肌,会引起逆行射精,因此射精时无液体射出勿惊慌。③当导尿管拔除后,有时会出现滴尿或排尿失去控制力,加上病人动作敏捷度差,常会尿湿衣裤,而感到沮丧、忧郁,应告诉病人,这种现象不久即会消失。

4. 健康指导

(1) 讲解手术、术式及术前、术后护理的注意事项。

(2) 说明留置导尿管的意义,以及维持冲洗的意义、注意事项。

(3) 宣传多饮水、提倡均衡饮食的意义。多吃新鲜蔬菜、水果、大豆,多喝蜂蜜,以保持大便通畅,预防便秘。

(4) 向TURP病人宣传出院后应减少活动、忌烟酒、防感冒、忌刺激,以避免手术后再出血。

(5) 教病人学会锻炼肛提肌的方法,以尽快恢复尿道括约肌的功能。

(6) 手术后3个月内不骑自行车,不走远路,不提重物,不用力排便,不同房。避免长期坐硬板凳,生活应有规律。避免剧烈运动,可进行散步、打太极拳等轻微活动,以不感到疲劳为度。

(7) 若出现大量血尿等,应及时到医院就诊。

二、肾积水

尿液从肾盂排出受阻，造成肾内压增高，肾盏、肾盂扩张、肾实质萎缩，称为肾积水。

泌尿系统及其邻近各种病变引起尿路梗阻最终都可导致肾积水。由于梗阻的原发病因、部位和程度的差异，肾积水的临床表现和过程并不一致。先天性病变如肾盂输尿管连接部的狭窄等发展比较缓慢，可长期无明显症状，达到一定体积时才出现腹部肿块。此类肾积水也称原发性肾积水。泌尿系统各部的结石、肿瘤、炎症和结核所引起的肾积水称继发性肾积水，临床表现主要为原发病的症状和体征，很少显出肾积水的病象；输尿管梗阻时的肾积水有时呈间歇性发作。长时间梗阻所引起的肾积水，终将导致肾功能逐渐减退或肾功能衰竭。肾积水超过 1000 mL 和小儿肾积水超过 24 h 尿量，称为巨大肾积水。

（一）临床表现

原发性肾积水不合并感染时无明显症状，主要表现是腹部包块，有囊性感。继发性肾积水其原发病的症状较明显，间歇性腰痛或绞痛，伴恶心、呕吐、尿量减少，疼痛消失后排出大量的尿液。

（二）辅助检查

1. 实验室检查　除尿常规检查和尿细菌培养外，必要时需做结核杆菌和脱落细胞的检查。血液检查应做有无氮质血症、酸中毒和电解质紊乱等的检查。

2. 影像学检查　B超为首选检查方法；IVU 可了解肾积水的程度和分肾功能；逆行肾盂造影可显示梗阻部位，静脉注射靛胭脂可了解分肾功能；CT、MRI 检查可明确区分增大的肾是积水还是实性肿块及引起肾积水的病因；放射性核素肾扫描和肾图对肾积水的诊断亦有帮助。

（三）治疗要点

1. 去除病因　如先天性肾盂输尿管连接部狭窄可行肾盂成形术，尿路结石可行碎石及取石术，尿路狭窄行扩张治疗。

2. 肾造瘘术　危急情况下先行肾造瘘术，待症状缓解，再进行病因治疗。梗阻原因不能解除时，肾造瘘则作为永久性治疗措施。

3. 肾切除术　肾实质菲薄、严重感染积脓的肾积水病人，如对侧肾功能良好，可切除病肾。

（四）护理评估

1. 健康史　了解病人的性别、年龄、泌尿系统疾病史。

2. 身体评估　了解病人的排尿情况、腰腹痛程度、有无腰腹部肿块及其性质。

3. 辅助检查　了解 B 超、IVU、CT、MRI 检查结果。

4. 心理-社会状况　同良性前列腺增生症。

（五）常见护理问题/诊断

（1）焦虑或恐惧　与缺少疾病的有关知识及对治疗方法和预后的担心有关。

（2）疼痛　与尿路梗阻、感染等有关。

（3）潜在并发症：肾积脓、肾功能不全等。

（六）护理目标

（1）减轻病人恐惧与焦虑程度。

（2）病人自觉疼痛感减轻，舒适感增加。

（3）减少、减轻并及时发现和处理并发症。

（七）护理措施

1. 非手术治疗的护理

（1）心理护理　多与病人沟通，适当解释病情，做好病人的心理疏导工作。

(2) 疼痛护理　观察病人疼痛的部位、诱因、程度和疼痛的性质,遵医嘱给予止痛药。

(3) 观察病情　观察病人排尿情况、腹部肿块及体温变化,注意有无感染征象。若发现感染迹象或肾积水、肾功能损害加重,应积极协助处理。

2. 手术治疗的护理　手术前按非手术治疗护理,同时做好术前准备。手术后护理包括体位安置、观察病情、饮食与输液、抗菌药物应用等,详见肾结石术后护理。手术治疗的护理还应注意以下几点。

(1) 切口护理　观察敷料有无渗血、渗尿,及时更换敷料。

(2) 各种引流管的护理　按常规做各种引流管护理,妥善固定、做好标记、保持通畅。肾周围引流术后引流管 3～4 日拔出;肾盂输尿管支架引流管术后引流管 7～10 日拔出;肾造瘘管 2 周左右拔出,拔管前应夹闭导管观察 2～3 日,若无发热、腹痛等,即可拔管。

(3) 并发症的护理　术后可能发生吻合口漏、感染等并发症。①若尿少,而手术后放置吻合处的引流管或切口有较多淡黄色液体流出,说明有吻合口漏的发生。②若出现发热、白细胞计数升高、尿液中有白细胞,提示发生感染。出现以上情况应及时通知医生,并协助处理。

3. 健康指导

(1) 预防感染　肾积水易合并感染,一旦感染造成肾积脓危害极大,应教育病人注意防治感染,遵医嘱合理使用抗生素。

(2) 饮食指导　告知病人合理饮食,主要通过摄入糖类及脂肪类食物增加能量,不宜过多进食蛋白质丰富的食物。单侧性肾积水病人不必特别限制,双侧肾积水病人则应适当限制每日的进水量。

(王兵)

第四节　泌尿系统、男性生殖系统结核病人的护理

导学案例

病人,男,35 岁,尿频、尿急、尿痛伴血尿 6 月余。6 个月前病人无明显诱因渐出现尿频、尿急、尿痛,约 1 h 排尿一次,排尿初始及终末为肉眼血尿,偶伴小血块,无低热、盗汗、腰痛。B 超示左肾内部正常结构消失,可探及多个大小不等液性区,肾实质变薄并有破坏。右肾未见异常,右输尿管下段扩张,膀胱容量小于 50 mL。问题:

1. 病人目前主要的护理问题有哪些?
2. 应对病人采取怎样的护理措施?

一、肾结核

肾结核多见于 20～40 岁青壮年,约 90%为单侧。

(一) 病理

肾结核的原发病灶多在肺部,其次在骨关节及肠道,结核分枝杆菌经血行播散至双侧肾脏皮质。

因此处血液循环丰富，修复能力较强，若病人免疫力强，细菌的数量少或毒力弱，则病变可自行愈合而不出现症状，但尿中可检出结核分枝杆菌，称为病理肾结核。若病人免疫力低，细菌数量多或毒力强，肾皮质病灶内的细菌经肾小管到达髓质，而此处血流缓慢，细菌易繁殖形成肾髓质结核。最后髓质的病灶穿破肾乳头波及肾盏、肾盂，形成结核性肾盂肾炎，此时病人出现临床症状及影像学改变，称为临床肾结核，绝大多数为单侧。

肾结核的早期病理改变主要是肾皮质内多发性结核结节，其中央为干酪样物质，边缘为纤维组织增生。侵入髓质的结核结节可相互融合形成干酪样脓肿，被纤维组织包裹可形成局限性的闭合性脓肿或无功能的结核性脓肾。部分病人全肾广泛钙化，肾功能完全丧失，输尿管也完全闭塞，使含有结核分枝杆菌的尿液不能流入膀胱，膀胱继发性结核病变逐渐好转和愈合，膀胱刺激症状随之缓解和消失，尿液检查趋于正常，称为“肾自截”。

含有结核分枝杆菌的脓液随尿液排出时引起输尿管结核、膀胱结核、尿道结核。膀胱结核病变从患侧输尿管口开始，逐渐波及整个膀胱，当膀胱壁广泛纤维化导致膀胱挛缩，其容量不足 50 mL。膀胱的病变可致健侧输尿管口狭窄，引起健侧肾积水。

（二）临床表现

1. 症状　①尿频、尿急、尿痛：肾结核的典型症状。尿频常是最早出现的症状，早期是脓尿刺激所致，出现膀胱炎溃疡时，尿频加剧并伴有尿急、尿痛，晚期发生膀胱挛缩后尿频更加严重，甚至出现尿失禁。②血尿：多为镜下终末血尿，若病变侵及血管可出现肉眼血尿，甚至引起肾绞痛。③脓尿：可以是镜下脓尿，也可为肉眼脓尿。④腰痛：可出现钝痛或绞痛。⑤全身症状：发热、盗汗、贫血、消瘦、纳差及血沉增快。当一侧肾结核引起对侧肾积水时，病人出现水肿、恶心、呕吐、少尿或无尿等慢性肾功能不全症状。

2. 体征　较大脓肾或对侧巨大肾积水可出现腰部肿块。

（三）辅助检查

1. 实验室检查　尿液呈酸性，尿蛋白阳性，有较多红细胞和白细胞，尿结核分枝杆菌培养对肾结核的诊断有决定性意义。

2. 影像学检查　①B 超检查：适用于中晚期病人，可见患肾结构紊乱、有钙化，可明确对侧肾有无积水和膀胱是否挛缩。②KUB 和 IVU：KUB 可显示肾区钙化灶。IVU 则是早期肾结核最灵敏的检查方法，显示肾盏边缘不光滑呈虫蚀样，继而肾盂不规则扩大或模糊变形，形成空洞。输尿管僵硬呈串珠样狭窄。③CT 和 MRI：CT 可见肾盏肾盂变形、皮质空洞和钙化灶。MRI 成像是了解上尿路梗阻的无创性检查。

3. 膀胱镜检查　可见膀胱黏膜充血、水肿、浅黄色结核结节、结核性溃疡、肉芽肿等病变，以膀胱三角区和患侧输尿管口较为明显。若膀胱容量小于 100 mL 则不宜做膀胱镜检查。

（四）治疗要点

1. 药物治疗　适用于早期肾结核，常用的一线抗结核药物有异烟肼、利福平、吡嗪酰胺、乙胺丁醇、链霉素，二线药物为环丝氨酸、乙硫异烟胺。宜采用三药联用的方法，以及采用 6～9 个月的短程疗法。

2. 手术治疗　药物治疗无效或肾破坏严重者应选择手术治疗。肾切除术前抗结核药物治疗至少 2 周，肾部分切除术前抗结核药物治疗至少 4 周，术后继续抗结核药物治疗 6～9 个月。手术方式有肾切除术、肾部分切除术、膀胱扩大术及尿流改道手术。

（五）护理评估

1. 健康史　了解病人的年龄、性别、发病时间，有无肺结核及骨关节结核病史。

2. 身体状况　了解病人有无膀胱刺激症状，有无血尿、脓尿，有无腰痛及肿块，有无发热、消瘦、盗汗、贫血等全身症状。

3. 辅助检查 了解实验室、影像学及膀胱镜检查结果。

4. 心理-社会状况 了解病人及其家属对肾结核的认知程度，对手术治疗的心理和经济承受能力。

(六) 常见护理问题/诊断

(1) 焦虑 与病程长、患肾切除、担心预后有关。

(2) 排尿异常 与结核性膀胱炎、膀胱挛缩有关。

(3) 潜在并发症：出血、感染、尿瘘、肾功能衰竭、肝功能受损。

(七) 护理目标

(1) 病人焦虑或抑郁程度减轻。

(2) 病人未出现排尿异常，或程度减轻。

(3) 病人未出现并发症，或并发症得到及时发现和处理。

(八) 护理措施

1. 术前护理

(1) 心理护理 向病人解释全身治疗可增强抵抗力，以及合理的药物治疗和必要的手术治疗的意义。

(2) 休息与营养 病人可适当活动但应避免劳累；鼓励病人进食营养丰富、富含维生素的饮食，以改善营养状况；鼓励病人多饮水以减轻结核性脓尿对膀胱的刺激。

(3) 用药护理 要求病人按时、足量、足疗程服用抗结核药物；观察药物的毒副作用：定期检查肝、肾功能，注意病人的听力变化。

2. 术后护理

(1) 体位 肾切除病人血压平稳后取半卧位，鼓励病人早日下床活动；肾部分切除者需卧床休息1～2周，以防继发性出血和肾下垂。

(2) 病情观察

①出血：密切监测病人的生命体征。术后出血表现：肾部分切除病人出现大量血尿；肾切除病人引流出血性液体每小时超过100 mL，并达300～500 mL。

②健肾功能：术后连续3日记录24 h尿量，若术后6 h仍无排尿或24 h尿量较少，说明健肾功能有障碍，应及时通知医生。

(3) 饮食护理 肛门排气后可进易消化、营养丰富的食物。

(4) 引流管的护理 妥善固定引流管，防止引流管扭曲、受压、堵塞，观察并记录引流液的性状、颜色和量。引流管一般在术后3～4日拔除，若发生感染或尿瘘则应延长拔管时间。

(5) 预防感染 术后注意体温和白细胞计数的变化，切口敷料浸湿应及时更换，充分引流，正确使用抗生素。

3. 健康指导

(1) 康复指导 加强营养，注意休息，适当活动，以增强机体抵抗力。

(2) 用药指导 遵医嘱继续进行抗结核治疗，定期复查肝、肾功能及检测听力。

(3) 复诊指导 每月检测尿常规、尿结核分枝杆菌、血沉，连续半年尿中无结核分枝杆菌视为稳定阴转，5年不复发可认定治愈。

二、男性生殖系统结核

男性生殖系统结核大多继发于肾结核，一般来自后尿道感染，少数为血行直接播散所致。

男性生殖系统结核包括前列腺结核、精囊结核和附睾结核。

（一）病理

主要病理改变为结核肉芽肿、干酪样变、空洞形成及纤维化。前列腺结核可形成会阴部窦道，排出干酪样坏死物，亦可破入膀胱、尿道或直肠。附睾结核病变常从尾部开始，可蔓延至整个附睾，甚至波及睾丸。

（二）临床表现

1. 前列腺、精囊结核　症状多不明显，偶感会阴部和直肠内不适；严重者出现血精、会阴窦道形成、性功能障碍和不育。直肠指检可触及前列腺、精囊硬结，一般无压痛。

2. 附睾结核　表现为阴囊肿胀不适或下坠感，可触及附睾无痛性结节，与阴囊皮肤粘连破溃后形成经久不愈的窦道。患侧输精管有串珠样结节。双侧病变则失去生育能力。

（三）辅助检查

1. 实验室检查　①尿液检查：24 h 尿沉渣涂片可见抗酸杆菌，结核分枝杆菌培养阳性。②血常规：白细胞计数正常，淋巴细胞比值增高，血沉增快。③精液常规：精子计数减少，活力下降，死精增多。

2. B 超检查　前列腺内显示有脓肿或空洞，附睾增大及低回声结节。

3. 影像学检查　尿道造影示前列腺尿道狭窄、膀胱颈挛缩，IVU 可见泌尿系统结核征象，输精管造影示狭窄甚至闭塞。

（四）治疗要点

1. 前列腺、精囊结核　一般采取全身支持治疗和抗结核药物治疗，疗程不少于 6 个月。

2. 附睾结核　早期可采用抗结核药物治疗，有脓肿或皮肤窦道者应进行手术治疗。术前抗结核治疗至少 2 周，术后继续抗结核治疗 3～6 个月。

（五）护理措施

1. 防治感染　附睾结核形成窦道后要保持局部清洁、干燥，及时换药，遵医嘱使用抗生素。

2. 用药护理　见“肾结核”相关内容。

3. 心理护理　对病人关注的生育问题做好耐心解释，告知结核病是可治愈的，以增强病人治疗的信心，积极配合治疗和护理工作。

4. 健康指导　见“肾结核”相关内容。

（王兵）

第五节　泌尿系统、男性生殖系统肿瘤病人的护理

导学案例

病人，男，52 岁，体检时 B 超发现左肾占位性病变，进一步 CT 检查，提示为肾癌。拟行腹腔镜左肾部分切除术，病人情绪非常低落。问题：

1. 病人目前主要的护理问题有哪些？

2. 应对病人采取怎样的护理措施？

泌尿系统、男性生殖系统肿瘤是泌尿外科常见的疾病之一，其发病率和死亡率有增加趋势。泌尿生殖系统各部均可发生肿瘤，最常见是膀胱癌，其次为肾癌，前列腺癌的发病率有明显增加的趋势，而阴茎癌日趋减少。

一、肾癌

肾肿瘤多为恶性，任何肾肿瘤在组织学检查前都应疑为恶性，临床较为常见的肾肿瘤有肾癌、肾盂肿瘤及肾母细胞瘤。

(一) 病理

1. 肾癌 肾癌为实质性肿瘤，从肾小管上皮细胞发生。肿瘤外有假包膜，圆形，切面黄色，有时呈多囊性，可有出血、坏死和钙化。肿瘤细胞胞浆含大量胆固醇，在镜下呈透明状。肾癌局限在包膜内时恶性度较小，穿透假包膜后可经血液和淋巴转移，肿瘤可直接扩展至肾静脉、腔静脉形成癌栓，亦可转移至肺、脑、骨、肝等，淋巴转移最先到肾蒂淋巴结。最常见的血行转移为肺转移。

2. 肾盂肿瘤 肾盂肿瘤多数为移行细胞乳头状瘤，肿瘤血供丰富，易破溃出血引起血尿，易恶变。瘤细胞可脱落种植于同侧输尿管及膀胱。早期发生淋巴转移。肾盂鳞状细胞癌少见，与肾盂结石、感染有关。

3. 肾母细胞瘤 肾母细胞瘤又称肾胚胎瘤或威尔姆斯(Wilms)瘤，是婴幼儿最常见的腹部肿瘤，占儿童恶性肿瘤的20%。肿瘤源自胚胎性肾组织，是上皮与间质组成的恶性混合瘤。肿瘤生长极快，与正常组织无明显界限。早期发生血行转移，以肺转移多见。因肿瘤很少累及肾盂肾盏，故血尿不常见。

(二) 临床表现

1. 血尿 特点是无痛性间歇性全程血尿。是肾肿瘤最常见、最早出现的症状，可以是肾盂肿瘤的早期表现。但肾癌只有当肿瘤侵犯肾盂后才有血尿，所以并非早期症状。肾母细胞瘤很少出现血尿。

2. 疼痛 常为钝痛或隐痛，多见于肿块体积较大的肾母细胞瘤和肾癌，肾盂肿瘤出血血块堵塞输尿管时可出现肾绞痛。

3. 肿块 进行性增大的腹部肿块是肾母细胞瘤的主要表现，肾癌体积较大时亦可扪及质硬无压痛的肿块，肾盂肿瘤致肾积水时则可扪及囊性肿块。

以上血尿、疼痛和肿块称为肾癌三联征，往往是肾癌的晚期表现。

4. 其他表现 ①肾癌的肾外表现：伴瘤综合征，系肾癌细胞分泌的激素类物质所引起的全身表现，主要有低热、血沉加快、高血压、红细胞增多等；②肾母细胞瘤坏死可伴有发热，压迫膈肌、胃肠道、下腔静脉可出现气急、腹胀、腹腔积液；③左侧精索静脉曲张：左侧肾癌和肾母细胞瘤可引起继发性精索静脉曲张。

(三) 辅助检查

1. 实验室检查 检测血、尿常规、血沉、血钙。

2. B超 能鉴别肾实质性肿块与囊性病变。

3. IVU 了解尿路形态，有无肾盂肾盏受压及充盈缺损；了解肾功能。IVU显影不清楚时行逆行肾盂造影。

4. CT、MRI 对肾癌的确诊率高，能确定肾癌情况，邻近脏器的浸润，淋巴结转移和静脉的癌栓，并能鉴别炎性包块与肾肿瘤。

(四) 治疗要点

1. 肾癌 根治性肾切除是首选治疗方法，如术前先行肾动脉栓塞术可使瘤体缩小，提高肿瘤的切除率和手术的安全性。术后病人配合黄体酮和免疫治疗。

2. 肾母细胞瘤　经腹肾切除并辅以化疗和放疗，综合治疗的两年生存率达60%～94%。

3. 肾盂肿瘤　需手术切除患侧肾脏、全段输尿管及输尿管开口处的部分膀胱壁。

（五）护理评估

1. 健康史　了解病人的年龄、性别。

2. 身体评估　了解血尿、疼痛、肿块情况，了解有无精索静脉曲张。

3. 辅助检查　了解实验室、影像学检查结果。

4. 心理-社会状况　了解病人患病后的心理反应，了解病人对疾病及治疗的认知程度，了解病人及其家属的心理承受能力，了解病人家庭的经济承受能力。

（六）常见护理问题/诊断

(1) 恐惧　与对癌症的恐惧、害怕手术、对治疗及预后缺乏信心有关。

(2) 营养失调：低于机体需要量　与癌肿消耗、手术创伤等有关。

(3) 疼痛　与肿瘤压迫、阻塞输尿管和手术创伤有关。

(4) 潜在并发症：术后出血、切口感染。

（七）护理目标

(1) 病人恐惧与焦虑程度减轻，战胜疾病的信心增强。

(2) 病人自觉疼痛减轻，舒适感增加。

(3) 减少并发症的发生。

（八）护理措施

(1) 术后观察病人全身症状的消失情况，以判断肿瘤是否切除彻底或有无其他部位转移。其余护理措施见本章第三节肾结石术后护理。

(2) 健康指导

①根据病人情况讲解肾肿瘤的病理、演变、手术前后注意事项。

②讲解应用化疗、放疗、免疫治疗等综合治疗的意义。

③讲解如果重新出现血尿、乏力、消瘦、疼痛、腰腹部肿块应迅速到医院就诊，定期拍胸部X线片，以及早发现转移灶。

二、膀胱癌

膀胱癌发病率在我国泌尿生殖系统肿瘤中占第一位，男女发病比例约为4∶1。大多数病人的肿瘤仅局限于膀胱，只有不到15%的病例出现远处转移。

（一）病因

膀胱癌的病因尚不完全清楚，可能与以下因素有关。

1. 环境和职业　现已肯定β-萘胺、联苯胺、4-氨基双联苯等是膀胱癌的致癌物，以上物质是制造染料的中间产物或橡胶塑料工业的防老化剂（抗氧化剂），长期接触这类致癌物容易发生膀胱癌，但因个体差异极大，潜伏期很长。

日常生活中吸烟是膀胱癌重要致癌因素，接触染料、橡胶塑料制品、油漆、洗涤剂等也可能是致癌的原因之一。

2. 其他　色氨酸和烟酸代谢异常可为膀胱癌病因，埃及血吸虫病、膀胱白斑、腺性膀胱炎等也可能是膀胱癌的诱因。

（二）病理

1. 组织类型　①上皮性肿瘤：占95%以上，其中多数为移行细胞乳头状癌，鳞癌和腺癌各占2%

Note

～3%。②非上皮性肿瘤:罕见,由间质组织发生,多数为肉瘤,如横纹肌肉瘤,好发于婴幼儿。

2. 分化程度 按肿瘤细胞大小、形态、染色、核改变、分裂相等可分为以下三级。Ⅰ级:分化良好,属低度恶性。Ⅱ级:分化居Ⅰ、Ⅲ级之间,属中度恶性。Ⅲ级:分化不良,属高度恶性。

3. 生长方式 一种是向膀胱腔内生长,成为乳头状瘤或乳头状癌,另一种是在上皮内浸润性生长,形成原位癌、内翻性乳头状瘤或乳头状癌。

知识拓展

膀胱肿瘤分期

膀胱肿瘤临床分期如下。

T_{is}:原位癌,肿瘤局限在黏膜内。

T_a:无浸润的乳头状瘤,肿瘤局限在黏膜内。

T_1:肿瘤侵及黏膜固有层。

T_{2a}:浸润浅肌层。

T_{2b}:浸润深肌层。

T_3:肿瘤侵及膀胱周围脂肪组织。

T_4:肿瘤侵及前列腺、子宫、阴道及盆壁等邻近器官组织(图 16-5-1)。

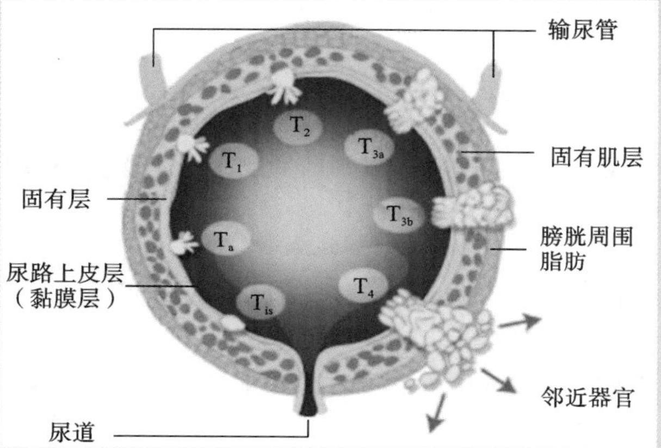

图 16-5-1 膀胱肿瘤分期

(三)临床表现

1. 血尿 无痛性肉眼血尿是最早出现的症状。早期血尿常是间歇性出现,可自行停止或减轻,容易造成"治愈"或"好转"的错觉。出血量或多或少,一般表现为全程血尿,终末加重。出血量和肿瘤大小、数目、恶性程度并不一致。

2. 晚期表现 可出现尿频、尿急、尿痛、排尿困难、尿潴留和下腹肿块。膀胱刺激症状常为肿瘤坏死、溃疡和合并感染所致;肿瘤较大或堵塞膀胱出口时可发生排尿困难、尿潴留;肿瘤浸润输尿管口可引起肾积水;膀胱癌晚期尚可见到下腹浸润性肿块,并伴有严重贫血、水肿等;盆腔广泛浸润时出现腰骶部疼痛,下肢水肿。

(四)辅助检查

1. 实验室检查 血、尿常规检查,尿脱落细胞学检查。

2. 膀胱镜检查 了解膀胱内肿瘤情况,如部位、大小、数目、形态及与输尿管口的关系等,还可取活组织病检。

3. 影像学检查 B超了解膀胱内肿块情况，膀胱造影了解充盈缺损情况，IVU了解上尿路有无充盈缺损及肾功能情况，CT了解肿瘤及浸润情况，有助于术前分期。

（五）治疗要点

膀胱癌采取以手术治疗为主的综合治疗。

1. 手术治疗 根据肿瘤的病理及病人全身情况选择手术方法。原则上 T_a、T_1期和局限的 T_2期肿瘤，可采用保留膀胱的手术；较大的、多发的、多次复发以及 T_2、T_3期肿瘤应行膀胱部分或全切除术。

（1）表浅膀胱癌（T_{is}、T_a、T_1） 常用方法为经尿道膀胱肿瘤切除术，此法简单易行，创伤小，恢复快，亦可经膀胱开放手术。

（2）浸润性膀胱癌（T_2、T_3） 除分化良好、局限的 T_2期肿瘤可经尿道切除外，T_2、T_3期一般根据浸润范围选择膀胱部分切除或全切除术。膀胱全切术后须行尿流改道，方法有回肠膀胱术、可控膀胱术、输尿管皮肤造口术等。

2. 放疗、化疗 T_4期肿瘤用姑息性放疗和化疗可减轻病状。化疗可选用顺铂、阿霉素、氨甲蝶呤、长春新碱等。

3. 预防复发 凡保留膀胱的手术治疗，半数以上病人在2年内肿瘤复发。因此术后应严密随诊，每3个月复查膀胱镜1次，一年无复发者酌情延长复查时间。膀胱灌注丝裂霉素、阿霉素、噻替派、羟喜树碱等抗癌药，可预防或推迟肿瘤复发。

（六）护理评估

1. 健康史 了解病人的年龄、职业、吸烟史，有无膀胱的癌前病变。

2. 身体评估 了解血尿的程度及特点，有无膀胱刺激征，检查下腹有无肿块及局部淋巴结肿大。

3. 辅助检查 了解实验室、膀胱镜、影像学检查结果。

4. 心理-社会状况 同肾肿瘤。

（七）常见护理问题/诊断

（1）营养失调：低于机体需要量 与长期血尿、癌肿消耗、手术创伤有关。

（2）排尿障碍 与肿瘤的浸润、出血有关。

（3）恐惧与焦虑 与对癌症的恐惧和害怕手术有关。

（4）潜在并发症：出血、感染、尿瘘等。

（5）自我形象紊乱 与膀胱全切、尿路改变及术后排尿方式改变有关。

（八）护理目标

（1）病人恐惧与焦虑程度减轻，战胜疾病的信心增强。

（2）病人能适应术后排尿方式的改变。

（3）减少并发症的发生。

（九）护理措施

1. 术前护理

（1）心理护理 病人可表现为对癌症的否认，对预后的恐惧及不接受尿流改道，应根据病人的具体情况进行耐心的心理疏导，以消除病人恐惧、焦虑、绝望的心理。膀胱癌根治术后虽然改变了正常的排尿生理，但目的是避免复发，延长寿命。

（2）病情观察 病程长、体质差、晚期肿瘤出现明显血尿者，应卧床休息，每日观察和记录排尿情况和血尿程度。

（3）饮食 嘱病人进食高蛋白、易消化、营养丰富的饮食，以纠正贫血，改善全身营养状况。鼓

Note

励病人多饮水，可稀释尿液，以免血块堵塞尿路。

(4) 术前准备　行膀胱全切除术、肠道代膀胱术的病人，按肠切除术准备。

2. 术后护理

(1) 病情观察　膀胱全切术后，由于手术创面大，渗血较多。因此应严密观察病人生命体征，及早发现有无休克的症状和体征，及时进行治疗和护理。

(2) 观察肾功能　膀胱全切除术后观察尿液的变化，分别记录双侧肾功能情况。

(3) 体位　病人术后麻醉期已过、血压平稳，可取半卧位。膀胱全切除术后卧床 8～10 日。

(4) 饮食　经尿道膀胱肿瘤电切术后 6 h 的病人可正常进食。膀胱部分切除术和膀胱全切除双侧输尿管皮肤造口术后病人待肛门排气后进食。回肠膀胱术、可控膀胱术后病人按肠吻合术后病人饮食，禁食期间给予静脉营养。多饮水，起内冲洗作用。

(5) 预防感染　定时测量病人体温，观察有无感染发生。保持造瘘口周围皮肤清洁干燥，定时翻身、叩背咳痰，若痰液黏稠予以雾化吸入，适当活动等可预防感染发生。

(6) 引流管的护理　①各种引流管，应贴标签分别记录引流情况，保持引流通畅。回肠膀胱术或可控膀胱术因肠黏膜分泌黏液，易堵塞引流管，注意及时挤压将黏液排出，有贮尿囊者可用生理盐水每 4 h 冲洗 1 次。②拔管时间：输尿管末端皮肤造口术后 2 周，皮瓣愈合后拔除输尿管引流管；回肠膀胱术后 10～12 日拔除输尿管引流管和回肠膀胱引流管，改为佩戴皮肤接尿器；可控膀胱术后 8～10 日拔除肾盂输尿管引流管，12～14 日拔除贮尿囊引流管，2～3 周拔除输出道引流管，训练自行导尿。将阑尾作为输出道者，导尿管留置 3 周后逐渐更换较大口径的导尿管，至 F_{14} 号为止。

3. 健康指导

(1) 向病人讲解膀胱癌的病理、演变、术前术后的注意事项。

(2) 告知病人卧床的注意事项，预防压疮发生。

(3) 向病人解释术后带有多种导管的意义。

(4) 向病人说明尿路改道的意义及学会自护的重要性。

(5) 向病人及其家属说明膀胱癌治疗后的易复发倾向，定期复查可以早期发现及时处理。

三、前列腺癌

前列腺癌多见于 60 岁以上男性，发病率有逐年增高的趋势。

(一) 病因

本病病因尚不清楚，可能与年龄、遗传、环境、饮食、性激素有关。

(二) 病理

前列腺癌常发生于腺体的外周带，95%为腺癌，主要转移途径是直接浸润和血行转移，血行转移多累积骨骼。

(三) 临床表现

早期前列腺癌多无明显症状，当肿瘤压迫或侵犯尿道、膀胱颈时出现下尿路梗阻症状，易误诊为良性前列腺增生，有骨转移时出现骨痛、病理性骨折。少数病人以转移症状就诊而无明显前列腺癌原发症状。直肠指检可触及前列腺结节，质地坚硬。

(四) 辅助检查

1. 实验室检查　前列腺特异性抗原(PSA)是前列腺癌的肿瘤标记物，正常男性 PSA 浓度小于 4 ng/mL，前列腺癌病人明显增高。

2. 影像学检查　B 超可示前列腺占位病变，并可了解肿瘤的浸润情况；CT、MRI 的诊断分辨率高于 B 超；全身核素骨显像检查(ECT)可发现骨转移灶。

3. 前列腺穿刺活检　可在 B 超引导下进行。

（五）治疗要点

根据病人年龄、全身状况、临床分期及病理分级等因素综合考虑。一般 T_1、T_2 期病人可行根治性前列腺切除术，T_3、T_4 期病人以内分泌治疗（去势治疗）为主，行睾丸切除术并配以抗雄激素治疗。

（六）护理措施

1. 心理护理　告知病人前列腺癌属于中度恶性肿瘤，经有效治疗五年生存率较高，以增强病人的信心。向病人解释手术治疗的必要性和内分泌治疗的意义，取得病人的理解和配合。

2. 健康指导　①生活指导：适度锻炼，戒烟限酒；避免高脂饮食，少吃红色肉类，多吃豆类、蔬菜、水果等食物。②用药指导：内分泌治疗对心血管、肝、肾功能有一定影响，用药期间要加强监测检查。③复诊指导：定期监测 PSA 水平；若有骨痛发生应及时做骨扫描以排除或确定骨转移。

（王兵）

目标检测

目标检测答案解析

1. 尿道球部外伤的受伤类型是（　　）。

A. 会阴刺伤　B. 会阴撕裂伤　C. 碾挫伤　D. 骑跨伤　E. 击打伤

2. 尿路结石的主要症状是（　　）。

A. 与活动有关的疼痛　B. 排尿困难　C. 尿频、尿急
D. 尿失禁　E. 无痛性血尿

3. 肾癌最早出现的临床表现是（　　）。

A. 乏力　B. 腰痛　C. 尿频　D. 发热　E. 血尿

4. 泌尿系统最常见的肿瘤是（　　）。

A. 肾癌　B. 膀胱癌　C. 阴茎癌　D. 肾细胞癌　E. 前列腺癌

5. 属于膀胱结石的典型症状是（　　）。

A. 尿频、尿急　B. 排尿中断　C. 血尿　D. 脓尿　E. 尿潴留

6. 膀胱刺激症状是指（　　）。

A. 尿频、尿多、尿痛　B. 尿频、尿急、尿痛　C. 尿频、腰痛、尿急
D. 尿急、尿多、尿痛　E. 尿多、尿频、腰痛

7. 肾结核血尿的特点为（　　）。

A. 间歇无痛性血尿　B. 单纯镜下血尿　C. 腰部剧痛加血尿
D. 膀胱刺激症状加血尿　E. 进行性排尿困难加血尿

8. 肾损伤最常见的症状是（　　）。

A. 疼痛　B. 肿块　C. 血尿　D. 休克　E. 感染

9. 病人，男，34 岁。右腰部被重物击伤，自觉疼痛，查体见右腰部压痛、叩击痛，血压、脉搏正常，尿液镜检红细胞 10～15 个/高倍视野，应考虑（　　）。

A. 腰部挫伤　B. 肾挫伤　C. 肾部分裂伤　D. 肾全层裂伤　E. 肾蒂裂伤

10. 前列腺增生症最早出现的症状是（　　）。

A. 排尿费力　B. 夜间尿频　C. 急性尿潴留　D. 尿失禁　E. 血尿

11. 病人，男，60 岁，近来出现进行性排尿困难，尿后滴沥，其最可能的原因为（　　）。

A. 前列腺癌　B. 前列腺增生　C. 尿道狭窄　D. 膀胱结石　E. 输尿管结石

Note

12. 病人,男,31 岁,腰部撞伤伴肉眼血尿 9 日,出现休克,其原因可能为(　　)。

A. 损伤的肾脏又出血　　B. 肾周围外渗尿液所致

C. 损伤的肾脏合并感染　　D. 腹腔神经受到强烈刺激

E. 病人在床上翻身

13. 病人,男,49 岁,间歇性血尿半年,行膀胱镜检查后,不愿饮水,护士向其解释多饮水的目的是(　　)。

A. 补充血液量　　B. 减轻尿道疼痛

C. 增加排尿,预防感染　　D. 减少出血

E. 减轻尿道黏膜水肿

14. 判断膀胱破裂最简便的检查方法是(　　)。

A. 耻骨上膀胱穿刺　　B. 插入金属尿管　　C. 膀胱造影

D. 导尿及膀胱注水试验　　E. 腹腔穿刺

15. 尿道损伤后最易造成的并发症是(　　)。

A. 尿道狭窄　　B. 尿瘘

C. 慢性尿道周围脓肿　　D. 尿失禁

E. 阳痿或阴茎萎缩

Note

第十七章　骨关节疾病病人的护理

第一节　骨折病人的护理

本节 PPT

学习目标

1. 了解骨折的定义、病因、分类、病理生理和常用的辅助检查。
2. 了解常见四肢骨折、脊柱骨折、脊髓损伤和骨盆骨折的病因和分类。
3. 熟悉常见四肢骨折、脊柱骨折、脊髓损伤和骨盆骨折的临床表现。
4. 熟悉常见四肢骨折、脊柱骨折、脊髓损伤和骨盆骨折的处理原则。
5. 掌握骨折病人的护理措施。

导学案例

张女士，68 岁，因跌倒后左髋部疼痛、活动障碍 3 h 入院。病人 3 h 前被汽车撞倒，当时感觉左髋部剧痛，不能站起。入院时意识清醒，痛苦面容。体格检查：左髋部压痛，叩击足跟时髋部疼痛加重，左下肢内收、外旋、缩短畸形。辅助检查：X 线检查示左股骨颈骨折。问题：

1. 护士评估病人时，应重点关注哪些方面？
2. 病人拟行左股骨颈骨折手术复位内固定术，围术期主要的护理诊断/问题有哪些？
3. 针对病人的护理诊断/问题，应提供哪些护理措施？

一、概述

骨折(fracture)是指骨的完整性和连续性中断。

(一) 病因

骨折可由创伤和骨骼疾病所致。创伤性骨折多见，如交通事故、坠落或跌倒等。骨髓炎、骨肿瘤等疾病导致骨质破坏，在轻微外力作用下即发生的骨折，称为病理性骨折。本章重点介绍创伤性骨折。

1. 直接暴力引起的骨折　暴力直接作用于局部骨骼使受伤部位发生骨折，这类骨折常伴有不同

Note

程度的软组织损伤，如小腿被车轮碾压的部位出现骨折(图 17-1-1)。

2. 间接暴力引起的骨折 暴力通过传导、杠杆、旋转和肌肉收缩等方式使受力点以外的骨骼部位发生骨折(图 17-1-2)。如跌倒时以手掌撑地，由于上肢与地面的角度不同，暴力向上传导可致桡骨远端骨折或肱骨髁上骨折；骤然跪倒时，股四头肌猛烈收缩，可致髌骨骨折。

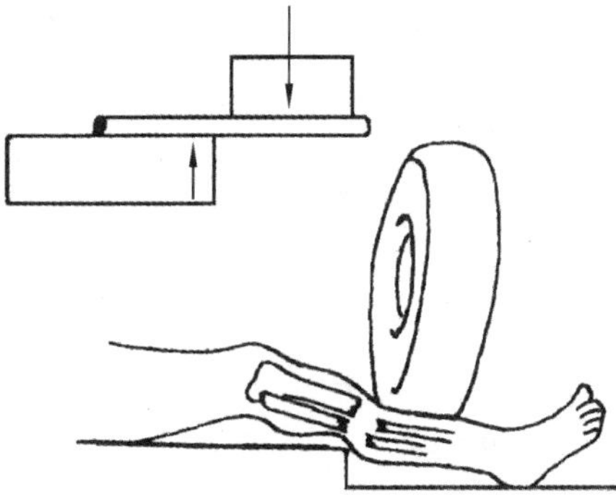

图 17-1-1 直接暴力引起的骨折

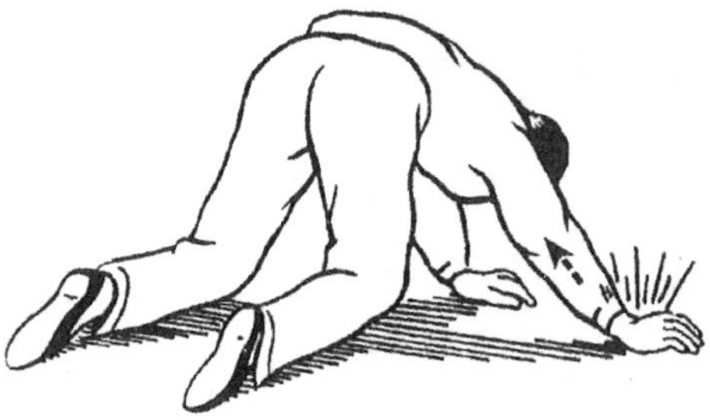

图 17-1-2 间接暴力引起的骨折

3. 疲劳性骨折 长期、反复、轻微的直接或间接外力可致肢体某一特定部位骨折。如长途行军易致第 2 跖骨、第 3 跖骨及腓骨下 1/3 骨干骨折。

(二) 分类

1. 根据骨折的程度和形态分类

(1) 不完全骨折(incomplete fracture) 骨的完整性和连续性部分中断，按其形态又可分为以下几种。①裂缝骨折：骨质出现裂隙，无移位，像瓷器上的裂纹，多见于颅骨、肩胛骨等。②青枝骨折：多见于儿童，主要表现为骨皮质和骨膜部分断裂，可有成角畸形，因与青嫩树枝被折断时相似而得名。

(2) 完全骨折(complete fracture) 骨的完整性和连续性全部中断。按骨折线的方向及其形态可分为以下几种(图 17-1-3)。

①横形骨折：骨折线与骨干纵轴接近垂直。

②斜形骨折：骨折线与骨干纵轴成一定角度。

③螺旋形骨折：骨折线呈螺旋状。

④粉碎性骨折：骨质碎裂成 3 块以上。骨折线呈 T 形或 Y 形者又称为 T 形或 Y 形骨折。

⑤嵌插骨折：骨折片相互嵌插，多见于干骺端骨折，即骨干的密质骨嵌插入骨骺端的松质骨内。

⑥压缩骨折：骨质因压缩而变形，多见于松质骨，如脊椎骨和跟骨。

⑦骨骺损伤：经过骨骺的骨折，骨骺的断面可带有数量不等的骨组织。

2. 根据骨折处皮肤、筋膜或骨膜的完整性分类

(1) 开放性骨折 骨折处皮肤、筋膜或骨膜破裂，骨折端直接或间接与外界相通。如刀枪打击造成骨折处有开放性创口，直肠破裂伴尾骨骨折。

(2) 闭合性骨折 骨折处皮肤或黏膜完整，骨折端不与外界相通。

3. 根据骨折端的稳定程度分类

(1) 稳定性骨折 在生理外力作用下，骨折端不易移位或复位后不易再发生移位的骨折，如裂缝骨折、青枝骨折、横形骨折、压缩骨折和嵌插骨折等。

(2) 不稳定性骨折 在生理外力作用于骨折端时易移位或复位后易再移位的骨折，如斜形骨折、螺旋形骨折和粉碎性骨折等。

Note

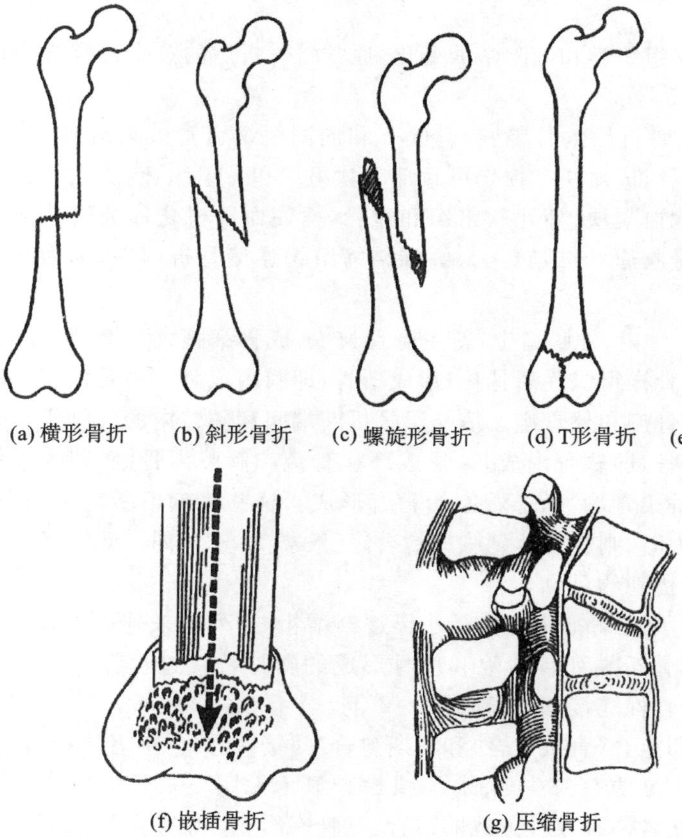

图 17-1-3　完全骨折

知识拓展

骨折移位

由于暴力作用、肌肉牵拉以及不恰当的搬运等原因，大多数完全骨折均有不同程度的移位。常见的移位有以下五种(图 17-1-4)，并常同时存在。①成角移位：两骨折段的纵轴线交叉成角，以其顶角的方向分为向前、向后、向内或外成角。②侧方移位：以近侧骨折段为准，远侧骨折段向前、向后、向内、向外的侧方移位。③缩短移位：两骨折段相互重叠或嵌插，使其缩短。④分离移位：两骨折段在纵轴上分离，形成间隙。⑤旋转移位：远侧骨折段围绕骨的纵轴旋转。

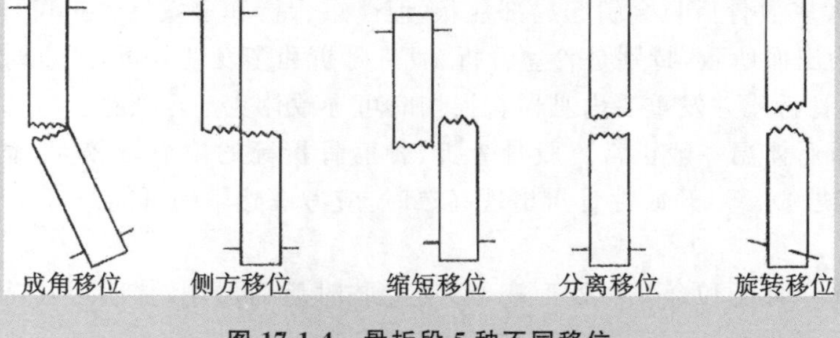

图 17-1-4　骨折段 5 种不同移位

Note

(三) 骨折愈合

1. 骨折愈合过程 根据组织学和细胞学的变化，通常将骨折后的愈合过程分为以下三个相互交织逐渐演进的阶段。

(1) 血肿炎症机化期 骨折导致骨髓腔、骨膜下和周围组织血管破裂出血。伤后 6～8 h，骨折断端及其周围形成的血肿凝结成血块。损伤可致部分软组织和骨组织坏死，在骨折处引起无菌性炎症反应。炎性细胞逐渐清除血凝块、坏死软组织和死骨，而使血肿机化形成肉芽组织。肉芽组织内成纤维细胞合成和分泌大量胶原纤维，转化为纤维结缔组织连接骨折两端，称为纤维连结。此过程约在骨折后 2 周完成。

(2) 原始骨痂形成期 骨内、外膜增生，新生血管长入，成骨细胞大量增殖，合成并分泌骨基质，使骨折端附近内、外形成的骨样组织逐渐骨化，形成新骨，即膜内成骨。由骨内、外膜紧贴骨皮质内、外形成的新骨，分别称为内骨痂和外骨痂。填充于骨折断端间和髓腔内的纤维组织逐渐转化为软骨组织，软骨组织经钙化而成骨，即软骨内成骨，形成环状骨疏和髓腔内骨痂，即为连接骨痂。连接骨痂与内、外骨痂相连，形成桥梁骨痂，标志着原始骨痂形成。这些骨痂不断钙化加强，当其达到足以抵抗肌收缩及剪力和旋转力时，则骨折达到临床愈合，一般需 12～24 周。此时 X 线片上可见骨折处有梭形骨痂阴影，但骨折线仍隐约可见。

(3) 骨痂改造塑形期 原始骨痂中新生骨小梁逐渐增粗，排列越来越规则和致密。随着破骨细胞和成骨细胞的侵入，完成骨折端死骨清除和新骨形成的爬行替代过程。原始骨痂被板层骨所替代，使骨折部位形成坚强的骨性连接，此过程需 1～2 年。

骨折愈合过程分为一期愈合(直接愈合)和二期愈合(间接愈合)。前者是指骨折复位和固定后，骨折断端可通过哈佛系统重建直接发生连接，X 线检查显示无明显外骨痂形成，骨折线逐渐消失。后者是膜内化骨与软骨内化骨两种成骨方式的结合，有骨痂形成。临床上以二期愈合多见。

骨折经过治疗，超过一般愈合时间，骨折断端仍未出现骨折连接，称为骨折延迟愈合。此时骨折仍有愈合能力，针对原因适当处理后仍可达到骨折愈合。骨折经过治疗，超过一般愈合时间(9 个月)，且经再度延长治疗时间(3 个月)仍达不到骨折愈合，称为骨折不愈合。骨折愈合的位置未达到功能复位的要求，存在成角、旋转或重叠畸形，称为畸形愈合。

2. 临床愈合标准 临床愈合是骨折愈合的重要阶段，其标准如下。①局部无压痛及纵向叩击痛。②局部无反常活动。③X 线检查显示骨折处有连续性骨痂通过，骨折线已模糊。达到临床愈合后，可拆除病人的外固定，通过功能锻炼逐渐恢复患肢功能。

3. 影响愈合的因素 ①全身因素：如年龄、健康状况。②局部因素：如骨折的类型、骨折部位的血液供应、软组织损伤程度、软组织嵌入以及感染等。③治疗方法：如反复多次的手法复位、治疗操作不当、骨折固定不牢固、过早和不恰当的功能锻炼等。

(四) 临床表现

1. 全身表现 大多数骨折只会引起局部症状，但严重骨折和多发性骨折可导致全身反应。

(1) 休克 多为出血所致，特别是骨盆骨折、股骨骨折和多发性骨折，严重时出血量可超过 2000 mL。严重的开放性骨折或并发重要内脏器官损伤时可导致休克甚至死亡。

(2) 发热 骨折后体温一般正常。股骨骨折、骨盆骨折等的出血量较大，血肿吸收时可出现吸收热，但一般不会超过 38 ℃，开放性骨折出现高热时，应考虑感染的可能。

2. 局部表现

(1) 疼痛和压痛 骨折和合并伤处疼痛，移动患肢时疼痛加剧，伴明显压痛。由骨长轴远端向近端叩击和冲击时可诱发骨折部位的疼痛，为纵向叩击痛。

(2) 肿胀和瘀斑 骨折处血管破裂出血形成血肿，软组织损伤导致水肿，这些都可使患肢严重肿胀，甚至出现张力性水疱和皮下瘀斑。由于血红蛋白的分解，皮肤可呈紫色、青色或黄色。

3. 功能障碍　局部肿胀和疼痛使患肢活动受限。完全骨折时受伤肢体活动功能可完全丧失。

4. 特有体征

（1）畸形　骨折段移位可使患肢外形改变，多表现为缩短、成角或旋转畸形。

（2）反常活动　正常情况下肢体非关节部位出现类似于关节部位的活动。

（3）骨擦音或骨擦感　两骨折端相互摩擦时，可产生骨擦音或骨擦感。

具有以上特有体征三者之一即可诊断为骨折。但是，三者都不出现不能排除骨折，如裂缝骨折和嵌插骨折。不能为了检查特有体征而刻意搬动患肢，不故意反复检查，以免加重周围组织特别是血管和神经的损伤。

（五）并发症

骨折常为较严重的创伤所致，有时骨折伴有或导致的重要组织、器官的损伤比骨折本身更严重，甚至可以危及病人的生命。

1. 早期并发症

（1）休克　严重创伤、骨折引起大出血或重要脏器损伤可致休克。

（2）脂肪栓塞综合征　成人多见，多发生于粗大的骨干骨折，如股骨干骨折。由于骨折部位的骨髓组织被破坏，血肿张力过大，使脂肪滴经破裂的静脉窦进入血液循环，引起肺、脑、肾等部位的脂肪栓塞。通常发生在骨折后 48 h 内，典型表现有进行性呼吸困难、发绀，低氧血症可致烦躁不安、嗜睡，甚至昏迷和死亡，胸部 X 线显示有广泛性肺实变。

（3）重要内脏器官损伤　骨折可导致肝、脾、肺、膀胱、尿道和直肠等损伤，如骨盆骨折可导致膀胱破裂。

（4）重要周围组织损伤　骨折可导致重要血管、周围神经和脊髓等损伤，如脊柱骨折和脱位伴发脊髓损伤。

（5）骨筋膜室综合征　引起骨筋膜室内压力增高的因素包括骨折的血肿和组织水肿使室内内容物体积增加，或包扎过紧、局部压迫使室内容积减小。当压力达到一定程度，供应肌肉血液的小动脉关闭，可形成缺血-水肿-缺血的恶性循环。缺血程度的不同可导致以下不同结果：①濒临缺血性肌挛缩；②缺血性肌挛缩；③坏疽。

骨筋膜室综合征好发于前臂掌侧和小腿，出现以下四个体征可确诊：①患肢感觉异常；②肌肉被动牵拉试验阳性（被动牵拉受累肌肉出现疼痛）；③肌肉主动屈曲时出现疼痛；④筋膜室（肌腹处）有压痛。骨筋膜室综合征常并发肌红蛋白尿。

2. 晚期并发症

（1）坠积性肺炎　主要发生于因骨折长期卧床不起者，以年老、体弱和伴有慢性病者多见，有时甚至可危及病人生命。

（2）压疮　骨突处受压时，局部血液循环障碍易形成压疮。常见部位有骶骨部、髋部、足跟部等。截瘫病人由于肢体失去神经支配，局部缺乏感觉且血液循环更差，因此压疮更易发生且更难治愈。

（3）下肢深静脉血栓形成（DVT）　多见于骨盆骨折或下肢骨折病人。由于下肢长时间制动，静脉血液回流缓慢，以及创伤导致的血液高凝状态等，都容易导致下肢深静脉血栓形成。若血栓脱落阻塞肺动脉及其分支可引起肺栓塞。深静脉血栓形成和肺栓塞合称为静脉血栓栓塞症（VTE）。

骨科手术病人 VTE 的危险分度

（4）感染　开放性骨折时，由于骨折断端与外界相通而存在感染的风险，严重者可能发生化脓性骨髓炎。

（5）损伤性骨化　又称骨化性肌炎。关节扭伤、脱位或关节附近骨折时，骨膜剥离形成骨膜下血肿，若血肿较大或处理不当使血肿扩大，血肿机化并在关节附近的软组织内广泛骨化，严重影响关节活动功能。多见于肘关节周围损伤，如肱骨髁上骨折反复暴力复位或骨折后肘关节活动受限时强力反复牵拉所致。

(6) 创伤性关节炎　关节内骨折后若未能准确复位,骨折愈合后关节面不平整,长期磨损易引起活动时关节疼痛。多见于膝关节、踝关节等负重关节。

(7) 关节僵硬　最常见。由于患肢长时间固定导致静脉和淋巴回流不畅,关节周围组织发生纤维粘连,并伴有关节囊和周围肌肉挛缩,致使关节活动障碍。

(8) 急性骨萎缩　这是损伤所致关节附近的痛性骨质疏松,又称反射性交感神经性骨营养不良。好发于手、足骨折后,典型症状是疼痛和血管舒缩紊乱。疼痛与损伤程度不一致,随邻近关节活动而加剧,局部有烧灼感,因关节周围保护性肌肉痉挛而致关节僵硬。由于血管舒缩紊乱,骨折早期皮温升高、水肿、汗毛和指甲生长加快,随之皮温低、多汗、皮肤光滑、汗毛脱落,导致手或足部肿胀、僵硬、寒冷、略呈青紫达数月。

(9) 缺血性骨坏死:骨折使某一断端的血液供应被破坏,导致该骨折段缺血坏死。常发生在腕舟状骨骨折后近侧骨折段或股骨颈骨折后股骨头部位。

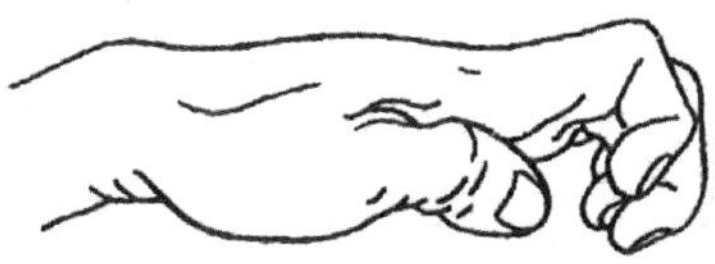

图 17-1-5　爪形手

(10) 缺血性肌挛缩　这是骨折严重的并发症之一,是骨筋膜室综合征处理不当的严重后果。常见原因是骨折处理不当,特别是外固定过紧,也可由骨折和软组织损伤直接导致。一旦发生则难以治疗,可造成典型的爪形手(图 17-1-5)或爪形足。

(六) 辅助检查

1. 实验室检查

(1) 血常规　骨折致大量出血时可见血红蛋白和血细胞比容降低。

(2) 血钙、血磷　在骨折愈合阶段,血钙和血磷水平常升高。

2. 影像学检查

(1) X 线检查　对骨折的诊断和治疗具有重要价值,是最常用的检查方法。凡疑为骨折者都应常规进行 X 线检查,以了解骨折的部位、类型和移位情况等。

(2) CT 和 MRI　可发现结构复杂的骨折或常规 X 线检查难以发现的骨折(如椎体骨折),以及其他组织的损伤(如脊髓损伤)。

(七) 处理原则

1. 现场急救　现场急救时不仅要处理骨折,更要注意全身情况的处理。骨折急救的目的是用最为简单而有效的方法抢救生命、保护患肢并迅速转运,以便尽快妥善处理。

2. 临床处理　骨折的治疗有三大原则,即复位、固定和功能锻炼。

(1) 复位　复位是将移位的骨折段恢复正常或接近正常的解剖关系,重建骨的支架作用,是骨折固定和功能锻炼的基础。临床可根据对位(两骨折端的接触面)和对线(两骨折段在纵轴上的关系)是否良好衡量复位程度。

①复位标准:

a. 解剖复位:骨折段恢复了正常的解剖关系,对位和对线完全良好。

b. 功能复位:骨折段虽未恢复正常的解剖关系,但骨折愈合后对肢体功能无明显影响。

②复位方法:

a. 手法复位:又称闭合复位,适用于大多数骨折。其步骤包括解除疼痛、松弛肌肉、对准方向和拔伸牵引。复位时应争取达到解剖复位或接近解剖复位,如不易达到则功能复位即可。不能为了追求解剖复位而反复进行多次复位,以免加重软组织损伤,影响骨折愈合。

b. 切开复位:手术切开骨折部位的软组织,暴露骨折端,在直视下将骨折复位。适用于手法复位失败、关节内骨折经手法复位无法达到解剖复位、手法复位未能达到功能复位、骨折并发主要血管或神经损伤、多处骨折等情况。其最大优点是可使手法复位无效的骨折达到解剖复位，有效的内固定还可使病人早期下床活动，减少并发症，方便护理。但是切开复位本身可加重局部软组织损伤，影响血液供应，若无菌操作不当可造成感染、

（2）固定　固定是将骨折断端维持在复位后的位置直至骨折愈合，是骨折愈合的关键。常用方法有外固定和内固定两类。

①外固定：外固定常用的有小夹板、石膏绷带、外展支具、持续牵引和外固定器。

a. 小夹板：将有一定弹性的柳木板、竹板或塑料板制成的长、宽合适的小夹板，在适当部位加固定垫，用横带绑在骨折部肢体的外面固定。此法主要适用于四肢闭合性、无移位、稳定性骨折。其优点是固定范围一般不包括骨折的上、下关节，便于及早进行功能锻炼，并发症较少，治疗费用低。缺点是易导致骨折再移位，若使用不当可导致压疮和骨筋膜室综合征等。应掌握正确的固定方法，避免绑扎太松或太紧、固定垫应用不当等。

b. 石膏绷带：石膏绷带可根据肢体形状塑形，固定可靠，维持时间较长。缺点是无弹性，不能调节松紧度，固定范围一般须超过骨折部的上、下关节，无法进行关节活动，易引起关节僵硬。

c. 头颈及外展支具：前者主要用于颈椎损伤，后者可将肩、肘、腕关节固定于功能位，适用于肩关节周围骨折、肱骨骨折及臂丛神经损伤等。外展架使患肢处于抬高位，有利于消肿、止痛，且可避免因肢体重量的牵拉导致骨折分离移位。

d. 持续牵引：既有复位作用，也有外固定作用。方法包括皮肤牵引、骨牵引和兜带牵引等。应根据病人的年龄、骨折部位、肌肉发达程度和软组织损伤情况等来选择牵引的方法和牵引重量。

e. 外固定器：骨折复位后将钢针穿过远离骨折处的骨骼，利用夹头在钢管上的移动和旋转矫正骨折移位，最后用金属外固定器固定（图 17-1-6）。外固定器主要用于开放性骨折，或闭合性骨折伴有局部软组织损伤或感染灶等情况。它具有固定可靠、易于处理伤口、不限制关节活动、可早期功能锻炼等优点。

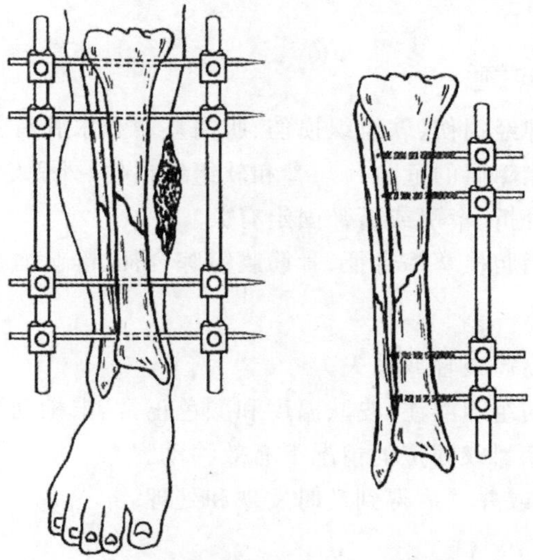

(a) 双边外固定器　　(b) 单边外固定器

图 17-1-6　外固定器

②内固定：切开复位后，将骨折段固定在解剖位置。内固定物包括接骨板、螺丝钉、髓内钉和加压钢板等。取出内固定器材多需要二次手术。

（3）功能锻炼　功能锻炼是在不影响固定的情况下，尽快地恢复患肢肌肉、肌腱、韧带、关节囊等软组织的舒缩活动。功能锻炼是尽早恢复患肢功能和预防并发症的重要保证。

(八)护理评估

1. 非手术治疗/术前评估

(1) 健康史

①一般情况:包括年龄、性别、婚姻、职业和运动爱好等。

②外伤史:了解受伤的时间、原因和部位,受伤时的体位、症状和体征,搬运方式、急救情况,有无昏迷史和其他部位复合伤等。

③既往史:重点了解与骨折愈合有关的因素,如病人有无骨质疏松、骨折、骨肿瘤病史或手术史。

④家族史:了解家族中是否有患骨科疾病的病人。

(2) 身体状况

①症状与体征:评估有无休克或体温异常的症状;是否有骨折局部的一般表现和专有体征;皮肤是否完整,开放性损伤的范围、程度和污染情况;有无其他重要伴发伤,如神经、血管或脊髓损伤;有无骨折后早期和晚期并发症;石膏固定、夹板固定或牵引固定是否维持于有效状态等。

②辅助检查:了解有无 X 线、CT、MRI 及其他有关手术耐受性检查(如心电图、肺功能检查)等的异常发现。

(3) 心理-社会状况　了解病人对疾病的认知程度,对治疗方案和疾病预后有何顾虑和思想负担;了解病人的朋友及其家属对其关心和支持程度;了解家庭对治疗的经济承受能力。

2. 术后评估

(1) 术中情况　了解病人手术、麻醉方式与效果、骨折修复情况,术中出血、补液、输血情况和术后诊断。

(2) 身体评估　评估石膏固定、小夹板固定或牵引术是否维持于有效状态,功能恢复情况,是否出现与手术有关或与骨折有关的并发症。

(3) 心理-社会状况　评估病人有无焦虑、抑郁等负性情绪,康复训练和早期活动是否配合,对出院后的继续治疗是否了解。

(九)常见护理诊断/问题

(1) 疼痛　与骨折部位神经损伤、软组织损伤、肌肉痉挛和水肿有关。

(2) 有外周神经血管功能障碍的危险　与骨和软组织损伤、外固定不当有关。

(3) 躯体活动障碍　与骨折、牵引或石膏固定有关。

(4) 潜在并发症:休克、脂肪栓塞综合征、骨筋膜室综合征、静脉血栓栓塞症、关节僵硬等。

(十)护理目标

(1) 病人主诉骨折部位疼痛减轻或消失。

(2) 患肢末端维持正常的组织灌注,皮肤温度和颜色正常,末梢动脉搏动有力,感觉正常。

(3) 病人能够在不影响牵引或固定的情况下有效移动。

(4) 病人未出现并发症,或并发症得到及时发现和处理。

(十一)护理措施

1. 急救护理

(1) 抢救生命　骨折病人,尤其是严重骨折者,往往合并其他组织和器官的损伤。应检查病人全身情况,首先处理窒息、休克、昏迷、呼吸困难或大出血等可能威胁病人生命的紧急情况。

(2) 包扎止血　绝大多数伤口出血可用加压包扎止血,大血管出血时可用止血带止血。最好使用充气止血带,并记录所用压力和时间。创口用无菌敷料或清洁布类包扎,以减少再污染。若骨折端已戳出伤口并已污染,又未压迫重要血管或神经,则不应现场复位,以免将污物带到伤口深处。若在包扎时骨折端自行滑入伤口内,应做好记录,以便入院后清创时进一步处理。

Note

(3) 妥善固定　妥善的固定可以防止骨折断端活动，从而避免其对周围血管、神经或内脏等重要组织的损伤，减轻疼痛，并便于搬运。凡疑有骨折者均应按骨折处理。对闭合性骨折者进行急救时不必脱去患肢的衣裤和鞋袜，患肢肿胀严重时可用剪刀将患肢衣袖和裤脚剪开。骨折有明显畸形，并有穿破软组织或损伤附近重要血管、神经的危险时，可适当牵引患肢，使之变直后再行固定。固定物可以为特制的夹板，或就地取材的木板、木棍或树枝等。若无任何可利用的材料，可将骨折的上肢固定于胸部，骨折的下肢与对侧健肢捆绑固定。

(4) 迅速转运病人　经初步处理后，应尽快地将病人转运至就近的医院进行治疗。

2. 非手术治疗的护理/术前护理

(1) 心理护理　向病人及其家属解释骨折的愈合是一个循序渐进的过程，充分固定能为骨折断端连接提供良好的条件，而正确的功能锻炼可以促进断端生长愈合和患肢功能恢复，因此若能在医务人员指导下积极锻炼，则可取得良好的治疗效果。对骨折后可能遗留残疾者，应鼓励其表达自己的思想，减轻病人及其家属的心理负担。

(2) 病情观察　观察病人意识和生命体征，患肢固定和愈合情况，患肢远端感觉、运动和末梢血液循环等。若发现休克、脂肪栓塞综合征、骨筋膜室综合征等骨折早期并发症征象，或下肢深静脉血栓形成、感染、损伤性骨化等骨折晚期并发症征象，应及时报告医生，采取相应处理措施。

(3) 疼痛护理　根据疼痛原因，对因对症处理。若因创伤性骨折造成的疼痛，在现场急救中予以临时固定可缓解疼痛。若因伤口感染引起疼痛，应及时清创并应用抗生素等进行治疗。疼痛较轻时可鼓励病人听音乐或看电视以分散注意力，也可用局部冷敷或抬高患肢来减轻水肿以缓解疼痛，热疗和按摩可减轻肌肉痉挛引起的疼痛，疼痛严重时可遵医嘱给予镇痛药。护理操作时动作应轻柔准确，严禁粗暴搬动骨折部位，以免加重疼痛。

(4) 患肢缺血护理　骨折局部内出血、包扎过紧、不正确使用止血带或患肢严重肿胀等均可导致患肢血液循环障碍。应严密观察肢端有无剧痛、麻木、皮温降低、皮肤苍白或青紫、脉搏减弱或消失等血液灌注不足表现。一旦出现应对因对症处理，如调整外固定松紧度，定时放松止血带等。

(5) 体位与功能锻炼　骨折复位后，遵医嘱将患肢维持于固定体位。在保证牢固固定的前提下，应循序渐进地进行患肢功能锻炼，以促进骨折愈合，预防并发症发生。其他未固定肢体可正常活动。

(6) 生活护理　指导病人在患肢固定制动期间进行力所能及的活动，为其提供必要的帮助，如协助进食、进水、排便和翻身等。

(7) 加强营养　指导病人进食高蛋白、高钙和高铁的食物，多饮水。增加晒太阳时间以促进骨中钙和磷的吸收，促进骨折修复。不能到户外晒太阳者要注意补充鱼肝油滴剂、维生素 D 片、牛奶和酸奶等。

3. 术后护理　术后早期维持肢体于固定体位（如抬高患肢），鼓励病人积极进行功能锻炼，早期下床活动，及时拆除外固定，促进肿胀消退，预防压疮、下肢深静脉血栓、关节僵硬和急性骨萎缩等。其他护理措施参见本节术前护理和手术前后病人的护理。

4. 健康教育

(1) 安全指导　指导病人及其家属评估家居环境的安全性，妥善放置可能影响病人活动的障碍物，如小块地毯、散放的家具等。指导病人安全使用步行辅助器械或轮椅。行走练习需有人陪伴，以防跌倒。

(2) 功能锻炼　告知病人出院后继续功能锻炼的意义和方法，指导病人家属协助完成各种活动的方法。

(3) 复诊指导　告知病人若骨折远端肢体肿胀或疼痛明显加重，肢体感觉麻木，肢端发凉，夹板、石膏或外固定器械松动等，应立即到医院复查并评估功能恢复情况。

二、常见四肢骨折

(一) 肱骨干骨折

肱骨干骨折是发生在肱骨外科颈下 1～2 cm 至肱骨髁上 2 cm 内的骨折。在肱骨干中下 1/3 段后外侧有桡神经沟,此处骨折容易发生桡神经损伤。

1. 病因 肱骨干骨折可由直接暴力或间接暴力引起。直接暴力常由外侧打击肱骨干中部,致横形骨折或粉碎性骨折。间接暴力常由于手部或肘部着地,外力向上传导,加上身体倾倒所产生的剪式应力,多导致肱骨中下 1/3 骨折。有时也可因投掷运动或"掰腕"引起,多为斜形或螺旋形骨折。骨折端多有移位。

2. 临床表现 症状患侧上臂出现疼痛、肿胀、皮下瘀斑,上肢活动障碍。

体征患侧上臂可见畸形、反常活动,感知骨擦感或骨擦音。若合并桡神经损伤,可出现患侧垂腕畸形,各手指掌指关节不能背伸,拇指不能伸直,前臂旋后障碍,手背桡侧皮肤感觉减退或消失。

3. 辅助检查 X 线检查可确定骨折的类型、移位方向。

4. 处理原则

(1) 手法复位外固定 手法复位后比较稳定的骨折可用 U 形石膏固定。中、下段长斜形或长螺旋形骨折因不够稳定,可采用上肢悬垂石膏固定。石膏固定宜采用轻质石膏,以免因太重而导致骨折端分离。选择小夹板固定者可在屈肘位用三角巾悬吊,成人固定 6～8 周,儿童固定 4～6 周(图 17-1-7)。

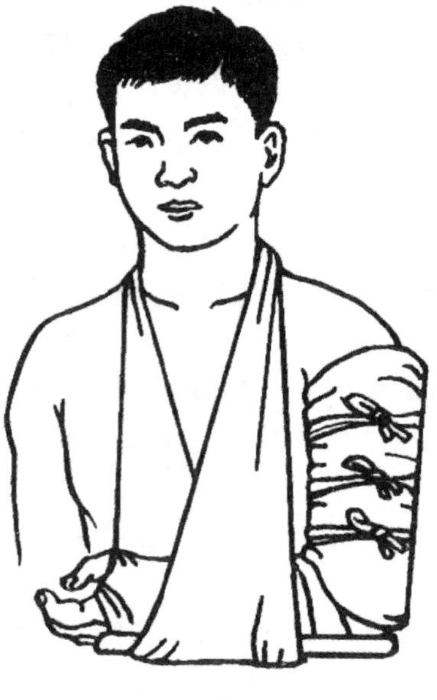

图 17-1-7 上臂或超肩小夹板固定

(2) 切开复位内固定 在切开直视下骨折复位后,用外固定支架或内固定器械来固定骨折部位。内固定物可在半年以后取出,若无不适也可不取。对于有桡神经损伤者应术中探查神经,若完全断裂可一期修复桡神经。若为挫伤则切开神经外膜,减轻神经继发性病理改变。

5. 护理措施

(1) 局部制动 用吊带或三角巾将患肢托起,以促进静脉回流,减轻肢体肿胀疼痛。

(2) 功能锻炼 复位固定后尽早开始手指屈伸活动,并进行上臂肌肉的主动舒缩运动,但禁止做上臂旋转运动。2～3 周后,开始腕、肘关节屈伸主动活动和肩关节外展、内收活动,逐渐增加活动量和活动频率。6～8 周后加大活动量,并进行肩关节旋转活动,以防肩关节僵硬或萎缩。在锻炼过程中,要随时检查骨折对位、对线及愈合情况,还可配合理疗和中医治疗等。

(二) 肱骨髁上骨折

肱骨髁上骨折是指肱骨干与肱骨髁交界处发生的骨折。肱骨髁上骨折多发生于 10 岁以下儿童,占小儿肘部骨折的 30%～40%。在肱骨髁内、前方有肱动脉和正中神经,肱骨髁的内侧和外侧分别有尺神经和桡神经,骨折断端向前移位或侧方移位时可损伤相应神经血管。在儿童期,肱骨下端有骨骺,若骨折线穿过骺板有可能影响骨骺发育,导致肘内翻或外翻畸形。

1. 病因 肱骨髁上骨折多为间接暴力引起。

2. 分类 根据暴力和骨折移位的方向的不同,肱骨髁上骨折分为伸直型和屈曲型(图 17-1-8),其中伸直型占 85.4%。

(1) 伸直型 跌倒时手掌着地,肘关节处于半屈曲或伸直位,暴力经前臂向上传递,同时身体前倾，由上向下产生剪式应力，造成肱骨干与肱骨髁交界处骨折。骨折近端向前下方移位，远折端向后上方移位。若跌倒时同时受到侧方暴力可发生尺侧或桡侧移位。

（2）屈曲型　跌倒时肘后方着地，肘关节处于屈曲位，暴力传导致肱骨下端骨折。骨折近端向后下方移位，远端向前上方移位。很少合并神经和血管损伤。

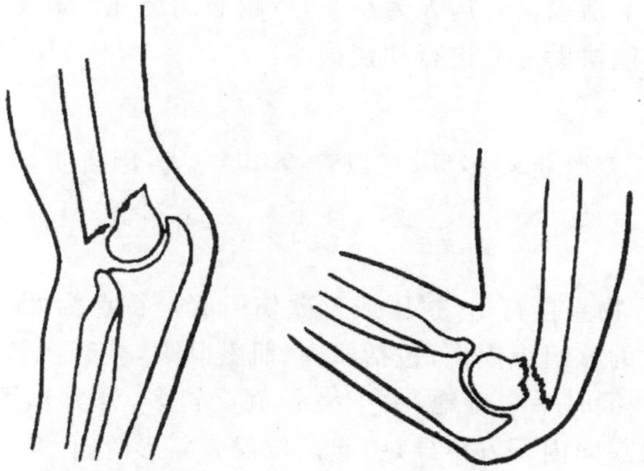

(a) 伸直型骨折　　(b) 屈曲型骨折

图 17-1-8　肱骨髁上骨折的典型移位

3. 临床表现

（1）症状　受伤后肘部出现疼痛、肿胀和功能障碍，肘后凸起，患肢处于半屈曲位，可有皮下瘀斑。

（2）体征　局部明显压痛和肿胀，有骨擦音及反常活动，肘部可扪及骨折断端，肘后三角关系正常。若正中神经、尺神经或桡神经受损，可有手臂感觉异常和运动功能障碍。若肱动脉挫伤或受压，可有前臂缺血表现。屈曲型骨折时，由于肘后方软组织较少，骨折断端锐利，骨折端可刺破皮肤形成开放性骨折。

4. 辅助检查　肘部正、侧位 X 线检查能够确定骨折的存在并判断骨折移位情况。

5. 处理原则

（1）手法复位外固定　受伤时间短、局部肿胀轻、没有血液循环障碍者，可进行手法复位外固定。复位后用后侧石膏托在屈肘位固定 4～5 周。

（2）切开复位内固定　手法复位困难、复位失败或有神经血管损伤者，在切开直视下复位后用交叉克氏针进行内固定。

（3）功能锻炼　复位固定后应严密观察肢体血液循环及手的感觉、运动功能，同时进行功能锻炼。

伸直型肱骨髁上骨折由于近折端向前下移位，极易压迫或刺破肱动脉，加上损伤后的组织反应使局部严重肿胀，均会影响远端肢体血液循环，导致前臂骨筋膜室综合征。因此在治疗过程中，一旦确定骨筋膜室高压存在，应紧急手术，切开前臂掌、背侧深筋膜，充分减压，辅以脱水剂、血管扩张药等治疗，则可能预防前臂缺血性肌挛缩的发生。

若儿童骨折的桡侧或尺侧移位未被纠正，或合并骨骺损伤，骨折愈合后可出现肘内翻或外翻畸形，因此治疗时应尽量达到解剖复位。不严重的畸形可在儿童生长发育过程中逐渐得到纠正。若随着生长发育，畸形有加重趋势并有功能障碍者，可在 12～14 岁时做肱骨下端截骨矫正术。

6. 护理措施

（1）病情观察　观察石膏绷带或夹板固定的松紧度，必要时及时调整，以免神经、血管受压，影响有效组织灌注。密切观察前臂血液循环、肿胀程度以及手的感觉、运动功能，如果出现高张力肿胀、手指主动活动障碍、被动伸指剧痛、桡动脉搏动减弱或消失、手指发凉、感觉异常，即应确定骨筋膜室高压的存在,须立即通知医生,并做好手术准备。

(2) 局部制动　抬高患肢,或用吊带或三角巾将患肢托起。

(3) 功能锻炼　复位固定后尽早开始手指及腕关节屈伸活动,并进行上臂肌肉的主动舒缩运动,有利于减轻水肿。4～6 周后外固定解除,开始肘关节屈伸活动。手术切开复位且内固定稳定者,术后 2 周即可开始肘关节活动。若病人为小儿,应耐心向患儿及其家属解释功能锻炼的重要性,并指导锻炼的方法,使家属能协助患儿进行功能锻炼。

(三) 前臂双骨折

前臂双骨折以尺桡骨干双骨折较多见,且以青少年多见。因骨折后常导致复杂的移位,复位十分困难,易发生骨筋膜室综合征。

1. 病因

(1) 直接暴力　多由重物直接打击、挤压或刀砍伤引起。特点为两骨同一平面的横形骨折或粉碎性骨折,多伴有不同程度的软组织损伤,包括肌肉、肌腱断裂,神经血管损伤等,整复对位不稳定。

(2) 间接暴力　常为跌倒时手掌着地,由于桡骨负重较多,暴力作用向上传导后首先使桡骨骨折,继而残余暴力通过骨间膜向内下方传导,引起低位尺骨斜形骨折。

(3) 扭转暴力　跌倒时手掌着地,同时前臂发生旋转,导致不同平面的尺桡骨螺旋形骨折或斜形骨折,尺骨的骨折线多高于桡骨的骨折线。

2. 临床表现

(1) 症状　受伤后,患侧前臂出现疼痛、肿胀、畸形及功能障碍。

(2) 体征　可发现畸形、反常活动、骨擦音或骨擦感。尺骨上 1/3 骨干骨折可合并桡骨小头脱位,称为孟氏骨折。桡骨干下 1/3 骨折合并尺骨小头脱位,称为盖氏骨折。

3. 辅助检查　X 线检查应包括肘关节或腕关节,可发现骨折的准确部位、骨折类型、移位方向以及是否合并有桡骨头脱位或尺骨小头脱位。

4. 处理原则

(1) 手法复位外固定　除了要达到良好的对位、对线以外,应特别注意防止畸形和旋转,以免发生尺骨桡骨交叉愈合,影响旋转功能。复位成功后可采用石膏固定,即用上肢前、后石膏夹板固定,待肿胀消退后改为上肢管型石膏固定,一般 8～12 周可达到骨性愈合。也可采用小夹板固定,即在前臂掌侧、背侧、尺侧和桡侧分别放 4 块小夹板并捆扎,将前臂放在防旋板上固定,再用三角巾悬吊患肢。

(2) 切开复位内固定　在切开直视下准确对位,用加压钢板螺钉固定或髓内钉固定,可不用外固定。

5. 护理措施

(1) 病情观察　参见本节肱骨髁上骨折。

(2) 局部制动　支持并保护患肢在复位后体位,防止腕关节旋前或旋后。

(3) 功能锻炼　复位固定后尽早开始手指屈伸活动,并进行上臂和前臂肌肉的主动舒缩运动。2 周后局部肿胀消退,开始练习腕关节活动。4 周以后开始练习肘关节和肩关节活动。8～10 周后 X 线检查证实骨折已愈合,才可进行前臂旋转活动。

(四) 桡骨远端骨折

桡骨远端骨折是指距桡骨远端关节面 3 cm 以内的骨折,常见于有骨质疏松的中老年女性。

1. 病因　桡骨远端骨折多为间接暴力引起。因跌倒时手部着地,暴力向上传导导致。

2. 分类　根据受伤机制的不同,可发生伸直型骨折和屈曲型骨折,其发生率分别占全身骨折的 4.6%和 0.4%。伸直型骨折(Colles 骨折)多因跌倒后手掌着地,骨折远端向背侧和桡侧移位。屈曲型骨折(Smith 骨折)常由于跌倒后手背着地,骨折远端向掌侧和桡侧移位,也称为反 Colles 骨折。

3. 临床表现

(1) 症状　伤后腕关节局部疼痛、皮下瘀斑、肿胀和功能障碍。

(2) 体征　患侧腕部压痛明显，腕关节活动受限。伸直型骨折从侧面看腕关节呈"银叉"畸形，从正面看呈"枪刺样"畸形(图 17-1-9)。屈曲型骨折腕部出现下垂畸形。

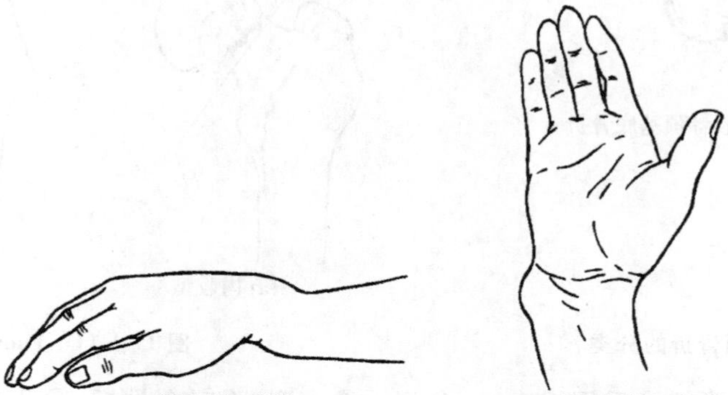

(a)"银叉"畸形　　(b)"枪刺样"畸形

图 17-1-9　伸直型桡骨远端骨折后的典型畸形

4. 辅助检查　X 线检查可见腕部典型移位。骨折还可合并下尺桡关节损伤、尺骨茎突骨折和三角纤维软骨损伤。

5. 处理原则

(1) 手法复位外固定　对伸直型骨折者行手法复位后，在旋前、屈腕、尺偏位用石膏绷带固定。2 周后水肿消退，在腕关节中立位改用石膏托或前臂管型石膏继续固定。屈曲型骨折的处理原则基本相同，复位手法相反。

(2) 切开复位内固定　严重粉碎性骨折移位明显、手法复位失败或复位后外固定不能维持复位者，可行切开复位内固定。

6. 护理措施

(1) 病情观察　观察石膏绷带或夹板固定的松紧度，前臂血液循环、肿胀程度和感觉、运动功能。

(2) 局部制动　支持并保持患肢在复位后体位。

(3) 功能锻炼　复位固定后尽早开始手指伸屈和用力握拳活动，并进行前臂肌肉舒缩运动。4～6 周后可去除外固定，逐渐开始腕关节活动。

(五) 股骨颈骨折

股骨颈骨折多发生在中老年人，以女性多见，占成人骨折的 3.6%。

1. 病因　股骨颈骨折的发生常与骨质疏松导致骨质量下降有关，病人在遭受轻微扭转暴力时即发生骨折。病人多在走路滑倒时身体发生扭转倒地，间接暴力传导致股骨颈发生骨折。青少年股骨颈骨折较少见，常需较大暴力才会引起，且多为不稳定型。

2. 分类

(1) 按骨折线部位分类　①股骨头下骨折；②经股骨颈骨折；③股骨颈基底骨折(图 17-1-10)。前两者属于关节囊内骨折，由于股骨头的血液供应大部分中断，易发生骨折不愈合或股骨头缺血坏死。股骨颈基底骨折由于两骨折端的血液供应受干扰较小而较易愈合。

(2) 按骨折线方向分类

①内收骨折：远端骨折线与两侧髂嵴连线的夹角(Pauwels 角)大于 50°。由于骨折面接触较少，容易再移位，故属于不稳定性骨折。

②外展骨折：远端骨折线与两侧髂嵴连线的夹角小于 30°。由于骨折面接触多，不容易再移位，

故属于稳定性骨折(图 17-1-11)。

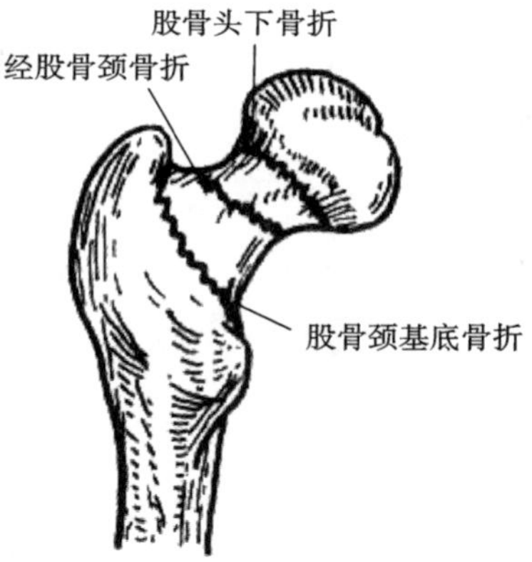

图 17-1-10　股骨颈骨折的分类

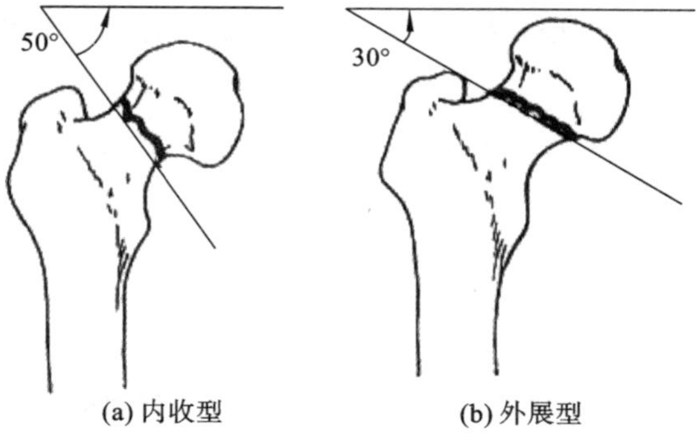

图 17-1-11　Pauwels 角

(3) 按移位程度分类　常采用 Garden 分型。①Ⅰ型:不完全骨折;②Ⅱ型:完全骨折但不移位;③Ⅲ型:完全骨折,部分移位且股骨头与股骨颈有接触;④Ⅳ型:完全移位的骨折。

3. 临床表现

(1) 症状　中老年人有跌倒外伤史,伤后感髋部疼痛,下肢活动受限,不能站立和行走。部分外展嵌插骨折病人受伤后仍能行走,但数日后髋部疼痛逐渐加重,活动后更痛,甚至完全不能行走,提示可能由受伤时的稳定性骨折发展为不稳定性骨折。

(2) 体征　内收骨折病人可有患肢缩短,出现 45°～60°的外旋畸形(图 17-1-12)。患侧大转子突出,局部压痛和纵向叩击痛。病人较少出现髋部肿胀和瘀斑。

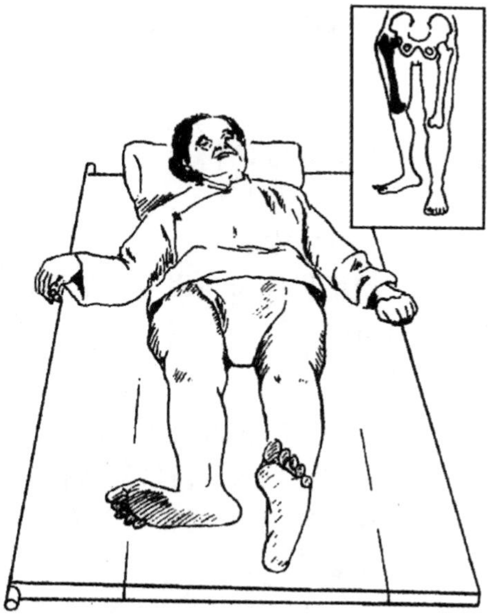

图 17-1-12　股骨颈骨折患肢的外旋畸形

4. 辅助检查　髋部正侧位 X 线检查可明确骨折的部位、类型和移位情况,这是选择治疗方法的重要依据。

5. 处理原则

(1) 非手术治疗　适用于年龄过大,全身情况差,或合并有严重心、肺、肾、肝等功能障碍者。病人可穿防旋鞋,下肢外展中立位皮肤牵引卧床 6～8 周。全身情况很差的高龄病人应以挽救生命和治疗并发症为主，骨折可不进行特殊治疗。尽管可能发生骨折不愈合，但部分病人仍能拄拐行走。

（2）手术治疗

①闭合复位内固定：对所有类型股骨颈骨折病人均适用。闭合复位成功后，在股骨外侧打入多根空心拉力螺纹钉内固定或动力髋螺钉固定。

②切开复位内固定：手法复位失败，或固定不可靠，或青壮年病人的陈旧骨折不愈合，可在切开直视下进行复位和内固定。

③人工关节置换术：65 岁以上的股骨头下骨折病人，已合并骨关节炎或股骨头坏死者，可选择单纯人工股骨头置换术或全髋关节置换术。

6. 护理措施

（1）非手术治疗的护理/术前护理

①搬运：尽量避免搬运或移动病人。搬运时将髋关节与患肢整个平托起，防止关节脱位或骨折断端移位造成新的损伤。

②体位：卧床期间保持患肢外展中立位，即平卧时两腿分开，腿间放枕头，脚尖向上或穿丁字鞋。不可侧卧，不可使患肢内收，坐起时不能交叉盘腿，以免发生骨折移位。

③功能锻炼：指导病人进行患肢股四头肌等长收缩、踝关节和足趾屈伸、旋转运动，每小时练习 1 次，每次 5～20 min，以防下肢深静脉血栓形成、肌肉萎缩和关节僵硬。在锻炼患肢的同时，指导病人进行双上肢及健侧下肢全范围关节活动和功能锻炼。在病情允许的情况下，遵医嘱指导病人借助吊架和床栏更换体位、坐起、移动以及使用助行器、拐杖的方法。

④牵引护理：一般牵引 6～8 周后复查 X 线，若无异常可去除牵引后在床上坐起。3 个月后骨折基本愈合，可拄双拐患肢不负重活动。6 个月后根据骨折愈合情况决定是否拄拐或使用助行器行走。

⑤术前准备：拟行手术治疗者应完善术前检查。拟行人工关节置换术者若有肥胖或超重，应减轻体重以减少新关节负荷；对受累关节附近肌肉进行力量性训练。

（2）术后护理

①一般护理：做好生命体征监测、引流管护理、术后并发症的护理等。

②体位和活动：

a. 内固定术后：卧床期间患肢不内收，坐起时不交叉盘腿。若骨折复位良好，术后早期即可遵医嘱床上坐起和扶双拐下床活动，逐渐增加负重量。X 线检查证实骨折完全愈合后可弃拐负重行走。

b. 人工关节置换术后：术后一般采取外展中立位。在病人麻醉清醒后即可开展肌力训练，包括踝关节背伸和跖屈，以及股四头肌和髋部肌肉的收缩舒张运动，之后逐渐开始髋关节外展、膝关节和髋关节屈伸、抬臀、直腿抬高等运动。病人可以在术后 1 周开始使用助行器、拐杖等进行行走练习。根据病人个体情况制订具体康复计划，如果活动后感到关节持续疼痛和肿胀，说明练习强度过大。

③人工关节置换术后并发症的护理：人工关节置换术后病人可能出现关节脱位、关节感染、关节磨损、假体松动、深静脉血栓形成以及神经、血管损伤等并发症，严重影响其治疗效果。因此应做好病情观察，保护关节，积极预防并发症的发生。

a. 关节脱位：人工关节置换术后，若关节周围软组织没有充分愈合，体位摆放不当或锻炼方法不当等均可引起关节脱位。若病人髋部不能活动，伴有疼痛，双下肢不等长，应警惕是否出现了关节脱位。为预防关节脱位，应避免屈髋大于 90°（如上身向前弯腰超过 90°，或患侧膝关节抬高超过髋关节），避免下肢内收超过身体中线。应告诉病人注意以下几点：避免下蹲、坐矮凳、坐沙发、跪姿、过度弯腰拾物、盘腿、交叉腿站立、跷二郎腿或坐位时向侧方弯腰等动作；侧卧时应健肢在下，患肢在上，两腿间夹枕头；病人平时应坐高椅，排便时使用坐便器，上楼时健肢先上，下楼时患肢先下。

b. 关节感染：关节感染虽然少见，但却是最严重的并发症，可导致手术治疗彻底失败。若手术后关节持续肿胀疼痛，伤口有异常液体渗出，皮肤发红，局部皮温较高，应警惕是否为关节感染。轻者可经抗感染治疗治愈，重者需要取出假体，二期手术。

（3）健康教育　告知病人股骨颈骨折愈合时间较长，无论是否接受手术治疗，都需要长期、循序渐进地进行患肢功能锻炼。尽量不做或少做容易磨损关节的活动，如爬山、爬楼梯和跑步等。避免在负重状态下反复做髋关节伸屈动作，或做剧烈跳跃和急停急转运动。肥胖病人应控制体重，预防骨质疏松，避免过多负重。若人工关节置换术多年后关节松动或磨损，可在活动时出现关节疼痛、跛行、髋关节功能减退等表现。嘱病人出现上述情况尽快就诊。

（六）股骨干骨折

股骨干骨折是指股骨转子以下、股骨髁以上部位的骨折。约占全身各类骨折的4.6%，多见于青壮年。股骨是人体最粗、最长、承受应力最大的管状骨，需遭受强大暴力才能发生股骨干骨折，同时也使骨折后的愈合与重塑时间延长。股骨干血运丰富，一旦骨折常有大量失血，甚至可导致失血性休克。骨折也可损伤股部肌肉和筋膜，再加上出血后血肿机化和粘连、骨折固定等因素，可使肌肉功能发生障碍，导致膝关节屈伸活动受限。

1. 病因　直接暴力容易引起股骨干的横形骨折或粉碎性骨折，同时有广泛软组织损伤。高处坠落、机械扭转等间接暴力常导致股骨干斜形骨折或螺旋形骨折，周围软组织损伤较轻。

2. 分类　在暴力、肢体位置、肌肉牵拉和急救搬运等多种因素的作用下，不同部位的股骨干骨折可有不同的移位。

（1）股骨上1/3骨折　由于髂腰肌、臀中肌、小肌和外旋肌的牵拉，使近折端向前、向外及外旋方向移位；远折端则由于内收肌的牵拉而向内、向后方向移位；由于股四头肌、阔筋膜张肌及内收肌的共同作用而有缩短畸形。

（2）股骨中1/3骨折　由于内收肌群的牵拉，可使骨折向外成角。

（3）股骨下1/3骨折　远折端由于腓肠肌的牵拉以及肢体的重力作用而向后方移位，压迫或损伤腘动脉、腘静脉、胫神经或腓总神经；又由于股前、外、内的肌肉牵拉的合力，使近折端向前上移位，形成缩短畸形。

3. 临床表现

（1）症状　患肢疼痛、肿胀，远端肢体异常扭曲，不能站立和行走。

（2）体征　患肢明显畸形，可出现反常活动、骨擦音。单一股骨干骨折因失血量较多，可能出现休克前期表现；若合并多处骨折，或双侧股骨干骨折，甚至可以出现休克表现。股骨下1/3骨折时可损伤腘动脉、腘静脉、胫神经或腓总神经，出现远端肢体相应的血液循环、感觉和运动功能障碍。

4. 辅助检查　正、侧位X线检查可明确骨折的准确部位、类型和移位情况。

5. 处理原则

（1）非手术治疗

①皮肤牵引：儿童股骨干骨折多采用手法复位、小夹板固定、皮肤牵引等方法治疗。3岁以下儿童则采用垂直悬吊皮肤牵引（图17-1-13），即将双下肢向上悬吊，牵引重量应使臀部离开床面且有患儿一拳大小的距离。

②骨牵引：成人股骨干骨折闭合复位后，可采用Braun架固定持续牵引，或Thomas架平衡持续牵引，一般需持续牵引8～10周。

（2）手术治疗　非手术治疗失败、多处骨折、合并神经血管损伤、老年人不宜长期卧床、陈旧骨折不愈合或有功能障碍的畸形愈合等病人，可行切开复位内固定。

6. 护理措施

（1）病情观察　由于股骨干骨折失血量较大，应观察病人有无脉搏增快、皮肤湿冷、血压下降等低血容量性休克表现。因骨折可损伤下肢重要神经或血管，应观察患肢血液供应，如足背动脉搏动和毛细血管充盈情况，并与健肢比较，同时观察患肢是否出现感觉和运动功能障碍等。一旦出现异常，及时报告医生并协助处理。

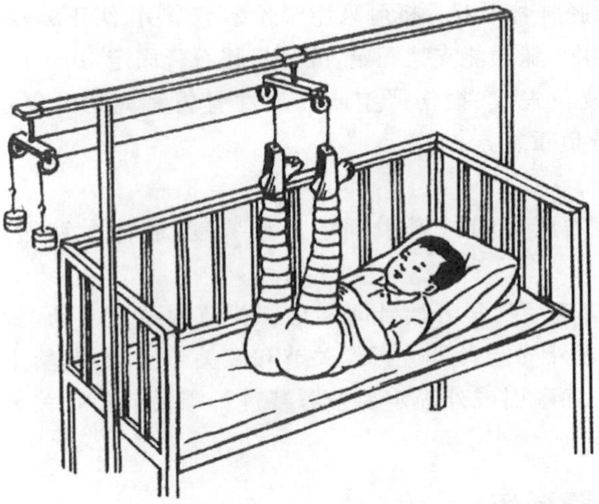

图 17-1-13　儿童的垂直悬吊皮肤牵引

(2) 功能锻炼　患肢复位固定后，可在维持牵引条件下做股四头肌等长收缩运动，并活动足部、踝关节和小腿。在 X 线检查证实有牢固的骨愈合后，才能停止牵引，逐渐下床活动。

(七) 胫腓骨干骨折

胫腓骨干骨折指胫骨平台以下至踝以上部分发生的骨折。胫腓骨干骨折是长骨骨折中最常见的一种，以青壮年和儿童居多。

1. 病因

(1) 直接暴力　胫腓骨位置表浅，又是负重的主要骨骼，易受重物撞击、车轮碾轧等直接暴力损伤，可引起胫腓骨同一平面的横形骨折、短斜形骨折或粉碎性骨折。

(2) 间接暴力　多为高处坠落后足着地，身体发生扭转所致。可引起胫骨、腓骨螺旋形骨折或斜形骨折等。

2. 分类　胫腓骨干骨折分为胫腓骨干双骨折、单纯胫骨干骨折和单纯腓骨干骨折三种类型。前者最多见，由于所受暴力强，骨和软组织损伤重，并发症多，治疗较困难；后两者少见，常因直接暴力引起，移位少，预后较好。

3. 临床表现

(1) 症状　患肢局部疼痛、肿胀，病人不敢站立和行走。

(2) 体征　患肢可有反常活动和明显畸形。由于胫腓骨表面的皮肤和组织薄弱，骨折常合并软组织损伤，成为开放性骨折，可见骨折端外露。胫骨上 1/3 骨折可致胫后动脉损伤，引起下肢严重缺血甚至坏死。胫骨骨折后，由于骨折断端出血、血肿或水肿，可引起骨筋膜室压力升高，胫前区和腓肠肌区可有张力增加。胫骨下 1/3 骨折由于血运差，软组织覆盖少，容易发生延迟愈合或不愈合。腓骨颈有移位的骨折可损伤腓总神经，出现相应感觉和运动功能障碍。小儿青枝骨折表现为不敢负重和局部压痛。骨折后期，若骨折对位、对线不良，使胫骨上、下两端的关节面失去平行关系，改变了关节的受力面，易发生创伤性关节炎。

4. 辅助检查　X 线检查膝关节和踝关节，可确定骨折的部位、类型和移位情况。

5. 处理原则　矫正畸形，恢复胫骨上、下关节面的平行关系，恢复肢体长度。

(1) 非手术治疗

①手法复位外固定：无移位骨折、稳定的胫腓骨干横形骨折或短斜形骨折可在手法复位后用小夹板或石膏固定，10～12 周可扶拐部分负重行走。单纯胫骨干骨折由于有完整腓骨的支撑，多无明

显移位，石膏固定 10～12 周后可下地活动。

②牵引复位：不稳定的胫腓骨干双骨折可采用跟骨结节牵引，纠正缩短畸形后行手法复位，小夹板固定。6 周后去除牵引，改用小腿功能支架固定，或行长腿石膏固定，10～12 周后扶拐部分负重行走。

(2) 手术治疗　手法复位失败、损伤严重或开放性骨折者应切开复位内固定。若固定牢固，手术 4～6 周后可扶双拐部分负重行走。

6. 护理措施

(1) 病情观察　观察石膏绷带或牵引固定的松紧度，肢体血液循环、肿胀程度和感觉、运动功能。

(2) 功能锻炼　复位固定后尽早开始趾间和足部关节的屈伸活动，做股四头肌等长舒缩运动以及髌骨的被动活动。有夹板外固定者可进行踝关节和膝关节活动，但禁止在膝关节伸直情况下旋转大腿，以防发生骨不连。去除牵引或外固定后遵医嘱进行踝关节和膝关节的屈伸练习和髋关节各种运动，逐渐下地行走。

三、脊柱骨折和脊髓损伤

(一) 脊柱骨折

脊柱骨折约占全身骨折的 6.4%，其中以胸腰段脊柱骨折最多见。脊柱骨折可以并发脊髓或马尾神经损伤，特别是颈椎骨折-脱位合并有脊髓损伤者，往往能严重致残甚至致命。

每块脊椎骨分为椎体与附件两部分。从解剖结构和功能上讲，整个脊柱可以被分成前、中、后三柱。其中，中柱和后柱包裹了脊髓和马尾神经，此处损伤可以累及神经系统，特别是中柱的损伤，碎骨片和髓核组织可以突入椎管的前半部导致脊髓损伤，因此应了解每个脊柱骨折病人有无中柱损伤。

1. 病因　多数脊柱骨折因间接暴力引起，少数为直接暴力所致。间接暴力多见于从高处坠落后头、肩、臀或足部着地，由于地面对身体的阻挡，使暴力传导至脊柱造成骨折。直接暴力所致的脊柱骨折多见于战伤、爆炸伤、直接撞伤等。

2. 分类

(1) 颈椎骨折按照受伤时病人颈椎所处的位置分为四种类型。

①屈曲型损伤：颈椎在屈曲位时受到暴力作用，造成前柱压缩、后柱牵张损伤。临床常见于压缩骨折和骨折脱位。

a. 压缩骨折：较多见，尤其多见于骨质疏松者。除有椎体骨折外，还有不同程度的后方韧带结构破裂。

b. 骨折脱位：因过度屈曲导致后纵韧带断裂，暴力使脱位椎体的下关节突移行于下位椎体上关节突前方，称为关节突交锁。关节突交锁时有不同程度的椎体脱位。大部分病人会有脊髓损伤。部分病人有小关节突骨折。

②垂直压缩型损伤：颈椎处于直立位时受到垂直应力打击所致，多见于高空坠落或高台跳水者。

a. Jefferson 骨折：第一颈椎前、后弓双侧骨折。

b. 爆破骨折：下颈椎(C_3～C_7)椎体粉碎性骨折，多见于 C_5 和 C_6 椎体。破碎的骨折片不同程度凸向椎管内，因此瘫痪发生率可以高达 80%。

③过伸型损伤：

a. 无骨折-脱位的骨折：常因病人跌倒时额面部着地，颈部过伸所致。也可发生于急刹车或撞车时，惯性迫使头部过度仰伸后又过度屈曲，使颈椎发生严重损伤，也称“挥鞭伤”(whiplash 损伤)。严重者可导致脊髓完全损伤。

b. 枢椎椎弓骨折：来自颏部的暴力使颈椎过度仰伸，在枢椎后半部形成强大的剪切力，使枢椎的椎弓无法承受而发生垂直状骨折。以往多见于被缢死者，故又名缢死者骨折，目前多发生于高速公路上的交通事故。

④齿状突骨折：受伤机制还不清楚，暴力可能来自水平方向，从前至后经颅骨而至齿状突。

（2）胸腰椎骨折的分类　胸腰段脊柱（T_{10}～L_2）处于两个生理弧度的交汇处，是应力集中部位，因此该处骨折十分常见。

①按照骨折的稳定性分类：

a. 稳定性骨折：包括后柱完整的轻、中度椎体压缩骨折，以及单纯横突、棘突和椎板等附件骨折。

b. 不稳定性骨折：三柱中有两柱骨折；爆裂骨折，中柱骨折后骨折块突入椎管，可能损伤神经；累及三柱的骨折脱位，常伴有神经损伤。

②按照骨折形态分类（图 17-1-14）：

a. 压缩骨折：多因高处坠落时身体猛烈向前屈曲引起，椎体通常呈楔形，后方的结构很少受影响，脊柱仍保持稳定。压缩程度以 X 线检查侧位片上椎体前缘高度占后缘高度的比值计算，Ⅰ度为 1/3，Ⅱ度为 1/2，Ⅲ度为 2/3。

b. 爆裂骨折：椎体呈粉碎性骨折，骨折块向四周移位，向后移位可压迫脊髓、神经。X 线和 CT 检查可见椎体前后径和横径均增加，两侧椎弓根距离加宽，椎体高度减小。

c. Chance 骨折：椎体水平状撕裂性损伤，属于不稳定性骨折，临床上比较少见。

d. 骨折脱位：可以是椎体向前或向后移位，可伴有关节突关节脱位或骨折。

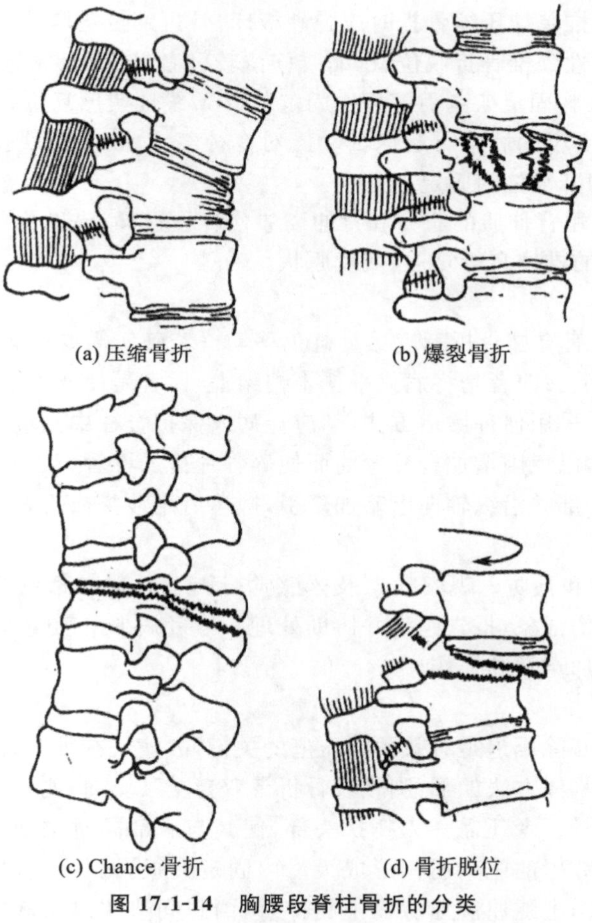

(a) 压缩骨折　(b) 爆裂骨折

(c) Chance 骨折　(d) 骨折脱位

图 17-1-14　胸腰段脊柱骨折的分类

3. 临床表现

（1）症状

①局部疼痛：颈椎骨折者可有头颈部疼痛，不能活动。胸腰椎损伤后，因腰背部肌肉痉挛、局部

疼痛,病人无法站立,或站立时腰背部无力,疼痛加重。

②腹痛、腹胀:腹膜后血肿刺激了腹腔神经节,使肠蠕动减慢,常出现腹痛、腹胀、肠蠕动减慢等症状。

③其他:伴有脊髓损伤者可有四肢或双下肢感觉和运动障碍。病人还可伴有颅脑、胸、腹部和盆腔脏器等损伤,出现相应的症状。

(2) 体征

①局部压痛和肿胀:后柱损伤时中线部位有明显压痛,局部肿胀。

②活动受限和脊柱畸形:颈、胸、腰段骨折病人常有活动受限,站立及翻身困难,强迫体位,胸腰段脊柱骨折时常可摸到后凸畸形。

4. 辅助检查

(1) X线检查　有助于明确骨折的部位、类型和移位情况。

(2) CT　凡有中柱损伤或有神经症状者均须做CT检查,可以显示出椎体的骨折情况、椎管内有无出血和碎骨片。

(3) MRI　有助于观察和确定脊髓、神经及椎间盘损伤的程度和范围。

5. 处理原则

(1) 急救处理　脊柱损伤病人伴有颅脑、胸、腹腔脏器损伤或并发休克时首先处理紧急问题,抢救生命。待病情稳定后再处理脊柱骨折。

(2) 卧硬板床　胸腰椎单纯压缩骨折时应卧硬板床,骨折部位垫厚枕,使脊柱处于过伸位。

(3) 复位固定　稳定性颈椎骨折脱位、压缩或移位较轻者,应卧床休息,并采用枕颌带卧位牵引复位、颅骨牵引或Halo头胸固定架牵引等方法固定。待X线证实已复位,可改用头颈胸石膏或支具固定,石膏干硬或支具固定牢固后即可起床活动。对有神经症状、骨折块挤入椎管内以及不稳定性骨折等损伤严重者应行切开复位内固定。

(4) 腰背肌锻炼　利用背伸肌的肌力和背伸姿势使脊柱过伸,借助椎体前方的前纵韧带和椎间盘纤维环的张力,使压缩的椎体自行复位,恢复原状。

6. 护理措施

(1) 急救搬运　对疑有脊柱骨折者应尽量避免移动。若确实需要搬运,可采用平托法或滚动法移至硬担架、木板或门板上。前者是将病人平托至担架上;后者是使病人身体保持一条直线的状态,整体滚动至担架上。无论采用何种搬运方法,都应让病人保持脊柱中立位。严禁一人抬头另一人抬脚,或用搂抱的方法搬运,以免因增加脊柱弯曲而使碎骨片挤入椎管,从而造成或加重脊髓损伤。颈椎损伤者需有专人托扶头部并沿纵轴向上略加牵引,搬运后用沙袋或折好的衣服放在颈部两侧以固定头颈部。

(2) 脊髓损伤的观察和预防　观察病人肢体感觉、运动、反射和括约肌功能是否随着病情发展而变化,及时发现脊髓损伤征象,报告医生并协助处理。尽量减少搬动病人,搬运时保持病人的脊柱处于中立位,以免造成或加重脊髓损伤。

(3) 预防压疮

①定时翻身:间歇性解除压迫是有效预防压疮的关键,故病人在卧床期间应每2～3 h翻身1次。翻身时采用轴线翻身法,具体方法如下:胸腰段骨折者双臂交叉胸前,两护士分别托扶病人肩背部和腰腿部翻至侧卧位;颈段骨折者还需一人托扶头部,使其与肩部同时翻动。病人自行翻身时应先挺直腰背部再翻身,以利用绷紧的躯干肌肉形成天然内固定夹板。侧卧时,病人背后从肩到臀用枕头抵住以免胸腰部脊柱扭转,上腿屈髋屈膝而下腿伸直,两腿间垫枕以防髋内收。颈椎骨折病人不可随意低头、抬头或转动颈部,遵医嘱决定是否垫枕及确定枕头的放置位置。避免在床上拖拽病人,以减少局部皮肤剪切力。

Note

②合适的床单位:床单应清洁、平整、干燥和舒适,有条件时可使用气垫床,保持病人皮肤清洁

干燥。

③增加营养：保证足够的营养摄入，提高机体抵抗力。

(4) 功能锻炼　根据骨折部位、程度和功能锻炼计划，指导和鼓励病人早期活动和功能锻炼。单纯压缩骨折病人卧床 3 日后开始进行腰背部肌肉锻炼，开始时臀部左右移动，然后做背伸动作，使臀部离开床面，随着腰背肌力量的增加，臀部离开床面的高度也逐渐增高。2 个月后骨折基本愈合，第 3 个月可以下地少量活动，但仍以卧床休息为主。3 个月后逐渐增加下地活动时间。除了腰背肌锻炼，还应定时进行全身各个关节的全范围被动或主动活动，每日数次，以促进血液循环，预防关节僵硬和肌肉萎缩。鼓励病人适当进行日常活动能力的训练，以满足其生活需要。

(二) 脊髓损伤

脊髓损伤是脊柱骨折的严重并发症，由于椎体的移位或碎骨片突出于椎管内，使脊髓或马尾神经产生不同程度的损伤，多发生于颈椎下段和胸腰段。

1. 病理　根据脊髓损伤的部位和程度不同可出现不同的病理变化。

(1) 脊髓震荡　与脑震荡相似，脊髓震荡是最轻微的脊髓损伤。脊髓受到强烈震荡后发生超限抑制，脊髓功能处于生理停滞状态。在组织形态学上并无病理变化，只是暂时性功能抑制。

(2) 不完全性脊髓损伤　脊髓损伤轻者仅有脊髓中心小坏死灶，保留大部分神经纤维。损伤严重者的脊髓中心可出现坏死软化灶，并由胶质或瘢痕代替，只保留小部分神经纤维。

(3) 完全性脊髓损伤　脊髓实质完全性横贯性损伤。脊髓内的病变呈进行性加重，从中心出血至全脊髓水肿，从中心坏死到大范围脊髓坏死。晚期脊髓为胶质组织所代替。

2. 临床表现

(1) 脊髓震荡　脊髓损伤平面以下发生弛缓性瘫痪，感觉、运动、反射及括约肌功能全部或大部分丧失。一般在数小时到数日后感觉和运动功能开始恢复，不留任何神经系统后遗症。

(2) 不完全性脊髓损伤　脊髓损伤平面以下感觉和运动功能部分丧失，称为不完全性脊髓损伤，包括以下四种类型。

①前脊髓综合征：颈脊髓前方受压严重，有时可引起脊髓前中央动脉闭塞，出现四肢瘫痪，下肢瘫痪重于上肢瘫痪。但下肢和会阴部仍保持位置觉和深感觉，有时甚至还保留浅感觉。在不完全性损伤中预后最差。

②后脊髓综合征：脊髓受损平面以下运动功能和痛、温觉、触觉存在，深感觉全部或部分消失。

③脊髓中央管周围综合征：多为颈椎过伸性损伤时，颈椎管容积急剧减小，脊髓受黄韧带皱褶、椎间盘或骨刺的前后挤压，使脊髓中央管周围的传导束受到损伤。病人损伤平面以下四肢瘫痪，上肢瘫痪重于下肢瘫痪，没有感觉分离。

④脊髓半切征：又名 Brown-Sequard 综合征，为脊髓的半横切损伤。脊髓损伤平面以下同侧肢体的运动及深感觉消失，对侧肢体痛觉和温觉消失。

(3) 完全性脊髓损伤　脊髓损伤平面以下弛缓性瘫痪，感觉、运动、反射及括约肌功能完全丧失，包括肛门周围的感觉和肛门括约肌的收缩运动丧失，称为脊髓休克期。这是脊髓失去高级中枢控制的一种病理生理现象。2～4 周后逐渐演变成痉挛性瘫痪，表现为肌张力增高，腱反射亢进，并出现病理性锥体束征。胸腰段脊髓损伤使下肢的感觉与运动功能发生障碍，称为截瘫。颈段脊髓损伤后，双上肢也有神经功能障碍，称为四肢瘫痪。上颈椎损伤时四肢均为痉挛性瘫痪，下颈椎损伤时由于脊髓颈膨大部位和神经根的毁损，上肢表现为弛缓性瘫痪，下肢仍为痉挛性瘫痪。

(4) 脊髓圆锥损伤　第 12 胸椎和第 1 腰椎骨折可发生脊髓圆锥损伤，表现为会阴部(鞍区)皮肤感觉缺失，括约肌功能丧失致大小便不能控制和性功能障碍，双下肢的感觉和运动功能仍保留正常。

(5) 马尾神经损伤　马尾神经起自第 2 腰椎的骶脊髓，一般终止于第 1 骶椎下缘。马尾神经完全损伤者少见。表现为损伤平面以下弛缓性瘫痪，有感觉及运动功能障碍及括约肌功能丧失，肌张力降低，腱反射消失。

脊髓损伤严重程度分级可作为脊髓损伤的自然转归和治疗前后对照的观察指标。依据脊髓损伤的临床表现进行分级，目前较常用的是 Frankel 功能分级(表 17-1-1)。

表 17-1-1　Frankel 功能分级

级　别	功　能
A	完全瘫痪
B	感觉功能不完全丧失，无运动功能
C	感觉功能不完全丧失，有非功能性运动
D	感觉功能不完全丧失，有功能性运动
E	感觉、运动功能正常

3. 辅助检查　参见本节脊柱骨折部分相关内容。

4. 处理原则

(1) 非手术治疗　伤后 6 h 内是关键时期，24 h 内为急性期，应抓紧时间治疗。

①固定和制动：一般先采用枕颌带牵引或持续颅骨牵引，以防因损伤部位移位而产生脊髓再损伤。

②减轻脊髓水肿和继发性损害：

a. 激素治疗：地塞米松 10～20 mg 静脉滴注，连续应用 5～7 日后，改为口服，3 次/日，75 mg/次，维持 2 周左右。

b. 脱水：20%甘露醇 250 mL 静脉滴注，2 次/日，连续 5～7 日。

c. 甲泼尼龙冲击疗法：只适用于受伤 8 h 以内者。1 次给药 30 mg/kg，15 min 静脉注射完毕，休息 45 min，休息的同时静脉使用保护胃黏膜药物(如奥美拉唑、兰索拉唑等)，以免大剂量激素引起胃肠道并发症。在以后 23 h 内以 5.4 mg/(kg・h)剂量持续静脉滴注，同时使用心电监护仪密切观察病人生命体征变化。该治疗可减轻外伤后神经细胞变性，降低组织水肿，改善脊髓血流量，预防损伤后脊髓缺血进一步加重，促进新陈代谢和预防神经纤维变性。

d. 高压氧治疗：一般伤后 4～6 h 内应用。

(2) 手术治疗　手术只能解除对脊髓的压迫和恢复脊柱的稳定性，目前还无法使损伤的脊髓恢复功能。手术的途径和方式视骨折的类型和致压物的部位而定。手术指征包括：a. 脊柱骨折脱位有关节突交锁者；b. 脊柱骨折复位不满意，或仍有脊柱不稳定因素存在者；c. 影像学显示有碎骨片凸出至椎管内压迫脊髓者；d. 截瘫平面不断上升，提示椎管内有活动性出血者。

5. 护理评估

(1) 非手术治疗/术前评估

①健康史：

a. 一般情况：包括年龄、性别、婚姻和职业等。

b. 外伤史：应详细了解病人受伤的时间、原因和部位，受伤时的体位、症状和体征，搬运方式、急救情况，有无昏迷史和其他部位复合伤等。

c. 既往史与服药史：评估病人既往健康状况，有无脊柱受伤或手术史，近期是否因其他疾病而服用激素类药物，以及服用的剂量、时间和疗程。

②身体状况：

a. 症状与体征：(a)生命体征与意识：评估病人的呼吸、血压、脉搏、体温和意识情况。(b)排尿和排便：了解有无尿潴留或充盈性尿失禁；尿液颜色、量和比重变化；有无便秘或大便失禁。(c)皮肤组织损伤：受伤部位有无皮肤组织破损，肤色和皮温改变，活动性出血及其他复合型损伤的迹象。

(d)腹部体征：有无腹胀和麻痹性肠梗阻征象。(e)神经系统功能：躯体痛、温、触及位置觉的丧失平面及程度，肢体运动、反射和括约肌功能损伤情况。

b. 辅助检查：了解有无 X 线、CT、MRI 及其他有关手术耐受性检查（心电图、肺功能检查）等的异常发现。

③心理-社会状况：了解病人对疾病的认知程度，对手术和疾病预后的顾虑和思想负担；了解朋友及其家属对病人的关心、支持程度；家庭对手术的经济承受能力。

（2）术后评估

①术中情况：了解病人手术和麻醉的方式与效果、病变组织修复情况、术中出血、补液、输血情况和术后诊断。

②身体状况：评估生命体征是否平稳，意识是否清醒，躯体感觉、运动和各项生理功能恢复情况，有无呼吸系统或泌尿系统功能障碍、压疮等并发症发生。

③心理-社会状况：了解病人有无焦虑、抑郁、自暴自弃等负性情绪，康复训练和早期活动是否配合，对出院后的继续治疗是否清楚。

6. 常见护理诊断/问题

（1）低效性呼吸型态　与脊髓损伤、呼吸肌无力、呼吸道分泌物排出不畅有关。

（2）体温过高或体温过低　与脊髓损伤、自主神经系统功能紊乱有关。

（3）尿潴留　与脊髓损伤，逼尿肌无力有关。

（4）便秘　与脊髓神经损伤、液体摄入不足、饮食和活动受限有关。

（5）有皮肤完整性受损的危险　与肢体感觉及活动障碍有关。

（6）身体意象紊乱　与受伤后躯体运动障碍或肢体萎缩变形有关。

7. 护理目标

（1）病人呼吸道通畅，能够维持正常呼吸功能。

（2）病人体温保持在正常范围。

（3）病人能有效排尿或建立膀胱的反射性排尿功能。

（4）病人能有效排便。

（5）病人皮肤清洁、完整，未发生压疮。

（6）病人能接受身体意象及生活改变的现实。

8. 护理措施

（1）非手术治疗的护理/术前护理

①心理护理：帮助病人掌握正确的应对技巧，提高其自我护理能力，发挥其最大潜能。家庭成员和医务人员应相信并认真倾听病人的诉说。可让病人及其家属参与制订护理计划，帮助病人建立有效的社会支持系统，包括家庭成员、亲属、朋友、医务人员和同事等。

②病情观察：脊髓损伤后或受手术刺激后病人易出现脊髓水肿反应，应密切观察病人躯体及肢体感觉和运动情况，当出现瘫痪平面上升、肢体麻木、肌力减弱或不能活动时，应立即通知医生处理。

③体位与活动：瘫痪肢体保持关节处于功能位，防止关节屈曲、过伸或过展。可用矫正鞋或支足板固定足部，以防足下垂。每日应对瘫痪肢体做被动的全范围关节活动和肌肉按摩，以防止肌肉萎缩和关节僵硬，减少截瘫后并发症。上肢功能良好者可以通过举哑铃和拉拉力器等方法增强上肢力量，为今后的生活自理做准备，增强病人的信心。

④并发症的护理：脊髓损伤一般不直接危及生命，其并发症是导致病人死亡的主要原因。

a. 呼吸衰竭和呼吸道感染：颈脊髓损伤时，由于肋间神经支配的肋间肌完全麻痹，胸式呼吸消失，病人能否生存，很大程度上取决于腹式呼吸是否幸存。腹式呼吸主要依靠膈肌运动，而支配膈肌的膈神经由 $C_{3\sim5}$ 节段组成，其中 C_4 是主要成分。因此损伤越接近 C_4，因膈神经麻痹引起膈肌运动障碍，从而导致呼吸衰竭的危险越大。$C_{1\sim2}$ 损伤时病人往往当场死亡。$C_{3\sim4}$ 损伤时病人也常于早期因呼吸衰竭而死亡。即使是 $C_{4\sim5}$ 以下的损伤，也会因伤后脊髓水肿的蔓延，波及呼吸中枢而产生呼吸功能障碍。因此，任何阻碍膈肌活动和呼吸道通畅的原因均可导致呼吸衰竭，如脊髓水肿继续上升至近 C_4 节段、痰液阻塞气管、肠胀气和便秘等。

呼吸道感染是晚期死亡常见原因。由于呼吸肌力量不足，或者病人因怕疼不敢深呼吸和咳嗽，使呼吸道的阻力增加，分泌物不易排出，久卧者容易产生坠积性肺炎。一般在1周内便可发生呼吸道感染，吸烟者更易发生。病人常因呼吸道感染难以控制或痰液堵塞气管窒息而死亡。

护理中应注意维持有效呼吸，防止呼吸道感染。

Ⅰ.病情观察：观察病人的呼吸功能，如呼吸频率、节律、深浅，有无异常呼吸音，有无呼吸困难表现等；监测血氧饱和度。

Ⅱ.氧气吸入：若病人呼吸＞22次/分、鼻翼扇动、摇头挣扎、嘴唇发绀等，则应立即吸氧，寻找和解除原因，必要时协助医生行气管插管、气管切开或呼吸机辅助呼吸等。

Ⅲ.减轻脊髓水肿：遵医嘱给予地塞米松、甘露醇、甲泼尼龙等治疗，以避免因进一步脊髓损伤而抑制呼吸功能。

Ⅳ.保持呼吸道通畅：预防因气道分泌物阻塞而并发坠积性肺炎和肺不张。指导病人深呼吸和咳嗽、咳痰，每2 h协助翻身拍背1次，遵医嘱给予雾化吸入，经常做深呼吸和上肢外展动作，以促进肺膨胀和有效排痰。对不能自行咳嗽、咳痰或有肺不张者及时吸痰。对气管插管或气管切开者做好相应护理。及时处理肠胀气、便秘，不要用厚棉被压盖胸腹，以免影响病人呼吸。

Ⅴ.控制感染：已经发生肺部感染者应遵医嘱选用合适的抗生素，注意保暖。

b.体温失调：颈脊髓损伤后，自主神经系统功能紊乱，受伤平面以下毛细血管网舒张而无法收缩，皮肤不能出汗，对气温的变化丧失了调节和适应能力。室温大于32 ℃时，闭汗使病人容易出现高热(体温大于40 ℃)；若未有效保暖，大量散热也可使病人出现低温(体温小于35 ℃)，这都是病情危险的征兆。

病人体温升高时，应以物理降温为主，如采用冰敷、温水擦浴、冰盐水灌肠等。必要时给予输液和冬眠药物。夏季将病人安置在阴凉或设有空调的房间。低温病人复温应以物理复温为主，如使用电热毯、热水袋或电烤架等逐渐复温，但要防止烫伤，同时注意保暖。

c.泌尿系统感染和结石：排尿的脊髓反射中枢在 $S_{2\sim4}$，位于脊髓圆锥内。圆锥以上脊髓损伤者由于尿道外括约肌失去高级神经支配，不能自主放松，因而可出现尿潴留；圆锥损伤者则因尿道外括约肌放松，出现尿失禁。由于病人需长期留置导尿管，容易发生泌尿系统感染与结石，男性病人还会发生附睾炎。主要护理措施如下。

Ⅰ.留置导尿或间歇导尿：在脊髓休克期应采用留置导尿，持续引流尿液并记录尿量，以防膀胱过度膨胀。2～3周后改为每4～6 h开放1次导尿管，或白天每4 h导尿1次，晚间每6 h导尿1次，以防膀胱萎缩。

间歇导尿

Ⅱ.排尿训练：根据脊髓损伤部位和程度不同，3周后部分病人排尿功能可逐渐恢复，但脊髓完全性损伤者则需要进行排尿功能训练。当膀胱胀满时，鼓励病人增加腹内压，用右手由外向内按摩下腹部，待膀胱缩成球状，紧按膀胱底向前下方挤压，在膀胱排尿后用左手按在右手背上加压，待尿不再流出时，可松手再加压一次，将尿排尽，训练自主性膀胱，争取早日拔去导尿管，这种方法对马尾神经损伤者特别有效。同时，根据病人病情训练膀胱的反射排尿功能。

Ⅲ.预防感染：鼓励病人每日饮水3000 mL以上，以稀释尿液；尽量排尽尿液，减少残余尿；每日清洁会阴部2次；根据需要更换尿袋及导尿管；必要时做膀胱冲洗，以冲出膀胱中积存的沉渣；定期检查残余尿量、尿常规和中段尿培养，及时发现泌尿系统感染征象。一旦发生感染，增加饮水或输液量，持续开放导尿管，遵医嘱使用抗生素，病情允许时抬高床头。需长期留置导尿管而又无法控制泌尿系统感染者，应教会病人遵循无菌操作法进行间歇导尿，也可行永久性耻骨上膀胱造瘘术。

Note

d.便秘：脊髓损伤后，骶髓的副交感神经中枢失去了高级中枢的控制，肠道的神经功能和膀胱一样受到破坏，结肠蠕动减慢，使水分吸收较多，而活动减少和饮水减少也是便秘的原因。护士应指导病人多食富含膳食纤维的食物、新鲜水果和蔬菜，多饮水。在餐后 30 min 做腹部按摩，从右到左，沿大肠走行的方向，以刺激肠蠕动。顽固性便秘者可遵医嘱给予灌肠或缓泻剂。部分病人通过持续的排便训练可逐渐建立起反射性排便。方法为尽量取坐位以增加腹内压，每日定时用手指按压肛门周围或者扩张肛门，刺激括约肌，反射性地引起肠蠕动。

e. 压疮：截瘫病人长期卧床，皮肤知觉丧失，骨隆突部位的皮肤长时间受压于床褥与骨隆突之间而发生神经营养性改变，从而出现压疮。压疮最常发生的部位为骶尾部、股骨大转子、髂嵴和足跟等处。截瘫病人出现压疮后极难愈合，压疮每日渗出大量体液，消耗蛋白质，是感染进入的门户，病人可因消耗衰竭或脓毒症而致死。对病人应加强皮肤护理，预防压疮。

(2) 术后护理

①引流管护理：观察引流液颜色与引流量，保持引流通畅，以防积血压迫脊髓。

②病情观察、体位与活动、并发症的护理参见术前护理。

(3) 健康教育

①功能锻炼：指导病人坚持康复锻炼和理疗，以促进身体功能恢复和预防并发症。病情允许时，指导病人练习床上坐起，学习使用轮椅、拐杖或助行器等移动工具帮助上下床和行走。病人下地时应有专人保护，以防跌倒。

②间歇导尿：鼓励上肢功能良好的病人尽早开始自我间歇导尿。若病人无法实施，则指导病人家属进行间歇导尿，防止因长期留置导尿管引起泌尿系统感染。

③复诊指导：告知病人定期返院复诊，随时监测病情变化，及时发现并发症并处理。

四、骨盆骨折

骨盆骨折约占全身骨折的 1.5%，常合并静脉丛和动脉大量出血，以及盆腔内脏器的损伤。开放性骨盆骨折的死亡率在 30%～50%，闭合性损伤的死亡率为 10%～30%，因此必须高度重视。

1. 病因　骨盆骨折多为强大的直接暴力挤压骨盆所致，年轻人骨盆骨折主要是由于交通事故和高处坠落引起，老年人最常见的原因是跌倒。

2. 分类

(1) 按骨折位置与数量分类

①骨盆边缘撕脱性骨折：因肌肉猛烈收缩而造成骨盆边缘肌肉附着点撕脱性骨折，骨盆环不受影响。最常见的有髂前上棘撕脱骨折、髂前下棘撕脱骨折和坐骨结节撕脱骨折。多见于青少年运动损伤。

②髂骨翼骨折：多为侧方挤压暴力所致，移位不明显，可为粉碎性骨折，不影响骨盆环。

③骶尾骨骨折：骶骨骨折可位于骶骨翼部、骶孔处或正中骶管区，后两者损伤时可分别损伤骶神经和马尾神经。尾骨骨折通常于滑倒坐地时发生，常伴骶骨末端骨折，一般移位不明显。

④骨盆环骨折：单处骨盆环骨折不会引起骨盆环变形，双处骨盆环骨折常伴骨盆变形，包括双侧耻骨上、下支骨折；耻骨上、下支骨折合并耻骨联合分离、合并骶髂关节脱位或合并髂骨骨折；髂骨骨折合并骶髂关节脱位；耻骨联合分离合并骶髂关节脱位等。产生这类骨折的暴力通常较大，往往并发症也较多。

(2) 按暴力的方向分类

①侧方挤压损伤：来自侧方的挤压力量造成的损伤，约占骨盆骨折的 38.2%。

②前后挤压损伤（APC 骨折）：a. APC-Ⅰ型：耻骨联合分离；b. APC-Ⅱ型：耻骨联合分离，骶结节和骶棘韧带断裂，骶髂关节间隙增宽，轻度分离；c. APC-Ⅲ型：耻骨联合分离，骶结节和骶棘韧带断裂，骶髂关节前、后方韧带都断裂，骶髂关节分离。约占骨盆骨折的一半。

③垂直剪力损伤（VS 骨折）：通常为高处坠落伤。

④混合暴力损伤(CM 骨折):通常是混合性骨折,如 LC/APC。

上述骨折中以 APC-Ⅲ型骨折与 VS 骨折最严重,并发症也多见,下面主要讲述这两种骨折。

3. 临床表现

(1) 症状　病人髋部肿胀、疼痛,不敢坐起或站立,多数病人存在严重的多发伤。有大出血或严重内脏损伤者可有休克早期表现。

(2) 体征

①骨盆分离试验与骨盆挤压试验阳性:检查者双手交叉撑开病人的两髂嵴,骨折的骨盆前环产生分离,如出现疼痛即为骨盆分离试验阳性。检查者用双手挤压病人的两髂嵴,伤处出现疼痛为骨盆挤压试验阳性。在做以上两项检查时偶尔会有骨擦音。

②肢体长度不对称:用皮尺测量胸骨剑突与两髂前上棘之间的距离,骨盆骨折向上移位的一侧长度较短。也可测量脐孔与两侧内踝尖端的距离。

③会阴部瘀斑:是耻骨和坐骨骨折的特有体征。

4. 辅助检查　X 线检查可显示骨折类型及骨折块移位情况。CT 和三维重建可明确骨折类型并避免遗漏。伴神经损伤症状时,可行腰骶部 MRI 检查,以排除脊髓神经根损伤压迫。

5. 处理原则　原则是先处理休克和各种危及生命的合并症,再处理骨折。

(1) 非手术治疗

①卧床休息:骨盆边缘性骨折、骶尾骨骨折和骨盆环单处骨折时无移位,以卧床休息为主,卧床 3～4 周。单处骨盆环骨折者用多头带进行骨盆环形固定,可以减轻疼痛。

②牵引:单纯性耻骨联合分离且较轻者可用骨盆兜带悬吊固定。此法不适用于侧方挤压损伤导致的耻骨支横形骨折。但由于治疗时间较长,目前大都主张手术治疗。

(2) 手术治疗　双处骨盆环骨折伴骨盆变形者,多主张手术复位及内固定,必要时加上外固定支架。

6. 护理措施

(1) 急救处理　有危及生命的并发症时应先抢救生命,对休克病人先进行抗休克治疗,然后处理骨折。

(2) 体位和活动　卧床休息期间,髂前上、下棘撕脱骨折可取髋、膝屈曲位;坐骨结节撕脱骨折者应取大腿伸直、外旋位;骶尾骨骨折者可在骶部垫气圈或软垫。协助病人更换体位,病人骨折愈合后才可取患侧卧位。长期卧床者需练习深呼吸,进行肢体肌肉等长收缩训练。允许下床后,可使用助行器或拐杖,以减轻骨盆负重。

(3) 骨盆兜带悬吊牵引的护理　骨盆兜带由厚帆布制成,其宽度上抵髂骨翼,下达股骨大转子,依靠骨盆挤压合拢的力量,使耻骨联合分离复位。选择宽度适宜的骨盆兜带,悬吊重量以将臀部抬离床面为宜,不要随意移动,保持兜带平整,排便时尽量避免污染兜带。

(4) 并发症的护理　骨盆骨折常伴有严重并发症,如腹膜后血肿、盆腔内脏损伤和神经损伤等。这些并发症常较骨折本身更为严重,因此应进行重点观察和护理。

①腹膜后血肿:骨盆各骨主要为松质骨,邻近又有许多动脉和静脉丛,血液循环丰富。骨折后巨大血肿可沿腹膜后疏松结缔组织间隙蔓延至肾区或膈下,病人可有腹痛腹胀等腹膜刺激症状。大出血可造成失血性休克,甚至造成病人迅速死亡。护士应严密观察病人生命体征和意识变化,立即建立静脉输液通路,遵医嘱输血输液,纠正血容量不足。若经抗休克治疗仍不能维持血压,应配合医生及时做好手术准备。

②盆腔内脏损伤:a. 膀胱或后尿道损伤:后尿道的损伤远比膀胱损伤多见。注意观察有无血尿、无尿或急性腹膜炎等表现。膀胱和尿道损伤时均需行修补术。b. 直肠损伤:较少见。直肠破裂如发生在腹膜反折以上可引起弥漫性腹膜炎;如在反折以下,则可发生直肠周围感染。应要求病人禁食,遵医嘱静脉补液,合理应用抗生素。由于行直肠修补术时还需做临时的结肠造瘘,以利于直肠恢复,

因此应做好造瘘口护理。

③神经损伤　主要是腰骶神经丛与坐骨神经损伤。观察病人是否有括约肌功能障碍、下肢某些部位感觉减退或消失、肌肉萎缩无力或瘫痪等表现，发现异常及时报告医生。

④脂肪栓塞与静脉栓塞：发生率可高达35%～50%，有症状性肺栓塞发生率为2%～10%，脂肪栓塞与静脉栓塞是病人死亡的主要原因之一。由于下肢长时间制动，静脉血液回流缓慢，以及创伤导致的血液高凝状态等，易导致下肢深静脉血栓形成；骨盆内静脉丛破裂以及骨髓腔被破坏，骨髓脂肪溢出随破裂的静脉窦进入血液循环，引起肺、脑、肾等部位的脂肪栓塞。如病人突然出现胸痛、胸闷、呼吸困难、咳嗽、咯血、烦躁不安甚至晕厥时，应警惕肺栓塞的发生。接受手术前后常规采取预防栓塞的措施：鼓励病人勤翻身、抬高患肢，按摩下肢；进行早期功能锻炼、下床活动；适度补液，多饮水以避免脱水；改善生活方式，如戒烟、戒酒、控制血糖和血脂等；避免下肢静脉尤其是股静脉穿刺输液，必要时遵医嘱使用抗凝药物。一旦出现脂肪栓塞或静脉栓塞，嘱病人绝对卧床，予以高流量氧气吸入、抗凝、溶栓等处理，同时监测生命体征、意识、血氧饱和度、血气分析和出凝血时间等。

（刘波）

目标检测

目标检测答案解析

1. 不完全性的骨折有(　　)。

A. 青枝骨折　B. 横形骨折　C. 斜形骨折　D. 螺旋形骨折　E. 粉碎性骨折

2. 急症室见一开放性骨折伴活动性出血的休克病人，急救时首先应(　　)。

A. 输液　B. 压迫止血　C. 包扎伤口　D. 固定骨折　E. 给升压药

3. 下列叙述正确的是(　　)。

A. 踢球时股直肌收缩致髌骨骨折是直接暴力骨折

B. 跌倒时手掌撑地致锁骨骨折是间接暴力骨折

C. 长途行军时第二跖骨骨折是撕脱性骨折

D. 慢性骨髓炎致局部骨折称疲劳性骨折

E. 股骨骨肉瘤处受撞击而骨折是直接暴力骨折

4. 关于开放性骨折，不对的是(　　)。

A. 骨折处皮肤擦伤出血属于开放性骨折

B. 耻骨骨折合并膜部尿道撕裂属于开放性骨折

C. 骶尾骨骨折刺破直肠属于开放性骨折

D. 开放性骨折的重要性在于感染危险大

E. 开放性骨折骨端外露不宜现场复位

5. 稳定性骨折指(　　)。

A. 嵌插骨折　B. 压缩骨折　C. 青枝骨折

D. 螺旋形骨折　E. 粉碎性骨折

6. 为避免骨折断端移位，急救及护理中应特别注意(　　)。

A. 原暴力作用方向　B. 肢体自身重量　C. 肌肉牵拉作用

D. 固定搬运方法　E. 局部加压包扎

7. 稳定性骨折是(　　)。

A. 横形骨折　B. 斜形骨折　C. 螺旋形骨折

D. 粉碎性骨折　E. 撕脱性骨折

8. 骨折后期并发关节僵硬的主要因素是(　　)。
A. 营养不良　B. 老龄　C. 缺少功能锻炼
D. 肌萎缩　E. 神经损伤

9. 骨折表现最有诊断意义的是(　　)。
A. 局部剧痛　B. 局部肿胀　C. 局部皮下淤血
D. 肢体活动障碍　E. 假关节活动

10. 哪项不是骨折的专有体征(　　)。
A. 创伤处畸形　B. 假关节活动　C. 功能障碍
D. 骨擦音　E. 骨擦感

11. 病人，女，60 岁。跌倒致右股骨颈骨折，现给予持续皮肤牵引处理。该病人最易发生的并发症是(　　)。
A. 休克　B. 右坐骨神经损伤
C. 髋关节创伤性关节炎　D. 右股骨头缺血性坏死
E. 骨化性肌炎

12. 病人，男，31 岁。塌方事故中致骨盆骨折及胫腓骨骨折。接诊时首先应注意的并发症是(　　)。
A. 休克　B. 内脏损伤　C. 骨筋膜室综合征
D. 感染　E. 愈合障碍

13. 某人跌倒时右手掌撑地，当时右腕剧痛，渐肿胀，活动障碍，局部呈“银叉”畸形。可能发生了(　　)。
A. 桡骨远端伸直型骨折　B. 桡骨远端屈曲型骨折　C. 腕骨骨折
D. 掌骨骨折　E. 腕关节扭伤

14. 病人，8 岁，2 h 前跌倒致右肘部肿胀及疼痛，X 线片示右肱骨髁上伸直线骨折。在护理过程中，应特别注意是否伤及(　　)。
A. 肱二头肌　B. 肱三头肌　C. 尺神经　D. 头静脉　E. 肱动脉

15. 病人，8 岁，右肱骨髁上伸直型骨折，手法复位后屈肘位石膏托固定第 1 天。病人诉右手疼痛，见手指苍白发凉。X 线复查骨折整复良好，现应采取的主要措施是(　　)。
A. 给予安慰和关怀　B. 给予止痛药
C. 抬高患肢，活动手指　D. 减小右肘屈曲度，另行固定
E. 手术探查肱动脉

16. 病人，男，21 岁，从单杠上跌下致左股部肿痛，卧地不起。局部成角畸形。有假关节活动。首先应做的是(　　)。
A. 反复安慰　B. 立即呼叫急救中心
C. 患肢临时固定　D. 立即背起病人去找医院
E. 立即用木板抬走病人

17. 一男性成年病人，因左小腿骨折被送进急诊室，护士为他做的最重要的工作是(　　)。
A. 提供夹板，临时固定　B. 做石膏托固定　C. 给予止痛药
D. 提供一张床铺　E. 送去一杯水，做好安慰

18. 一男性成年病人，小腿骨折行石膏管型固定后，诉小腿外侧疼痛，足背麻木，可能压迫了(　　)。
A. 腓总神经　B. 胫神经　C. 坐骨神经　D. 动脉　E. 静脉

19. 一男性成年病人，因股骨干骨折予以持续骨牵引，下列护理哪项不妥？(　　)
A. 抬高床脚　B. 常测患肢长度　C. 足部不抵床栏

Note

D. 鼓励患肢活动　　　　　　　　　　E. 及时清除骨针孔血痂

20. 病人，女，35 岁，外伤后患肢垂腕畸形，各指间、掌指关节不能伸直，拇指不能伸直，手背桡侧皮肤感觉麻木，考虑哪条神经损伤？（　　）

A. 尺神经　　B. 桡神经　　C. 正中神经　　D. 腋神经　　E. 肌皮神经

第二节　关节脱位病人的护理

学习目标

1. 了解关节脱位的概念、病因和分类。
2. 熟悉肩关节、肘关节、髋关节脱位的临床表现。
3. 掌握关节脱位的主要护理措施。

本节 PPT

一、概述

关节脱位是指由于直接或间接暴力作用于关节，或关节有病理性改变，使骨与骨之间相对关节面失去正常的对合关系。失去部分正常对合关系的称半脱位。关节脱位多见于青壮年和儿童；四肢大关节中以肩关节和肘关节脱位最为常见，髋关节次之，膝、腕关节脱位则少见。

（一）病因

1. 创伤　由外来暴力间接作用于正常关节引起的脱位，是脱位最常见的原因，多发生于青壮年。

2. 病理改变　关节结构发生病变，骨端遭到破坏，不能维持关节面正常的对合关系，如关节结核或类风湿关节炎所导致的脱位。

3. 先天性关节发育不良　胚胎发育异常导致关节先天性发育不良，出生后即发生脱位且逐渐加重，如由于髋臼和股骨头先天性发育不良或异常引起的先天性髋关节脱位。

4. 习惯性脱位　创伤性脱位后，关节囊及韧带松弛或在骨附着处被撕脱，使关节结构不稳定，轻微外力即可导致再脱位，如此反复，形成习惯性脱位，如习惯性肩关节脱位、习惯性颞下颌关节脱位等。

（二）分类

1. 按脱位程度分类

（1）全脱位　关节面对合关系完全丧失。

（2）半脱位　关节面对合关系部分丧失。

2. 按脱位发生的时间分类

（1）新鲜性脱位　脱位时间未超过 2 周。

（2）陈旧性脱位　脱位时间超过 2 周。

3. 按脱位后关节腔是否与外界相通分类

（1）闭合性脱位　局部皮肤完好，脱位处关节腔不与外界相通。

（2）开放性脱位　脱位处关节腔与外界相通。

4. 按远侧骨端的移位方向分类　前脱位、后脱位、侧方脱位、中央脱位等。

（三）临床表现

1. 症状　病人常出现关节疼痛、肿胀、局部压痛和关节功能障碍。早期全身可合并复合伤、休克

Note

等，局部可合并骨折和神经血管损伤。晚期可发生骨化性肌炎、缺血性骨坏死和创伤性关节炎等。

2. 体征

(1) 畸形　关节脱位后肢体出现旋转、内收或外展、外观变长或缩短等畸形，与健侧不对称。关节的正常骨性标志发生改变。

(2) 弹性固定　关节脱位后，由于关节囊周围未撕裂的肌肉和韧带的牵拉，使患肢固定在异常的位置，被动活动时感到弹性阻力。

(3) 关节盂空虚　脱位后可触到空虚的关节盂，移位的骨端可在邻近异常位置触及；但肿胀严重时常难以触及。

(四) 辅助检查

X线检查对确定脱位的方向、程度、有无合并骨折、有无骨化性肌炎或缺血性骨坏死等有重要作用。

(五) 处理原则

1. 复位　以手法复位为主，最好在脱位后2周内进行，因为早期复位容易成功，且功能恢复好。若脱位时间较长，关节周围组织发生粘连，空虚的关节腔被纤维组织充填，常导致手法复位难以成功。若发生以下情况，考虑行手术切开复位：①合并关节内骨折；②经手法复位失败或手法难以复位；③有软组织嵌入。关节脱位复位成功的标志是被动活动恢复正常、骨性标志恢复、X线检查提示已复位。

2. 固定　即将复位后的关节固定于适当位置，以修复损伤的关节囊、韧带、肌肉等软组织。固定的时间视脱位情况而定，一般为2～3周。陈旧性脱位经手法复位后，固定时间适当延长。

3. 功能锻炼　鼓励早期活动，在固定期间经常进行关节周围肌肉的收缩练习和患肢其他关节的主动或被动活动，防止肌肉萎缩及关节僵硬。固定解除后，逐步扩大患肢关节的活动范围，并辅以理疗、中药熏洗等治疗，逐渐恢复关节功能。功能锻炼过程中切忌粗暴的被动活动，以免加重损伤。

(六) 护理评估

1. 健康史　①一般情况：如年龄、出生时的情况、日常运动的量和强度等；②外伤史：评估病人有无突发外伤，受伤后的症状和处理方法；③既往史：病人既往有无类似外伤病史、有无习惯性关节脱位、既往脱位后的治疗及恢复情况等。

2. 身体状况

(1) 症状与体征　评估患肢疼痛程度、有无血管或神经受压的表现、有无皮肤受损；评估生命体征、躯体活动能力、生活自理能力等。

(2) 辅助检查　评估X线检查有无阳性发现。

3. 心理-社会状况　评估病人的心理状态，对本次治疗有无信心；评估病人所具有的疾病知识和对治疗、护理的期望。

(七) 常见护理诊断/问题

(1) 疼痛　与关节脱位引起局部组织损伤及神经受压有关。

(2) 躯体活动障碍　与关节脱位、疼痛、制动有关。

(3) 有皮肤完整性受损的危险　与外固定压迫局部皮肤有关。

(4) 潜在并发症：血管、神经受损。

(八) 护理目标

(1) 病人疼痛减轻或消失。

(2) 病人关节活动能力和舒适度改善。

(3) 病人未出现血管、神经损伤等并发症，或得到及时发现和处理。

(4) 病人皮肤完整,未出现压疮或感染。

(九) 护理措施

1. 体位　抬高患肢并保持患肢于关节的功能位,以利于静脉回流,减轻肿胀。

2. 缓解疼痛

(1) 局部冷热敷:受伤 24 h 内局部冷敷,达到消肿止痛目的;受伤 24 h 后局部热敷,以减轻肌肉痉挛引起的疼痛。

(2) 避免加重疼痛的因素:进行护理操作或移动病人时,托住患肢,动作轻柔,以免用力不当加重疼痛。

(3) 镇痛:应用心理暗示、转移注意力或松弛疗法等非药物镇痛方法缓解疼痛,必要时遵医嘱应用镇痛药。

3. 病情观察　移位的骨端压迫邻近血管和神经,可引起患肢缺血,感觉、运动障碍。定时观察患肢远端血运、皮肤颜色、温度、感觉和活动情况等;若发现患肢苍白、发冷、肿胀、疼痛加剧、感觉麻木等,及时通知医生并配合处理。

4. 保持皮肤完整性　使用石膏固定或牵引者,避免因固定物压迫而损伤皮肤。此外,髋关节脱位固定后需长期卧床者,鼓励其经常更换体位,保持床单位整洁,预防压疮形成。对于皮肤感觉功能障碍的肢体,防止烫伤和冻伤。

5. 心理护理　关节脱位多由意外事故造成,病人常焦虑、恐惧以及自信心不足,应在生活上给予帮助,加强沟通,耐心开导,使之心情舒畅,从而接受并配合治疗。

6. 健康教育　向病人及其家属讲解关节脱位治疗和康复的知识。说明复位后固定的目的、方法、重要意义及注意事项,使其充分了解固定的重要性、必要性及复位后的固定时限。讲述功能锻炼的重要性和必要性,并指导其进行康复锻炼,使病人能自觉按计划实施。固定期间进行关节周围肌肉收缩活动及邻近关节主动或被动运动;固定拆除后,逐步进行肢体的全范围关节功能锻炼,防止关节粘连和肌肉萎缩。习惯性脱位者,须保持有效固定并严格遵医嘱坚持功能锻炼,避免各种导致再脱位的因素。

(十) 护理评价

(1) 病人疼痛减轻或消失。

(2) 病人关节功能得以恢复,满足日常活动需要。

(3) 病人血管、神经损伤得以预防,或得到及时发现和处理。

(4) 病人皮肤完整,压疮或感染得以预防,或得到及时发现和处理。

二、肩关节脱位

肩关节运动涉及盂肱关节、肩锁关节、胸锁关节及肩胸关节,其中以盂肱关节的活动最重要,故临床上习惯将盂肱关节脱位称为肩关节脱位。肩关节由肩胛骨的关节盂和肱骨头构成,属球窝关节,关节盂小而浅,肱骨头大呈球形,其面积为关节盂的 4 倍,关节囊薄而松弛,所以肩关节是人体运动范围最大而又最灵活的关节,可做屈、伸、收、展、旋转及环转运动。肩关节周围有很多肌肉通过,这些肌肉维护了肩关节的稳定性,但肩关节的前下方肌肉较少,关节囊最松弛,是关节稳定性最差的薄弱点。

(一) 病因

创伤是肩关节脱位的主要原因,多由间接暴力引起。当身体侧位跌倒时,手掌或肘撑地,肩关节处于外展、外旋和后伸位,肱骨头在外力作用下突破关节囊前壁,滑出肩胛盂而致脱位;当肩关节极度外展、外旋和后伸时,肱骨颈或肱骨大结节抵触于肩峰时构成杠杆的支点,使肱骨头向盂下滑出发生脱位。若肩关节后方受到直接暴力的碰撞,可使肱骨头向前脱位。

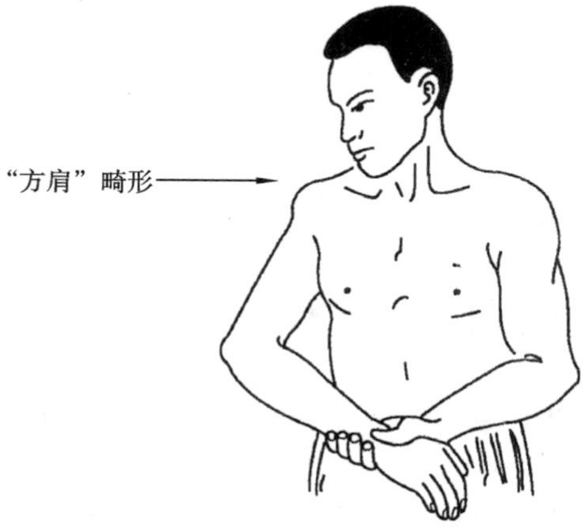

图 17-2-1 肩关节前脱位

（二）分类

根据脱位的方向，肩关节脱位分为前脱位、后脱位、下脱位和上脱位。由于肩关节前下方组织薄弱，因此以前脱位多见。肩关节前脱位可发生在锁骨下、喙突下、肩前方及关节盂下，其中以喙突下最为常见。肩关节脱位常合并肱骨大结节撕脱骨折和肩袖损伤。

（三）临床表现

1. 症状 肩关节疼痛，周围软组织肿胀，活动受限。常用健侧手扶持患肢前臂，头倾向患肩。

2. 体征 肩关节脱位后，关节盂空虚，肩峰明显突出，肩部失去正常饱满圆钝的外形，呈"方肩"畸形（图 17-2-1）；在腋窝、喙突下或锁骨下可触及肱骨头；Dugas 征阳性。

（四）辅助检查

X 线检查能帮助明确脱位的类型及发现是否合并有骨折。

（五）处理原则

1. 复位

(1) 手法复位 对于新鲜肩关节脱位，在进行充分的临床评估后，手法复位多能获得成功，常用的有手牵足蹬法（Hippocrates 法）（图 17-2-2）和悬垂法（Stimson 法）（图 17-2-3）。小儿非创伤性脱位很少需要手法复位，通常可自行复位。

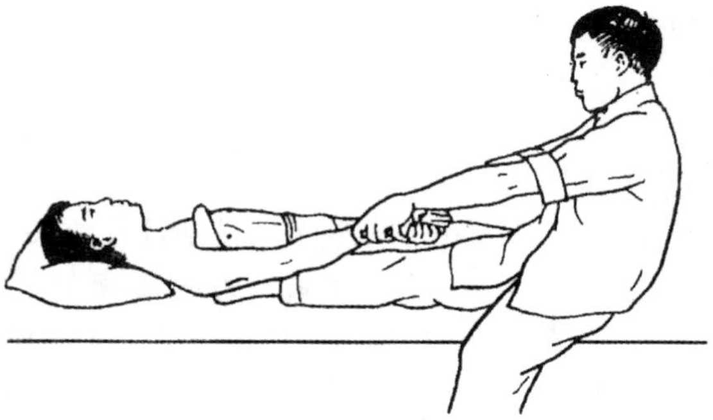

图 17-2-2 Hippocrates 法复位

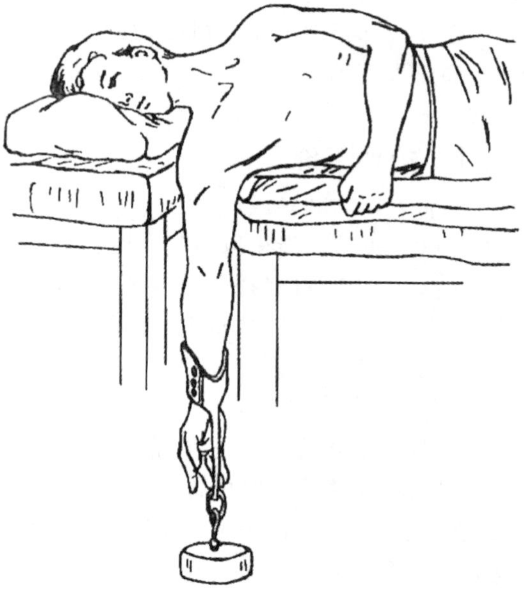

图 17-2-3 Stimson 法复位

习惯性肩关节脱位

(2) 切开复位 当合并大结节骨折、肩胛盂骨折移位、软组织嵌入等时，积极采取手术治疗。

2. 固定 单纯肩关节脱位，复位后腋窝处垫棉垫，用三角巾悬吊上肢，保持肘关节屈曲 90°；关节囊破损明显或仍有肩关节半脱位者，将患侧手置于对侧肩上，上肢以绷带与胸壁固定，腋下垫棉垫（图 17-2-4）。一般情况下，固定 3 周，合并大结节骨折者应延长 1～2 周，有习惯性脱位病史的年轻病人适当延长固定期；40 岁以上的病人，固定时间可相应缩短，因为年长病人关节制动时间越长，越容易发生关节僵硬。

Note

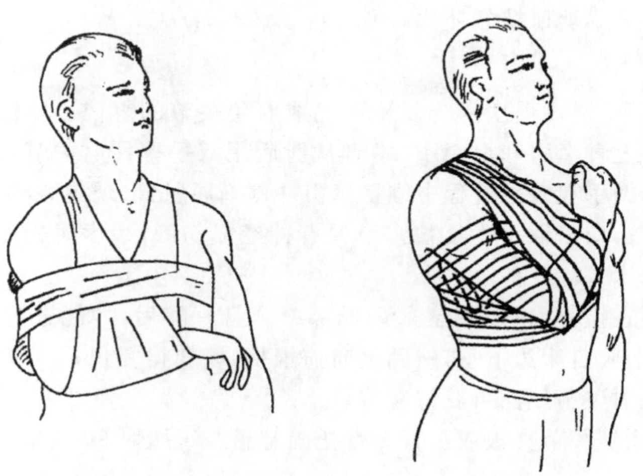

(a) (b)

图 17-2-4 肩关节脱位复位固定

3. 功能锻炼 固定期间须主动活动腕部与手指；疼痛肿胀缓解后，用健侧手缓慢推动患肢进行外展与内收活动，活动范围以不引起患侧肩部疼痛为限。解除固定后，开始进行肩关节的活动锻炼；锻炼须循序渐进，主动进行肩关节各方向的活动，使其活动范围得到最大限度的恢复，切忌操之过急。配合理疗按摩，效果更好。

（六）护理措施

参见本节概述。

三、肘关节脱位

肘关节脱位的发生率仅次于肩关节脱位，好发于 10～20 岁青少年，多为运动损伤，占肘关节损伤的 3%～6%，发病高峰年龄在 13～14 岁，即骺板线闭合后。

（一）病因与分类

肘关节脱位多由间接暴力所致，根据脱位的方向可分为后脱位、侧方脱位及前脱位。

1. 后脱位 后脱位为最常见的肘关节脱位。当肘关节处于伸直位、前臂旋后位跌倒时，手掌着地，暴力沿尺、桡骨上端向近端传导，在尺骨鹰嘴处产生杠杆作用，导致前方关节囊撕裂，使尺、桡骨近端同时向肱骨远端后方脱出，形成肘关节后脱位。

2. 侧方脱位 当肘关节处于内翻或外翻位时遭受暴力，可发生尺侧或桡侧侧方脱位。

3. 前脱位 当肘关节处于屈曲位时，肘后方受到直接暴力作用，可产生尺骨鹰嘴骨折和肘关节前脱位，此类相对少见。

小儿肘关节脱位以后外侧脱位为主，常见原因是手或肘关节伸直位跌倒，杠杆的力量使得鹰嘴自滑车脱出，导致脱位。小儿肘关节脱位可能伴有尺骨冠突骨折，也可能伴有肱骨内、外髁上骨折。

（二）临床表现

1. 症状 肘关节局部疼痛、肿胀，功能受限。

2. 体征 肘部变粗、后突，前臂短缩，肘后三角关系失常。鹰嘴突高出内外髁，可触及肱骨下端。若患肢前臂或手麻木、胀痛、运动不灵活等则可能出现正中神经或尺神经损伤，亦可出现动脉受压的临床表现。

（三）辅助检查

X 线检查帮助明确脱位的类型、移位情况及有无合并骨折。对于陈旧性关节脱位，X 线检查有助于明确有无骨化性肌炎或缺血性骨坏死。

（四）处理原则

1. 复位 一般情况下，通过手法闭合复位可完成脱位关节的复位。复位方法如下：助手配合沿畸形关节方向行前臂和上臂牵引和反牵引，术者从肘后用双手握住肘关节，以指推压尺骨鹰嘴向前下，同时矫正侧方移位，助手在复位过程中维持牵引并逐渐屈肘，出现弹跳感表示复位成功。手法复位失败时，不可强行复位，应采取手术复位。合并有神经损伤者，手术时先探查神经，在保护神经的前提下进行手术复位。

小儿肘关节脱位须在镇静、止痛甚至采用局部或全身麻醉后，才能进行闭合复位。8 岁以下的患儿可取俯卧位，患侧上肢自床边下垂，将鹰嘴向前推挤，以获得复位；8 岁以上的患儿取仰卧位，在远侧牵引下，前臂旋后、肘关节屈曲可获得复位。

2. 固定 复位后，用超关节夹板或长臂石膏托固定患肢于屈肘 90°功能位，再用三角巾悬吊于胸前，2～3 周后去除固定。

3. 功能锻炼 固定期间，可做伸掌、握拳、手指屈伸等活动。去除固定后，练习肘关节的屈伸、前臂旋转活动及锻炼肘关节周围肌力，通常需要 3～6 个月方可恢复。

（五）护理措施

参见本节概述。

四、髋关节脱位

髋关节由股骨头和髋臼构成，是人体最大的杵臼关节。髋臼为半球形，深而大，周围有强大韧带和肌肉附着，结构相当稳定，故往往只有强大暴力才能导致髋关节脱位，约 50%髋关节脱位同时合并有骨折。

小儿髋关节脱位的发病时间呈双峰分布，发病的第一高峰在 2～5 岁，这与关节松弛及软骨比较柔韧有关，常发生于轻微外伤，如站立位时跌倒。第二个高峰出现在 11～15 岁，与运动损伤和交通事故增多有关，且常合并髋臼骨折。

（一）病因

发生交通事故时，如病人处于坐位，膝、髋关节屈曲，暴力使大腿急剧内收、内旋，以致股骨颈前缘抵于髋臼前缘而形成一个支点，股骨头因受杠杆作用冲破后关节囊而向后方脱出。此外，房屋倒塌时，若病人处于下蹲位，下肢强力外展、外旋时，大转子抵于髋臼缘上，形成杠杆的支点，股骨头向前滑出穿破关节囊，发生髋关节前脱位。

（二）分类

按股骨头的移位方向，分为后脱位、前脱位和中心脱位（图 17-2-5），其中以后脱位最常见，约占全部髋关节脱位的 85%～90%。脱位时常造成关节囊撕裂、髋臼后缘或股骨头骨折，有时合并坐骨神经挫伤或牵拉伤。

（三）临床表现

1. 症状 患侧髋关节疼痛，主动活动功能丧失，被动活动时引起剧烈疼痛。

2. 体征 不同方向的脱位，其体征有所不同。

(1) 后脱位 髋关节呈屈曲、内收、内旋及短缩畸形。臀部可触及向后上突出移位的股骨头。合并坐骨神经损伤时，多表现以腓总神经损伤为主的体征，出现足下垂、趾背伸无力、足背外侧感觉障碍等，足部出现神经营养性改变，如早期出现皮肤潮红、皮温增高、干燥无汗等；晚期出现皮肤苍白、皮温降低、自觉寒冷及皮纹变浅等。

(2) 前脱位 髋关节呈明显外旋、轻度屈曲和外展畸形，患肢很少短缩，合并周围骨折损伤也较

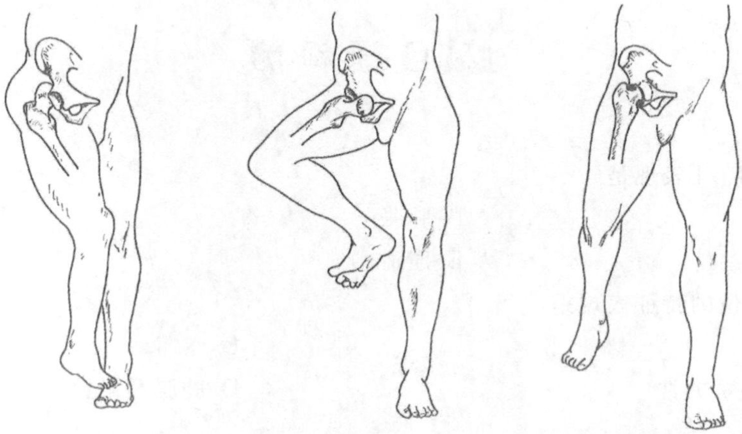

(a) 后脱位　　(b) 前脱位　　(c) 中心脱位

图 17-2-5　髋关节脱位

少见。腹股沟肿胀，可摸到股骨头。

（四）辅助检查

X 线检查可明确诊断，必要时行 CT 检查髋臼后缘及关节内骨折情况。

（五）处理原则

1. 复位　脱位后力争在 24 h 内、麻醉状态下进行闭合复位，常用的复位方法有提拉法（Allis 法）（图 17-2-6）和悬垂法（Stimson 法）（图 17-2-7）。闭合复位不成功时采用手术切开复位，同时将伴发的骨折进行复位、内固定。小儿髋关节脱位后 12 h 内，可行闭合复位；不能行闭合复位需行手术治疗的患儿，术后行骨牵引或“人”字形石膏固定 4～6 周以获得髋关节稳定。

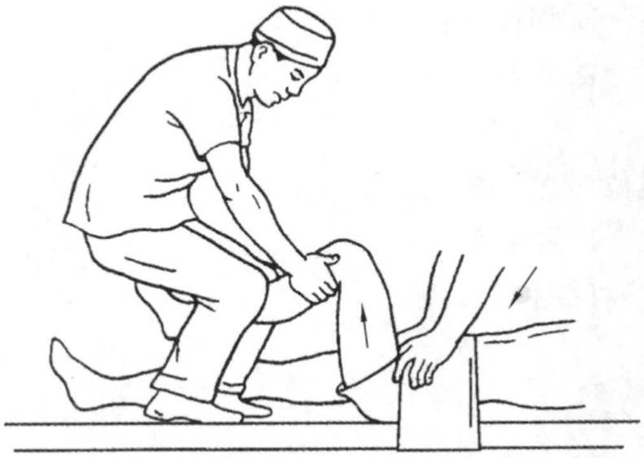

图 17-2-6　Allis 法

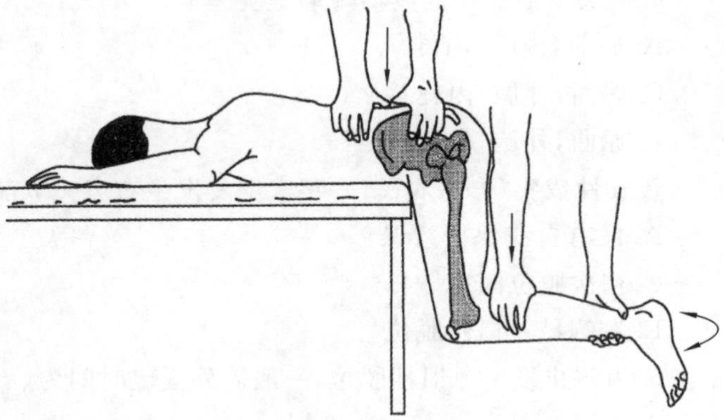

图 17-2-7　Stimson 法

2. 固定　用绷带将双踝暂时捆在一起，于髋关节伸直位下将病人搬运至床上，患肢做皮肤牵引或穿丁字鞋 2～3 周，不必进行石膏固定，保持患肢处于伸直、外展位，防止髋关节屈曲、内收、内旋。

3. 功能锻炼　卧床期间做股四头肌收缩动作，2～3 周后开始活动关节，4 周后拄双拐下地活动，3 个月后可完全承重。

（六）护理措施

参见本节概述。

（刘波）

Note

目标检测
答案解析

目标检测

1. 关节脱位的特征表现是(　　)。

A. 疼痛　　B. 肿胀　　C. 弹性固定

D. 活动障碍　　E. 淤血

2. 肘关节后脱位的特征表现是(　　)。

A. 活动障碍　　B. 疼痛

C. 肘后三点关系失常　　D. 肿胀及淤血

E. 尺神经麻痹

3. 下列关于关节脱位治疗的叙述不妥的是(　　)。

A. 必要时适当麻醉　　B. 合并关节内骨折需手术治疗

C. 陈旧性脱位以理疗及功能锻炼为主　　D. 复位后常固定 2～3 周

E. 固定期间仍需指导功能锻炼。

4. 关节脱臼复位后，一般需外固定(　　)

A. 1 周　　B. 2～3 周　　C. 4～5 周　　D. 5～6 周　　E. 8 周

5. 下肢骨折、脱位易损伤的神经有(　　)。

A. 髋关节后脱位可伤及坐骨神经　　B. 股骨髁上骨折易伤及胫神经

C. 腓骨颈骨折可伤及腓总神经　　D. 股骨干中 1/3 骨折可伤及坐骨神经

E. 以上都不对

6. 髋关节后脱位的典型畸形是髋关节(　　)。

A. 屈曲，内收，内旋　　B. 屈曲，内收，外旋

C. 屈曲，外展，内旋　　D. 屈曲，外展，外旋

E. 屈曲，外旋

7. 女性成年病人，农民，一年来反复发生右肩关节前脱位 3 次。其主要原因是(　　)。

A. 没有自我保护意识　　B. 年龄较大

C. 初次脱位固定 3 日　　D. 体质较差

E. 右侧易习惯性脱位

8. 为防止发生习惯性脱位，一般需外固定时间为(　　)。

A. 1 周　　B. 2～3 周　　C. 4～5 周　　D. 5～6 周　　E. 8 周

9. 脱位的特殊表现是(　　)。

A. 疼痛、畸形、活动障碍　　B. 疼痛、活动障碍、关节空虚

C. 活动障碍、关节空虚、畸形　　D. 弹性固定、疼痛、畸形

E. 畸形、弹性固定、关节空虚

10. 以下能确诊为关节脱位的是(　　)。

A. 关节疼痛　　B. 骨擦音或骨擦感　　C. 反常活动

D. “方肩”畸形　　E. 关节功能丧失

Note

第三节　椎间盘突出症病人的护理

本节 PPT

学习目标

1. 了解颈椎间盘突出症、腰椎间盘突出症的定义、病因、辅助检查。
2. 熟悉颈椎间盘突出症、腰椎间盘突出症的临床表现。
3. 了解颈椎间盘突出症的发病机制及分类。
4. 熟悉颈椎间盘突出症、腰椎间盘突出症的治疗原则。
5. 掌握颈椎间盘突出症、腰椎间盘突出症病人的护理措施。

导学案例

病人，女，54 岁，因腰痛 1 年加重伴左下肢疼痛 4 个月入院。

病人 1 年前因劳累出现腰痛，呈持续性胀痛，劳累后加重，休息后缓解，无明显夜间痛，无下肢放射性痛，未予重视；4 个月前腰痛加重，性质同前，伴左下肢放射性疼痛，由臀部放射至大腿外侧伴脚底麻木感，无会阴麻木感。病人既往有青霉素过敏史。体格检查：跛行步态，棘突及椎旁压痛，叩击痛，腰椎活动受限，左下肢感觉减退，左下肢直腿抬高试验和加强试验阳性。辅助检查：X 线腰椎正侧位示 $L_{4\sim5}$ 椎间盘病变，MRI 示腰椎退行性变，骨密度检查示低密度。问题：

1. 护士如何对病人进行入院评估？
2. 病人拟行 $L_{4\sim5}$ 椎间盘切除术，围术期主要的护理诊断/问题有哪些？
3. 如何指导病人术后进行功能锻炼？

一、颈椎间盘突出症

颈椎间盘突出症指由于退行性变、颈部创伤等因素引起纤维环破裂，髓核从破裂处脱出，刺激或压迫颈神经根或脊髓等组织而引起相应的症状和体征。颈椎间盘突出症发病率仅次于腰椎间盘突出症，多见于 40～50 岁，男性多于女性，突出部位以 $C_{5\sim6}$、$C_{4\sim5}$ 多见。

（一）病因

1. 退行性变　由髓核、纤维环和椎体上、下软骨板三者构成的椎间盘为一个完整解剖单位，使上、下两节椎体紧密连接，并保证颈椎生理功能的进行。一旦出现变性，由于其形态改变可失去正常的功能，以致最终影响或破坏颈椎骨性结构的内在平衡，并直接涉及椎骨外在的力学结构。因此，退行性变常被视为颈椎间盘突出发生与发展的主要因素。

2. 慢性劳损　慢性劳损是指超过正常生理活动范围最大限度或局部耐受值的各种超限活动所带来的损伤，有别于明显的外伤或生活、工作中的意外伤，易被忽视。但事实上，这是构成颈椎骨关节退变最常见的因素，并与颈椎间盘突出的发生、发展、治疗及预后等都有着直接关系。

Note

3. 头颈部外伤

各种全身性外伤对颈椎局部均有影响,但与颈椎间盘突出的发生与发展有直接关系的是头颈部外伤。

(二) 发病机制

颈椎间盘突出症在慢性劳损和椎间盘退变基础上发病。下部颈椎由于负重较大,活动较多,又与相对固定的胸椎相连,故易于劳损而发生退行性变。纤维环发生退行性变以后,其纤维首先肿胀变粗,继而发生玻璃样变性,最后破裂。由于变性纤维环的弹性减退而不能承受椎间盘内的张力。当受到头颅屈伸的重力作用、肌肉的牵拉以及外伤等影响时,不但纤维环可以向外膨出,而且髓核也可经由破裂的纤维环裂隙向后突出。大多数颈椎间盘突出发生在第 5、6 颈椎,因为 $C_{5\sim6}$椎间盘活动最多,最易劳损,此处为颈膨大,颈髓无退让余地,轻度压迫即出现症状。

(三) 分类

根据颈椎间盘向椎管内突出的位置不同,分为以下三种类型。

1. 中央突出型 突出部位在椎管中央,因此可压迫脊髓双侧腹面而产生脊髓双侧的症状。

2. 侧方突出型 突出部位在后纵韧带的外侧,钩椎关节的内侧。该处是颈脊神经经过的地方,因此突出的椎间盘可压迫脊神经根而产生根性症状。

3. 旁中央突出型 突出部位偏向一侧而在脊髓与脊神经之间,因此可以同时压迫两者而产生单侧脊髓及神经根症状。

(四) 临床表现

根据颈椎间盘向椎管内突出的位置不同,其临床表现有所差异。

1. 中央突出型

(1) 症状:不同程度的四肢无力,且下肢重于上肢,表现为步态不稳;严重时可出现四肢不完全性或完全性瘫痪,大小便功能障碍,表现为尿潴留和排便困难。

(2) 体征:不同程度的肢体肌力下降;深、浅感觉异常,可因椎间盘突出的节段不同而显示不同的平面;肢体肌张力增高,腱反射亢进,并出现病理现象。

2. 侧方突出型

(1) 症状 后颈部疼痛、僵硬、活动受限;颈部后伸时疼痛加剧,并向肩臂部放射;一侧上肢有放射性疼痛或麻木。

(2) 体征 颈部活动受限;病变节段相应椎旁压痛、叩痛;臂丛牵拉试验阳性;受累的脊神经支配区感觉异常、肌力减退、肌肉萎缩、反射改变等。

3. 旁中央突出型 除有侧方突出型颈椎间盘突出症的症状、体征外,还可有不同程度的单侧脊髓受压症状,表现为患侧下肢无力、活动不便、有踩棉花感等。

(五) 辅助检查

1. 影像学检查

(1) X 线检查 常规拍摄颈椎正位、侧位及动力位 X 线平片,可发现颈椎生理前凸减小或消失;受累椎间隙变窄及骨赘增生等。

(2) CT 对本病的诊断有一定帮助,可见突出椎间盘压迫脊髓,增生骨赘突入椎管内,但常规 CT 检查往往不能确诊。

(3) MRI 对颈椎间盘突出症的诊断具有重要价值,可清楚显示椎间盘突出和脊髓受压程度。在中央型突出者可见突出椎间盘明显压迫颈髓,使之局部变扁或出现凹陷,受压部位的颈髓信号异常。侧方型突出者,可见突出的椎间盘使颈髓侧方受压变形,信号强度改变,神经根消失或向后移位。

2. 肌电图　用于确定神经根损害的程度，并对神经根的定位有所帮助，肌电图阴性表示神经根功能尚好，预后良好。

（六）处理原则

1. 非手术治疗　非手术治疗为本病的基本疗法，主要适用于以下类型：①颈椎间盘突出症早期；②颈椎间盘突出症仅表现为神经根性症状者；③颈椎间盘突出症表现为脊髓压迫症状，但病人无法耐受手术治疗者。非手术治疗方法主要包括以下几种。

（1）枕颌带牵引　牵引可解除肌肉痉挛，增大椎间隙，减少椎间盘压力，使嵌顿于小关节内的滑膜皱襞复位，减轻对神经、血管的压迫和刺激。病人取坐位或卧位，头前屈 10°，牵引重量为 2～6 kg，每次 1～1.5 h，每日 2 次；若无不适，可行持续牵引，每日 6～8 h，2 周为 1 个疗程。

（2）佩戴颈围　可限制颈椎过度活动，且不影响病人日常生活。如充气型颈围对颈椎不仅有固定作用，还有牵引治疗作用。

（3）推拿按摩　可以减轻肌肉痉挛，改善局部血液循环。推拿按摩应由专业人士操作，以防发生颈椎骨折、脱位和脊髓损伤。

（4）理疗　采用热疗、磁疗、超声疗法等，达到改善颈肩部血液循环、松弛肌肉、消炎止痛的目的。

（5）药物治疗　目前尚无治疗颈椎间盘突出症的特效药物，所用药物均属对症治疗，如非甾体抗炎药、肌肉松弛药、镇静药等。

2. 手术治疗　手术治疗主要适用于以下类型：①神经症状反复发作，经非手术治疗无效者；②上肢症状重于颈部症状，且经至少 6 周的保守治疗无效者；③出现明显脊髓压迫症状且呈进行性加重者；④影像学表现有明确的椎间盘突出，与临床表现相一致。颈椎间盘突出症手术入路选择由临床表现、影像学表现以及医生的经验决定，主要包括以下两种。

（1）颈椎前路手术　适用于 1～2 个椎间盘病变。以颈前路减压、突出椎间盘摘除、并行椎间植骨融合术为主。近年来，在颈前路摘除突出椎间盘后，以内固定器械行椎间植骨融合术已成为当前治疗颈椎间盘突出症的新方法。

（2）颈椎后路手术　适用于侧方型颈椎间盘突出或多节段椎间盘突出者以及合并有椎管狭窄者，术式包括颈后路开窗减压髓核摘除术、椎板切除术以及椎管成形术。

（七）护理措施

1. 非手术治疗的护理/术前护理

（1）心理护理　向病人解释病情，告知其治疗周期较长，术后恢复可能需要数月甚至更长时间，让病人做好充分的思想准备。对病人焦虑的心情表示理解，介绍治疗方案及手术的必要性，手术目的及优点，介绍目前的医疗护理情况和技术水平，使其产生安全感，充满信心地接受手术。重视社会支持系统的影响，尤其是亲人的关怀和鼓励。

（2）术前训练

①呼吸功能训练：由于颈髓受压致呼吸功能降低，加上有些病人长期吸烟或患有慢性阻塞性肺病等，伴有不同程度的肺功能低下。因此，术前指导病人练习深呼吸，进行吹气泡或吹气球等训练，以增加肺的通气功能；术前 1 周戒烟。

②气管、食管推移训练：适用于颈椎前路手术病人，以适应术中反复牵拉气管、食管的操作，避免术后出现呼吸困难、咳嗽、反复吞咽困难等并发症。指导病人用自己的 2～4 指插入切口侧的内脏鞘与血管神经鞘间隙处，持续将气管、食管向非手术侧推移。开始用力尽量缓和，训练中如出现局部疼痛、恶心呕吐、头晕等不适，可休息 10～15 min 后再继续，直至病人能适应。训练时间：术前 3～5 日开始，开始为每次 10～20 min，每日 3 次；以后逐渐增至每次 30～60 min，每日 4 次，使气管推移超过中线。

③俯卧位训练:适用于后路手术病人,以适应术中长时间俯卧位并预防呼吸受阻。开始每次为30~40 min,每日3次;以后逐渐增至每次3~4 h,每日1次。

(3) 安全护理　病人肌力下降致四肢无力时应防烫伤和跌倒,指导病人不要自行倒开水;穿平跟鞋,保持地面干燥,走廊、浴室、厕所等日常生活场所有扶手,以防步态不稳而跌倒。

2. 术后护理

(1) 病情观察　包括生命体征、伤口敷料、伤口引流管、疼痛情况等。观察病人呼吸、血压等生命体征情况;观察手术切口敷料有无渗液及渗出液的颜色、性状、量等;观察伤口引流管是否通畅及引流液的颜色、性状、量等;观察病人术后有无疼痛,疼痛严重者予以镇痛药或镇痛泵。

(2) 体位护理　行内固定植骨融合术者,加强颈部制动。病人取平卧位,颈部稍前屈,两侧颈肩部置沙袋以固定头颈部,侧卧位时枕与肩宽同高,在搬动或翻身时,保持头、颈和躯干在同一平面上,维持颈部相对稳定。下床活动时,需行头颈胸支架固定颈部。

(3) 并发症的护理

①呼吸困难:这是颈椎前路手术最危急的并发症,多发生于术后1~3日内。

a. 原因:切口内出血压迫气管;喉头水肿压迫气管;术中损伤脊髓;移植骨块松动、脱落压迫气管等。

b. 表现:病人出现呼吸困难、张口状急迫呼吸、应答迟缓、口唇发绀等。

c. 护理:颈椎前路手术病人床旁应常规准备气管切开包;术后加强病人呼吸频率、节律的观察;一旦发生,立即通知医生,并做好气管切开及再次手术的准备。

②伤口出血:

a. 原因:颈椎前路手术常因骨面渗血或术中止血不完善而引起伤口出血。

b. 表现:颈深部血肿多见于术后当日,尤其是12 h内,病人颈部明显肿胀,并出现呼吸困难、烦躁、发绀等。出血量大、引流不畅时,可压迫气管导致呼吸困难甚至危及生命。

c. 护理:术后注意观察病人生命体征、伤口敷料及引流液,注意观察颈部情况,检查颈部软组织张力。如24 h伤口引流液超过200 mL,检查是否有活动性出血;若引流液量多且呈淡红色,考虑有脑脊液漏发生,及时报告医生处理;病人颈部明显肿胀时,报告并协助医生剪开缝线,清除血肿,若血肿清除后呼吸仍不改善,应尽快实施气管切开术。

③脊髓神经损伤:

a. 原因:手术牵拉、周围血肿压迫均可损伤脊髓及神经。

b. 表现:病人出现声嘶、四肢感觉运动障碍以及大、小便功能障碍。

c. 护理:手术牵拉所致的神经损伤为可逆的,一般在术后1~2日内明显好转或消失;血肿压迫所致的损伤为渐进性的,术后应注意观察,以便及时发现问题并处理。

④植骨块脱落、移位:多发生在手术后5~7日内,系颈椎活动不当时椎体与植骨块间产生界面间的剪切力使骨块移动、脱出。所以,颈椎术后应重视病人的活动指导。

(4) 功能锻炼　指导肢体能活动者做主动运动,以增强肢体肌肉力量;肢体不能活动者,病情许可时,协助并指导其做各关节的被动运动,以防肌肉萎缩和关节僵硬。一般术后第1日,开始进行各关节的主、被动功能锻炼;术后3~5日,引流管拔除后,可戴支具下床活动,进行坐位和站立位平稳训练及日常生活活动能力的训练。

3. 健康教育

(1) 纠正不良姿势　在日常生活、工作、休息时注意纠正不良姿势,最佳的伏案工作姿势是保持颈部正直,微微前倾,不要扭转、倾斜;工作时间超过1 h,应休息几分钟,做颈部运动或按摩,以缓解颈部肌肉的慢性劳损。

(2) 颈部保暖　在秋冬季节最好穿高领衣服;天气稍热,夜间睡眠时应注意防止颈部受凉;炎热季节,空调温度不宜太低。

(3) 卧硬板床且低枕　以选择中间低两端高、透气性好、长度超过肩宽 10～16 cm、高度以头颈部压下后一拳头高的枕头为宜。

(4) 避免外伤　行走或劳动时注意避免损伤颈肩部。一旦发生损伤，尽早诊治。乘坐机动车时戴颈托保护，避免乘坐高速汽车，以防止紧急制动引起"挥鞭"伤而致高位截瘫。

二、腰椎间盘突出症

腰椎间盘突出症是指由于椎间盘变性、纤维环破裂、髓核组织突出刺激和压迫马尾神经或神经根所引起的综合征，是腰腿痛最常见的原因之一。腰椎间盘突出症可发生于任何年龄，最多见于中年人，20～50 岁为多发年龄，男性多于女性。好发部位是 $L_{4\sim5}$ 与 $L_5\sim S_1$。

(一) 病因

导致腰椎间盘突出的原因既有内因也有外因，内因主要是腰椎退行性变，外因则有外伤、劳损、受寒受湿等。

1. 椎间盘退行性变　这是腰椎间盘突出的根本病因。随着年龄增长，纤维环和髓核水分减少，弹性降低，椎间盘变薄，易于脱出。

2. 长期震动　汽车和拖拉机驾驶员在驾驶过程中，长期处于坐位及颠簸状态，腰椎间盘承受的压力过大，可导致椎间盘退变和突出。

3. 过度负荷　当腰部负荷过重时，髓核向后移动，引起后方纤维环破裂。长期从事重体力劳动者，如煤矿工人或建筑工人，因过度负荷易造成纤维环破裂。

4. 外伤　外伤是腰椎间盘突出的重要因素，特别是与儿童及青少年的发病有密切关系。

5. 妊娠　妊娠期间体重突然增长，腹内压增高，而韧带相对松弛，易使椎间盘膨出。

6. 其他　如遗传、吸烟以及糖尿病等诸多因素。

(二) 病理生理

由于椎间盘组织承受人体躯干及上肢的重量，在日常生活及劳动中，劳损较其他组织更为严重。但其仅有少量血液供应，营养极为有限，从而极易退变。一般认为人在 20 岁以后，椎间盘即开始退变，髓核的含水量逐渐减少，椎间盘的弹性和抗负荷能力也随之减退。在外力及其他因素的影响下，椎间盘继发病理性改变，以至于纤维环破裂，髓核突出(或脱出)引起腰腿痛和神经功能障碍。腰椎间盘突出症多发生在脊柱活动度大、承重较大或活动较多的部位，以 $L_{4\sim5}$ 及 $L_5\sim S_1$ 多见，发生率约占 90%。

(三) 临床表现

1. 症状

(1) 腰痛　超过 90%的病人有腰痛表现，也是最早出现的症状。疼痛范围主要是在下腰部及腰骶部，多为持久性钝痛。

(2) 下肢放射痛　一侧下肢坐骨神经区域放射痛是本病的主要症状，多为刺痛。典型表现为从下腰部向臀部、大腿后方、小腿外侧直至足部的放射痛，伴麻木感。腰椎间盘突出多在一侧，故病人多表现为单侧疼痛。中央型腰椎间盘突出症可有双侧坐骨神经痛。咳嗽、打喷嚏时，因腹内压增高，疼痛加剧。

(3) 间歇性跛行　行走时随距离增加(一般为数百米左右)而出现腰背痛或患侧下肢放射痛、麻木感加重，蹲位或坐位休息一段时间后症状缓解，再行走时症状再次出现，称为间歇性跛行。这是因为椎间盘组织压迫神经根或椎管容积减小，使神经根出现充血、水肿等炎症反应；行走时，椎管内受阻的椎静脉丛逐渐扩张，加重了对神经根的压迫而出现症状。

(4) 马尾综合征　突出的髓核或脱垂的椎间盘组织压迫马尾神经，出现鞍区感觉迟钝，大小便功能障碍。

Note

2. 体征

(1) 腰椎侧凸　腰椎为减轻神经根受压而引起的姿势性代偿畸形。

(2) 腰部活动障碍　腰部活动在各方向均有不同程度的障碍,尤以前屈受限最明显。

(3) 压痛、叩痛　在病变椎间隙的棘突间,棘突旁侧 1 cm 处有深压痛、叩痛,向下肢放射。

(4) 直腿抬高试验及加强试验阳性。

(5) 感觉及运动功能减弱　由于神经根受损,导致其支配区域的感觉异常、肌力下降和反射异常。病人出现皮肤麻木、发凉及皮温下降等,部分病人出现踝反射、肛门反射减弱或消失。

(四) 辅助检查

影像学检查是诊断腰椎间盘突出症的重要手段。

1. X 线检查　能直接反映腰部有无侧突、椎间隙有无狭窄等。

2. CT　可显示黄韧带是否增厚及椎间盘突出的大小、方向等。

3. MRI　显示椎管形态,全面反映各椎体、椎间盘有无病变及神经根和脊髓受压情况,对本病有较大诊断价值。

(五) 处理原则

依据临床症状的严重程度,采用非手术治疗或手术治疗。

1. 非手术治疗　适用于初次发作、病程较短且经休息后症状明显缓解、影像学检查无严重突出者。80%～90%的病人可经非手术治疗而治愈。

(1) 绝对卧床休息　包括卧床大小便。卧床休息可以减少椎间盘承受的压力,缓解脊柱旁肌肉痉挛引起的疼痛。一般卧床 3 周或至症状缓解后可戴腰围下床活动。

(2) 骨盆牵引　牵引可增大椎间隙,减轻对椎间盘的压力和对神经的压迫,改善局部循环和水肿。多采用骨盆持续牵引,抬高床脚做反牵引。牵引重量一般为 7～15 kg,持续 2 周;也可采用间断牵引法,每日 2 次,每次 1～2 h,但效果不如前者。

(3) 物理治疗　正确的理疗,如推拿、按摩可缓解肌痉挛及疼痛,减轻椎间盘压力,减轻对神经根的压迫。

(4) 皮质激素硬膜外注射　皮质激素可减轻神经根周围的炎症与粘连。常选用长效皮质类固醇制剂加 2%利多卡因经硬膜外注射,每周 1 次,3 次为 1 个疗程。

(5) 髓核化学溶解法　将胶原酶注入椎间盘或硬脊膜与突出的髓核之间,达到选择性溶解髓核和纤维环、缓解症状的目的。

2. 手术治疗　10%～20%的病人需要手术治疗。

(1) 手术指征　①急性发作,具有明显马尾神经症状;②诊断明确,经系统的保守治疗无效,或保守治疗有效但经常反复发作且疼痛较重,影响工作和生活;③病史虽不典型,但影像学检查证实椎间盘对神经或硬膜囊有严重压迫;④合并腰椎管狭窄症。

(2) 手术类型:根据椎间盘位置和脊柱的稳定性选择手术类型。①椎板切除术和髓核摘除术:摘除或切除 1 个或多个椎板、骨赘及突出的髓核,减轻神经受压,是最常用的手术方式。②椎间盘切除术:将椎间盘部分切除。③植骨融合术:在椎体间插入一楔形骨块或骨条以稳定脊柱。④经皮穿刺髓核摘除术:在 X 线监控下插入椎间盘镜或特殊器械,切除或吸出椎间盘以达到减轻椎间盘内压力和缓解症状的效果。⑤人工椎间盘置换术:是近年来临床开展的术式,其手术适应证尚存在争论,选择此手术须谨慎。

腰椎间盘突出症手术治疗

(六) 护理措施

1. 非手术治疗的护理/术前护理

(1) 休息　有效镇痛、完善术前准备及心理护理。

(2) 戴腰围　腰围能加强腰椎的稳定性,对腰椎起到保护和制动作用。卧床 3 周后,病人可戴腰

Note

围下床活动。

(3) 保持有效牵引　牵引前，在牵引带压迫的髂缘部位加减压保护贴，预防压疮。牵引期间观察病人体位、牵引线及重量是否正确，经常检查牵引带压迫部位的皮肤有无疼痛、红肿、破损、压疮等。

2. 术后护理

(1) 病情观察　包括生命体征、伤口敷料、伤口引流管、疼痛情况等。观察病人呼吸、血压等生命体征情况；观察手术切口敷料有无渗液及渗出液的颜色、性状、量等；观察伤口引流管是否通畅及引流液的颜色、性状、量等；观察病人术后有无疼痛，疼痛严重者予以镇痛药或镇痛泵。

(2) 功能锻炼　为预防长期卧床所致的肌肉萎缩、关节僵硬等并发症，病人宜早期进行床上肢体功能锻炼。若病人不能进行主动锻炼，在病情许可的情况下，由医护人员或家属协助活动各个关节，按摩肌肉，以促进血液循环，预防并发症。

①四肢肌肉、关节的功能锻炼：卧床期间坚持定时活动四肢关节，以防关节僵硬。

②直腿抬高锻炼：术后第 1 日开始进行股四头肌收缩和直腿抬高锻炼，每分钟 2 次，抬放时间相等，每次 15～30 min，每日 2～3 次，以能耐受为限；逐渐增加抬腿幅度，以防神经根粘连。

③腰背肌锻炼：根据术式及医嘱，指导病人锻炼腰背肌，以增加腰背肌肌力、预防肌萎缩和增强脊柱稳定性(图 17-3-1)。一般术后第 7 日开始，用五点支撑法，1～2 周后采用三点支撑法；每日 3～4 次，每次 50 下，循序渐进，逐渐增加次数。但腰椎有破坏性改变、感染性疾病、内固定物植入、年老体弱及心肺功能障碍者不宜进行腰背肌锻炼。

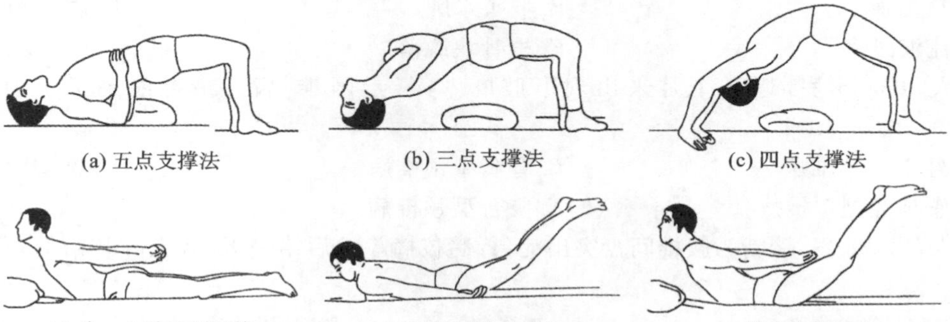

(a) 五点支撑法　(b) 三点支撑法　(c) 四点支撑法

(d) 头、上肢及颈后伸　(e) 下肢及腰部后伸　(f) 整个身体后伸

图 17-3-1　腰背肌锻炼仰卧法和俯卧法

④行走训练：制订活动计划，帮助病人按时下床活动。一般卧床 2 周后借助腰围或支架下床活动，须根据手术情况适当缩短或延长下床时间。指导病人正确起床，预防长时间卧床引起的体位性低血压及肌无力。协助病人戴好腰围或支架，抬高床头，病人先半卧 30 s；然后移向床的一侧，将腿放于床边，胳膊将身体支撑起，移到床边休息 30 s；无头晕、眼花等不适后，再在护士或家属的扶助下利用腿部肌肉收缩使身体由坐位改为站立位。躺下时按相反顺序进行。

(3) 并发症的护理　常见并发症为神经根粘连，术后及时评估脊髓神经功能情况，观察下肢感觉、运动情况，并与健侧和术前对比，评估病人术后疼痛情况有无缓解。

3. 健康教育

(1) 预防指导　指导病人采取正确卧、坐、立、行和劳动姿势，减少急、慢性损伤发生的机会。

①保持正确的坐、立、行姿：坐位时选择高度合适、有扶手的靠背椅，保持身体与桌子距离适当，膝与髋保持同一水平，身体靠向椅背，并在腰部衬垫一软枕；站立时尽量使腰部平坦伸直、收腰、提臀；行走时抬头、挺胸、收腹，利用腹肌收缩支持腰部。

②经常变换姿势：避免长时间保持同一姿势，适当进行原地活动或腰背部活动，以解除腰背肌肉疲劳。长时间伏案工作者，积极参加课间操活动，以避免肌肉劳损。勿长时间穿高跟鞋站立或行走。

③合理应用人体力学原理：如站位举起重物时，高于肘部，避免膝、髋关节过伸；蹲位举重物时，背

部伸直勿弯;搬运重物时,宁推勿拉;搬抬重物时,弯曲下蹲髋膝,伸直腰背,用力抬起重物后再行走。

④采取保护措施:腰部劳动强度过大的工人、长时间开车的司机可戴腰围保护腰部。脊髓受压者也可戴腰围,直至神经压迫症状解除。

(2) 加强营养　加强营养可缓解机体组织及器官退行性变。

(3) 体育锻炼　适当进行体育锻炼,增强腰背肌肌力,以增加脊柱稳定性。参加剧烈运动时,运动前应有预备活动,运动后有恢复活动,切忌活动突起突止,应循序渐进。

(刘波)

目标检测

目标检测
答案解析

1. 一 28 岁男性农民抬麻袋时突发剧烈腰痛,不敢活动腰部,卧床不敢翻身,咳嗽时腰痛加重,2 天后双侧臀部也开始疼痛,神经系统检查正常。以下诊断哪一项可能性最大?(　　)

A. 腰椎骨折　　B. 腰椎间盘突出症　　C. 急性腰扭伤

D. 腰肌筋膜炎　　E. 腰肌劳损

2. 病人,男,68 岁,诊断为脊髓型颈椎病,入院第二日行颈椎前路手术,手术后病人出现呼吸困难的原因不包括(　　)。

A. 伤口出血　　B. 喉头水肿　　C. 术中损伤脊髓

D. 引流液过多　　E. 植骨块脱落

3. 病人,男,65 岁,近 2 个月来出现下肢麻木,行走困难,病人最可能患了下列哪型颈椎病?(　　)

A. 神经根型颈椎病　　B. 脊髓型颈椎病　　C. 椎动脉型颈椎病

D. 交感神经型颈椎病　　E. 复合型颈椎病

4. 病人,男,28 岁,诊断为腰椎间盘突出症,行髓核摘除术后第一天,病人应开始下列哪些锻炼?(　　)

A. 腰背肌锻炼　　B. 直腿抬高练习

C. 股四头肌等长收缩　　D. 转移训练

E. 下床活动

5. 病人,男,34 岁,出现右下肢放射性疼痛 5 个月,体检:右足底针刺觉减退,跟腱反射未引出,小腿二头肌肌力减退,病人最可能的诊断为(　　)。

A. 椎管内肿瘤　　B. 末梢神经炎　　C. 腰椎滑脱

D. $L_{4\sim5}$椎间盘突出　　E. $L_{1\sim2}$椎间盘突出

第四节　骨与关节感染病人的护理

学习目标

1. 了解化脓性骨髓炎的感染途径。
2. 熟悉化脓性骨髓炎、化脓性关节炎、骨与关节结核的临床表现。

Note

3. 熟悉化脓性骨髓炎、化脓性关节炎、骨与关节结核的处理原则。
4. 了解化脓性骨髓炎、骨与关节结核的病因病理。
5. 掌握急性血源性化脓性骨髓炎、骨与关节结核围术期病人的护理措施。

本节 PPT

导学案例

病人，男，11 岁，因外伤后右大腿肿痛、活动受限 6 日，加重伴寒战、高热 2 天入院。

病人 6 天前踢球时跌倒，导致右大腿碰伤，当时即感疼痛，能忍，未予治疗。2 日后疼痛加重，行走困难，入院前 2 日病人出现发热，体温 38.2 ℃，今日出现寒战、高热，体温达 40 ℃，伴右大腿剧痛。体格检查：T 40.2 ℃，P 120 次/分，R 24 次/分，BP 110/85 mmHg。右大腿局部皮温高，压痛明显。辅助检查：血常规示 Hb 100 g/L，WBC 11×10^9/L；右大腿 X 线未见异常；分层穿刺于右大腿下端骨膜下穿刺抽出脓性液体。问题：

1. 病人的评估内容应重点关注哪些方面？
2. 病人将实施脓肿开窗减压＋闭式灌洗引流手术，围术期主要的护理诊断有哪些？
3. 针对病人的护理诊断/问题，如何采取相应的护理措施？

一、急性化脓性骨髓炎

化脓性骨髓炎是化脓性细菌感染引起的骨膜、骨皮质和骨髓组织的炎症。本病感染主要源于以下三个方面。①血源性感染：身体其他部位化脓性病灶，如上呼吸道感染、毛囊炎或胆囊炎等，经血液循环散播至骨组织，称为血源性骨髓炎。②创伤后感染：骨组织创伤，如开放性骨折直接污染，或骨折手术后出现骨感染，称为创伤后骨髓炎。③邻近感染灶：邻近软组织感染直接蔓延至骨骼，如脓性指头炎蔓延引起指骨骨髓炎，小腿溃疡引起胫骨骨髓炎等。化脓性骨髓炎按病程发展可分为急性骨髓炎和慢性骨髓炎两类。急性骨髓炎反复发作，病程超过 10 日即进入慢性骨髓炎阶段。两者没有明显时间界限，一般认为死骨形成是慢性骨髓炎的标志，死骨出现约需 6 周时间。

身体其他部位化脓性病灶中的细菌经血流传播引起骨膜、骨皮质和骨髓的急性化脓性炎症称急性血源性化脓性骨髓炎。80%以上为 12 岁以下儿童，男性多于女性。好发部位为长骨的干骺端，如胫骨近端、股骨远端、肱骨近端，还可见于脊椎骨及髂骨等。

（一）病因

本病最常见的致病菌是溶血性金黄色葡萄球菌，其次为 β 溶血性链球菌，其他包括流感嗜血杆菌、大肠埃希菌、产气荚膜杆菌和白色葡萄球菌等。

病人先有身体其他部位的感染灶，如疖、痈、扁桃体炎和中耳炎等。若原发病灶处理不当或机体抵抗力下降时，细菌经血液循环播散至骨组织。由于儿童干骺端骨滋养血管为终末血管，血流缓慢，容易使细菌滞留，引发急性感染，因此儿童长骨干骺端为好发部位。外伤可能是本病诱因。

（二）病理生理

细菌在长骨的干骺端停滞繁殖，局部充血、水肿和白细胞浸润，使骨腔内压力升高，引起剧痛。白细胞坏死释放蛋白溶解酶破坏骨组织，形成小脓肿。脓肿压迫其他血管，造成广泛的骨坏死和更大的脓肿。骨内压升高可使脓液向压力低的方向蔓延：①向骨干髓腔蔓延；②沿中央管（Haversian 管）和穿通管（Volkmann 管）蔓延，引起骨密质感染；③脓液穿破骨密质外层骨板蔓延至骨膜下间隙，将骨膜掀起形成骨膜下脓肿；④骨膜下脓肿穿破骨膜进入软组织间隙，引起软组织蜂窝织炎；⑤当脓液增多，高压的脓液穿破干骺端的骨密质，再经骨小管进入骨髓腔并随之蔓延，破坏骨髓组织、松质骨和内层密质骨的血液供应，造成大片骨坏死；⑥若穿破皮肤，排出体外，则成为窦道；⑦若干骺端位于关节内，脓液可进入关节，引起化脓性关节炎；⑧脓液也可穿破骨膜沿筋膜间隙流注而成为深部脓肿。

本病基本病理变化是脓肿、骨质破坏、骨吸收和死骨形成，同时出现反应性骨质增生。早期以骨质破坏为主，晚期以死骨形成为主。脓肿使骨膜掀起，阻碍外层密质骨的血液供应，形成死骨；在坏死骨的周围形成炎性肉芽组织，长期存留在体内。病灶周围的骨膜因炎症和脓液刺激而生成新骨，包在骨干外层，形成骨性包壳。死骨和包壳可使病灶经久不愈，发展成为慢性骨髓炎。

（三）临床表现

1. 症状

(1) 全身中毒症状　起病急骤，体温达 39 ℃以上，寒战病人可有烦躁不安、呕吐或惊厥等，重者有昏迷或感染性休克。

(2) 局部症状　早期为患部剧痛，肌肉保护性痉挛，肢体呈半屈曲状，病人因疼痛而抗拒主动与被动活动。数日后局部出现水肿，压痛更为明显，说明该处已形成骨膜下脓肿。当脓肿穿破骨膜形成软组织深部脓肿时，疼痛反而减轻，但局部红、肿、热、痛更为明显。若脓液扩散至骨髓腔，则疼痛和脓肿范围更大。

2. 体征　患肢局部皮肤温度增高。当脓肿进入骨膜下时，局部有明显压痛。被动活动肢体时，年幼病人常因疼痛而啼哭。若整个骨干均受破坏，易继发病理性骨折，出现骨折的相应体征。

（四）辅助检查

1. 实验室检查　白细胞计数明显升高，中性粒细胞比值可占 90%以上。红细胞沉降率加快，血中 C 反应蛋白(CRP)升高。病人高热寒战时或应用抗生素之前抽血培养，可获得阳性致病菌。

2. 影像学检查

(1) X 线检查：早期检查无异常。起病 2 周后，X 线表现为层状骨膜反应和干骺端稀疏，继之出现干骺端散在虫蚀样骨质破坏，骨皮质表面形成葱皮状、花边状或放射状致密影。病变进一步发展，密质骨变薄，并且内层和外层依次出现不规则，可见死骨形成，骨膜新生骨围绕骨干形成骨性包壳。少数病人伴病理性骨折。

(2) CT、MRI：CT 可以发现骨膜下脓肿。MRI 有助于早期发现骨组织炎症反应。

(3) 核素骨显像：发病 48 h 内可发现感染灶核素浓聚，具有早期诊断价值。

3. 局部脓肿分层穿刺　早期诊断具有重要价值。在肿胀和压痛最明显部位穿刺，先穿入软组织内抽吸，若无脓液，则逐层深入抽吸，不可一次穿入骨内，以免将单纯软组织脓肿的细菌带入骨内。抽出脓液、混浊液或血性液时应及时送检。若涂片中发现多是脓细胞或细菌，即可明确诊断，同时可做细菌培养和药物敏感试验。

（五）处理原则

处理的关键是早期诊断与正确治疗。尽快控制感染，防止炎症扩散，及时切开减压引流脓液，防止死骨形成及演变为慢性骨髓炎。

1. 非手术治疗

(1) 全身支持治疗　①补液，维持水、电解质和酸碱平衡；②高热期间予以降温；③予以营养支持，增加蛋白质和维生素摄入量，经口摄入不足时，经静脉途径补充；④必要时少量多次输新鲜血、血浆或球蛋白，以增强病人抵抗力。

(2) 抗感染治疗　早期足量联合应用抗生素治疗。发病 5 日内抗生素治疗多可控制感染。由于致病菌主要为金黄色葡萄球菌，选用的抗生素一种应针对革兰氏阳性球菌，另一种则为广谱抗生素，待细菌培养和药物敏感试验结果出来后调整为敏感抗生素，并持续应用至少 3 周，直至体温正常，局部红肿、热、痛等症状消失，红细胞沉降率和 C 反应蛋白水平必须正常或明显下降后，停用抗生素。

(3) 局部制动　患肢用皮肤牵引或石膏托固定于功能位，以利于炎症消散和减轻疼痛，防止感染扩散，同时也可防止关节挛缩畸形和病理性骨折。

2. 手术治疗　手术的目的在于引流脓液、减压或减轻毒血症症状，防止急性骨髓炎转变为慢性骨髓炎。手术治疗宜早，最好在抗生素治疗 48～72 h 后仍不能控制局部炎症时进行手术。手术方式分为局部钻孔引流术或开窗减压引流术。

（六）护理评估

1. 术前评估

（1）健康史　了解病人有无其他部位感染和外伤史、病程长短、采取过哪些治疗措施及治疗效果如何、疾病有无反复、既往有无药物过敏史和手术史等。

（2）身体状况

①症状与体征：评估病人有无高热、寒战、脉快、头痛、呕吐、烦躁不安、意识障碍或惊厥等全身中毒或休克症状；评估有无红、肿、热、痛；有无窦道；了解疼痛的部位、性质和持续时间，诱发和缓解的因素；肢体的感觉和运动功能有无改变；关节是否处于屈曲位，有无关节强直；局部制动及固定效果。

②辅助检查：评估各项实验室检查结果，特别是白细胞计数、中性粒细胞比值，红细胞沉降率和C反应蛋白水平是否异常；X线检查有无异常发现；分层穿刺或关节穿刺抽出液体的量和性质，涂片检查是否发现脓细胞，细菌培养的结果。

（3）心理-社会状况　了解病人对疾病的认知程度，对治疗和护理的期望程度，了解朋友及其家属对病人的关心、支持程度，病人对此病预后的心理承受能力等。

2. 术后评估　评估局部伤口、创面有无异味；局部冲洗及引流是否通畅，引流液的量、颜色、性状是否异常；局部症状有无改善。

（七）常见护理诊断/问题

（1）体温过高　与化脓性感染有关。

（2）疼痛　与化脓性感染和手术有关。

（3）组织完整性受损　与化脓性感染和骨质破坏有关。

（八）护理目标

（1）病人体温维持在正常范围。

（2）病人疼痛减轻或消失。

（3）病人感染得到控制，创面愈合。

（九）护理措施

1. 非手术治疗的护理/术前护理

（1）维持正常体温

①控制感染：配合医生尽快明确致病菌。及时抽取血培养，配合医师行局部脓肿分层穿刺，及时送检标本。遵医嘱应用抗生素，以控制感染和发热。用药时注意：a. 合理安排用药顺序，注意药物浓度和滴入速度，保证药物在单位时间内有效输入；b. 注意病人用药后有无副作用和毒性反应；c. 警惕双重感染的发生，如假膜性肠炎和真菌感染引起的腹泻。

②降温：病人发热且体温较高时，鼓励病人多饮水，可用冰袋冰敷、温水擦浴、冷水灌肠等措施进行物理降温，以防高热惊厥发生。遵医嘱使用退热药物，观察并记录用药后病人的体温变化。

③卧床休息：病人高热期间，卧床休息，以保护患肢和减少消耗。

（2）缓解疼痛

①制动患肢：抬高患肢，促进血液和淋巴回流。限制患肢活动，维持肢体于功能位，以减轻疼痛及局部病灶修复。移动患侧肢体时，动作轻稳，做好支托，尽量减少刺激，避免患处产生应力。

②应用镇痛药：遵医嘱给予镇痛药物缓解疼痛，并观察用药效果。

③转移注意力：让病人听音乐、与人交谈等，使之分散对患处疼痛的注意力。

(3) 避免意外伤害　密切观察病情变化,对出现高热、惊厥、谵妄、昏迷等中枢神经系统功能紊乱症状者,应用床栏、约束带等保护措施,必要时遵医嘱给予镇静药物。

2. 术后护理

(1) 保持有效引流

①妥善固定:拧紧连接接头防止松动;翻身或转运病人时妥善安置管道,以防脱出;躁动病人适当约束四肢,以防自行拔出引流管。

②保持通畅:a. 保持引流管与一次性负压引流袋(瓶)连接紧密,并维持负压状态。b. 切开引流术后病人一般会放置 2 条引流管,冲洗管置于高处,其接的输液瓶高于伤口 60～70 cm,以 1500～2000 mL 抗生素溶液进行 24 h 持续冲洗;引流管置于低位,接负压引流袋(瓶),引流袋(瓶)低于伤口 50 cm(图 17-4-1)。c. 观察引流液的量、颜色和性状,保持出入量的平衡。d. 根据冲洗后引流液的颜色和清亮程度调节灌洗速度。一般钻孔或开窗引流术后 24 h 内连续快速灌洗,以防血块堵塞,以后每 2 h 快速冲洗一次,引流液颜色变淡时逐渐减少冲洗液的量,维持冲洗直至引流液清亮为止。若出现滴入不畅或引流液突然减少,应检查是否有血凝块堵塞或管道受压扭曲,并及时处理,以保证引流通畅。

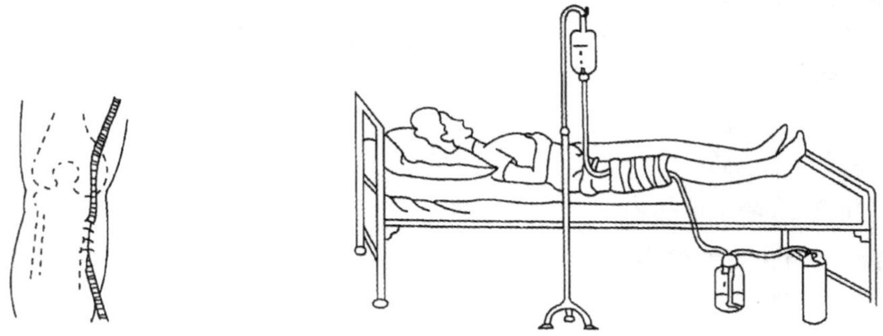

(a)　(b)

图 17-4-1　闭式冲洗、负压引流术

③拔管指征:引流管留置 3 周,病人体温下降,引流液连续 3 次培养阴性,引流液清亮无脓时,先将冲洗管拔除,3 日后再考虑拔除引流管。

(2) 功能锻炼　为防止长期制动导致肌萎缩或关节挛缩畸形,病人术后麻醉清醒即可练习踝关节跖屈、背伸和旋转运动,股四头肌等长收缩运动;待炎症消退后,关节未明显破坏者可进行关节功能锻炼。

(3) 健康教育

①饮食　加强营养,鼓励病人进食高蛋白、高热量、高维生素和易消化食物,必要时给予肠内或肠外营养支持,以改善病人的营养状况,增强机体抵抗力,防止疾病反复。

②引流　向病人及其家属说明维持伤口冲洗和引流通畅的重要性。

③活动　指导病人每日进行患肢肌肉等长收缩练习及关节被动或主动活动,避免患肢功能障碍。教会病人使用辅助器械,如拐杖、助行器等,减轻患肢负重,经 X 线检查证实病变恢复正常时才能开始负重,以免诱发病理性骨折。

④用药　出院后继续按医嘱联合足量应用抗生素治疗,持续用药至症状消失 3 周左右,以巩固疗效,防止转为慢性骨髓炎。密切注意药物副作用和毒性反应,一旦出现,应立即停药并到医院就诊。

⑤预防压疮　要保持卧床病人床单位整洁,帮助病人翻身或变换体位,预防压疮发生。

⑥复诊指导　出院后应注意自我观察,并定期复诊。骨髓炎病人易复发,若伤口愈合后又出现红、肿、热、痛、流脓等则提示转为慢性,需及时就诊。

二、慢性血源性化脓性骨髓炎

急性血源性化脓性骨髓炎在急性感染期未能彻底控制，反复发作，遗留死骨、死腔和窦道，形成骨性包壳，即演变为慢性血源性化脓性骨髓炎。

（一）病因

慢性血源性化脓性骨髓炎大多继发于急性血源性化脓性骨髓炎，若细菌毒性低，也可在发病时即表现为慢性血源性化脓性骨髓炎。

（二）病理生理

慢性血源性化脓性骨髓炎的基本病理变化是病灶区域内有死骨、死腔、骨性包壳和窦道。①死骨和死腔：骨质因感染破坏和吸收，局部形成死腔，内有死骨、脓液、坏死组织和炎性肉芽组织，成为经久不愈的感染源。②骨性包壳：骨膜反复向周围生长形成板层状骨性包壳，包壳内有多处向死腔和外界的开口，称为瘘孔，向内与死腔相通，向外与窦道相通。③窦道：脓液穿破皮肤后形成窦道，小的死骨经窦道排出后，窦道可暂时闭合，但由于死腔的存在，死骨吸收缓慢，炎症不能被彻底控制。④纤维瘢痕化：窦道内反复流脓，周围软组织损毁严重并形成大量瘢痕，局部血运不良，修复功能减退。当病人抵抗力降低时，残留在死腔内的致病菌重新活动，急性炎症再次发作。窦道经久不愈者，其周围皮肤色素沉着，少数病人可发生恶变。

（三）临床表现

1. 症状　在病变静止期可无症状，急性发作时有疼痛和发热。

2. 体征　长期病变使患肢表面粗糙，肢体增粗变形，邻近关节畸形。周围皮肤有色素沉着或湿疹样皮炎，局部可见经久不愈的伤口和窦道。窦道的肉芽组织突出，流出大量臭味脓液，偶有小的死骨片经窦道排出。有时伤口暂时愈合，但由于感染病灶未彻底治愈，当机体抵抗力下降时，炎症扩散，可引起急性发作，表现为红、肿、热、痛及局部流脓。由于炎症反复发作，窦道对肢体功能影响较大，可出现肌肉萎缩和病理性骨折。

（四）辅助检查

X 线检查显示骨干失去原有外形，增粗、不规则，密度不均。骨膜掀起，有新生骨形成，可见三角状或葱皮样骨膜反应。骨质硬化，轮廓不规则，髓腔变窄甚至消失，骨干内甚至可见浓白致密死骨，边缘不整齐，死骨周围有透亮的死腔。发育过程中可见骨干缩短或发育畸形。CT 可显示出脓腔与小型死骨，经窦道插管注入碘造影剂可显示出脓腔的部位、大小及延伸方向。

（五）处理原则

手术治疗为主，原则是清除死骨和炎性肉芽组织、消灭死腔和切除窦道。有死骨形成、死腔和窦道流脓者均应手术治疗。慢性骨髓炎急性发作时不宜进行病灶清除，仅行脓肿切开引流。若有大块死骨而包壳未充分形成者，不宜摘除死骨，以免造成长段骨缺损。

1. 清除病灶　在骨壳上开窗，进入病灶内，吸出脓液、清除死骨及炎性肉芽组织。术中过多切除骨质可能会形成骨缺损或发生病理性骨折。病灶切除是否彻底是决定术后窦道能否闭合的关键。

2. 消灭死腔

(1) 碟形手术　在清除病灶后再用骨刀将骨腔边缘削去一部分，使之成为口大底小的碟形，使周围组织向碟形腔内填充而消灭死腔。

(2) 肌瓣填塞　将骨腔边缘略作修整后，用邻近带蒂肌瓣填塞封闭死腔，肌肉血液循环丰富，与骨腔壁愈合后可改善骨的血运。

(3) 闭式灌洗　小儿生长旺盛，骨腔容易闭合。可在清除病灶后，伤口内留置灌洗管和吸引管各 1 根，以便术后经灌洗管滴入抗生素液。

(4) 抗生素骨水泥珠链填塞　将敏感抗生素放入骨水泥中，制成直径 7 mm 左右的小球，用不锈钢丝穿成珠链，填塞入骨死腔内，留 1 粒小珠露于皮肤外。使骨腔内抗生素浓度稳定持续约 2 周之久，随着基底肉芽组织的生长而逐步抽出串珠。大型骨死腔可在拔除珠链后再次行手术植骨。

(5) 缺损骨修复:慢性骨髓炎病灶清除后遗留的骨缺损，可采用抗生素磷酸钙人工骨进行填充和修补。

3. 其他　腓骨、肋骨、髂骨等部位的慢性化脓性骨髓炎，可行病变骨段切除术。跟骨慢性炎症可采用跟骨次全切除术。窦道周围皮肤恶变者，可行截肢术。

(六) 护理措施

1. 心理护理　病人因病程长，行动不便，社交活动少，反复多次手术，使其对手术效果悲观失望，对生活和工作的能力担忧。护士要理解病人的心情，尽量满足其合理需求。对病人多加鼓励，做好心理诱导，介绍成功治愈的病例，以增加其对疾病和手术的认识和信心。

2. 伤口护理　术后注意观察伤口大小、形状、边缘与颜色，肉芽组织的生长情况以及脓液的颜色、性状和量;保持创口清洁，按无菌操作进行换药。

3. 移植皮瓣的护理　病灶清除后，伤口因软组织缺失，难以闭合，目前常用局部随意皮瓣、带血管的皮瓣、游离皮肤肌肉皮瓣和复合组织皮瓣等方法进行治疗。术后观察皮瓣色泽、温度、肿胀情况、毛细血管充盈反应，若皮瓣苍白，局部皮温下降、毛细血管充盈时间延长，考虑动脉供血不足;若有发绀、水疱、肿胀等现象，考虑静脉回流障碍，及时报告医生处理。

三、化脓性关节炎

化脓性关节炎是发生在关节内的化脓性感染。多见于儿童，尤以营养不良小儿居多，男性多于女性，成年人创伤后感染多见。化脓性关节炎好发于髋关节和膝关节。

(一) 病因

化脓性关节炎最常见的致病菌为金黄色葡萄球菌，约占 85%，其次分别为白色葡萄球菌、淋病奈瑟菌、肺炎球菌和肠道杆菌等。身体其他部位化脓性病灶内的细菌，通过血液循环播散至关节内是最常见的感染途径;其他途径包括邻近关节附近的化脓性病灶直接蔓延至关节腔内、开放性关节损伤后继发感染和医源性感染等。近年来人工关节置换术的普遍应用也成为关节感染的重要途径。

(二) 病理生理

化脓性关节炎的病变发展过程可分为三个阶段，各阶段无明确的时间界限，有时可互相演变或难以区分。

1. 浆液性渗出期　细菌进入关节腔后，滑膜明显充血、水肿，有白细胞浸润及浆液性渗出物，渗出物内含大量白细胞，此期关节软骨尚未被破坏，若能及时、正确治疗，关节功能可完全恢复。

2. 浆液纤维素性渗出期　病变继续发展，渗出物变混浊，量增多，细胞亦增多。白细胞释放的溶酶体类物质破坏软骨基质;纤维蛋白的沉积影响软骨代谢;氨基葡聚糖开始丢失，使关节软骨破坏，并造成关节粘连。此期出现了不同程度的关节软骨损毁，部分病理变化成为不可逆改变，可遗留不同程度的关节粘连与功能障碍。

3. 脓性渗出期　炎症侵及软骨下骨质，滑膜和关节软骨被破坏，关节周围亦有蜂窝织炎，渗出物转为明显脓性。由于关节重度粘连呈纤维性或骨性强直，治愈后遗留重度关节功能障碍。

(三) 临床表现

1. 症状　起病急骤，寒战、高热，体温可达 39 ℃以上，甚至出现谵妄与昏迷，小儿可见惊厥。全身中毒症状严重。病变关节处疼痛剧烈。

2. 体征

(1) 浅表关节病变　局部红、肿、热、痛明显，关节多处于半屈曲位以缓解疼痛。关节积液在膝部最为明显，可见髌上囊隆起，浮髌试验可为阳性。

(2) 深部关节病变　如髋关节，因有厚实的肌肉，局部红、肿、热、压痛多不明显，但关节内旋受限，常处于屈曲、外展、外旋位。

（四）辅助检查

1. 实验室检查　白细胞计数及中性粒细胞比值升高，红细胞沉降率增快，C反应蛋白增加。寒战期血培养可检出病原菌。

2. 影像学检查　X线检查早期可见关节周围软组织肿胀、关节间隙增宽；中期可见周围骨质疏松；后期关节间隙变窄或消失，关节面毛糙，可见骨质破坏或增生；甚至出现关节畸形或骨性强直。

3. 关节腔穿刺　病变早期抽出关节液呈浆液性，中期关节液混浊，后期关节液为黄白色脓液；镜下可见大量脓细胞，细菌培养可明确致病菌。

（五）处理原则

早期诊断、早期治疗是治愈感染、保全关节功能和生命的关键。

1. 非手术治疗

(1) 抗生素治疗　早期、足量、全身性使用广谱抗生素，而后可根据关节液细菌培养及药物敏感试验结果选择敏感抗生素。

(2) 全身治疗　加强全身支持治疗，适量输血或血制品以提高全身抵抗力。改善营养状况，摄入高蛋白、富含维生素的食物。

(3) 局部治疗

①关节腔穿刺减压术：每日关节穿刺1次，抽尽积液后，注入抗生素；直至引流液清亮，体温正常，实验室检查正常。

②关节腔灌洗：适用于浅表大关节，如膝关节。在关节部位两侧穿刺，经穿刺套管插入两根塑料管或硅胶管留置在关节腔内，一根为冲洗管，另一根为引流管。每日经冲洗管滴入抗生素溶液2000～3000 mL，直至引流液清亮，细菌培养阴性后停止灌流。再引流数日至无引流液吸出、局部症状和体征消退，即可拔管。

③患肢制动：用皮肤牵引或石膏固定关节于功能位，以减轻疼痛，促进炎症消散和预防关节畸形。

2. 手术治疗

(1) 关节镜手术　在关节镜下清除脓苔、脓性渗液及组织碎屑，彻底冲洗关节腔，必要时置管灌洗引流。

(2) 关节切开引流　适用于较深的大关节，穿刺插管难以成功的部位（如髋关节），及时做切开引流术。手术彻底清除关节腔内的坏死组织、纤维性沉积物并用生理盐水冲洗后，在关节腔内置入两根硅胶管后缝合，进行持续性灌洗。

(3) 关节矫形术　有陈旧性病理性脱位者可行矫形手术，髋关节强直可行全髋关节置换手术。关节融合术或截骨术已不常采用。

（六）护理措施

1. 功能锻炼　为防止关节粘连，尽可能保留关节功能，可做持续性关节被动活动。在对病变关节进行局部治疗后即可将肢体置于功能锻炼器上进行持续被动运动；急性炎症消退时，一般在3周后即可鼓励病人进行主动锻炼。

2. 其他护理　参见本节化脓性骨髓炎中护理的内容。

四、骨与关节结核

(一) 概述

骨与关节结核是由结核分枝杆菌侵入骨或关节而引起的一种继发性结核病。其原发病灶大多源于肺结核。骨与关节结核的发病率占结核病人总数的5%～10%。本病好发于儿童和青少年,30岁以下的病人约占80%。好发于负重大、活动多、易于发生损伤的部位,如脊柱、膝关节、髋关节等。

1. 病因 人体感染结核分枝杆菌后,结核分枝杆菌由原发病灶经血液循环达到骨与关节部位,但不一定会立刻发病。它在骨关节内可以潜伏若干年,当机体抵抗力降低,如有外伤、营养不良、过度劳累等诱发因素时,潜伏的结核分枝杆菌活跃起来而出现临床症状。

2. 病理生理 结核分枝杆菌一般不能直接侵入骨或关节的滑膜引起骨关节结核,主要是原发肺结核或胃肠道结核通过血液传播继发引起。根据病变部位和发展情况不同,骨关节结核可分为三种类型:单纯性骨结核、单纯性滑膜结核和全关节结核。骨与关节结核的最初病理变化是单纯性骨结核或单纯性滑膜结核。在发病初期,病灶局限于长骨干骺端,关节软骨面完好,如能在此阶段治愈,则关节功能不受影响。如果病变进一步发展,结核病灶侵及关节腔,破坏关节软骨面,即为全关节结核。全关节结核若不能控制,便会出现破溃,产生瘘管或窦道,并引起继发感染,此时关节已完全毁损,必定会遗留各种关节功能障碍。

3. 临床表现

(1) 症状

①全身症状:起病缓慢,症状隐匿,可无明显全身症状或只有轻微结核中毒症状。病人可有午后低热、乏力、盗汗,典型病例还可见消瘦、食欲差、贫血等症状。少数起病急骤,出现高热,一般多见于儿童。

②局部症状:发病初期局部疼痛不明显,多为偶发关节隐痛,活动时疼痛加重,逐渐转为持续性疼痛。单纯性骨结核髓腔内压力增高,脓液聚集过多以及脓液破入关节腔使疼痛剧烈。由于髋关节与膝关节神经支配有重叠现象,因此髋关节结核病人亦可主诉膝关节疼痛。儿童常有夜啼。

(2) 体征

①关节积液与畸形　浅表关节病变可见肿胀与积液,并有压痛。因活动时疼痛而有肌肉痉挛,致使关节主动和被动活动均受限,持久性肌肉痉挛可引起关节挛缩或变形,患肢因失用而致肌萎缩,产生不同程度的畸形和关节功能障碍。

②脓肿与窦道　若病变关节骨质破坏,病灶部位积聚大量脓液、结核性肉芽组织、死骨和干酪样坏死物质,易形成脓肿;由于缺乏红、热、压痛等急性炎症表现,被称为寒性脓肿或冷脓肿。脓肿向体表破溃,形成窦道,流出米汤样脓液。脓肿与内脏器官相通,可形成内瘘。寒性脓肿破溃后若合并混合感染,则出现急性炎症反应。脊柱结核的寒性脓肿可压迫邻近脊髓引起截瘫。

4. 辅助检查

(1) 实验室检查　可有轻度贫血,少数病人白细胞计数升高。红细胞沉降率在结核活动期明显增快,这是检测病变是否静止和有无复发的重要指标。C反应蛋白的高低与疾病的炎症反应程度关系密切,可用于结核活动性及临床治疗疗效的判定。结核菌素试验强阳性有助于支持成年人结核病的诊断,可作为儿童特别是1岁以下幼儿结核诊断的依据。脓液结核菌素培养一般阳性率为70%。必要时做活体组织病理学检查。

(2) 影像学检查

①X线检查　早期X线检查无明显改变,6～8周后可有区域性骨质疏松和钙化的骨质破坏病灶,周围有软组织肿胀影。病变进一步发展,可见边界清楚的囊性变并伴有明显硬化反应和骨膜反应。

②CT 和 MRI　CT 能发现 X 线检查不能发现的病灶，确定软组织病变程度，清晰显示病灶、死骨和寒性脓肿；MRI 可在炎症浸润阶段显示异常信号，有助于早期诊断。

5. 处理原则　骨与关节结核应采用综合的治疗方法，其中抗结核药物治疗贯穿整个治疗过程，在治疗中占主导地位。

（1）非手术治疗

①全身支持疗法：充分休息，避免劳累，加强营养，每日摄入足够的蛋白质和维生素，以增强机体抵抗力。贫血严重者，可给予少量多次输血。

②抗结核药物治疗：遵循早期、联合、适量、规律和全程应用的原则，以增强药效，降低细菌的耐药性。按规定疗程用药是确保疗效的前提。对于骨关节结核，主张疗程不得少于 12 个月，必要时可延长至 18～24 个月。

抗结核药物治疗原则

③局部制动：根据病变部位和病情轻重分别用夹板、石膏绷带、支具固定和牵引等方法使病变关节制动，以保持关节于功能位，减轻疼痛，防止病理性骨折，预防与矫正患肢畸形。一般小关节固定 4 周，大关节要延长至 12 周左右。

④局部注射　适用于早期单纯滑膜结核。局部注射抗生素药物，可使局部药物浓度增高，增强杀菌效果，减少全身反应。常用药物为异烟肼。注射次数视关节积液的多少而定。每次穿刺时发现积液逐渐减少，颜色清亮，表明药物治疗有效。对于寒性脓肿，应避免反复穿刺抽脓和注入抗结核药物，以免诱发混合性感染和形成窦道。

（2）手术治疗　在全身支持疗法和抗结核药物的控制下，及时进行手术治疗可以缩短疗程，预防或矫正畸形，减少肢体残疾和复发。手术方法包括以下几种。

①脓肿切开引流：冷脓肿有混合感染、体温高、中毒症状明显者，因全身状况差不能耐受病灶清除者，可先施行脓肿切开引流。待全身状况改善后，再行病灶清除术。但应注意脓肿切开引流后易形成慢性窦道。

②病灶清除术：采用适当的手术路径进入病灶，将脓液、死骨、结核性肉芽组织与干酪样坏死物质彻底清除。由于手术可能造成结核分枝杆菌的血源性播散，因此术前应规范应用抗结核药物治疗 4～6 周，至少 2 周。术后应继续完成规范药物治疗全疗程。

③其他手术：a. 关节融合术：用于关节不稳定者；b. 截骨术：用以纠正关节畸形；c. 关节成形术：用以改善关节功能；d. 脊柱融合固定术：用以维护脊柱稳定性；e. 脊柱畸形矫正术：用以矫正严重后凸畸形。

（二）脊柱结核

脊柱结核的发病率居全身骨与关节结核的首位，约占 50%。其中，椎体结核占 98%～99%，椎弓结核占 1%～2%。在整个脊柱中，腰椎负重和活动度最大，结核发病率最高，其次是胸椎、颈椎。

1. 病理生理　根据椎体结核病变初起所在部位不同，病理改变可分中心型和边缘型两种。

（1）中心型　多见于 10 岁以下儿童，好发于胸椎。病变始于椎体中心松质骨，以骨质破坏为主，可出现死骨，死骨吸收后遗留空洞，空洞内充满脓液和干酪样物质，椎体可压缩成楔形。一般只侵犯 1 个椎体，也可侵及椎间盘和邻近椎体。

（2）边缘型　常见于成人，好发于腰椎。病变局限于椎体上下缘，以溶骨性破坏为主，死骨较少，易侵及椎间盘和邻近椎体。椎间盘破坏是此型的特征，早期 X 线检查显示椎间隙变窄。椎体结核形成的寒性脓肿有两种表现形式：

①椎旁脓肿：脓液聚集在椎体旁，以椎体两侧和前方较为多见。脓肿将骨膜掀起，脓液沿韧带间隙蔓延，使多个椎体边缘出现骨破坏；还可以向后方进入椎管压迫脊髓和神经根。

②流注脓肿：椎旁脓肿聚集至一定容量后，压力增大，可穿破骨膜沿肌筋膜间隙向下方流注，在远离病灶的部位出现脓肿。不同部位脊柱脓肿有不同的流注途径。颈椎结核可见咽后壁脓肿，易流

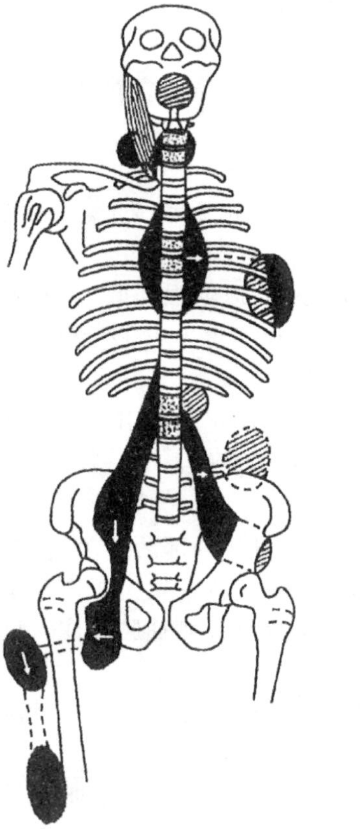

图 17-4-2　脊柱结核寒性脓肿流注途径

注到锁骨上窝;胸椎结核多表现为椎旁脓肿;胸腰段结核可同时有椎旁和腰大肌脓肿;腰椎结核脓液聚集在腰大肌鞘内,可沿髂腰肌筋膜流注到腹股沟部、小转子甚至腘窝部。腰骶段结核可同时有腰大肌脓肿和骶前脓肿(图 17-4-2)。

2. 临床表现

(1) 症状

①全身症状:起病缓慢,可有午后低热、消瘦、疲乏、食欲差、盗汗、贫血等。儿童常有夜啼、呆滞或性情急躁等。

②局部症状:主要有疼痛、肌肉痉挛、神经功能障碍等。疼痛是最早出现的症状,多为轻微钝痛,劳累、咳嗽、打喷嚏或持重物时加重,休息后减轻。可伴有相应神经节段支配区的放射性疼痛:颈椎结核放射至上肢,胸椎结核可有背痛症状,下段胸椎可放射至腰骶部,腰椎结核可放射至大腿前方。

(2) 体征

①姿势异常:因疼痛导致椎旁肌痉挛,脊柱活动受限,致病人姿势异常。颈椎结核常表现为斜颈、头前倾、颈短缩和双手托下颌;胸椎结核表现为脊柱后凸;腰椎结核病人在站立或行走时,往往用手扶住腰部,腰椎结核病人弯腰拾物时需挺腰屈膝屈髋下蹲,称拾物试验阳性。

②脊柱畸形:椎体病变塌陷后,脊柱可呈局限性成角后凸畸形,以胸段多见。

③压痛和叩击痛:受累椎体棘突处可有压痛和叩击痛。

④寒性脓肿和窦道:70%～80%的脊柱结核合并寒性脓肿。

⑤截瘫:脓液、死骨和坏死的椎间盘可压迫脊髓,造成部分或完全截瘫。

3. 辅助检查

(1) X 线检查　主要表现为骨质破坏和椎间隙狭窄。中心型骨质破坏集中在椎体中央,很快出现椎体压缩成楔形,前窄后宽。边缘型骨质破坏集中在椎体的上缘或下缘,表现为进行性椎间隙狭窄,椎旁软组织阴影增宽。

(2) CT　可清晰显示病灶部位、骨质破坏程度、有无空洞和死骨形成。CT 检查对腰大肌脓肿有独特的诊断价值。

(3) MRI　具有对软组织分辨率高的特点,主要用于显示骨和软组织病变,观察脊髓有无受压或变性,有早期诊断价值。

4. 处理原则　脊柱结核治疗的目的是彻底清除病灶,解除神经压迫,重建脊柱稳定性,矫正脊柱畸形。

(1) 非手术治疗

①全身支持治疗:注意休息,避免劳累,改善营养状况。

②抗结核药物治疗:有效的药物治疗是杀灭结核分枝杆菌、治愈脊柱结核的根本措施。绝大多数脊柱结核采用全身营养支持和合理的抗结核药物治疗可获得治愈。

③局部制动:病人有低热和腰背痛时,严格卧硬板床休息。病变已静止而脊柱不稳定者,可用躯干支具、石膏背心、石膏床、腰围、颈托等限制脊柱活动,减轻疼痛,预防和矫正畸形。

(2) 手术治疗

①适应证:a. 病灶内有明显死骨或较大寒性脓肿;b. 窦道流脓经久不愈;c. 骨质严重破坏,脊柱

不稳定，有脊髓压迫症或合并截瘫；d. 严重后凸畸形；e. 经非手术治疗效果不佳，病变仍有进展。

②治疗原则：a. 术前 4～6 周规范抗结核治疗，控制混合感染。b. 术中彻底清除病灶，解除神经及脊髓压迫，重建脊柱稳定性。其中，病灶清除术是控制感染的关键；植骨融合术加内固定术用于脊柱功能重建。c. 术后继续完成规范化抗结核治疗的全疗程。

5. 护理措施

（1）缓解疼痛

①环境和体位：保持病房整洁、安静、舒适，空气流通。指导病人采取合适体位，减少局部压迫和刺激以缓解疼痛。

②局部制动：疼痛严重者，严格卧床休息，局部予以制动，减少局部活动，进行轴线翻身。防止病理性骨折、关节畸形和截瘫的发生。

③合理用药：合理抗结核治疗，控制病变发展。必要时给予药物止痛。

④心理护理：因结核病人病程较漫长，脊柱结核手术可能影响病人术后的活动能力，病人担心手术失败或预后不良等影响日后生活和工作，表现出不同程度的焦虑、悲观情绪，对生活和前途失去信心。护士应耐心向病人及其家属解释手术的意义，提高病人对手术的信心，积极配合手术治疗。

（2）改善营养状况

①饮食：鼓励病人摄取高热量、高蛋白、高维生素、易消化饮食，每日热量达到 2000～3000 kcal，蛋白质 1.5～2 g/(kg·d)，保证牛奶、鸡蛋、鱼、瘦肉、豆制品、蔬菜和水果等的均衡摄入。

②营养支持：若病人食欲差，经口摄入难以满足营养需要，可遵医嘱提供肠内或肠外营养支持。

③输血：贫血或严重低蛋白血症者，遵医嘱给予少量多次输新鲜血或白蛋白，保持血红蛋白在 100 g/L 以上；凝血功能较差者，术前给予维生素 K 和卡巴克络等药物以改善凝血功能。

（3）维持有效的气体交换

①加强病情观察：严密监测生命体征，若胸椎结核病人在病灶清除术后出现呼吸困难或发绀，应及时通知医生，并协助处理。

②保持呼吸道通畅：由于术后咳嗽时伤口疼痛加剧，病人不愿咳嗽、咳痰，容易引发坠积性肺炎及窒息。术前应指导病人正确咳嗽和有效咳痰。在病情允许的情况下定时翻身、拍背，以松动分泌物，使之易于咳出，或在雾化吸入后给予拍背。呼吸困难者及时给予氧气吸入，严重呼吸困难者，行气管插管或气管切开，呼吸机辅助呼吸。

（4）抗结核药物治疗的护理

①观察治疗效果：用药后是否体温下降、食欲改善、体重增加、局部疼痛减轻以及血沉正常或接近正常，如有上述改变，说明药物治疗有效。

②观察药物不良反应：异烟肼的不良反应为末梢神经炎、肝脏损害和精神症状；利福平和吡嗪酰胺的不良反应为胃肠道反应和肝脏损害；链霉素主要损害第Ⅷ对脑神经、肾脏和引起过敏反应；乙胺丁醇的不良反应为球后视神经炎和末梢神经障碍。用药过程中若出现眩晕、口周麻木、肢端疼痛、耳鸣、听力异常、恶心、肝功能受损等改变，及时通知医生调整药物。

（5）功能锻炼　活动量视病人病情和体力而定，循序渐进，持之以恒。术后第 2 日，可行踝关节的伸屈运动和直腿抬高训练，同时被动活动、按摩下肢各关节，以防止关节粘连强直。术后长期卧床者，应主动活动非制动部位。合并截瘫或脊柱不稳制动者，鼓励病人做抬头、扩胸、深呼吸和上肢活动。

（6）健康教育

①体位：注意防止手术部位屈曲，以免术后植骨块脱落或移动。

②用药：向病人及其家属讲解遵医嘱服用抗结核药物的意义，告知病人要维持足够的用药剂量和时间，指导病人观察药物的不良反应，若出现眩晕、口周麻木、耳鸣、听力异常、恶心等应立即停药并及时复诊。

③功能锻炼:指导病人出院后坚持功能锻炼。

(三)髋关节结核

髋关节结核是结核分枝杆菌通过血液循环侵入髋关节而引起的感染。约占骨与关节结核的15%,仅次于脊柱和膝关节,位居第三。髋关节结核多见于儿童,单侧髋关节结核多见。

1. 病理生理 髋关节结核中以单纯滑膜结核较多,其次为单纯骨结核和晚期全关节结核。单纯骨结核病灶多起于髋臼或股骨头,逐渐扩大,穿入关节,形成全关节结核。病灶部位常有干酪样物质和寒性脓肿形成,并可向腹股沟区或大粗隆处穿破,形成窦道,并易合并感染。

由于股骨头、髋臼进行性破坏,关节屈曲、内收痉挛,可使关节发生病理性脱位。病变静止后,有纤维组织增生,使关节形成纤维性强直或骨性强直,呈内收和屈曲畸形。病变自愈的周期很长,且不可避免地发生广泛骨破坏和畸形。

2. 临床表现

(1)症状

①全身中毒症状:起病缓慢,病人常有低热、乏力、倦怠、食欲差、消瘦及贫血等全身中毒症状。

②疼痛:早期症状为髋部疼痛,休息后可缓解。疼痛常放射至膝部,病人常主诉同侧膝关节内部疼痛。小儿表现为夜啼。病变发展为全关节结核时,疼痛剧烈、不能平卧、不敢移动患肢。

(2)体征

①压痛:早期髋关节前侧可有压痛,但肿胀多不明显。

②窦道形成:病变后期常会在腹股沟内侧与臀部出现寒性脓肿,破溃后成为慢性窦道。

③畸形:由于疼痛引起肌痉挛,髋关节呈现屈曲、内收、内旋畸形,并可引起髋关节病理性脱位,肢体相对变短。

④跛行:随着病情发展,疼痛加剧,出现跛行。最早症状为步态发生变化,走路时健肢着地重而患肢轻,略显跛行。当病变发展为滑膜结核时跛行比较明显,发展为全关节结核时跛行最严重。

⑤特殊体征 下列三种检查阳性有助于本病诊断:a. 4 字试验阳性:检查髋关节屈曲、外展或外旋三种运动。病人平卧于检查床上,患肢屈髋、屈膝,将外踝置于健侧髌骨上方,检查者用手下压病人患侧膝部,若患髋出现疼痛且膝部不能接触床面即为阳性(图 17-4-3)。b. 髋关节过伸试验阳性:用于检查儿童早期髋关节结核。病人取俯卧位,检查者一手按住病人骨盆,另一手握住踝部提起下肢,直到大腿前面离开检查床面为止。以同样的方式对对侧髋关节进行测试,两侧对比,可以发现患侧髋关节在后伸时有抗拒感,因而后伸的范围不如健侧大。c. Thomas 试验阳性:又称髋关节屈曲挛缩试验,用来检查髋关节有无屈曲畸形。病人仰卧于检查床上,检查者将其健侧髋、膝关节完全屈

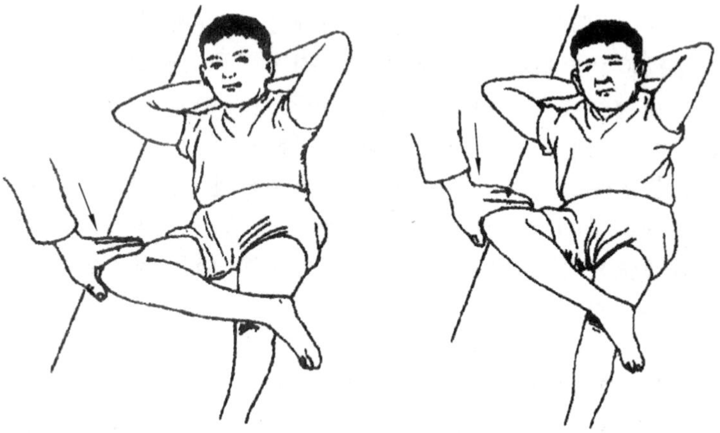

(a) 阴性　　(b) 阳性

图 17-4-3　4 字试验

曲，使大腿紧贴腹壁，膝部尽可能贴近前胸，患肢保持伸展状态，此时腰椎前凸完全消失而腰背平贴于床面，即为阴性；若患髋存在屈曲畸形，患肢随之跷起而不能伸直平放于床面上，即为阳性，根据大腿与床面所成的角度，断定屈曲畸形的角度(图 17-4-4)。

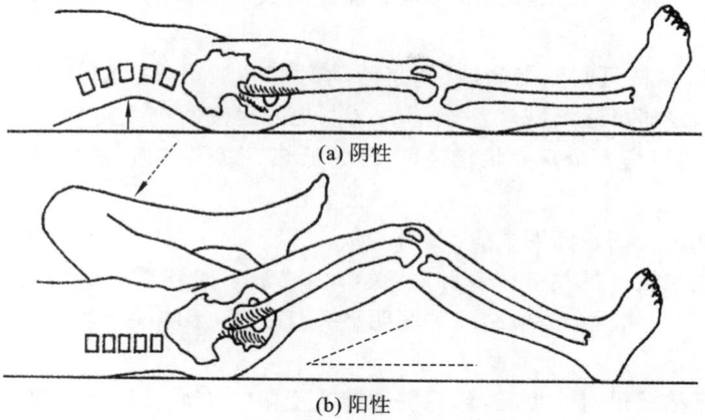

(a) 阴性

(b) 阳性

图 17-4-4　Thomas 试验

3. 辅助检查

(1) X 线检查　早期可见股骨头及髋臼局限性骨质疏松，关节囊肿胀。后期常有破坏性关节炎伴有少量反应性硬化表现，偶可在数周内出现关节的完全破坏，出现空洞和死骨。可伴有病理性脱位。

(2) CT、MRI　能清楚显示髋关节内积液和微小骨骼破坏病灶。MRI 还能显示骨内的炎性浸润。

4. 处理原则

(1) 非手术治疗　详见本节概述。

(2) 手术治疗

①单纯滑膜结核：关节内注射抗结核药物疗效不佳时可行滑膜切除术，术后行皮肤牵引和“丁”字鞋功能位制动 3 周，以维持关节于功能位。

②单纯骨结核：尽早行病灶清除术，术后行皮肤牵引或髋“人”字石膏固定。

③全关节结核：尽快手术治疗，挽救关节功能。早期可行病灶清除术，术后皮肤牵引 3 周。后期病人在病灶清除的基础上加髋关节融合术，疗效不明显者可行全髋关节置换术。关节屈曲、内收、外展畸形者，可做转子下矫形截骨术。

人工关节置换术

5. 护理措施

(1) 有效牵引　髋关节结核病人行皮肤牵引固定期间注意保持有效牵引，在膝外侧垫棉垫，防止压迫腓总神经，预防足下垂。

(2) 功能锻炼　患肢在不负重情况下进行功能锻炼，如踝关节屈伸活动和股四头肌收缩锻炼。行全髋关节置换术的病人术后保持患肢外展中立位，避免患侧髋关节内收、内旋、屈髋超过 90°，以防人工髋关节脱位。

(3) 其他护理　参见本节脊柱结核病人的护理内容。

(四) 膝关节结核

膝关节结核患病率仅次于脊柱结核，居骨与关节结核的第二位。这主要与膝关节滑膜面积大、松质骨丰富、下肢负重大、活动多且易扭伤等因素有关。儿童或青壮年是高发人群。

1. 病理生理　因膝关节是全身关节中滑膜最多的关节，而结核分枝杆菌主要侵犯滑膜或骨端，故膝关节滑膜结核的发病率最高。病变发展缓慢，以炎性浸润和渗出为主，表现为膝关节肿胀和积液。随着病变的发展，结核性病变可以经过滑膜附着处侵袭至骨骼，产生边缘性骨侵蚀。病变进一步发展，可累及软骨和软骨下骨板，但关节面的软骨保持完整，此时为早期全关节结核。晚期，大部分关节面软骨和骨质破坏继续增加，膝关节结核易发生寒性脓肿破溃，并发混合感染成为慢性窦道。关节韧带结构的毁坏会产生病理性半脱位或脱位。病变静止后产生膝关节纤维性或骨性强直，此时关节常有屈曲及内外翻畸形。儿童膝关节结核骨骺遭到破坏后，可引起明显的肢体短缩畸形。

2. 临床表现

(1) 症状　全关节结核可剧烈疼痛，特别是活动时疼痛加重，膝部有广泛压痛。当结核脓肿破溃减压或病变吸收后，疼痛可逐渐减轻甚至消失。小儿可因夜间突发疼痛而产生夜啼、易哭闹等特有表现。通常膝关节结核病人全身症状较轻，表现为低热、盗汗、贫血、消瘦、易疲劳、食欲差等。

(2) 体征

①压痛：单纯骨结核局部压痛明显。

②肿胀：单纯滑膜结核可见关节普遍肿胀，关节内渗液多时浮髌试验可为阳性。单纯骨结核的肿胀常常局限在病变的一侧。全关节结核肿胀明显并且广泛，因膝关节功能明显障碍，肌萎缩明显，故呈典型的梭形畸形。

③跛行：单纯滑膜结核可有轻度跛行，膝关节伸直受限。单纯骨结核主要为劳累后酸痛不适，故跛行多不明显。全关节结核病人膝关节功能明显受限，甚至不能行走，常有膝关节病理性半脱位，故治愈后也遗留跛行和畸形。

④寒性脓肿和窦道：单纯滑膜结核寒性脓肿多见于腘窝部、膝关节两侧及小腿周围。全关节结核于腘窝部和膝关节周围均可触及寒性脓肿，脓肿破溃后形成慢性窦道，常年不愈，经窦道排出米汤样、干酪样物质及死骨，窦道口周围皮肤瘢痕硬化，皮肤色素沉着。

⑤畸形：单纯滑膜结核和单纯骨结核引起的膝关节畸形常不明显，主要是轻度屈曲畸形，膝关节过伸受限。全关节结核病人因关节骨质破坏严重，加之肌肉萎缩，肌肉痉挛及韧带的松弛，可产生膝关节内外翻畸形和半脱位；严重时关节畸形位强直，造成患肢髋关节不能伸直和跟腱挛缩，患肢呈现屈髋屈膝足下垂畸形，只能用足尖着地。

3. 辅助检查

(1) 影像学检查　单纯滑膜结核 X 线检查可表现为髌上囊肿胀，股骨远端及胫骨近端可出现普遍的骨质疏松。病程较长者可见进行性关节间隙变窄和边缘性骨侵蚀。至后期，骨质破坏加重，关节间隙消失，严重者可有骨性强直、畸形，还可见病理性脱位。CT 和 MRI 可以发现 X 线检查不能显示的病灶，特别是 MRI 有早期诊断价值。

(2) 关节镜检查　对膝关节滑膜结核早期诊断具有独特价值，可同时行关节液培养、组织活检及滑膜切除术。

4. 处理原则

(1) 非手术治疗　①支持治疗：摄入高蛋白、高维生素饮食，少量多次输新鲜血以纠正贫血，注意休息；②抗结核药物治疗：一般 12～18 个月；③局部制动：膝关节结核通过牵引或石膏制动可防止畸形，适用于早期单纯滑膜结核和早期骨结核；④关节穿刺：先抽出结核性渗液，再注入抗结核药物。

(2) 手术治疗　①膝关节滑膜切除术：适用于单纯滑膜结核病人非手术治疗无效者或晚期滑膜结核滑膜肥厚者。②膝关节结核病灶清除术：适用于病灶接近关节、易侵入关节或有死骨及骨脓肿，保守治疗无效的单纯骨结核亦适用。③关节融合术：膝关节结核关节损毁严重并有畸形者，在病灶清除的基础上行膝关节加压融合术，一般认为 15 岁以上的病人才做关节融合术。

5. 护理措施　膝关节结核病人局部制动非常重要，无论是手术治疗或非手术治疗，固定时间一般不少于 3 个月。早期开始不负重功能锻炼，根据关节恢复情况，逐步过渡到部分负重和全负重功能锻炼。其他护理措施参见本节脊柱结核病人的护理内容。

(刘波)

目标检测

目标检测答案解析

1. 急性血源性骨髓炎最早病灶部位多在（　　）。
A. 干骺端　B. 骨骺端　C. 骨髓腔　D. 骨皮质　E. 骨膜下
2. 下列哪项不是急性血源性骨髓炎的早期表现？（　　）
A. 高热、寒战　B. 局部持续性剧痛　C. 局部深压痛
D. 局部红肿热痛　E. X 线检查无异常
3. 下列关于急性血源性骨髓炎的护理不妥的是（　　）。
A. 患肢必须给予固定　B. 物理降温，预防惊厥
C. 高蛋白、高糖、高维生素饮食　D. 体温正常后，还应继续用抗生素
E. 体温正常后可下床活动
4. 下列哪项不是腰椎结核的表现？（　　）
A. 腰椎活动受限　B. Thomas 试验阳性　C. 拾物试验阳性
D. 局部后突畸形　E. 股部寒性脓肿
5. 下列哪项不是髋关节结核的表现？（　　）
A. 发热等全身中毒症状　B. 患儿常表现"夜啼"
C. Thomas 试验阳性　D. 可有患侧膝部疼痛
E. 拾物试验阳性
6. 下列关于骨关节结核手术前护理哪项不妥？（　　）
A. 加强支持，提高机体抵抗力　B. 使用抗结核药物至少 3 个月
C. 有窦道者应做好周围皮肤护理　D. 有窦道者使用抗生素至少 1 周
E. 避免脱位或骨折等意外损伤
7. 最常见的骨关节结核是（　　）。
A. 脊柱结核　B. 肩关节结核　C. 肘关节结核
D. 髋关节结核　E. 膝关节结核
8. 病变累及骨、关节及肌腱、滑囊、筋膜等周围软组织的一组疾病的是（　　）。
A. 风湿性疾病　B. 类风湿关节炎　C. 骨关节炎
D. 骨质疏松症　E. 骨筋膜室综合征
9. 儿童发生急性血源性骨髓炎，一般多见于什么部位？（　　）
A. 干骺端　B. 骨骺端　C. 骨髓腔　D. 骨皮质　E. 骨膜下

第五节　骨肿瘤病人的护理

本节 PPT

学习目标

1. 了解骨肉瘤、骨巨细胞瘤、骨软骨瘤的 X 线表现。
2. 了解骨肿瘤的外科分期。
3. 熟悉骨肉瘤、骨软骨瘤和骨巨细胞瘤的临床表现。

Note

4. 熟悉骨肉瘤的处理原则。
6. 掌握骨肉瘤病人的护理措施。

导学案例

病人,男,12岁,因左膝关节疼痛4周,加重伴肿胀1周入院。病人4周前跑步后感左膝关节疼痛,3天后疼痛消失。1周前踢足球后又感左膝部疼痛并较前加重,自行外涂扶他林软膏后疼痛减轻。近1周来感左膝部持续疼痛加重,夜间尤甚,并且发现左膝外侧肿胀,压之疼痛加重。发病以来,精神欠佳,睡眠差,食欲正常,体重下降3 kg。体格检查:左大腿下端外侧可触及3 cm包块,基底界限不清,压痛明显,局部皮温高,无静脉曲张;左膝关节活动受限。辅助检查:血常规示Hb 130 g/L,WBC 8.5×10^9/L;左膝关节X线示左股骨远端溶骨性破坏,在骨破坏区可见密度增高的针状新生骨,与骨皮质垂直排列,肿块近端有三角形骨膜反应;穿刺活检病理报告显示成骨骨肉瘤。问题:

1. 病人评估内容应重点关注哪些方面?

2. 病人术前应用大剂量氨甲蝶呤+多柔比星+顺铂霉素进行化疗2周,现即将实施骨肉瘤根治性切除手术,围术期主要的护理诊断/问题有哪些?

3. 针对病人的护理诊断/问题,如何采取相应的护理措施?

一、概述

发生在骨内或起源于各种骨组织成分的肿瘤,以及由其他脏器恶性肿瘤转移到骨骼的肿瘤统称为骨肿瘤。骨肿瘤分原发性和继发性两类,前者来自骨及其附属组织,后者是由其他部位的恶性肿瘤通过血液或淋巴液转移而来。原发性骨肿瘤约占全身肿瘤的2%~3%,以良性肿瘤多见。良性骨肿瘤中骨软骨瘤发病率最高,恶性骨肿瘤中骨肉瘤发病率最高。骨肿瘤男性发病率稍高于女性,病因尚不完全明确,但骨肿瘤的发生具有年龄和部位的特点,如骨肉瘤多见于儿童和青少年,骨巨细胞瘤多见于成人,而骨髓瘤多见于老年人。解剖部位对肿瘤的发生也有意义,许多肿瘤生长于长骨的干骺端,如股骨远端、胫骨近端和肱骨近端,而骨骺则很少发生。

(一)外科分期

骨肿瘤的外科分期方法有多种,目前最常用的为Enneking于1980年根据骨和软组织间叶性肿瘤生物学行为特点提出的G-T-M外科分期系统。这一分期方法反映了肿瘤生物学行为及侵袭程度,有利于判断预后,合理选择手术方案,指导骨肿瘤的治疗。

G(grade)表示病理分级,共分三级:G_0表示良性,G_1表示低度恶性,G_2表示高度恶性。

T(tumor)表示肿瘤与解剖学间室的关系。T_0表示肿瘤局限于囊内,T_1表示囊外、间室内,T_2表示间室外。

M(metastasis)表示远处转移。M_0表示无远处转移,M_1表示有远处转移。

1. 良性骨肿瘤分期 用阿拉伯数字1、2、3表示。

1(G_0,T_0,M_0),静止性肿瘤,有完整的包囊。

2(G_0,T_1,M_0),生长活跃,仍位于囊内或为自然屏障所阻挡。

3(G_0,T_2,M_0),具有侵袭性。

2. 恶性骨肿瘤分期

用罗马数字Ⅰ、Ⅱ、Ⅲ表示。每期又分为A(间室内)和B(向室外)两组。

$I_A(G_1, T_1, M_0)$，低度恶性，间室内病变；
$I_B(G_1, T_2, M_0)$，低度恶性，间室外病变；
$II_A(G_2, T_1, M_0)$，高度恶性，间室内病变；
$II_A(G_2, T_2, M_0)$，高度恶性，间室外病变；
$III_A(G_{1\sim2}, T_1, M_1)$，间室内病变，有转移；
$III_A(G_{1\sim2}, T_2, M_1)$，间室外病变，有转移。

（二）临床表现

1. 疼痛　疼痛是生长迅速的骨肿瘤最显著的症状。恶性骨肿瘤几乎均有局部疼痛，开始时为轻度、间歇性，后来发展为持续性剧痛，夜间明显，并有局部压痛。良性骨肿瘤生长缓慢，多无疼痛或仅有轻度疼痛，少数良性骨肿瘤，如骨样骨瘤可因反应骨的生长而产生剧痛。

2. 肿块和肿胀　恶性骨肿瘤局部肿胀和肿块常发展迅速，表面可有皮温增高和浅静脉怒张。良性骨肿瘤生长缓慢，病程较长，通常被偶然发现。

3. 功能障碍和压迫症状　位于长骨干骺端的骨肿瘤多邻近关节，由于疼痛、肿胀和畸形，可使关节肿胀和活动受限。肿块巨大时，可压迫周围组织引起相应症状，如位于骨盆的肿瘤可引起机械性梗阻，表现为便秘与排尿困难；脊柱肿瘤可压迫脊髓，出现截瘫。

4. 病理性骨折　肿瘤生长可破坏骨质，轻微外力引发病理性骨折常为某些骨肿瘤的首发症状，也是恶性骨肿瘤和骨转移瘤的常见并发症。

5. 其他　晚期恶性骨肿瘤可出现贫血、消瘦、食欲下降、体重下降、低热等全身症状。恶性骨肿瘤可经血流和淋巴向远处转移，如肺转移。

（三）辅助检查

1. 影像学检查　X 线检查对骨肿瘤诊断有重要价值。它能显示骨与软组织的基本病变，判断肿瘤的良、恶性。良性骨肿瘤呈膨胀性骨病损，密度均匀，边界清楚。恶性骨肿瘤 X 线检查表现为病灶不规则，密度不均，边界不清。骨质破坏呈虫蚀样或筛孔样。CT、MRI 或核素骨显像检查可辅助诊断。数字减影血管造影（DSA）可显示肿瘤的血供，并能进行选择性血管栓塞和注入化学治疗药物。

2. 病理学检查　活检组织的病理学检查是确诊骨肿瘤的唯一可靠检查。活检组织可以通过切开或穿刺针吸获得。

3. 实验室检查　恶性骨肿瘤病人有广泛溶骨性病变时，可有血钙升高；血清碱性磷酸酶升高有助于成骨骨肉瘤诊断；男性酸性磷酸酶升高对前列腺癌骨转移有意义；血、尿中 Bence-Jones 蛋白阳性提示浆细胞骨髓瘤。

4. 现代生物技术检测　电子显微镜技术和免疫组织化学技术已成为常规病理检查，流式细胞术用于了解骨肿瘤的分化程度、良恶性、疗效和预后等。细胞遗传学研究揭示了骨肿瘤中有常染色体异常，能协助早期诊断和进行肿瘤分类。

（四）处理原则

骨肿瘤的治疗应以外科分期为指导，选择适当的治疗方案，尽量做到既切除肿瘤，又保全肢体。

1. 良性骨肿瘤　以手术切除为主，手术方式有两种。

（1）刮除植骨术　彻底刮除病灶组织至正常骨质，使用药物或烧灼方法杀灭残存肿瘤细胞。刮除后空腔内置入填充材料。填充材料中以自体骨较好，但来源少，完全愈合较慢，疗程长；也可使用骨水泥等其他生物活性骨修复材料。

（2）外生性骨肿瘤切除术　将肿瘤自基底部正常骨质处切除，如骨软骨瘤切除术，手术的关键是完整切除肿瘤骨质、软骨帽及软骨外膜，防止复发。

2. 恶性骨肿瘤　通常采用以手术治疗为主，以化疗、放疗和生物治疗为辅的综合治疗。

新辅助化疗联合骨肿瘤手术治疗

(1) 非手术治疗

①化疗:化疗特别是新辅助化疗的应用,大大提高了恶性骨肿瘤病人的生存率和保肢率。目前主张术前化疗,术后再根据细胞的反应交替应用不同化疗方案。

②放疗:放疗可抑制和影响恶性骨肿瘤细胞的繁殖能力。部分骨肿瘤术前、术中、术后辅助放疗可控制病变和缓解疼痛,降低局部复发率。肉瘤对放射治疗不敏感。

③其他治疗:如血管栓塞治疗、温热-化学疗法及干扰素、白细胞介素-2、淋巴因子活化的杀伤细胞、集落刺激因子和单克隆抗体等的治疗。

(2) 手术治疗

①保肢治疗:采用合理外科边界完整切除肿瘤,切除范围包括肿瘤实体、包膜、反应区及其周围部分正常组织。

②截肢术:对于病变广泛和其他辅助治疗无效的晚期高度恶性骨肿瘤,截肢术仍是重要治疗手段。应严格掌握手术适应证,选择安全截肢平面,同时也应考虑术后义肢的制作和安装。

二、恶性骨肿瘤

恶性骨肿瘤包括骨肉瘤、软骨肉瘤、骨纤维肉瘤、Ewing 肉瘤、恶性淋巴瘤、骨髓瘤等,其中骨肉瘤发病率最高,其次为软骨肉瘤。在本节中主要阐述骨肉瘤病人的围术期护理。

骨肉瘤是最常见的原发性恶性骨肿瘤。恶性程度高,预后差。好发于10～20岁青少年,男性多于女性,好发部位为长管状骨干骺端,如股骨远端、胫骨和肱骨近端。近年来,由于早期诊断和新辅助化疗的发展,使骨肉瘤的五年存活率大大提高。

(一) 病因

骨肉瘤从间质细胞系发展而来。肿瘤经软骨阶段直接或间接形成肿瘤骨样组织和骨组织而迅速生长。下肢负重骨在外界因素(如病毒)的作用下,使细胞突变,可能与骨肉瘤形成有关。

(二) 病理生理

骨肉瘤的组织学特点是瘤细胞直接形成骨样组织或未成熟骨。它是一种倾向于退行性和多型性的肿瘤,大多数病例都由两种或两种以上不同形态的细胞组成。瘤体一般呈梭形,可累及骨膜、骨皮质及髓腔,病灶切面呈鱼肉状,颜色为棕红色或灰白色。骨肉瘤可分成三种亚型:①成骨型(50%);②成软骨型(25%);③成纤维型(25%)。

(三) 临床表现

1. 症状

(1) 疼痛　早期症状为局部隐痛,可发生在肿瘤出现以前,起初为间断性疼痛,逐渐发展为持续性剧烈疼痛,尤以夜间为甚,休息、制动或应用一般镇痛药无法缓解。

(2) 肿胀和肿块　早期仅感觉局部不适。随着病情发展,骨端近关节处可见肿块,发展迅速,触之硬度不一,伴有压痛。

(3) 病理性骨折　肿瘤生长可破坏骨质,轻微外力即可引发病理性骨折,多见于以溶骨性病变为主的骨肉瘤。

(4) 其他　晚期骨肉瘤可出现贫血、消瘦、食欲缺乏、体重下降、低热等全身症状。晚期最易转移至肺,可出现咳嗽、咯血、胸痛、憋气和呼吸困难。

2. 体征

(1) 关节活动受限和功能障碍　位于长骨干骺端的骨肉瘤多邻近关节,由于疼痛、肿胀和畸形,关节活动可出现受限。

(2) 跛行　由肢体疼痛而引发避痛性跛行,随着病情的进展而加重。

(3) 其他　肿块表面皮温升高,局部静脉怒张。

（四）辅助检查

1. 实验室检查　血清碱性磷酸酶、乳酸脱氢酶升高，与肿瘤细胞的成骨活动有关。如果手术完整切除肿瘤后，血清碱性磷酸酶可下降至正常水平，肿瘤复发时可再次升高。

2. 影像学检查　X线检查显示病变多起于长骨干骺端，表现为成骨性、溶骨性或混合性骨质破坏。肿瘤生长顶起骨外膜，骨膜下产生新骨，表现为三角状骨膜反应阴影，称Codman三角。若肿瘤生长迅速，超出骨皮质范围，同时血管随之长入，肿瘤骨与反应骨沿放射状血管方向沉积，表现为“日光射线”形态。MRI对明确肿瘤的边界和侵袭范围帮助很大。

（五）处理原则

骨肉瘤采用以手术为主、化疗为辅的综合治疗。明确诊断后，及时进行新辅助化疗，目的是消灭微小转移灶，然后做根治性瘤段切除、灭活再植或植入假体的保肢手术。目前临床上治疗骨肉瘤的化疗药物主要包括多柔比星（ADM）、顺铂（DDP）和氨甲蝶呤（MTX）。无保肢条件者行截肢术，截肢平面应超过患骨的近侧关节。术后继续大剂量化学治疗。

（六）护理评估

1. 术前评估

（1）健康史

①一般情况　包括年龄、性别、职业、生活环境和习惯，特别注意有无发生肿瘤的相关因素，如长期接触化学致癌物质、放射线等。

②既往史　了解有无外伤和骨折史，既往有无其他部位肿瘤史。

③家族史　了解家族中有无骨肉瘤或其他肿瘤病史者。

（2）身体状况

①症状与体征：

a. 局部：评估疼痛的部位、性质、程度、加重或缓解的因素；肢体有无肿胀、肿块和浅表静脉怒张；局部有无压痛和皮温升高；肢体有无畸形，关节活动是否受限；有无因肿块压迫和转移引起的局部体征，有无病理性骨折发生。

b. 全身：评估病人有无消瘦、体重下降、营养不良和贫血等恶病质表现；重要脏器，如心、肺、肝、肾功能是否正常，有无肺转移；能否耐受手术治疗和化学治疗。

②辅助检查：了解血沉、碱性磷酸酶、乳酸脱氢酶是否升高，血清钙、铜、锌及铜锌比值是否异常；尿液蛋白检查是否异常；X线检查有无骨质破坏、骨膜反应和软组织影；病理学检查有无异常；各重要脏器功能是否正常。

③心理-社会状况：评估病人及其家属对疾病的接受程度，能否承受截肢术后肢体的外观改变和遗留残疾，是否了解手术前后化学治疗的相关知识。

（3）术后评估

①术中情况：了解病人手术、麻醉方式与效果，病变组织切除情况，术中出血、补液、输血情况和术后诊断。

②身体状况：评估生命体征是否平稳，病人是否清醒，呼吸状态如何，有无胸闷、胸痛、呼吸浅快、发绀及肺部痰鸣音等；评估伤口是否干燥，有无渗液、渗血；各引流管是否通畅，引流液的颜色、性状和量等；评估肢体末梢循环是否正常，有无感觉和运动异常。外固定位置是否正确，关节功能是否恢复。

③心理-社会状况：评估病人对术后康复的认识，对术后肢体外观改变和缺失是否能承受，对术后化学治疗及功能锻炼是否有充分的心理准备；了解家庭成员是否能为病人提供术后长期照护，是否有足够的经济能力满足病人的治疗和康复。

(七) 常见护理诊断/问题

(1) 恐惧　与担心肢体功能丧失和预后不良有关。

(2) 疼痛　与肿瘤浸润压迫周围组织、病理性骨折、手术创伤、术后幻肢痛有关。

(3) 躯体活动障碍　与疼痛、关节功能受限及制动有关。

(4) 身体意象紊乱　与手术和化疗引起的自我形象改变有关。

(5) 潜在并发症:病理性骨折。

(八) 护理目标

(1) 病人恐惧减轻或消除。

(2) 病人疼痛缓解或消失。

(3) 病人关节活动得到恢复或重建。

(4) 病人能正确面对自我形象改变。

(5) 病人未发生病理性骨折,或得到及时发现和处理。

(九) 护理措施

1. 术前护理

(1) 心理护理　骨肉瘤恶性程度较高,转移早,预后差,病死率高,一旦确诊,病人往往产生忧郁、恐惧、悲观失望等负性情绪,对治疗失去信心。此外,由于病人多为青少年,对保肢手术寄予过多的希望,对截肢术后肢体的外观改变和遗留残疾缺乏承受能力,往往拒绝治疗。护士应多与病人及其家属沟通,了解疾病对病人和家庭带来的影响,理解病人的情绪反应。向病人及其家属介绍目前骨肉瘤的治疗方法和进展,手术治疗和化学治疗的重要性,鼓励病人积极配合治疗。介绍治疗成功者与病人交流,以树立战胜疾病的信心。骨肉瘤术前各种检查项目较多,充分做好解释工作,促使病人配合术前准备。对于拟行截肢术的病人,给予精神上的支持,与病人一起讨论术后可能出现的问题,并提出可能的解决方案,使病人在心理上对截肢术有一定的准备。

(2) 缓解疼痛

①非药物镇痛:协助病人采取适当体位,如肿瘤局部固定制动,以减轻疼痛;进行护理操作时避免触碰肿瘤部位,尽量减少诱发或加重疼痛的护理操作。与病人讨论缓解疼痛的有效措施,如缓慢地翻身和改变体位,转移注意力等。

②药物镇痛:WHO 推荐癌性疼痛三阶梯疗法及其护理参见第九章肿瘤病人的护理。

③化学治疗副作用的护理:参见第十章肿瘤病人的护理。

2. 术后护理

(1) 促进关节功能恢复　①术后抬高患肢至高于心脏水平,促进静脉和淋巴回流,预防肢体肿胀。②保持肢体功能位,预防关节畸形。膝部手术后,膝关节屈曲 5°～10°;髋部手术后,髋关节保持外展中立位,防止发生髋关节脱位。③术后早期卧床休息,避免过度活动,以后可根据康复状况开始床上活动和床旁活动。④教会病人正确应用助行器、拐杖、轮椅等协助活动。

(2) 提供相关康复知识　告知病人长期卧床及制动后可能发生的并发症,在适当的时候需进行功能锻炼。①术前 2 周,与病人讨论功能锻炼的方法,指导下肢手术病人进行股四头肌等长收缩锻炼、健侧肢体力量训练、床上翻身和大小便。②下肢手术病人麻醉清醒后即可开始做股四头肌等长收缩锻炼和踝关节跖屈、背伸、旋转运动,以促进血液循环,预防深静脉血栓形成和关节粘连。③行人工关节置换术者,术后一般不需要外固定,2～3 日即可开始关节的功能锻炼。④术后 6 周,进行重点关节的活动,加大活动范围;⑤有条件时可辅助理疗,利用器械进行活动。

(3) 预防病理性骨折　由于骨质被破坏,骨肉瘤病人可能发生病理性骨折,搬运病人时应轻柔,避免暴力。翻身时应予以协助。术后骨缺损大、人工假体置换术或异体骨移植术后病人,要注意保护患肢。功能锻炼要循序渐进,不要急于下地行走,病人开始站立或练习行走时应在旁保护,防止跌倒。若发生骨折，应局部石膏固定或牵引，按骨折常规护理。

(4) 截肢术后的护理

①体位　术后残肢应用牵引或夹板固定在功能位置，以防发生关节挛缩；保持下肢截肢病人髋关节和(或)膝关节于伸直位，术后 24～48 h 整体抬高患肢，避免关节屈曲，预防肢体肿胀。下肢截肢者，每 3～4 h 俯卧 20～30 min，并将残肢以枕头支托，压迫向下；仰卧位时，不可外展患肢或在膝关节下垫枕头，以免造成膝关节的屈曲挛缩。

②并发症的护理

a. 出血：注意观察肢体残端伤口渗血情况，创口引流液的颜色、性状和量，保持引流通畅。床旁常规放置止血带，以备急用。渗血较多者，可用棉垫加弹力绷带加压包扎；若出血量较大，血压急剧下降，脉搏细弱，应警惕残端血管破裂或血管结扎缝线脱落，须立即以沙袋压迫术区或在出血部位的近心端扎止血带压迫止血，并告知医生，配合处理。

b. 伤口感染：该手术的严重并发症。由于手术切除范围广泛，手术时间长，出血多，切口容易出现积液，病人术前或术后经过化疗，容易发生感染。术后按时换药，观察伤口渗出情况。若伤口剧痛或跳痛并伴体温升高，局部有波动感，可能有术区深部感染，应报告医生及时查找原因，调整抗生素种类及剂量，必要时行局部穿刺或及时拆除缝线，充分引流。

c. 幻肢痛：绝大多数截肢病人在术后相当长的一段时间内感到已切除的肢体仍然有疼痛或其他异常感觉，称为幻肢痛。可能是由于术前肿瘤压迫周围组织造成的剧烈疼痛对大脑皮层中枢刺激形成兴奋灶，术后短时间内未能消失所致。疼痛多在断肢的远端出现，性质多种，如电击样、切割样、撕裂样或烧灼样等，多为持续性，尤以夜间为甚，属精神因素性疼痛。缓解幻肢痛的方法如下。(a)尽早佩戴义肢：通常术后 6～8 周切口愈合后，病人可尝试适应临时义肢，有的甚至在术后 10～14 日即可适应临时义肢。(b)心理护理：护士应引导病人注视残肢，接受截肢的现实。指导病人自我训练调节心理平衡，达到自我分析、自我控制、自我暗示的目的。(c)药物治疗：必要时适当给予安慰剂治疗或交替给予安眠药与镇痛药。(d)手术治疗：截肢残端神经阻滞术、残端探查术或脊髓神经止痛术可有效缓解幻肢痛。(e)其他：幻肢痛持续时间长者，可轻叩残端，进行残端按摩，或用理疗、封闭的方法消除幻肢痛。幻肢痛大多可随时间逐渐减轻或消失。

③残肢功能锻炼：一般术后 2 周，伤口愈合后开始功能锻炼。其方法如下：下肢截肢病人应于俯卧位练习大腿内收、后伸；上肢截肢病人进行肩关节外展、内收及旋转运动；每日用弹力绷带反复包扎残端，均匀压迫，促进软组织收缩；当残端瘢痕不敏感，伤口愈合牢固后，可进行残端按摩、拍打及蹬踩，以增加残端的负重能力。制作临时义肢，鼓励病人拆线后尽早使用，以消除水肿，促进残端成熟，为安装义肢做准备。

3. 健康教育

(1) 心理指导　指导病人保持平稳心态，树立战胜疾病的信心；向截肢者介绍类似经历的病人相互交流，消除病人的心理顾虑或障碍，促使病人逐渐接受和坦然面对自身形象。

(2) 康复指导　严防过早负重导致病理性骨折，帮助病人制订康复锻炼计划，并按计划锻炼，调节肢体适应能力。指导病人正确佩戴义肢，正确使用各种助行器，如拐杖、轮椅等，以最大限度恢复病人的生活自理能力。

(3) 自我监测　教会病人自我检查和监测伤口及截肢残端，定期复诊；按时接受化疗；发现肢体肿胀或疼痛及时就诊。

(4) 复诊指导　术后 1 年内每个月复查 1 次患肢正侧位片和胸部 X 线，术后 1～2 年每 2 个月复查 1 次，以后每 3 个月复查 1 次，发现异常及时就诊，对需要继续放疗、化疗者，不要轻易中止疗程。

三、骨巨细胞瘤

骨巨细胞瘤是较常见的原发性骨肿瘤，为交界性或行为不确定的肿瘤。骨巨细胞瘤好发于 20～

40岁，女性多于男性，好发部位为长骨干骺端和椎体，特别是股骨远端和胫骨近端。

（一）病理生理

瘤组织以单核基质细胞及多核巨细胞为主要结构。可分为巨细胞瘤和恶性巨细胞瘤。巨细胞瘤是一种良性的、局部侵袭性的肿瘤，由成片的卵圆形单核瘤性细胞均匀分布于大的巨细胞样成骨细胞之间。而恶性巨细胞瘤是表现为原发性骨巨细胞瘤的恶性肉瘤，或原有骨巨细胞瘤的部位发生恶变。

（二）临床表现

1. 症状 主要表现为疼痛和肿胀，瘤内出血或病理骨折时疼痛加重。

2. 体征 病变局部可有轻压痛，皮温增高，可触及局部肿物，压之有乒乓球样感觉，病变邻近关节活动受限。

（三）辅助检查

1. X线检查 长骨骨骺处偏心性、溶骨性破坏，骨皮质膨胀变薄，界限较清晰，周围无骨膜反应。病变常累及邻近干骺端，有时甚至侵犯到关节。溶骨性破坏可呈"肥皂泡"样改变。侵袭性强的肿瘤可穿破骨皮质导致病理性骨折。

2. 血管造影 可显示肿瘤血管丰富，并有动-静脉瘘形成。

（四）处理原则

骨巨细胞瘤通常以手术治疗为主。常用手术方式有以下几种。①刮除植骨术：肿瘤较小者，可采用病灶彻底刮除加灭活处理，再用松质骨和骨水泥填充，但术后易复发。②瘤段切除术：术后复发、肿瘤较大或伴病理性骨折者，行肿瘤节段切除、假体植入术。③截肢术：恶性无转移者，可行广泛、根治性切除或截肢术。

手术清除肿瘤困难者，可试行放疗。放疗也可作为术后辅助治疗方法，但照射后易发生肉瘤变，应慎用。本病对化疗不敏感。

（五）护理措施

1. 术前护理

(1) 心理护理 骨巨细胞瘤为潜在恶性肿瘤，病人担心手术和预后。与病人沟通，了解病人的疑虑，有针对性地予以指导，减轻焦虑与恐惧，保持病人情绪稳定，能接受并配合治疗。

(2) 缓解疼痛 与病人讨论疼痛的原因和缓解疼痛的方法。疼痛较轻者可采用放松疗法、理疗等；疼痛严重者，遵医嘱应用芬太尼、哌替啶等镇痛药物，以减轻疼痛。尽量减少护理操作中的疼痛，避免不必要的搬动。

(3) 预防病理性骨折 骨质破坏严重者，应用小夹板或石膏托固定患肢；股骨近端骨质破坏严重者，除固定外，还应同时牵引，以免关节畸形。卧床病人，变动体位时，动作要轻。一旦发生骨折，按骨折病人常规护理进行护理。

2. 术后护理

(1) 体位 根据手术性质、部位决定术后体位。人工髋关节置换术后应保持患肢外展中立位，膝关节置换术后保持膝关节屈曲5°～10°，两侧可放置沙袋以保持中立位。

(2) 病情观察 注意观察伤口有无出血、水肿，局部皮肤温度和肢体末梢血运有无异常。抬高患肢，保持引流管通畅，记录引流液的颜色、性质和量。

(3) 功能锻炼 鼓励病人进行功能锻炼，预防肌萎缩和关节僵硬。术后病情平稳即可开始患肢肌肉等长收缩运动和足趾活动；术后1～2周逐渐开始关节活动。人工髋关节置换者练习外展运动，术后尽早扶拐下地，训练站立负重；人工膝关节置换者练习屈伸运动；异体骨与关节移植者，根据愈合程度，逐渐增加活动量，以防异体骨发生骨折。

Note

3. 健康教育

（1）坚持治疗　告知病人术后遵医嘱继续进行放疗，了解放疗的注意事项，治疗期间积极预防和处理放射性皮炎、骨髓抑制等并发症。

（2）复诊指导　遵医嘱定期门诊复查，出现不适及时就诊。

四、骨软骨瘤

良性骨肿瘤包括骨软骨瘤、骨样骨瘤、软骨瘤等，其中骨软骨瘤发病率最高，多为原发性骨肿瘤。骨软骨瘤是一种常见的、软骨源性的良性骨肿瘤，是位于骨表面的骨性突起物，顶面有软骨帽，中间有髓腔。好发于长骨的干骺端，当骨骺线闭合后，骨软骨瘤也停止生长。骨软骨瘤多见于10～20岁青少年，男性多于女性。骨软骨瘤有单发性及多发性两种。单发性骨软骨瘤又名外生骨疣；多发性骨软骨瘤也称为骨软骨瘤病，常合并骨骼发育异常，并有家族遗传史，有恶变倾向，且恶变机会较单发性高。

（一）临床表现

绝大多数病人无自觉症状，常因无意中发现骨性肿块而就诊。肿块常见于股骨远端、胫骨近端或肱骨近端，肩胛骨、髂骨和脊柱也可发生。骨性包块生长缓慢，增大到一定程度可压迫周围组织，如肌腱、神经、血管等，出现相应压迫症状，或发生继发性滑囊炎和病理性骨折等。多发性骨软骨瘤可妨碍正常骨的生长发育，以致患肢有短缩、屈曲畸形。若病人出现疼痛加重，肿块突然增大，应考虑恶变为继发性软骨肉瘤的可能。

（二）辅助检查

X线检查示干骺端可见从骨皮质突向软组织的骨性突起，单发或多发，其皮质和骨松质以窄小或宽扁的蒂与正常骨相连，彼此髓腔相通，皮质相连续，突起表面为软骨帽，不显影，厚薄不一，有时可见不规则钙化影。骨软骨瘤发生恶变可见骨质破坏，呈云雾状改变及不规则钙化表现。

（三）处理原则

本病一般无须治疗，但应密切观察随访。若肿瘤过大、生长较快、出现压迫症状影响关节功能或可疑恶变者应手术切除。切除范围从肿瘤基底四周正常骨组织开始，包括纤维膜或滑囊、软骨帽等，以防复发。

（四）护理措施

1. 心理护理　主动与病人沟通，了解其焦虑、恐惧的具体原因。病人担心疾病预后时，向其解释骨软骨瘤属良性骨肿瘤，无症状者无须治疗。有症状者，可手术切除。向病人介绍治疗方法及预后，减轻焦虑和恐惧程度。

2. 病情观察　观察切口敷料有无渗血，肢体远端有无感觉和运动异常。若发现异常，应立即配合医生处理并采取相应护理措施。

3. 缓解疼痛　为病人提供安全舒适的环境，并与其讨论疼痛的原因和缓解方法。指导病人术后抬高患肢，预防肿胀；应用非药物方法缓解疼痛，如放松训练、催眠、暗示、想象等。若疼痛不能控制，可遵医嘱应用镇痛药物，观察镇痛药物的效果及副作用。

4. 预防病理性骨折　提供无障碍环境，教会病人正确使用拐杖、轮椅等助行器，避免肢体负重，预防病理性骨折。

5. 功能锻炼　骨软骨瘤手术一般对关节功能的影响较小，术后可早期开始功能锻炼，及时向病人提供术后康复的相关知识。

（刘波）

目标检测
答案解析

目标检测

1. 骨软骨瘤的常见表现有(　　)。
A. 局部肿痛明显,皮温增高
B. 关节部位的肿块,质中等,压痛明显
C. 靠近骨端的肿块,质硬,无压痛,不移动,边界清
D. 肢体肿块,有囊性感,可移动,边界清
E. 骨干可触及硬性肿块,明显红肿,多有压痛,边界不清
2. 骨肉瘤好发在(　　)。
A. 骨骺　　B. 干骺端　　C. 骨膜　　D. 骨干　　E. 关节下
3. 关于骨肉瘤,下列哪项是错误的?(　　)
A. 是一种高度恶性的骨肿瘤
B. 好发于中年人
C. 好发于干骺端
D. X 线可有 Codman 三角和“日光射线”骨膜反应
E. 采用以手术为主的综合治疗
4. 关于骨巨细胞瘤,下列哪项是错误的?(　　)
A. 是一种介于良恶性之间的溶骨性骨肿瘤
B. 好发年龄为 20~40 岁
C. 好发于股骨下端和胫骨上端
D. X 线显示骨端偏心性溶骨性破坏
E. 治疗以化疗和放疗为主
5. 关于骨软骨瘤的手术治疗指征,下列哪项是错误的?(　　)
A. 肿瘤生长快,怀疑恶性变　　B. 引起疼痛不适
C. 压迫神经、血管　　D. 影响肢体功能
E. 一经确诊,即需手术

Note

参 考 文 献

CANKAOWENXIAN

[1] 裴星，全胜，严彩虹. 外科护理[M]. 武汉：华中科技大学出版社，2017.

[2] 李乐之，路潜. 外科护理学[M]. 6 版. 北京：人民卫生出版社，2017.

[3] 王慧玲，杨桂荣. 外科护理[M]. 北京：高等教育出版社，2013.

[4] 朱丹，周莉. 手术室护理学[M]. 北京：人民卫生出版社，2008.

[5] 崔福荣，张瑾. 现代手术室规范化管理实用手册[M]. 北京：人民卫生出版社，2013.

[6] 邓小明，姚尚龙，于布为，等. 现代麻醉学[M]. 4 版. 北京：人民卫生出版社，2014.

[7] 张振香，蔡小红. 成人护理学[M]. 2 版. 北京：人民卫生出版社，2014.

[8] 叶志香，吴文君，邵广宇. 外科护理[M]. 武汉：华中科技大学出版社，2018.

[9] 熊云新，叶国英. 外科护理学[M]. 3 版. 北京：人民卫生出版社，2014.

[10] 王冠军，赫捷. 肿瘤学概论[M]. 北京：人民卫生出版社，2013.

[11] 陈孝平，汪建平，赵继宗. 外科学[M]. 9 版. 北京：人民卫生出版社，2018.

[12] 尹崇高，蔡恩丽. 外科护理学[M]. 武汉：华中科技大学出版社，2016.

[13] 吴在德，吴肇汉. 外科学[M]. 7 版. 北京：人民卫生出版社，2008.

[14] 陈孝平，汪建平. 外科学[M]. 8 版. 北京：人民卫生出版社，2013.

[15] 路潜，韩斌如. 外科护理学[M]. 3 版. 北京：北京大学医学出版社，2015.

[16] 路潜，张美芬. 外科护理学[M]. 2 版. 北京：北京大学医学出版社，2015.

[17] 陆静波，蔡恩丽. 外科护理学[M]. 3 版. 北京：中国中医药出版社，2016.

[18] 丁淑贞，于桂花. 神经外科临床护理[M]. 北京：中国协和医科大学出版社，2016.

[19] 孙田杰，王兴华. 外科护理学[M]. 2 版. 北京：人民卫生出版社，2013.

[20] 中华医学会. 临床诊疗指南·胸外科分册[M]. 北京：人民卫生出版社，2009.

[21] 党世民. 外科护理学[M]. 2 版. 北京：人民卫生出版社，2011.

[22] 李勇，俞宝明. 外科护理[M]. 3 版. 北京：人民卫生出版社，2015.

[23] 刘庆国，周雅清. 外科疾病防治[M]. 北京：人民卫生出版社，2015.